Illustrated Review of

Agad Tantra evam Vidhivaidyaka

(Agad Vigyan Saar)

अगद तंत्र एवं विधिवैद्यक

(अगद विज्ञान सार)

Illustrated Review of
Agad Tantra evam Vidhivaidyaka
(Agad Vigyan Saar)
अगद तंत्र एवं विधिवैद्यक
(अगद विज्ञान सार)

As per NCISM Syllabus

Sachin Kumar Bhardwaj
BAMS MD (Ayu) Gold Medalist
Associate Professor
Department of Agad Tantra
Gaur Brahman Ayurvedic College and Hospital
Brahmanwas, Rohtak (Haryana), India

JAYPEE BROTHERS MEDICAL PUBLISHERS
The Health Sciences Publisher
New Delhi | London

Jaypee Brothers Medical Publishers (P) Ltd

Headquarters
EMCA House
23/23-B, Ansari Road, Daryaganj
New Delhi 110 002, India
Landline: +91-11-23272143, +91-11-23272703
+91-11-23282021, +91-11-23245672
E-mail: jaypee@jaypeebrothers.com

Corporate Office
4838/24, Ansari Road, Daryaganj
New Delhi 110 002, India
Phone: +91-11-43574357
Fax: +91-11-43574314
E-mail: jaypee@jaypeebrothers.com

Overseas Office
J.P. Medical Ltd
83, Victoria Street, London
SW1H 0HW (UK)
Phone: +44 20 3170 8910
E-mail: info@jpmedpub.com

EU GPSR Authorised Representative
Logos Europe, 9 rue Nicolas Poussin
17000, La Rochelle, France
Phone: +33 (0) 6 67 93 73 78
E-mail: contact@logoseurope.eu

Website: www.jaypeebrothers.com
Website: www.jaypeedigital.com

Inquiries for bulk sales may be solicited at: jaypee@jaypeebrothers.com

Illustrated Review of Agad Tantra evam Vidhivaidyaka (Agad Vigyan Saar) अगद तंत्र एवं विधिवैद्यक (अगद विज्ञान सार)

First Edition: **2026**

ISBN: 978-93-6616-205-8

Printed at: Samrat Offset Pvt. Ltd.

Dedicated to

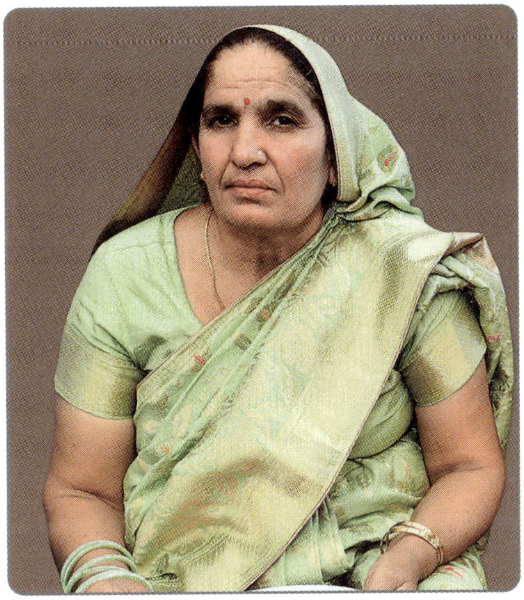

My beloved mother,
who gave me my first stories,
my strength, and my heart.
Though you are no longer here,
your love guides every word I write.
This is for you—always.

डॉ. श्रीनिवास प्रसाद बूदूरु
अध्यक्ष, आयुर्वेद बोर्ड
Dr. Sreenivasa Prasad Buduru
President, Board of Ayurveda

भारतीय चिकित्सा पद्धति राष्ट्रीय आयोग
आयुष मंत्रालय, भारत सरकार
National Commission for Indian System of Medicine
Ministry of Ayush, Govt. of India

Foreword

Illustrated Review of Agad Tantra evam Vidhivaidyaka (Agad Vigyan Saar) by Dr Sachin Kumar Bhardwaj is a comprehensive book that explores the principles and clinical applications of Agad Tantra evam Vidhivaidyaka.

The integration of traditional wisdom with modern illustrations marks a commendable effort to bridge the gap between ancient texts and contemporary learning methods. I am confident that this book will serve as a valuable resource for Ayurvedic students and professionals, enriching their understanding and appreciation of Agad Tantra.

I congratulate the author(s)/editor(s) for their dedication, scholarly effort and vision in bringing out this work, and I hope it reaches every reader with the intent and depth with which it has been created.

BS Prasad
President, Board of Ayurveda
National Commission for Indian System of Medicine
New Delhi

कार्यालय: प्लॉट नं. 19, पहली और दूसरी मंजिल, ब्लॉक–IV, धन्वन्तरि भवन, मार्ग नं. 66, पंजाबी बाग (पश्चिम), नई दिल्ली–110026
Office: Plot No. 19, 1st & 2nd Floor, Block-IV, Dhanwantari Bhawan, Road No. 66, Punjabi Bagh (West), New Delhi-110026
दूरभाष/Phone:- 011-25221001, www.ncismindia.org, president.boa@ncism.org

Preface

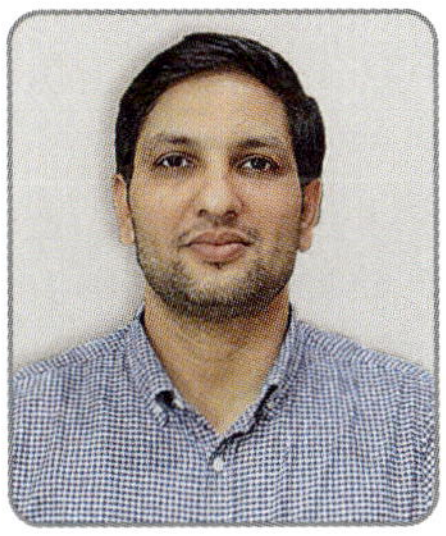

It is with immense pleasure and dedication that I present to you this book on "अगद तंत्र एवं विधिवैद्यक," designed specifically for the NCISM BAMS second prof. syllabus. This text has been meticulously crafted to serve as a comprehensive guide, blending the ancient wisdom of Ayurveda with modern pedagogical techniques to provide an enriched learning experience.

Ayurveda, the ancient science of life, has long been the cornerstone of holistic healing. Within its vast scope, अगद तंत्र (the science of therapeutics) holds a vital place, intervening the treatment of various diseases with profound principles of balance and harmony. विधिवैद्यक (the science of legal and procedural medicine) is equally essential in ensuring the ethical practice of Ayurvedic healing in contemporary settings. This book aims to provide a deep understanding of both fields, adhering to the curriculum requirements while nurturing a greater appreciation for Ayurvedic principles.

The content is supplemented with carefully designed charts, diagrams, and tables that illustrate key concepts, offering a visual aid to facilitate better comprehension. These visual elements aim to make complex ideas accessible, allowing students to grasp even the most intricate aspects of अगद तंत्र and विधिवैद्यक with ease.

To enrich the learning experience further, I have integrated Sanskrit Ayurvedic quotes that echo the timeless nature of Ayurvedic knowledge, inspiring students to reflect on the deeper meaning of these ancient teachings. For example, the renowned verse from the Charaka Samhita:

"सर्वे रोगा निवारयन्ति यः आयुः पुण्यकारकः।"

("All diseases are dispelled by that which is the cause of longevity and virtuous deeds.")

These words guide us toward the understanding that healing transcends mere physical treatment and embraces the holistic well-being of the body, mind, and spirit.

This book is dedicated with deep love and reverence to my mother, Smt Kela Devi, whose unwavering support, strength, and inspiration have always been my guiding light, and to my father, Dr Zile Singh Bhardwaj, whose wisdom and dedication to the healing arts have shaped my understanding of Ayurveda and the importance of ethical practice.

Through this book, my aim not only to meet the academic requirements of the BAMS students but also to ignite a passion for the profound and timeless knowledge of Ayurveda. May this book serve as a valuable resource in your academic journey, inspiring you to further explore and apply the sacred science of Ayurveda with integrity and wisdom.

With deep respect for this ancient tradition, I present this work for your study and enrichment. This book has been completed due to the blessings of Bhagwan Shiv and Maa Bhagwati, but nobody is perfect in the world, perfectness is the name of Goddess. So if you found any deviation related to Topic, Printing, Proofreading or if I have to further update any topic than please inform on my email id: *s.bhardwaj336@gmail.com*, it will be the great help for me and the students.

Sachin Kumar Bhardwaj

Acknowledgments

Life is all about making moves and achieving newer and better goals. When the move is in right direction, we succeed, and for success we need proper motivation and guidance. No effort of this kind of completing a task is possible without the generous cooperation and unending blessings of God, Parents, Teachers, and Family.

At this auspicious occasion of publishing my new book head humbly bows down at the feet of greatest power in the world *Bhagwan Shiv* and *Maa Bhagwati.*

In the very beginning, I owe my deep sense of respect to my honoured father *Dr Zile Singh Bhardwaj* and my mother *Late Smt Kela devi*, my elder brother *Mr Sandeep Bhardwaj*, and my Bhabhi, *Mrs Indu Bhardwaj*, who have always showered upon me their pious blessings and encouraged me to excel in my academic endeavours.

I bestow myself to their endearing feet, without which I would not have been where I am today. Nothing can ever make me forget of my indebtedness to the sacrifice, hard work, devotion, and blessings of my dear parents. No words can express my affection toward my dear wife *Dr Jyoti Bhardwaj*, who motivates and encourages me in my profession. I want to thank my sweet son Rudra from the bottom of my heart, whose presence and affection motivate me every day.

I want to express deep appreciation to my younger brother Manish Bhardwaj and sister-in-law Annu Bhardwaj for their constant encouragement and support. I also want to express my affection for my lovable young nephews Ayush Bhardwaj and Namah, whose pleasure and innocence fill my life with unending bliss.

As nothing is possible without the help of friends, I express my special thanks to my friend Dr Mahesh vats.

I am very grateful to the whole team of M/s Jaypee Brothers Medical Publishers (P) Ltd, New Delhi, India, who helped and guided me, Shri Jitendar P Vij (Group Chairman), Mr Ankit Vij (Managing Director), Mr MS Mani (Group President), Dr Madhu Choudhary (Director-Educational Publishing), Ms Pooja Bhandari [Director-Production (Books and Journals)], Mr Ajay Kumar Sharma [Deputy General Manager (Books and Journals)], Ms Sunita Katla (Executive Assistant to Group Chairman and Publishing Manager), Ms Samina Khan (Executive Assistant to Director-Educational Publishing), Ms Himani Joshi (Content Strategist-Nursing), Mr Vijay Kumar Bhatia (Manager-Production), Mr Bishan Singh (Production Manager-Press), Ms Seema Dogra (Cover Visualizer), Ms Neha Verma (Graphic Designer-Cover), Mr Mithilesh Kumar Singh (Quality Analyst), Mr Deep Kumar Dogra (Typesetter), Mr Radhey Shyam (Graphic Designer) and their team members, for all their support to work in this project and make it a success. Without their cooperation, I could not have completed this project.

Contents

Abbreviations

च.सू.	–	चरक सूत्रस्थान
च.वि.	–	चरक विमानस्थान
च.चि.	–	चरक चिकित्सास्थान
च.नि.	–	चरक निदानस्थान
सु.क.	–	सुश्रुत कल्पस्थान
सु.सू.	–	सुश्रुत सूत्रस्थान
सु.नि.	–	सुश्रुत निदानस्थान
सु.चि.	–	सुश्रुत चिकित्सास्थान
सु.उ.	–	सुश्रुत उतरस्थान
अ.स.सू.	–	अष्टाङ्ग संग्रह सूत्रस्थान
अ.स.उ.	–	अष्टाङ्ग संग्रह उतरस्थान
अ.स.चि.	–	अष्टाङ्ग संग्रह चिकित्सास्थान
अ.हृ.सू.	–	अष्टाङ्ग हृदय सूत्रस्थान
अ.हृ.चि.	–	अष्टाङ्ग हृदय चिकित्सास्थान
अ.हृ.उ.	–	अष्टाङ्ग हृदय उतरस्थान
ध.नि.	–	धनवन्तरि निघण्टु
भा.प्र.नि.	–	भाव प्रकाश निघण्टु
अनु.मं	–	अनुपम मंजरी
अर्थ.शा.	–	अर्थशास्त्र
अथर्व.वेद	–	अथर्ववेद
महा.भा.	–	महाभारत
रा.नि.	–	राज निघण्टु
कै. नि.	–	कैवल्य निघण्टु
आ.क.	–	आनन्दकन्द
हा.सं.	–	हारीत संहिता
शा.सं	–	शार्ङ्गधर संहिता
वैद्य.चि.	–	वैद्य चिन्तामणि
अ.को.	–	अमरकोश
शो.नि.	–	शोडल निघण्टु

NCISM Syllabus

COURSE CURRICULUM FOR SECOND PROFESSIONAL BAMS (PRESCRIBED BY NCISM)

Paper 1					
Sr. No.	***A2*** ***List of Topics***	***B2*** ***Term***	***C2*** ***Marks***	***D2*** ***Lecture hours***	***E2*** ***Nonlecture hours***
1.	**Concepts of Agada Tanctra (Clinical Toxicology)** 1.1. Agada Tantra and Clinical toxicology. 1.2. Scope of Agada Tantra. 1.3. Definition of visha and poison, synonyms, visha guna, difference between visha, madya and oja guna, visha gati, classification of visha and poison, sthavara and jangama visha adhishtana. 1.4. Difference between poison, venom and toxin. 1.5. Routes of administration of poison. 1.6. Mode of action of visha (visha gunanusara karma) and poison (Introduction to toxicokinetics) 1.7. Factors modifying the action of poison. 1.8. Visha vardhaka bhava and visha sankata 1.9. Vishavega, vegantara and sthavara visha veganusara lakshana and chikitsa. 1.10. Visha peeta and vishamukta lakshana.	1	13	8	1
2.	**Visha Chikitsa (Management of Poisoning)** 2.1. Diagnosis of poisoning in living & dead 2.2. Chaturvimshati upakrama. 2.3. General principles of management of poisoning. 2.4. Duties of medical officer in case of suspected poisoning.	1		5	4
3.	**Vishakta Aahara Pariksha and Viruddha Ahara** 3.1. Sources of exposure of visha with contemporary relevance. 3.2. Vishakta aahara pariksha. 3.3. Adulteration and tests for its detection. 3.4. Techniques used in the detection of poisons. 3.5. Viruddha-ahara with contemporary relevance. 3.6. Food poisoning and amavisha.	1		3	2
4.	**Garavisha and Dooshivisha** 4.1. Garavisha 4.2. Dooshivisha 4.3. Contemporary aspects of garavisha and dooshivisha. 4.4. Role of garavisha and dooshivisha in the manifestation of diseases 4.5. Research updates in garavisha and dooshivisha	1	12	7	2
5.	**Visha Upadrava and Diseases Caused due to Exposure to Visha/Poisons** 5.1. Visha upadrava 5.2. Drug-induced toxicity 5.3. Occupational hazards. 5.4. Allergic manifestations 5.5. Endocrine disrupters	1		4	2
6.	**Environmental Toxicology** 6.1. Vishakta vayu, jala and bhumi (air, water and land pollution) 6.2. Effect of biological, chemical and nuclear warfare. 6.3. Ecotoxicology & biomagnification. 6.4. Toxicovigilance.	2	11	2	5

Sr. No.	A2 List of Topics	B2 Term	C2 Marks	D2 Lecture hours	E2 Nonlecture hours
7.	**Dermatological Manifestations of Visha/Poisons** 7.1. Contact dermatitis and its management. 7.2. Signs and symptoms and management of abhyanga visha, lepa visha, vastra visha, paduka visha, abharana visha, etc., with contemporary relevance. 7.3. Signs and symptoms and management of dermatological manifestations due to cosmetics, chemicals, occupational and other allergens. 7.4. Dermatological manifestation due to dooshivisha and garavisha. 7.5. Dermatological manifestation due to bites and stings.	2		6	2
8.	**Therapeutic Utility of Agada Yoga** 8.1. Dooshivishari agada 8.2. Bilwadi agada 8.3. Dashanga agada 8.4. Murvadi agada 8.5. Panchashirisha agada 8.6. Vishaghna mahakashaya (Charaka Samhita) 8.7. Ekasara gana (Sushruta Samhita)	2		1	0
9.	**Sthavara Visha—Poisons of Plant Origin** 9.1. Cardiac poisons—Vatsanabha, Karaveera, Digitalis, tobacco and Cerbera odollam. 9.2. Neurotoxic poisons—Kupeelu, Ahiphena, Dhattura, Bhanga. 9.3. Irritant poisons—Jayapala, Gunja, Bhallataka, Arka, Snuhi, Langali.	2	17	4	2
10.	**Sthavara Visha - Poisons of Metallic origin** 10.1. Arsenic. 10.2. Mercury. 10.3. Lead. 10.4. Copper	2		4	2
11.	**Jangama Visha** 11.1. Sarpa visha 11.2. Loota visha 11.3. Vrischika visha 11.4. Mushika visha and its contemporary relevance. 11.5. Alarka visha and its contemporary relevance. 11.6. Keeta visha 11.7. Vector borne diseases.	2		10	6
12.	**Kritrima Visha** 12.1. Inorganic acids - Sulphuric acid, hydrochloric acid, nitric acid. 12.2. Organic acids - Oxalic acid, carbolic acid, formic acid. 12.3. Alkalies - Potassium hydroxide and sodium hydroxide. 12.4. Asphyxiants - Carbon monoxide, carbon dioxide. 12.5. Non-metallic poisons - Phosphorus, cyanide 12.6. Hydrocarbons - Kerosene. 12.7. Agrochemical poisoning - Organophosphorus compounds, carbamates, organochlorine compounds, aluminium phosphide. 12.8. Household poisons.	3	12	2	0
13.	**Substances of Abuse** 13.1. Madya and madatyaya, alcoholism. 13.2. Addiction - Alcohol, Bhang, opioids, tobacco and digital addiction. 13.3. Drugs of abuse- Lysergic acid diethylamide (LSD) and 3,4-Methylenedioxy-methamphetamine (MDMA). 13.4. Narcotic Drugs and Psychotropic Substances (NDPS) Act.	3		4	3
14.	**Agada Tantra Perspectives on Cancer** 14.1. Toxic carcinogens. 14.2. Toxicities due to chemo and radiotherapy and its Ayurvedic approach. 14.3. Agada and visha dravya prayoga in the prevention and management of cancer along with its research updates.	3		2	4

Sr. No.	A2 *List of Topics*	B2 *Term*	C2 *Marks*	D2 *Lecture hours*	E2 *Nonlecture hours*
15.	**Forensic Medicine (Vyavahara Ayurveda) and Medical Jurisprudence (Vidhi Vaidyaka)** 15.1. Forensic medicine and medical jurisprudence. 15.2. Introduction to Indian Penal Code, Indian Evidence Act and Criminal Procedure Code.	1	10	1	0
16.	**Vaidya Sadvritta: Duties and Responsibilities of Medical Practitioner** 16.1. Vaidya sadvritta, medical ethics and code of conduct, Charaka oath and Hippocratic oath. 16.2. NCISM - constitution, objectives and functions. 16.3. Duties, rights and privileges of a registered medical practitioner. 16.4. Consent, professional secrecy and privileged communication. 16.5. Professional negligence, professional misconduct and unethical practices. 16.6. Defenses in medical negligence suits. 16.7. Medical records. 16.8. Consumer Protection Act.	1		6	4
17.	**Legal Procedures** 17.1. Courts and their powers 17.2. Inquest, evidence and witnesses 17.3. Court procedures: Summons, oath, recording of evidence and conduct money. 17.4. Conduct of a medical professional in the court of law.	1		4	4
18.	**Personal Identity** 18.1. Identification data 18.2. Age 18.3. Race, religion, sex. 18.4. Moles, tattoos, scars, occupational marks & hairs. 18.5. Handwriting, dactylography, DNA typing and superimposition	1		2	2
19.	**Thanatology** 19.1. Death 19.2. Signs of death. 19.3. Medicolegal autopsy and exhumation. 18.4. The Transplantation of Human Organs and Tissues Act (THOTA).	2	12	6	2
20.	**Asphyxial Deaths** 20.1. Hanging. 20.2. Strangulation and suffocation 20.3. Drowning.	2		4	2
21.	**Injury** 21.1. Basics of injury 21.2. Mechanical injury 21.3. Firearm injury 21.4. Thermal injury 21.5. Dowry death	2		5	3
22.	**Pregnancy, Delivery and Abortion** 22.1. Medico-legal aspects of pregnancy, delivery, infanticide and battered baby syndrome. 22.2. Abortion, Medical Termination of Pregnancy (MTP) Act and Pre-Conception and Pre-Natal Diagnostic Techniques (PCPNDT) Act. 22.3. Medico-legal aspects of artificial insemination and surrogacy.	3	6	2	3
23.	**Sexual Offences** 23.1. Rape 23.2. Medico-legal aspects of sexual offences. 23.3. Protection of Children from Sexual Offences (POCSO) Act.	3		2	1

Sr. No.	A2 List of Topics	B2 Term	C2 Marks	D2 Lecture hours	E2 Nonlecture hours
24.	**Forensic Psychiatry** 24.1. Common symptoms associated with psychiatric disorders. 24.2. Lucid interval 24.3. Civil and criminal responsibilities of a mentally ill person. 24.4. Mental Health Act (MHA).	3	7	2	2
25.	**Forensic Science Laboratory** 25.1. Hierarchy and major divisions of forensic lab services. 25.2. Newer techniques and recent advances - polygraphy, narcoanalysis, DNA profiling.	3		1	0
26.	**Laws, Acts, Rules and Regulations** 26.1. Clinical Establishments Act 26.2. State AYUSH registration board rules and regulations. 26.3. Medicare Service Persons and Medicare Service Institutions (Prevention of Violence and Damage or Loss to Property) Act, 2008. 26.4. Drugs and Cosmetics Act and Rules – Schedules related to poison. 26.5. The Occupational Safety, Health and Working Conditions Code, 2020 26.6. Employees State Insurance Act, 1948. 26.7. Rights of Person with Disability Act, 2016.	3		3	2
	Total Marks	**100**		**100 hours**	**60 hours**

1

UNIT

Agada Tantra and Clinical Toxicology

LEARNING OBJECTIVES

- Agada tantra and clinical toxicology
- Scope of agada tantra
- Definition of visha and poison, synonyms, visha guna, difference between visha, madya and oja guna, visha gati, classification of visha and poison, sthavara and jangama visha adhishtana
- Difference between poison, venom and toxin
- Routes of administration of poison
- Mode of action of visha (visha gunanusara karma) and poison (introduction to toxicokinetics)
- Factors modifying the action of poison
- Visha vardhaka bhava and visha sankata
- Vishavega, vegantara and sthavara visha veganusara lakshana and chikitsa
- Visha peeta and vishamukta lakshana (Lecture: 8 hours, Nonlecture: 1 hour)

अगदतन्त्र परिचय

अगदतन्त्र दो शब्दों से मिलकर बना है। अगद + तन्त्र अगदतन्त्र

अगद

❖ गद में 'अ' उपसर्ग पूर्व में लगकर अगद शब्द बना– जिसका अर्थ है। ऐसा द्रव्य या पदार्थ जो विष का शमन कर या नष्ट कर रोगी को निरोगता प्रदान करे।

गा इन्द्रियाणि सद्यो घ्रनन्तीत्येते गदाः बुधैः प्रोक्ता।
विषमिति विषादजननादगदस्तेषां प्रतीकारः।।

(षोडशांगहृदयम् 14/1)

❖ इन्द्रियों में विकार उत्पन्न करने के कारण इसकी संज्ञा 'गद' हुई तथा विषाद उत्पन्न करने के कारण विष की संज्ञा दी और इनका प्रतिकार करने वाला द्रव्य 'अगद' कहलाता है।

शब्दकल्पद्रुम् के अनुसार अगद

गदविरुद्धः अगदः।

❖ गद के जो विरुद्ध हो उसे अगद कहा जाता है। गद शब्द के अर्थों को देखने पर ज्ञात होता है कि गद का अर्थ ज्वर, रोग, रुग्णता कहा गया है। अतः इसके विरुद्ध होने के कारण इसे अगद की संज्ञा दी गई है।

गद निरुपण

स्त्री रुग्रुजा चोपतापरोगव्याधिगदामयाः। (अमरकोश 2/6/51)

❖ स्त्री, रुग, ताप, रोग, व्याधि आदि को गद के पर्याय है।

अगद Acc. to Dic. Monier-Williams

❖ Free from disease
❖ Freedom from disease
❖ A medicine.

तन्त्र

त्रायते शरीरमनेनेति तन्त्रम्।

जिसके द्वारा शरीर की रक्षा की जाए ।

तन्यते विस्तार्यते ज्ञानमनेन इति तन्त्रम।

जिसके द्वारा ज्ञान का विस्तार हो उसे तन्त्र कहा जाता है।

❖ **अगदतन्त्र निरुक्ति–**

नास्ति गदो रोगो यस्य। (Apte Dic. By वामन श्रीराम आप्टे)

अर्थात् निरोग या रोग रहित

नास्ति गदो रोगो यस्मात्

अर्थात वह विज्ञान जो औषध, स्वास्थ्य व विषनाश करने का ज्ञान प्रदान करे।

❖ **अगद के पर्याय (Synonyms of Agada)**

भैषज्यं भेषजं जैत्रमगदो जायुरौषधम।
आयुर्योगो गदारातिरमृतं च तदुच्यते। (रा.नि. रोगादिवर्ग 36)

(1) भैषज्य	(2) भेषज	(3) जैत्र
(4) अगद	(5) जायु	(6) औषध
(7) आयुर्योग	(8) गदाराति	(9) अमृत

अमरकोष के अनुसार

भेषजौषधभैषज्यान्यगदो जायुरित्यपि। (अमरकोष 2.6.50)

(1) भेषजम	(2) औषधम्	(3) भैषज्यम
(4) अगद	(5) जायु	

❖ **अगदतन्त्र की परिभाषा**

आचार्य सुश्रुत अनुसार

अगदतन्त्रं नाम सर्पकीटलूतामूषकादिदष्टविषव्यञ्जनार्थ विविधविषसंयोगोपशमनार्थं च। (सु.सू.1/14)

❖ अगदतन्त्र आयुर्वेद के उस अंग का नाम है जिसमें सर्प, कीट, लूता, मूषक आदि से दष्ट हुए व विविध प्रकार व्यंजन विष तथा विविध संयोगज विष (स्वभाविक, कृत्रिम) से ग्रस्त प्राणियों के उपशमन व चिकित्सा का विधान है।

आचार्य हारित अनुसार

गुदामयवस्तिरुजं शमनं वस्तिरूहकम्।
आस्थापनानुवासन्तु अगदं नाम एव च (हा.सं.प्र. 2/17)

❖ गुदा के रोग एवं वस्ति रोग को शान्त करने वाली, निरूह वस्ति, आस्थापन वस्ति और अनुवासन वस्ति– ये सब अगद तंत्र के नाम से जाने जाते हैं।

विषतन्त्रलक्षणम् सर्पवृश्चिकलूतानां विषोपशमनी तु या।
सा क्रिया विषतन्त्रञ्च नाम प्रोक्तं मनीषिभिः।। (हा.सं.प्र.2/18)

❖ सर्प, वृश्चिक (बिच्छू), लूता (मकड़ी) के विष का शमन करने वाली विशेष क्रिया को मनीषियों द्वारा विषतन्त्र नाम दिया गया है।

आचार्य चरक अनुसार

विष गरविरोधिक् प्रशमनम्

❖ आचार्य चरक ने सयोंगज विष व परस्पर विरुद्ध द्रव्यों के संयोग से उत्पन्न विष को गर–विरोधिक कहा है। तथा जिसमें इस की चिकित्सा का उल्लेख है उसे गरविरोधिक् प्रशमनम की संज्ञा दी है।

आचार्य वाग्भट्ट अनुसार

दंष्ट्राचिकित्सा

❖ दंष्ट्रा का अर्थ विषदन्त से लिया गया है। जिस शास्त्र में सर्प, वृश्चिक आदि अनेक प्रकार के विषदन्त वाले प्राणी के दंश की चिकित्सा का उल्लेख हो।

आचार्य चाणक्य के अनुसार

तस्मादस्य जांगलिविदो भिषजश्चासन्नाः स्युः।। (कौ.अर्थशास्त्र)

❖ इसका अर्थ विष वैद्य–जो वैद्य विष चिकित्सा का कार्य करता था उसको जांगलिविद अर्थात् जांगल औषधियों को जानने वाला कहा जाता था।

अमरकोश के अनुसार

रोगहार्यगुंदकारो भिषग्वैधो चिकित्सके। (अमरकोश 2/6/57)
विषवैद्यो जाङ्गुलिकः (अमरकोश 1.8.11)

❖ विषवैद्य को जांगुलिक की संज्ञा दी गई है।

आयुर्वेद में अगदतन्त्र सम्बन्धी साहित्य

❖ भारत में विष व निर्विषीकरण के अध्ययन की परम्परा अति प्राचीन है। वैदिक और वेदोतर साहित्य में अनेक उदाहरण देखने को मिल सकते हैं।

↓

महाकाव्य महाभारत में कश्यप और सर्पराज तक्षक के बीच का वाद–विवाद उस समय भी विष वैद्य की सर्वोच्चता को स्थापित करता है।

↓

इस प्रकार ब्रह्मवैवर्त पुराण में वर्णित धन्वन्तरि और मन्सादेवी के बीच वाद–विवाद इस विषय का एक आदर्श उदाहरण है।

↓

अग्निपुराण व गरूड़ पुराण में भी विष व विष चिकित्सा सम्बन्धी संदर्भ चारों तरफ देखा जा सकता है।

पुराने संस्कृत साहित्य में विषतंत्र

❖ अथर्ववेद में प्रतिकार प्रतिविष का प्रयोग बताया गया है। अथर्ववेद में सर्प के दंश का चिकित्सा मंत्र वर्णन है।

❖ अथर्ववेद की कई ऋचाओं में विष और उनके प्रभाव को कम करने का वर्णन है।

❖ विषघ्न औषधि जैसे कि ब्राह्मण अयस्कम्ब और सर्पविषाणु औषधि के प्रकार तुनवा, तत्सता, मधुप, रष्नी, पल, वाल्मिक इत्यादि, साथ में प्रतिविष के संदर्भ में और विषदोहन का भी वर्णन है। वर्तमान समय में अथर्ववेद में वर्णित औषधियों की पहचान बहुत कठिन है।
- मंत्र द्वारा विष का उपचार (विषविद्या) का वर्णन आश्वलायन स्तोत्र सूत्र में किया है।
- कौशिक सूत्र में औषधि उपचार (विषवैद्यक) का वर्णन है।
- छांदोग्य उपनिषद में विष तीर का प्रयोग वर्णित है।

❖ आयुर्वेद के ग्रन्थों चरक एवं सुश्रुत संहिता में विषो का वर्गीकरण करके उनका अध्ययन किया गया है **(Table 1.1)**।

Table 1.1: आयुर्वेद के ग्रन्थों में विषो का वर्गीकरण व उनका अध्ययन।

विभिन्न संहिता	स्थान / तन्त्र / उपलब्धि	अध्याय / प्रकरण
चरक संहिता	चिकित्सास्थान	अध्याय 23
सुश्रुत संहिता	कल्पस्थान	1 से 8 (सम्पूर्ण)
अष्टांग संग्रह	उतर तंत्र	9 अध्याय (40 to 48)
अष्टांग हृदय	उतर तंत्र	4 अध्याय (35 to 38)
काश्यप संहिता	सर्वविधिविषप्रतिपादिका	4 अध्याय (35 to 38)
हारीत संहिता	तृतीया स्थान	अध्याय 2, 56
भाव प्रकाश	चिकित्सास्थान	अध्याय 67
शार्ङ्गधरसंहिता	यत्र–तत्र अध्याय	–
वसवराजीयम	यत्र–तत्र	प्रकरण 21 एवं 22
भैषज्यरत्नावली	विषरोगचिकित्साप्रकरण	–
योगरत्नाकर	उतरार्ध	
चिकित्साकलिका	विषचिकित्सा विषाधिकार	
रसरत्नसमुच्चय		अध्याय 29
रसतरंगिणी		अध्याय 24
सिद्धसार संहिता	विष चिकित्सा	अध्याय –27
आनन्दकन्द	विषोत्पत्ति	उल्लास 14

- ❖ काश्यप संहिता जो उत्तर भारत से है (जिसे हम वृद्ध जीवक के नाम से जानते है। इसमें एक अध्याय है।
- ❖ दक्षिण भारत की काश्यप संहिता (जिसे हम गौतम तंत्र के नाम से जानते हैं) पूरी तरह अगदतंत्र को समर्पित है और यह केरल प्रथा की मूल पुस्तक है।
- ❖ कई संग्रह पुस्तक व निघंटु ग्रंथ (जिसमें जड़ी–बूटी व अन्य औषध संग्रह) जैसे– योगरत्नाकर, भावप्रकाश, वसवराजीयम्, चिकित्सा कलिका – इत्यादि भी एक या दो अध्याय विषाक्तता के उपचार को समर्पित है।
- ❖ रसशास्त्र में विषों का उल्लेख अधिक रूप से औषधियों के प्रयोग से संबन्धित है। सामान्यतः छोटा सा भाग विषाक्तता के उपचार को समर्पित है।
- ❖ अनुपम मंजरी नामक पुस्तक विषाक्ता के उपचार से संबन्धित केरल में अगदतंत्र की परम्परा का विकास हुआ औ बहुत सी पुस्तकें इस विषय से सम्बन्धित है। जैसे–
  - ▪ विषनारायणीयम
  - ▪ विषज्योत्सिनका– लेखक श्री कराटु नम्बुदरी
  - ▪ प्रयोग समुच्चय– लेखक को चुनि थम्पुरम (जो की कोचिराजवंश के थे)
  - ▪ काल वचनम्
  - ▪ हर मेखला
  - ▪ क्रिया कौमुदी
  - ▪ उदेश्यम्
  - ▪ लक्षणमृतम्
  - ▪ अष्टांग हृदयम्
- ❖ शैव परम्परा में प्रसिद्ध पुस्तक पुलुयार पटलम् है। अगदतंत्र का विकास शैव और वैष्णव दोनों प्रथाओं में देखा जा सकता है।
- ❖ इनमें से सात पुस्तकों की सत्यता प्रमाणित हो चूकी है। और ये अगदतंत्र की रीढ़ हैं। कुछ समकालीन पुस्तकें जो उसी काल में लिखी गई थी–
  - ▪ कौटिल्य अर्थशास्त्र
  - ▪ उशना संहिता
- ❖ कात्यायन और बृहस्पति संहिता इत्यादि। अगदतंत्र की अन्य प्रमुख पुस्तक है।
- ❖ अगदतंत्र के ऊपर किए गए कुछ प्रशंसनीय कार्य–
  - ▪ विषवैद्यम्
  - ▪ सारसंग्रह
  - ▪ विषचंद्रिकासार संग्रह
  - ▪ नील कंठीयम
  - ▪ विषवैद्यसार
  - ▪ आनन्दामृतम्
  - ▪ सर्व–गरल प्रमोचनम

Clinical Toxicology

- ❖ The area of medicine known as clinical toxicology is concerned with the identification, treatment, and management of poisoning as well as the consequences of hazardous chemicals on human health.
- ❖ Clinical toxicology aim to teaching the public and medical professionals about poison prevention and safe management of potentially dangerous chemicals is a crucial component of clinical toxicology.
- ❖ This field of study examines how harmful compounds are absorbed, distributed, metabolized, and eliminated by the body. It is easier to forecast the effects of different toxins when one is aware of these processes.
- ❖ **This includes pharmaceuticals:** Prescription, over-the-counter, and recreational, heavy metals, poisons from the environment, and physiologically active substances (such as venoms) can all be considered among them.
- ❖ Toxicology screens can help identify specific substances.

SCOPE OF AGADTANTRA

- ❖ Prevention of poisoning in healthy individuals.
- ❖ Treatment of poisoned individual
- ❖ In the current situation, the majority of diseases are brought on by xenobiotics, idiosyncratic etiology, or cumulative toxicity
- ❖ The eight branches of Ayurveda, including Agada Tantra, concentrate on different kinds of toxicities caused by bites and poisons.

❖ These include *Viruddhaahara* (incompatible food), *Gara Visha* (concocted poison), and *Dushivisha* (denatured/latent poison), as well as various clinical conditions and their remedies. Skin conditions, cancer, environmental toxicity, and various poisonings are a few examples. We require total Nirvishikarana (Detoxification) in the modern period since eating habits that are cumulative, fabricated, and incompatible are the source of many ailments. Agada Yogas must therefore be assessed and administered under these circumstances.

DEFINITION OF VISHA AND POISON, SYNONYMS, VISHA GUNA, DIFFERENCE BETWEEN VISHA, MADYA AND OJA GUNA, VISHA GATI, CLASSIFICATION OF VISHA AND POISON, STHAVARA AND JANGAMA VISHA ADHISHTANA

विष की निरूक्ति

विष शब्द विष धातु में क प्रत्यय लगकर बना है विष का अर्थ है– घेरना, छा जाना व व्याप्त हो जाना।

आचार्य चरक (आयुर्वेददीपिका) अनुसार

विषमुच्यते विषादनाद् हेतोः (च.चि. 23/5 चक्रपाणि)

❖ जो विषाद उत्पन्न करे उसे विष कहते हैं।

रसतरंगिणी अनुसार

वः विषादं मृत्युश्च ददाति तत् विषं उच्वते।। (र.त.24/1)

❖ जो विषाद उत्पन्न कर मृत्यु को प्रदान करे उसे विष कहते है।

विष के पर्याय (Synonyms of Poison)

आचार्य अमरसिंह अनुसार

वेडस्तु गरलं विषम्। (अमरकोश 1/9/9)

❖ विष के दो पर्यायों का उल्लेख है–

(1) क्ष्वेड (2) गरलं

रसतरंगिणी अनुसार

विषं वेडञ्च गरलं कालकूटश्च तन्मतम्। (र.त. 24/2)

❖ विष के तीन पर्याय बताये है–

(1) क्ष्वेड (2) गरल (3) कालकूट

कैयदेव निघण्दु अनुसार

विषं क्ष्वेडो रसं तीक्ष्णं गरलं जीवितापहम्। (कै.नि. मिश्रकवर्ग/218)

❖ पांच पर्याय बताये है–

(1) क्ष्वेड (2) रस (3) तीक्ष्ण
(4) गरल (5) जीवितापहम

आचार्य रमानाथ द्विवेदी अनुसार

❖ विष के सात पर्याय बताये है–

(1) क्ष्वेड (2) गरल (3) गर
(4) गद (5) मूगर (6) कलाकुल
(7) कालकल्प

भावप्रकाश निघन्टू अनुसार

विषं तु गरलः ध्वेऽस्तस्य। (भा. प्र. नि. धात्वादि वर्ग 191)

❖ विष के दो प्रकार के पर्याय माने है–

(1) क्ष्वेड (2) गरल

विष की परिभाषा (DEFINITION OF POISON)

जो द्रव्य प्राणी के मनोदैहिक तन्त्र के सम्पर्क में आकर अथवा प्राणियों के शरीर में प्रवेश कर विषाद उत्पन्न करे या प्राणों को हर ले, उसे विष कहते हैं।

आचार्य सुश्रुत अनुसार

विषादजननत्वाच्च विषमित्यभिधीयते।। (सु.क. 3/21)

❖ विषाद उत्पन्न करने के कारण उसे 'विष' कहा जाता है।

आचार्य चरक अनुसार

जगद्विषण्णं तं दृष्ट्वा तेनासौ विषसंज्ञितः।। (च.चि. 23/5)

❖ उसे देखकर सम्पूर्ण जगत अर्थात वहाँ पर उपस्थित सभी प्राणी व अन्य जीव विषाद युक्त हो गये इसलिए इसको 'विष' कहा गया हैं।

पं. काशीनाथ शास्त्री

देहं प्रविश्य यद् द्रव्यं दूषयित्वा रसादिकान्।
स्वास्थ्यप्राणहरं च स्यात् तद् द्रव्य विषम्युच्यते।। (च. चि. 23/1, 2)

❖ जो द्रव्य शरीर में प्रवेश करने के पश्चात् रसादि धातु को दूषित कर व्यक्ति के स्वास्थ्य को हानि कर प्राणो को नष्ट करे उसको विष संज्ञा दी है।

रसतरंगणी अनुसार

दृष्टवैतद् यद्विषीदन्ति जनास्तस्माद्विषं मतम।
नरं वा विषीणीत्येतन्मृत्युपाशैस्ततो विषम।। (र.त. 24/1)

❖ जिसके दर्शन मात्र से मनुष्य, जीव–जन्तु अत्यन्त भयभीत व कष्ट का अनुभव करे अथवा जो जीवन को नष्ट करने में सक्षम हो वह विष कहलाता है।

आचार्य वाग्भट्ट के अनुसार

विषण्णास्तस्मात्तद्विषसंज्ञामवाप। (अ. स. 40/2)

❖ जगत में विषाद उप्तन्न करने के कारण इस की विष संज्ञा हुई।

विष की उत्पति

आचार्य चरक अनुसार

अमृतार्थं समुद्रे तु मध्यमाने सुरासुरैः।
जज्ञे प्रागमृतोत्पत्तेः पुरूषो घोरदर्शनः।। (च.चि. 23/4)

❖ अमृत प्राप्ति की इच्छा से जब देव एवं दानव समुद्र मंथन कर रहे थे, तब अमृत प्राप्ति से पूर्व एक भयावह रूप वाला पुरुष प्रकट हुआ।

↓

दीप्ततेजाद्यतुर्दष्ट्रो हरिकेशोऽनलेक्षणः।
जगद्विषण्णं तं तं दृष्ट्वा तेनासौ विषसंक्षितः।। (च.चि. 23/5)

❖ जो अत्यन्त तेजस्वी जिसके चार बडे दांत, हरित वर्ण के केश, नेत्र में अग्नि समान तेज जिससे सम्पूर्ण जगत विषादग्रस्त हो गया, इसलिए उसकी विष संज्ञा हुई।
❖ प्राणियों को विषादयुक्त देखकर ब्रह्मा ने उसे स्थावर एवं जांगम योनि में विभक्त कर दिया।

आचार्य सुश्रुत अनुसार

प्रजामिमामात्मयोनेर्ब्रह्मणः सृजतः किल।
अकरोदसुरो विघ्नं कैटभो नाम दर्पितः।। (सु.क. 3/18)

↓

❖ जिस समय आत्मयोनि ब्रह्मा इस संसार की रचना कर रहे थे उस समय कैटभ नामक दैत्य ने अभिमानवश विघ्न उत्पन्न किया।

↓

तस्य क्रुद्धस्य वै वक्त्राद्ब्रह्मणस्तेजसो निधेः।
क्रोधो विग्रहवान् भूत्वा निपपात्मतिदारुणः।। (सु.क.3/19)

↓

❖ इससे तेजोराशि ब्रह्मा के क्रुद्ध होने के फलस्वरूप उनके मुख से क्रोध शरीर धारण करके अतिदारूण रूप वाला होकर गिरा।

↓

स तं ददाह गर्जन्तमन्तकाभं महाबलम्।
ततोऽसुरं घातयित्वा तत्तेजोऽवर्धताद्भुतम्।। (सु.क.3/20)

❖ इस क्रोधरूपी पुरूष ने उस यम के समान बलवान एवं विकराल गर्जन करते हुए राक्षस का वध कर डाला। उस राक्षस का वध करने के उपरान्त यह तेज युक्त क्रोध विचित्र रूप से बढने लगा।

↓

ततो विषादो देवानामभवत्तं निरीक्ष्य वै।
विषादजननत्वाच्च विषमित्यभिधीयते।। (सु.क. 3/21)

❖ इसको देखकर देवताओं को बहुत विषाद (दुःख) हुआ। विषाद उत्पन्न करने के कारण ही इसको विष कहते है।

↓

ततः सृष्ट्वा प्रजाः शेषं तदा तं क्रोधमीश्वरः।
विन्यस्तवान् स भूतेषु स्थावरेषु चरेषु च।। (सु.क. 3/22)

❖ फिर शेष प्राणिमात्र का निर्माण के उपरान्त ब्रह्माजी ने उस क्रोध को स्थावर एवं जांगम दो योनियों में विभक्त कर दिया।

आचार्य वाग्भट्ट अनुसार

मध्यमाने जलनिधावमृतार्थं सुरासुरैः।
जातः प्रागमृतोत्पत्ते पुरूषो घोरदर्शनः।। (अ.हृ.उ. 35/1)

❖ देवता व असुर मिलकर समुद्र मन्थन कर रहे थे। तब उसमें से अमृत की उत्पत्ति से पहले एक भयावह पुरूष निकला।

↓

दीप्ततेजाश्चतुर्दष्ट्रो हरिकेशोऽनलेक्षणः।
जगद्विषण्णं तं दृष्ट्वा तेनासौ विषसंज्ञितः।। (अ.हृ.उ. 35/2)

❖ जो महान तेजस्वी था। उसके बाहर की ओर निकले चार दांत थे। हरित (पिंगल) वर्ण के केश थे, अग्नि के समान नेत्र थे। उसे देखकर सम्पूर्ण जगत विषाद युक्त हो गया इसलिए उसको विष कहा गया।

↓

हुंकृतो ब्रह्मणा मूर्ती ततः स्थावर जङ्गमे।
सोऽध्यतिष्ठन्निजं रूपमुज्झित्वा वञ्चनात्मकम्।। (अ.हृ.उ. 35/3)

❖ ब्रह्माजी ने उसका तिरस्कार किया उसके पश्चात वह अपने उस वञ्चनात्मक रूप को छोड़कर वह स्थावर व जांगम में व्याप्त हो गया।

वृद्ध वाग्भट्ट अनुसार

पुरा खल्वमृतार्थ सुरासुरैः सलिलनिधेर्विमथ्यमानात
क्रोध इव रूपवान् सत्वं समुद्भव कृष्णमनलनयनमूर्ध्व
प्रदीप्तकेशं दंष्ट्राकरालं भैरवारावरूपम। तद्दर्शनादेव यतो
देवदानवाश्च विषण्णास्तस्मान्तद्विषसंज्ञामवाप।। (अ. स. उ. 40/2)

❖ किसी समय अमृत के लिए देवता एवं राक्षसों द्वारा समुद्र में मंथन किये जाने पर क्रोध के समान कृष्ण व रक्त वर्ण का सत्व उत्पन्न हुआ।
❖ इस सत्व का वर्ण कृष्ण, नेत्र अग्नि के समान रक्त वर्ण, केश उर्ध्व की ओर चमकते हुए भैरव के समान विकराल रुप था।
❖ इस सत्व को देखकर देवता एवं राक्षस दोनों ही उदास हो गए (विषण्ण हुए)। इसी से इसका नाम विष हुआ।

↓

तत् सहसैव सर्वभूतानि निद्दग्धुकामुपयोगविशेषैरमृततां
विनयमानो ब्रह्मानुनीयौषधिषु न्यस्तवान्।। (अ. स. उ. 40/3)

❖ उत्पन्न होते ही यह विष सब प्राणियों को जलाने की इच्छा करने लगा, इसलिए ब्रह्मा ने उपयोग विशेष से इसे अमृत बनाने की इच्छा से औषधियों में स्थापित कर दिया।

POISON

It's a material (solid, liquid, or gaseous) that, through its actions either locally or constitutionally, can cause illness or even death when it enters the live organism or comes into contact with any portion of it. All things are therefore poisonous.

विष गुण (Visha Guna) (Table 1.2)

आचार्य शार्ङ्गधर अनुसार

व्यवायि च विकाशि स्यात् सूक्ष्मं छेदि मदावहम
आग्नेयं जीवितहरं योगावाहि स्मृतं विषम।
(शा. स. पू. स. 4/22–23)

❖ विष के आठ गुण माने है–

(1) व्यवायि (2) विकाशि (3) सूक्ष्म
(4) छेदी (5) मदकारी (6) आग्नेय
(7) प्राणघ्न (8) योगवाही

आचार्य चरक अनुसार

लघु रूक्षमाशु विशदं व्यवायि तीक्ष्णं विकासि सूक्ष्मं च।
उष्णमनिर्देश्यरसं दशगुणमुक्तं विषं तज्ज्ञैः (च.चि.23/24)

❖ विष के दस गुण माने है–

(1) लघु (2) रूक्ष (3) आशु
(4) विशद (5) व्यवायी (6) तीक्ष्ण
(7) विकासी (8) सूक्ष्म (9) उष्ण
(10) अव्यक्त

ये 10 गुण सभी प्रकार के विषों में उपस्थित रहते हैं।

आचार्य सुश्रुत अनुसार

रूक्षमुष्णं तथा तीक्ष्णं सूक्ष्ममाशु व्यवायि च।
विकाशि विशदं चैव लघ्वपाकि च तत् स्मृतम्।।
(सु. क. 2/19, 20)

❖ विष के दस गुण माने है–

(1) रूक्ष (2) उष्ण (3) तीक्ष्ण
(4) सूक्ष्म (5) आशु (6) व्यवायी
(7) विकासी (8) विशद (9) लघु
(10) अपाकी

आचार्य वाग्भट्ट अनुसार

तीक्ष्णोष्णरूक्षविशदं व्यवाय्याशुकरं लघु।
विकाषि सूक्ष्ममव्यक्तरसं विषमपाकि च।। (अ.हृ.उ. 35/7, 6, 8)

द्विविधमपिचौतद्विषं तीक्ष्णोष्णरूक्ष
विशदसूक्ष्मव्यवाय्याशुकारिविकाशिलघ्वव्यक्तरसत्वैर्दश–
भिगुणैर्युक्तमपाकि च। (अ. स. उ. 40/13)

❖ विष के ग्याराह (11) गुण माने है–

(1) तीक्ष्ण (2) उष्ण (3) रूक्ष
(4) विशद (5) व्यवायी (6) आशुकारी
(7) लघु (8) विकाशी (9) सूक्ष्म
(10) अव्यक्त (11) अपाकी

Table 1.2: विष गुण

क्रम संख्या	चरक	सुश्रुत	वाग्भट्ट	शार्ङ्गधर
1.	लघु	लघु	लघु	–
2.	उष्ण	उष्ण	उष्ण	आग्नेय
3.	तीक्ष्ण	तीक्ष्ण	तीक्ष्ण	छेदी
4.	सूक्ष्म	सूक्ष्म	सूक्ष्म	सूक्ष्म
5.	व्यवायी	व्यवायी	व्यवायी	व्यवायी
6.	आशु	आशु	आशु	–
7.	रुक्ष	रुक्ष	रुक्ष	–
8.	विकाशी	विकाशी	विकाशी	विकाशी
9.	विशद	विशद	विशद	मदावह
10.	अव्यक्त	अपाकी	अव्यक्त	योगवाही
11.	–	–	अपाकी	जीवितहरं

विष का सर्वदोषप्रकोपण गुण

विषे यस्माद्गुणाः सर्वे तीक्ष्णाः प्रायेण सन्ति हि।
विषं सर्वमतो ज्ञेयं सर्वदोषप्रकोपणम्।। (सु.क.3/25)

❖ विष में भी तीक्ष्ण गुण रहते हैं। अतः सभी विषों को सर्वदोषप्रकोपक समझना चाहिए।

↓

ते तु वृत्तिं प्रकुपिता जहति स्वां विषार्दिताः।
नोपयाति विषं पाकमतः प्राणान् रुणद्धि च।। (सु.क.3/26)

❖ इस प्रकार प्रकुपित वातादि दोष विषपीड़ित होने पर अपने–अपने स्वभाव का परित्याग कर देते हैं।
❖ वात (प्रस्पन्दनादिक स्वभाव) व पित्त (रागपक्त्यादिक स्वभाव) को और कफ (सन्धिसंश्लेष्मादिक स्वभाव) को त्याग देते हैं।
❖ इस प्रकार विष पाचन नहीं होने के कारण वह प्राणावरोध कर देता है।

↓

श्लेष्मणा आवृतमार्गत्वादुच्यासोऽस्य निरुध्यते।
विसंज्ञः सति जीवेऽपि तस्मात्तिष्ठति मानवः।।

❖ श्लेष्मा प्रकुपित होने के कारण विषाक्त प्राणी का उच्छ्वास अवरुद्ध हो जाता है। इस प्रकार व्यक्ति जीवित होते हुए भी मूर्छित पड़ा रहता है।

Difference between Visha, Madya and Oja Guna (Table 1.3)

Table 1.3

क्रम संख्या	विष	मद्य	ओज
	लघु रूक्षमाशु विशदं व्यवायि तीक्ष्णं विकासि सूक्ष्मं च। उष्णमनिर्देश्यरसं दशगुणमुक्तं विषं तज्ज्ञैः (च.चि.23/24)	लघूष्णतीक्ष्ण सूक्ष्माम्लव्यवाय्याशुगमेव च। रूक्षं विकाशि विशदं मद्यं दशगुणं स्मृतम्।। (च. चि. 24/30)	गुरु शीतं मृदु श्लक्ष्णं बहलं मधुरं स्थिरम। प्रसन्नं पिच्छिलं स्निग्धमोजो दशगुणं स्मृतम।। (च. चि. 24/31)
1.	लघु	लघु	गुरू
2	उष्ण	उष्ण	शीत
3.	तीक्ष्ण	तीक्ष्ण	मृदु
4.	सूक्ष्म	सूक्ष्म	सान्द्र (बहल)
5.	व्यवायी	व्यवायी	स्थिर
6.	आशु	आशु	प्रसन्नं
7.	रुक्ष	रुक्ष	स्निग्ध
8.	विकाशी	विकाशी	श्लक्षण
9.	विशद	विशद	पिच्छिल
10.	अव्यक्त	अम्ल	मधुर

विष एवं मद्य गुण में समानता

विषस्य ये गुणा दृष्टाः सन्निपातप्रकोपणाः।
त एव मद्ये दृश्वन्ते विषे तु बलवत्तराः।। (च. चि. 24/98)

❖ सन्निपातज (त्रिदोष) को कुपित करने वाले जो गुण विष में होते है। वे ही गुण मद्य में भी विद्यमान होते है। परन्तु विष में वे गुण अतितीव्र होते है। व मद्य में मृदु होते है। यही मद्य एवं विष में अन्तर है।

↓

हन्याशु हि विषं किंचित् किंचिद्रोगाय कल्पते।
यथा विषं तयैवान्त्यो ज्ञेयो मद्यकृतो मदः।। (च. चि. 24/99)

❖ विष शीघ्र ही दोष–धातुओ को दूषित कर प्राणनाश कर देता है। इसी प्रकार मद्यपानजनित मद (नशा) की अन्तिम अवस्था मारक होती है।

विष गति (Visha Gati)

जाङ्गमं स्यादधोभागमूर्ध्वभागं तु मूलजम्।
तस्माद्दंष्ट्राविषं मौलं हन्ति मौलं च दंष्ट्रजम्।। (च.चि.23/17)

❖ जाङ्गमविष का शरीर में सम्पर्क हो जाने पर उसकी गति अधोभाग भाग में होती है और स्थावर विष का सेवन करने पर उसकी गति उर्ध्व में होती है।

❖ इसलिए जाङ्गमविष विषाक्ता हो जाने पर स्थावर विष का प्रयोग और स्थावर विष विषाक्ता हो जाने पर जाङ्गमविष का प्रयोग किया जाता है।

❖ परस्पर विरुद्ध गति होने से प्रतिविष समान कर्म करते है।

Classification of Visha and Poison

विषवर्गीकरण

❖ **आचार्य चरक अनुसार (Flowchart 1.1)**

जङ्गमस्थावरायां तद्योनौ ब्रह्मा न्ययोजयत। (च. चि. 23/6)
गरसंयोगजं चान्यदूरसञ्ज्ञं गदप्रदम। (च. चि. 23/14)
गरं तु द्विविधं–निर्विषद्रव्यसंयोगकृ तथा सविषद्रव्यसंयोगकृतं च। (चक्रपाणि च. चि. 23/14)

Flowchart 1.1

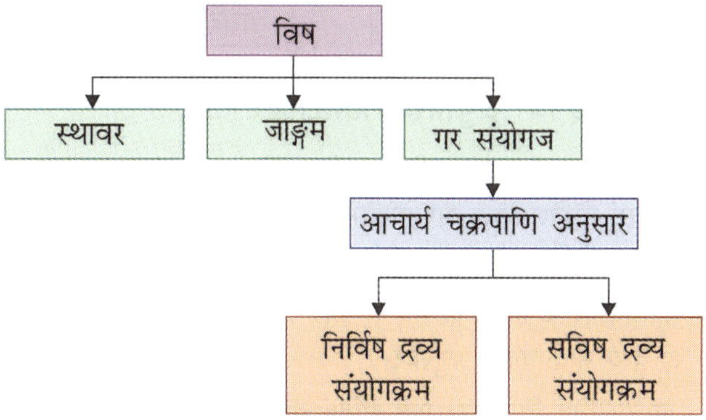

❖ **आचार्य सुश्रुत अनुसार (Flowchart 1.2)**

स्थावरं जङ्गमं चैव द्विविधं विषमुच्यते। (सु. क. 2/3)
स्थावरं जङ्गम यच्च कृत्रिमं चापि यद्विषम। (सु. क. 2/24)

Flowchart 1.2

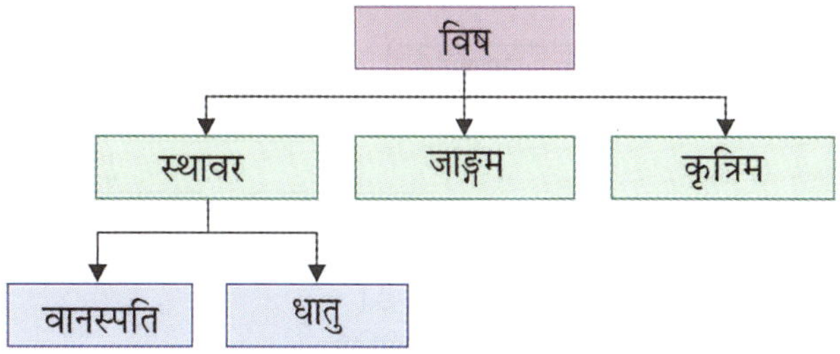

❖ **आचार्य कैयदेव अनुसार (Flowchart 1.3)**

स्थावरं जंगमं दूषीविषं चेति विषं त्रिधा। (कै.नि. मित्रकवर्ग/21)

Flowchart 1.3

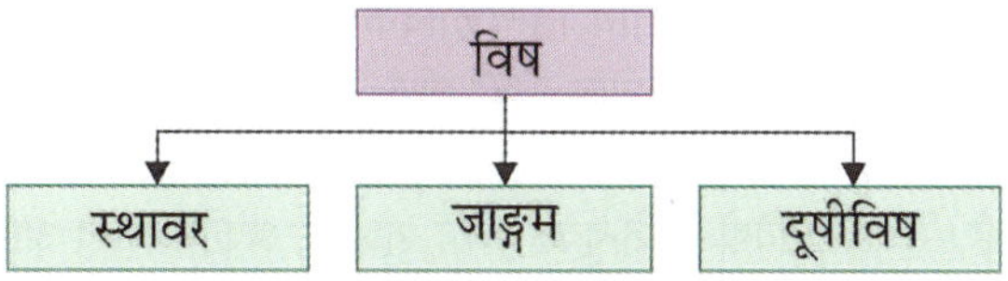

आचार्य हारीत अनुसार

द्विविधं विषमुद्दिष्टं स्थावरं जङ्गमं भिषक्। (हा.स.56/1)

❖ विष दो प्रकार का होता है: (1) स्थावर (2) जाङ्गम।

आचार्य वाग्भट्ट अनुसारः (Flowchart 1.4)

स्थावरं जङ्गमं चेति विषं प्रोक्तमकृत्रिमम्।।
कृत्रिमे गरसंज्ञ तु क्रियते विविधौषधैः। (अ. हृ. उ. 35/5,6)
(अ.स.उ. 40/15–16)

Flowchart 1.4

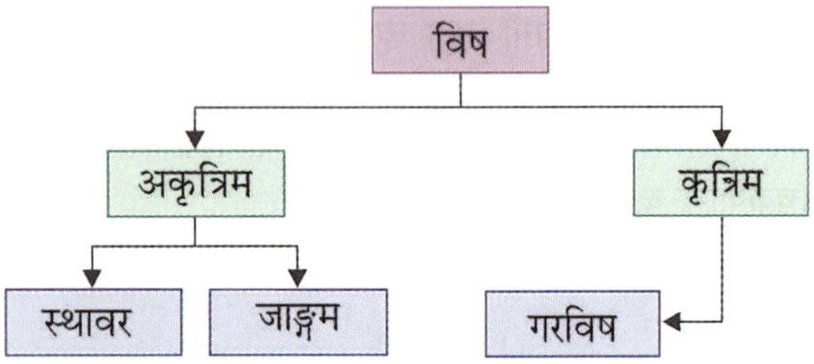

आचार्य शार्ङ्गधर अनुसारः (Flowchart 1.5)

स्थावरं जङ्गम चैव कृत्रिमं च त्रिधा विषं। (शा. स. प्र. 4/15)
कृत्रिमं द्विविध प्रोक्तं गरदूषीविभेदतः।। (शा. स. प्र. 4/17)
कृत्रिम द्विविधं प्रोक्तं गरदूषीविभदेतः। (शा. स. पूर्व ख 7/200)

❖ गरविष एवं दूषीविष के भेद से कृत्रिम विष दो प्रकार का होता है।

❖ आचार्य भावप्रकाश अनुसार–

कृत्रिम विषं द्विविधम्। एकं सविषं दूषीविषसंज्ञम
अपरमविषं तदेव गरसंज्ञम। (भा. प्र. म. ख. 68/47)

Flowchart 1.5

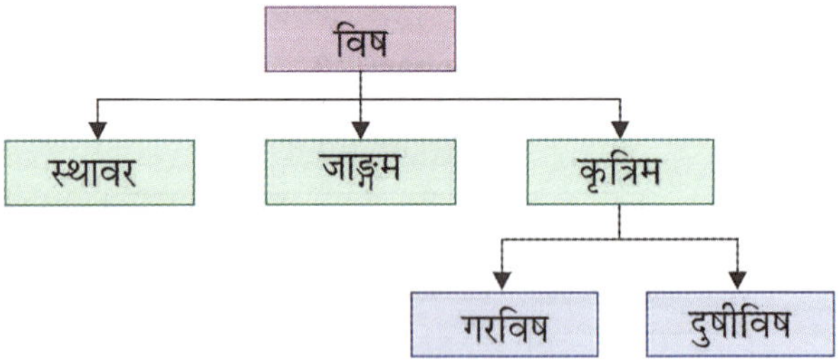

❖ कृत्रिम विष दो प्रकार का होता है।

1. सविष द्रव्यों के संयोग से दूषीविष
2. अविष द्रव्यों के संयोग से गरविष।

❖ विष उपविष वर्गीकरण

विषं चोपविषं चेति द्विविधं स्थावरं विषम् ।
प्रथमं वत्सनाभादि द्वितीयं तिन्दुकादिकम्।। (र.त. 24/6)

स्थावर विष के भी विष (प्रधान विष) तथा उपविष (अप्रधान विष) भेद से दो भेद होते है। विषों में वत्सनाभ, श्रृंगक, कालकूट, हलाहल लिये जाते है। तथा उपविषों में तिन्दुक, कनेर, गुञ्जा, अफीम आदि आते है।

विष की संख्या

शार्ङ्गधर संहिता, भावप्रकाश, आयुर्वेदप्रकाश एवं रसतरंगिनी के अनुसार

हालाहलः कालकूटः श्रृङ्गकश्च प्रदीपनः।
सौराष्ट्रिको ब्रह्मपुत्रो हारिद्रः सक्तुकश्तथा।।
वत्सनाभ इति ज्ञेया विषभेदा अमी नव।।
रसे रसायनादौ च वत्सनाभः प्रशस्यते।। (र.त. 24/7–8)

❖ महाविष की संख्या 9 बताई है।

(1) हालाहल (2) कालकूट (3) श्रृङ्गीक
(4) प्रदीपन (5) सौराष्ट्रिक (6) ब्रह्मपुत्र
(7) हारिद्र (8) सक्तुक (9) वत्सनाभ।

❖ इन नौ विषों में से वत्सनाभ रसक्रिया और रसायन सर्वोत्तम माना जाता है।

उपविषों की संख्या ग्यारह मानी गई है–

विषतिन्दुकबीजं च त्वहिफेनञ्च रेचकम।
धत्तूरबीजं विजया गुञ्जा भल्लातकाह्वयः।।
अर्कक्षीरं स्नुहीक्षीरं लांगली करवीरकम।
समाख्यातो गणोऽयं तु बुधैरुपविषा भिधः।।
(र.त. 24/163–164)

(1) विषतिन्दुक (2) अहिफेन
(3) रेचक (जयपाल) (4) धत्तूर के बीज
(5) भांग (6) गुञ्जा
(7) भल्लातक (8) अर्कक्षीर
(9) स्नुहीक्षीर (10) लांगली
(11) करवीर

राजनिघण्टु के अनुसार

विष की महापञ्चविष और उपविष इन दो वर्गों में विभाजित किया है **(Table 1.4)**। **(रा.नि.मिश्रकादिवर्ग/42–43)**

Table 1.4

महापञ्चविष	उपविष
श्रृंगिकः कालकूटश्च मुस्तकोवत्सनाभकः। सक्तुकश्चेति योगोऽयं महापञ्चविषाभिधः।।	**स्नुह्यर्ककरवीराणि लांगली विषमुष्टिका। एतान्युपविषाण्याहु पञ्च पाण्डित्यशालिनः।।**
1. श्रृंगिक	1. स्नुही
2. कालकूट	2. अर्क
3. मुस्तक	3. करवीर
4. वत्सनाभ	4. लांगली
5. सक्तुक	5. विषमुष्टिक

रसार्णव के अनुसार

(1) कालकूट (2) श्रृङ्गीक (3) सक्तुक
(4) कृष्ण विष (5) शीतमुस्ता

आचार्य हारीत अनुसार– उत्तर के तृतीय स्थान में विषतन्त्र

विष संख्या व पहचानः आठ प्रकार के विष कहे गये हैं।

Table 1.5

संख्या	पहचान
श्रृङ्गिको वत्सनाभश्च तथा च शार्ङ्गवैरिकः।। दारकः कालकूटश्च शङ्खस्ययात्सत्सुकन्दुकः। हालाहलश्चाष्टभिश्च तथाष्टौ विषजातयः।। (हा.सं.56/1–2)	**शृङ्गिकः कृष्णवर्णश्च वत्सनाभश्च पीतकः। शुण्ठीसमानवर्णश्च शार्ङ्गवेरः स दारको हरिवर्णश्च कालकूटो उच्यते।। मधुप्रभः। मधुप्र विजातयः। शङ्खश्चाति विषाभासः पीताभः सत्सुकन्दुकः।। हालाहलः कृष्णवर्णश्चाष्टौ चापि (हा.सं.56/3–4)**
1. श्रृंगिक	कृष्णवर्ण
2. वत्सनाभ	पीतक
3. श्रृगवेरक	शुण्ठी समान वर्ण
4. दारक	हरिवर्ण
5. कालकूट	मधु के वर्ण समान
6. शङ्ख	अतीस के समान
7. सत्सुकन्दुक	पीत वर्ण
8. हालाहल	कृष्णवर्ण

आनंदकन्द अनुसार (अध्याय 14)

विष के भेद एवं उनके लक्षण (Tables 1.6 and 1.7)

❖ अग्राह्य व ग्राह्य विष दो प्रकार का वर्णन है।

अग्राह्य विषो के भेद व लक्षण (पहचान)

एते दशविधाः क्ष्वेला न प्रयोज्या रसायने।। (आ.कन्द.14/14)

❖ इन 10 विषों को रस रसायन प्रयोग में नहीं ग्रहण करना चाहिए, क्योंकि ये भयङ्कर विष है।

❖ ये दस प्रकार के भयङ्कर विष कहे गये हैं। इन्हें औषधि निर्माण में कभी भी उपयोग नहीं करना चाहिए।

Table 1.6

भेद	लक्षण (पहचान)
क्रमादभदं प्रवक्ष्यामि कालकूटं च दर्दुरम। हालाहलं मेषशृङ्गं मोहदं ग्रन्थि कर्कटम्।। रक्तश्रृङ्गि हरिद्रं च केसरं दशमं स्मृतम्। एते दशविधाः क्ष्वेला न प्रयोज्या रसायने।। (आ.कन्द.14/13–14)	**कालकूटं काकचञ्चप्रभं दर्दुरसन्निभम्।। दर्दुरं नीलवर्णं च हालाहलविषं समम्। मेषशृङ्गी तु मेषस्य शृङ्गाभं मोहदं पुनः।। रक्तनीलप्रभं देवि! ग्रन्थिकं ग्रन्थिसंयुतम्। कर्कटं कपिलाभं च रक्तश्रृङ्गि महाविषम्।। कृष्णपिङ्गं च रक्ताभं हरिद्राभं हरिद्रकम्। केसरं पद्मकिंजल्कप्रभं दशविधन्त्विति।। (आ.कन्द.14/16–19)**
1. कालकूट	कौये के चोंच (beak चञ्च) के जैसा होता है।
2. दर्दुर	मेढक जैसा नीलवर्ण का होता है
3. हालाहल	कृष्णवर्ण का है।
4. मेषशृङ्ग	भेड़ के शृङ्ग जैसा होता है।
5. मोहद	लाल और नील प्रभा का होता है
6. ग्रन्थि	ग्रन्थिं युक्त होता है।
7. कर्कट	कपिल वर्ण का होता है।
8. रक्तशृङ्गि	महाविष, कृष्णपीत और रक्त वर्ण का होता है।
9. हारिद्र	हरिद्रा जैसा होता है।
10. केसर	कमल पुष्प जैसा होता है।

ग्राह्य विषों के लक्षण

रसायने योजनीयास्त्वष्टौ भेदाः प्रकीर्तिताः। (आ.कन्द.14/15)

❖ इन 8 विषों को रस रसायन प्रयोग में ग्रहण करना चाहिए।

विषखण्डेषु भग्नेषु दृश्यन्ते येषु बिन्दवः।।
श्वेतरक्तपीतवर्णाः कृष्णा विप्रादयः क्रमात्। (आ.कन्द.14/22–23)

❖ विष खण्ड को तोड़ने के बाद उसके अन्दर छोटे छोटे जो अनेक रंगों में बिन्दुएं दिखाई देती हैं। वह बिन्दु कभी श्वेत, रक्त, पीत, कृष्ण वर्ण का होता है।

Table 1.7

भेद	लक्षण (पहचान)
श्वेतशृङ्गी वत्सनाभं सर्षपं शृङ्गि बालुकम्। मुस्तकं सक्तुकं देवि! चाष्टमं कर्दमं भवेत्।। (आ.कन्द.14/15)	**श्वेतशृङ्गीभदन्ताभं वत्सनाभं च पाण्डुरम्। सर्षपाकृतिभिर्युक्तं बिन्दुभिस्सर्षपं भवेत्।। शृङ्गी शृङ्गाकृतिर्ज्ञेयो बालुकं बालुकाकृति। मुस्ताकृतिर्मुस्तकं स्याच्छ्वेतवर्णं तु सक्तुकम्।। मधूच्छिष्टाकृतिर्देवि! कर्दमं विषमुत्तमम्। विषखण्डेषु भग्नेषु दृश्यन्ते येषु बिन्दवः।। (आ.कन्द.14/20–22)**
1. श्वेतशृङ्गी	हाथी के दाँत के जैसा होता है।
2. वत्सनाभ	पाण्डु वर्ण का होता है।
3. सार्षप	सर्षपाकार होता है, छोटे–छोटे बिन्दु रूप में मिलता है
4. शृङ्गी	शृङ्ग की आकृति का होता है।
5. बालुक	बालुकाकृति समान
6. मुस्तक	मुस्ता सदृश होता है।
7. सक्तुक	श्वेत वर्ण का चूर्णरूप में मिलता है
8. कर्दम	मधुछिष्ट जैसा होता है।

विष वर्ण व कर्मः इसी प्रकार से विषों को ब्राह्मण, क्षत्रिय, वैश्य, शूद्र वर्ण से जानते हैं **(Table 1.8)**।

श्वेतरक्तपीतवर्णाः कृष्णा विप्रादयः क्रमात्।
श्वेता रसायने रक्ता वैश्यः पारदकर्मणि।।
क्षुद्रकर्मणि पीतास्स्युः कृष्णवर्णास्तु मारणे। (आ.कन्द.14/23–24)

Table 1.8

वर्ण	कर्म
श्वेतविष	रसायनकर्म में उपयोगी होता है।
रक्तविष	पारद कर्म और वशीकरण कर्म में उपयोगी है
पीत वर्ण	क्षुद्र (छोटे कर्मों) कर्म में उपयोगी होता है।
कृष्ण वर्ण	किसी को मारने के लिये उपयोगी होता है।

विष उपयोग

विषं युक्तत्याऽ मृतं देवि! तदयुक्त्या विषं भवेत्।।
तस्माद्युक्त्या विषं सेव्यमयुक्त्या न कदाचन।

(आ.कन्द.14/24–25)

❖ युक्ति पूर्वक विष का उपयोग करना अमृत जैसा होता है व अयुक्ति पूर्वक ये विष मारक होता है।
❖ इसीलिये युक्ति पूर्वक ही विष का सेवन करना चाहिए। अयुक्ति पूर्वक विष प्रयोग नहीं करना चाहिए।

विष वीर्य

रसाभ्रहेमकान्तानां वीर्येण सदृशं विषम्।। (आ.कन्द.14/25)

❖ पारद, अभ्रक, स्वर्ण और कान्तलोह जैसा ही विष का भी वीर्य है।
❖ **नाना प्रकार के वीर्यों का हेतु–**

यथाऽव्यक्तरसं तोयमन्तरीक्षान्महीगतम्।
तेषु तेषु प्रदेशेषु रसं तं तं नियच्छति।। (सु.क.2/23)

❖ जिस प्रकार आकाश से भूमि पर आया जल अव्यक्त रस होता है अर्थात् उसमें कोई भी लवणादि रस नहीं होते हैं किन्तु जिस प्रकार की भूमि पर वह गिरता है उसी तरह के रस को प्राप्त कर लेता है।

↓

एवमेव विषं यद्यद्रव्यं व्याप्यावतिष्ठते।
स्वभावादेव तं तस्य, रसं समनुवर्तते।। (सु.क.2/24)

❖ उसी प्रकार विष भी जिस प्रकार के द्रव्य को प्राप्त करता है अर्थात् जैसे द्रव्य में स्थित होता है स्वभावतः वह उसी तरह के रस को ग्रहण कर लेता है।

Classification of Poison (Flowchart 1.6)

❖ Classification of Poison on the basis of mode of action: Poisons may exert an activity, either local, or remote, or both local and remote

Flowchart 1.6

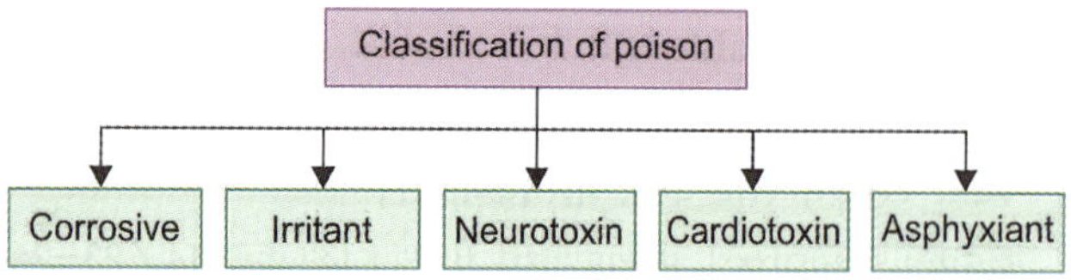

❖ **Corrosive (Table 1.9)**
They cause tissue ulceration and inflammation, with symptoms typically appearing right after.

Table 1.9

Strong acid	Strong alkalis	Metallic salts
Organic: e.g. • Carbolic • Oxalic • Acetic acid	**Carbohydrates:** • Sodium carbonate • Potassium carbonate • Ammonium carbonate	• Zinc chloride • Ferric chloride • Silver nitrate ($AgNO_3$)
Mineral/ inorganic acids e.g. • Sulfuric acid (H_2SO_4) • Nitric acid (HNO_3) • Hydrochloric acid (HCL)	**Hydroxide:** • Sodium hydroxide (Caustic soda) • Potassium hydroxide (caustic potash) • Ammonium hydroxide	

❖ **Irritants (Table 1.10)**
■ They cause gastrointestinal tract (GIT) inflammation and other symptoms, which typically appear gradually.

Table 1.10

Inorganic	Organic	Mechanical
Metallic: e.g. • Arsenic • Antimony • Copper • Lead • Mercury • Zinc	**Plant: e.g.** • Abrus (Gunja) • Castor (Erand) • Croton (Jaipal) • Calotropis (Ark) • Euphoria (Snuhi), etc.	• Powdered glass • Hair • Diamond dust • Needles
Non-metallic: e.g. • Phosphorus • Chlorine • Iodine • CCl_4 (carbon tetrachloride)	**Animal: e.g.** • Snakes • Cantharides • Scorpions • Spiders • Rat bite	

❖ **Neurotics (Table 1.11)**
■ They act mainly on the CNS, though some have local Irritant action.
■ They divide into three categories: cerebral toxins, spinal toxins, peripheral neurotoxins.

❖ **Cardio toxin:**
■ A cardiac toxin is a chemical that has a noxious or harmful effect on the heart.
■ It impairs the heart's function by poisoning the conducting system or the heart muscle. For example, digitalis, oleander, nicotine, and aconite

Table 1.11

Cerebral	Spinal	Peripheral
Somniferous: e.g. Opioids	• Nux vomica • Gelsemium	• Curare • Conium
Inebriants: e.g. • Alcohol • Anesthetics • Ether		
Deliriants: e.g. • Dhatura • Cannabis • Cocaine		

- **Asphyxiant**
  - Asphyxiate toxins are substances that cause the body's capacity to breathe to decrease due to an increase in carbon dioxide and a reduction in oxygen: Example: CO, CO_2, H_2S, and Cyanide
- **Miscellaneous**
  - It contains toxins with a wide range of pharmacological effects:
    - Agrochemicals **(Table 1.12)**
    - Petroleum products:
      - Kerosene, petrol, naphtha
    - Drugs of dependence
      - Tranquilizers, antidepressants, hallucinogens
      - Cannabis, alcohol
    - Food poison
      - Bacterial, chemical (botulism)
      - Animal food, plant food
  - **Others:** Analgesics and antipyretics.
  - **Conflict war:** Chemical agents and biological.

Table 1.12

Pesticides	Herbicides	Fumigants	Rodenticides
• Organophos-phates • Organochlo-rines	• Paraquat • Bromox-ynil	• Aluminum • Phosphide • Ethylene • Dibromide	• Thallium • Sulfate • Zinc • Phosphide

CLASSIFICATION ON THE BASIS OF MEDICOLEGAL ASPECT

Homicidal

Homicidal poisoning is the use of a substance with the purpose to kill another person.

Ideal Homicidal Poison

- It should be cheap, easily available, colorless, tasteless, odorless, highly toxic, no residual product remain
- Signs and symptom resembles natural diseases
- Does not show any postmortem alterations that could be aided by food or beverages. Examples include—Strychnos nux-vomica, arsenic, aconite, digitalis, and abrus precatorius, thallium, glass powder, antimony, etc.

Suicidal

- Suicidal poisoning is the term used to describe the substance used to take one's own life.
- Suicidal poison should be readily available, painless, tasteless or pleasant, cheap, highly toxic, and able to be taken with food or liquids. For example, opium, barbiturate, organophosphorus, carbolic acid, copper sulphate, cyanide.

Accidental

Accidental poisoning is the term used to describe substances that, when consumed accidentally, have harmful effects. For example, organophosphorus. copper sulphate, CO, CO_2, quack remedies, snake scorpion bite.

Abortifacient

The substance used to abort the fetus is called as an Abortifacient poison. For example, ergot, quinine, calotropis, plumbago, bhallatka, karpas mool chhal, arsenic.

Stupefying Poison

The substance which used to stupefy the persons by thieves is called as Stupefying poisons. For example, datura, cannabis, chloral hyrate, roche, alcohol.

Cattle Poison

The substance used to kill or injure the domestic animal is called as cattle poisons For example, Abrus precatorius, Calotropis, plumbago, Nux-vomica, arsenic, yellow oleander.

CLASSIFICATION ON THE BASIS OF SOURCES OF POISON

Household or Domestic Sources

Poisoning by household products such detergents, disinfectants, cleaning agents, antiseptics, insecticides, and rodenticides is more common.

Agricultural or Horticultural Causes

Different fungicides, insecticides, pesticides, and weed killers, etc.

Commercial Causes

- From store-houses, distribution centers and selling shops.
- Industrial causes: In factories somewhere poisons are manufactured or poisons are produced as products.

Uses as Drugs and Medicines

Due to wrong medication, overmedication and abuse of drugs.

Food and Drink

Food and beverage contamination can occur through the use of preservatives for grains or other food materials, additions like coloring and odorants, or other unintended means.

CLASSIFICATION ON THE BASIS OF FORM

Gaseous Form

- ❖ Carbon monoxide (CO)
- ❖ Carbon dioxide (CO_2)
- ❖ Hydrogen sulfide (H_2S)
- ❖ Hydrogen cyanide (HCN) etc.

Liquid Form

- ❖ Hydrochloric acid (HCl)
- ❖ Sulfuric acid (H_2SO_4)
- ❖ Sodium hydroxide (NaOH) etc.

Solid Form

- ❖ Aconite
- ❖ Metallic poison, etc.

STHAVARA AND JANGAMA VISHA ADHISHTANA

स्थावर विष अधिष्ठान

आचार्य सुश्रुत अनुसार

मूलं पत्रं फलं पुष्पं त्वक् क्षीरं सार एव च।
निर्यासो धातवश्चौव कन्दश्च दशमः स्मृतः।। (सु.क.2/3)

(1) मूल (Root) (2) पत्र (Leaves)
(3) फल (Fruit) (4) पुष्प (Flower)
(5) त्वक् (Bark) (6) क्षीर (Sap)
(7) सार (Heart-wood) (8) निर्यास (Extract)
(9) धातु (Minerals) (10) कन्द (Bulb)

- ❖ स्थावर विष के 10 अधिष्ठान बताये है।

स्थावर विष सामान्य लक्षण

सर्वमेव च स्थावरं ज्वरहिध्मादन्तहर्षहनुस्तम्भगलग्रह
इतवमनारुचिश्वासमूर्च्छाः करोति विशेषण कन्दजम्।
तध्यतितीक्ष्णत्वादाशुकारितरम। इतरत्तुप्रायः कालान्तर प्राणहरम्।।
(अ.सं.उ.40/6)

- ❖ ज्वर, हिक्का, दन्त हर्ष, हनुस्तम्भ, गलग्रह, फेनयुक्त वमन, अरुचि, श्वास, मूर्च्छा करते हैं।
- ❖ इनमें भी कन्द विष अति तीक्ष्ण होने से शीघ्र मारक होता है। शेष विष कुछ समय पश्चात मारक होते है।

आचार्य चरक अनुसार

स्थावरं तु ज्वरं हिक्कां दन्तहर्ष गलग्रहम्।
फेनवम्यरुचिश्वासमूर्च्छाश्च जनयेद्विषम्।। (च.चि. 23/16)

स्थावर विष अधिष्ठान संख्या, नाम व लक्षण (Table 1.13 and 1.14)

Table 1.13

अधिष्ठान	संख्या	विष नाम (सु.क.2/5)	विषलक्षण (सु.क.2/7–10)
1. मूल	8	**क्लीतकाश्वमारगुञ्जासुगन्धगर्गरक–करघाटविद्युच्छिखाविजयानीत्यष्टौ** 1. क्लीतक, 2. कनेर, 3. गुञ्जा, 4. सुगन्ध, 5. गर्गरक, 6. करघाट, 7. विद्युशिखा, 8. विजयानी	**उद्वेष्टनं मूलविषै प्रलापो मोह एव च।** ऐंठन, प्रलाप एवं मूच्छर्ता
2. पत्र	5	**विषपत्रिकालम्बावरदारुकरम्भमहाक–रम्भाणिपञ्च पत्रविषाणि** 1. विषपत्रिका, 2. लम्बा, 3. करम्भ, 4. महाकरम्भ, 5. वरदारु	**जृम्भाङ्गोद्वेष्ट–नश्वासा ज्ञेयाः पत्रविषेण तु** जृम्भा, अंगो में ऐंठन तथा श्वासकष्ट
3. फल	12	**कुमुद्वतीवेणुकाक–रम्भमहाकरम्भकर्कोटक–रेणुकखद्योतकचर्मरीभगन्धा–सर्पघातिनन्दनसारपाकानीति द्वादश फलविषाणि** 1. कुमुद्वती 2. वेणुका, 3. करम्भ, 4. महाकरम्भ 5. कर्कोटक 6. रेणुक 7. खद्योतक 8. चर्मरी 9. इभगन्धा, 10. सर्पघाती, 11. नन्दन, 12. सारपाक	**मुष्कशोफः फलविषैर्दाहोऽ–न्नद्वेष एव च।** मुष्क(अण्डकोष) में शोफ, दाह एवं अन्नद्वेष
4. पुष्प	5	**वेत्रकादम्बवल्लीजकरम्भ–महाकरम्भाणि पञ्च पुष्पविषाणि** 1. वेत्र, 2. कादम्ब, 3. वल्लीज, 4. करम्भ, 5. महाकरम्भ	**भवेत्पुष्पविषैश्छ–र्दिराध्मानं मोह एव च** वमन, आध्मान एवं मोह (मूर्च्छा)
5. त्वक 6. क्षार 7. निर्यास	7	**अन्त्रपाचककर्तरीयसौरीयक–करघाटकरम्भनन्दननाराचकानिसप्त त्वक्सारनिर्यासविषाणि** 1. अन्त्रपाचक, 2. कर्तरीय, 3. सौरीयक, 4. करघाट, 5. करम्भ, 6. नन्दन, 7. नाराचक	**आस्यदौर्गन्ध्यपारु–ष्यशिरोरूककफ–संस्त्रवा** मुखदौर्गन्ध्य, कठोरता, शिरोवेदना, कफ स्राव

अधिष्ठान	संख्या	विष नाम (सु.क.2/5)	विषलक्षण (सु.क.2/7–10)
8. क्षीर	3	**कुमुदघ्नीस्नुहीजालक्षीरीणि त्रीणि क्षीरविषाणि** 1. कुमुदघ्नी, 2. स्नुही, 3. जालक्षीरी	**फेनागमः क्षीरविषैर्विभेदो गुरूजिह्वता।** मुख से झाग (फेन) निकलना, अतिसार एवं जिह्वा में भारीपन
9. धातु	2	**फेनाश्म (भस्म) हरितालं च द्वे धातुविषे** 1. फेनाश्म, 2. हरताल	**हृत्पीडनं धातुविषैर्मूर्च्छा दाहश्च तालुनि।।** हृदय में पीडा, मूर्च्छा, तालु में दाह
10. कन्द	13	**कालकूटवत्सनाभसर्षपपालक–कर्दमकवैराटकमुस्तकशृङ्–गीविषप्रपुण्डरीकमूलकहाला–हलमहाविषकर्कटकानीति त्रयोदश कन्दविषाणि** 1. कालकूट, 2. वत्सनाभ, 3. सर्षप, 4. पालक, 5. कर्दमक 6. वैराटक 7. मुस्तक 8. शृंगीविष 9. प्रपुण्डरीक 10. मूलक, 11. हालाहल, 12. महाविष 13. कर्कटक	कन्द विष विवरण अलग दिया है। **(Table 1.12)**

कन्द विष लक्षणः (सु.क.2/12–18)

Table 14

1. कालकूट	**स्पर्शाज्ञानं कालकूटे वेपथुः स्तम्भ एव च।** स्पर्शज्ञान न होना, कम्प, जकड़ाहट
2. वत्सनाभ	**ग्रीवास्तम्भो वत्सनाभे पीतविण्मूत्रनेत्रता।।** ग्रीवा में स्तब्धता, मल–मूत्र–नेत्र का वर्ण पीत
3. सर्षप	**सर्षपे वातवैगुण्यमानाहो ग्रन्थिजन्म च।** वातवैगुण्य, आनाह, शरीर पर ग्रन्थियाँ
4. पालक	**ग्रीवादौर्बल्यवाक्सङ्गौ पालकेऽनुमताविह।।** ग्रीवादौर्बल्य, वाक्–संग (आवाज का बैठ जाना)
5. कर्दमक	**प्रसेकः कर्दमाख्येन विड्भेदो नेत्रपीतता।** प्रसेक, अतिसार, आँखों में पीलापन
6. वैराटक	**वैराटकेनाङ्गदुःखं शिरोरोगश्च जायते।।** शरीर में पीड़ा, शिर रोग
7. मुस्तक	**गात्रस्तम्भो वेपथुश्च जायते मुस्तकेन तु।** शरीर का अकड़ जाना, कम्प
8. शृंगीविष	**शृङ्गीविषेणाङ्गसाददाहोदरविवृद्धयः।।** अङ्गपीड़ा, दाह, उदर का आकार बढ़ना
9. प्रपुण्डरीक	**पुण्डरीकेण रक्तत्वमक्ष्णोर्वृद्धिस्तथोदरे।** आँखों में लालिमा, उदर का आकार बढ़ना
10. मूलक	**वैवर्ण्यं मूलकैश्छर्दिर्हिक्काशोफप्रमूढताः।।** वैवर्ण्य, वमन, हिक्का, शोफ, अचेतनता
11. हालाहल	**चिरेणोच्छ्वसिति श्यावो नरो हालाहलेन वै।** श्वास लेने में विलम्ब होना, शरीर का वर्ण श्याव होना।
12. महाविष	**महाविषेण हृदये ग्रन्थिशूलोद्गमौ भृशम्।।** हृदय में ग्रन्थि, तीव्र शूल
13. कर्कटक	**कर्कटेनोत्पतत्यूर्ध्वं हसन् दन्तान् दशत्यपि।** विष के प्रभाव से रोगी उछलता है, हँसता हुआ दाँतों को कटकटाता है

❖ **कन्द विष अवान्तर भेद–**

चत्वारि वत्सनाभानि मुस्तके दे प्रकीर्तिते।
षट् चौव सर्षपाण्याहुः शेषाण्येकैकमेव तु।। (सु. क. 2/6)

❖ वत्सनाभ विष के–4

❖ मुस्तक विष के–2

❖ सर्षप विष के–6 अवान्तर भेद है तथा अन्य सभी का एक–एक भेद है।

❖ **आचार्य चरक अनुसार–**

मुस्तकं पौष्करं क्रौञ्चं वत्सनाभं बलाहकम्।
कर्कटं कालकूट च करवीरकसंज्ञकम्।।
पालकेन्द्रायुधं तैलं मेच (घ) के कुशपुष्यम्।
रोहिषं पुण्डरीकं च लाङ्गलक्यञ्जनाभकम्।।
सङ्कोचं मर्कटं श्रृङ्गीविषं हालाहलं तथा।
एवमादीनि चान्यानि मूलजानि स्थिराणि च।। (च. चि. 23/11–13)

(1) मुस्तक (2) पौष्कर (3) क्रौंच
(4) वत्सनाभ (5) बलाहक (6) कर्कट
(7) कालकूट (8) करवीर (9) पालक
(10) इन्द्रायुध (11) तैल (तेलिया विष)
(12) मेचक (13) कुशपुष्पक (14) रोहिष
(15) पुण्डरीक (16) लांङ्गली (17) अञ्जनाभ
(18) संङ्कोच (19) मर्कट (20) शृङ्गीविष
(21) हालाहल

इत्यादि तथा अन्य मूल विष को स्थावर विष कहा है।

❖ **आचार्य वाग्भट्ट अनुसार– (अ.स.उ. 40/7)**

Table 1.15

मूल विष	**मूलविषाणि क्लीतनकाश्वमारकगुञ्जा सुगन्धकगर्गरककर्करकरघाटकादीनि।** क्लीतनक, अश्वमार, गुञ्जा, सुगन्धक, गर्गरक, कर्कटक, घाटक आदि।
पत्र विष	**पत्रविषं काळ– पत्रिका लम्बा वरद करम्भार्कादीनाम्।** कालपत्रिका, लम्बा, वरद, करम्भ, अर्क आदि।
पुष्प विष	**पुष्पविषं वल्ली रेणुककरम्भ महाकरम्भदीनाम्** वल्ली, रेणुका, करम्भ, महाकरम्भ आदि।

फल विष	**फलं कुमुद्रतीरेणुका करम्भ महाकरम्भ मदनकतुवरकादीनाम्।** कुमुद्वती, रेणुका, करम्भ, महाकरम्भ, मदनक, तुपरक आदि।
त्वक्–सार–निर्यास	**त्वकसार निर्यासाः करककरघाटक करम्भ महाकरम्भनाराचकादीनाम्।** करक, करघाटक, करम्भ, महाकरम्भ, नाराचक आदि।
क्षीर विष	**क्षीरं कुमुद्धती दन्ती स्नुह्यर्क जालिनी व्याळादीनाम्।** कुमुद्वती, दन्ती, स्नुही, अर्क, जालिनी
धातु विष	**धातुवो हरितालफेनाश्मभस्मरक्तप्रभृतयः** हरताल, फेनाश्म भस्म, रक्त आदि।
कन्द विष	**कन्दजानि तु हालाहल कालकूटवत्सनाभशृङ्गी सार्षपजालककर्दमकवैराटक मुस्तक मुष्ककसात्तुकक्रौञ्चकवाळक महाविषपुंडरीक गालवमूलकमर्कटककरवीरकेन्द्रायुधसङ्कोचकलाङ्ङ्कलकतैलपे– यकुशपुष्पके तु पुष्पकरोहिवाञ्जनाभकादीनि।।** हालाहल, कालकूट, वत्सनाभ, शृङ्गीविष, सार्षक, जालक, कर्दमक, वैराटक, मुस्तक, मुष्कक, सातुक, क्रौञ्चक, वालक, महाविष, पुण्डरीक, गालव, मूलक, मर्कट, कर्कटक, करवीर, इन्द्रायुध, संकोचक

विष का शरीर में अधिष्ठान

पीतं मृतस्यह्रदये जग्धदिग्धाभिविद्धयोः।
दशे तिष्ठति भूयिष्ठं सर्वतः पिण्डित विषम्।
नाधादतो विशेषेण तेषां मांसं तदाश्रयम्।। (अ.स.उ. 40/14)

- ❖ द्रव रूप में पीत विष मृत व्यक्ति के ह्रदय में रहता है। दांतो में खाया हुआ विष दंष्ट्रा में मिलता है।
- ❖ विष युक्त शस्त्र आदि से मृत प्राणी के दंश स्थान पर शस्त्र लगने के साथ विष मिलता है। इसी कारण दंश स्थान पर विष संचित हो जाता है। इसीलिए ऐसे प्राणियों का मांस सेवन नहीं करना चाहिए।

❖ विष का शोधन

विषशुद्धिः रक्तसर्षपतैलेन लिप्ते वस्त्रे च बन्धयेत्।
त्रिदिनान्ते समुद्धृत्य टङ्कणेन समं विषम।। (आ.कन्द.14/26)
मर्दयेच्छ्लक्ष्णचूर्णं तत्कारयेच्च विशुद्धयति।
रोगे रसायने योज्यं सिद्धिदं स्याद्वरानने।। (आ.कन्द.14/27)

- ❖ लाल सरसो के तैल में एक वस्त्र को भिगोकर उसमें विषखण्ड को बाँधें। तीन दिन के बाद उसे निकालकर उस विष के टङ्कण बराबर लेकर खरल में मर्दन करने पर वह सूक्ष्म चूर्ण विष शुद्ध हो जाता है। उस शुद्ध विष का रोगों में तथा रसायन कर्म में प्रयोग करने से हे वरानने ! सर्वत्र सिद्धि मिलती है।। २६–२७।।

❖ जङ्गम विष अधिष्ठान व नामः (Table 1.16)

❖ आचार्य सुश्रुत अनुसार–

जङ्गमस्य विषस्योक्तान्यधिष्ठानानि षोडश (सु.क.3/3)

- ❖ जङ्गम विष के सोलह (16) अधिष्ठान बताये है।

तत्रदृष्टिनिःश्वासदंष्ट्रानखमूत्रपुरीषशुक्रलालार्तवमुखसन्दंश–विशर्धित तुण्डास्थिपित्तशूकशवानीत (सु.क.3/4)

(1) दृष्टि (sight) (2) निःश्वास (breath)
(3) दंष्ट्रा (fangs) (4) नख (nails)
(5) मूत्र (urine) (6) पुरीष (feces)
(7) शुक्र (semen) (8) लाला (saliva)
(9) आर्तव (menstrual blood)
(10) मुखसन्दंश (mouth bite)
(11) विशर्धित (पायुकृतःकुत्शितशब्द) गुदा
(12) तुण्ड (beak) (13) अस्थि (bone)
(14) पित (bile) (15) शूक (bristles)
(16) शव (dead body)

❖ जङ्गम विष विषाधिष्ठानः (सु.क.3/5)

Table 1.16

विषाधिष्ठान	नाम
दृष्टि एवं निःश्वास	**तत्र दृष्टिनिःश्वासविषा दिव्याः सर्पाः** दिव्य सर्प
दंष्ट्रा विष	**भौमास्तु दंष्ट्राविषाः** भौम सर्प– अर्थात ये दांतो में विष वाले होते है।
दंष्ट्रा व नख विष	**मार्जारशवानरमकरमण्डूकपाकमत्स्य गोधाशम्बूकप्रच–लाकगृहगोधिका चतुष्पादकीटास्तथाऽन्ये दंष्ट्रानखविषाः** बिल्ली, कुत्ता, वानर, मकर, मेढ़क, पाकमत्स्या, गोह, शम्बूक, प्रचालक, ग्रहगोधिका, चतुष्पाद कीट तथा अन्य इसी तरह के कीट
शकृत (मल) एवं मूत्र विष	**चिपिटपिच्चिटककषायवासिकसर्षपकतोटकवर्चःकीट–कौण्डिन्यकाःशकृन्मूत्रविषाः** चिपिट, पिच्चिटक, कषायवासिकी, सर्षपक, तोटक, वर्चःकीट, कौंडिन्यक।
शुक्र विष	**मूषिकाःशुक्रविषाः** नाना प्रकार के मूषक
लाला, मूत्र, पुरीष, मुख, नख, शुक्र, आर्तव	**लूता लालामूत्रपुरीषमुखसन्दंशनखशुक्रार्तवविषाः** नाना प्रकार की लूताएँ (Spider)
आर विष	**वृश्चिकविश्वम्भरवरटीराजीवमत्स्योच्चिटिङ्गाः समुद्रवृश्चिकाश्चाल (र) विषाः** बिच्छू, विश्वम्भर, वरटी (ततैया), रजीवमत्स्य,उच्चिटीङ्ग और समुंद्री बिच्छू
मुखसन्दंश, विशर्धित, मूत्र, पुरीष, विष	**चित्रशिरःसरावकुर्दिशतदारुकारिमेदकसारिकामुखा मुखसन्दंशविशर्धितमूत्रपुरीषविषाः** चित्रशिर, सराव, कुर्दि, शतदारुक, अरिमेदक,सारिकामुख
मुखसन्दंश विष	**मक्षिकाकणभजलायुका मुखसन्दंशविषाः** मक्षिका, कणभ, जलायुका
अस्थि विष	**विषहतास्थि सर्पकण्टकवरटीमत्स्यास्थि चेत्यस्थिविषाणि** विषहतास्थि (विष के कारण मृत्यु प्राप्त की अस्थि)

विषाधिष्ठान	नाम
पित्त विष–	**शकुलीमत्स्यरक्तराजिवरकी(टी)मत्स्याश्च पित्तविषाः** शकुलीमत्स्य, रक्तराजी, वरकीमत्स्य
शूक, तुण्ड विष	**सूक्ष्मतुण्डोच्चिटिङ्गवरटीशतपदीशूकवलभिका शृङ्गिभ्रमराःशूकतुण्डविषाः** सूक्ष्मतुण्ड, उच्चिटीङ्ग, वरटी, शतपदी, शूकवलभिका, श्रृंगी और भ्रमर
शव विष	**कीटसर्पदेहा गतासवः शवविषाः** मृत कीट, सर्पदेहा (मृतशरीर)
	शेषास्त्वनुक्ता मुखसन्दंशविषेष्वेव गणयितव्याः जो कीट शेष रह गए है उनका समावेश मुखसन्दंश विष में किया जाता है।

आचार्य चरक अनुसार

सर्पाः कीटोन्दुरा लूता वृश्चिका गृहगोधिकाः।
जलौकामत्स्यमण्डूकाः कणभाः सकृकण्टकाः।।
एवसिंहव्याघ्नगोमायुतरक्षुनकुलादयः।
दंष्ट्रिणो ये विषं दंष्ट्रोत्थं जंगमं मतम्।। (च.चि. 23/9–10)

(1) सर्प (2) कीट (3) उन्दुर
(4) लूता (5) वृश्चिक (6) गृहगोधिका
(7) जलौका (8) मत्स्य (9) मण्डूक
(10) कणभ (11) कृकण्टक (12) श्वान
(13) सिंह (14) व्याघ्र (15) गोमायु
(16) तरक्षु (17) नकुल

❖ ढाढ वाले प्राणियों की ढाढ से उत्पन्न होने वाले विष को जङ्गम विष कहा है।

आचार्य वाग्भट्ट अनुसार

जङ्गमस्य त्वाश्रयाः षोडशदृष्टिनिश्वासस्पर्शदंष्ट्रामुखन
खास्थिमूत्रपुरीषशुक्रार्त्तवलालाशूकपित्तशोणितशवानि।
तानि पुनः सर्पकीटकणभाद्याश्रितानि। (अ.स.उ.40/8)

(1) दृष्टि (sight) (9) पुरीष (feces)
(2) निश्वास (breath) (10) शुक्र (semen)
(3) स्पर्श (touch) (11) आर्तव (menstrual blood)
(5) मुख (mouth) (12) लाला (saliva)
(4) दंष्ट्रा (fangs) (13) शुक (bristles)
(6) नख (nails) (14) पित्त (biles)
(7) अस्थि (bone) (15) शोणित (blood)
(8) मूत्र (urine) (16) शव (cadaver)

❖ जङ्गम विष के ये सोलह आश्रय सर्प, कींट, कणभ आदि के आश्रित है।

Difference Between Poison, Venom and Toxin (Table 1.17)

Table 1.17

Poison	Venom	Toxin
1. A chemical that, when swallowed, breathed, or absorbed through the skin, can be harmful or fatal	1. A specific liquid that is administered by an animal's bite or sting, (e.g., snakes, spider, scorpions)	1. A toxic substance made by living things (microbes, plants, and animals)
2. Both natural and man-made sources are possible	2. It has bioactive compounds that damage or paralyze victims or defenders	2. Found in secretions, tissues, or byproducts of metabolism
3. It usually has a systemic effect	3. Usually has a local effect on the body (at the site of the bite/sting)	3. Examples include ricin (castor bean), tetrodotoxin (pufferfish), and botulinum toxin (bacteria)
4. Examples include carbon monoxide, lead, mercury, and insecticides	4. Few examples- Venom from snakes, spiders, and scorpions	4. Some other examples- Venom, pyrrolizidine alkaloids, aflatoxins, botulinum toxin, tetrodotoxin, or amanitin
5. Poison (synthetic or natural) origin	5. All venoms are toxins and all toxins are poisons, but all poisons are not toxins and all toxins are not venoms	

Routes of Administration of Poison

Routes of administration: Poisons may gain entry into the body

❖ **Enteral route:** e.g., by mouth or by rectum, to be absorbed across the enteral mucous membrane
❖ **Parenteral route:** e.g., by injection either intradermal, subcutaneous, intramuscular, intravenous, intraarterial, intraperitoneal, intrathecal or into the bone marrow
❖ **Inhalation through the air passages:** by external application on wounds, unbroken skin
❖ **Introduction into natural orifices:** such as rectum, vagina, urethra, nose, eyes, etc.

❖ **Sublingual route:** when a drug or chemical is administered sublingually, it is absorbed through the mucous membranes behind the tongue and straight into the bloodstream.

आचार्य सुश्रुत अनुसार

❖ जिन वस्तुओं के माध्यम से विष दिया जा सकता है।

अन्ने पाने दन्तकाष्ठे तथाऽभ्यङ्गेऽवलेखने।
उत्सादने कषाये च परिषेकेऽनुलेपने।। (सु.क.1/25)

❖ अन्न, पान, दातुन, अभ्यङ्ग, अवलेखन (कंघी करने में), उत्सादन (उबटना/उद्वर्तन), कषायपान, स्नान, अनुलेपन

↓

स्रक्षु वस्त्रेषु शय्यासु कवचाभरणेषु च।
पादुकापादपीठेषु पृष्ठेषु गजवाजिनाम्।। (सु.क.1/26)

❖ माला (पुष्पमालासु), वस्त्र, शय्या, कवच (सन्नाहम), गहने, खड़ाऊँ, पायदान (पादपीठेषु = पादाधारेषु), घोड़े–हाथी आदि की पीठ पर

↓

विषजुष्टेषु चान्येषु नस्यधूमाञ्जनादिषु। (सु.क.1/27)

❖ नस्य, धूम, अञ्जन आदि में विष मिलाकर (अन्येषु शिरोऽभ्यङ्ग–शिरस्त्राणादयो गृह्यन्ते) दिया जाता है।

MODE OF ACTION OF VISHA (VISHA GUNANUSARA KARMA) AND POISON (INTRODUCTION TO TOXICOKINETICS) (TABLE 1.18)

विष गुणानुसार कर्म

Table 1.18

गुण	सुश्रुत (सु.क2/20–23)	चरक (च.चि.23/25–27)	वाग्भट्ट (अ.सं.उ.40/14)
रूक्ष	**तद्रौक्ष्यात् कोपयेद्वायु** रूक्ष होने से वायु को कुपित करता है।	**रौक्ष्याद्वातम।** रूक्ष होने से वायु को कुपित करता है।	**रोक्ष्याद्वायुम्।** रूक्षता से वायु को कुपित करता है।
उष्ण	**कोपये उष्णयात् पितं सशोणितम्।।** रक्त व पित को प्रकुपित करता है।	**अशैत्यात्पितं।** अशैत्य (उष्ण) गुण के कारण पित्त को कुपित करता है।	**तत्र तैक्ष्ण्यात् पितं रक्तं च प्रकोपयति।** पित एवं रक्त को कुपित करता है।
तीक्ष्ण	**मतिं च मोहयेत्तैक्ष्ण्यान्म–र्मबन्धाँश्छिनति च।** बुद्धि को मोहग्रस्त एवं मर्मबन्धनों को नष्ट करता है।	**तीक्ष्णत्वान्मर्मघ्नं प्राणनं तद्वि–कासित्वात्।।** मर्मस्थान को नष्ट करता है।	**तत्र तैक्ष्णय पितं रक्तं च प्रकोपयति।** पित्त एवं रक्त को कुपित करता है।
सूक्ष्म	**शरीरावयवान् सौक्ष्म्यात् प्रविशेद्वि–करोति च।।** अवयवों में शीघ्र प्रवेश करके विकार उत्पन्न करता है।	**सौक्ष्म्यादसृक प्रकोपयति।** रक्त को कुपित करता है।	**सौक्ष्म्याद्य च दोषधातु मलादीन् समस्तान शरीरवयवाननुपविशति** शरीर के समस्त दोष (वातादि), धातु (रसादि), अवयव (हाथ पैर आदि) में प्रविष्ट हो जाता है।
आशु	**आशुत्वादाशु तद्धन्ति** शीघ्र प्राणों का विनाश करता है।	**शीघ्रं आदशु व्याप्नोति केवलं देहम्।** शीघ्रता से सम्पूर्ण शरीर में फैल जाता है।	**आशुकारित्वादशु व्यापादयति।** शरीर में शीघ्र फैलता हैं।
व्यवायी	**व्यवायात् प्रकृतिं भजेत्।** सम्पूर्ण शरीर में फैल जाता है।	**शीघ्रं व्यवायिभावं व्याप्नोति केवलं देहम्।** शीघ्रता से सम्पूर्ण शरीर में फैल जाता है।	**व्यवायित्वाच्च दोषधातु मलादीन् समस्तान शरीरवयवाननुपविशति** शरीर के समस्त दोष (वातादि), धातु (रसादि), अवयव (हाथ पैर आदि) में प्रविष्ट हो जाता है।
विकाशी	**क्षपयेच्च विकाशित्वाद्दो–षान्धातून्मलानपि** दोष, धातु एवं मलो को नष्ट करता है।	**प्राणनं तद्वि–कासित्वात।।** प्राणों को नष्ट करता है।	**विकाषित्वान्मर्मछेदेन मतिं व्यामोहयति।** मर्म बन्धन नष्ट करके बुद्धि में मोह को उत्पन्न करता है।
विशद	**वैशद्यादतिरिच्येत।** रूकता (चिपकता) नहीं	**द्वैशद्यात स्यादसक्तगतिदोषम् ।।** दोषों की गति किसी एक स्थान पर स्थिर नहीं रहती	**वैशद्यादसक्त वेगं प्रसरति।** कही पर न लगने (न चिपकने से) शीघ्रगामी
लघु	**दुश्चिकित्स्यं च लाघवात्।** दुश्चिकित्स्य होता है।	**दुरूपक्रमं लघुत्वा ....** दुश्चिकित्स्य होता है।	**लाघवादुर्निहरम।** शरीर में कठिनाई से बाहर आता है।
अविपाकी	**दुर्हरं चाविपा–कित्वात्तस्मात् क्लेशयते चिरम्।।** बडी कठिनाई से निकलता है।	....	**अपाकित्वाज्जरां नो याति।** जीर्ण नहीं होता।

गुण	सुश्रुत (सु.क2/20–23)	चरक (च.चि.23/25–27)	वाग्भट्ट (अ.सं.उ.40/14)
अव्यक्त	....	**कफमव्यक्तर सत्वादन्नरसांश्चा–नुवर्ततेशीघ्रम्।।** कफ को कुपित करता है तथा शीघ्र ही अन्य रसो का अनुवर्तन कर देता है।	**व्यक्तरसत्वाच्छलेष्म प्रकोपनम।** कफ का प्रकोपक होता है।

विष की प्रक्रिया

विषं हि देहं सम्प्राप्य प्राग्दूषयति शोणितम्।।
कफपित्तानिलांश्चानुसमदोषंसहाशयान्।
ततो हृदयमास्थाय देहोच्छेदाय कल्पते।। (अ.सं.उ.40/12)

❖ विष शरीर में पहुँचकर प्रथम रक्त को दूषित करता है इसके पश्चात् एक साथ में कफ, पित्त और वायु एवं सभी आशयों को दूषित करता है। हृदय में स्थित होकर मृत्यु का कारण होता है।

↓

शरीरे दूषिते रक्त सर्वं चिमिचिमायते।
कोठः समण्डलः स्वेदो रोमहर्षश्च जायते।

❖ रक्त के दूषित होने से सम्पूर्ण शरीर में चिमचिमाहट होने लगती है।
❖ त्वचा में कोठ और मण्ड़ल, स्वेद व रोमाञ्च होने लगता है।

↓

क्षुद्रकीटा इवाङ्गेषु विसर्पन्तीति मन्यते।
विनामयति गात्राणि जृम्भते शिशिरप्रियः।

❖ ऐसा लगता है जैसे सम्पूर्ण शरीर पर चींटी चल रहीं हों।
❖ रोगी को गात्रसाद, पीड़ा व जम्भाई लेता है। तथा रोगी शीत वस्तुओं की इच्छा करता है।

↓

व्यापिनस्तस्य दुष्टस्य द्रुतस्य विषतेजसा।
वातादयो वशं यान्ति बलिनोऽप्यबला इव।। (अ.सं.उ.40/12)

❖ वातादि दोष भी विष के प्रभाव से दूषित और शीघ्रगामी होकर सम्पूर्ण शरीर में व्याप्त हो रक्त के आधीन होकर उसी प्रकार असहाय एवं अक्षम हो जाते हैं। जिस प्रकार कोई निर्बल और असहाय व्यक्ति बलवान के आधीन होने पर हो जाता है।

विष का प्रकोप

विषं यद्दोषभूयिष्ठं तं दोषं प्राक् प्रपद्यते।
आशये यस्य यस्यैव ततस्तदवतिष्ठते।
तज्जान् विकारान् कुरुते यान् सर्वेषूपदेक्ष्यति।। (अ.सं.उ. 40/13)

❖ विष में जिस दोष की प्रधानता रहती है वह सर्वप्रथम उसी दोष को दूषित करता है।
❖ इसी प्रकार विष की जिस आशय से समानता होती है। वह शरीर में जाकर उसी आशय में अवस्थित होता है।
❖ वह जिस दोष को पहले प्रकुपित करता है उसी की प्रधानता वाले विकार उत्पन्न् करता है। व जिस आशय में अवस्थित हो जाता है। उसी से सम्बन्धित विकारों को उत्पन्न करता है।

वातादि दोषो में स्थित विष

वाताशयस्थं कुरुते ततो श्लेष्मामयानपि।
पित्तश्लेष्माशयगतं तद्वत् पित्तकफोद्भवान्।। (अ.सं.उ. 40/13)

❖ वाताशय में स्थित विष वातजन्य रोगों के साथ–साथ कफजन्य रोगों को भी उत्पन्न करता है।
❖ पित्ताशय में स्थित विष पित्तजन्य रोगों के साथ–साथ कफजन्य रोगों की भी उत्पति करता है।
❖ कफाशय में स्थित विष कफजन्य रोगों के साथ–साथ पित्तजन्य रोगों को भी उत्पन्न करता है।

उर्ध्व जत्रुगत स्थान में विष की क्रिया– (अ.सं.उ. 40/13)

तत्रापि चोत्तमांगस्थे सकोठं शूयते शिरः।
विशेषादक्षिकूटौष्ठनासास्यं हृष्टदन्तता।

❖ शिर स्थान में विष प्रकोप होने पर कोठ व शोथ उत्पन्न होता है।
❖ विशेष रूप से अक्षिकोट, औष्ठ, नासा, और मुख में शोथ व दन्त हर्ष उत्पन्न होता है।

↓

तालुशोषो रुजा मूर्ध्नि वक्त्रे चिमिचिमायनम्।।

❖ तालु शुष्कता, मूर्धिन पीड़ा व मुख में चिमिचिमायन होता है।

↓

अर्थेषु चक्षुरादीनामप्रवृत्तिर्हनुग्रहः।
इत्यन्यत्रापि च विषं स्थितमंगेऽभिलक्षयेत्।।

❖ चक्षु आदि इन्द्रियों की अपने विषयो में अप्रवृति व हनुग्रह होता है।
❖ इसी प्रकार दूसरे अंगों में स्थित विष के लक्षणों को भी इसी तरह जानना चाहिए।

↓

व्याप्यैवं सकलं देहमुपरुध्य च वाहिनीः।
विषं विषमिव क्षिप्रं प्राणानस्य निरस्यति।

❖ इस प्रकार विष सम्पूर्ण शरीर में व्याप्त होकर वाहिनियों (शिरा, धमनी, स्रोतस्) आदि सभी मार्गों को अवरुद्ध कर प्राणी के प्राणों का अन्त कर देता है।

- विष की असाध्यता (Incurable features of poison): (सु.क.3/40–44)

शस्त्रक्षते यस्य न रक्तमेति राज्यो लताभिश्च न सम्भवन्ति

❖ जिस विषाक्त व्यक्ति के शरीर को शस्त्र से विद्ध करने पर रक्त न निकले व लतादि के प्रहार से रेखाएँ न दिखाई दे।

↓

शीताभिरद्भिश्च न रोमहर्षो विषाभिभूतं परिवर्जयेत्तम

- जिस पर शीतल जल से परिषेचन करने पर रोमहर्ष न हो उसे असाध्य समझे।

↓

जिह्वा सिता यस्य च केशशातो नासावभङ्गश्च सकण्ठभङ्गः

- जिसकी जिव्हा श्वेत वर्ण के हो गई हो तथा केशपात व वचन अनुनासिक हो गया हो व कंठ भंग हो गया हो।

↓

कृष्णः सरक्तः श्वयथुश्च दंशे हन्वोः स्थिरत्वं च स वर्जनीयः

- यदि दंश स्थल पर कृष्ण वर्ण का रक्तयुक्त शोथ हो व हनुसन्धि स्थिर हो गयी हो ऐसा व्यक्ति चिकित्सा के अयोग्य होता है।

↓

वर्तिर्घना यस्य निरेति वक्त्राद्रक्तं स्रवेदूर्ध्वमधश्च यस्य

- जिसके मुख से सान्द्र कफ की वर्ति निकल रही हो तथा उर्ध्व एवम अधःस्रोतो से कफ आ रहा हो।

↓

दंष्ट्रानिपाताः सकलाश्च यस्य तं चापि वैद्यः परिवर्जयेत्तु

- जिसके सभी दन्तो का निपात हो गया हो ऐसा विषाक्त व्यक्ति असाध्य है।

↓

उन्मत्तमत्यर्थमुपद्रुतं वा हीनस्वरं वाऽप्यथवा विवर्णम्
सारिष्टमत्यर्थमवेगिनं च जह्यान्नरं तत्र न कर्म कुर्यात्

- जो उन्मत व उपद्रव बहुल, हीन स्वर, विवर्ण और अरिष्ट लक्षणों से युक्त हो तथा वेगरहित विषाक्ता हो वह असाध्य है।

आचार्य हारीत अनुसार

विचित्रगमनं मूर्नः पीडनं चातिदुर्भरम्।।
हृदये व्यथनं यस्य तमसाध्यं वदन्ति च।
नासारक्त स्रुतिर्यस्य नेत्रे प्लावश्च दृश्यते।। (हा.सं.56/21–22)

- जिस मनुष्य का गमन विचित्र हो सिर में अत्यन्त कष्टदायक पीड़ा हो हृदय में व्यथा हो उसे असाध्य कहना चाहिये।
- जिसके नासा से रक्तस्त्राव, नेत्र से अश्रुस्राव हो उसे असाध्य जानना चाहिये।

↓

जडा च जायते जिह्वा तमसाध्यं विदुर्बुधाः।
यस्य लोमानि शीर्य्यन्ते पीताभं शरीरं भवेत्।। (हा.सं.56/23)

- जिसकी जिह्वा जड़ हो जाय उसे असाध्य जानना चाहिये।
- जिसके रोम क्षीर्ण हो गये हो् व शरीर (पीत) पीला हो गया हो।

↓

न स्थिरं मस्तकं यस्य तमसाध्यं भिषग्वर।
एभिर्विरहितं दृष्ट्वा कुर्यात्तस्य प्रतिक्रियाम्।। (हा.सं.56/24)

- जिसका मस्तक स्थिर न हो, उसको असाध्य समझना चाहिये।
- इन दुर्लक्षणों से यदि रोगी रहित हो तो चिकित्सा करनी चाहिये।

ACTION OF POISONS

The action of poisons may be

- Local
- Remote
- Local and remote combined
- General

The Local Action

- It arises from its direct action on the component and can lead to congestion and inflammation in the case of irritants or corrosion in the case of strong mineral acids.
- These poisons typically cause noticeable alterations to the naked eye during a postmortem examination.

The Remote Action

- This is due to the poison was absorbed into the body. Both specificity and nonspecificity are possible
  - The specific action:
    - Mechanism of action is determined by how the poison affects specific organs with which it has a particular affinity such as:
      - the brain cortex with opioids
      - the spinal cord with strychnine
      - the heart muscle with digitalis
  - Non-specific action:
    - Remote action can be specific to one organ such as:
      - the kidney during excretion
      - the liver during detoxication
    - A remote, nonspecific activity, like shock, that frequently follows severe mechanical injury can be produced by some poisons, such corrosives

Local and Remote Combined

- Some toxins have both remote and local effects. After absorption, they have a toxic effect in addition to causing damage to nearby tissue.
- For example oxalic acid, carbolic acid

General Action

When the absorbed poison evokes responses from a wide variety of tissues beyond the limits of one or two systems, e.g., arsenic, mercury, lead, barbiturates, paraquat, etc.

POISON (INTRODUCTION TO TOXICOKINETICS)

The term "toxicokinetics" refers to how our bodies react to toxins. In the context of toxicity assessment, it involves the study of the kinetics of a xenobiotic's (foreign chemical or poison) absorption, distribution, metabolism, and excretion.

ADME

These are the steps in toxicokinetics:
- Absorption
- Distribution
- Metabolism
- Elimination

Absorption

Ability of a chemical or poison to enter the blood (blood and tissues are in equilibrium).
- **Inhalation:** Inhaling absorb gases into the bloodstream through the alveoli with easily. (High blood flow, large alveolar surface, and closeness of blood to alveolar air).
- **Ingestion:** The gastrointestinal tract absorbs substances through the stomach (acids) and small intestine (high surface area, extended half-life, villi; bases and transporters for others).
- **Dermal:** Absorption through the epidermis and stratum corneum, then the location and condition of the skin.

Distribution

- The process by which a chemical agent circulates throughout the body is known as distribution.
- The agent is transported by blood to and from its organs of transformation, elimination, storage depots, and site of action.
- **Volume of distribution (Vd):** Apparent volume of toxin distribution in the body.
- Vd = Dose/Plasma concentration
  1. **High Vd (>5 L/kg):** Toxin is lipophilic, distributing extensively into tissues (e.g., fat-soluble vitamins).
  2. **Low Vd (<1 L/kg):** Toxin is hydrophilic, remaining primarily in plasma and extracellular fluids (e.g., beta-lactam antibiotics).

Metabolism

- The process by which the organism changes the chemical or poison that was delivered (parent compounds) through enzyme reactions.
- Reactive metabolites may arise as a result of biotransformation.
- **Clearance (Cl):** Rate of toxin elimination typically measured in liters per hour (L/h) or milliliters per minute (mL/min).
- Cl = Dose/Area Under the Curve (AUC).

Excretion

- The body gets rid of toxins in a number of ways.
- **Urinary excretion:** The kidneys filter water-soluble substances from the blood and release them into the urine
- **Exhalation:** Volatile compounds are exhaled by breathing.
- **Biliary excretion through fecal excretion:** The liver has the ability to absorb substances and expel them into the bile. After passing through the small intestine, the bile is expelled as feces.
- **Bioavailability (F):** Fraction of absorbed toxin reaching systemic circulation

Factors Modifying the Action of Poison

- Factors which modify the action of poisons. These are:
  - Dose
  - Form of poison
  - Method of administration
  - Condition of the body

Doses

It produce toxic effects. However, there are certain exceptions to this
- **Idiosyncrasy (inherent intolerance):**
  - Some people have a natural sensitivity to particular foods and medications, which causes severe symptoms.
  - This is observed in several foods and medications including morphine, cocaine, quinine, aspirin, and some food, e.g., mushrooms, eggs, milk, and shellfish many more.
- **Hypersensitivity:**
  - Some people have allergies to specific medications. Allergy is defined as hypersensitivity brought on by concurrent exposure to another toxin or acquired as a result of prior injection of the poisonous agent.
  - The most significant example of acquired hypersensitivity in recent times is penicillin. Other examples include many protective sera.
- **Tolerance:**
  - Due to the slow development of a tolerance, habit minimizes the effects of several toxins. Alcohol, opioids, pethidine, and tobacco all frequently induce such kinds of tolerance. Addiction should not be mistaken for it.
- **Synergism:**
  - Alcohol and barbiturates, for instance, can produce toxic symptoms when given together in nontoxic amounts. This is known as synergism, which occurs when the combined effect of two poisons is greater than the sum of their separate effects.

- **If a poison exerts an emetic effect**:
  - A high dosage has the potential to cause severe vomiting and reduce the harmful effects of a poison.
  - For example, a small dosage of arsenic causes gastrointestinal irritation, but a large amount can cause death by shock.

Form of Poison

The important factors to be considered are:

- **Physical state:**
  - Gases and vapours act more rapidly than fluid poisons
  - Poisons in liquids work faster than those in solids
  - Fine powders act more quickly than coarse ones
- **Chemical combination:**
  - Chemical combinations can have a wide range of hazardous effects. A few materials turn inactive. e.g.
    - Acids with alkalis and strychnine with tannic acid.
    - Some compounds become dangerous, such copper arsenite and lead carbonate which are insoluble in water but become soluble enough in stomach hydrochloric acid to have toxic effects.
- **Mechanical combination:**
  - When a toxin is mechanically mixed with harmless materials, its action is significantly changed.
    Example:
  - When alkaloids consumed with animal charcoal, do not work
  - When, strong alkalis or corrosive acids diluted with enough water can cause irritation
- **Method of administration:**
  - **In order of action speed:** Inhaled in vaporized or gaseous form > Intramuscular (IM), subcutaneous, and intradermal injections > intravenous injection (IV)
  - **Applying to a wound:** Use on the serous surface > Ingestion > Ingress into the rectum, vagina, urethra, and sublingual spaces, among other natural orifices > application (such as a nicotine patch) to intact skin. **('>' denotes a faster rate of action)**
- **Condition of the body:**
  The important factors to be considered are:
  - **Age:** At the two extremes of age, poisons have a stronger effect
  - **State of health:**
    - Poisons are better tolerated by healthy people than by sick ones: A person may die from a generally safe dose.
    - Such as opium in bronchial asthma, due to general debility, senility, chronic or incapacitating sickness, or other conditions
  - **Sleep and intoxication:** The bodily functions are at low metabolic level during sleep and intoxication. The action of a poison is therefore delayed if a person goes to sleep after taking it or if a person is intoxicated when he takes a poison

Cumulative Poisons

- Certain toxins, such carbon monoxide, barbiturates, arsenic, mercury, lead, and digitalis, are slowly removed from the body and can build up
- Chronic toxicity may develop from their repeated ingestion, even in limited dosages

VISHA VARDHAKA BHAVA AND VISHA SANKATA

विष वर्धक भाव

क्षुत्तृष्णाघर्मदौर्बल्यक्रोधशोकभयश्रमैः।
अजीर्णवर्योद्रवतापित्तमारुतवृद्धिभिः।। (अ.हृ.उ.35/61)

- भूख, तृष्णा (प्यास), धाम (उष्णता), दुर्बलता, क्रोध, शोक, भय, श्रम, अजीर्ण और अतिसार होने से तथा पित्तवृद्धि और वातवृद्धि होने से विष वृद्धि होती है।

↓

तिलपुष्यफलाघ्राणभूबाष्पघनगर्जितैः।
हस्तिमूषिकवादित्रनिः स्वनैर्विषसङ्कटैः।। (अ.हृ.उ.35/62–63)
पुरोवातोत्पलामोदमदनैर्वर्धते विषम् ।

- तिलपुष्प या फल (मदनफल) की सुगंन्ध लेने से, पृथ्वी से निकलने वाली वाष्प से, मेघ (बादल) के गरजने से, हाथी, चूहे, बाजों के शब्दों से विष–सङ्कट की अवस्था होने पर
- पूर्वदिशा की वायु से, कमल गंन्ध लेने से, कामोद्दीपक वस्तुओं व मादकद्रव्यों से विष की वृद्धि होती है।

चरक के अनुसार

विरुद्धाध्यशनक्रोधक्षुद्धयायासमैथुनम
वर्जयेद् विषमुक्तोऽपि दिवास्वप्नं विशेषत च।। (च. चि. 23/228)

- विष मुक्त हो जाने पर भी विरुद्ध भोजन, अध्यशन, क्रोध, क्षुधा, व्यवाय, दिवास्वप्न आदि करने से विषाक्तता अधिक होती है।

ऋतुओं अनुसार विष प्रभाव

आचार्य वाग्भट्ट अनुसार

वर्षासु चाम्बुयोनित्वात्संक्लेद गुडवद्गतम।
विसर्पति घनापाये तदगस्त्यो हिनस्ति च।
प्रयाति मन्दवीर्यत्वं विषं तस्माद् घनात्यये।।
(अ.सं.उ.40/86) (अ.हृ.उ.35/63–63)

- विष की योनि जल होने से वर्षा काल में विष वृद्धि होती है। जिस प्रकार वर्षा काल में गुड़ द्रवित होता है।

- उसी प्रकार से वर्षा काल में विष वृद्धि होती है। तथा वर्षा ऋतु जाने पर व शरद् ऋतु आने पर अगस्त्य नक्षत्र उदय होने से विष मन्दवीर्य हो जाता है, अगस्त्य नक्षत्र विष को नष्ट करता है।

आचार्य चरक अनुसार

तद्वर्षास्वम्बुयोनित्वात् संक्लेदं गुडवद् गतम्।।
सर्पत्यम्बुधरापाये तदगस्त्यो हिनस्ति च।
प्रयाति मन्दवीर्यत्वं विषं तस्माद् घनात्यये।। (च.चि. 23/7–8)

- पहले श्लोक समान विवर्ण माने।

विष संकट (EMERGENCY IN POISONING)

आचार्य वृद्धवाग्भट के अनुसार

विष संकट

- जब विष के प्रभाव को बढ़ानेवाले सभी अथवा अधिकांश कारक एक साथ मिल जाते हैं तो विष–संकट की अवस्था उत्पन्न हो जाती है।

विषप्रकृतिकालान्नदोषदूष्यादिसङ्गमे।
विषसङ्कटमुद्दिष्टं शतस्यैकोऽत्र जीवति।। (अ.स.उ. 40/160)

- विषप्रकृति (पित प्रकृति), विष काल (वर्षा काल), अन्न (कटु व तिक्त–कुलथी, तिल) आदि, दोष (पित), दूष्य (रक्त), इन सबके विष के साथ मिल जाने पर विष संकट की अवस्था उत्पन होती है। इसमें 100 में से 1 ही जीवित रह पाता है।

VISHAVEGA, VEGANTARA AND STHAVARA VISHA VEGANUSARA LAKSHANA AND CHIKITSA

विषवेग

आचार्य वाग्भट्ट अनुसार (अ.सं.उ.40/16)

दुष्यति प्रथमे वेगे रसश्छर्दिप्रसेककृत्।

- प्रथम वेग में– रस दूषित होता है। वमन व लालस्राव होता है।

द्वितीयऽस्रं चिमिचिमाजृम्भावेपथुकारि तत्।

- द्वितीय वेग में– रक्त दूषित होता है। तथा चिमचिमाहट, जृम्भा, वेपथु (कम्पन) होता है।

तृतीये पिशितं कण्डूकोठमण्डलशोफदम।

- तृतीय वेग में मांस दूषित होता है। तथा कोठ, मण्डल (चकते), शोफ उत्पन्न होता हैं।

दोषाश्चतुर्थे तेषु स्युर्यथायमुपद्रवाः।

- चतुर्थ वेग में– वातादि दोष दूषित होते हैं। तथा अनेक उपद्रव होते हैं।

पञ्चमे दर्शनभ्रान्तिः षष्ठे हिध्मा समुद्भवः।

- पञ्चम वेग में– देखने में भ्रान्ति, स्पष्ट रूप न दिखाई देना।
- षष्ठ वेग में–हिक्का रोग होता।

सप्तमे स्कन्धभङ्गोऽस्य जायते मृत्युरष्टमे।।

- सप्तम वेग में– स्कन्ध भङ्ग होता है।
- अष्टमें वेग में– मृत्यु हो जाती है।

आचार्य नग्नजित मत अनुसार

दुष्यति प्रथमे रक्तं द्वितीये श्वयथूद्भवः।
तृतीयेऽङ्गे चिमिचिमा चतुर्थे ज्वरमूर्च्छना।
पञ्चमे पाण्डुजिह्वास्यशोषः षष्ठे हृदि व्यथा।
सप्तमे मरणं वेग इति नग्नजितो मतम्।। (अ.सं.उ.40/17)

- विष के प्रथम वेग में **रक्त दूषित** होता है।
- द्वितीय वेग में **शोथ** होता है।
- तृतीये वेग में **अंगो में चिमचिमाहट**
- चतुर्थे वेग में **ज्वर व मूर्च्छा**
- पञ्चम वेग में **पाण्डुता व जिह्वा में शोथ**
- षष्ठम वेग में **ह्रदय में पीड़ा**
- सप्तम वेग में **मृत्यु होती है**।

विदेहपति अनुसार विष वेग– सात वेग माने है।

मूर्च्छा हृदि परं पीडा शिरोरुगपतन्त्रकः।
हिक्का च दारुणो मर्मच्छेदो जीवितसंशयः।
सप्तेति वेगा मूर्च्छाद्याः विदेहपतिना स्मृतः।। (अ.सं.उ.40/18)

- प्रथम वेग में **मूर्च्छा** होती है।
- द्वितीय वेग में **ह्रदय में पीड़ा** होती है।
- तृतीये वेग में **शिर में पीड़ा**
- चतुर्थे वेग में **अपतंत्रक**
- पञ्चम वेग में **हिक्का**
- षष्ठम वेग में **मर्म का दारुण छेद**
- सप्तम वेग में **जीवन का संशय** होता है।

आलम्बायन ऋषि– विष के सात वेग धातुगत माने है।

रक्तमांसवसास्नायु तथास्थ्याद्यास्रयः क्रमात।
आश्रयाः सप्त सप्तानामित्यालम्बायनोऽब्रवीत्।। (अ.सं.उ.40/19)

- प्रथम वेग में विष **रक्त धातु** में स्थित होता है।
- द्वितीय वेग में **मांस धातु** में
- तृतीय तेग में **वसा** में
- चतुर्थ वेग में **स्नायु** में
- पञ्चम वेग में **अस्थि धातु** में
- षष्ठम वेग में **मज्जा धातु** में
- सप्तम वेग में **शुक्र धातु** में

धनवन्तरि ऋषि अनुसार

वेगान धन्वन्तरिस्तद्वत सर्पदष्टस्य मन्यते।
स्नाववर्जन्तु तत्स्थाने दोषानिच्छति कोष्ठगान्।। (अ.सं.उ.40/20)

❖ आलम्बायन के अनुसार सर्प दंश के वेगों को मानते हैं। इसमें स्नायु के स्थान पर कोष्ठ में स्थित दोषों को गिनते हैं। अर्थात् चतुर्थ वेग में विष कोष्ठस्थ वातादि में आश्रित होता है।

धात्वन्तरेषु याः सप्त कलाः पूर्वं प्रकीर्त्तिताः।
अतीत्य तासामेकैकां वेगं प्रकुरुते विषम्।। (अ.सं.उ.40/21)

❖ धन्वन्तरी जी के मतानुसार जो सात कलायें कही गयी हैं। इनमें एक–एक कला का अतिक्रमण करके विष एक–एक वेग को उत्पन्न करता है। इस प्रकार सप्त कलाओं से सप्त वेग होते हैं।

विष वेगान्तर

आचार्य वाग्भट्ट अनुसार

तत्कालकल्पं कालेन कलामभ्येति यावता।
ऊह्यमानं समीरेण तावद्वेगान्तरं स्मृतम्।। (अ.सं.उ.40/23)

❖ जितना समय विष एक कला से दूसरी कला में जाने में लेता हैं। इस मध्यवत्ति काल को वेगान्तर कहते हैं।

❖ एक कला से दूसरी कला में गति वात के कारण होती है। वात को जितना समय एक कला से दूसरी कला में विष को पहुँचाने में लगता है। उस समय का नाम वेगान्तर है।

येनान्तरेण तु कलां कालकल्पं भिनत्ति हि।
समीरणेनोह्यमानं तत्तु वेगान्तरं स्मृतम्।। (सु.क.4/41)

❖ वायु से प्रेरित हुआ विष एक धातु से दूसरी धातु में प्रविष्ट होते समय धातुओं के मध्य स्थित कला को पार करने में जितना समय लगता है उसे वेगान्तर कहते हैं।

Sthavara Visha Veganusara Lakshana and Chikitsa
स्थावर विष वेग लक्षण

आचार्य चरक अनुसारः (च.चि.23/18–21)

स्थावर विष के 8 वेग माने है।

❖ **प्रथम वेगः**

तृण्मोहदन्तहर्षप्रसेकवमथक्लमा भवन्त्याद्ये (रस धातु)

- तृष्णा (thirst)
- मोह (stupor)
- दन्तहर्ष
- प्रसेक (profuse salivation)
- वमन (vomiting)
- क्लम (fatigueness)

चिकित्सा

त्वङ्मांसगतं दाहो दहति विषं स्रावणं हरति रक्तात् (च.चि. 23/45)

- विष यदि त्वक व मासंगत है तो दाह कर्म करे।
- विष वेग अगर रक्त में ही व्याप्त है। तो रक्त विस्रावण करे।

❖ **द्वितीय वेगः**

वैवर्ण्यभ्रमवेपथुमूर्च्छाजृम्भाङ्गचिमिचिमातमकाः (रक्त धातु)

- वैवर्ण्य (discoloration)
- भ्रम (vertigo)
- वेपथु (tremors)
- मूर्च्छा (fainting)
- जृम्भा (excessive yawning)
- तमक श्वास (asthma)

चिकित्सा

हरेद्विरेकैर्द्वितीये तु (च.चि. 23/45)

- विरेचन करवाते है

❖ **तृतीय वेगः**

दुष्टपिशितात्तृतीये मण्डलकण्डूश्वयथुकोठाः (मांस धातु)

- मण्डल (urticarial)
- कण्डू (itching)
- श्वयथु (swelling)
- कोठ (skin rashes)

चिकित्सा

क्षारागदस्तृतीये शोफहरैर्लेखनं (च.चि.23/48)

- शोफ नाश करने वाले व लेखन गुण वाले क्षारागद दे।

❖ **चतुर्थ वेगः**

वातादिजाश्चतुर्थे दाहच्छर्दयङ्गशूलमूर्च्छाद्याः (वातादि दोष)

- दाह (burning sensation)
- छर्दि (vomiting)
- अंगो में शूल (malaise)
- मूर्च्छा (fainting)

चिकित्सा

गोमयरसश्चतुर्थे वेगे सकपित्थमधुसर्पिः।। (च.चि.23/48)

- गोमयरस व कपित्थ रस घृत व मधु के साथ दे।

❖ **पंचम वेगः**

नीलादीनां तमसश्च दर्शनं पञ्चमे वेगे (दृष्टि मण्डल)

- वस्तुएँ नील वर्ण की दिखती है (bluish colored)
- तम प्रवेश होता है (vision become dark)

चिकित्सा

काकाण्डशिरीषाभ्यां स्वरसेनाश्च्योतनाञ्जने नस्यम् (च.चि. 23/49)

- काकाण्डा व शिरीष पत्र का अञ्जन, नस्य, आश्च्योतन दे।

❖ **षष्ठम वेगः**

षष्ठे हिक्का (hiccups)

- हिक्का रोग

चिकित्सा

स्यात्पञ्चमेऽथ षष्ठे सञ्ज्ञायाः स्थापनं कार्यम।
गोपित्तयुता रजनी मञ्जिष्ठामरिचपिप्पलीपानम।
(च.चि.23/49–50)

- संज्ञास्थापक औषधियों का प्रयोग करे।
- इसके हेतु गोरोचन, हल्दी, मंजिष्ठा, काली मिर्च और पीपली सम भाग चूर्ण को जल के साथ दे।

❖ **सप्तम वेगः**

भङ्गः स्कन्धस्य तु सप्तमे

- स्कन्ध भङ्ग होता है।

चिकित्सा

विषपानं दष्टानां विषपीते दंशनं चान्ते।। (च.चि.23/50)

- विपरीत विषपान करवाने का व दष्ट कराने का विधान है

❖ **अष्टम वेगः**

अष्टमे मरणम

- रोगी मृत्यु को प्राप्त हो जाता है।

चिकित्सा

शिखिपित्तार्धयुतं स्यात् पलाशबीजमगदो मृतेषु
वरः वार्ताकुफाणितागारधूमगोपित्तनिम्बं वा।। (च.चि.23/51)

- पलाश बीज चूर्ण व मयूरपित का प्रयोग।
- बड़ी कंटकारी के बीज, राब, गृहधूम व गोरोचन इनको निम्ब पत्र स्वरस में मिलाकर पिलाये।

आचार्य वाग्भट्ट अनुसार (अ.हृ.उ.35/11–16), (अ.सं.उ.40/29–35)

आचार्य सुश्रत अनुसार (सु.क.2/34–39)

विष के सात वेग माने है।

❖ **प्रथम वेगः**

जिह्वायाः श्यावता स्तम्भो मूर्च्छा त्रासः क्लमो वमिः

- जिह्वा श्यावता (blackness of tongue)
- स्तब्धता (Stiffness)
- मूर्च्छा (fainting)
- त्रास (anxiety)
- क्लम (confusion)
- वमन (vomiting)

आचार्य सुश्रुत

❖ **प्रथम वेगः**

श्यावा जिह्वा भवेत्स्तब्धा मूर्च्छा श्वासश्च जायते।।

- जिह्वा श्यावता
- स्तब्धता
- मूर्च्छा
- **श्वास रोग होता है।**

चिकित्सा

प्रथमे विषवेगे तु वान्तं शीताम्बुसेचितम्।
सर्पिर्मधुभ्यां संयुक्तमगदं पाययेद् द्रुतम् (अ.हृ.उ.35/17)

प्रथमे विषवेगे तु वान्तं शीताम्बुसेचितम्।
अगदं मधुसर्पिर्भ्यां पाययेत समायुतम्।। (सु.क.2/40)

- वमन करा कर शीतल जल से परिषेक करके मधु व घृत के साथ अगद पान करवाए।

❖ **द्वितीय वेगः**

द्वितीये वेपथुः स्वेदो दाहः कण्ठे च वेदना।
विषं चामाशयं प्राप्तं कुरुते हृदि वेदनाम्।

- वेपथु (tremers)
- स्वेद (sweating)
- दाह (burning sensation)
- कण्ठ प्रदेश में वेदना (throat pain)
- हृदय में वेदना (pain in cardiac region)

आचार्य सुश्रुत

❖ **द्वितीय वेगः**

द्वितीये वेपथुः सादो दाहः कण्ठरुजस्तथा।
विषमामाशयप्राप्तं कुरुते हृदि वेदनाम्।।

- वेपथु (कम्प)
- **साद (अंगो में शैथिल्य)**
- कंठ प्रदेश में पीड़ा
- विष आमाशय में पहुंच कर ह्रदय वेदना

चिकित्सा

द्वितीये पूर्ववद्वान्तं विरिक्तं चानु पाययेत् (अ.हृ.उ.35/18)
द्वितीये पूर्ववद्वान्तं पाययेत्तु विरेचनम। (सु.क.2/41)

- वमन विरेचन कर अगद पान करवाए।

❖ **तृतीय वेगः**

तालुशोषस्तृतीये तु शूलं चामाशये भृशम्।
दुर्बले हरिते शूने जायेते चास्य लोचने।।

आचार्य सुश्रुत

तालुशोषं तृतीये तु शूलं चामाशये भृशम्।
दुर्वर्णे हरिते शूने जायेते चास्य लोचने।।

- तालुशोष (dryness of palate)
- आमाशय में अतिवेदना (severe abdominal pain)
- नेत्रदुर्बलता, शोथ युक्त, हरित वर्ण (विवर्णता) हो जाती है। (loss of visual acuity, greenish discoloration of eyes)

चिकित्सा

तृतीयेऽगदपानं तु हितं नस्यं तथाऽञ्जनम् ।। (अ.हृ.उ.35/18)
तृतीयेऽगदपानं तु हितं नस्यं तथाऽञ्जनम्।। (सु.क.2/41)

- अगद पान करवाकर नस्य व अञ्जन दे

- **चतुर्थ वेगः**

पक्वाशयगते तोदहिध्माकासान्त्रकूजनम् ।
चतुर्थे जायते वेगे शिरसश्चातिगौरवम।।

आचार्य सुश्रुत

पक्वामाशययोस्तोदो हिक्का कासोऽन्त्रकूजनम्।
चतुर्थे जायते वेगे शिरसश्चातिगौरवम्।।

- पक्वाशय में विष का प्रभाव होने पर
- तोद–सूचीवेधवत वेदना (pricking pain)
- हिक्का
- कास
- आन्त्रकूजनम् (borborgymi)
- शिर प्रदेश में भारीपन (heaviness of head region)

चिकित्सा

चतुर्थे स्नेहसंयुक्तमगदं प्रतियोजयेत्। (अ.हृ.उ.35/19)
चतुर्थे स्नेहसम्मिश्रं पाययेतागदं भिषक्। (सु.क.2/42)

- स्नेह युक्त अगद पान करवा।

- **पंचम वेगः**

कफप्रसेको वैवर्ण्यं पर्वभेदश्च पञ्चमे।
सर्वदोषप्रकोपश्च पक्वाधाने च वेदना।।

आचार्य सुश्रुत

कफप्रसेको वैवर्ण्यं पर्वभेदश्च पञ्चमे ।
सर्वदोषप्रकोपश्च पक्वाधाने च वेदना।।

- कफप्रसेको (कफ का स्राव होना)
- वैवर्ण्यं (शरीर का वर्ण विकृत हो जाता है।) loss of complexion
- पर्वभेदश्च (पर्वो (जोड़ो) में अत्यधिक पीड़ा होना breaking pain in joint
- सर्वदोषप्रकोपश्च (त्रिदोष प्रकोप)
- पक्वाशय में पीड़ा होना (colic pain)

चिकित्सा

पञ्चमे मधुकक्वाथमाक्षिकाभ्यां युतं हितम् (अ.हृ.उ.35/19)
पञ्चमे क्षौद्रमधुकक्वाथयुक्तं प्रदापयेत्।। (सु.क.2/42)

- मुलेठी क्वाथ व मधु के साथ अगद पान दे

- **षष्ट वेगः**

षष्ठे संज्ञाप्रणाशश्च सुभृशं चातिसार्यते।

आचार्य सुश्रुत

षष्ठे प्रज्ञाप्रणाशश्च भृशं चाप्यतिसार्यते।

- संज्ञानाश होना
- बुद्धि विभ्रशं (सु.क.)
- बारबार अतितीव्र अतिसार वेग आते है।

चिकित्सा

षष्ठेऽतिसारवत्सिद्धिः (अ.हृ.उ.35/20)

- अतिसार के समान चिकित्सा करे।

षष्ठेऽतीसारवत सिद्धिरवपीडश्च (सु.क.2/43)

- अतिसार के समान व अवपीड नस्य दे।

- **सप्तम वेगः**

स्कन्धपृष्ठकटीभङ्गो भवेन्मृत्युश्च सप्तमे।

आचार्य सुश्रुत

स्कन्धपृष्ठकटीभङ्गः सन्निरोधश्च सप्तमे।।

- स्कन्धपृष्ठकटीभङ्गो कन्धे (shoulder), पीठ (back), कटिप्रदेश (waist) भंग हो जाते है।
- मृत्यु को प्राप्त हो जाता है।

चिकित्सा

अवपीडस्तु सप्तमे।
मूर्ध्नि काकपदं कृत्वा सासृग्वा पिशितं क्षिपेत् (अ.हृ.उ.35/20)
मूर्ध्नि काकपदं कृत्वा सासृग्वा पिशितं क्षिपेत्।। (सु.क.2/43)

- अवपीड़ नस्य दे व काकपद के आकार का उत्कर्तन कर रक्त युक्त मांस रखे।

पशु–पक्षीयों में वेगों के सामान्य लक्षण (Symptom of poison vegas among animals and bird) (Tables 1.19 and 1.20)
आचार्य चरक, सुश्रुत अनुसारः

नृणां, चतुष्पदां स्याच्चतुर्विधः, पक्षिणां त्रिविधः ।

- पशुओ में = 4 वेग माने है।

सीदत्याद्ये भ्रमति च, चतुष्पदो वेपते, ततः शून्यः।
मन्दाहारो म्रियते श्वासेन हि चतुर्थवेगे तु (च.चि.23/22)

- पक्षीयो में = 3 वेग माने है।

ध्यायति विहगः प्रथमे वेगे, प्रभ्राम्यति द्वितीये तु।
स्रस्ताङ्गश्च तृतीये विषवेगे याति पञ्चत्वम् (च.चि. 23/23)

Table 1.19

वेग	पशुओं में लक्षण	पक्षीयों में लक्षण
प्रथम	• शरीर में पीडा (malasia) • भ्रम (vertigo)	• ध्यायति विहगः (उद्विघ्नन हो जाते है) restless
द्वितीय	• वेपथु – कम्प (tremers)	• प्रभ्राम्यति (भ्रमित हो गिर जाता है।
तृतीय	• निष्क्रियता (loss of movement) • मंदाहार anorexia (अल्प भोजन करना)	• स्रस्ताङ्गश्च (अंग प्रत्यंग सुस्त हो जाते है) laxity of the body part • पञ्चत्वम् (death)
चतुर्थ	• श्वास वृद्धि (dyspnea) • मृत्यु	

आचार्य सुश्रुत अनुसार– (सु.क.4/47–50)

Table 1.20

	प्रथम	द्वितीय	तृतीय	चतुर्थ
पशुओं में वेग लक्षण	**शूनाङ्गः प्रथमे वेगे पशुर्ध्यायति दुःखितः।** अंगो में शून्यता, दुःखी होकर ध्यानस्थ रहने लगता है।	**लालास्रावो द्वितीये तु कृष्णाङ्गः पीडयते हृदि।।** लालास्राव, अंगो में कृष्णाता व हृदय वेदना	**तृतीये च शिरोदुःखं कण्ठग्रीवं च भज्यते।** शिरोवेदना तथा कण्ठ व ग्रीवा भग्न हो जाते हैं।	**चतुर्थे वेपते मूढः खादन् दन्तान् जहात्यसून्।।** शरीर में कम्प, मूढ़ हो जाता है, दाँतों को कटकटाता हुआ प्राण त्याग देता है।
पक्षीओं में वेग लक्षण	ध्यायति प्रथमे वेगे पक्षी। ध्यानमग्न हो जाता है।	द्वितीये विह्वलः बेचैन होकर इधर उधर भ्रमण करता है।	तृतीये मृत्युमृच्छति मोहग्रस्त होकर मृत्यु को प्राप्त हो जाता है।	

VISHA PEETA AND VISHAMUKTA LAKSHANA

विष पीत लक्षण

आचार्य सुश्रुत अनुसार (सु.क.3/35–37)

सवातं गृहधूमाभं पुरीषं योऽतिसार्यते।।

❖ गृहधूम के वर्ण का गल अधिक मात्रा में अतिसारवत त्याग करता हो।

आध्मातोऽत्यर्थमुष्णास्रो विवर्णः सादपीडितः।
उद्वमत्यथ फेनं च विषपीतं तमादिशेत्।।

■ आध्मान से पीड़ित, रक्त अधिक मात्रा में आ रहा हो, जो विवर्ण हो गया हो तथा साद (अंग ग्लानि) से ग्रस्त हो।

■ फेन युक्त (झागदार) वमन करता हो।

न चास्य हृदयं वह्निर्विषजुष्टं दहत्यपि।
तद्धि स्थानं चेतनायाः स्वभावाद्व्याप्य तिष्ठति।। (सु.क.3/35–37)

❖ विषपीत मनुष्य के हृदय को अग्नि भी नहीं दहन कर पाती क्योकि हृदय स्वभावत चेतना का स्थान है। व विष इसे व्याप्त कर स्थित होता है।

हारीत संहिता अनुसार–पीत विष की चिकित्सा

पीतं विषं नरं दृष्ट्वा सद्यो वमनमुत्तमम्।
यावत्पीतातिविषञ्च तावत्तु वमयेत्सदा।
सिञ्चेच्छीताम्भसा वक्रं मन्त्रपूतेन सत्वरम्।। (हा.सं.56/5–6)

❖ विष पीये हुये व्यक्ति को जानकर तुरन्त वमन कराना चाहिये और मन्त्र से पवित्र जल को उसके मुख पर छींटा देना चाहिये।

विषाक्ता में मुखसिञ्चन मन्त्र

ॐ हर हर नीलकण्ठ! अमृतं प्लावय प्लावय
हुङ्कारेण विषं ग्रस ग्रस क्लीङ्कारेण हरहर हौंकारेण
अमृतं प्लावय प्लावय हर हर नास्ति विष उच्छिरे उच्छिरे।।
(हा.सं.56/7)

❖ इस मन्त्र से विष पीये हुये मनुष्य के मुख पर जल का छिड़काव करना चाहिये।

कर्णजाप मन्त्र (हा.सं.56/8)

ॐ नमो हर हर नीलग्रीव श्वेताङ्ग सङ्ग जटाग्र मण्डित खण्डेन्दु स्फूर्त्त मन्त्ररूपाय विषमुपसंहर उपसंहर हर हर हर नास्ति विष विष विष उच्छिर उच्छिरे उच्छिरे। इति कर्णेजपमन्त्रेण वारंवारं तालुमुखं सिञ्चेच्छीतवारिणा।।

इस मन्त्र को कर्ण में जपकर तालु और मुख का जल से सिंचन करना चाहिये।

विषबंधन मन्त्र

ॐ नमो भगवते सुग्रीवाय सकलविषोपद्रवशमनाय उग्रकाल कूटविषकवलिने विषं बन्ध बन्ध हर हर भगवतोनीलकण्ठस्याज्ञा। ॐ नमो हर हर विषं संहर संहर अमृतं प्लावय प्लावय नासि अरेरे विष नीलपर्वतं गच्छ गच्छ नास्ति विषम्। ॐ हाहा ऊचिरे ऊचिरे ऊचिरे। अनेन मन्त्रेण मुखमुदकेन त्रासयेत्। ॐ नमोऽरेरे हंस अमृतं पश्य पश्य।। (हा.सं.56/25)

इस मन्त्र से अभिमन्त्रित जल रोगी के मुख पर सींचन करने से विष का बन्धन होता है।

विष नाशक लेप

मगधा जयकूटं वचा कुष्ठं सैन्धवं निशा।
लेपो दष्टव्रणे प्रोक्तो विषं हन्ति सुदारुणम्।। (हा.सं.56/26)

❖ दष्ट स्थान पर लौह चूर्ण, वच, कूठ, सेंधानमक, पिप्पली, हल्दी इनको सब को पीसकर लेप करने से दारूण विष का नाश होता है।

सुरसा रजनी व्योषं यवानी सर्पदष्टव्रणे प्रोक्तं
लेपनं पारिभद्रकम्। विषशान्तये।। (हा.सं.56/27)

❖ ब्राह्मी, हल्दी, सोंठ, मिर्च, पीपल, अजवाइन, नीम की छाल का दष्ट स्थान पर लेप करने से सर्प विष का नाश हो जाता है।

❖ **विषशमन औषध**

ताण्डुलीयकमूलानि पिष्ट्वा चोष्णेन वारिणा।
पीतं पीतविषं हन्ति वमने लाघवं भवेत्।। (हा.सं.56/9)

- चौलाई की मूल (जड़) को उष्ण जल में पीसकर पीने से विष का नाश होता है। व वमन होकर शरीर में लघुता आती है।

काकजङ्घा सहचरीमूलं चौडगजस्य च।
कदरं कार्मुकञ्चापि त्वचं पीतोष्णवारिणा।
पीतं तच्च विषं घोरं नाशयत्याश्वसंशयः।। (हा.सं.56/10)

- काकजङ्घा, (सहचरीमूलं) पीली कोरण्टा ,चकवड़ और कदरं (श्वेत खदिर/खैर) की छाल इनके चूर्ण को उष्ण जल के साथ पान करने से यथाशीघ्र विष का नाश होता है।

जयेयुस्तत्क्षणाद्विषम्।।
खदिरस्य च मूलञ्च तथा निम्ब फलानि च।
उष्णोदकेन पीतानि वत्साह्वञ्चाश्वगन्धाञ्च पीत्वा चोष्णेन वारिणा।
प्रपीतञ्च विषं पाति चाशु नरस्य वेदवाक्।। (हा.सं.56/11–12)

- खदिर/खैर की जड़, निम्बौली (नीम का फल) उष्ण जल के साथ पीसकर पीने से विष का नाश होता है।
- कुरैया की छाल और अश्वगन्ध उष्ण जल के साथ पीसकर पीने से विष का नाश हो जाता है।

❖ **स्थानगत विष की साध्य–असाध्यता व चिकित्सा–**

मर्मस्थाने मर्मगतं तदसाध्यं भवेन्मतम् ।
साध्यञ्च तत्त्वग्रक्तस्थं मांसस्थं कष्टसाध्यकम्।।
असाध्यं धातुसम्प्राप्तं सखे वक्ष्यामि भेषजम्। (हा.सं.56/14–15)

- यदि विष मर्मस्थान में विष – असाध्य हो जाता है।
- त्वचा और रक्त में विष – साध्य होता है।
- मांस में विष – कष्टसाध्य होता है।
- धातुओं में विष – असाध्य हो जाता है।

विषाक्त रोगी की चिकित्सा

आचार्य हारीत अनुसार

विषलिप्तं नरं ज्ञात्वा ततः कुर्यात्प्रतिक्रियाम्।
रजनी युग्माम्लकेन कञ्जिकेन तु पेषितम्।
लेपेन च विषं हन्ति प्रलिप्तं नात्र संशयः।। (हा.सं.56/15–16)

❖ विष से लिप्त (पीये) हुये मनुष्य को जानकर उसकी प्रतिक्रिया शीघ्र ही करनी चाहिये।

❖ दो हल्दी को नींबू के रस और काँजी के साथ पीसकर पीने से विष उतर जाता है और लेप से विष का नाश हो जाता है।

मातुलुङ्गरसेनापि धावनं काञ्जिकेन वा।
अतिशीतेन तोयेन प्रलिप्तं नात्र संशयः।। (हा.सं.56/17)

❖ नींबू स्वरस व काँजी के शीतल जल से धावन करने से विष से प्रलिप्त प्राणी के विष का नाश होता है। इसमें कोई संशय नहीं है।

सटी किरातं सकटुत्रयं च वचाविशालापिचुमन्दकञ्च।
पथ्यायवानीरजनीद्वयञ्च दष्टव्रणे लेपनमेव।। (हा.सं.56/30)

❖ कचूर, चिरायता, सोंठ, मिर्च, पिप्पली, वच, इन्द्रायण, नीम, हरीतकी, दोनों हल्दी इनका लेप दष्टव्रण में करना श्रेष्ठ होता है।

स्थावरं जङ्गमं वापि विषं जग्धं भिषग्वर शस्तम।
शीघ्रं दद्याव्यथां गुर्वी प्रोक्तञ्च नरसत्तमैः।। (हा.सं.56/30–31)

❖ स्थावर और जङ्गम विष शीघ्र ही गम्भीर पीड़ा करता है ऐसा श्रेष्ठ पुरुषों ने कहा है।

ऊँ नमो भगवते सिरसिशिखराय अमृतधाराधौतसकलविग्रहाय
अमृत– कुम्भपरितोऽमृतं प्लावय प्लावय स्वाहा।। (हा.सं.56/32)

❖ उपरोक्त मन्त्र पढ़कर रोगी की मन्त्र चिकित्सा करनी चाहिए।

विषमुक्त के लक्षण (Signs of Vishamukta)

आचार्य सुश्रुत अनुसार

प्रसन्नदोषं प्रकृतिस्थधातुमन्नाभिकांक्षं सममूत्रजिह्वम्।
प्रसन्नवर्णेन्द्रियचित्तचेष्टं वैद्योऽवगच्छेदविषं मनुष्यम्।। (सु.क. 6/32)

❖ **प्रसन्नदोषं प्रकृतिस्थधातु**–जिस व्यक्ति के रसादि धातुएँ तथा मल एवं वातादि दोष स्वभाव–स्थित हो जाये।

❖ **अन्नाभिकांक्षा सममूत्रजिह्वम्**–समाग्नि के कारण जिसकी भोजन में रुचि (अभिलाषा हो) व जिसके मल–मूत्रादि का त्याग स्वाभाविक रूप से होता हो तथा जिसकी जिह्वा रसवेदिनी हो (सभी रसों का ज्ञान होता हो)

❖ **प्रसन्नवर्णेन्द्रियचित्तचेष्टम**– जिसके शरीर का वर्ण, इन्द्रियों, चित्त एवं शारीरिक एवं मानसिक क्रियाएँ स्वस्थ (प्रसन्न) हों।

❖ **वैद्योऽवगच्छेदविषं मनुष्यम**– चिकित्सक ऐसे व्यक्ति को निर्विष (विष मुक्त) माने।

आंनद कन्द अनुसार

विषरसायन प्रयोग

शुद्धदेहो विरेकाद्यैः पथ्याशी विषभुग्भवेत्।
क्रमेण सेवनीयं तत्सर्षपं राजसर्षपम्।। (आ.कन्द. 14/28)

❖ विष सेवन करने वाला व्यक्ति को पञ्चकर्म वमन विरेचनादि कराकर एक या दो दिन पथ्य सेवन के बाद शु० वत्सनाभ विष को सर्षप प्रमाण में खायें। धीरे–धीरे क्रम वृद्धिकर राजसर्षप के बराबर

↓

मुगव्रीहियवा माषा गुञ्जामात्रं परावधिः।
शर्करासहितं सेव्यं क्ष्वेलं तदमृतं भवेत्।। (आ.कन्द. 14/29)

❖ मूंग के बराबर, व्रीहि (धान) के बराबर, यव के बराबर, माष (उड़द) के बराबर, अन्तिम मात्रा रत्ती के बराबर है। इस प्रकार विष में शर्करा को साथ मिलाकर सेवन करने से अमृत जैसा लाभ मिलता है।

विष सेवन समय में अपथ्य

कट्वम्ललवणास्त्याज्या व्यायामोष्णातपादयः।
तैलसर्षपखाद्याश्च वर्ज्या विषरसायने।। (आ.कन्द.14/30)

❖ कटु, अम्ल, लवण पदार्थ को त्याग देना चाहिए, व्यायाम, उष्ण ताप, सरसों का तैल का सेवन, लशुन विषरसायन सेवन करते समय में वर्ज्य है।

विषरसायन सेवन समय में पथ्य

गव्यं क्षीरं घृतं तक्रं स्निग्धं दधि च शर्करा।
सेव्या स्वादुरसद्रव्या नोचेद्विकृतिकारणम्।। (आ.कन्द.14/31)

❖ गाय का दूध, गाय का घी, गाय का तक्र, स्निग्ध पदार्थ, मीठा दधि, शर्करा, स्वादुरस (मधुर पदार्थ) सेवन करना चाहिए, नहीं तो विकृति उत्पन्न करेगा।

QUESTION FROM THE UNIT

- ❖ Define Agada Tantra and toxicology. Describe the scope of Agada Tantra in the present era.
- ❖ Define visha and poison. Enlist its synonyms.
- ❖ Differentiate between poison, venom and toxin.
- ❖ Describe classification of visha and poison.
- ❖ Describe sthavara and jangama visha adhisthana.
- ❖ Describe the routes of administration of poison.
- ❖ Enlist visha guna and differentiate between visha, madya and oja.
- ❖ Describe the mode of action of visha (visha gunanusar karma) and poison (Introduction to toxicokinetics).
- ❖ Describe the factors modifying the action of poison.
- ❖ Describe vishavardhaka bhava and visha sankata.
- ❖ Describe visha vega and vegantara.
- ❖ Describe sthavara visha veganusara lakshana and chikitsa.
- ❖ Describe vishapeeta and vishamukta lakshana.

MULTIPLE CHOICE QUESTIONS

Q1. What is the primary aim of Agada Tantra in Ayurveda?
A. Treatment of fractures
B. Management of poisoning
C. Surgical interventions
D. Skin diseases
Answer: B. Management of poisoning

Q2. Which of the following is NOT included in the scope of Agada Tantra?
A. Insect and animal bites
B. Food poisoning
C. Visha Chikitsa
D. Bone setting
Answer: D. Bone setting

Q3. Which is NOT a synonym of Visha in Ayurveda?
A. Gara B. Pranahara
C. Oja D. Sarpa
Answer: C. Oja

Q4. According to Charaka, which is a characteristic Guna (property) of Visha?
A. Madhura
B. Guru
C. Tikshna
D. Snigdha
Answer: C. Tikshna

Q5. What is the major difference between Visha, Madya, and Oja Guna?
A. All are nourishing
B. All reduce immunity
C. Visha is destructive, Oja is vital, Madya is intoxicating
D. None of the above
Answer: C. Visha is destructive, Oja is vital, Madya is intoxicating

Q6. Which of the following is correct?
A. Poison is injected by animals
B. Venom is swallowed
C. Toxin is a biological poison
D. None of the above
Answer: C. Toxin is a biological poison

Q7. Which is NOT a natural route of poison entry according to Ayurveda?
A. Inhalation B. Oral
C. Intramuscular D. Contact
Answer: C. Intramuscular (Modern concept)

Q8. According to Ayurveda, the mode of action of visha is mainly due to its:
A. Madhura rasa
B. Snigdha guna
C. Tikshna, Ashukari, Vyavayi guna
D. Laghu guna
Answer: C. Tikshna, Ashukari, Vyavayi guna

Q9. Which of the following factors modify the effect of poison?
A. Age
B. Season
C. Digestive strength
D. All of the above
Answer: D. All of the above

Q10. What is 'Visha Vardhaka Bhava' in Ayurveda?
A. Factors that neutralize poison
B. Factors that increase the potency of poison
C. Herbal antidotes
D. Garavisha
Answer: B. Factors that increase the potency of poison

Q11. Vega in Vishavega denotes:
A. Emotional outburst
B. Latent stages of poison
C. Speed or stage of poison manifestation
D. A type of Vata disorder
Answer: C. Speed or stage of poison manifestation

Q12. What are 'Visha Peeta Lakshana' in Ayurveda?
A. Symptoms of immunity
B. Signs of digestion completed
C. Symptoms after ingestion of poison
D. Symptoms of snakebite only
Answer: C. Symptoms after ingestion of poison

Q13. Which indicates 'Visha Mukta' (relieved from poison) according to classical Ayurveda?
A. Absence of breathlessness
B. Normal digestive fire
C. Normal color, voice, and mind
D. All of the above
Answer: D. All of the above

Q14. Which Ayurvedic verse indicates the nature of Visha to spread quickly throughout the body?
A. "विषं तिक्तं कषायं च..."
B. "व्यवायी विकाशी च विषं शीघ्रगतिस्तथा"
C. "कालो हि द्रव्याणां गुण हेतुः"
D. "आहारजं विषं भवेत् गरविषम्"
Answer: B. "व्यवायी विकाशी च विषं शीघ्रगतिस्तथा" –चरक संहिता

Visha Chikitsa (Management of Poisoning)

2
UNIT

LEARNING OBJECTIVES

- Diagnosis of poisoning in living and dead
- Chaturvimshati upakrama
- General principles of management of poisoning
- Duties of medical officer in case of suspected poisoning (Lecture: 5 hours, Nonlecture: 4 hours)

DIAGNOSIS OF POISONING IN LIVING AND DEAD

DIAGNOSIS OF POISONING IN LIVING

If the patient is alive after ingestion of poison the following material/Sample should be preserved:

Samples/materials	**Quantity**
Vomitus	300 mL (if available less than Whole quantity should be)
Stomach wash	500 mL
Blood	10 mL
Urine	100 mL

CLINICAL HISTORY

Taking history of the patient about possible exposures, e.g.
- ❖ Recent ingestion of any suspicious food material or consumption of poison.

Inhalation or Contact with Toxins

- ❖ Asking the patient about any medications, chemicals, or substances the person may have come into contact with or not.
- ❖ Occupation (e.g., chemical exposure)
- ❖ Environment (e.g., carbon monoxide poisoning)
- ❖ Medications (e.g., overdose or adverse reaction)

SYMPTOM

In Skin System (Table 2.1)

Table 2.1

Signs	Poison
Bullae	CO, barbiturates
Cyanosis	Central nervous system (CNS) depressants
Erythema	Boric acid, mercury, cyanide, anticholinergics
Dry hot skin	Anticholinergics, datura, botulism
Diaphoresis	OPC, cocaine, muscarinic mushrooms, nitrates
Needle tracks	Heroin, amphetamine, phencyclidine

In Gastrointestinal System (Table 2.2)

Table 2.2

Signs	Poison
Salivation	OPC, salicylates, corrosives, strychnine
Dry mouth	Anticholinergics, datura, ampetamines, antihistamine
Gum lines	Lead, mercury, arsenic
Burns	Corrosives, oxalate-containing plants
Cramps	Arsenic, lead, thallium, OPC
Epigastric tenderness	Nonsteroidal anti-inflammatory drugs (NSAIDs), salicylates
Diarrhea	Arsenic, boric acid, iron
Constipation	Lead, opioids, botulism
Hematemesis	Corrosives, salicylates, iron

In Cardiovascular System (Table 2.3)

Table 2.3

Signs	Poison
Bradycardia	Digoxin, narcotics, OPC, petroleum products, mushrooms, cyanide
Tachycardia	Alcohol, amphetamine, sympathomimetics, substances containing atropine, tricyclic antidepressants, salicylates, cocaine
Arrhythmias	Chlorinated solvents, chloral hydrate, digitalis glycosides, OPC, opioids, sedative-hypnotics, tricyclic antidepressants, amphetamines, anticholinergics, caffeine, cocaine, phenothiazine, arsenic, methadone
Cyanosis	Aniline dyes, nitrites, phenacetin-causing methemoglobinemia
Hypotension	Narcotics, barbiturates, iron, antidepressants, phenothiazines, disulfiram, cyanide, CO, H_2S, arsenic certain mushrooms, nitrites, nitrates
Hypertension	Antihistamine, anticholinergics (atropine), amphetamines, phenylpropanolamine, LSD, cocaine, monoamine oxidase (MAO) inhibitors

In Respiratory System (Table 2.4)

Table 2.4

Slow and Depressed	Alcohol, barbiturates (late), narcotics, botulinum toxin, carbamates, elapid-venom, strychnine, sedatives, hypnotics
Tachypnea	Barbiturates (early), methanol, paraldehyde, cocaine, salicylates, CO, cyanide, ethylene glycol, amphetamines
Dyspnea	Cyanide, carbon monoxide, ammonia, phosgene, hydrogen sulfide, strychnine , opioid, paraquat
Pulmonary edema	Opioid, phosgene, nitrogen dioxide, chlorine, salicylate, cocaine, paraquat, sulfur dioxide

Genitourinary System Observation

- Change in color of urine.
- Polyuria
- Dysuria
- Oliguria
- Hematuria
- Albuminuria
- Hemoglobinuria
- Glycosuria
- Porphyrinuria

In Ear Observation

- Tinnitus
- Deafness
- Vertigo

Blood Appearance

General symptoms observation in case of poison:

- Hemolysis
- Methemoglobin development
- Leukocytosis
- Anemia
- Polycythemia
- Hypoxia
- Leukopenia
- Coagulopathy

Musculoskeletal System Change

- Rhabdomyolysis
- Muscle paralysis
- Fasciculations
- Rigidity
- Muscle cramps
- Bone pain
- Muscle cramps
- Myopathy

Eyes Changes (Table 2.5)

Table 2.5

Poison	Changes (symptoms)
Opium, Barbiturate, OPC (Organophosphorus)	Miosis
Alcohol, datura, nicotine	Mydriasis (enlarged pupils, blurred vision, sensitivity to light)
Mercury	Photophobia, corneal ulcer
Aconite	Optic neuritis, hippus
Methanol	Retinal hyperemia
Sedative, ethanol, hypnotic, co,	Nystagmus
Methanol	Retinal hyperemia

Taste Change (Table 2.6)

Table 2.6

Poison	Changes (symptoms)
Copper, iodine, thallium, zinc, mercury	Metallic in taste
Arsenic, copper, zinc, aconitine, thallium, nicotine	Acrid and bitter
Datura, strychnine	Bitter in taste
Aconite, ethylene glycol, methanol, strychnine, glycol ether, carbolic acid	Sweet in taste
Pesticide, zinc, oxalic acid, lead, mercury	Sour in taste

Specific Odor (Table 2.7)

Table 2.7

Poison	Changes (symptoms)
Carbon tetrachloride (CCl_4), Organophosphorus compound, chloroform, hydrocarbons,	kerosene-like odor
Arsenic, zinc phosphide, phosphorus, sulfur, dimethylamine (DMA)	Fishy like odor
Phosphorus, arsenic, mercury, thallium, selenium, carbon disulfide	Garlic like odor
Phosphorus, sulfur mustard (Gas), hydrogen sulfide (H_2S), dimethyl sulfide (DMS), carbon disulfide (CS_2)	Rotten egg like odor

In Central Nervous System (Table 2.8)

In this system grading of coma by GCS (Glasgow Coma Scale)

Table 2.8

Poison	Symptoms
Lead, arsenic, mercury, botulinum toxin, tetanus toxin, neurotoxic snake venoms, saxitoxin (shellfish), tetrodotoxin.	Paralysis
Methanol, carbon monoxide, cocaine poisoning, arsenic, mercury, manganese, cyanide, organophosphates (OPs)	Tremors
Arsenic, mercury, phosphorus, strychnine, cyanide, carbon monoxide, ergot, etc.	Convulsions
Arsenic, lead , mercury, thallium, methylmercury, ethylene glycol, acrylamide	Paresthesia and tingling
Alcohol, arsenic, lead, mercury, thallium, carbon monoxide, narcotic drugs	Ataxia
Lysergic acid diethylamide (LSD), cannabis, datura, alcohol, phencyclidine (PCP)	Psychosis
Arsenic, lead, mercury, thallium, methanol, toluene, carbon tetrachloride	Encephalopathy
Organophosphates (OPs), arsenic, lead, mercury, thallium, carbon disulfide, acrylamide	Neuropathy
Opioids, datura, cannabis, anticholinergics, benzodiazepines, ethanol, cyanide, LSD, etc.	Delirium
Arsenic, lead, mercury, thallium, methanol, carbon disulfide, manganese	Stiff gait
Carbon monoxide, cyanide, ethylene glycol, alcohol, barbiturates, organophosphates	Rolling

Temperature Change in Poison (Table 2.9)

Table 2.9

Hypothermia	Ethanol, opioids, barbiturates, sedatives, hypnotics, phenothiazines, hypoglycemic agents, benzodiazepines, tricyclic antidepressants, carbon monoxide (CO)
Hyperpyrexia	Amphetamines, atropine, quinine, cocaine, dinitrophenol, phencyclidine (PCP), salicylates, strychnine, tricyclic antidepressants, marking nut, datura, cocaine, aspirin, strychnine, antihistaminic, pethidine, nicotine

Laboratory Examination

- Complete blood count (CBC)
- Blood chemistry:
  - Electrolyte panel (sodium, potassium, chloride)
  - Blood sugar
  - Liver function tests (LFTs)
  - Kidney function tests (KFTs)
- Toxicology:
  - Blood or urine drug screen
  - Heavy metal screen
- Coagulation studies:
  - Prothrombin time (PT)
  - Partial thromboplastin time (PTT)
- Urine analysis:
  - Presence of toxins
  - Specific gravity
  - pH
- Arterial blood gas (ABG):
  - Oxygen levels
  - Carbon dioxide levels
  - pH
- Cholinesterase level (in case of organophosphate poisoning)
- Test for lead level, mercury level, arsenic poisoning level in the body.

Diagnosis of Poisoning in Dead

Autopsy finding in case of poisoning.

External Finding

Color changes in corroded skin and organ change: **(Table 2.10)**

- Skin should be examined for lesions like hyperkeratosis and pigmentation seen in chronic arsenic poisoning.
- Jaundice may occur in poisoning with phosphorus and potassium chlorate.

Table 2.10

Type of poisoning	Color observed in autopsy
Carbon monoxide poisoning	Bright red and cherry-red discoloration of blood
Cyanide poisoning	Bright red or pink coloration of blood
Heavy metal poisoning	No specific color changes; possible discoloration of organs
Methanol poisoning	Pale appearance of organs
Acid or alkaline poisoning	Corrosive damage leading to discoloration of tissues
Drug overdose (e.g., opioids)	No specific color changes; generalized organ damage
Sulfuric and hydrochloric acid	Gray, becoming black from blood
Nitric acid	Brown or yellow
Hydrofluoric acid	Reddish-brown
Carbolic acid	Grayish-white
Oxalic acid	Gray, blackened by blood
Caustic alkalis	Grayish white
Mercuric chloride	Bluish white

Internal Findings (Table 2.11)

Table 2.11

Type of poisoning	Internal findings	Organ/system affected
Carbon monoxide poisoning	• **Bright red blood:** Due to carboxyhemoglobin formation • **Brain edema:** Swelling due to hypoxia • **Cherry-red skin:** Although not visible in scans, noted during autopsy • **Myocardial damage:** Possible heart tissue damage	Blood, brain, heart
Cyanide poisoning	• **Bright red blood:** Due to cyanmethemoglobin • **Brain edema:** Swelling due to hypoxia • **Liver damage:** Necrosis or fatty changes • **Smell of bitter almonds:** Noted during autopsy	Blood, brain, liver, various internal organs
Heavy metal poisoning	• **Organ damage:** Chronic exposure leads to fibrosis or necrosis • **Calcifications:** Especially in the kidneys, liver, or brain • **Possible hair and nail changes:** Deposition of metals	Liver, kidneys, brain, bones
Methanol poisoning	• **Pale or cloudy appearance of organs:** Due to metabolic acidosis • **Ocular damage:** Retinal damage or hemorrhage • **Liver damage:** Fatty degeneration or necrosis • **Metabolic acidosis:** Acid-base imbalance	Liver, kidneys, eyes
Acid or alkaline poisoning	• **Corrosive damage:** Erosion or perforation of mucous membranes • **Gastrointestinal tract damage:** Severe burns or necrosis • **Systemic shock:** Due to fluid loss and damage	Gastrointestinal tract, mucous membranes
Drug overdose (e.g., opioids)	• **Organ damage:** Due to hypoxia or drug-specific effects • **Pulmonary edema:** Fluid accumulation in lungs ➢ **Liver damage:** Fatty changes or necrosis ➢ **Kidney damage:** Acute tubular necrosis or other changes	Lungs, liver, kidneys
Acetaminophen poisoning	• **Liver damage:** Acute liver failure with centrilobular necrosis • **Gastric erosion:** Possible due to high doses • **Renal damage:** Possible secondary effect	Liver, gastrointestinal tract, kidneys
Ethylene glycol poisoning	• **Kidney damage:** Acute renal failure with renal tubular necrosis • **Metabolic acidosis:** High anion gap acidosis • **Calcium oxalate crystals:** Found in urine and kidneys	Kidneys, metabolic systems

Smell

- The skull should be opened first to detect unusual odors in the brain. This is because certain poisons or substances can produce distinctive odors.
  - Cyanide poisoning: Bitter almonds
  - Arsenic poisoning: Garlic
  - Hydrogen sulfide poisoning: Rotten eggs
  - Volatile substance abuse: Paint thinner or solvent
  - Noticing these odors can provide valuable evidences for further investigation and toxicology testing to determine the cause of death.
- **Mouth and throat:** Examine for any evidence of inflammation, erosion or staining.
- **Respiratory system:** Corrosive may cause edema of glottis congestion and desquamation of mucous membrane.
- **Heart:** Subendocardial hemorrhage in left ventricle is seen in poisoning with arsenic, antimony, barium mercury, phosphorus and viper bite and in certain condition like heat stroke.
- **Liver (hepatotoxic poisons):**
  - Liver necrosis caused by: phosphorus, chloroform, tetrachloroethylene, carbon tetra chloride, carbon monoxide, ethanol, etc.
  - Fatty liver is caused by: arsenic, carbon tetra chloride, amanita muscaria and ferrous sulfate.
- **Kidneys (nephrotoxic poisons):**
  - Parenchymatous degenerative changes are seen in metal and cantharidin poisoning.
  - Necrosis of proximal convoluted tubules (PCT) is observed in mercuric chloride, phenol, lysol poisoning.
- **Stomach**
  - Hyperemia of mucous membrane is caused by irritant poison.
  - Redness of mucosa is also found during digestion in asphyxia deaths.
    Softening of mucous membrane of the stomach usually caused by corrosives poison.
- **Duodenum and intestine:**
  - A strong acid reaction from its constituents is of greater significance than that of stomach contents.
  - Normal GIT rules out poisoning by corrosive poison (acid, alkalis, and phenol) mercury and Arsenic.
- **Those cases of poison which required additional viscera, tissue and materials for examination (Table 2.12)**

Table 2.12

Material	Suspected poisoning
Heart	Digitalis
Brain	Alkaloids, organophosphorus, opiates, strychnine, carbon monoxide, cyanide, barbiturates and volatile organic poisons; hydrophobia/rabies (for Negri bodies)
Spinal cord, one half of brain	Strychnine
Cerebrospinal fluid, 10 mL blood from a peripheral vein	Alcohol
Vitreous humor	Alcohol, chloroform
Lung, tie off trachea	Gaseous poisons, hydrocyanic acid, alcohol, chloroform
Skin	Injected poisons (insulin, morphine, heroin, cocaine and other illicit drugs), firearm injuries
Bone, hair and nails, quadriceps muscles	Heavy metals (arsenic, antimony, thallium)
Fatty tissue from abdominal wall	Pesticides and insecticides
Uterus and its appendages	Criminal abortion
Muscle	Decomposition
Spleen	CO, cyanide

Chemical Analysis/Wet Chemistry

It refers to the chemical methods of analysis also it refers to analytical technique in which various chemical reagents such as acid, bases and salts are applied to a sample identified on the basis of its reaction with reagent until the composite. behaviour pattern give a clue to the identity of material or poison.

These are two types: (1) Qualitative (2) Quantitative

Qualitative

- Trinder's test
- FPN test
- Forrest test
- Fujiwara test
- Ammonia test
- Dithionite test

- Diphenylamine test
- Dichromate test
- Ferricyanide test
- Meixner test
- Reinsch test
- Marquis Reagent test

Qualitative Analytical Methods

Reinsch Test

The Reinsch test is a chemical test used to detect the presence of heavy metals, particularly arsenic, in a substance or sample.

Sample are taken for: Urine, stomach contents, scene residues.

- The sample is heated with a Reinsch's mixture.
- If arsenic or other heavy metals are present they will react with the copper to form a colored compound.

Result: Color reactions are

- Purple black color - Antimony
- Dull black and reddish-brown color - Arsenic
- Shiny black, white or cream color - Bismuth
- Silvery and gray, black - Mercury
- Gray or black color - Lead
- Blue or greenish-blue color - Copper

Marquis Reagent Test

- The Marquis reagent test is a chemical test used to detect the presence of alkaloids, particularly opioids.

Sample are taken: Suspected scene residue or stomach contents are taken.

A few drops of Marquis reagent are added to the sample.

Result

- Morphine, heroin- Purple or violet
- Codeine and other methylated opioids- Pink or red
- Cocaine, amphetamines- Orange, yellow, or brown

Quantitative Analytical Method

- Chromatography
  - Thin layer chromatography (TLC)
  - Gas chromatography
- Ultraviolet spectrophotometry
- Mass spectrometry.

With poison identification this done estimate the concentration of the poison in the poisoned victims.

CHATURVIMSHATI UPAKRAMA

INTRODUCTION ABOUT VISHOUPKARMA

चतुर्विंशतिउपक्रम (विष से आक्रान्त होने पर चौबीस प्रकार के उपक्रम):

मन्त्रारिष्टोत्कर्तननिष्पीडनचूषणाग्निपरिषेकाः।
अवगाहरक्तमोक्षणवमनविरेकोपधानानि।।
हृदयावरणाञ्जननस्यधूमलेहौषधप्रशमनानि।
प्रतिसारणं प्रतिविषं संज्ञासंस्थापनं लेपः।।
मृतसञ्जीवनमेव च विंशतिरेते चतुर्भिरधिकाः।
स्युरुपक्रमा यथा ये यत्र योज्याः शृणु तथा तान्।।

(च.चि.23/35–37)

विष से आक्रान्त होने पर 24 प्रकार की चिकित्सा – 1. मन्त्र, 2. अरिष्टाबन्धन, 3. उत्कर्तन, 4. निष्पीडन, 5. चूषण, 6. अग्नि कर्म, 7. परिषेचन, 8. अवगाहन, 9. रक्तमोक्षण, 10. वमन, 11. विरेचन, 12. उपधान, 13. हृदयावरण, 14. अञ्जन, 15. नस्य, 16. धूम, 17. अवलेह, 18. औषध प्रयोग, 19. प्रशमन, 20. प्रतिसारण, 21. प्रतिविष, 22. संज्ञास्थापन, 23. लेप, 24. मृतसंजीवन–इन 24 प्रकार की चिकित्साओं का यहाँ निर्देश किया है।

- **मन्त्रः**– मन्त्र उस शब्द या समूह को कहते है जिसका विधि–विधान के अनुसार जाप कर किसी देवता सिद्धि या अलौकिक शक्ति की प्राप्ति की जाती है।

आचार्य सुश्रुत अनुसार

देवब्रह्मर्षिभिः प्रोक्ता मन्त्राः सत्यतपोमयाः।
भवन्ति नान्यथा क्षिप्रं विषं हन्युः सुदुस्तरम्।।
विषं तेजोमयैर्मन्त्रैः सत्यब्रह्मतपोमयैः।
यथा निवार्यते क्षिप्रं प्रयुक्तैर्न तथौषधैः।। (सु.क.5/9–10)

- सत्यवादी, तपस्वी व ज्ञानी द्वारा कहे गए मन्त्र व्यर्थ नहीं जाते। तथा तीक्ष्ण से तीक्ष्ण विष को भी नष्ट कर देते है।
- सत्यवादी, ब्रह्मज्ञानी व तपस्वियों द्वारा प्रयुक्त मन्त्र जितनी शीघ्रता से विषनाश करते है उतनी शीघ्रता से औषद प्रयोग से विषनाश नहीं होता।
- मन्त्र सिद्धि–आचार्य सुश्रुत अनुसार
- यह एक कठोर साधना है।

मन्त्राणां ग्रहणं कार्यं स्त्रीमांसमधुवर्जिना।
मिताहारेण शुचिना कुशास्तरणशायिना।। (सु.क.5/11–12)

मंत्रो की सीधी के लिए साधक को साधना काल में स्त्री, मांस व मद का त्याग कर देना चाहिए और अल्पाहार, पवित्र जीवन व्यतीत करना चाहिए तथा कुश के आसन पर सोना चाहिए।

गन्धमाल्योपहारैश्च बलिभिश्चापि देवताः।
पूजयेन्मन्त्रसिद्धयर्थं जपहोमैश्च यत्नतः।। (सु.क.5/11–12)

- गंध, माला, उपहार व बलि आदि के द्वारा देवताओ का पूजन, हवन, एव मंत्रो का जाप करना चाहिए।
- यथाविधि मन्त्र प्रयोग न करने सेः

मन्त्रास्त्वविधिना प्रोक्ता हीना वा स्वरवर्णतः।
यस्मान्न सिद्धिमायान्ति तस्माद्योज्योऽगदक्रमः (सु.क.5/3)

- यथाविधि तथा बिना स्वर व वर्ण से हीन उच्चारित मन्त्र सफल नहीं होते। इसीलिए अगद का प्रयोग भी साथ करना चाहिए।
- **अरिष्ट–बन्धन (ligature application): (Fig. 2.1)**
  अरिष्ट का अर्थ है अनिष्ट या मृत्युसूचक। परन्तु यहाँ पर अरिष्ट का अर्थ रस्सी से लिया गया है। जब शरीर में विष का वेग बढ़ने लगता है तो उसको रोकने के लिए अरिष्टबंधन का प्रयोग किया जाता है।

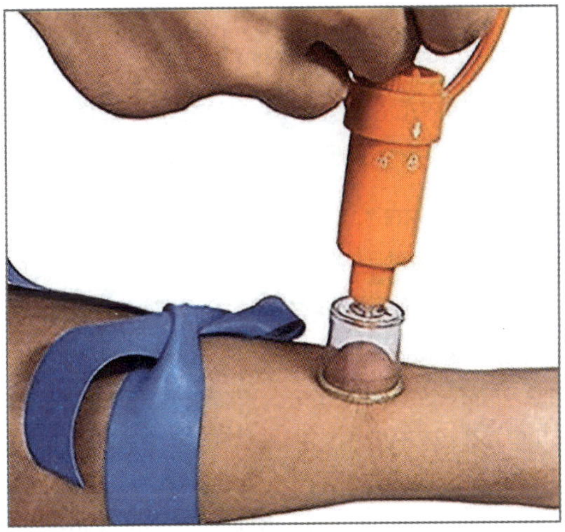

Fig. 2.1

आचार्य चरक अनुसार

दंशात्तु विषं दष्टस्याविसृतं वेणिकां भिषग्बद्धवा। (च.चि.23/37)

- वेणिकां बन्धन प्रयोगः आचार्य चरक ने अरिष्टा के स्थान पर वेणिका शब्द प्रयोग किया है यह सामान्य स्त्रियों की चोटी के लिए प्रयुक्त होता है दष्ट पुरुष का विष दंश स्थान से सम्पुर्णा शरीर में फैला न हो, तो वेणिका (रस्सी आदि) का प्रयोग अरिष्ट बन्धन के लिये करे

आचार्य सुश्रुत अनुसार

सर्वैरेवादितः सर्पैः शाखादष्टस्य देहिनः।
दंशस्योपरि बध्नीयादरिष्टाश्चतुरङ्गुले।।
प्लोतचर्मान्तवल्कानां मृदुनाऽन्यतमेन वै।
न गच्छति विषं देहमरिष्टाभिर्निवारितम्।। (सु.क.5/3–4)

- सभी प्रकार के सर्पो द्वारा शाखाओं में दष्ट हो जाने पर दंशस्थल से चार अंगुल ऊपर अरिष्ट बंधन करे।
- ये अरिष्टा किसी वस्त्र, चर्मपट, वृक्ष के अन्तः छाल व किसी कोमल वस्तु से बनाई जा सकती है अरिष्टा द्वारा रोका गया विष उर्ध्व की ओर नहीं जा पाता।

अरिष्टामपि मन्त्रैश्च बध्नीयान्मन्त्रकोविदः।
सा तु रज्ज्वादिभिर्बद्धा विषप्रतिकरी मता।। (सु.क.5/8)

- आचार्य ने अरिष्टा–बंधन को मन्त्र से अभिमंत्रित करने का विधान है।
- आचार्य सुश्रुत ने विष का प्रसरण जहाँ तक हुआ है। उससे चार अंगुल ऊपर की ओर अरिष्टा–बंधन का विधान बताया है व एक स्थान पर 4, 8 और 12 अंगुल की दुरी पर 3 अरिष्टा बंधन का विधान बताया है।

आचार्य वाग्भट अनुसार

दंशस्योपरि बध्नीयादरिष्टा चतुरङ्गुले।
क्षौमादिभिर्वेणिकया सिद्धैर्मन्त्रैश्च मन्त्रवित्। (अ.ह.उ.36/42)

- अरिष्टाबन्धन दंशस्थान से चार अँगुल ऊपर की ओर अरिष्टा को बाँध दें। रेशमी वस्त्र की रस्सी को सिद्ध मन्त्रों का उच्चारण करते हुए अरिष्टा बन्धन करे।

अम्बुवत्सेतुबन्धेन बन्धेन स्तभ्यते विषम्।
न वहन्ति सिराश्चास्य विषं बन्धाभिपीडिताः (अ.ह.उ.36/43)

- बाँध बाँधने से जैसे जल का बहाव रुक जाता है, उसी प्रकार अरिष्टाबन्धन से विष भी अपने स्थान पर रुका रहता है। अरिष्टाबन्धन के दबाव से सिराओं में विद्यमान विष की गति बन्धन के कारण् रुक जाती है।
- अरिष्टा को स्थान का ध्यान रखते हुए बंधन करना चाहिए। अरिष्टा न तो अत्यधिक दबाव के साथ और न कम दबाव के साथ बंधन करना चाहिए। क्योकि दबाव के साथ बंधन करने से शोथ उत्पन होगा व कम दबाव के साथ बंधन करने से विष वेग को रोकने में असमर्थ होगा।
- **उत्कर्तन (Incision): (Fig. 2.2)**

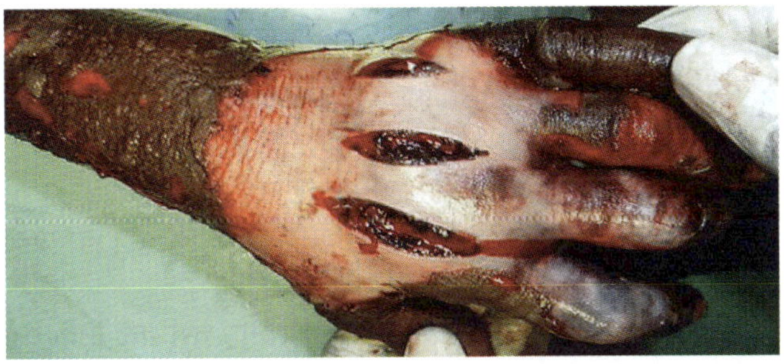

Fig. 2.2

तरुरिव मूलच्छेदाद्दंशच्छेदान्न वृद्धिमेति विषम्। (च.चि.23/44)

❖ जिस प्रकार मूल सहित वृक्ष को काट देने से वह फिर से नहीं पनप पाता। उसी प्रकार दंश स्थान का उत्कर्तन करने से विष वेग आगे नहीं बढ़ पाता ये कर्म करते समय मर्म स्थान पर उत्कर्तन कर्म न हो ध्यान रखना चाहिए।

दंशमुद्धरेन्मर्मवर्जं वा (च.चि.23/38)

❖ यदि दंश मर्म स्थल पर ही हो तो थोड़ा मर्मस्थल से हट कर उत्कर्तन कर्म करना चाहिए।

❖ **निष्पीड़न (compression):** निष्पीड़न का अर्थ है–दबाना **(Fig. 2.3)**

❖ सर्प दंश को उत्कर्तन के पश्चात् चारों ओर से निष्पीड़न (दबा) कर रक्त को बाहर निकालें। इस से रक्त के साथ अधिकांश विष निकल जाता है। तथा विषवेग आगे नहीं बढ़ता

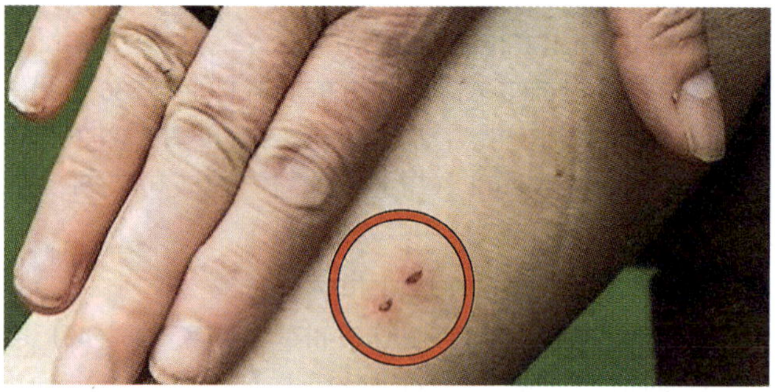

Fig. 2.3

आचार्य चरक अनुसार

निष्पीडयेद्भृशं (च.चि.23/37)

❖ उत्कर्तन के पश्चात् चारों ओर से दंश स्थान को दबा कर रक्त को निकालना चाहिये।

आचार्य वाग्भट अनुसार

निष्पीड्य चोद्धरेद्दंशं मर्मसन्ध्यगतं तथा।
न जायते विषावेगो बीजनाशादिवाङ्कुरः।
मर्मगे प्राप्नुयान्मृत्युं सन्धिस्थे विकलाङ्गताम्।।

(अ.स.उ.42/6, ह.36/44)

❖ मर्म स्थान व संधिस्थान में विष को निष्पीड़न (दबा –२) कर बाहर निकलें। इस प्रकार विषवेग उसी प्रकार से आगे नहीं बढ़ता जिस प्रकार बीज के नाश हो जाने से अंकुर नहीं पनपता।

❖ मर्म स्थान दंश होने पर रोगी की मृत्यु हो जाती है। व सन्धि स्थान मे दंश होने पर विकलान्ता हो जाती है।

❖ **आचूषण (Suction):** इसका अर्थ है। चूसना, चूस कर निकलना **(Fig. 2.4)**।

दंश स्थान का छेदन करने के पश्चात् रक्त को आचूषण कर्म कर बाहर निकालें। इस क्रिया द्वारा रक्त के साथ आस पास गया विष भी दंश स्थान पर लाकर बाहर निकाल दिया जाता है।

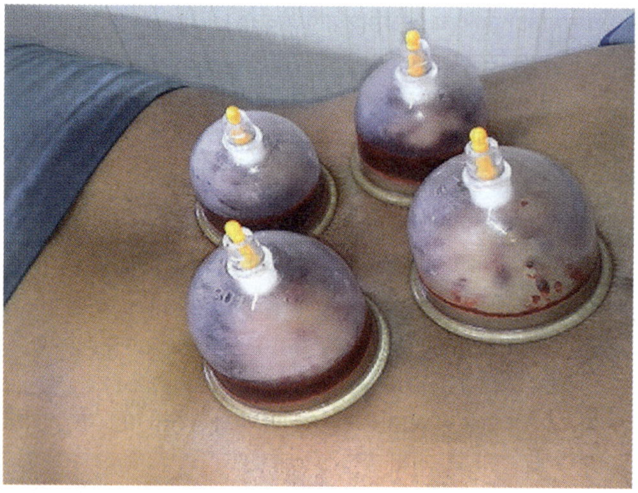

Fig. 2.4

आचार्य चरक अनुसार

तं दंशं वा चूषेन्मुखेन यवचूर्णपांशुपूर्णेन। (च.चि.23/39)

❖ आचूषण कर्म करने से पहले मुख मे यव चूरण (जौ का आटा) या मिट्टी (धूली) भरकर दंश स्थान पर आचूषण कर्म करना चाहिए।

आचार्य सुश्रुत अनुसार

प्रतिपूर्य मुखं वस्त्रैर्हितमाचूषणं भवेत्।
स दष्टव्योऽथवा सर्पो लोष्टो वाऽपि हि तत्क्षणम्।। (सु.क.5/6)

❖ मुख में वस्र आदि भर कर आचूषण कर्म करना चाहिए। अथवा उसी सर्प को तुरन्त दष्ट (काट) कर ले या मिट्टी को काट ले।

❖ आचूषण कर्म करने से पहले आश्वस्त हो की मुख में कोई वर्ण या छाला आदि न हो।

❖ आचूषण कर्म करने से पहले दंश स्थान का धावन कर लेना चाहिए। व इसके पश्चात मुख में घृत लेप करना चाहिए या मुख में जौ, वस्र अथवा बालू भर कर आचूषण कर्म करना चाहिए।

❖ आचूषित रक्त को तुरन्त मुख से बाहर कर विष नाशक औषधियों से गण्डूष करना चाहिए। जिससे चूषण कर्म करने वाले को विषाक्त न हो।

आचार्य वाग्भट अनुसार

आचूषेत् पूर्णवक्त्रो वा मृद्भस्मागदगोमयैः।
प्रच्छायान्तररिष्टायां मांसलं तु विशेषतः।।

(अ.स.उ.42/8, ह.36/46)

❖ आचूषण कर्म करने से पूर्व मुख में मिट्टी, भस्म, अगद या गोमय मुख में भरकर आचूषण कर्म करना चाहिए।

❖ अरिष्टा के नीचे शस्त्र से प्रच्छान करके आचूषण कर्म करें। मुख्यत मांसल स्थान में प्रच्छान कर आचूषण कर्म करना चहिए।

❖ **अग्निकर्म (दहन):** अग्निकर्म का अर्थ है –जलाना, दागना– **(Fig. 2.5)**

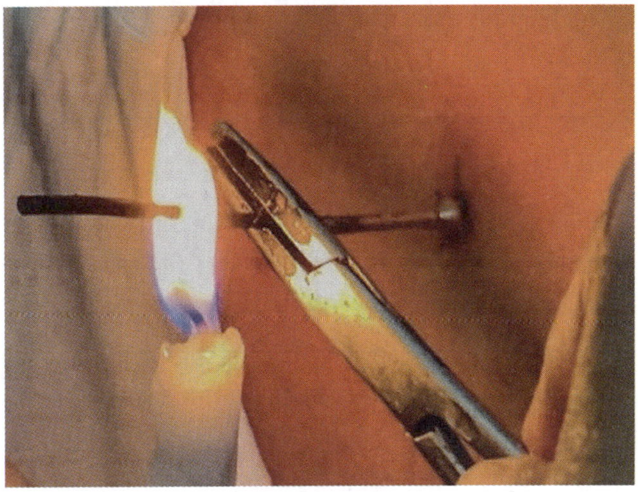

Fig. 2.5

❖ **आचार्य चरक अनुसार**

त्वङ्मांसगतं दाहो दहति विषं स्रावणं हरति (च.चि.23/45)

❖ विष वेग यदि त्वचा व मांस धातु तक ही गया हो तो ऐसी परिस्थिति मे दहन कर्म करना चाहिए

दहेद्दंशमथोत्कृत्य यत्र बन्धो न जायते। (सु.क.5/5)

❖ यदि दंश एसे स्थान पर हो जहाँ अरिष्टा बन्धन न हो पाये वहाँ पर अग्निकर्म करना चाहिए।

अथ मण्डलिना दष्टं न कथञ्चन दाहयेत्।
स पित्तबाहुल्यविषाद्दंशो दाहाद्विसर्पते।। (सु.क.5/7)

❖ आचार्य सुश्रुत अनुसार मण्डली सर्प दंश में दहन कर्म निषेध बताया गया है क्योकि यह दंश पित की अधिकता के कारण दहन कर्म से फैलता है।
❖ दहन कर्म लोहे या स्वर्ण से बनी शलाका को अग्नितप्त कर अथवा पीपल की डण्ठल आदि को जलाकर किया जाता है।
❖ दहन करते समय मर्मस्थान का ध्यान रखना चाहिए।

❖ **आचार्य वाग्भट अनुसार**

दंशं मण्डलिनां मुक्त्वा पित्तलत्वादथापरम।
प्रतप्तैर्हेमलोहाद्यैर्दहेदाशूल्मुकेन वा।
करोति भस्मसात्सद्यो वह्निः किन्नाम न क्षणात्।। (अ.स.उ.42/7)

❖ मण्डली सर्प दंश को छोड़कर दंश स्थान को अग्नि में तपा किये स्वर्ण आदि धातुओ से या लकड़ी से दहन कर्म करे।अग्नि वस्तु को तुरन्त ही भस्मसात नहीं करती
❖ मण्डली सर्प का विष पित्त प्रकोपक होता है। इसलिये उसके दंश में दहन कर्म न करे।
❖ **परिषेचन (irrigation):** इसका अर्थ है –सींचना, छिड़काव करना– **(Fig. 2.6)**

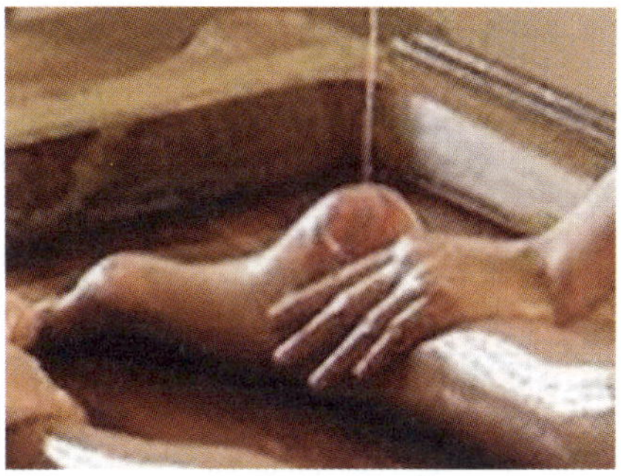

Fig. 2.6

आचार्य चरक अनुसार

शीतैः स्कन्दति तस्मिन् स्कन्ने व्यपयाति विषवेगः (च.चि.23/42)

❖ रोगी के संज्ञानाश को रोकने के लिए परिषेक कर्म करने से रक्त का स्तम्भन (जम) हो जाता है व रक्त स्तम्भन के कारण विष की गति मन्द होने से विष वेग शांत हो जाता है।

आचार्य वाग्भट अनुसार

शोणितं स्त्रुतशेषं च प्रविलीनं विषोष्मणा।
लेपसेकैः सुबहुशः स्तम्भयेद्भृशशीतलैः।। (अ.ह.36/41)

❖ न निकला हुआ शेषं रक्त यदि विष की उष्मा से द्रवीत हो गया हो व सरलता से न स्तम्भित (रुकता) न हो
तो उस् स्थान् पर अत्यन्त शीतल् द्रव्यो का बार–बार सेचन् करें। एव् बाद् मे लेपन् करे।

चन्दनोशीरयुक्तेन सलिलेन च सेचयेत्। (अ.ह.36/48, स.42/9)

❖ लाल चन्दन व खस के हिम से विष दंश स्थान पर सेचन कर्म करे।

आचार्य सुश्रुत अनुसार

चन्दनोशीरयुक्तेन वारिणा परिषेचयेत्।। (सु.क.5/16)

❖ परिषेचन के लिए चन्दन और खस का कल्कमिश्रित जल का उपयोग मे लाना चहिए।
❖ **अवगाहन (Immersion):** अवगाहन का अर्थ है – निमज्जन, स्नान **(Fig. 2.7)**

रोगी को शीतल जल में स्नान करवाते हैं। या शीतल जल मे किसी वस्त्र को भिगोकर रोगी के शरीर पर रखना या पोछना चाहिए।

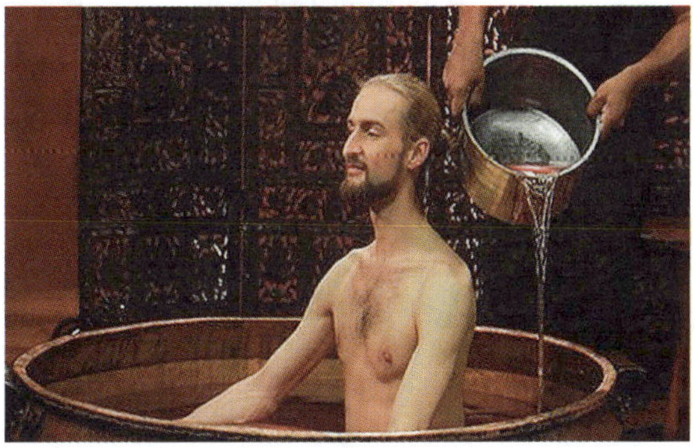

Fig. 2.7

आचार्य चरक अनुसार

शीतैर्निवर्तयेत्तान् वीज्यश्चालोमहर्षात् स्यात् (च.चि.23/43)

❖ विष उपद्रवों को शीतल क्रिया द्वारा शान्त करना चाहिए तथा शीतल पंखे की हवा तब तक करे जब तक विषाक्रांत रोगी को रोम हर्ष न हो जाये।

आचार्य सुश्रुत अनुसार

तृड्दाहघर्मसम्मोहे पैत्तं पैत्तविषातुरम्।
शीतैः संवाहनस्नानप्रदेहैः समुपाचरेत्।। (सु.क.5/38)

❖ **पित् विषातुर–** पित्दोष प्रबल व्यक्ति यदि पित् विष से ग्रस्त हो व प्यास, दाह तथा मोह से पीडित हो व उष्णकाल हो तो शीतल संवाहन, स्नान व शीतल प्रदेहों का प्रयोग कर चिकित्सा करनी चाहिए।

आचार्य वाग्भट अनुसार

अस्कन्ने ....।
भवन्ति तान् जयेच्छीतैर्बीजेच्चारोमहर्षतः।। (अ.ह.36/52)

❖ विष उपद्रवों को शीतल उपचारो द्वारा शान्त करने का प्रयत्न करें। ये उपचार रोमान्च होने तक करे।

स्कन्ने तु रुधिरे सद्यो विषवेगः प्रशाम्यति। (अ.ह.36/53)

❖ रक्त स्तम्भन होने पर तत्काल विष वेग भी शान्त हो जाता है।

❖ **रक्तमोक्षण (Blood letting): (Fig. 2.8)**

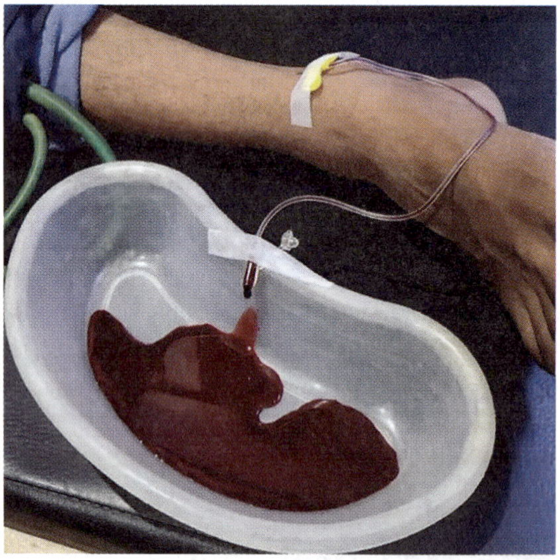

Fig. 2.8

आचार्य चरक अनुसार

प्रच्छनशृङ्गजलौकाव्यधनैः स्राव्यं ततो रक्तम्।। (च.चि.23/39–40)

❖ प्रच्छन, श्रृंग, जलोका व शिरावेध द्वारा रक्त का स्राव करना चाहिए।

↓

रक्ते विषप्रदुष्टे दुष्येत् प्रकृतिस्ततस्त्यजेत् प्राणान्। (च.चि.23/40)

↓

❖ विषदूषित रक्त होने पर रोगी की प्रकृति दुष्ट हो जाती है। व रोगी कि मृत्यु हो जाती है

↓

तस्मात् प्रघर्षणैरसृगवर्तमानं प्रवर्त्यं स्यात।। (च.चि.23/40)

↓

❖ इसलिए उक्त क्रियाओं द्वारा भी यदि रक्त स्राव न हो तो प्रघर्षण (प्रतिसारण) क्रिया द्वारा रक्त का स्राव कराना चाहिए।

आचार्य सुश्रुत अनुसार

विवर्णे कठिने शूने सरुजेऽङ्गे विषान्विते।
तूर्णं विस्रवणं कार्यमुक्तेन विधिना ततः।। (सु.क.5/36)

❖ विष युक्त अंग में विवर्णता, काठिन्य, शोथ व पीड़ा होने पर तुरन्त रक्तमोक्षण करना चाहिए।

समन्ततः सिरा दंशाद्विध्येत्तु कुशलो भिषक्।
शाखाग्रे वा ललाटे वा व्यध्यास्ता विसृते विषे।। (सु.क.5/14)

❖ कुशल चिकित्सक द्वारा दशं स्थल के चारो ओर की सिराओ का वेधन करना चहिए।

❖ यदि विष का शरीर मे प्रसार हो गया हो तो हस्त–पाद के अग्रभाग मे व ललाट की सिराओं का वेधन करें।

रक्ते निर्ह्रियमाणे तु कृत्स्नं निर्ह्रियते विषम्।
तस्माद्विस्रावयेद्रक्तं सा ह्यस्य परमा क्रिया।। (सु.क.5/15)

❖ विष को शरीर से बाहर निकालने के लिये रक्तमोक्षण ही उत्तेम उपाय है। क्योंकि रक्तमोक्षण से सम्पूर्ण विष शरीर से बाहर निकल जाता है।

गर्भिणीबालवृद्धानां सिराव्यधनवर्जितम्।।
विषार्तानां यथोद्दिष्टं विधानं शस्यते मृदु। (सु.क.5/30–31)

❖ विषपीडित बालक, गर्भिणी, वृद्ध में रक्तमोक्षण के लिये सिरावेधन का प्रयोग नहीं करना चहिए। पूर्व वर्णित मृदु क्रियाएँ ही उपयोगी होती है।

आचार्य वाग्भट अनुसार

विषे प्रविसृते विध्येत्सिरां सा परमा क्रिया।।
रक्ते निर्ह्रियमाणे हि कृत्स्नं निर्ह्रीयते विषम्। (अ.ह.उ.36/48–49)
(अ.स.उ.42/10)

❖ विष सम्पूर्ण शरीर मे फैल जाए तो तत्काल सिरावेध करके दूषित रक्त को निकालना उत्तम चिकित्सा विधि है।

❖ दूषित रक्त के शरीर से निकने पर सम्पूर्ण विष भी उसके साथ निकल जाता है।

↓

दुर्गन्धं सविषं रक्तमग्नौ चटचटायते।।
यथादोषं विशुद्धं च पूर्ववल्लक्षयेदसृक्। (अ.ह.उ.36/49–50)
(अ.स.उ.42/13)

❖ विष युक्त रक्त दुर्गन्धित व अग्नि में डालने पर चट्–चट् शब्द करता है।
❖ विषयुक्त रक्त वातादि दोषों के कारण दूषित वर्णवाला हो जाता है। ऐसे रक्त को जब तक शुद्ध रक्त न आये तब तक निकलने देना चाहिए। (शुद्ध रक्त पहचान कही गयी परीक्षा विधि द्वारा करे)

सिरास्वदृष्यमानासु योज्याः शृङ्गजलौकसः।। (अ.ह.उ.36/50)

❖ सिरा वेध करते समय यदि सिरा न दिखाई दें तो प्रच्छान करके श्रृंगी से या जलौका द्वारा रक्तमोक्षण करे **(Fig. 2.9)**।

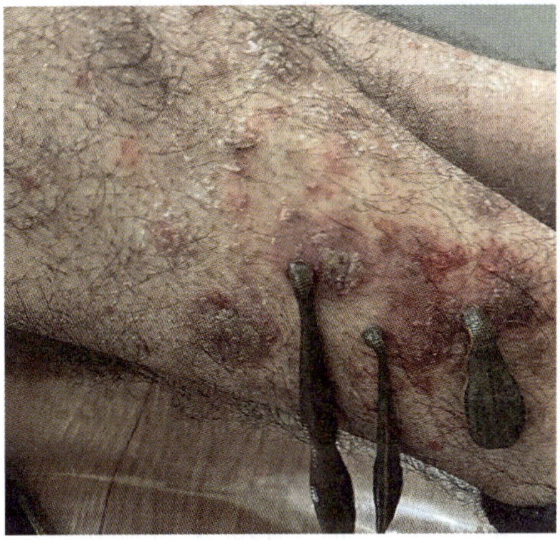

Fig. 2.9

❖ **वमन (Emesis): (Fig. 2.10)**
❖ वमन कर्म विष को शरीर से बाहर निकालने के लिए महत्वपूर्ण कर्म है

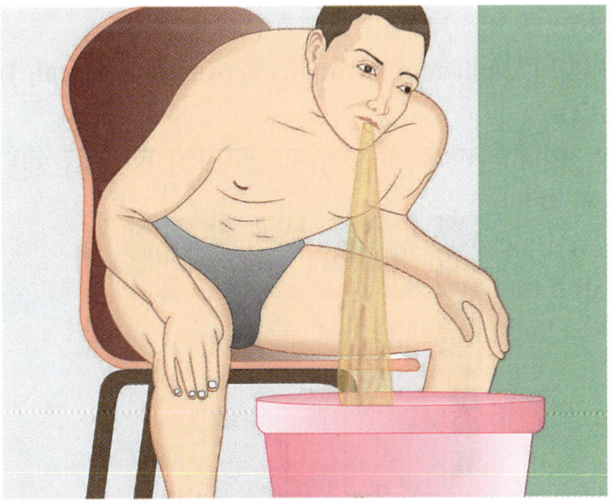

Fig. 2.10

आचार्य चरक अनुसार

पीतं वमनैः सद्यो हरेद्विरेकैर्द्वितीये तु।। (च.चि.23/45)

❖ यदि किसी व्यक्ति ने स्थावर विष पान किया हो तो उसे वमन कर्म कराना चाहिए। इससे वमन के साथ विष भी शरीर से बाहर निकल जाता है। यह कर्म विष आमाशय गत हो तब करना चाहिए।

आचार्य सुश्रुत अनुसार

शीते शीतप्रसेकार्तं श्लैष्मिकं कफकृद्विषम्।
वामयेद्वमनैस्तीक्ष्णैस्तथा मूर्च्छामदान्वितम्।। (सु.क.5/39)

❖ शीतकाल में श्लेष्म (प्रकृति) बहुल व्यक्ति यदि कफकृत विष से ग्रस्त हो व श्लेष्म प्रसेक से पीड़ित हो, मूर्च्छा तथा मद युक्त हो तो उसे तीक्ष्ण द्रव्यों से वमन कराना चाहिए।

विष निर्हरण के लिये वमन प्रयोग

न पिबेत्तैलकौलत्थमद्यसौवीरकाणि च।।
द्रवमन्यत्तु यत्किञ्चित् पीत्वा पीत्वा तदुद्वमेत्। (सु.क.5/18–19)

❖ तिल तैल, कुलत्थक्वाथ, मध, सौवीरक (काँजी) का पान न देकर कोई भी तरल पदार्थ विष ग्रस्त व्यक्ति को पिलाये व बार–बार वमन करायें।

↓

प्रायो हि वमनेनैव सुखं निर्ह्रियते विषम्।। (सु.क.5/19)

❖ वमन कर्म कराने मात्र से विष का प्रभाव नष्ट हो जाता है।

वमन की मात्रा

वमनेऽष्टगुणं पुनः (सु.क.5/33)

❖ वामक द्रव्यों की मात्रा आठ गुणा होती है।

आचार्य वाग्भट अनुसार

.........चास्य श्लेष्मा हृद्रयुपचीयते।।
प्रवृत्तगौरवोत्क्लेशहृल्लासं वामयेत्त (अ.ह.उ. 36/54–55)
(अ.स.उ.42/16)

❖ कफ दोष के कारण हृदय मे गौरव (भारीपन), उत्क्लेश (जी मिचलाना), हृल्लास आदि लक्षण दिखाई दे तो वमन कर्म करवाना चाहिए।

द्रवैः काञ्जिककौलत्थतैलमद्यादिवर्जितैः।।
वमनैर्विषहृद्भिश्च नैवं व्याप्नोति तद्वपुः। (अ.ह.उ.36/55–56)

❖ द्रव–द्रव्यों मे काँजी, कुलथी, तैल, मध आदि न दें अपितु विषनाशक द्रव्यो के साथ वमन कर्म कराएँ।

विष स्थिति में वमन द्रव्य (अ.स.उ.42/39)

धामार्गवः शक्रयवाः सर्षपा मदनं मधु।
सैन्धवं वमनं कोष्णं विषे श्लेष्माशयाश्रिते।।

❖ धामार्गव, इन्द्रजौ, सरसो, मैनफल, मधु, सैन्धव इन द्रव्यों को कोष्ण करके वमन करवाए।

कफाशय स्थित विष में वमन (अ.स.उ.42/39)

सुरसं सर्पवेतालीमीश्वरां गौरसर्षपम्।
पटोलनिम्बपत्रं च पिबेत् सक्षौद्रसैन्धवम्।

(1) तुलसी (2) सर्पवेताली
(3) ईश्वरा (4) श्वेत सरसों
(5) परवल (6) नीम पत्र–इन सब द्रव्यों को मधु के साथ दे।

↓

शुकाह्वाजालिनीदन्तीमदनेक्ष्वाकुकौटजम्।
काला लाङ्गलिका तिक्ता वमनं तण्डुलाम्बुना।।

(1) स्योनाक (2) जालिनी (कड़वी तोरइ)
(3) दन्ती (4) मैनफल
(5) ईक्ष्वाकू (कड़वा अलाबु) (6) इन्द्रजौ
(7) काला (कटुतुम्बी) (8) लाङ्गलि
(9) कुटकी

इन सब द्रव्यों को तन्डुलोदक के साथ वमन के लिये दें।

पिबेद्वान्तो विरिक्तो वा यवागूं विषनाशिनीम्।। (अ.स.उ. 42/40)

❖ वमन के बाद विष नाशनी यवागू पिलाये ।

❖ **विरेचन (Purgation): (Fig. 2.11)**

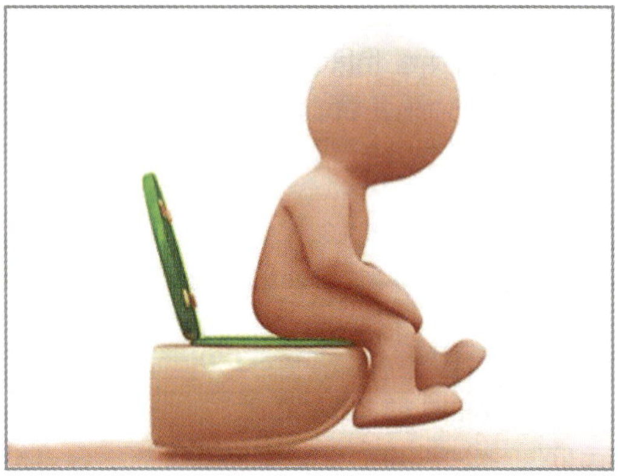

Fig. 2.11

आचार्य सुश्रुत अनुसार

कोष्ठदाहरुजाध्मानमूत्रसङ्गरुगन्वितम्।
विरेचयेच्छकृद्वायुसङ्गपित्तातुरं नरम्।। (सु.क.5/40)

❖ यदि पित विषातुर व्यक्ति के कोष्ठ में दाह, वेदना, आध्मान एव वेदना के साथ मूत्रावरोध और मल एवं वायु की रुकावट भी हो तो उसको विरेचन देना चाहिए।

आचार्य वाग्भट अनुसार (अ.स.उ. 42/40)

❖ पित प्रकृति विषाक्त व्यक्ति में विरेचनः

पैत्तिकं पैत्तिकैर्दष्टमधो नाभेर्विशेषतः।
विषे पित्ताशयगते पाययेत विरेचनम्।

❖ पित्त प्रकृति विष व सर्प दंश होने पर विशेषकर नाभि से नीचे दष्ट होने पर व विष के पिताशय में जाने पर विरेचन कराएँ।

↓

सनीलीफलदां दन्तीं पयसा मस्तुनाऽथवा।

❖ विरेचन द्रव्य– इसके लिये नलीनी फल के साथ दन्ती मिलाकर दुग्ध या मस्तु के साथ पिलाएँ।

श्लक्ष्णचूर्णीकृतं कुम्भं क्वाथेन त्रैफलेन वा।
क्षीरेण वा त्रिवृच्छ्यामासुरसानीलिनीरजः।

❖ या त्रिवृत का बारीक चूर्ण, त्रिफला क्वाथ के साथ दे। या निशोथ, काली निशोथ, तुलसी, नीलिनी चूर्ण दूग्ध के साथ दें।

कफबहुल पित में विरेचन द्रव्यः (अ.स.उ. 42/40)

पिण्डीतकफलं व्योषं त्रिवृद्वेल्लं हरीतकी।
विरेचनं कफप्राये लवणं मूत्रसम्प्लुतम्।

❖ मैनफल, त्रिकटू, निशोथ, विडंग, हरीतकी, सैन्धव इन द्रव्यों को गोमूत्र मिलाकर विरेचन दे।

वात की अधिकता में विरेचनः (अ.स.उ. 42/40)

घृताप्लुतं सलवणं मारुते नीलिनीफलम्।

❖ नीलिनी फल, नमक को प्रचुर घृत में मिलाकर विरेचन दे।

विष पीड़ित विरेचन स्थितिः (अ.स.उ. 42/40)

शयानः शयने छिद्रे विरेच्यो विषपीडितः।
मुहुरुत्तिष्ठतो ह्यस्य विषं दूषयतेऽनिलम।

❖ विषपीडित व्यक्ति को शय्या ऊपर ही विरेचन कराना चाहिए। इसके लिये शय्या में छेद कर देना चाहिए।

↓

❖ बार–२ मल त्याग के लिये शय्या से उठने से विष वात को दूषित करता है।

↓

पिबेद्वान्तो विरिक्तो वा यवागूं विषनाशिनीम्।।

❖ विरेचन के बाद विष नाशनी यवागू पिलायें।

❖ उपधान (Application of medicine over incised scalp) **(Fig. 2.12)**

इसका अर्थ है– सहारे की वस्तु या ऐसी वस्तु जिस पर कोई वस्तु रखी जा सके।

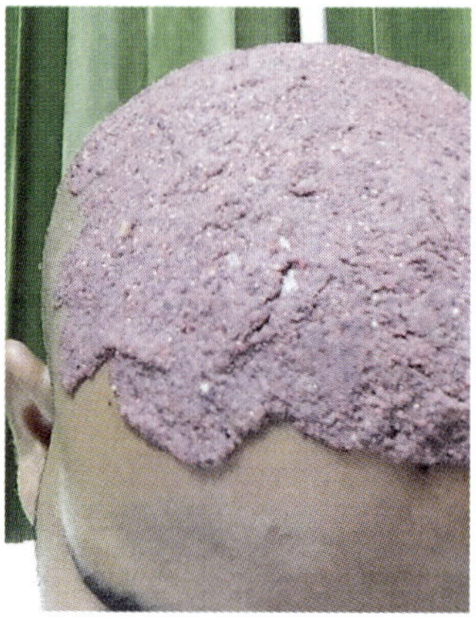

Fig. 2.12

आचार्य चरक अनुसार

विषदूषितकफमार्गः स्रोतःसंरोधरुद्धवायुस्तु।
मृत इव श्वसेन्मर्त्यः स्यादसाध्यलिङ्गैर्विहीनश्च।। (च.चि.23/65)

- जब कफ का मार्ग विष से दूषित हो जाने पर स्रोतो का अवरोध हो जाता है। तो इन मार्गो के अवरोध के कारण वायु रुक जाती है।
- वायु के अवरोध से मनुष्य मृत प्राये व्यक्ति की तरह श्वास लेने लगता है। ऐसी स्थिति होने पर भी यदि रोगी में असाध्य लक्षण न दिखाई दे

चर्मकषायाः कल्कं बिल्वसमं मूर्ध्नि काकपदमस्य।
कृत्वा दद्यात्कटभीकटुकट्फलप्रधमनं च।। (च.चि.23/66)

- तो शिर के उपर (मूर्ध्नि) पर काकपद के आकार शस्त्र से चिन्ह बनाकर बिल्व के समान चर्मकषाया (चर्मचरिका या सातला) का कल्क बनाकर लेप करना चाहिए।
- इसके बाद मालकांगनी, मरिच, कायफल के चूर्ण का प्रधमन नस्य देना चाहिए।

काकपद मांस प्रयोग

छागं गव्यं माहिषं वा मांसं कौक्कुटमेव वा।
दद्यात् काकपदे तस्मिंस्ततः सङ्क्रमते विषम्।। (च.चि.23/67)

- बकरा, गाय, महिष का मांस व मुर्गे के मांस को शिर पर काकपद बनाकर उसके ऊपर रखना चाहिए। इस से रक्त में व्याप्त विष रखे हुए मांस में चला जाता है।

आचार्य वाग्भट अनुसार (अ.स.उ.42/37)

जयेत्सङ्क्रामणैराशु विषं शिरसि संश्रितम।
दद्यादधस्तादृष्टस्य मूर्ध्नि काकपदे कृते।

- शिर में स्थित विष का संक्रमण करके शीघ्र शान्त करें। यदि शरीर के अधोभाग में दंश हो तो काकपद का चिन्ह समान उत्कर्तन करें।

↓

काकदक्षशिखिच्छागगव्यमाहिषकौक्कुटम्।

- कौआ, कुकुट (मुर्गा), मयुर, बकरी, माहिष (भैंस), दक्ष का रक्त मिश्रित मांस एक पल के लिए रखें।

↓

बिल्वप्रमाणं मांसास्रमूर्ध्वदष्टस्य पादयोः।

- ऊपर के भाग में दंश होने पर पाद (पैर) में काकपद बनाकर मांस रख दे।

↓

विषं सङ्क्रमते तत्र निहन्याच्छीघ्रमन्यथा।।

- इस प्रकार करने से विष शीघ्र ही मांस में आ जाता है। अगर विष शरीर में रहा तो मारक होता है।

हृदयावरणा (Protecting and Stimulating the Heart)

- हृदय की रक्षा करना। विष के हृदय व मष्तिष्क को आक्रांत कर लेने पर रोगी की मृत्यु हो जाती है। इसलिए इन की रक्षा महत्वपूर्ण है।

आचार्य चरक अनुसार

आदौ हृदयं रक्ष्यं तस्यावरणं पिबेद्यथालाभम।
मधुसर्पिर्मज्जपयोगैरिकमथ गोमयरसं वा।। (च.चि.23/46)

- प्राचीन काल में विष पीडित व्यक्ति के हृदय की रक्षा के लिये मधु, घृत पान, मज्जा, स्वर्ण गैरिक व गोमय रस को जल के साथ मिलाकर पिलाने का विधान है।

इक्षुं सुपक्वमथवा काकं निष्पीड्य तद्रसं वरणम्।
छागादीनां वाऽसृग्भस्म मृदं वा पिबेदाशु (च.चि. 23/47)

- ईख (गन्ना) का पकाया हुआ रस, कौवे के मांस का रस या बकरे का रक्त पिलाने का विधान है।
- गोमय की राख या काली मिट्टी को जल में मिलाकर पिलाना चाहिए।

आचार्य वाग्भट अनुसार

विषं कर्षति तीक्ष्णत्वाद् हृदयं तस्य गुप्तये।।
पिबेद्धृघृत घृतक्षौद्रमगदं वा घृताप्लुतम्ध (अ.ह.उ.36/53–54)
(अ.स.उ.42/15)

विष मे तीक्ष्ण आदि गुण होने के कारण हृदय को हानि करता है। अतः हृदय की रक्षा हेतु घृत पान कराए या घृत–मधु को मात्रा अनुसार अगद के साथ मिलाकर पान करा कर हृदयावरण करे।

हृदयावरणे चास्य श्लेष्मा हृद्वयुपचीयते।। (अ.ह.उ.36/54)
(अ.स.उ.42/16)

- हृदयावरण मे कफ दोष का संचय हो जाता है। इसलिए विषनाशक द्रव्यो से वमन कर्म करना चहिए।

अ.स.उ.42/15:

मज्जानं गोमयरसं भस्माम्भः कृष्णमृज्जलम्।
ऐकध्यं पञ्चगव्यं वा दधि गैरिकवारि वा।

- मज्जा, गोमय रस, काली मिट्टी का जल इन को अलग–२ या पंचगव्य को अथवा दधि, गैरिक को जल मे मिलाकर पिलाएँ।

खादेद्वा कोविदारार्कशिरीषकटभीच्छदान्।
छागमेषवराहासृक्शिशुस्थविरयोषितः।

काचनार, अर्क, शिरिष, नीली अपराजिता पत्र पानार्थ दे। व शिशु को बकरी का, वृद्ध व्यक्ति को मेढ़क का, स्त्री को वराह (सुअर) का रक्त पीने के लिये दे।

पिबेयुर्गर्भिणी शीतमधुरान् पयसागदान्।
तथा मूर्च्छादयो न स्युर्विषं चाश्वेतिनानिलम्।।

❖ गर्भवती स्त्री को शीत व मधुर अगदो को दुग्ध के साथ पीने को दे। इन द्रव्यो के उपयोग से मूर्च्छा आदि रोगी को नहीं आती व विष वात को तुरन्त कुपित नहीं कर पाता।

अञ्जन (COLLYRIUM) (FIG. 2.13)

विष के प्रभाव से दृष्टि शक्ति का नाश होने लगता है तो विष नाशक अञ्जन का प्रयोग किया जाता है।

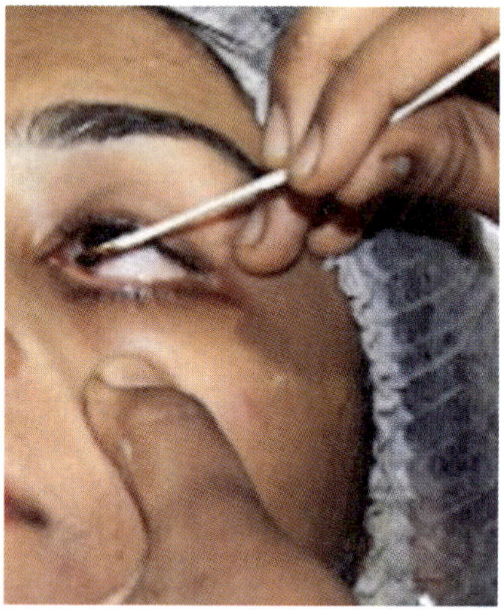

Fig. 2.13

शूनाक्षिकूटं निद्रार्तं विवर्णाविललोचनम्।
विवर्णं चापि पश्यन्तमञ्जनैः समुपाचरेत्।। (सु.क.5/41)

❖ जिसका अक्षिकूट (पलक) शोथ युक्त हो, जो निंद्रा ग्रस्त हो, जिसके नेत्र विविध प्रकार के वर्ण वाले तथा अश्रुओं से मलिन हो गए हो।

↓

❖ जिसके शरीर का वर्ण नाना प्रकार का हो गया हो।

अन्जंन की मात्रा

माषकं त्वञ्जनस्येष्टं (सु.क.5/33)

❖ एक् माशा की मात्रा मे अंजन प्रयोग करे।

अक्षिगत विष की चिकित्सा में उपयोगी अंजन योगः
आचार्य वाग्भट अनुसार

पिप्पलीमरिचक्षारवचासैन्धवशिग्रुकाः।
पिष्टा रोहितपित्तेन घ्नन्त्यक्षिगतमञ्जनात। (अ.स.42/30)

(1) पिप्पली (2) मरिच (3) यवक्षार
(4) वचा (5) सैन्धव (6) शिग्रु (सहजन)

इन द्रव्यों को **रोहित मत्स्य** के पित से भावना देकर आँखो में अंजन करें।

नक्तमालफलं व्योषं बिल्वमूलं निशाद्वयम्।
पुष्पं च सौरसं पिष्टमञ्जनं बस्तवारिणा। (अ.स.42/31)

(1) करंज का फल (2) त्रिकटु
(3) बिल्वमूल (4) हल्दी
(5) दारुहल्दी (6) तुलसी का पुष्प

इन सब द्रव्यों को बकरी के मूत्र में पीसकर अंजन करे।

भोजवैतरणोद्दिष्टं विषसुप्तप्रबोधनम्।। 31।

इस अंजन को भोजवैतरण ने विष से संञ्ज्ञानाश हुये व्यक्ति की संञ्ज्ञास्थापनं करने वाला कहा है।

गरुड अंजनः

वारिगुञ्जाफलोशीरं नेत्रयोर्विषदुष्टयोः।
अञ्जनं वारिणा पिष्टं गारुडं गरुडोपमम।। (अ.स.42/31)

❖ बालक, गुञ्जाफल, खस इन सब को जल मे पीस कर विष युक्त आँखो में अंजन करे।

चूर्णाञ्जन

समुद्रफेनं मरिचं कणासौवीरकाञ्जनम्।
चूर्णाञ्जनं ससिन्धूत्थं विषोपहतचक्षुषाम्।। (अ.स.42/33)

(1) समुद्रफेन (2) मरिचं
(3) पिप्पली (4) सौवीर अंजन
(5) सैन्धव

इन द्रव्यों को चूर्ण कर अंजन करे। यह अंजन विष से नष्ट आँखों में हितकारी होता है।

आचार्य चरक अनुसार

विष विकार में अंजन प्रयोग

अञ्जनमक्ष्युपरोधे कर्तव्यं बस्तमूत्रपिष्टैस्तु।
दारुव्योषहरिद्राकरवीरकरञ्जनिम्बसुरसैस्तु।। (च.चि.23/69)

❖ यदि विषाक्ता के कारण आँखो में दूष्टी हो जाये तो

(1) देवदारू (2) सोंठ
(3) पिप्पली (4) कालीमरिच
(5) हल्दी (6) कनेर पत्र
(7) करंज फलमज्जा (8) नीम बीज
(9) तुलसी मंजरी

इन सभी द्रव्यों को समभाग मिलाकर बकरे के मूत्र में पीसकर अंजन प्रयोग करें।

❖ **नस्य कर्म (Fig. 2.14)**

विष के वेग के कारण आँख, नासा, कर्ण, जिह्वा व कंठ का अवरोध होने की अवस्था में नस्य कर्म प्रयोग करें।

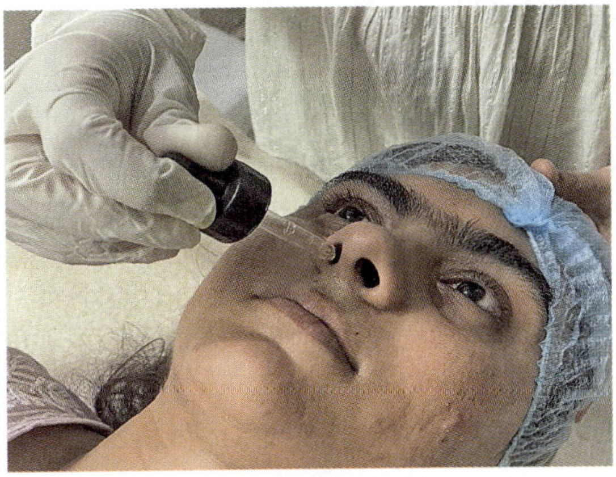

Fig. 2.14

शिरोरुग्गौरवालस्यहनुस्तम्भगलग्रहे।
शिरो विरेचयेत् क्षिप्रं मन्यास्तम्भे च दारुणे।। (सु.क.5/42)

- विष ग्रस्त व्यक्ति में यदि शिरोवेदना, गौरव (भारीपन), आलस्य, हनुस्तम्भ, गलग्रह तथा दारुण मन्यास्तंभ होने पर नस्य प्रयोग करना चाहिए।

आचार्य चरक अनुसार

नासाक्षिकर्णजिह्वाकण्ठनिरोधेषु कर्म नस्तः स्यात्।
वार्ताकुबीजपूरज्योतिष्मत्यादिभिः पिष्टैः।। (च.चि.23/68)

- विष विकार में नासा, आँख, कर्ण, जिव्हा तथा कन्ठ प्रदेश में विष के प्रभाव से दूष्टी हो तो नस्य का प्रयोग करे।

नस्य द्रव्य

1. बडी कटेरी बीज
2. बिजौरानिम्बू जड का छाल
3. ज्योतिश्मति

इन सभी द्रव्यों को पीसकर नस्य के लिये प्रयोग करे।

आचार्य वाग्भट अनुसार

शिरोगते विषे मूलं नस्यकर्मणि योजयेत्।
बन्धुजीवस्य भाङ्गर्याश्च सुरसस्यासितस्य च। (अ.स.उ.42/29)

- विष के शिर में पहुँचने पर बन्धुजीव के मूलादि से नस्य कर्म करना चहिए।

नस्य द्रव्य– 1. बन्धुजीव 2. भारंगी 3. काली तुलसी

इन द्रव्यों का नस्य अलग–२ दें।

↓

अथवा पिल्लीहिङ्गुवृश्चिकालीमनशिशलाः।
शिरीषबीजापामार्गलवणं चेतनाकरम्। (अ.स.उ.42/29)

(1) पिप्पली (2) हींग
(3) बिच्छू बूटी (4) मनःशिला
(5) शिरीषबीज (6) अपामार्ग बीज
(7) लवण (नमक)

- इन द्रव्यों का नस्य करने से विष से ग्रस्त व्यक्ति में चेतना आ जाती है।

↓

कल्कश्चूर्णोऽथवा कृष्णक्षवकातिविषोषणात्।।

(1) पिप्पली (2) नकछिकनी
(3) अतिविषा (4) मरिच

इन द्रव्यों के कल्क या चूर्ण से नस्य करने से विष ग्रस्त व्यक्ति में चेतना आती है।

सिन्दुवारकमूलानि श्वेता च गिरिकर्णिका।
पानं दर्वीकरैर्दष्टे नस्यं मधु सपाकलम्। (अ.स.उ.42/18)

- सिन्दुवार मूल, श्वेता, गिरिकर्णिका (श्वेत कोयल) इन को पानी में पीसकर दर्वीकर सर्प विष मे पान व कूठ मिलाकर मधु के साथ नस्य दे।

- **धूम (Medicinal smokes): (Fig. 2.15)**

धूम या धूपन औषधियो के धूम को पान करने से बन्द स्त्रोतस खुल जाते है। इसी तरह विषनाशक औषधियों का धूम शरीर में जाकर विषात्तता का नाश करता है।

- विषघ्न धूम के प्रभाव से विषैले जीव जन्तु भी वह स्थान त्याग देते है। शास्त्रों में इसके लिए अनेक योग दिए है।

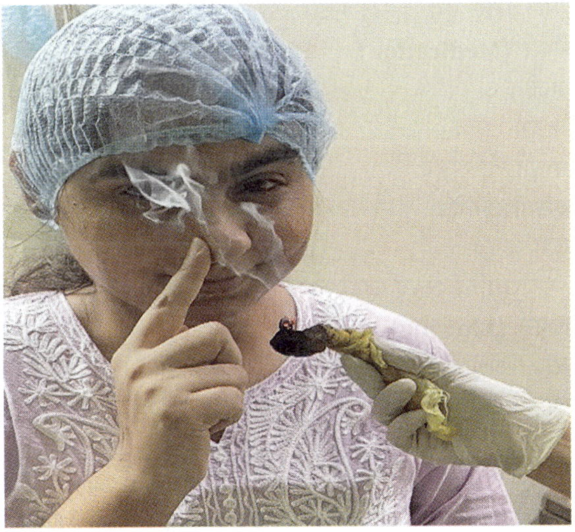

Fig. 2.15

आचार्य वाग्भट अनुसार

गोमयेन सुसम्मृष्टे धूपागरुसुधूपिते। (अ.स.उ.42/56)

- गोमय धूप व अगरु का धूम दें।

आचार्य चरक अनुसार

धूम प्रयोग

शिखिबर्हिबलाकास्थीनि सर्षपाश्चन्दनं च घृतयुक्तम्।
धूमो गृहशयनासनवस्त्रादिषु शस्यते विषनुत्।। (च.चि.23/98)

❖ मोर पंख, बगुला की अस्थि, पीली सरसों व चन्दन इन सब द्रव्यों का चूर्ण कर उस में घृत मिलाकर जलते हुए कोयलों पर डालकर धूम देना चाहिए।

❖ इस धूम से घर, शय्या, आसन, वस्त्र आदि में किसी भी प्रकार का विष हो वह शीघ्र ही नष्ट हो जाता है।

सर्व विष नाशक धूम

घृतयुक्ते नतकुष्ठे भुजगपतिशिरः शिरीषपुष्पं च।
धूमागदः स्मृतोऽयं सर्वविषघ्नः श्वयथुहृच्च।। (च.चि.23/99)

❖ तगर, कूठ, भुजगपति शिर, शिरिष पुष्प इन सब द्रव्यों का चूर्ण कर उस में घृत मिलाकर धूम दे।

❖ यह धूम अगद सभी प्रकार के विष व विष उपद्रव से उत्पन्न शोथ को नष्ट करता है।

❖ **लेह (Licking semi-liquids)**

इसका अर्थ है लेहन या चाटना व अवलेह का अर्थ है चाट कर खाने वाला पदार्थ

❖ विष के प्रभाव से मुख व कंठ का शुष्क हो जाना एक सामान्य बात है। इसी लिए औषध को लेह के साथ देने से औषध आसानी से ग्रहण हो जाती है। लेहो को अनुपान के रूप में प्रयोग किया जाता है।

❖ इसके लिए घृत व मधु मुख्य रूप से प्रयोग किया जाता है।

❖ **औषध (Medication)**

(1) अजीत अगद (2) अजेय अगद
(3) ऋषभ अगद (4) क्षारागद
(5) गन्धहस्ती अगद (6) चन्दनादि अगद
(7) दशांग अगद (8) दृषिविषारी अगद
(9) महा अगद (10) पंचशिरीष अगद
(11) महासुगन्धि अगद आदि का प्रयोग किया जाता है।

❖ **प्रधमन (Blowing)**

इसका अर्थ है किसी नली या चौंगे में औषधि रखकर नासा या व्रण के अंदर प्रविष्ट करना या उसपर छिड़काव करना।

आचार्य चरक अनुसार

कृत्वा दद्यात्कटभीकटुकट्फलप्रधमनं च।। (च.चि.23/66)

मुख्यत प्रधमनार्थ–ज्योतिष्मती, त्रिकटु, कट्फल (कायफल) का चूर्ण बनाकर प्रधमन करना चाहिए। यह विषनाशक भी है।

❖ **प्रतिसारण (प्रघर्षण) Scrubbing:**

❖ इसका अर्थ है–शुष्क चूर्ण को दंश स्थान पर मलना या घर्षण करना।

तस्मात् प्रघर्षणैरसृगवर्तमानं प्रवर्त्यं स्यात्।। (च.चि.23/40)

❖ प्रच्छान आदि क्रियाओ द्वारा भी यदि दूषित रक्त पूर्ण रूप से बाहर न निकल पाए तो प्रघर्षण क्रिया द्वारा दूषित रक्त की प्रवृति करवाई जाती है।

❖ **आचार्य चरक अनुसार प्रघर्षण द्रव्यः**

त्रिकटुगृहधूमरजनीपञ्चलवणरोचनाः सवार्ताकाः (च.चि.23/41)

❖ शुण्ठी, मरिच, पिप्पली, गृहधूम, हरिद्रा, पञ्च लवण, गोरोचन व बड़ी कटेरी– इन सब को समभाग लेकर कपड़छन चूर्ण बनाकर दंश स्थान पर घर्षण करे। इस से रुका हुआ रक्त आने लगेगा।

❖ प्रतिविष (Antidotes)

- आयुर्वेद में विषाक्तता की असाध्य अवस्था में अन्तिम उपचार जंगम विष में स्थावर विषपान व स्थावर विष में जंगम विष अर्थात विषाक्त सर्प से दंश करवाना।

विषपानं दष्टानां विषपीते दंशनं चान्ते।। (च.चि.23/50)

- जंगम विष स्थावर विष का और स्थावर विष जंगम विष का प्रतिविष है।

❖ **संज्ञास्थापन (Revival of consciousness)**

- विषाक्तता की अवस्था में रोगी को उपचार के लिए संज्ञा में बनाये रखना व मूर्छित रोगी को संज्ञा में लाना आवश्यक है।
- तो शस्त्रविद वैद्य शिर पर काकपद के समान व्रण बनाये ।

आचार्य सुश्रुत अनुसार

लक्षण अनुसार उपचार

नष्टसञ्ज्ञं विवृत्ताक्षं भग्नग्रीवं विरेचनैः।
चूर्णैः प्रधमनैस्तीक्ष्णैर्विषार्तं समुपाचरेत्।। (सु.क.5/43)

❖ जिसकी चेतना नष्ट हो गयी हो, आँखे फैल गयी हो तथा ग्रीवा भग्न हो गयी हो।

ऐसे विषाक्त व्यक्ति में चूर्ण, तीक्ष्ण प्रधमन नस्य तथा विरेचन का प्रयोग करना चाहिए।

ताडयेच्च सिराः क्षिप्रं तस्य शाखाललाटजाः।
तास्वप्रसिच्यमानासु मूर्ध्नि शस्त्रेण शस्त्रवित्।। (सु.क.5/44)

❖ ऐसे विषाक्त व्यक्ति की शाखाओ तथा ललाट की शिराओ को ताड़न करना चाहिए। इसके पश्चात भी यदि रक्त न आए तो शस्त्र क्रिया को समझने वाला तुरन्त शस्त्र से काकपद का चिन्ह बनाए।

कुर्यात् काकपदाकारं व्रणमेवं स्रवन्ति ताः।
सरक्तं चर्म मांसं वा निक्षिपेच्चास्य मूर्धनि।। (सु.क.5/45)

❖ इस प्रकार काकपदाकारं व्रणस्थान पर रक्त का स्रावण होगा। इसके पश्चात् व्रणस्थान पर रक्त युक्त मांस या चर्म को रखे।

चर्मवृक्षकषायं वा कल्कं वा कुशलो भिषक्।
वादयेच्चागदैर्लिप्त्वा दुन्दुभींस्तस्य पार्श्वयोः।। (सु.क.5/46)

❖ कुशल चिकित्सक चर्म वृक्ष के कषाय या कल्क का प्रयोग करे।

❖ रोगी के समीप ऐसे ढोल–नगाड़े बजाये जिन पर अगद द्रव्यों का लेप किया हो।

लब्धसञ्ज्ञं पुनश्चैनमूर्ध्वं चाधश्च शोधयेत्।
निःशेषं निर्हरेच्चैवं विषं परमदुर्जयम्।। (सु.क.5/47)

इस प्रकार संज्ञा आ जाने पर रोगी का उर्ध्व–अधो मार्गो से वमन विरेचन द्वारा कठिनाई से ठीक होने वाले सम्पूर्ण विष का निर्हरण करना चाहिए।

अल्पमप्यवशिष्टं हि भूयो वेगाय कल्पते।
कुर्याद्वा सादवैवर्ण्यज्वरकासशिरोरुजः।। (सु.क.5/48–49)
शोफशोषप्रतिश्यायतिमिरारुचिपीनसान्।

यदि विष अल्प मात्रा में भी शेष रह जाये तो पुनः उसके वेग आने लगते है। व साद (अंग ग्लानि), विवर्णता, ज्वर, कास, शिरोवेदना, शोफ, शोष, प्रतिश्याय, तिमिर, अरुचि, पीनस हो जाते है।

↓

तेषु चापि यथादोषं प्रतिकर्म प्रयोजयेत्।। (सु.क.5/49)

- ऐसी स्थिति में ततत रोग का दोषानुसार उपचार (प्रतिकर्म) करना चाहिए। व विष पीड़ित के उपद्रवों की चिकित्सा यथास्व अर्थात जैसा उपद्रव है उसी अनुसार उपचार करे।
- **लेप (Ointment) (Fig. 2.16)**

घर्षणमतिप्रवृत्ते वटादिभिः शीतलैर्लेपः (च.चि.23/41)

- लेप प्रतिसारण कर्म के कारण यदि रक्त अधिक मात्रा में निकलने लगे तो वट आदि क्षीरी वृक्षों के शीतल कल्क का लेप लगाना चाहिए।

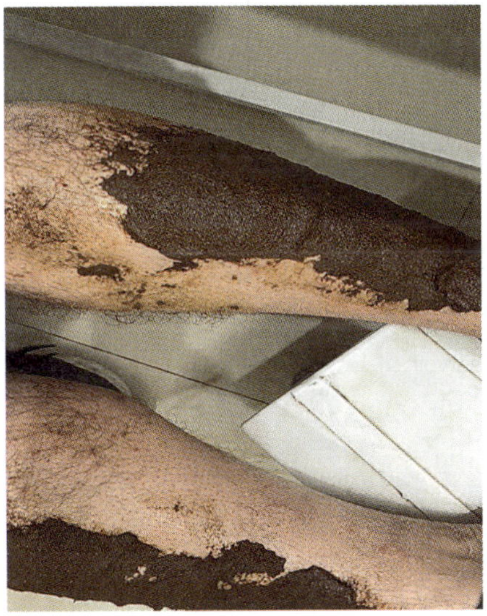

Fig. 2.16

आचार्य वाग्भट अनुसार

कृष्णसर्पेण दष्टस्य लिम्पेद्दंशं हृतेऽसृजि।
चारटीनाकुलीभ्यां वा तीक्ष्णमूलविषेण वा। (अ.स.उ. 42/18)

- दर्वीकर सर्प दंश स्थान से रक्त निकालकर दंश स्थान पर चारटी (भार्गी या ब्राह्मी), नाकुली (रास्ना, सर्पसुगन्धा) अथवा तीक्ष्ण मूल विषों का (वत्सनाभ या लागंली) लेप करें।

निष्ठीवेन समालिम्पेद्दंशं कर्णमलेन वा। (अ.स.उ.42/3)

- सर्प दंश के पश्चात मुख की लाला या कर्ण मल का लेप करें।

अङ्गं सहैव दंशेन लेपयेदगदैर्मुहुः। (अ.स.उ.42/9)

- दंश स्थान के साथ–२ सम्पूर्ण अंग पर बार–२ अगदों का लेप करे।

शोणितं स्त्रुतशेषं च प्रविलीनं विषोष्मणा।
लेपसेकैः सुबहुशः स्तम्भयेद् भृशशीतलैः।। (अ.स.उ.42/13)

- जो रक्त शेष रह जाये व विष उष्मा के कारण लीन होने से बाहर न निकले तो उसको बार–२ अति शीतल लेपो द्वारा निर्विष करे।

अस्कन्ने विषवेगाद्धि मूर्च्छायमदहृद्द्रवाः।
भवन्ति तान् जयेच्छीतैर्वीजेच्चारोमहर्षतः।। (अ.स.उ.42/14)

- विष के वेग के कारण स्रावित रक्त का स्तंभन न हो तो मूर्च्छा व हृदय की द्रुत गति हो जाती है। इसके लिये शीतल लेप उपयोग करे।

आचार्य सुश्रुत अनुसार

समन्तादगदैर्दंशं प्रच्छयित्वा प्रलेपयेत्। (सु.क.5/16)

- दंश के चारों ओर प्रच्छन क्रिया कर अगदों से लेप करे।

- **मृतसंजीवनः** यह विद्या लुप्तप्राय है।

GENERAL PRINCIPLES OF MANAGEMENT OF POISONING

- If the poison is known specific treatment must be instituted.
- If the poison is not known, treatment is given on general lines.

AIM OF THE TREATMENT

- The main aim of treatment is to help the patient to stay alive by attention to respiration and circulation.
- While he is assisted to get rid of the poison by metabolism or excretion.
- While to some extent the details will vary according to the entry of the poison inhalation, injection, contact or ingestion.

The Main Objects Include

- Removal of unabsorbed poison from the body.
- Use of antidotes.
- Elimination of the absorbed poison.
- Treatment of general symptoms.
- Maintenance of the patient's general condition.
- **Treatment of symptomatic patient:**
  - In symptomatic patients, treatment of life-threatening complication takes superiority over diagnostic evaluation.

❖ **Coma:**
- The initial can be remembered by mnemonic ABCD. For airway, breathing, circulation, and drugs respectively.

❖ **Airway (Figs. 2.17 and 2.18):**
- Once a clear airway is established by positioning, suctioning
- Insertion of an artificial nasal and oropharyngeal airway or endotracheal intubation.

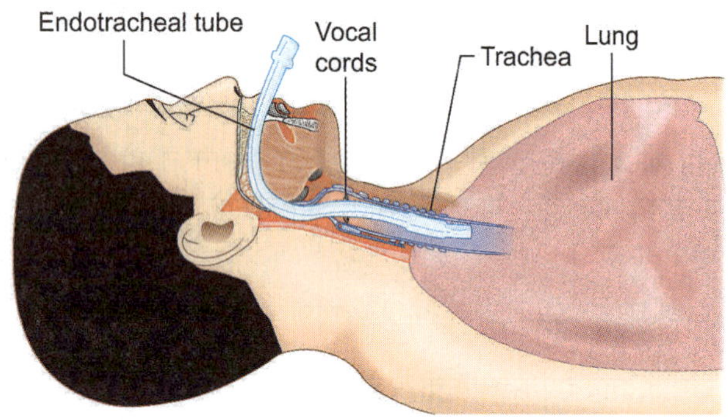

Fig. 2.17

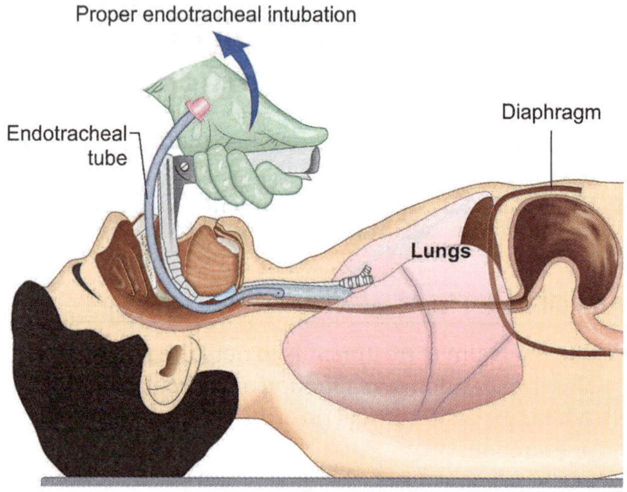

Fig. 2.18

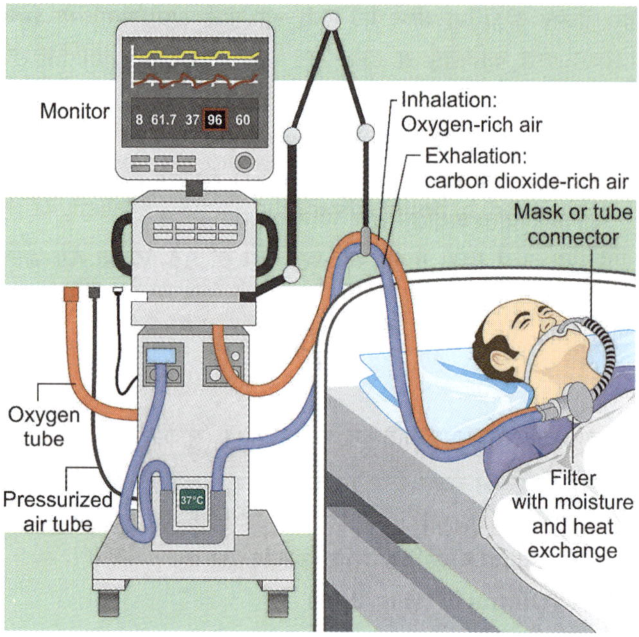

Fig. 2.19

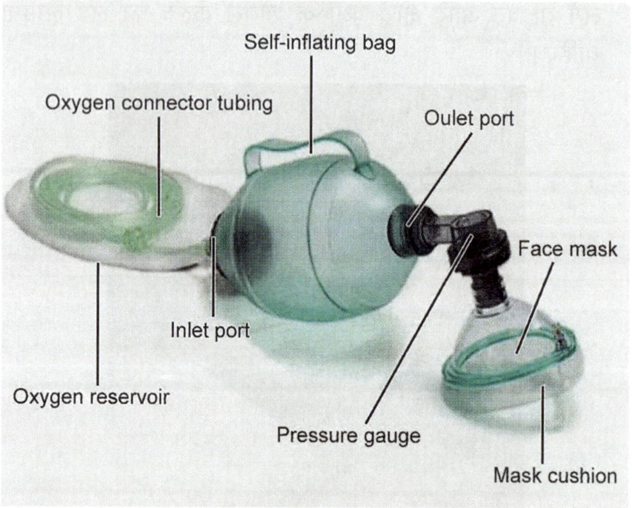

Fig. 2.20

❖ **Breathing (Figs. 2.19 and 2.20):**
- Provide assistance if necessary with a bag-valve-mask device or mechanical ventilator.
- Provide supplemental oxygen.
- Measurement of blood pH, pCO_2, pO_2 and standard bicarbonate or by Wright's spirometer which signifies the presence of respiratory impairment.
- If the minute volume is less than 4 liters the pCO_2 is measured by the rebreathing method.

❖ **Circulation:**
- Measure the pulse and blood pressure.
- A systolic blood pressure less than 90 mm Hg in persons above 50 years and less than 80 mm Hg in young persons is indicative of shock.
- Tissue perfusion is best assessed by measuring the urinary output.
- Place the patient on continuous ECG monitoring **(Fig. 2.21)**.

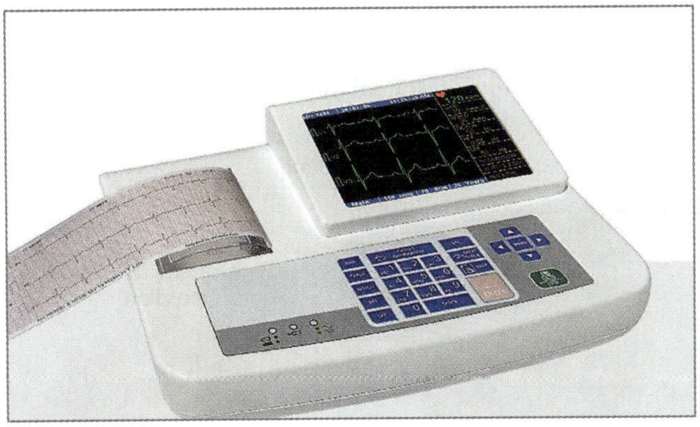

Fig. 2.21

❖ **Drugs:**
- Dextrose 50%: 50–100 mL intravenous (unless beside glucose is normal)
- Thiamine: 100 mg IM or IV
- Naloxone: 0.45–2 mg IV
- Flumazenil: 0.2–0.5 mg IV

❖ **Hypothermia:**
- Gradual rewarming is ideal. Unless the patient is in cardiac arrest.

❖ **Hyperthermia:**
- It is treated aggressively by removing all clothing. Spraying with tepid water and Fanning the patient.
- Dantrolene (2–5 mg/kg IV) may be effective for hyperthermia but does not response malignant hyperthermia.

❖ **Hypertension:**
- If the diastolic pressure is >105 or 110 mmHg. BP patients who are nervous or uneasy may benefits from a sedative, such as lorazepam 2–3 mg IV
- For persistent BP administer - Phentolamine. 2–5 mg IV
  - Nitroprusside sodium 0.25–8 ug/kg/min IV

❖ **Hypotension:**
- Most patient respond to empiric treatment. (200 mL IV, bolus of 0.9%. Saline, or isotonic crystalloid up to a total of 1–2 liters).
- If unsuccessful, give dopamine 5–15 ug/kg/min by infusion.
- In severe poisoning prolong hypotension commonly seen.

❖ **Convulsions/seizures:**
- Administer lorazepam 2–3 mg IV over 1–2 minutes.
- If intravenous access is not immediately available then give Midazolam 5–10 mg intramuscular.
- If convulsions continue then give phenobarbital, 15–20 mg/kg slowly IV over 30 minutes or phenytoin 15 mg/kg IV over 30 minutes.

Removal of Unabsorbed Poison

❖ **Inhaled poisons**
- In case of inhalation of gaseous poisons (e.g., Carbon monoxide, gas from the sewerage the patient should be removal into fresh air.
- Artificial respiration and O_2 (6–8 liters/min) should be given.
- Air passages should be kept free from mucus by postural drainage or by suction (aspiration).

❖ **Injected poisons:**
- If the poison has been injected subcutaneous a tight tourniquet should be applied proximal to the point of injection.
- Tourniquet must be loosened for 1 minute after every 10 minutes to prevent gangrene.
- The wound should be excised, and poison removed by suction or neutralized chemically.
- Immersion in the water at 10°C or below to slow down blood flow in the capillary.
- Local vasoconstriction can be produced by injection of adrenaline.
- The common examples of injected poisons are insulin, snake bite, insect bite, etc.

❖ **Contact poisons:**
- Immediately copious flushing with water, saline.
- Saline is preferred for eye irrigation. A triple wash (water, soap) is best for dermal decontamination.
- Drinkable liquid is the initial treatment for topical exposures (except alkali, metals, calcium oxide and phosphorus).
- If the poison be dripped or sprayed on skin, eye or wound and inserted into vagina, rectum or urinary bladder to treat it is to wash it.

❖ **Ingestion poison:**
- The object is to remove from the stomach as soon and as much of the poison as possible.
- For this purpose
  - Stomach washed out (gastric lavage)
  - Vomiting (emesis) may be induced.

❖ **Gastric lavage (Fig. 2.22)**
- Gastric lavage (stomach washing) is most useful within 1 hour after ingestion of any poison.
- Done also within about 4–6 hours after the ingestion of poison
- It is performed by sequentially administering and aspirating about fluid/kg of body weight with a 36–40 French orogastric tube (22–28 French tube for children). **(Figs. 2.23 and 2.24)**
- It is repeated till clear and odorless fluid comes out. If there is any bleeding, the procedure is abandoned.

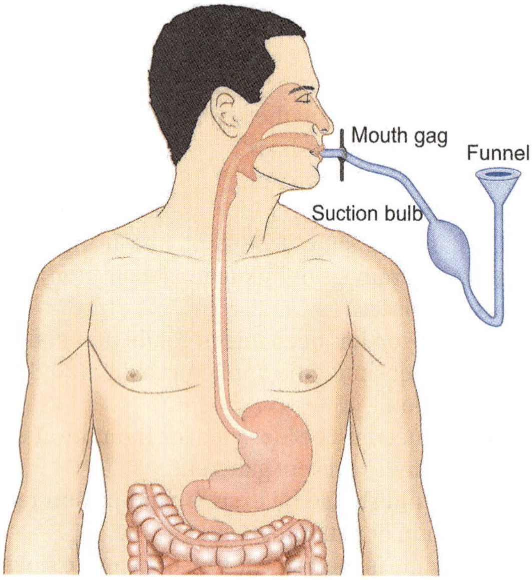

Fig. 2.22

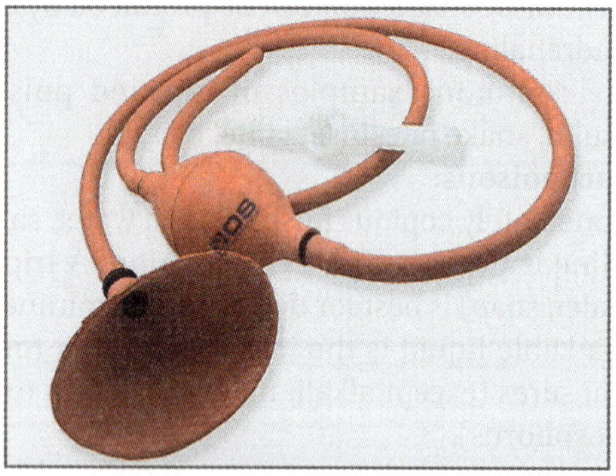

Fig. 2.23

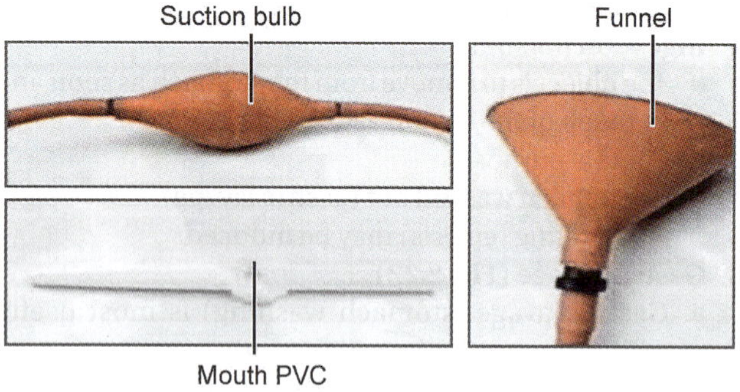

Fig. 2.24

❖ **Procedure:**
- The patient is placed in Trendelenburg. **(Fig. 2.25)** (mouth is at lower level than larynx (hips higher than patient head) as this will aid respiratory drainage and also prevent regurgitated material from entering the respiratory tract.
- In left lateral decubitus position (pylorus points upward in this orientation and helps prevent the poison from passing through the pylorus during the procedure).
- Even if an endotracheal tube is in place for ventilatory support.

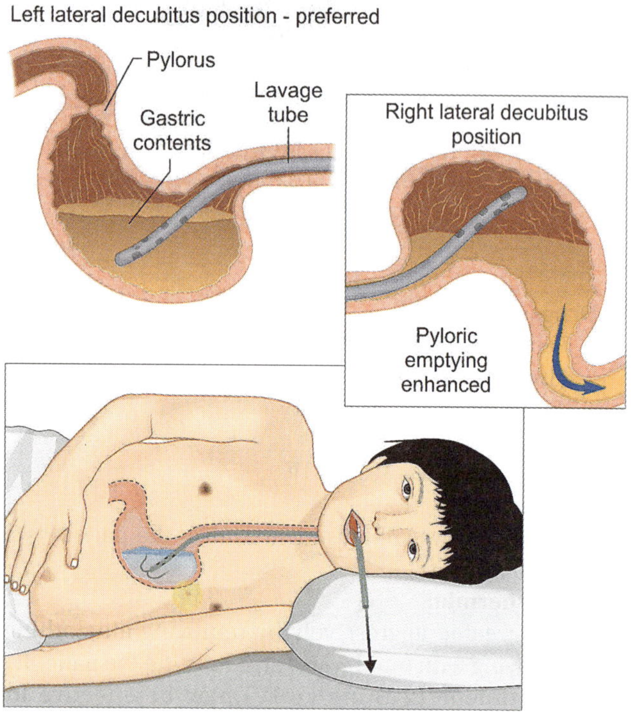

Fig. 2.25

❖ **Confirmation of tip in the stomach:**
- little air in a syringe is forced down the tube, bubbling sounds are heard through the stethoscope applied over the stomach.
- If the tube has entered the trachea, a hissing noise is heard at the other end.
- if the patient is conscious, reflex coughing takes place and bubbles of air will be found coming out if outer end is dipped in water. 250 mL of water is injected.
- Allow after testing, about for fluid to act in the stomach. The fluid few minutes is then taken out and preserved for chemical analysis.

❖ **Fluid for gastric lavage:**
- Except for infants where normal saline is recommended tap water is acceptable.

Others Agents Used

❖ 1:5000 $KMnO_4$, 5% $NaHCO_3$, 4% tannic acid, 1% Na/KI, 1-3% calcium lactate, saturated lime water or starch solution.
- When clear solution comes out, a small quantity of fluid is left behind to neutralize whatever small quantity of poison remains in the stomach.

❖ **Contraindication of gastric lavage:**
- It is contraindicated mainly in corrosive poisoning (except carbolic acid) fear of rupture of the stomach further injury to esophageal mucosa.
- In other cases, it can be performed after asking necessary precautions.

❖ **As for example**
- In strychnine poisoning convulsions should be controlled.
- In kerosene or volatile poisons or in comatose conditions, airway should be sealed by cuffed intubation to avoid the high risk of aspiration into the air passages.
- In hypothermia body temperature would need careful attention.

❖ **Complications:**
- Aspiration is a common complication 10% of patients.
- Serious complications like esophageal and gastric perforation and tube misplacement in the trachea occur in about 1% of patients.

❖ **Emetics:**
- They should be used only if there is difficulty in obtaining gastric lavage.
- Vomiting can be produced if the medullary centers are still responsive.
- Due to danger of aspiration of gastric contents, vomiting should only be induced in a conscious patient.

❖ **Method:**
- Household emetics
  - A table-spoonful (15 g) of mustard powder in 200 mL of warm water.
  - Large amount of warm water.
  - Two table-spoonful of common salt in a tumbler (200 mL) of warm water.
  - Readily available in every household, may be used in an emergency. Because common salt may effect salt poisoning.

❖ **Other methods used as emetics:**
- Ipecac 1–2 g or ipecac syrup in a dose of 30 mL does act as an emetic in about 20–30 minutes. The dose may be repeated one time
  (30 mL for adults, 15 mL for children).
- Zinc sulfate ($ZnSO_4$) 1–2 g in 200 mL of water, repeated in 15 minutes.
- Ammonium carbonate $(NH_4)_2\ CO_3$ 1–2 g in 200 mL of water.
- Apomorphine 6 mg by subcutaneous injection followed by naloxone hydrochloride (Narcan) 5–10 mg im or iv to counteract its narcotic effects may be used:
  - It produces rapid vomiting within 3–5 minutes.
  - It facilitates gastric lavage by removing gastric contents which may obstruct the stomach tube.
  - It produces reflux of upper intestinal contents (enteric coated tablets, etc.) into the stomach.
- It should induced either by licking the throat (fauces) or by the use of emetics.

❖ **Contraindication of emetics:**
- Advanced pregnancy.
- In cases of CNS depression, seizures or rapidly acting CNS poisons (camphor, cyanide, morphine, tricyclic antidepressants, propoxyphene and strychnine).
- Severe heart and lung diseases.
- Others same as gastric lavage.

❖ **Dilution:**
- Dilution (i.e., drinking 5 mL/kg of body weight of water or any other clear liquid) is recommended only after the ingestion of corrosives (acids or alkali).

Administration of Antidotes

❖ **Definition:**
- Antidotes are compounds that are specially designed to counteract and neutralize the effects of poisons by acting to prevent, inhibit, inactivate, reverse the harmful effects of a toxic agent.
- They need to be used because
  - Gastric lavage or emesis may not be necessary or the poison may not have been entirely eliminated.
  - Poison is already absorbed.
  - The poison has been administered route other than ingestion.
- They can be classified into four groups in accordance with their mode of action, namely:
  1. Mechanical or physical
  2. Chemical
  3. Physiological or pharmacological
  4. Universal.

❖ **Mechanical/physical antidotes:**
- It neutralizes poison by mechanical action or prevents their absorption.

❖ **Multiple-dose activated charcoal (MDAC):**
- It is described as using activated charcoal in at least two continuous doses. Activated charcoal is a fine, odorless, black powder that can be generated by distilling several organic compounds destructively.
- Wood pulp, which is frequently treated at a high temperature using a range of activating chemicals, including steam.

❖ **Dose:**
- 40–80 g (dose: 0.5–1 g/kg body weight) to boost its adsorptive potential. It is combined with CO to create a soup-like consistency add 200 mL of water and given orally.

- Addition of a flavoring (cherry, chocolate, or cola syrup) or sweetener (sorbitol) to the suspension can improve its palatability.

❖ **Action:**
- It functions mechanically by absorbing and holding to substances, specifically alkaloid poisons, in its pores. This allows the charcoal-toxin combination to be expelled with feces.
- The network of pores may absorb between 100 and 1000 milligrams of charcoal or medication.

❖ **Uses:**
- It is applied to cases of strychnine, morphine, atropine, nicotine, phenobarbital, salicylates, KCN, and phenol poisoning.
- Charcoal does not absorb charged (ionized) substances well, including mineral acids, alkalis, and highly dissociated salts of cyanide, fluoride, iron, and lithium. Because activated charcoal does not bind metals, its usefulness is limited in cases of acute metal ingestion.

❖ **Contraindications:**
- Ingestion of aliphatic hydrocarbons such as gasoline or kerosene, metallic salts, iodine, cyanide, alcohol, unprotected airway, low consciousness functional or mechanical bowel obstruction (absence of bowel sounds, ileus), and when the patient appears more than 2 hours after ingestion.

❖ **Side-effects:**
- Nausea, vomiting and diarrhea or constipation.
- Additionally, charcoal has the potential to inhibit the absorption of medicinal medicines taken orally.
- Among the complications are infarction carried by inspissated charcoal-aspiration, intestinal blockage, and mechanical obstruction of the airway.

❖ **Demulcents:**
- On the mucous membrane of the stomach, such as milk or starch demulcents are chemicals that create a protective layer known as magnesia.
- Demulcents, e.g., mineral oil, aluminum hydroxide, egg white, and milk of magnesia, olive oil.

❖ **Contraindication:**
- Fat and oils not used for oil soluble poison, such as: Kerosene, phenol, organophosphorus, CCl_4, phosphorus, turpentine.

❖ **Bulky food**
- They act as mechanical antidote to glass powder by imprisoning its particles within its meshes.

❖ **Chemical antidotes:**
- When poison comes into contact with them, they oxidize it or produce insoluble or harmless chemicals to counteract the poison's effects.

❖ **Potassium permanganate:**
- It has oxidizing properties, 1:5000 solution is used.
- Washing must be done repeatedly until the stomach's solution turns pink in color.
- It acts well against barbiturates, phosphorus, cyanide, and the majority of alkaloids, such as opium, strychnine, and atropine.

❖ **Tannic acid:**
- Alkaloids, lead, silver, aluminum, cobalt, and copper precipitate when added to (4%) strong tea.

❖ **Dilute alkalis**
- For example ammonia, alkaline hydroxide, or milk of magnesia can neutralize acid.
- Bicarbonates should not be administered due to the possibility of stomach rupture from released carbon dioxide.

❖ **Albumin:** $HgCl_2$ is precipitated, while phosphorus is precipitated by $CuSO_4$.

❖ **Tincture iodine or Lugol's iodine:** Precipitates alkaloids, lead, mercury, silver and quinine.

❖ **Common salt:** Reacts with $AgNO_3$ by direct chemical action forming insoluble AgCl.

❖ **Chemical action:** Canned fruit juice and lemon juice are other alternatives.

❖ **Physiological/pharmacological antidotes:**
- These substances have the opposite effect of poisoning.
- Once some of the poison has entered the bloodstream, they are utilized.
- Usually incomplete, the antagonism might have adverse effects on its own, for example:
  - N-acetyl cysteine for acetaminophen
  - Amyl nitrite for cyanide
  - Atropine and oximes for OPC
  - Diazepam for strychnine
  - Naloxone for morphine
  - Anti-snake venom for snake bite.

❖ **Universal antidote:**
- It was a combination of physical and chemical antidotes.
- Used in situations when the type of poison consumed is unknown or where it is suspected that multiple poisons were consumed.
- Constituents of universal antidote:
  - Powdered charcoal - 2 parts
  - Magnesium oxide - 1 part (milk of magnesia)
  - Tannic acid (strong tea) - 1 part

❖ **Purpose/action:**
- Adsorbs alkaloids
- Neutralizes acid
- Precipitates alkaloids, glycosides and metals.

- **Murail antidot:**
  - Ferrous sulfate – 100 parts.
  - Magnesia – 88 parts.
  - Charcoal - 100 parts.
  - Water - 100 parts.
- **Dose:** 1teaspoon one or more time.
  - **Uses:** Arsenic, zinc, mercury, strychnine, morphine.
- **Chelating agents:**
  - They have a higher affinity for the metals than the natural enzymes: Which makes them useful as targeted antidotes against some forms of heavy metal poisoning.
  - they interact with sulfhydryl (-SH) radicals in tissues many heavy metals prevent the body from using its respiratory enzymes.
- **Used chelating agents as a antidote**
  - BAL (British anti-lewisite, dimercaprol):
- **Uses of BAL:**
  - It is used in the treatment of certain type of heavy metal poisoning. For example
    - Arsenic, mercury
    - Lead, bismuth
    - Copper, gold, and other heavy metal poisoning
- **Dose of BAL:**
  - It is given deep intramuscular as a 10% solution in arachis oil with benzyl benzoate.
  - In severe poisoning – dose 3–5 mg/kg IM 4 hours for 2 days. 6 hourly on 3rd day. Than 12 hours for 10 days.
- **Side effects:**
  - Nausea, headache.
  - Vomiting, hypertension
- **Contraindication:**
  - Liver damage
  - G-6-PD deficient individuals.
  - Iron and calcium poisoning.
- **EDTA (Ethylenediaminetetraacetic acid, calcium disodium versenate):**
- **Uses of EDTA:**
  - It is more effective than BAL in treating arsenic and mercury toxicity.
  - **Effective in:**
    - Lead, mercury, copper
    - Cobalt, cadmium
    - Iron and Nickel poisoning.
  - Given that $CaNa_2$ EDTA is ionized, the GIT cannot absorb it; an intravenous (IV) must be used instead intramuscular (IM is painful).
- **Dose of EDTA:**
  - 250–500 mL of 5% glucose with 25–35 mg/kg body weight or NS in 1–2 hours twice daily for 5 days
- **Contraindication:**
  - Renal damage.
- **Penicillamine (Cuprimine):**
  - It is a penicillin hydrolysis product with a stable -SH group. It helps with hepatolenticular degeneration as well.
  - The advantage it can be given orally.
- **Use of Penicillamine:**
  - It treats pb, Hg, and copper toxicity.
- **Dose:**
  - 30 mg/kg body weight in four divided doses, for a maximum of 2 g/day
- **Desferrioxamine**
  - It is very useful in acute iron poisoning and chronic disease hemochromatosis.
- **Dose:**
  - 2 g in 5% of laevulose solution given intravenously and repeated after 12 hours also given IM
- **Succimer or DMSA (dimercaptosuccinic acid):**
  - Its chelating qualities, water solubility, and oral efficacy are comparable to those of dimercaprol.
  - It works better than EDTA to treat lead toxicity.
  - It is also used in mercury and arsenic poisoning.
  - It can be administered to people with G-6-PD deficiency and is less hazardous to the kidneys.
  - There are numerous antidotes available to treat poisoning.
- **Dose:**
  - 10 mg/kg orally. every 8 hours for 10 days.
- **Removal of poison by excretion:**
  - Enhanced elimination indications:
    - Severe poisoning, with most of the toxin found in the extracellular fluid.
    - Poison binds to proteins poorly.
    - When mortality and morbidity are highly probable.
    - When a poison has harmful effects that are delayed but yet severe.
  - Methods of poison excretion:
    - Renal excretion:
      - Renal excretion can be enhanced by oral administration of large volumes of liquids or tea.
  - Forced diuresis and pH changes in the urine:
    - **Saline diuresis:** The renal excretion of alcohol, fluoride, and thallium can be improved.
    - **Alkaline diuresis**
      - Producing a urine pH 7.5 and a urine output of 3–6 mL/kg body weight/h by adding sodium bicarbonate to an IV solution
      - It increases the excretion of salicylate, methotrexate, phenobarbital, diflunisal, fluoride and 2,4-dichlorophenoxyacetic acid.

- Acid diuresis
  - They increase the excretion of cocaine, local anesthetics, phencyclidine, quinidine, quinine, strychnine, amphetamines, and tricyclic antidepressants.

❖ **Whole-bowel irrigation:**
- It is done by feeding a gastric tube at a rate of 2 L/h (0.5 L/h in children).
- Orally providing a bowel-cleansing solution including electrolytes and polyethylene glycol until the rectal output is clear.

❖ **Cathartics**
- Cathartics are saccharides (mannitol or sorbitol) or salts (disodium phosphate, magnesium citrate/sulfate, or sodium sulfate) that promote the evacuation of the contents of the GIT through the rectal route.
  - Most effective cathartic is sorbitol in a dose of 1–2 g/kg of body weight.

❖ **Contraindications:**
- Ingestion of corrosives and pre-existing diarrhea.
- Patients with renal failure shouldn't take magnesium-containing cathartics.

❖ **Diaphoretics (Sudorifics)**
- Application of heat (blankets or hot water bottle)

❖ **Extracorporeal removal (Fig. 2.26)**
- Peritoneal dialysis- used in salicylate poisoning in child
- Hemodialysis- used in barbiturate, boric acid, thiocyanate glutethimide, methyl alcohol, salicylate
- Resin hemoperfusion.
- Hemofiltration.
- Plasmapheresis.
- Hemoperfusion: In cases of acute poisoning caused by caffeine, CCl_4, hypnotic sedatives (barbiturates, meprobamate), mushrooms, and paraquat, hemoperfusion should be taken into consideration.
- Exchange transfusion is only feasible with small children and has been applied to poisoning by salicylates, barbiturate, iron salt, carbon monoxide, etc.

❖ **Symptomatic treatment:**
- Morphine is given to relieve pain.
- Oxygen or artificial respiration for respiratory failure anesthetic.
- Barbiturates or diazepam – for convulsions
- Sodium bicarbonate to treat - acidosis
- Infusion of glucose for hypoglycemia.
- Restoration of electrolyte imbalance.

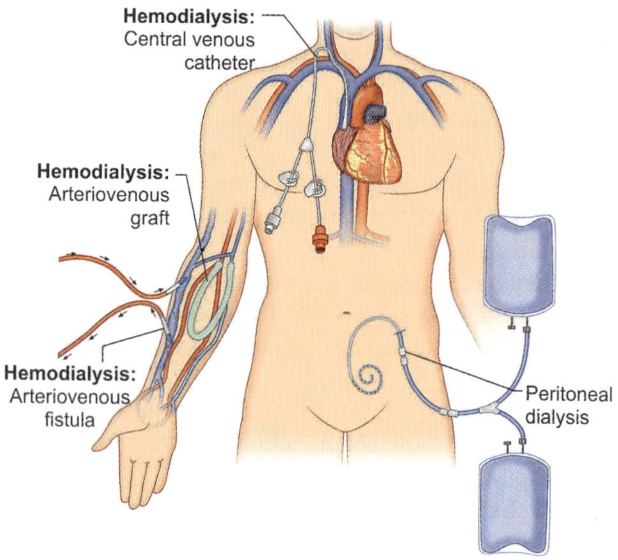

Fig. 2.26

DUTIES OF A DOCTOR IN A CASE OF SUSPECTED POISONING

❖ The patient's life must be saved first and foremost in all care and treatment.

❖ Legally help the authorities ascertain how the poisoning occurred.
- Take note of the patient's first details, including name, age, sex, profession, address, time and date, who brought the patient, identification markers, and medical history.

❖ **In case of suspected homicidal poisoning:**
- Before offering an opinion in cases of suspected homicidal poisoning, the physician must verify his suspicions. For this, he has to
  - Collect urine and vomitus, then send both samples for examination.
  - Keep a close eye on the symptoms in relation to food, any changes in the color, taste, or smell of food or drink, and any other people who may be affected at the same time.
  - Inform a senior practitioner about the case and consult him in complete confidentially.
  - Take the patient to the hospital for treatment. If the patient declines, the physician should assign trusted nurses to give the medication and meal, and nobody else should be left alone with the patient.
  - As soon as the suspicion is proved, he should immediately ask to have the patient taken to the hospital. It is essential to get the victim's consent if he is an adult.

- ♦ It is important to preserve any suspected food items, excreta, and stomach wash samples.

- ❖ **Non-compliance is punishable under Sec. 238 BNS (201 IPC).**
  - ■ If it is shown that the physician took action to protect the accused maybe up to 7 years in imprisonment, depending on the offense. The medical professional would be responsible for demonstrating that there was a non-deliberate neglect to gather and preserve the samples in this situation.
  - ■ Any suspected poisoning case whether accidental, suicidal, or homicidal, treated at a hospital must be reported to the police by a government medical officer.
  - ■ Under Section 33BNNS(39 CrPC) a private practitioner is bound to inform the police or magistrate if he believes that a patient has suffered homicidl poisoning.
- ❖ **Non-compliance is punishable under Sec. 211 BNS (176 IPC)**: Simple imprisonment up to 6 month with/ without fine of 1,000 to 10,000.
- ❖ **Under Section 212 BNS (177 IPC):** Providing false information on such things is punished by a simple 6 month prison sentence and/or a fine of ₹10,000. if it is related to commission of an offence-up to 2 years with or without fine.
  - ■ Since the attempt to commit suicide under part 309 of the IPC is not included in the part of the IPC for which information is required to be provided under Sec. 33BNNS (39 CrPC) the private practitioner is not required to notify the police if he is certain that the patient has suffered suicidal or accidental poisoning.
  - ■ The terms "illegal" and "legally bound to do" are defined in **Sec. 43 of the IPC**. Therefore, it is the responsibility of the medical professional to not commit crimes or hide them.
  - ■ In case the patient's condition worsens, he needs to arrange for the recording of the dying declaration.
  - ■ In the event that the patient passes away, he should inform the police instead of signing a death certificate.
  - ■ Only after receiving the report from the forensic science laboratory can one form an opinion regarding the nature of the poison.
  - ■ **Sec. 175 CrPC:** When the investigating officer (IO) calls the practitioner, he is required by law to provide any relevant information about the case that has come to his knowledge.
  - ■ **Sec. 239 BNS (202 IPC):** If he keeps the information, he may face prosecution under this Section, which imposes up to a 6-month jail and a fine.
  - ■ **Under Section 229 BNS (193 IPC):** He could face charges, if he provides false information during legal processes (for perjury up to 7 years and fine and if any other case up to 3 years, and fine)

QUESTION FROM THE UNIT

- ❖ Describe the diagnosis of poisoning in living and dead.
- ❖ Enumerate and discuss chaturvimshati upakrama.
- ❖ Describe the general principles of management of poisoning.
- ❖ Describe the duties of medical officer in case of suspected poisoning.

MULTIPLE CHOICE QUESTIONS

Q1. The *most important* sign to suspect poisoning in a living person is:

A. Sudden loss of consciousness
B. Fever
C. Weight gain
D. Loss of appetite

Answer: A. Sudden loss of consciousness

Q2. In a dead body, the following sign is commonly associated with poisoning:

A. Marbling of skin
B. Greenish-blue hypostasis
C. Emaciation
D. Bone fracture

Answer: B. Greenish-blue hypostasis

Q3. The *Chaturvimshati Upakrama* are mentioned in which context?

A. Management of Jwara
B. Visha Chikitsa
C. Vrana Chikitsa
D. Bala Roga

Answer: B. Visha Chikitsa

Q4. Which of the following is NOT a part of Chaturvimshati Upakrama?

A. Vamana
B. Nasya
C. Rakta Mokshana
D. Vajeekarana

Answer: D. Vajeekarana

Q5. The first step in the general management of poisoning is:

A. Giving Rasayana
B. Removing the unabsorbed poison
C. Administering Madya
D. Performing Abhyanga

Answer: B. Removing the unabsorbed poison

Q6. Which of the following is NOT a principle of Visha Chikitsa?

A. Shodhana
B. Shamana
C. Vajeekarana
D. Antidote therapy

Answer: C. Vajeekarana

Q7. Which of the following is a legal duty of a physician in a suspected poisoning case?
A. Destroy the evidence
B. Inform the police or legal authorities
C. Perform treatment secretly
D. Ignore the patient's condition
Answer: B. Inform the police or legal authorities

Q8. In suspected poisoning, the most ethical responsibility of a physician is:
A. To delay treatment until family arrives
B. Preserve samples for forensic examination
C. Refer the case without first aid
D. Disclose patient history to media
Answer: B. Preserve samples for forensic examination

Q9. The use of antidotes (Prativisha) comes under:
A. Preventive care
B. Shodhana
C. Specific therapy
D. Rasayana
Answer: C. Specific therapy

Q10. In case of snakebite, the most essential treatment is:
A. Vamana
B. Administration of anti-venom serum
C. Abhyanga
D. Leech therapy
Answer: B. Administration of anti-venom serum

Vishakta Aahara Pariksha and Viruddha Ahara

3
UNIT

LEARNING OBJECTIVES

- Sources of exposure of visha with contemporary relevance
- Vishakta aahara pariksha
- Adulteration and tests for its detection
- Techniques used in the detection of poisons
- Viruddha-ahara with contemporary relevance
- Food poisoning and amavisha
(Lecture: 3 hours, Nonlecture: 2 hours)

SOURCES OF EXPOSURE OF VISHA WITH CONTEMPORARY RELEVANCE

आयुर्वेद अनुसार

विषाधिष्ठान (जिन वस्तुओं के माध्यम से विष दिया जाता है)

अन्ने पाने दन्तकाष्ठे तथाऽभ्यङ्गेऽवलेखने।
उत्सादने कषाये च परिषेकेऽनुलेपने।। (सु.क.1/25)

- ❖ अन्न, पान, दन्तकाष्ठे (दातुन), अभ्यङ्ग, अवलेखन (कंघी करने में), उत्सादन (उबटना/उद्वर्तन), कषायपान, परिषेक (स्नान), अनुलेपन

↓

स्रक्षु वस्त्रेषु शय्यासु कवचाभरणेषु च।
पादुकापादपीठेषु पृष्ठेषु गजवाजिनाम्।। (सु.क.1/26)

- ❖ माला (पुष्पमालासु), वस्त्र, शय्या, कवच (सन्नाहम्), गहने, खड़ाऊँ, पायदान (पादपीठेषु = पादाधारेषु), घोड़े-हाथी आदि की पीठ पर

↓

विषजुष्टेषु चान्येषु नस्यधूमाञ्जनादिषु।
लक्षणानि प्रवक्ष्यामि चिकित्सामप्यनन्तरम्।। (सु.क.1/27)

- ❖ नस्य, धूम, अञ्जन आदि में विष मिलाकर (अन्येषु शिरोऽभ्य–ङ्गशिरस्त्राणादयो गृह्यन्ते) दिया जाता है। इनके लक्षण एवं चिकित्सा का वर्णन बाद में (dermal manifestation and contact dermatitis) में किया जायेगा।।

स्त्रियों द्वारा विष प्रयोग

विषैर्निहन्युर्निपुणं नृपतिं दुष्टचेतसः।
स्त्रियो वा विविधान् योगान् कदाचित्सुभगेच्छया।। (सु.क.1/5)

- ❖ दुष्ट चित्त वाली स्त्रियाँ अज्ञानवश या सौभाग्य की इच्छा से वधक्षम (जैसे ही) अवसर प्राप्त होता है। नाना प्रकार के संयोग से उत्पन विषों को निपुण नृपति को दे देती है।

विषकन्या द्वारा विष प्रयोग

विषकन्योपयोगाद्वा क्षणाज्जह्यादसून्नरः। (सु.क.1/5)

- ❖ मनुष्य विषकन्या का उपयोग कर अपने शत्रु को विष देता था।

(उक्तं च 'हन्ति स्पृशन्ति स्वेदेन गम्यमाना च मैथुने। पक्वं वृन्तादिव फलं प्रशातयति मेहनम्')

- ❖ **विषकन्योपयोगाद् वा**– विषकन्याओं का कहीं नाम भी नहीं सुनायी देता है। विशाखदत्त ने (8वीं शताब्दी) अपने नाटक 'मुद्राराक्षस' में चाणक्य द्वारा विषकन्या का प्रयोग किया हैं।
- ❖ मुद्राराक्षस में चाणक्य ने विषकन्या द्वारा ही पर्वतेश्वर की मृत्यु करवायी ऐसा वर्णन हैं।

आचार्य वाग्भट्ट अनुसार विषकन्या

आजन्मविषसंयोगात् कन्या विषमयीकृता।।
स्पर्शोच्छ्वासादिभिर्हन्ति तस्यास्त्वेतत्परीक्षणम्। (अ.सं.सू 8/54-55)

- ❖ जन्मकाल से विष का संयोग कराकर कन्या को विषमयी बनाते हैं। ऐसी कन्या के स्पर्श, उच्छ्वास आदि से ही व्यक्ति की मृत्यु हो जाती हैं।

↓

तद्धस्तकेशसंस्पर्शान्म्लायते पुष्पपल्लवैः।।
शय्यायां मत्कुणैर्वस्त्रे यूकाभिः स्नानवारिणि। (अ.सं.सू 8/55–56)

❖ जिसके मस्तक या शिर के स्पर्श से ही पुष्प एवं कोमल पत्र मलिन हो जाते हैं। तथा उसकी शय्या के व वस्त्रों में सुक्ष्म जीवों की मृत्यु हो जाती हैं। स्नान किये जल से मक्खियाँ आदि मृत्यु को प्राप्त हो जाती हैं।

विषदाता लक्षण व पहचान

आचार्य चरक अनुसार

अत्यर्थशङ्कितः स्याद्बहुवागथवाऽल्पवाग्विगतलक्ष्मीः।
प्राप्तः प्रकृतिविकारं विषप्रदाता नरो ज्ञेयः।। (च.चि.23/107)

❖ **अत्यर्थशङ्कितः** अत्यन्त शंकित रहता है।
❖ **स्याद्बहुवागथवाऽल्पवागः** अधिक बोलता अथवा कम बोलता है।
❖ **विगतलक्ष्मीःप्राप्तः** शरीर की कान्ति नष्ट हो जाती है। व स्वभाव में परिवर्तन होता है।
❖ **प्रकृतिविकारं विषप्रदाता नरो ज्ञेयः** इन लक्षणों को देखकर विषदाता की पहचान करे।

आचार्य सुश्रुत अनुसार

इङ्गितज्ञो मनुष्याणां वाक्चेष्टामुखवैकृतैः।। (सु.क.1/18)
विद्याद्विषस्य दातारमेभिर्लिङ्गैश्च बुद्धिमान्।

❖ बुद्धिमान् चिकित्सक व्यक्ति की वाणी, चेष्टा व मुख की विकृतियों को देख संकेतों को पहचानता है। उसे चाहिए कि वह निम्नलिखित लक्षणों से विषदाता को पहचाने।

न ददात्युत्तरं पृष्टो विवक्षन् मोहमेति च।। (सु.क.1/19)
अपार्थं बहु सङ्कीर्णं भाषते चापि मूढवत्।

❖ विषदाता प्रश्न पूछने पर उनका उत्तर नहीं देता है।
❖ वह कुछ कहना चाहता है पर मोह को प्राप्त हो जाता है।
❖ अपार्थ (निरर्थक) तथा असम्बद्ध बहुत बात करता है।
❖ मूर्खो की तरह व्यवहार करता है।

स्फोटयत्यङ्गुलीर्भूमिमकस्माद्विलिखेद्धसेत्।। (सु.क.1/20)
वेपथुर्जायते तस्य त्रस्तश्चान्योऽन्यमीक्षते।

❖ अँगुलियों को चटकाता है।
❖ भूमि पर अकस्मात् कुछ लिखने व उसे भेदने लगता है।
❖ निरर्थक हँसता है।
❖ शरीर में कम्पन (वेपथु) होता है।
❖ भयभीत हुआ इधर-उधर देखता है।

क्षामो विवर्णवक्तश्च नखैः किञ्चिच्छिनत्त्यपि।। (सु.क.1/21)

❖ क्षाम (क्षीणः) लगता है।
❖ उसका मुख विवर्ण हो जाता है।
❖ वह अपने नाखूनों से तिनके आदि वस्तुओ को छिन्न-भिन्न करने लगता है।

आलभेतासकृद्दीनः करेण च शिरोरुहान्।
निर्यियासुरपद्वारैर्वीक्षते च पुनः पुनः।। (सु.क.1/22)

❖ वह दीन हाथ से बार-बार अपने केश को छूता है।
❖ वह गुप्त मार्गो से बाहर निकल जाने की चेष्टा करता है।
❖ बारम्बार इधर-उधर झाँकता है।

वर्तते विपरीतं तु विषदाता विचेतनः। (सु.क.1/23)

❖ अस्वाभाविक ढंग से व्यवहार करता हुआ विषदाता बेहोश हो जाता है।

आचार्य वाग्भट्ट अनुसार

विषदः श्यावशुष्कास्यो विलक्षो वीक्षते दिशः।।
स्वेदवेपथुमांस्त्रस्तो भीतः स्वलति जृम्भते। (अ.हृ.सु.7/12-13)

❖ मुखमण्ड्ल पर श्याव वर्ण की छाया व शुष्क (कान्तिहीन) हो जाता है।
❖ वह लज्जित होकर इधर-उधर चारों दिशाओं में देखता है।
❖ उसको स्वेद आधिक्य तथा कम्पन होने लगता है।
❖ वह भयभीत व लड़खड़ा कर चलता है। व बार-बार जृम्भा लेता है।
❖ **Contemporary relevance**

Here are some contemporary sources of exposure to "Visha" (poisons/toxins) with relevance to modern times:

Environmental Sources

1. **Air pollution (particulate matter, ozone, nitrogen dioxide):** Hazardous contaminants such particulate matter, volatile organic compounds, and heavy metals can be found in urban air pollution. Long-term exposure to air pollution can be harmful to one's health.
2. **Water contamination (heavy metals, pesticides, industrial chemicals):** Numerous pollutants, such as pesticides, industrial effluent, and even medications, can contaminate water sources. Long-term health problems and waterborne illnesses can result from these pollutants.
3. **Soil pollution:** Heavy metals, pesticides, industrial chemicals.
4. **Climate change:** Heat stress, extreme weather events.

Occupational Sources

1. **Chemical industry workers (solvents, pesticides, heavy metals):** Workplace or environmental contamination exposure to hazardous industrial chemicals is a serious concern.

Household Chemicals

Common home items like insecticides, cleaning supplies, and even cosmetics may contain dangerous compounds that are poisonous if consumed or absorbed through the skin.

2. **Agricultural workers (pesticides, fertilizers)**
Pesticide residues: If pesticide residues on fruits and vegetables are not adequately cleaned or eliminated, they may be harmful to your health.

3. **Construction workers (Asbestos, lead) Lead contamination:** Lead exposure, which is particularly dangerous for children, can result from outdated lead-based paint and plumbing in homes.
4. **Healthcare workers (chemotherapy drugs, disinfectants):**
   - **Ionizing radiation:** Radiation poisoning may arise from exposure to ionizing radiation sources, including nuclear power plants, radioactive materials, and X-rays.
   - Medication errors or overdose
   - Medical device materials (e.g., latex, metals)
   - Hospital-acquired infections (antibiotic-resistant bacteria)

Other Sources

1. **Food contamination (Foodborne illnesses)**
   - Additives, preservatives, and colorants are frequently included in processed foods; some of these substances can be hazardous if ingested in excess.
   - **Bacterial toxins:** Bacterial toxins, such as *Salmonella* and *E. coli*, can cause major health problems when they are exposed to foodborne infections and contaminated water.

Inanimate Poison

- Pesticide-contaminated fruits and vegetables.
- Fruits that include chemicals to delay ripening for local industry as well as ripening agents like calcium carbide.
- Food adulteration includes things like Besan curry powder, edible oils, pulses, coffee, tea vinegar, and atta.
- Toxicity of heavy metals in plants.

Animate Poison

- Adulteration in milk and milk products.
- Meat prepared from infectious animal.
- Sea food that contains high concentrations of PCBs and mercury from their meals or water.
  1. Water borne diseases (cholera, typhoid)
  2. Vector-borne diseases (mosquitoes, ticks)
  3. Bioterrorism agents (anthrax, ricin)

Natural Sources

1. **Venomous animals (snakes, spiders, scorpions):** Because of their poisons, encounters with poisonous snakes, spiders, and other animals can cause poisoning.
2. Algal blooms (cyanotoxins)
3. Fungal toxins (mycotoxins)

Lifestyle Sources

1. **Tobacco smoke** (nicotine, carcinogens)
2. **Substance abuse:**
   - **Medication and drug misuse:** Poisoning can result from the abuse of over-the-counter or prescription pharmaceuticals. This is particularly pertinent in light of the opioid epidemic and abuse.
   - **Alcohol poisoning:** One type of acute toxicity that can result from excessive alcohol use is alcohol poisoning.
3. **Unhealthy diet (food additives, contaminants):** These resources demonstrate the wide variety of possible exposures to poisons and toxins that exist in the modern world.

Vishakta Aahara Pariksha

विषाक्त आहार परीक्षा

आचार्य चरक अनुसार

दृष्ट्वैवं न तु सहसा भोज्यं कुर्यात्तदन्नमग्नौ तु।
सविषं हि प्राप्यान्नं बहून्विकारान् भजत्यग्निः ।। (च.चि.23/108)

- इस प्रकार लक्षणों को देखकर सहसा अन्न का सेवन न करें, अपितु अन्न की परीक्षा अग्नि आदि के द्वारा करके ही अन्न सेवन करें। विषयुक्त अन्न जब अग्नि में डाला जाता है, तो अग्नि में विभिन्न प्रकार के परिवर्तन आते है।

↓

अग्नि द्वारा विषाक्त अन्न परीक्षा

शिखिबर्हविचित्रार्चिस्तीक्ष्णाक्षमरूक्षकुणपधूमश्च।
स्फुटति च सशब्दमेकावर्तो विहतार्चिरपि च स्यात्।। (च.चि.23/109)

1. मयुर पंख वर्ण समान आभा निकलती है।
2. अग्नि से धूम, तीक्ष्ण, असहनीय, रूक्ष और कुणप (सड़े) शव की गन्ध के समान निकलता है।
3. अग्नि में चटचटाहट के साथ शब्द निकलता है।
4. अग्नि में ज्वाला एक चक्कर काटकर बुझ जाती है अथवा केवल धूम होकर रह जाता है।

पशु व पक्षीयों द्वारा परीक्षा

पात्रस्थं च विवर्णं भोज्यं स्यान्मक्षिकांश्च मारयति।
क्षामस्वरांश्च काकान् कुर्याद्विरजेच्चकोराक्षि।। (च.चि.23/110)

- भोजन करने के लिए पात्र में रखा गया अन्न विवर्ण हो जाता है।
- **मक्षिकांश्च मारयतिः** यदि सविष अन्न पर मक्षिकायें बैठ जायें, तो उनकी मृत्यु हो जाती है।
- **क्षामस्वरांश्च काकान्ः** यदि कोआँ (काक) उस अन्न को खा ले या देख ले, तो उसका स्वर क्षीण हो जाता है।
- **कुर्याद्विरजेच्चकोराक्षिः** यदि चकोर उस सविष अन्न को खा ले या देख ले तो उसका नेत्र रक्तवर्ण का हो जाता है।

विषयुक्त पेय द्रव्यों की परीक्षा

पाने नीला राजी वैवर्ण्यं स्वां च नेक्षते छायाम्।
पश्यति विकृतामथवा लवणाक्ते फेनमाला स्यात्।। (च.चि.23/110)

- ❖ **पाने नीला राजी वैवर्ण्यः** विषयुक्त जल, दूध आदि में नील वर्ण की रेखायें आती है। व स्वाभाविक वर्ण में परिवर्तन हो जाता है।
- ❖ **च नेक्षते छायाम्ः** यदि इन पेय पदार्थ में अपनी छाया दिखायी नहीं देती।
- ❖ **पश्यति विकृतामथवाः** विकृत छाया दृष्टिगोचर होगी।
- ❖ **लवणाक्ते फेनमाला स्यात्ः** यदि पेय पदार्थ नमक युक्त हो व उसमें विष मिला हो तो फेन अधिक आता है।

गन्ध तथा स्पर्श परीक्षा

पानान्नयोः सविषयोर्गन्धेन शिरोरुग्धृदि च मूर्च्छा च।
स्पर्शेन पाणिशोथः सुप्त्यङ्गुलिदाहतोदनखभेदाः।। (च.चि.23/112)

- ❖ विषयुक्त पेय या भोज्यपदार्थों की गन्ध यदि नासिका में प्रविष्ट हो जाय, तो शिरःशूल, हृदय में वेदना और मूर्च्छा होती है।
- ❖ सविष अन्न या पान का हाथ से स्पर्श हो जाय तो हस्त शोथ, शून्यता, अंगुलियों में दाह, सुई चुभाने जैसी पीड़ा तथा नख टूटने लगते हैं।

आचार्य सुश्रुत अनुसार विषयुक्त अन्न परीक्षा

अग्नि द्वारा विषाक्ता परीक्षा

हुतभुक् तेन चान्नेन भृशं चटचटायते।
मयूरकण्ठप्रतिमो जायते चापि दुःसहः।। (सु.क.1/29)

- ❖ विषाक्त अन्नादि को अग्नि में डाला जाय तो 'चट-चट' जैसा शब्द होता है।
- ❖ अग्नि का स्वरूप मयूरकण्ठ सदृश हो जाता है, जो सहन नहीं होता है।

भिन्नार्चिस्तीक्ष्णधूमश्च नचिरान्चोपशाम्यति। (सु.क.1/30)

- ❖ अग्नि की लपटें विभक्त हुई होती हैं। अग्नि से निकलने वाला धुआँ तीक्ष्ण होता है।
- ❖ अग्नि शीघ्र ही समाप्त हो जाती है।

पशु व पक्षीयों द्वारा परीक्षा

तत्रैव ते विनश्यन्ति मक्षिकावायसादयः।। (सु.क.1/28)

- ❖ मक्खियाँ, कौवे आदि विषयुक्त भोजन के ग्रहण करते ही वह मृत्यु को प्राप्त हो जाते हैं।

चकोरस्याक्षिवैराग्यं जायते क्षिप्रमेव तु।। (सु.क.1/30)

- ❖ विषाक्त अन्न से चकोर की आँखों का वर्ण विकृत हो जाता है।

दृष्ट्वाऽन्नं विषसंसृष्टं म्रियन्ते जीवजीवकाः।
कोकिलः स्वरवैकृत्यं क्रौञ्चस्तु मदमृच्छति।। (सु.क.1/31)

- ❖ विषयुक्त अन्न को देखने मात्र से जीवजीवक पक्षी मृत्यु को प्राप्त हो जाता है।
- ❖ कोयल का स्वर विकृत हो जाता है।
- ❖ क्रौंच पक्षी हर्षित होता है।

हृष्येन्मयूर उद्विग्नः क्रोशतः शुकसारिके।
हंसः क्ष्वेडति चात्यर्थ भृङ्गराजस्तु कूजति।। (सु.क.1/32)

- ❖ मयूर उद्विग्न होकर प्रसन्न हो जाता है।
- ❖ तोता व सारिका (मैना) रुदन करने लगते हैं।
- ❖ हंस अधिक बोलने लगते हैं।
- ❖ भृंगराज (भ्रमरकः) कूजन (अव्यक्त शब्द) करता है।

पृषतो विसृजत्यभुं विष्ठां मुञ्चति मर्कटः। (सु.क.1/33)

- ❖ विषयुक्त अन्न को देखकर पृषत (चित्रविन्दु, चीतल) की आँखों से अश्रु आने लगते हैं।
- ❖ बन्दर मल त्याग कर देता है।

तरल पदार्थों में विष परीक्षा

द्रवद्रव्येषु सर्वेषु क्षीरमद्योदकादिषु।
भवन्ति विविधा राज्यः फेनबुद्बुदजन्म च।। (सु.क.1/44)

- ❖ सभी प्रकार के क्षीर, मद्य, जल आदि तरल विषयुक्त हो तो उनमें नाना प्रकार की रेखाएँ (राज्यः), फेन, बुलबुले उत्पन्न हुए होते हैं।

छायाश्चात्र न दृश्यन्ते दृश्यन्ते यदि वा पुनः।
भवन्ति यमलाश्छिद्रास्तन्व्यो वा विकृतास्तथा।। (सु.क.1/45)

- ❖ विषाक्त तरलों में किसी वस्तु की छाया दिखायी नहीं देती है, अगर दिखायी देती है तो दो-दो, छिद्रयुक्त (सशुषिराः), सूक्ष्म व विकृत दिखती है।

शाकादि के विषाक्त होने पर लक्षण

शाकसूपान्नमांसानि क्लिन्नानि विरसानि च।
सद्यः पर्युषितानीव विगन्धानि भवन्ति च।। (सु.क.1/46)

- ❖ शाक, सूप, अन्न व मांस विषयुक्त होने पर क्लिन्न (गीले), विकृत स्वाद वाले (निरस) शीघ्र ही सड़ने-गलने लगते व विकृत गन्ध वाले हो जाते हैं।

गन्धवर्णरसैहीनाः सर्वे भक्ष्याः फलानि च।
पक्वान्याशु विशीर्यन्ते पाकमामानि यान्ति च।। (सु.क.1/47)

- ❖ सभी खाने योग्य फल विषाक्त होने पर गन्ध, वर्ण व रस से हीन हो जाते हैं।
- ❖ पके हुये फल विशीर्य (फट) जाते हैं और जो फल अपक्व हैं वे समय से पहले ही पक जाते हैं।

आचार्य वाग्भट्ट अनुसार विषाक्त अन्न परीक्षा

विषाक्त अन्न की अग्नि परीक्षा

प्राप्यान्नं सविषं त्वग्निरेकावर्तः स्फुटत्यति।। (अ.हृ.सू.7/13)

- ❖ अग्नि में विषाक्त अन्न डाला जाये तो उसकी लौ (ज्वाला) किसी एक ओर ही होती है। व अत्यन्त चट-चटाने वाले शब्द सुनते है। **(शब्द परीक्षा)**

शिखिकण्ठाभधूमार्चिरनर्चिर्वाग्रगन्धवान्। (अ.हृ.सू.7/14)

- ❖ मयूर कंठ समान नील वर्ण की आभा।
- ❖ धूम निकलता है। तथा अग्नि ज्वाला (लौ) नहीं जलती व उसमें से अत्यन्त तीव्र दुर्गन्ध आती है।
- ❖ **वृद्ध वाग्भट्ट ने (अ.स.सू.8/19-21) विवरण दिया है।**

पशु-पक्षीयों द्वारा विषाक्त अन्न परीक्षा

म्रियन्ते मक्षिकाः– प्राश्य काकः क्षामस्वरो भवेत्।। (अ.हृ.सू.7/14)

- ❖ **म्रियन्ते मक्षिकाः–** मक्खियाँ मर जाती हैं।
- ❖ **काकः क्षामस्वरोः–** कौए का स्वर क्षीण हो जाता है।

उत्क्रोशन्ति च दृष्ट्वैतच्छुकदात्यूहसारिकाः।
हंसः प्रस्खलति, ग्लानिर्जीवञ्जीवस्य जायते।। (अ.हृ.सू.7/15)

- ❖ सुग्गा, दात्यूह (जलमुर्गा) व मैना चिल्लाने लगते हैं।
- ❖ हंस लड़खड़ाने लगता हैं।
- ❖ जीवंजीव विष को देखकर ग्लानि होती है।

चकोरस्याऽक्षिवैराग्यं, क्रौञ्चस्य स्यान्मदोदयः।
कपोतपरभृद्दक्षचक्रवाका जहत्यसून्।। (अ.हृ.सू.7/16)

- ❖ **चकोरस्याऽक्षिवैराग्यं–**चकोर की आँखों का वर्ण विकृत हो जाता है।
- ❖ **क्रौञ्चस्य स्यान्मदोदय–**क्रौञ्च को मद (नशा) हो जाता है।
- ❖ कबूतर, कोयल, मुर्गा, चकवा इनकी मृत्यु हो जाती हैं।

उद्वेगं याति मार्जारः, शकृन्मुञ्चति वानरः।
हृष्येन्मयूरस्तदृष्ट्या मन्दतेजो भवेद्विषम्।। (अ.हृ.सू.7/17)

- ❖ **उद्वेगं याति मार्जारः–** बिल्ली भयभीत हो जाती है।
- ❖ **शकृन्मुञ्चति वानरः–** बन्दर विष देखते ही मलत्याग कर देता है।
- ❖ **हृष्येन्मयूरस्तदृष्ट्या–** मोर विष को देखकर प्रसन्न हो जाता है।
- ❖ **वृद्ध वाग्भट्ट ने (अ.स.सू.8/22) विवरण दिया है।**
- ❖ **शारिका च। छर्दयति–** विषाक्त अन्न से सारिका वमन करता है।
- ❖ **चामीकरः| अन्यतो याति–** चामीकर अन्य स्थान पर पलायन करता है।
- ❖ **कारण्डवः| म्रियते–** कारण्डन की मृत्यु हो जाती है।
- ❖ **हृष्टरोमा भवति नकुलः।–** नकुल को रोम हर्ष होता है।

विषयुक्त पेय द्रव्यों की परीक्षा

नीला राजी रसे, ताम्रा क्षीरे, दधनि दृश्यते।
श्यावाऽऽपीतासिता तक्रे, घृते पानीयसन्निभा।। (अ.हृ.सू.7/7)

- ❖ **मांसरस–** नीला राजी रसे (नीली रेखाएँ),
- ❖ **दूध–** ताम्रा क्षीरे (लाल वर्ण की रेखाएँ)
- ❖ **दही–** दधनि दृश्यते श्यावा। (दही में काली रेखाएँ)
- ❖ **तक्र–** ऽऽपीतासिता। (मठा में पीली या सफेद रेखाएँ),
- ❖ **घृत–** घृते पानीयसन्निभा (घी में पानी की जैसी)

मस्तुनि स्यात्कपोताभा राजी कृष्णा तुषोदके।
काली मद्याम्भसोः, क्षौद्रे हरित्तैलेऽरुणोपमा।। (अ.हृ.सू.7/8)

- ❖ **मस्तु–** मस्तुनि स्यात्कपोताभा–दही के पानी आदि में कबूतर के वर्ण जैसी रेखाएँ
- ❖ **तुषोदक–** कृष्णा तुषोदके। - काँजी में काली रेखाएँ
- ❖ **मद्य व जल–** काली मद्याम्भसोः में काली रेखाएँ
- ❖ **क्षौद्र–** क्षौद्रे हरि–मधु में हरे वर्ण वाली
- ❖ **तेल–** तैलेऽरुणोपमा–तेल में अरुण वर्ण (ईंट के रंग जैसी) रेखाएँ दिखाई देती हैं।
- ❖ **वृद्ध वाग्भट्ट ने (अ.स.सू.8/11) विवरण दिया है।**
- ❖ **तक्रस्य नीलपीता–** तक्र में नीले व पीले वर्ण की रेखाएँ आ जाती है।
- ❖ **तैलस्यारुणा, वसागन्धश्च–** अरुण वर्ण तथा वसा समान गन्ध वाला हो जाता है।

विषयुक्त भात परीक्षा

ओदनो विषवान् सान्द्रो यात्यविस्राव्यतामिव।
चिरेण पच्यते पक्वो भवेत्पर्युषितोपमः।। (अ.हृ.सू.7/3)

- ❖ विषयुक्त भात कुछ सान्द्र (गीला) रहता है, ऐसा लगता है की माँड़ न निकाला गया हो।
- ❖ यदि पकते समय ही विष डाल दिया है तो चावल देर से पकते हैं। यदि पके हुए भात में विष मिला दिया हो तो भात दुर्गन्ध युक्त हो जाता है।

मयूरकण्ठतुल्योष्मा मोहमूर्च्छाप्रसेककृत्।
हीयते वर्णगन्धाद्यैः क्लिद्यते चन्द्रिकाचितः।। (अ.हृ.सू.7/4)

- ❖ विष युक्त भात की उष्मा (भाप) मोर के कण्ठ के समान वर्ण वाली (नीली) होती है।
- ❖ उस उष्मा (भाप) से संम्पर्क होने पर मोह, मूर्च्छा, लालास्राव होता है।
- ❖ भात का स्वाभाविक रूप व गन्ध नष्ट हो जाता है।
- ❖ उसमें क्लेद व चन्द्रिकाएँ दिखाई पड़ती हैं।

शाक व फलादि विषाक्ता परीक्षा

व्यञ्जनान्याशु शुष्यन्ति ध्यामक्वाथानि तत्र च।
हीनाऽतिरिक्ता विकृता छाया दृश्येत नैव वा।। (अ.हृ.सू.7/5)

- ❖ विषयुक्त व्यंजन (शाक-तरकारी आदि) जल्दी सूख जाते हैं।

- उन रसों में यदि छाया दिखलायी भी दे तो वह हीन अंगों वाली या विकृत छाया दिखती है। अथवा छाया नहीं दिखायी देती।

फेनोर्ध्वराजीसीमन्ततन्तुबुद्बदसम्भवः।
विच्छिन्नविरसा रागाः खाण्डवाः शाकमामिषम।। (अ.हृ.सू.7/6)

- विषयुक्त व्यंजनों में झाग ऊपर की ओर को जाती है।
- रेखाएँ दिखायी देती हैं, बीच में फटा हुआ तन्तु (ताँत) जैसा व बुलबुले उठना-ये लक्षण दृष्टिगोचर होते हैं।
- राग (रायते), खाडव (खट्टे रस वाली सब्जियाँ), शाक तथा मांसरस विचित्र व निरस हो जाते है।

पाकः फलानामामानां पक्वानां परिकोथनम्। (अ.हृ.सू.7/9)

- विष के प्रभाव से अपक्व फल शीघ्र पक जाते हैं, पके हुए फलों से कोथ (सड़न) हो जाती है।

विषाक्त वस्तुओं की परीक्षा

द्रव्याणामार्द्रशुष्काणां स्यातां म्लानिविवर्णते।। (अ.हृ.सू.7/9)

- गीले व सूखे पदार्थ विषप्रयोग से मलिन तथा विकृत वर्ण के हो जाते हैं।

मृदूनां कठिनानां च भवेत्स्पर्शविपर्ययः।
माल्यस्य स्फुटिताग्रत्वं म्लानिर्गन्धान्तरोद्भवः।। (अ.हृ.सू.7/10)

- विष प्रयोग से मृदु द्रव्य कठोर और कठोर द्रव्य मृदु स्पर्श वाले हो जाते हैं।
- माला में फूलों के अगले हिस्से फूट जाते हैं, तथा मलिन पड़ जाते हैं व उनकी गन्ध विकृत हो जाती है।

ध्याममण्डलता वस्त्रे, शदनं तन्तुपक्ष्मणाम्।
धातुमौक्तिककाष्ठाश्मरत्नादिषु मलाक्तता।। (अ.हृ.सू.7/11)

- वस्त्रों पर सूखापन, चकत्ते पड़ जाना, उनके धागे या रोएँ टूटने लगते हैं।
- धातुओं के आभूषणों, मोती आदि में व लकड़ी से बनी वस्तुओ आदि में, पत्थर से गढ़े गये पात्रों पर व उत्तम रत्नों आदि में मैलापन आ जाता है।

↓

स्नेहस्पर्शप्रभाहानिः, सप्रभत्वं तु मृण्मये। (अ.हृ.सू.7/12)

- उनमें से स्पर्शप्रियता, प्रभा की हानि हो जाती है।
- मिट्टी के पात्रों में चमकीलापन आ जाता है।

ADULTERATION AND TESTS FOR ITS DETECTION (TABLES 3.1 AND 3.2)

Food Adultration

The practice of eliminating useful ingredients from food or adding inferior, undesirable, or hazardous compounds is known as food adulteration. Both financial losses and significant health hazards may result from this.

Types of Food Adulteration

1. **Intentional adulteration:** Purposeful addition of chemicals to increase profit.

   Examples:
   - Include adding water to milk.
   - Using honey that contains artificial sweeteners.

2. **Incidental adulteration:** Inadvertent contamination that occurs during storage or processing.

   Examples:
   - Pesticide residues on fruits
   - Heavy metals in fish.

3. **Metallic adulteration:** Contamination with metals.

   Examples: Lead in candies, mercury in seafood.

Table 3.1: Common food items, adulteration methods, and health hazards.

Food item	Adulteration method	Health hazards
Milk	Adding water, urea, or melamine	Kidney damage, diarrhea, allergic reactions
Honey	Adding sugar syrup, artificial sweeteners	Diabetes, obesity, allergic reactions
Spices	Adding artificial colors, sawdust	Carcinogenic effects, digestive issues
Cooking oil	Mixing with cheaper oils, used oil	Heart disease, digestive problems
Fish	Treating with formalin	Carcinogenic effects, respiratory issues
Fruits/ Vegetables	Pesticide residues, artificial ripening	Neurological damage, cancer, digestive issues
Tea/Coffee	Adding artificial colors, fillers	Carcinogenic effects, digestive issues
Rice	Mixing with artificial rice, plastic	Digestive issues, toxicity
Turmeric	Adding lead chromate for color	Neurological damage, kidney issues
Chili powder	Adding brick powder, artificial colors	Carcinogenic effects, digestive issues

Section 272: Adulteration of food or drink intended for sale

- Adulterating any food, drink, medicine, or cosmetic intended for sale, to the extent that it becomes noxious or unfit for consumption or use.
- **Punishment:** Imprisonment up to 6 months, or a fine up to one thousand rupees, or both.

Table 3.2: Adulteration detection tests for common food items.

Food item	Adulterant	Detection test
Milk	Water	Lactometer (measures density)
	Urea	Urease test (ammonia production) • Detects the presence of urea in milk • **Procedure:** Add urease enzyme and phenol red indicator to the milk sample. A color change to pink or red indicates the presence of urea
	Melamine	Kjeldahl Method, HPLC (high nitrogen levels)
	Starch	Iodine test (blue and black color)
	Formalin	Formalin test (purple color)
	Hydrogen peroxide	Catalase test (bubbling)
	Detergent	Detergent test (excessive foam) • Detects the presence of detergents in milk • **Procedure:** Mix milk with water and shake vigorously. Excessive and persistent foam indicates the presence of detergents
	Neutralizers	Litmus paper test (color change)
Ghee	Vanaspati (hydrogenated oil)	Reichert-Meissi value test (fatty acids)
	Animal fats	Phlorhizin test (pink color)
Edible oil	Argemone oil	Halphen test (pink to red color) • **Bromine test:** Detects the presence of argemone oil in edible oils • **Procedure:** Add bromine water to the oil sample. A reddish-brown color indicates the presence of argemone oil
Coconut oil	Other cheaper oils	Melting point test, gas chromatography
Sugar	Chalk powder	Acid test (effervescence)
Honey	Sugar syrup, artificial sweeteners	Pollen analysis, HPLC, stable isotope analysis **Refractometer test:** Measures the sugar content and detects adulteration with sugar syrups **Acid phosphatase test:** Detects the presence of added sugars **Procedure:** Measure the activity of acid phosphatase enzyme, which is lower in adulterated honey
Jaggery	Chalk powder, starch	Acid test (effervescence), iodine test
Rice	Artificial/Plastic rice	Visual inspection, microscopy
Pulses	Kesari dal (added color)	Water float test (color bleeds)
Black pepper	Papaya seeds, mineral oil	Floatation test (in alcohol), microscopy
Chili powder	Brick powder, artificial colors	Microscopic examination, HPLC, spectroscopy • **Colorimetric tests:** ➢ Detects the presence of artificial colors ➢ **Procedure:** Use specific reagents to detect the presence of synthetic dyes in spices
Coffee powder	Chicory, tamarind seeds	Microscopic examination, HPLC
Tea leaves	Artificial colors, foreign leaves	Microscopic examination, HPLC **Chemical tests:** Detects the presence of artificial colors or flavors **Procedure:** Use specific reagents to detect the presence of synthetic additives

Food item	Adulterant	Detection test
Turmeric	Lead chromate, artificial colors	Atomic absorption spectroscopy, ICP-MS **Alcohol solubility test:** Detects the presence of synthetic dyes **Procedure:** 1. Take a small amount of turmeric powder and add it to a small quantity of alcohol (ethanol) 2. Stir the mixture and let it settle for a few minutes 3. Observe the solution. If the alcohol turns a different color (other than the natural yellow of turmeric), it indicates the presence of synthetic dyes
Asafoetida (Hing)	Soapstone, chalk powder	Acid test (effervescence), microscopy

TECHNIQUES USED IN THE DETECTION OF POISONS

Chemical Analysis/Wet Chemistry

It also refers to analytical techniques that use a variety of chemical reagents, including salts, acids, and bases, to identify a sample based on how it reacts with the reagent until the composite is formed. A pattern of behavior provides a hint as to the type of material or poison.

These are two types:

1. Qualitative
2. Quantitative

Qualitative (Table 3.3)

1. Trinder's test
2. FPN test
3. Forrest test
4. Fujiwara test
5. Ammonia test
6. Dithionite test
7. Diphenylamine test
8. Dichromate test
9. Ferricyanide test
10. Meixner test
11. Reinsch test
12. Marques reagent test

Quantitative Analytical Method

1. **Chromatography**
   - **Gas chromatography (GC):**
     - Separates and identifies volatile compounds
     - **Procedure:** The sample is vaporized and then submitted through a column, which separates the various compounds according to how they interact

Table 3.3: Qualitative test procedure and result.

Test	Procedure used	Result
Reinsch test for arsenic	1. Put a tiny piece of foil made of copper in a test tube 2. Include a few drops of hydrochloric acid together with the probable sample 3. Gently warm the mixture 4. Take off the copper foil and give it a quick water rinse 5. Coat the copper foil with a few drops of ammonium sulfide solution	The presence of Arsenic is indicated by a black or gray deposit on the copper foil
Marquis reagent	The Marquis reagent test is a chemical test used to detect the presence of alkaloids, particularly opioids **Sample are taken:** Suspected scene residue or stomach contents are taken A few drops of marquis reagent are added to the sample	1. Morphine, heroin-purple or violet 2. Codeine and other methylated opioids-pink or red 3. Cocaine, amphetamines-orange, yellow, or brown
Potassium permanganate test for cyanide	1. Dissolve the suspected material in water 2. Include a few drops of the solution of potassium permanganate ($KMnO_4$) 3. Take note of the color shift	The solution becomes colorless instead of purple, signifying the presence of cyanide
Fujiwara test	Dilute 1 mL of sample with 2 mL of sodium hydroxide solution	A blue color indicates the presence of cyanide
Silver nitrate test for chloride	1. Use water to dissolve the suspicious sample 2. Include a few drops of a solution of silver nitrate ($AgNO_3$) 3. Watch for the precipitate to form	Chloride ions, which are present in some toxins, are indicated by a white precipitate

Test	Procedure used	Result
Flame test for sodium	1. Use water to dissolve the suspicious sample 2. Hold a platinum wire in a bunsen burner flame after dipping it into the solution 3. Examine the color of the flame	A bright yellow flame indicates the presence of sodium, which can be found in some poisons
Dithizone test for lead	1. Use water to dissolve the suspicious sample 2. A few drops of the dithizone reagent should be added 3. Take note of the color shift	A red or pink color indicates the presence of lead
Meixner test for mercury	1. Add a tiny quantity of the alleged toxin in a test tube 2. The test tube should be filled with a few milliliters of hydrochloric acid (HCl) 3. Include a tiny bit of copper foil in the mixture 4. Gently warm the test tube for a few minutes 5. Watch the copper foil after letting the solution cool	A silvery-white coating on the copper foil indicates the presence of mercury
Duquenois-Levine test for cannabis (marijuana)	1. Include a few drops of the duquenois reagent, which is a concoction of ethanol, acetaldehyde, and vanillin 2. Include a few drops of hydrochloric acid (HCl) that has been concentrated 3. Gently shake the test tube to see whether the color changes 4. Add a few drops of chloroform and shake again if the color changes	A purple or violet color in the chloroform layer indicates the presence of cannabis

with the material in the column. As the compounds leave the column, a detector detects them.

- **Liquid chromatography (LC):**
  - Separates and identifies non-volatile compounds.
  - **Procedure:** After being dissolved in a liquid, the sample is run through a column, which separates various chemicals according to how they interact with the column material. As the chemicals leave the column, they are identified by a detector.

Different Type of Chromatography

- **High-performance liquid chromatography (HPLC):** It Separates and identifies compounds in a liquid sample.
- **Thin-layer chromatography (TLC):** Separates and identifies compounds in a sample.

2. **Mass spectrometry (MS)**
   - Identifies the molecular structure of compounds.
   - **Procedure:** After ionizing the sample, the ions are sorted according to their mass-to-charge ratio. The molecular structure of the substances included in the sample can be inferred from the resultant spectrum.
3. **Enzyme-linked immunosorbent assay (ELISA):**
   - Detects specific toxins or poisons.
   - **Procedure:** To find out if a poison is present in a sample, antipoison antibodies are utilized. A colorimetric substrate and an enzyme-linked secondary antibody are used to visualize the reaction.
4. **Spectroscopy**
   - **Infrared (IR) spectroscopy:**
     - Identifies functional groups in compounds.
     - **Procedure:** Determine whether functional groups are present in the compound, the sample is subjected to infrared radiation, and the absorption spectra is examined.
   - **Ultraviolet-visible (UV-Vis) spectroscopy:**
     - Detects compounds that absorb light in the UV-Vis range.
     - **Procedure:** To determine whether particular compounds are present, the sample is subjected to UV-Vis light, and the absorption spectra is examined.
5. **Atomic absorption spectroscopy (AAS)**
   - It detects and quantifies metal ions.
   - The metal ions is measured to determine their concentration.
6. **Polymerase chain reaction (PCR)**
   - It detects specific DNA sequences, useful for identifying biological toxins.
   - DNA fragments are analyzed to detect the presence of specific toxins.

VIRUDDHA-AHARA WITH CONTEMPORARY RELEVANCE

विरुद्ध आहार परिभाषा

आचार्य चरक अनुसार

यंत किञ्चिद्दोषमात्राव्य न निर्हरति कायतः।
आहारजातं तद् सर्वमाहतायोपचते।। (च.सू.26/85)

- जो कोई आहार-द्रव्य या औषधि दोषों को अपने स्थान पर दूषित कर दे या उभार दे परन्तु उसे शरीर से बाहर न निकाले, वे सभी आहार द्रव्य अहितकर होते हैं।

आचार्य वाग्भट्ट अनुसार

यत्किञ्चिद्दोषमुत्क्लेश्य न हरेत्तत्समासतः विरुद्धं।। (अ.हृ.सू.7/45)

- संक्षेप में जो कोई आहार द्रव्य या वस्तु शरीर में दोषों को उत्क्लेशित मात्र करके बाहर नहीं निकालती, वह विरुद्ध है।

विरुद्ध आहार की विष के साथ तुलना

विरुद्धमपि चाहारं विद्याद्विषगरोपमम।। (अ.हृ.सू.7/29)

- विरुद्ध आहार को भी विष की भाँति तत्काल मारक एवं गर विष की तरह कालान्तर में मारक समझना चाहिये।

आचार्य सुश्रुत अनुसार

यत्किञ्चिद्दोषमुत्क्लेश्य भुक्तं कायान्न निर्हरेत्।
रसादिष्वयथार्थं वा तद्विकाराय कल्पते।। (सु.सू.20/20)

- विरुद्ध भोजन ही रोग का हेतु नहीं है अपितु किन्हीं कारणों से हित भोजन से भी विकार हो सकते हैं; जैसेः जो भुक्त द्रव्य दोषों को प्रकुपित कर तथा रसादि में विकार उत्पन्न कर उनका शरीर से बाहर उत्सर्ग नहीं करते हैं जिस कारण से वे विकार उत्पन्न करते है।

आचार्य चरक अनुसार

विरुद्ध आहार के प्रकार (Fig. 3.1)

यच्चापि देशकालाग्निमात्रासात्म्यानिलादिभिः।
संस्कारतो वीर्यतश्च कोष्ठावस्थाक्रमैरपि।।
परिहारोपचाराभ्यां पाकात् संयोगतोऽपि च।
विरुद्धं। तच्च न हितं हृत्संपद्विधिभिश्च यत्।। (च.सू.26/86–87)

वैरोधिक आहार के घटकः 18 प्रकार के विरुद्ध आहार बताये है।

1. देश विरुद्ध	7. संस्कार	13. उपचार
2. काल	8. वीर्य	14. पाक
3. अग्नि	9. कोष्ठ	15. संयोग विरुद्ध
4. मात्रा	10. अवस्था	16. हृदय विरुद्ध
5. सात्म्य	11. क्रम	17. संपद् विरुद्ध
6. दोष	12. परिहार	18. विधि विरुद्ध

देशविरुद्ध

विरुद्धं देशतस्तावद्रूक्षतीचणादि धन्वनि।।
आनूपे स्निग्धशीतादि भेषजं यन्निषेव्यते।। (च.सू.26/88)

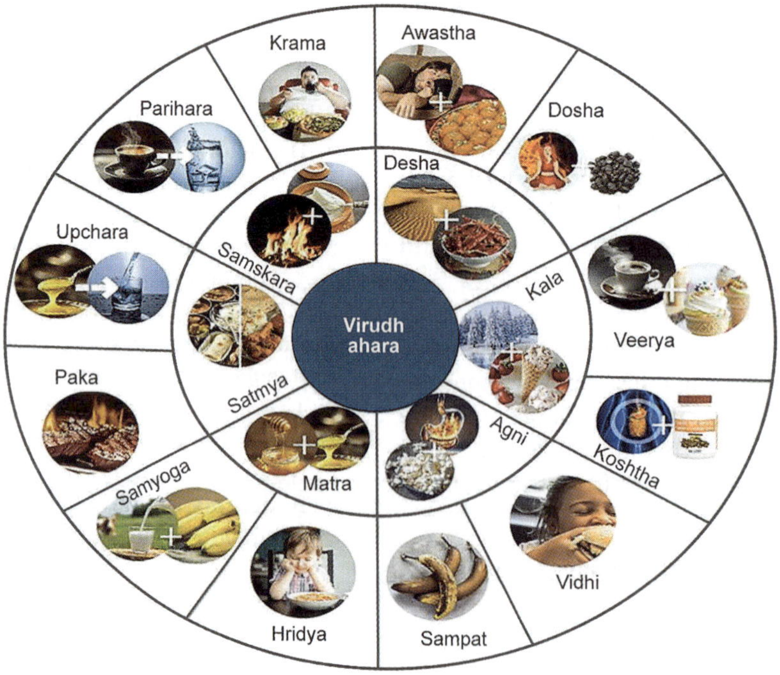

Fig. 3.1: वैरोधिक आहार के घटक

- जांगल देश या मरुभूमि में रूक्ष और तीक्ष्ण आदि द्रव्यों का सेवन करना।
- आनूपदेश में स्निग्ध व शीतल गुणयुक्त द्रव्यों का सेवन देश के विरुद्ध होता है।

कालविरुद्ध

कालतोऽपि विरुद्धं यच्छीतरूक्षादिसेवनम।
शीते काले, तथोष्णे पच कटुकोष्णादिसेवनम्।। (च.सू.26/89)

- शीतकाल में शीतल, रूक्ष आदि आहार एवं औषध द्रव्यों का सेवन करना।
- उष्णकाल में कटु, उष्ण आदि आहार एवं औषध द्रव्यों का सेवन करना काल के विरुद्ध होता है।

अग्निविरुद्ध

विरुद्धमनले तद्वदनपानं चतुर्विधे। (च.सू.26/90)

- चार प्रकार की जठराग्नि के रहते हुए उसके अनुसार आहार न करना तो उसे अग्निविरुद्ध कहते है।
- **मात्राविरुद्ध–**

मधुसर्पिः समचतं मात्रया तद्विरुध्यते।। (च.सू.26/90)

- मधु व घृत सम भाग में मिलाकर खाया जाय तो वह मात्रा विरुद्ध होता है।

सात्म्यविरुद्ध

कटुकोष्णादिसात्म्यस्य स्वादुशीतादिसेवनम्।
यत्तत् सात्म्यविरुद्धं तु .... (च.सू.26/91)

- जिस पुरुष को कटुरस और उष्णवीर्य आहार प्रकृति के अनुकूल हो गया है ऐसे व्यक्ति के लिए मधुर रस और शीतवीर्य का आहार सात्म्य विरुद्ध होता है।

दोषविरुद्ध

या समानगुणाभ्यासविरुद्धाचौषधक्रिया द्यद्य (च.सू.26/91)

- वात, पित्त, कफ इन दोषों के समान गुण वाले व अभ्यास न करने वाले आहार-विहार का सेवन दोष विरुद्ध होता है।

संस्कारविरुद्ध

संस्कारतो विरुद्धं तद्यद्भोज्यं विषवद्भवेत।।
पुरण्डसीसकासक्तं शिखिमांसं यथैव हि। (च.सू.26/92)

- जो आहार-द्रव्य संस्कार से विष के समान हो जाते हैं वे आहार-द्रव्य संस्कार विरुद्ध होते हैं। जैसे: एरण्ड़ काष्ठ शलाका से विद्ध कर पकाया हुआ मयुर मांस विष के समान हो जाता है।

वीर्यविरुद्ध

विरुद्धं वीर्यतो ज्ञेयं वीर्यतः शीतलात्मकम्।।
तत् संयोज्योष्णवीर्येण द्रव्येण सह सेव्यते। (च.सू.26/93)

- वीर्य में शीतल द्रव्यों को उष्ण वीर्य वाले द्रव्यों के साथ मिलाकर जो किया जाता है उसे वीर्यविरुद्ध कहते है।

कोष्ठविरुद्ध

क्रूरकोष्ठस्य चात्यल्पं मन्द वीर्यमभेदनम्।।
सूदुकोष्ठस्य गुरुच भेदनीयं तथा बहु। एतत् कोष्ठनिरुद्धं तु (च.सू.26/95)

- जिस पुरुष का कोष्ठ क्रूर होता है उसके लिये मात्रा में बहुत कम, मन्दवीर्य और मल को न लाने वाला आहार।
- जिसका मृदुकोष्ठ है ऐसे व्यक्ति को मात्रा में गुरु द्रव्य व मल लाने वाला है ऐसे अन्न को अधिक मात्रा में देना कोष्ठविरुद्ध कहा जाता है।

अवस्थाविरुद्ध

श्रमव्यवायव्यायामसक्तस्यानिलकोपनम।
निद्रालसस्यालसस्य भोजनं श्लेष्मकोपनम्।। (च.सू.26/96)

- परिश्रम, मैथुन, व्यायाम के नित्य सेवी पुरुष को वातवर्धक आहार का सेवन करना।
- जो व्यक्ति अधिक निद्रालु या आलसी हैं ऐसे व्यक्ति को कफवर्धक आहार देना अवस्थाविरुद्ध कहा जाता है।

क्रमविरुद्ध

यच्चानुत्सृज्य विण्मूत्रं भुङ्क्ते यश्चाबुभुतितः।
तच्च क्रमविरुद्धं स्याद्यच्चातिचुद्वशानुगः।। (च.सू.26/97)

- जो व्यक्ति मल-मूत्र का बिना त्याग किये हुये और बिना भूख लगे व अधिक भूख मालूम होने पर भोजन करता है उसे क्रम-विरुद्ध कहते हैं।

परिहारविरुद्ध

परिहारविरुद्धं तु वराहादीनिषेव्य यत्। (च.सू.26/98)
सेवेतोष्णं ....

- जो व्यक्ति सूअर आदि के मांस को खाकर उष्ण वस्तुओं का सेवन करे तो उसे परिहार विरुद्ध कहा जाता है।

उपचारविरुद्ध

सेवेतोष्णं घृतादींश्च पीत्वा शीतं निषेवते। (च.सू.26/98)

- जो व्यक्ति घृत आदि स्नेहों के उपरान्त शीतल आहार-औषध का सेवन करे तो वह उपचार विरुद्ध कहा जाता है।

पाकविरुद्ध

विरुद्धं पाकतश्चापि दुष्टदुर्दारुसाधितम।
अपक्वतण्डुलात्यर्थपक्वदग्धं च यद्भवेत। (च.सू.26/98)

❖ दूषित एवं अनुचित काष्ठ से आहार को पाक करना या अपक्व तण्डुल या अधिक पक्व या जले हुए अन्न का सेवन पाक विरुद्ध होता है।

संयोगविरुद्ध

संयोगतो विरुद्धं तद्यथाऽम्लं पयसा सह।। (च.सू.26/99)

❖ अम्ल रस को दूध के साथ सेवन करना संयोगविरुद्ध होता है।

हृदय विरुद्ध

अमनोरुचितं यच्च हृद्विरुवं तदुच्यते। (च.सू.26/99)

❖ जो आहार अपने मनोनुकूल न हो उसका सेवन करना हृदय विरुद्ध कहा जाता है।

❖ **संपदविरुद्ध–**

संपद्विरुद्धं तद्विद्यादसंजातरसं तु यत्।।
अतिक्रान्तरसं वाऽपि विपन्नरसमेव वा। (च.सू.26/100)

❖ जिस आहार या औषधि द्रव्य में उचित रूप में रस उत्पन्न न हुये हों अथवा जो अतिक्रान्त हो व जिसका रस प्रारम्भिक अवस्था में ही विकृत हो गया हो उसे संपदविरुद्ध कहते है।

विधिविरुद्ध

ज्ञेयं विधिविरुद्धं तु भुज्यते निभृते न यत।
तदेवंविधमन्नं स्याद्विरुद्धमुपयोजितम्।। (च.सू.26/101)

❖ एकान्त में भोजन न करना व आहार लेने की जो विधि उसके अनुसार आहार न लेना उसे विधिविरुद्ध समझना चाहिए।

आचार्य सुश्रुत अनुसार

1. **संयोग से अहितकर द्रव्य (सु.सू.20/13)**

नवविरूढधान्यैर्वसामधुपयोगुडमाषैर्वा
ग्राम्यानूपौदकपिशितादीन्यभ्यवहरेत्

❖ ग्राम्य, आनूप और औदक प्राणियों के मांस के साथ नव अंकुरित धान्य अथवा वसा, मधु, दूध, गुड़ तथा उड़द का सेवन नहीं करना चाहिए।

न पयोमधुभ्यां रोहिणीशाकं जातुकशाकं वाऽश्रीयात

❖ दूध और मधु के साथ रोहिणी (कटुका) शाक या जातुक (पौष्कर) शाक का सेवन न करें।

- **काकमाचीं पिप्पलीमरिचाभ्यांः** मकोय को पीपल और मरिच के साथ सेवन न करें।
- **मधु चोष्णोदकानुपानंः** उष्ण जल के अनुपान से मधु न पीयें।
- **सुराकृशरापायसांश्च नैकध्यंः** मदिरा को खिचड़ी और दूध के साथ सेवन न करे।
- **सर्वाश्च मत्स्यान् पयसा विशेषेण चिलिचिमंः** दूध के साथ सभी प्रकार की मछलियाँ विशेषकर चिलिचिम का सेवन न करें।

2. **कर्म/सस्कार विरुद्ध द्रव्य**
- **कपोतान् सर्षपतैलभृष्टान् नाद्यातः** कपोत को सरसों के तेल में पकाकर न खायें।
- **कांस्यभाजने दशरात्रपर्युषितं सर्पिः** कांसे के बर्तन में दस दिन रखे घी का सेवन न करे।
- **मधु चोष्णैरुष्णे वाः** मधु को उष्ण स्पर्श वाले द्रव्यों या उष्ण (रुक्ष) ऋतुओं में न लें।

3. **मानविरुद्ध द्रव्य (सु.सू.20/14)**
- **मध्वम्बुनी मधुसर्पिषी मानतस्तुल्ये नाश्नीयातः** मधु और पानी, मधु और घृत बराबर मात्रा में नहीं खाना चाहिए।
- **स्नेहौ मधुस्नेहौ जलस्नेहो वा अनुपानौः** दो प्राणियों की वसा मधु व स्नेह, पानी और स्नेह समान मात्रा में सेवन नहीं करना चाहिए।

4. **गुण विरुद्ध**
- **रस-वीर्य विरुद्धः**
  - **तत्र मधुराम्लौ रस-वीर्यविरुद्धौ मधुरलवणौ चः** मधुर व अम्ल तथा मधुर और लवण रस ये रस-वीर्य में परस्पर विरुद्ध हैं।
- **वीर्य-विपाक विरुद्धः**
  - **मधुरकटुकौ च सर्वतः** मधुर व कटुक रस भी परस्पर विरुद्ध हैं।
- **रस-विपाक विरुद्धः**
  - **मधुरतिक्तौ रसविपाकाभ्यां मधुरकषायौः** मधुर व तिक्त रस तथा मधुर व कषाय रस परस्पर विरुद्ध हैं।
  - **अम्लकटुकौ रसविपाकाभ्यामः** अम्ल व कटुक रस ये रस विपाक में परस्पर विरुद्ध हैं।
- **रस-वीर्य-विपाक विरुद्धः**
  - **अम्लतिक्तावम्लकषायौ च सर्वतः** अम्ल व तिक्त और अम्ल व कषाय ये परस्पर विरुद्ध हैं।

आचार्य वाग्भट्ट अनुसार

विरुद्ध आहार के सम्बन्ध में विरुद्धता 45 वर्गों में विभाजित किया है।

❖ **विषमत्व/असादृश्यः** इसमें ऐसे द्रव्य संयोग आते हैं जो कि परस्पर विरोधी गुण अथवा वीर्य वाले होते है। क्षीर व कुलत्थ, क्षीर मधुर विपाक, शीत वीर्य और कुलत्थ अम्ल विपाक व उष्ण वीर्य है।

❖ **समत्व/सादृश्यः** इसमें ऐसे द्रव्य संयोग होते हैं जो कि समान गुण वाले होते हैं। इसलिए वे सधर्मी दोष को अत्याधिक कुपित कर देते हैं। यथा क्षीर व कटहल।

❖ **उभयः** ऐसे द्रव्य संयोग जिनमें कुछ गुण समान होते हैं। व कुछ गुण विपर्यय यथाः क्षीर व कहटल। क्षीर मधुर विपाक, शीत वीर्य एवं कटहल मधुर विपाक उष्ण कटहल वीर्य है।

- **संस्कारः** ऐसे कर्म अथवा क्रिया जिसके कारण आहार द्रव्य का स्वरूप व गुणों में परिवर्तन हो जाते हैं। जैसेः दधि को उष्ण कर सेवन नहीं करना चाहिए।
- **सहजः** किञ्चित आहार द्रव्य स्वभाव से ही शरीर के लिए प्रतिकूल होते हैं। यथा भोजन में अपद्रव्य जैसे केश, अश्म आदि का होना।

विरुद्ध आहार सेवन से उत्पन्न होने वाले रोग

आचार्य चरक अनुसार (च.सू.26/102-103)

- **पाण्ड्यान्ध्यवीसर्पदकोदराणां:** नपुंसकता, अन्धापन, विसर्प, जलोदर
- **विस्फोटकोन्मादभगन्दराणाम:** विस्फोट, उन्माद, भगन्दर
- **मूर्च्छामदाध्मानगलग्रहाणां:** मूर्च्छा, मद, आध्मान, गलग्रह
- **पाण्ड्वामयस्यामविषस्य चैवः** पाण्डु रोग, आमविष
- **किलासकुष्ठग्रहणीगदानां:** किलास (श्वेतकुष्ठ), कुष्ठ रोग, ग्रहणी रोग
- **शोथोम्लपित्तज्वर पीनसानाम्:** शोथ, अम्लपित्त, ज्वर, पीनस
- **संतानदोषस्य तथैवः** सन्तानों में द्वेष
- **मृत्योविरुद्धमन्नं प्रवदन्ति हेतुमः** विरुद्ध अन्न का सेवन मृत्यु का भी कारण होता है।

विरुद्ध आहारजन्य रोगों की चिकित्सा

वमनं विरेचनं च, तद्विरोधिनां च द्रव्याणां संशमनार्थमुपयोगः
तथाविधैश्च द्रव्यः पूर्वमभिसंस्कारः शरीरस्येति।। (च.सू.26/104)

- वमन और विरेचन
- विरोधी अन्न सेवन करने पर उससे उत्पन्न उपद्रवों की शान्ति के लिए उस विरुद्ध आहार के विपरीत द्रव्यों का सेवन लाभकारी होता है।
- प्रथम ही विरुद्ध आहार के समान द्रव्यों से शरीर का संस्कार करना हितकारी होता है।

आचार्य वाग्भट्ट अनुसार

आमाशयस्थ विषाक्त अन्न का लक्षण (अ.हृ.सू.7/22-24)

- **स्वेदमूर्च्छाऽध्मानमदभ्रमाः** स्वेद, मूर्च्छा, आध्मान, मद, भ्रम
- **रोमहर्षो वमिर्दाहश्चक्षुहृदयरोधनमः** रोमहर्ष, वमन, दाह, नेत्र व हृदय की स्तब्धता
- **बिन्दुभिश्चाचयोऽङ्गानां:** शरीर अंगो पर जलबिन्दु के समान स्फोट का आना
- **पक्वाशयगते पुनः अनेकवर्णं वमतिः** पक्वाशय में पहुँचने पर रोगी अनेक रङ्गों का वमन
- **मूत्रयत्यतिसार्यते। तन्द्रा कृशत्वं:** बार-बार मूत्र त्याग करता है, अतीसार व तन्द्रा, कृशता आती है।
- **पाण्डुत्वमुदरं बलसङ्क्षयः।।** पाण्डु व उदर रोग तथा बल का ह्रास होता है।

विषैले अन्न के आमाशय में पहुँचने पर चिकित्सा

तयोर्वान्तविरिक्तस्य हरिद्रे कटभीं गुडम्।
सिन्दुवारितनिष्पावबाष्पिकाशतपर्विकाः।। (अ.हृ.सू.7/25)

- आमाशयगत विष में वमन और पक्वाशयगत में विरेचन दे।
- इसके उपरान्त, हल्दी और दारुहल्दी, कटभी (शिरीश), गुड़, सम्हालु, निष्पाव, हिंगुपत्री, शतपर्विका

तण्डुलीयकमूलानि कुक्कुटाण्डमवल्गुजम।
नावनाञ्जनपानेषु योजयेद्विषशान्तये।। (अ.हृ.सू.7/26)

- तण्डुलीयक मूल, मुर्गे के अण्डे, बावची इनको विष की शान्ति के लिये नस्य, अञ्जन और पान में उपयोग करे।

CONTEMPORARY RELEVANCE

1. **Molecular impact:** Viruddha Ahara can lead to imbalances at a molecular level, affecting digestion, immune system, and cellular metabolism, which may result in digestive distress, weakened immunity, and impaired body functions.
2. **Ayurvedic literature:** Ancient texts like the *Charaka Samhita* mention various food incompatibilities, often illustrated to explain how they disrupt digestion. These traditional examples are adapted today to show their relevance to modern diets.
3. **Protein and carbohydrate combination:** Combining proteins (e.g., meat, beans) with carbohydrates (e.g., rice, potatoes) is discouraged in Ayurveda, as they require different digestive environments. Protein digestion needs an acidic environment, while starch digestion requires an alkaline one. This incompatibility leads to impaired digestion and nutrient absorption.
4. **Tea and milk:** Combining tea with milk is problematic because the tannins in tea precipitate milk proteins, making digestion more difficult. This concept is relevant today, as many people consume tea with milk, potentially causing digestive issues.
5. **Juices and medications:** Pomegranate and grapefruit juices can interfere with the cytochrome P450 enzyme system in the intestines, which affects the metabolism of certain medications. Their combination with drugs can increase or decrease the effectiveness of medications, a principle consistent with Ayurvedic teachings on food incompatibility.

Modern dietetic amalgamation: To make these concepts more relatable to contemporary eating habits, ayurveda's guidelines are being adapted to modern dietetics, where food combinations and their effects on digestion and health are better understood scientifically.

Food Poisoning and Amavisha

Food Poisoning

- It includes an illness caused by consuming contaminated food or beverages. It is typically the result of infection by bacteria, viruses, or parasites, or due to the ingestion of toxins produced by these organisms.
- Food poisoning can range from mild to severe and can sometimes be life-threatening.

Causes of Food Poisoning

- Poisoning due to bacteria and toxins.
- Vegetable-based poisons (natural food poisons) include argemone mexicana, lathyrus sativus, and toxic mushrooms.
- **Animal-derived poisons:** Toxic mussels and fish.
- **Chemical:** Radionucleotides, food processing products, and unintentionally or purposely introduced.

1. **Bacterial infections:**
   - *Salmonella*
   - *E. coli*
   - *Campylobacter*
   - *Listeria*
   - *Clostridium perfringens*
   - *Staphylococcus aureus*
2. **Viral infections:**
   - **Norovirus:** Contaminated food, water, surfaces.
   - **Hepatitis A:** Contaminated food or water.
3. **Parasitic infections:**
   - ***Giardia:*** Contaminated water or food.
   - ***Toxoplasma gondii:*** Undercooked meat.
   - **Tapeworms:** Undercooked pork, beef, fish.
4. **Toxins:**
   - **Botulinum toxin:** Improperly canned foods, honey (for infants)
   - Mycotoxins

Bacterial Food Poisoning

It is a type of foodborne illness caused by consuming food or beverages contaminated with harmful bacteria or their toxins. It can result from improper food handling, storage, or preparation.

Bacteria Causing Food Poisoning

Infection

1. ***Salmonella:***
   - Raw or undercooked meat, poultry, eggs, and some fruits or vegetables.
   - *Symptoms:* Fever, diarrhea, vomiting, and abdominal cramps.
2. ***Escherichia coli (E. coli):***
   - Undercooked ground beef, unpasteurized milk or juice, and contaminated water.
   - *Symptoms:* Severe diarrhea (often bloody), abdominal cramps, and in some cases, kidney failure.
3. ***Campylobacter:***
   - **Sources:** Undercooked poultry, contaminated water, or unpasteurized milk.
   - **Symptoms:** Diarrhea (sometimes bloody), fever, and abdominal cramps.
4. ***Listeria monocytogenes:***
   - Deli meats, soft cheeses, and unpasteurized dairy products.
   - **Symptoms:** Fever, muscle aches, and in severe cases, meningitis or miscarriage in pregnant women.
5. ***Clostridium perfringens:***
   - **Sources:** Improperly stored cooked meats, gravies, and stews.
   - **Symptoms:** Abdominal cramps and diarrhea.
6. ***Staphylococcus aureus:***
   - Foods like salads, meats, and pastries that are improperly handled.
   - **Symptoms:** Rapid onset of nausea, vomiting, and diarrhea due to toxins.
7. ***Clostridium botulinum (Botulism):***
   - **Sources:** Improperly canned or preserved foods, honey (in infants), and vacuum-sealed products.
   - **Symptoms:** Muscle weakness, paralysis, difficulty breathing, and sometimes death.

Botulism Poisoning

- It is a rare but potentially life-threatening illness caused by toxins produced by the bacterium *Clostridium botulinum.*
- The botulinum toxin is one of the most potent neurotoxins known to humans and can cause paralysis and even death if left untreated.
- Botulism typically results from contamination of food, but it can also occur through wounds or in infants (infant botulism).

Causes of Botulism Poisoning

The bacterium clostridium botulinum is anaerobic. It produces botulinum toxin in these environments, which can affect the nervous system. There are three primary forms of botulism.

1. **Foodborne botulism**
   Caused by consuming food contaminated with botulinum toxin. This usually occurs when food is improperly canned, preserved, or stored in conditions where the bacteria can thrive and produce toxin.
2. **Infant botulism:**
   - Occurs when infants (usually under 12 months of age) ingest botulinum spores that grow in their intestines and produce toxin.

- The spores are found in honey, dust, and soil, and can be accidentally ingested by infants.
- Honey is a well-known source of *Clostridium botulinum*.

3. **Wound botulism:**
   - This occurs when clostridium botulinum spores infect a wound and produce botulinum toxin.
   - Especially in people injecting illicit drugs like heroin.
4. **Inhalation botulism (rare):** Occurs when botulinum toxin is inhaled.

Symptoms of Botulism

Can begin within 6 hours to 10 days after exposure, depending on the route of infection (foodborne, wound, or infant).

Symptoms May Include

Foodborne Botulism

- Double vision or blurred vision.
- Drooping eyelids.
- Difficulty swallowing or speaking.
- Dry mouth.
- Weakness or paralysis (typically starting in the upper body and descending to the limbs).
- Difficulty breathing due to paralysis of the diaphragm.
- Nausea, vomiting, and abdominal cramps (in some cases).

Infant Botulism

- Constipation (often the first symptom).
- Weak cry or difficulty sucking and feeding.
- Lethargy or floppy limbs (due to muscle weakness).
- Respiratory difficulty in severe cases.

Wound Botulism

Fever, swelling, and redness around the wound, followed by neurological symptoms similar to foodborne botulism.

Differential Diagnosis

Food poisoning from toxins, poliomyelitis, myasthenia gravis, encephalitis, multiple sclerosis, Guillain-Barré syndrome, diphtheria, tetanus, and poisoning from CO, organophosphates, and elapid snakebite are examples.

Fatal dose: 0.01 mg or even less.
Fatal period: 24–48 h, may extend to a week.

Treatment for Botulism Poisoning

- Maintenance of ABC.
- **Decontamination:** Entire bowel irrigation, purgatives, Activated charcoal, and gastric lavage.
- One vial of polyvalent botulinum antitoxin (types A, B, and E) administered slowly via IV in normal saline and one vial administered intramuscularly (IM), repeated every 2 to 4 hours.
- Botulism immune globulin (BIG), 50 mL is given IV daily, till the patient recovers.

Non Bacterial Poisoning

Kesari Dal (Lathyrus Sativus) (Fig. 3.2)

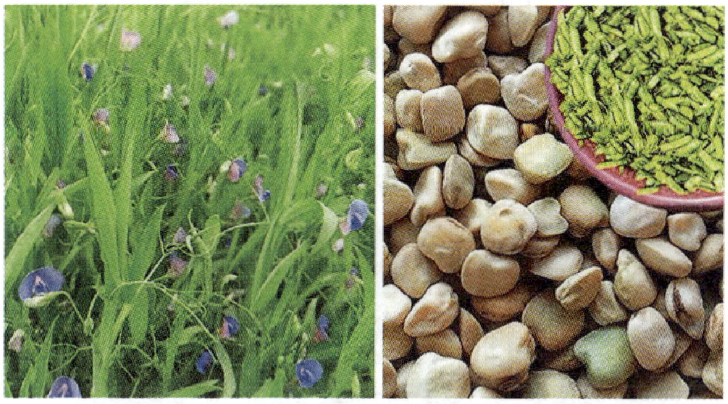

Fig. 3.2: Kesari dal.

- Kesari dal poisoning caused by consuming this particular legume, which contains toxic compounds.
- This form of food poisoning is most often linked to chronic consumption of large quantities of Kesari dal over time, but acute poisoning can also occur under certain circumstances.

Characteristics

- **Botanical name:** Lathyrus sativus
- **Common names:** Kesari dal, Kesari, Grass pea, Chickling pea.
- **Appearance:** Small, flat, pale-colored seeds resembling split peas.
- The primary cause of poisoning from Kesari dal is the presence of a toxic compound called ODAP (beta-N-oxalyl-L-α,β-diamino propionic acid).
- ODAP is a neurotoxin that can cause damage to the nervous system, particularly affecting the central nervous system (CNS).

Symptoms of Kesari Dal Poisoning

1. Acute poisoning (Rare but serious)
   - Nausea and vomiting
   - Abdominal pain and discomfort
   - Diarrhea
   - Tingling or numbness in the limbs
   - Headache and dizziness
2. Chronic poisoning (more common)
   - Spastic paralysis (rigidity and spasms in the legs)
   - Muscle weakness (especially in the lower limbs)
   - Difficulty walking or a waddling gait
   - Sensory disturbances (numbness, tingling sensations in the limbs)

- Loss of coordination (ataxia)
- Atrophy of muscles

Treatment

- Stop consuming Lathyrus sativus to prevent further exposure to the neurotoxin ODAP.
- Medical attention if early symptoms like weakness, stiffness, or difficulty walking are noticed.
- Fresh fruits and vegetables to counter oxidative stress caused by ODAP.
- Calcium and B-complex vitamins.

Mushrooms Poisoning (Fig. 3.3)

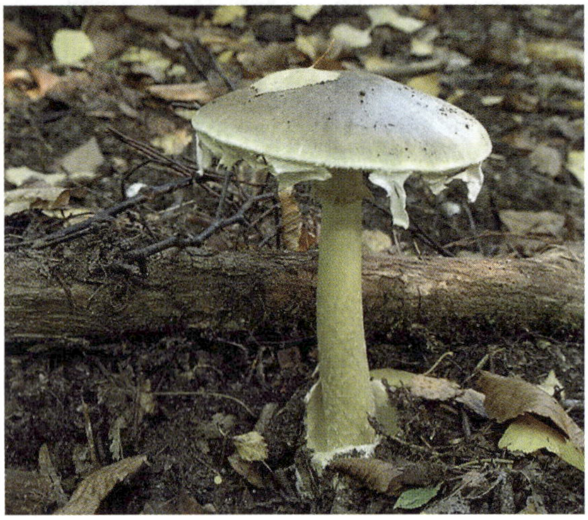

Fig. 3.3: Mushrooms.

- When consumed, poisonous mushrooms' toxic chemicals can result in disease or even death.
- Species-specific toxins include psilocybin, gyromitrin, muscarine, and amatoxins.
- Amatoxins found in *Amanita phalloides* (death cap), *amanita virosa* (destroying angel), etc.
- **Action:**
  - Inhibit RNA polymerase II, halting protein synthesis.
  - Primarily targets liver and kidney cells, causing cell death.

Sign and Symptoms

Depending on the kind of poison, symptoms can be divided into:

Early Onset (Within Hours)

- Abdominal pain, diarrhea, vomiting, and nausea, sweating, salivation.
- Confusion (toxicity from muscarines).

Onset Delay (6–24 Hours)

- Amatoxins cause jaundice and liver damage.
- Seizures with psilocybin.
- Gyromitrin-induced hallucinations.
- Renal failure in extreme circumstances.

Diagnosis: Meixner test for detection of poisonous mushrooms.

Fatal dose: 2–3 mushrooms, 5–10 grams of some species.

Fatal period: 24 hour, some species 1 to 3 days if not treated.

Treatment

- Induce vomiting or perform gastric lavage if ingestion is recent.
- Administer activated charcoal to absorb toxins.
- **Supportive care:** IV fluids, electrolytes.
- **Specific antidotes:**
  - **Filicinin** or **N-acetylcysteine** for amatoxin poisoning.
  - **Atropine** for muscarinic symptoms.

ARGEMONE MEXICANA (MEXICAN POPPY) (FIG. 3.4)

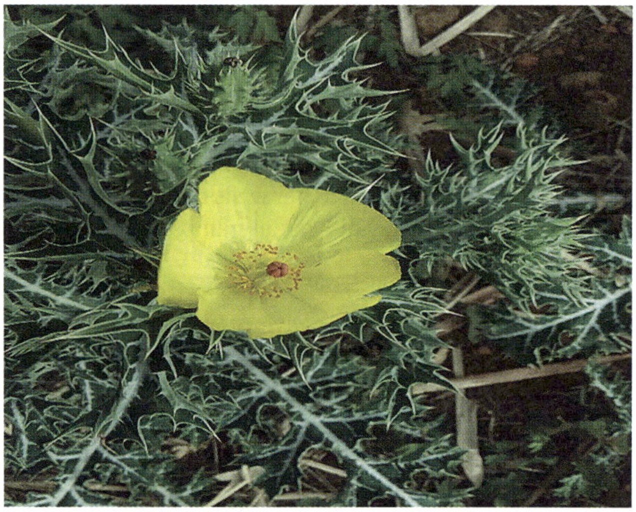

Fig. 3.4: Argemone mexicana.

Introduction

- A herbaceous plant native to Mexico but widely found in tropical and subtropical regions.
- Known for its prickly leaves and vibrant yellow blooms, Argemone Mexicana seeds and oil are frequently contaminated with edible oils, which can have harmful consequences.
- It is also frequently linked to epidemic dropsy, a disease brought on by contaminated mustard oil.

Active Principle

- **Toxic compound: Sanguinarine** and **dihydrosanguinarine** (benzophenanthridine alkaloids).
- **Action:**
  - Inhibits Na^+/K^+ ATPase and disrupts cellular metabolism.

- Causes endothelial damage, leading to capillary leakage and tissue edema.

Sign and Symptoms

Symptoms manifest due to ingestion of adulterated oil or direct exposure:

1. **Early symptoms (within 1-3 weeks):**
   - Nausea, vomiting, diarrhea.
   - Burning sensation in the stomach.
   - Weakness and fatigue.
2. **Cardinal features of epidemic dropsy:**
   - **Edema:** Swelling in the lower limbs, progressing to the entire body.
   - **Erythema:** Redness of skin with tenderness and warmth.
   - **Cardiovascular symptoms:**
     - Tachycardia, hypotension.
     - Congestive heart failure in severe cases.
   - **Respiratory symptoms:** Breathlessness due to pulmonary edema.
3. **Severe symptoms:**
   - Glaucoma or loss of vision (in rare cases).
   - Proteinuria and kidney damage.
   - Multiorgan failure in untreated cases.

Treatment

- Identify and eliminate adulterated oil.
- **Symptomatic:**
  - Diuretics to reduce edema.
  - Antihistamines for inflammatory symptoms.
- ACE inhibitors or beta-blockers for heart failure.
- Oxygen therapy for pulmonary edema.

आम विष

परिभाषा

आचार्य वाग्भट्ट अनुसार

ऊष्मणोऽल्पबलत्वेनधातुमाद्यमपाचितम्।
दुष्टमामाशयगतं रसमामं प्रचक्षते।। (अ.हृ.सू.13/25)

- अग्नि की दुर्बलता से अपक्व एवं दूषित व वातादि दोषों से युक्त आमाशयगत आद्य (प्रथम) रसधातु को आम कहते हैं। दूषित (वातादि दोषों से युक्त) प्रथम धातु रस को आम कहते हैं।

आचार्य चरक अनुसार

विरुद्धाध्यशनाजीर्णाशनशीलिनः पुनरार
दोषमामविषमित्याचचते भिषजः (च.वि.2/12)

- विरुद्ध भोजन करने वाले, अध्यशन करने वाले और अजीर्णाशन करने वाले पुरुष के आमदोष को, विष के समान लक्षणों को उत्पन्न करने से चिकित्सक इसको आम विष कहते है।

आम विष की असाध्यता

आशुकारित्वाद्विरुद्धोपक्रमत्वाच्चेति (च.वि.2/12)

- वह आशुकारी और चिकित्सा में विरुद्ध होने के कारण अत्यन्त असाध्य होता है।

आचार्य वाग्भट्ट अनुसार

विरुद्धाध्यशनाजीर्णशीलिनोविषलक्षणम।। (अ.हृ.सू.8/13)

- विरुद्ध भोजन, अध्यशन और अजीर्ण भोजन करने के अभ्यस्त पुरुष में विष के समान लक्षणों वाले

आमदोषं महाघोरं वर्जयेद्विषसंज्ञकम्।
विषरूपाशुकारित्वाद्विरुद्धोपक्रमत्वतः।। (अ.हृ.सू.8/14)

- तीव्र पीड़ा कारक, विष संज्ञा वाले आम दोष की चिकित्सा नहीं करे।
- क्योंकि यह आम दोष-विष के समान-शीघ्रमारक और विरुद्ध चिकित्सावाला होता है।

आम दोष लक्षण (अ.हृ.सू. 13/23–24)

- **स्रोतोरोधबलभ्रंशः** स्रोतों का अवरोध, बल हानि
- **गौरवानिलमूढताः** भारीपन, वायु का अवरोध
- **आलस्यापक्तिनिष्ठीवः** आलस्य, आहार का न पकना, मुखस्त्राव
- **मलसङ्गारुचिक्लमाः** पुरीषादि की अप्रवृत्ति, अरुचि, ग्लानि

आचार्य चरक अनुसार (च.चि.15/45–49)

- **विष्टम्भः सदनः** विष्टम्भ (मल का पक्वाशय में पूर्ण रूप से रुका रहना या उचित परिमाण में न निकलना), सदन (शरीर में ढीलापन)
- **शिरसो रुक् च मूर्च्छा च भ्रमः पृष्ठकटिग्रहः** शिरःशूल, मूर्च्छा, भ्रम, पीठ और कमर में जकड़न
- **जृम्भाऽङ्गमर्दस्तृष्णा च ज्वरश्छर्दिः प्रवाहणम्ः** जम्हाई, अंगमर्द, तृष्णा, ज्वर, वमन, प्रवाहण (कुन्थन या मल को बाहर निकालने की चेष्टा करना)
- **अरोचकोऽत्रिपाकश्च, घोरमन्नविषं च ततः** अरोचक, अविपाक वह आमरस रूपी घोर (भयावह) अन्नविष
- **संसृज्यमानं पित्तेन दाहं तृष्णां मुखामयान्ः** जब पित्तदोष से युक्त होता है, तब दाह, तृष्णा, मुख का पकना
- **जनयत्यम्लपित्तं च पित्तजांश्चापरान् गदान्ः** अम्लपित्त तथा अन्य पित्तज रोगों को उत्पन्न करता है।
- **यक्ष्मपीनसमेहादीन् कफजान् कफसङ्गतम्ः** जब आम अन्नविष कफदोष से युक्त होता है, तब यक्ष्मा, प्रतिश्याय, प्रमेह आदि कफज रोगों को उत्पन्न करता है।
- **वातसंसृष्टं वातजांश्च गदान् बहून्ः** आम अन्नविष वातदोष से युक्त होता है, तो अनेक वातज रोगों को उत्पन्न करता है।
- **मूत्ररोगांश्च मूत्रस्थं कुक्षिरोगान् शकृद्गतम्ः** आम अन्नविष मूत्र से युक्त होता है, तो मूत्र सम्बन्धी व मल से युक्त होता है, तो उदर सम्बन्धी अनेक विकारों को उत्पन्न करता है।

- **रसादिभिश्च संसृष्टं कुर्याद्रोगान् रसादिजान्:** आम जब वह रस, रक्त आदि धातुओं से युक्त होता है, तो उन-उनसे सम्बन्धित रोगों को उत्पन्न करता है।

पाचनैर्दीपनैः स्नेहैस्तान् स्वेदैश्च परिष्कृतान।।
शोधयेच्छोधनैः काले यथासन्नं यथाबलम्। (अ.हृ.सू.13/28–29)

- इस प्रकार के दोषों को पाचनीय, दीपनीय औषधियों से तथा दीपन और पाचन द्रव्यों से सिद्ध स्नेह और स्वेद से संशोधन योग्य बनाकर समीपस्थ मार्ग से दोष के बलानुसार यथोक्त काल में शोधन द्रव्यों से शोधन करे।

QUESTION FROM THE UNIT

- Explain the various sources of exposure of visha likeanna, paana, vastra, abhyanga, lepa, paduka, abharana, etc.
- Describe the Ayurvedic methods of detection of food and beverages contaminated with visha.
- Define adulteration, describe the methods of detection of adulterants and its relevance in Agada Tantra.
- Describe the modernanalytical techniques for the detection of poison (in contaminated articles) like chromatography, spectroscopy, etc.
- Define viruddha aharaand explain its types.
- Discuss and illustrate the contemporary importance of viruddha ahara with examples.
- Discuss the application of concepts of viruddha ahara in the preventionand management of diseases.
- Describe food poisoning, its typesand management.
- Discuss the clinical application of principles of Agada Tantra in the management of food poisoning.
- Describe the concept of amavisha.

MULTIPLE CHOICE QUESTIONS

Q1. Which of the following is a common source of pesticide contamination in contemporary food?
A. Milk
B. Fresh fruits and vegetables
C. Salt
D. Honey
Answer: B. Fresh fruits and vegetables

Q2. Which modern-day material is known to leach harmful chemicals like BPA into food?
A. Glass bottles
B. Steel utensils
C. Plastic containers
D. Wooden spoons
Answer: C. Plastic containers

Q3. In Aurvedic food testing, which test uses water to detect vishakta aahara?
A. Taila Pareeksha
B. Jala Pareeksha
C. Agni Pareeksha
D. Mukha Pareeksha
Answer: B. Jala Pareeksha

Q4. Which among the following is an indicator of possible food toxicity in traditional examination?
A. Strong sweet smell
B. Attraction of ants
C. Unusual floating behavior in water
D. Melting in hand
Answer: C. Unusual floating behavior in water

Q5. Which test is used to detect starch adulteration in milk?
A. Methylene blue test
B. Benedict's test
C. Iodine test
D. Fehling's test
Answer: C. Iodine test

Q6. Argemone oil adulteration in mustard oil leads to which disease?
A. Epidemic dropsy
B. Scurvy
C. Goiter
D. Anemia
Answer: A. Epidemic dropsy

Q7. Which color change indicates the presence of metanil yellow in turmeric when tested?
A. Blue B. Green
C. Red D. Pink
Answer: D. Pink

Q8. Which modern technique is widely used for detecting pesticide residues in food?
A. MRI
B. GC-MS (Gas Chromatography-Mass spectrometry)
C. Ultrasound
D. PET scan
Answer: B. GC-MS (Gas Chromatography-Mass Spectrometry)

Q9. Which of the following tests is used specifically to detect heavy metals in food samples?
A. Spectrophotometry
B. ELISA
C. ICP–MS (Inductively Coupled Plasma MS)
D. Jala Pareeksha
Answer: C. ICP–MS (Inductively Coupled Plasma MS)

Q10. Which of the following is an example of Virudha Ahara according to Ayurveda?
A. Milk and Honey
B. Milk and Fish
C. Rice and Ghee
D. Wheat and Jaggery
Answer: B. Milk and Fish

Q11. Which of the following modern food habits is considered Virudha Ahara due to its harmful effects?
A. Fruit Salad
B. Green Tea

C. Carbonated drink with a Oily food
D. Curd rice

Answer: C. Carbonated drink with oliy food.

Q12. Amavisha is formed due to:

A. Proper digestion of food.
B. Complete metabolism
C. Accumulation of partially digested food toxins
D. Excess water intake.

Answer: C. Accumulation of partially digested food toxins.

Q.13 Which bacteria is commonly responsible for food poisoning due to contaminated meat?

A. Lactobacillus.
B. Salmonella.
C. Rhizobium.
D. Streptococcus.

Answer: B. Salmonella

Q. 14 Symptoms like nausea, vomiting, diarrhea after eating are commonly associated with:

A. Food Poisoning.
B. Dehydration.
C. Hypertension.
D. Anemia.

Answer: A. Food Poisoning.

Garavisha and Dushivisha

4 UNIT

LEARNING OBJECTIVES

- Garavisha
- Dushivisha
- Contemporary aspects of garavisha and dushivisha
- Role of garavisha and dushivisha in the manifestation of diseases
- Research updates in garavisha and dushivisha
(Lecture: 7 hours, Nonlecture: 2 hours)

गर विष

परिभाषा

आचार्य वाग्भट

नानाप्राण्यङ्गशमलविरुद्धौषधिभस्मनाम्।
विषाणां चाल्पवीर्याणां योगो गर इति स्मृतः। (अ.हृ.उ.35/49–50)

- ❖ नाना प्रकार के प्राणियों के अंगो से उत्पन्न मल, विरुद्ध औषधियों की भस्म और अल्पवीर्य वाले विषो का योग गर विष कहा गया है।

कृत्रिमं गरसंज्ञं तु क्रियते विविधौषधैः।
हन्ति योगवशेनाशु चिराच्चिरतराच्च तत्। (अ.हृ.उ.35/6)

- ❖ नाना प्रकार की औषधियों से जो कृत्रिम विष बनाया जाता है। उसे गर विष कहते है।
- ❖ यह कृत्रिम विष योग प्रयोग विधि अनुसार शीघ्र ही मारक है, देर से मारता है। या बहुत समय बाद मारता है।

आचार्य चरक अनुसार

गरसंयोगजं चान्यद्गरसञ्ज्ञं गदप्रदम्।
कालान्तरविपाकित्वान्न तदाशु हरत्यसून्।। (च.चि.24/14)

- ❖ स्थावर और जङ्गम विष के अतिरिक्त संयोग से उत्पन होने वाला एक गर नामक विष भी होता है यह रोगों को उत्पन करने वाला होता है।
- ❖ इसका पाचन शरीर मे कुछ काल पश्चात होता है इसलिए यह शीघ्र प्राणों को नष्ट नहीं करता।

गर विष लक्षण

शोफपाण्डूदरोन्माददुर्नामादीन् करोति वा। (अ.हृ.उ.35/6)

- शोफ
- पाण्डू
- उदर, उन्माद व अर्श आदि रोगों को करता है।

❖ **गर विष विकार– (अ.हृ.उ.50-53)**

तेन पाण्डुः कृशोऽल्पाग्निः कासश्वासज्वरार्दित
पाण्डुवर्ण, कृश, मन्दाग्नि, कास, श्वास तथा ज्वर, अर्दित से पीड़ित।
वायुना प्रतिलोमेन स्वप्नचिन्तापरायणः।
प्रतिलोम वायु से, स्वप्न (नींद) व चिन्ता से ग्रस्त
महोदरयकृत्प्लीही दीनवाग् दुर्बलोऽलसः।।
अतिप्रवृद्ध उदर, यकृत्, प्लीहा तथा दीन वाणी, दुर्बल व आलसी
शोफवान् सतताध्मातः शुष्कपादकरः क्षयी।
शोफ और निरन्तर आध्मान युक्त, हाथ-पैर शुष्क, क्षयरोगी।
स्वप्ने गोमायुमार्जारनकुलव्यालवानरान्।।
स्वप्न में श्रृगाल, बिल्ली, नेवला, हिंसक पशु, बन्दर को देखता है।
शुष्कांश्च वनस्पतिजलाशयान्।
स्वप्न में शुष्क वनस्पति और जलाशयों को देखता है।
मन्यते कृष्णमात्मानं गौरो, गौरं च कालकः।।
काला अपने को गौर देखता है व गौर काला समझता है।
विकर्णनासानयनं पश्येत्तद्विहतेन्द्रियः।
चेहरे को कान, नाक और आँखों से रहित, इन्द्रियों को नष्ट हुआ अनुभव करता है।

आचार्य चरक अनुसार (च.चि.23/234-37)

तैः स्यात् पाण्डुः कृशोऽल्पाग्निर्गरश्चास्योपजायते।
मर्मप्रधमनाध्मानं श्वयथुं हस्तपादयोः।।

- गर विष सेवन से रोगी का शरीर पाण्डु वर्ण का हो जाता है। जठराग्नि मन्द हो जाती है।
- हृदय की गति बढ़ जाती है। उदर में आध्यमान व हस्त पाद शोथ होता है।

↓

जठरं ग्रहणीदोषो यक्ष्मा गुल्मः क्षयो ज्वरः
एवंविधस्य चान्यस्य व्याधेर्लिङ्गानि दर्शयेत्।।

- व्यक्ति को उदर्द रोग, ग्रहणी दोष, यक्ष्मा, गुल्म, क्षय, ज्वर तथा अनेक व्याधियों के लक्षण उत्पन होते हैं।

↓

स्वप्ने मार्जारगोमायुव्यालान् सनकुलान् कपीन्।
प्रायः पश्यति नद्यादीञ्छुष्कांश्च सवनस्पतीन्।।

- स्वपन में मार्जार (बिलार), श्रृंगाल, हिंसक पशुओं, नेवलों, वानरों तथा नदियों व वनस्पतियों को सूखा देखता है।

↓

कालश्च गौरमात्मानं स्वप्ने गौरश्च कालकम्।
विकर्णनासिकं वाऽपि प्रपश्येद्विहतेन्द्रियः

- रोगी का शरीर कृष्ण पड़ जाता है। तो वह उसे गौर समझता है। व व्रण यदि गौर हो जाता है तो उसे कृष्ण समझता है।
- रोगी अपने को बिना कान, नाक के देखता है। ये सब उसे स्वप्न में दिखाई देता है। प्रत्यक्ष रूप से इन्द्रियाँ अपने विषय को पूर्ण रूप से ग्रहण नहीं कर पाती।

गर विष प्रयोग

सौभाग्यार्थं स्त्रियः स्वेदरजोनानाङ्गजान्मलान्।
शत्रुप्रयुक्तांश्च गरान् प्रयच्छन्त्यन्नमिश्रितान्।। (च.चि.23/233)

- सौभाग्य की प्राप्ति के लिए स्त्रियाँ अपना स्वेद, रज और शरीर के अन्य अंगो के मलों को अन्न में मिलाकर देती है।
- इस प्रकार स्त्रियाँ शत्रुओ के वशीभूत होकर उनके द्वारा दिए गए गर विष को अन्न में मिलाकर खिला देती है।

आचार्य वाग्भट्ट अनुसार

सौभाग्यार्थं खियो भर्नें राज्ञे वाऽरातिचोदिताः।।
गरमाहारसम्पृक्तं यच्छन्त्यासन्नवर्तिनः। (अ.हृ.उ.48–49)

गर विष साध्यता-असाध्यता

एतैरन्यैश्च बहुभिः क्लिष्टो घोरैरुपद्रवैः।।

गरार्तो नाशमाप्रोति कश्चित्सद्योऽचिकित्सितः। (अ.हृ.उ.35/54–55)

- इस प्रकार के तथा अन्य घोर उपद्रवों से पीड़ित गर से युक्त व्यक्ति मृत्यु को प्राप्त होता है। अथवा चिकित्सा के अभाव में रोगी की मृत्यु हो जाती है।

गर विष चिकित्साः

आचार्य चरक अनुसार

तमवेक्ष्य भिषक् प्राज्ञाः पृच्छेत् किं कैः कदा सह।
जग्धमित्यवगम्याशु प्रदद्याद्वमनं भिषक् (च.चि.23/238)

- चिकित्सक रोगी को पूछे कि तुमने कब किसके साथ, किस वस्तु का सेवन किया है। इस प्रकार जब उसके भोजन आदि का की उसने क्या ग्रहण किया है।
- ज्ञान हो जाये। यह निश्चित हो जाये के रोगी ने गर विष सेवन किया है। तो रोगी को शीघ्र ही वमन करवाना चाहिए।

वमन

सूक्ष्मं ताम्ररजस्तस्मै सक्षौद्रं हृद्विशोधनम्। (च.चि.23/239)

- गर विष से पीड़ित रोगी को वमन के लिए अशुद्ध सूक्ष्म मात्रा में ताम्र रज भस्म मधु के साथ दे। इससे वमन होकर हृदय शुद्ध हो जाता है।

शुद्धे हृदि ततः शाणं हेमचूर्णस्य दापयेत्।।
हेम सर्वविषाण्याशु गरांश्च विनियच्छति।
न सज्जते हेमपाङ्गे विषं पद्मदलेऽम्बुवत्।। (च.चि.23/239–240)

- हृदय के शुद्ध हो जाने पर एक शाण स्वर्ण भस्म मधु के साथ दे।
- इस प्रकार स्वर्ण चूर्ण का प्रयोग करने से सभी प्रकार का विष व गर विष के प्रभाव का नाश होता है।
- जिस प्रकार कमल की पत्ती पर जल नहीं ठहरता। उसी प्रकार स्वर्ण चूर्ण का सेवन करने वाले व्यक्तियों के शरीर में विष का प्रभाव नहीं ठहरता।
- **नागदंत्यादि घृतः**

नागदन्तीत्रिवृद्दन्तीद्रवन्तीस्नुक्पयःफलैः।
साधितं माहिषं सर्पिः सगोमूत्राढकं हितम्।।
सर्पकीटविषार्तानां गरार्तानां च शान्तये। (च.चि.23/241–242)

- नागदन्ती, त्रिवृत (निशोथ), दन्ती, द्रवन्ती का मूल, स्नुही क्षीर, मैनफल प्रत्येक 1 पल तथा आढ़क प्रमाण मे महिष घृत तथा गोमूत्र से विधिपूर्वक सिद्ध कर
- सभी प्रकार के सर्प, कीट, विष से पीड़ित तथा गर विष से पीड़ित रोगी को विष की शान्ति के लिए दे।

आचार्य वाग्भट अनुसार

वमन कर्म व हेमप्रशन

गरार्तो वान्तवान्भुक्त्वा तत्पथ्यं पानभोजनम्।।
शुद्धहृच्छीलयेद्धेम सूत्रस्थानविधेः स्मरन्। (अ.हृ.उ.55–56)

- गर विष से पीड़ित रोगी को तुरन्त वमन कराकर हितकारी आहार दे। हृदय का शोधन करके स्वर्ण का सेवन कराना चाहिए।

शामक योग

शर्कराक्षौद्रसंयुक्तश्चूर्णस्ताप्यसुवर्णयोः।
लेहः प्रशमयत्युग्रं सर्वं योगकृतं विषम्।। (अ.हृ.उ.56-57)

❖ स्वर्णभस्म व स्वर्णमाक्षिक को शर्करा व मधु के साथ दे।

गर विष के उपद्रवों की चिकित्साः

आचार्य वाग्भट्ट अनुसार

मूर्वामृतानतकणापटोलीचव्यचित्रकान्।।
वचामुस्तविडङ्गानि तक्रकोष्णाम्बुमस्तुभिः।
पिबेद्रसेन वाऽम्लेन गरोपहतपावकः।। (अ.हृ.उ.35/57-58)

❖ मूर्वा, गिलोय, तगर, पिप्पली, पटोली, चव्य, चित्रक, वचा, मुस्ता, वायविडङ्ग, इनको तक्र, उष्ण जल और मस्तु के साथ या विजौरे के रस के साथ या कांजी से, गर विष से पीड़ित रोगी को पान के लिए दे।

पारावतामिषशटीपुष्कराह मृतं हिमम्।
गरतृष्णारुजाकासश्वासहिष्माज्वरापहम्।। (अ.हृ.उ.35/59)

❖ कबूतर का मांस, शटी (कचूर), पुष्करमूल–इनसे पकाया जल शीतल होने पर गरविष, तृष्णा रोग, दर्द, कास, श्वास व हिक्का रोग में पान के लिए दे।

दुषीविष

दुषीविष निरुक्ति

दुषीतं देशकालान्नदिवास्वप्नैरभीक्ष्णशः।
यस्माद्दूषयते धातून् तस्माद्दूषीविषं स्मृतम् (सु. क. 2/33)

❖ देश, काल, अन्न, दिवास्वप्न आदि के द्वारा बार-बार दुषीत हुआ विष शरीर की रस-रक्तादि धातुओं को दुषीत करता है। उसे दुषीविष कहते हैं।

दुषीविष स्वरुप, अव्यक्ता व परिभाषा

यत् स्थावरं जङ्गमकृत्रिमं वा देहादशेषं यदनिर्गतं तत्
जीर्णं विषघ्नौषधिभिर्हतं वा दावाग्निवातातपशोषितं वा।।
स्वभावतो वा गुणविप्रहीनं विषं हि दुषीविषतामुपैति।
वीर्याल्पभावान्न निपातयेत्तत् कफावृतं वर्षगणानुबन्धि।।
(सु.क.2/25-26)

❖ जो स्थावर, जङ्गम या कृत्रिम विष शरीर से पूर्ण रूप बाहर नहीं निकलता है।

❖ जीर्ण अर्थात जो पुराना पड़ गया हो। व जिसका प्रभाव विषघ्न औषधियों से मन्द होकर व दावाग्नि, वायु, आतप से जो हीनगुण हो गया हो। या

❖ जो स्वभाव से गुणहीन हो गया हो उसी को दुषीविष कहते हैं।

❖ यह दुषी विष अल्प वीर्य होने के कारण सद्यः प्राणहर नहीं होता है अपितु कफावृत हो जाने से शरीर में चिरकाल तक बना रहता है।

आचार्य वाग्भट्ट अनुसार

जीर्णं विषघ्नौषधिभिर्हतं वा दावाग्निवातातपशोषितं वा।
स्वभावतो वा न गुणैः सुयुक्तं दुषीविषाख्यं विषमभ्युपैति।।
वीर्याल्पभावादविभाव्यमेतत् कफावृतं वर्षगणानुबन्धि।
(अ.हृ.उ.35/33-34)
(अ.स.उ.40/24-25)

❖ उपर दीये गये विवर्ण समान

❖ **दुषी विष पूर्वरुपः**

आचार्य सुश्रुत अनुसार

निद्रा गुरुत्वं च विजृम्भणं च विश्लेषहर्षावथवाऽङ्गमर्दः (सु.क.2/30)

❖ निंद्रा
❖ गुरुत्व (भारीपन)
❖ जृम्भा
❖ संधियों में शिथिलता
❖ रोमांच (अंगमर्द)
❖ **दुषी विष का शरीर पर प्रभाव व दुषीविष लक्षणः**

आचार्य सुश्रुत अनुसार

तेनार्दितो भिन्नपुरीषवर्णो विगन्धवैरस्यमुखः पिपासी।
मूर्च्छन् वमन् गद्‌गदवाग्विषण्णो भवेच्च दुष्योदरलिङ्गजुष्टः
(सु.क.2/27)

❖ **दुषीविष के विषाक्त प्रभाव से मनुष्य कोः**

1. भिन्नपुरीष–अतिसार
2. भिन्नवर्णो–वर्ण भी बदल जाता है।
3. मुखविगन्ध–मुख से दुर्गन्ध आने लगती है।
4. मुखवैरस्य–मुख का स्वाद बदल जाता है।
5. पिपासा–प्यास लगती है।
6. मूर्च्छा
7. वमन
8. वाणी गदगद–अस्पष्ट बोलना
9. विषण्ण–रोगी उदास, खिन्न हो जाता है।
10. दुष्योदर–सन्निपातोदर

ततः करोत्यन्नमदाविपाकावरोचकं मण्डलकोठमोहान्
धातुक्षयं पादकरास्यशोफं दकोदरं छर्दिमथातिसारम् (सु.क.2/30)

❖ तत्पश्चात अन्नमद अर्थात भुक्त अन्न से हर्षक्षय आदि मदलक्षण
❖ अविपाक–पाचन न होना
❖ अरोचक–अन्न में अरुचि
❖ मण्डल, कोठ, मोह होता है।
❖ धातुक्षय पाद हस्त व मुख पर शोथ, जलोदर, वमन, अतिसार

वैवर्ण्यमूर्च्छाविषमज्वरान् वा कुर्यात् प्रवृद्धां प्रबलां तृषां वा
(सु.क.2/31)

- वैवर्ण्य
- मूर्च्छा
- विषम ज्वर के लक्षण भी मिलते है तथा अतितीव्र तृष्णा होती है।

उन्मादमन्यज्जनयेत्तथाऽन्यदानाहमन्यत् क्षपयेच्च शुक्रम्।
गाद्गद्यमन्यज्जनयेच्च कुष्ठं तांस्तान् विकाराश्चं बहुप्रकारान्
(सु.क.2/32)

- इस प्रकार किसे विष से उन्माद, किसी से आध्यमान (आनाह), कोई विष शुक्र धातु का क्षय करता है।
- तो किसी से वाणी अस्पष्ट करता है, कोई विष कुष्ठ रोग को उत्पन्न करता है। इस प्रकार दुषी विष अनेक प्रकार के विकारो को उत्पन्न करता है।

आचार्य वाग्भट्ट अनुसार

तेनार्दितो भिन्नपुरीषवर्णो दुष्टान्नरोगी तृडरोचकार्तः।।
मूर्च्छन् वमन् गद्गदवाग् विमुह्यन् भवेच्च दूष्योदरलिङ्गजुष्टः।
(अ.हृ.उ.35/34–35)
(अ.स.उ.40/26)

- इस दुषीविष से पीड़ित मनुष्य को– नाना वर्णों से युक्त अतिसार होता है। शरीर कान्ति नष्ट हो जाती है।
- दुषीत रक्त वाला, तृष्णा रोग व अरोचक से पीड़ित,
- मूर्च्छा, वमन, वाणी अस्पष्ट व मोह युक्त तथा दूष्योदर के लक्षणों से युक्त होता है।

आचार्य चरक अनुसार

दुषीविषं तु शोणितदुष्ट्यारुःकिटिमकोठलिङ्गं च।
विषमेकैकं दोषं सन्दूष्य हरत्यसूनेवम् (च.चि.23/31)

- दुषीविष रक्त को दुषीत कर अरूंशिक–फुंसियाँ, किटिभ–कुष्ठ, कोठ रोग को उत्पन्न करता है।
- इस प्रकार दुषीविष वातादि एक-एक दोष को कुपित कर प्राण को नष्ट कर देता है।

आशय अनुसार शरीर में दुषीविष के लक्षण

आमाशयस्थे कफवातरोगी पक्वाशयस्थेऽनिलपित्तरोगी।
भवेन्नरो ध्वस्तशिरोरुहाङ्गो विलूनपक्षस्तु यथा विहङ्गः
(सु. क. 2/28)

- यदि दुषीविष आमाशय में स्थित हो तो कफ–वात प्रकोप के लक्षण पाए जाते है। और पक्वाशय में स्थित हो तो वात–पित प्रकोप के लक्षण उपस्थित होते हैं।
- रोगी के शरीर के केश गिरने लगते हैं। व शरीर के अंग ध्वस्त (छिन्न-भिन्न) हो जाते हैं। पंख कटे हुए पक्षी के समान हो जाता है।

स्थितं रसादिष्वथवा यथोक्तान् करोति धातुप्रभवान् विकारान्।
(सु. क. 2/29)

- यदि दुषीविष रसादि धातुओं में स्थित होता है तो धातुगत पाए जाने वाले यथोक्त विकार उत्पन्न होते है।

आचार्य वाग्भट्ट अनुसार

आमाशयस्थे कफवातरोगी पक्वाशयस्थेऽ निलपित्तरोगी।।
भवेन्नरी स्थितं रसादिष्वथवा विचित्रान् करोति धातुप्रभवान् विकारान।।
ध्वस्तशिरोरुहाङ्गो विलूनपक्षः स यथा विहङ्गः।
(अ.हृ.उ. 35/35–36)
(अ.स.उ. 40/27)

दुषीविष प्रकोप काल

कोपं च शीतानिलदुर्दिनेषु यात्याशु पूर्वं श्रृणु तत्र रूपम्
(सु. क. 2/29)

- ऐसी स्थिति जिसमे शीत, वायु व आकाश के मेघाच्छन्न होने पर विष का प्रकोप शीघ्र होता है।

आचार्य वाग्भट्ट अनुसार

प्राग्वाताजीर्णशीताभ्रदिवास्वप्नाहिताशनैः।
दुष्टं दूषयते धातूनतो दुषीविषं स्मृतम्।। (अ.हृ.उ.35/37)
(अ.स.उ. 40/28)

- पूर्व दिशा की वायु, अजीर्ण, शीत काल (शीत देश), बादल, दिन में सोना और अहित भोजन से दुषीत (उत्तेजित) हुआ यह धातुओं को दुषीत करता है, इसलिये इसे दुषीविष कहते हैं।

दुषीविष साध्यता-असाध्यता

साध्यमात्मवतः सद्यो याप्यं संवत्सरोत्थितम्।
दुषीविषमसाध्यं तु क्षीणस्याहितसेविनः (सु. क. 2/55)

- आत्ममान व्यक्ति की तत्काल की गई चिकित्सा से–साध्य
- एक वर्ष जीर्ण–याप्य
- क्षीण तथा अहित सेवन करने वाले व्यक्ति के दुषी विषाक्ता–असाध्य होती है।

दुषीविष उपद्रव

ज्वरे दाहे च हिक्कायामानाहे शुक्रसङ्क्षये।
शोफेऽतिसारे मूर्च्छायां हृद्रोगे जठरेऽपि च।। (सु. क. 2/53)

- ज्वर दाह, हिक्का, आनाह, शुक्रक्षय
- शोफ, अतिसार, मूर्च्छा, हृद्रोग, उदररोग

उन्मादे वेपथौ चैव ये चान्ये स्युरुपद्रवाः। (सु. क. 2/54)

- उन्माद, वेपथु (कम्प) तथा अन्य उपद्रवों के उपचार में

उपद्रव चिकित्साः

यथास्वं तेशु कुर्वीत विषघ्नैरौषधैः क्रियाम्।। (सु. क. 2/54)

❖ उन्ही विषघ्न औषधियों का प्रयोग किया जाता है। जो जिस उपद्रव के लिए उपयुक्त होती है।

दुषीविष चिकित्सा

दुषीविषार्तं सुस्विन्नमूर्ध्वं चाधश्च शोधितम्।
पाययेतागदं नित्यमिमं दुषीविषापहम् (सु. क. 2/50)

❖ दुषीविष से पीड़ित रोगी को स्वेदन के उपरान्त शोधन कर्म (वमन–विरेचन) के पश्चात दुषीविषहर अगद का नित्य पान कराना चाहिए।

दुषीविषारी अगद

पिप्पल्यो ध्यामकं मांसी शावरः परिपेलवम्।
सुवर्चिका ससूक्ष्मैला तोयं कनकगैरिकम्।। (सु. क. 2/51)

❖ पीपल, ध्यामक (कतृण), जटामांसी, शावर (रोध्र), परिपेलव (केवटीमोथा)
❖ सुवर्चिका (हुलहुल), छोटी इलायची, तोय (तगर/सुगन्धबाला), स्वर्णगैरिक

क्षौद्रयुक्तोऽगदो ह्येष दुषीविषमपोहति।
नाम्रा दुषीविषारिस्तु न चान्यत्रापि वार्यते (सु. क. 2/52)

❖ इसमें मधु मिलाकर प्रयोग करने से यह अगद दुषीविष को नष्ट करता है। व ज्वरादि में भी इसका प्रयोग किया जा सकता है।

पिप्पल्यो ध्यामकं मांसी रोघ्रमेला सुवर्चिका।
कुटन्नटं नतं कुष्ठं यष्टी चन्दनगैरिकम्।।
दुषीविषारिर्नाम्नाऽयं न चान्यत्रापि वार्यते। (अ.हृ.उ.35/39-40)

आचार्य वाग्भट्ट अनुसार

दुषीविषार्तं सुस्विन्नमूर्ध्वं चाधश्च शोधितम्।
दुषीविषारिमगदं लेहयेन्मधुनाऽऽ प्लुतम्।। (अ.हृ.उ.35/38)

❖ दुषीविष से पीड़ित रोगी को स्वेदन पश्चात वमन-विरेचन करके मधु व घृत से दूषोविषारि अगद को दे।

❖ **अन्य योगः**

1. स्वर्ण भस्म 2. स्वर्णमाक्षिक भस्म 3. प्रवाल पिष्टी
4. पुखराज भस्म 5. पन्ना भस्म 6. प्रवाल पंचामृत 7. ताप्यादि लोह

Contemporary Aspects of Garavisha and Dushivisha

❖ **Garavisha contemporary aspects:**
- Artificial poison, samyogaja visha.
- Combination of two or more than two poisonous or nonpoisonous drugs and ultimately affects the whole body by vitiating all the dhatus in the body.
- It can go to such extent that it improves the *dhatus* considerably which in turn could prove to be fatal.

❖ **Garavisha adhistanas:**
- Annapana—foods that we take
- Dantakasta—herbs that are used to clean teeth
- Abhyanga—massage
- Avalekhana—the anointments
- Utsadana—powders
- Kashaya—decoctions
- Parisheka—baths
- Anulepana—after-pastes
- Srakshu—pushpamaleshu or crowns
- Vastra—clothes
- Sayyeshu—beds
- Kavachabharana—armour, ornaments
- Padukapadapiteshu—footwears
- Pristeshu Gaja vajina (back of elephants and horses)
- Nasya (snuff), dhooma (smoking), anjana (collyrium) etc.

Garavisha (Artificial Poison)

❖ So all the following factors can be considered under garavisha:
1. Viruddhahara and ahitahara.
2. Fast foods and cold beverages like colas.
3. Alcohol, tobacco, occurrence of bites in the past.
4. Drugs like quinine, NSAIDs, steroids, etc.
5. Pesticides, metals, minerals, pollutants, etc.

❖ Garavisha concept includes:
- Adulteration/preservatives
- Food additives (Flavors. Coloring agents)
- Mechanical irritant poisons
- Cosmetic side effects
- Cumulative toxicity
- Psychotropic drugs
- Occupational poisoning

Contemporary Aspects of Dushivisha

❖ If we try to understand the concept of *Dushivisha* in light of contemporary science, it seems that the term cumulative toxicity has few of its properties which are synchronous with the properties of *Dushvisha.*

❖ Up to some extent like the word *Jeernam* can be considered as partially metabolized poisons.

❖ Lipid soluble toxicants are readily taken up by organisms following exposure in air, water, or soil.

❖ Unless rapidly metabolized, they persist in the tissues long enough to be transferred to the next trophic level.

❖ At each level the lipophilic toxicant tends to be retained while the bulk of the food is digested, utilized, and excreted, thus increasing the toxicant concentration.

❖ At some point in the chain, the toxicant can become deleterious, particularly if the organism at that level is more susceptible than those at the level preceding it.

❖ *Dehadshesham yat Nirgatam Tat* which means the poisons which are not eliminated from the body and does not produce any acute symptoms but in the long term due to continuous exposure (cumulation), when they reach at a particular toxic dose, they tend to show their toxic symptoms.

- But correlating these two just these two bases seems insufficient because in cumulative toxicity, the poisons produce their respective symptoms explained in various clinical and toxicological texts. For examples, lead arsenic.
- Individuals living in industrialized countries are exposed to lead in air and food.
- 5–10% are absorbed from GIT. 30–50% inspired with air finds its way to bloodstream.
- When rate of entry exceeds the rate of elimination excess lead is stored in various tissues such as kidney, hair and bone. It inhibits essential enzyme processes.
- *Acharyas* used the term *Vichitran* while describing *Dushivisha* to explain its unpredictability of symptoms or disorders caused by it.
- It is very difficult to say after transformation of *Visha* into *Dushivisha* which type of symptoms will be produced whereas in cumulative toxicity the symptoms are predictable according to the poison.
- In cumulative toxicity, the poison responsible for the toxicity does not transform into any other form, and it is just a mere deposition of it at various tissue levels.
- Agents that remain in the body longer than their effective concentration period are linked to cumulative toxicity.

Role of Garavisha and Dushivisha in the Manifestation of Diseases

- According to Ayurveda, artificial or improperly compounded toxins are known as garavisha, and they can cause both acute and chronic diseases.
- These poisons disrupt the body's doshas (Pitta, Kapha, and Vata) and cause a variety of pathological symptoms. They can be caused by environmental, dietary, or lifestyle factors.

Dushivisha

- Ayurveda describes latent or weakened toxins that remain in the body without causing harm right away.
- Eventually cause diseases when the right circumstances arise, such stress, seasonal changes, or poor food choices.
- These toxins disturb doshas and have an impact on several physiological systems. They are frequently the result of inadequate metabolism or inefficient disposal.

Disease Manifestation (JETIR, IAMJ)

- **Agni disruption (digestive fire):** Because garavisha and dushivisha affects the digestive system, ama (undigested poisons) build up and cause gastrointestinal diseases such bloating, malabsorption, and indigestion.
- **Dosha imbalance:** It aggravates the doshas, especially Kapha and Vata, which leads to respiratory problems, skin ailments, and chronic inflammatory conditions.
- **Tissue damage (Dhatu Pradosha):** Toxins gradually enter and damage the seven dhatus (body tissues), preventing them from performing their regular tasks.
- The toxic effects of garavisha and dushivisha vary depending on the site of accumulation and the affected doshas. Common manifestations include (JETIR, World Pharm Journal).
- **Gastrointestinal system:**
  - Nausea, vomiting, and diarrhea.
  - Abdominal pain and distension.
  - Loss of appetite and malabsorption.
- **Respiratory system:**
  - Chronic cough, asthma, and breathlessness due to Kapha accumulation.
- **Skin and musculoskeletal system:**
  - Urticaria, eczema, psoriasis, and pruritus.
  - Joint pain, stiffness, and swelling.
- **Systemic effects:**
  - Fever, fatigue, and anemia.
  - Edema, ascites, and metabolic syndrome.
- **Neurological and psychological disorders:**
  - Headaches, dizziness, and sleep disturbances.
  - Depression, anxiety, and cognitive impairments.
- **Chronic conditions:**
  - Cardiovascular diseases like hypertension and arrhythmias.
  - Neurological disorders such as Parkinson's or neurotoxicity due to heavy metal exposure.

Research Updates in Garavisha and Dushivisha

Understanding Cumulative Toxicity in Light of Dushivisha

Sachin Bhardwaj[1], Sharon Prabhakar[2], Ashish B Goswami[3]

Abstract: In the present era, the human body is vulnerable to numerous kinds of chemical or toxic abuses. These are, moreover, due the today's life style or the advances of science and the choices humans have made through ages, like in the form of excessive use of chemicals as in food preservation, food processing, artificial colorants, pesticides, fertilizers, cosmetics toiletries, etc. After exposure to the body some of the ingredients of these substances do not get completely eliminated from the body and in due course of time, this repeated accumulation leads to cumulation related toxicity (CT). In Ayurvedic classical texts, we found some related reference by the name Dushivisha (DV). Present article deals with the contemporary understanding of Dushivisha in relation to CT. In the context of Dushivisha, the shloka initiates with the word Jeernam (~partially metabolized) which can be understood as any type of poison or Visha (Sthavaram, Jangamam or Kritrimam) which is not completely eliminated from the body or is partially detoxified and is being deposited and accumulated in the body at various Dhatus (tissues) level producing cumulative effect. Many such correlations are found between these, so it suggests that CT is not the coined term but rather it is a small part in broad concept of DV.

Keywords: Dushivisha, Ayurveda, Agadatantra, Cumulative toxicity.

Garavisha Manifestation in Skin: A Clinical Case Study

Dr. Hema A. G., Dr. Sharon Jose, Dr. Ambili T. S., Dr. T. S. Krishna Kumar

Abstract: The article is meant to explain the garavisha involvement in day-to-day activities through a case study. The changing life style, fast food consumption, adulteration in commodities, use of pesticides and other pollutants lead people to be exposed to toxins which are the major causative factors for ill health. These harmful resources result in exogenous and endogenous toxicities considered as garavisha.

A male patient aged 46 years complaints of itching, scaling, redness on scalp for 4 months, after the use of a hair dye. IP level management was given at our institution considering it as garavisha. The itching and scaling were reduced. Redness over the scalp diminished. The symptoms manifested were similar to that of Siroabhyanga Garavisha Adhishthana as per classics and the study revealed that ayurvedic management was effective in diseases of contemporary world.

Keywords: Garavisha, hair dye, Siroabhy-anga Garavisha adhishthana.

QUESTION FROM THE UNIT

- Describe the various definitions of garavisha.
- Describe the clinical presentations of garavisha.
- Understand and explain the management principles of garavisha.
- Describe the various definitions of dushivisha.
- Describe the clinical presentations of dushivisha.
- Describe the principles of management of dushivisha.
- Discuss the application of the concept of dushivisha and garavisha and its management in day to day clinical practice.
- Discuss the recent research updates in the concept of garavisha and dushivisha.
- Describe garavisha and dushivisha as an etiology for the diseases of present era.

MULTIPLE CHOICE QUESTIONS

Q1. Following shloka from Charaka Samhita defines which type of visha?

"द्वयं वा विषमन्नं वा यत् संयोज्य प्रकल्पितम्।
अन्योन्यविरुद्धं यच्च तत् गर्वं समुपाचरेत।।"

(Charaka Samhita, Chikitsa Sthana)

A. Sthavara Visha
B. Jangama Visha
C. Garavisha
D. Dushivisha

Answer: C. Garavisha

Q2. The following shloka from Ashtanga Hridaya describes which type of Visha?

"कालान्तरेण यद्विषं शेषं तिष्ठति देहिनः।
मन्दप्रभावमुद्दिष्टं तद्दूषीति विषारदैः।।"

(Ashtanga Hridaya, Uttara Tantra)

A. Garavisha
B. Kritrim Visha
C. Dushivisha
D. Sthavara Visha

Answer: C. Dushivisha

Q3. Which of the following is a modern example of 'Dushivisha' as explained in Ayurvedic classics?

A. Acute snake venom poisoning
B. Food contaminated with pesticide residues
C. Poison from plant roots
D. Poisonous insect bite

Answer: B. Food contaminated with pesticide residues

Q4. Identify the correct implication of the following shloka from Sushruta Samhita?

"गर्वदुषीविशः कोशं धातूनामुपतप्तये।
स्निग्धानामप्युपासर्गं कुर्युः कालविपर्ययात।।"

(Sushruta Samhita, Kalpa Sthana)

A. Causes only skin disorders
B. Leads to vitiation of Dhatus and chronic diseases
C. Causes fever and cold
D. Causes immediate death

Answer: B. Leads to vitiation of Dhatus and chronic diseases

Q5. Which modern condition best aligns with the chronic effects of 'Dushivisha'?

A. Snakebite causing instant death
B. Neurological damage due to heavy metal accumulation
C. Gastroenteritis due to food poisoning
D. Respiratory infection due to pollen allergy

Answer: B. Neurological damage due to heavy metal accumulation

Q6. Which property of Dushivisha is highlighted in the following shloka of Ashtanga Hridaya?

"दुषीषं कालयोगेन प्रच्युतं हि बलं तदा।
स्निग्धं सात्म्यं च तेनैव सूक्ष्मत्वात् प्रविशेत् पुनः।।"

(Ashtanga Hridaya, Uttara Tantra)

A. Guru guna (Heaviness)
B. Tikshna guna (Sharpness)
C. Sukshmatva (Subtlety)
D. Rukshata (Dryness)

Answer: C. Sukshmatva (Subtlety)

5 UNIT

Visha Upadrava and Diseases Caused due to Exposure to Visha/Poisons

LEARNING OBJECTIVES

- Visha upadrava
- Drug-induced toxicity
- Occupational hazards
- Allergic manifestations
- Endocrine disrupters

(Lecture: 4 hours, Nonlecture: 2 hours)

विष उपद्रव

आचार्य वाग्भट्ट अनुसार (अ.स.उ.47/2)

ज्वरकासवमिश्वासहिध्मातृष्णाऽतिमूर्च्छनम्।

ज्वर, कास, वमन, श्वास, हिक्का, अतितृष्णा, मूर्च्छा।

विशो भेदोऽतिकाठिन्यमानाहो बस्तिमूर्द्धरुक्।

अतिसार, मल अवरोध, आनाह, वस्ति वेदना, शिर प्रदेश मे पीड़ा।

श्वयथुः पूतदंशत्वं रक्तस्रावो विषानिलः।

शोथ, दंश स्थान दूर्गंन्ध, रक्त स्राव, विष वात।

इति शोडष निर्दिष्टाः विषार्त्तानामुपद्रवाः।
गच्छन्त्युपेक्षिता नाशं यैर्जुष्टा विषरोगिणः।।

- ये सोलह उपद्रव विष रोगियों में होते है। इन उपद्रवो की उपेक्षा करने पर रोगी मृत्यु को प्राप्त होता है।

आचार्य चरक अनुसार

विषवेगान्मदमूर्च्छाविषादहृदयद्रवाः प्रवर्तन्ते।
शीतैर्निवर्तयेत्तान् वीज्याश्चालोमहर्षात् स्यात।। (च.चि.23/43)

- विष के वेग से मद, मूर्च्छा, विषाद, हृदयद्रव, (हृदय का बैठना) ये उपद्रव हो जाते हैं।
- इन उपद्रवों को भी शीतल क्रिया द्वारा ही शान्त करना चाहिए तथा शीतल पंखे की हवा तब तक करनी चाहिए, जब तक विषाक्रान्त पुरुष को रोमाञ्च न हो जाय।

Drug-Induced Toxicity

Drug (French = Drogue-dry Herb)

- It is a single active chemical entity present in a medicine that it used for diagnosis, prevention treatment of diseases.
- Physician prescribe drugs for diagnosis or cure but the same drug can be toxic in certain patient because of genetics, non-selective action or inappropriate use of drugs.
- No drug is entirely specific, all drugs have both primary effect (entainded) and secondary effect (untended) side effect or adverse effect).

Mechanism of Drug Toxicity

- The spectrum of drug effects depends on many factors like patient age, genetic makeup, pre-existing condition, drug dose and other drugs the patient is taking at same time.
- Individual responses can also occur due to genetic differences in drug metabolism or receptor activity.
- Pre-existing conditions-like liver or kidney dysfunction, depressed immune function, pregnancy, etc., may increase adverse drug reactions.

The Mechanism of Drug Toxicity can be Explained by the Following Points:

1. On-target adverse effects
2. Off-target adverse effects
3. Production of toxic metabolite
4. Production of harmful immune responses
5. Cumulative response

1. **On-target adverse effect:**
   - It is an exaggeration of desired pharmalogical action.
   - This may be due to deliberate or accidental dosing error, by alteration pharmacokinetic (defected liver or kidney function, drug interaction) or by changes in pharmacodynamics of drug receptor interaction.

- All these changes can lead to an increase in the effective concentration of the drug, leading to an increased biological response.

2. **Off-target effect:**
   - It occurs when the drug interacts with un-intended receptor.
   - In enantiomers (mirror image isomer) of a drug can also cause off-target effects.

3. **Production of toxic metabolite:**
   - Almost all drugs' molecules are metabolized by liver and kidneys.
   - Sometime this metabolism produces of pharmacologically active metabolite (these metabolites may be toxic or they may increase concentration of main drug or may cause drug reaction).

4. **Production of harmful immune response:**
   - Drugs are xenobiotics that can be recognized by the immune system as foreign substance.
   - Most small molecules drugs (less than 60 Daltons) are not direct immunogen, but they act as hapten (the drug binds to the body protein in the body and is then capable of immune reaction).
   - Two principle immune mechanism by which drugs can produce damage are hypercreativity response (allergy) and autoimmune reaction.

Four Types of Hypersensitivity

1. **Type-I:** Immediate hypersensitivity (wheal flare reaction, hay-fever) due to IgE.
2. **Type-II:** Antibody dependent cytotoxic hypersensitivity by IgG.
3. **Type-III:** Immune-complex mediative hypersensitivity due to IgG or IgM, these antigen-antibody complexes get deposited in kidney, joint and lung endothelium, causing serum sickness.
4. **Type-IV:** Delayed hypersensitivity due to activation of cytotoxic T-cells and TH_1, commonly contact dermatitis.

Idiosyncratic Response

- These are rare. No obvious mechanism is apparent.
- May be due to unique individual genetic difference in response to a drug.
- Adverse drug reaction may be due to drug over dose.
- Drug-drug interaction has increased due to administration of multiple drug prescription and bacterial resistance.

Examples

- Metronidazole + alcohol: Accumulation of acetaldehyde causing bizarre reaction.
- Aspirin + alcohol: Increase gastric mucosa damage.
- Sildenafil + nitrates: Marked fall in BP.

OCCUPATIONAL HAZARDS (FIG. 5.1)

- Occupational hazards are dangers or risks that come up during work and are specific to a given career or profession.
- These are the workplace risk factors that might lead to injury and physical wear and tear.

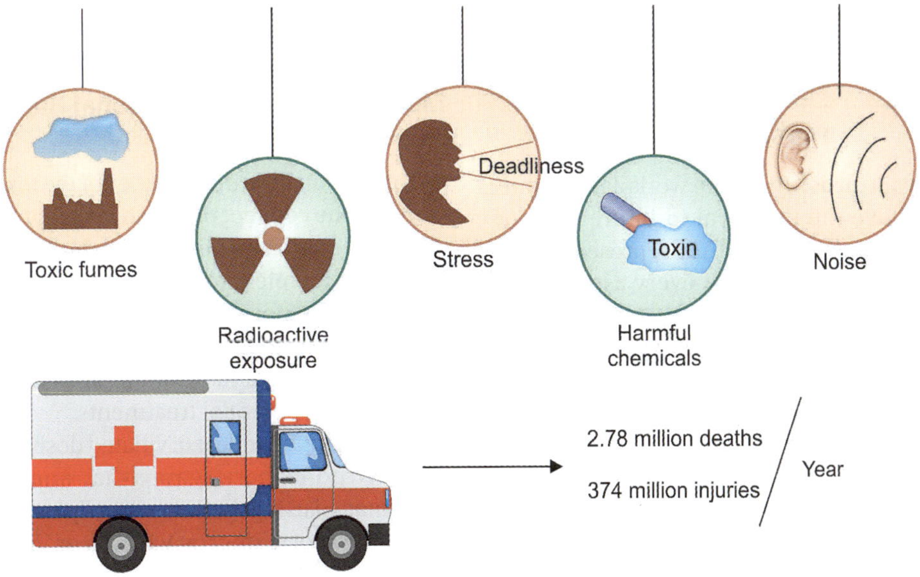

Fig. 5.1: Occupational health risks.

Classification (Fig. 5.2)

1. Physical safety hazards
2. Chemical hazards
3. Biological hazards
4. Physical hazards
5. Ergonomic risk factors

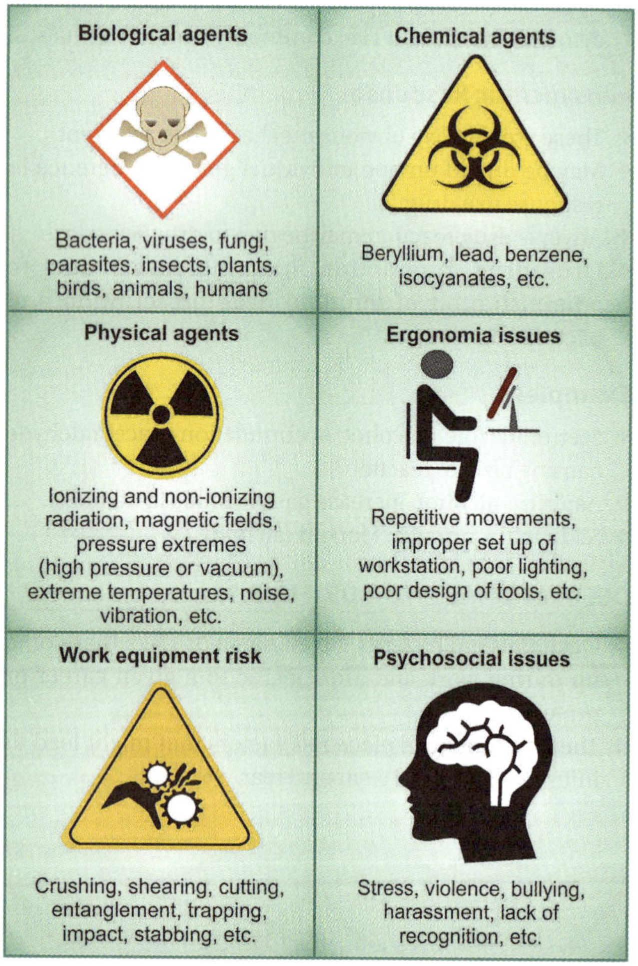

Fig. 5.2

1. **Physical safety hazards:** These are workplace ambient elements that have the potential to injure the body without actually contacting it. They represent among the most prominent concerns in every aspect of the economy.

Disease Caused

- **Tinnitus or hearing loss:** Example-working in instances of loud machinery or others equipment.
- **Heatstroke or frostbite:** Example-due to working in severely cold or hot conditions.
- Exposure to ionizing (like X-rays), non-ionizing, or ultraviolet (UV) radiation in medical or scientific circumstances.

2. **Chemical hazards:** Among other potentially harmful gases or acids, it comprises paint, chemicals, glue, and poisonous dust.

Disease Caused

- **Respiratory problems or cancer:** Chemicals like benzene or coal dust, cotton dust, asbestos (lung cancer).
- Acids and alkalis that, if inhaled, can cause lung damage or burn skin.
- **Silicosis or pneumoconiosis:** Exposure of welding fumes, silica dust, or coal dust.

3. **Biological hazards:** Exposure to infectious biological agents, such as bacteria, fungus, viruses, or parasites, may culminate in biological hazards. Examples:
   - Due to mosquitoes-malaria.
   - Due to termites-Lyme disease.
   - Veterinary or agricultural industries-Rabies, tetanus, encephalitis, brucellosis.

4. **Physical hazards:**

- It includes radiation, high or low temperatures, and extreme noise.
- **Diseases of psychological origin:** Industrial neurosis, hypertension and peptic ulcer.
- **Occupational cancers:** Cancer of skin, lungs and bladder.
- **Occupational and dermatosis:** Dermatitis, eczema.

5. **Ergonomic risk factors:** These are physical elements that over time may put stress on the musculoskeletal system. These risks are frequently brought on by inadequately planned workspaces or repetitive motions.
   - The risk of sprains or herniated discs increases when lifting or moving huge goods.
   - Improper workstation or seating arrangements that cause carpal tunnel syndrome or back pain.

Management of Occupational Hazards through Ayurveda (Fig. 5.3)

- Agadatantra clarifies the idea of the toxin's body problem using the concept of dooshivisha, or mild poisons.
- To convey the idea of the body burden of toxins. Garavisha refers to artificial poisons and their effects. Agada is opposed to gada or rogas.
- Numerous individual medications, herbal-mineral combinations and formulations have all been listed in classics as potential treatments.
- According to the seat of vitiated doshas, diseases induced by virudhaahara, garavisha, and dooshi visha are managed using the same principles as Sodhana chikitsa (removal of toxins) by Vamana or Virechana.
- After sodhana, using an appropriate agada formulation could help cure the sickness.

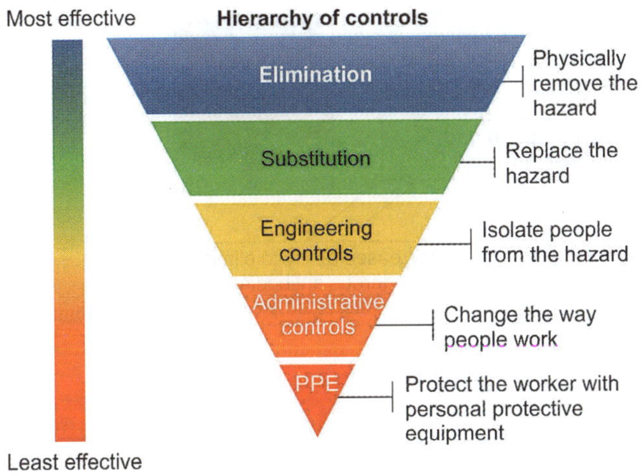

Fig. 5.3

- ❖ An antitoxic formulation functions as a blood purifier because pitta rakta prakopa makes up the majority of the visha that enters the body and leads to tridosha equilibrium.
- ❖ The body even responds to it quite rapidly. In addition to helping people regain their health.
- ❖ Agada formulations can help cure illnesses brought on by an unhealthful diet, work-related risks, etc.

Allergic Manifestation (Fig. 5.4)

- ❖ The term "allergic manifestation" describes the clinical signs and physical symptoms that arise when the body's immune system overreacts to an allergen which is generally considered to be innocuous. Antibodies, especially immunoglobulin E (IgE), are produced as part of this immune response. Histamine and other chemicals are released into the body, causing inflammation and allergy symptoms.

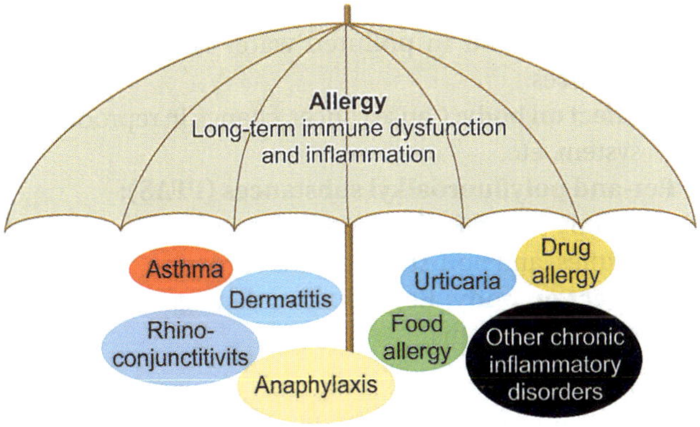

Fig. 5.4

Type of Allergic Manifestation (Fig. 5.5)

1. **Dermal manifestation:**
   - These are skin reactions carried on by allergies like chemicals, insects, or particular foods.
   - They cause disease like-contact dermatitis, atopic dermatitis, and chronic urticaria.
   - These skin diseases produce their symptoms-like blisters, redness, urticaria (hives), eczema, swelling, and itching.
2. **In Respiratory system:**
   - This type of manifestation caused by allergens like pollen, dust mites, mold, or animal dander.
   - They cause disease like—allergic rhinitis, asthma, lung cancer, etc.
   - Produce their symptoms like—breathing problems, itchy throat, coughing, wheezing, runny nose (rhinitis), nasal congestion, and sneezing.
3. **Systemic allergic reaction:**
   - These are severe, all-encompassing allergic reactions that can impact several organ systems and a frequently fatal, e.g., anaphylaxis reactions.
   - **Symptoms produce:** Rapid edema, dyspnea, hypotension or unconsciousness.
4. **In gastrointestinal system:**
   - It is caused by food allergen and intake of opposite food like—fish and milk, shellfish, gluten, khesari daal, argemone seed, etc.
   - Disease like—food allergies and eosinophilic esophagitis.
   - Symptoms produce—bloating, diarrhea, vomiting, nausea, and abdominal pain.
5. **Manifestation in eyes:**
   - Eye allergies, usually brought on by airborne allergens.
   - Disease causes like—allergic conjunctivitis.
   - Symptoms produce like—eyelid swelling, watery eyes, redness, and itching.

Management

- ❖ Avoid the exposure of allergen.
- ❖ In Ayurveda sodhana chikitsa, samana chikitsa can be given.
- ❖ Blood purifying agada formulation can be given with dushivishari agada and dashang agada, bilwadi agada and panchvalkal agad also given.

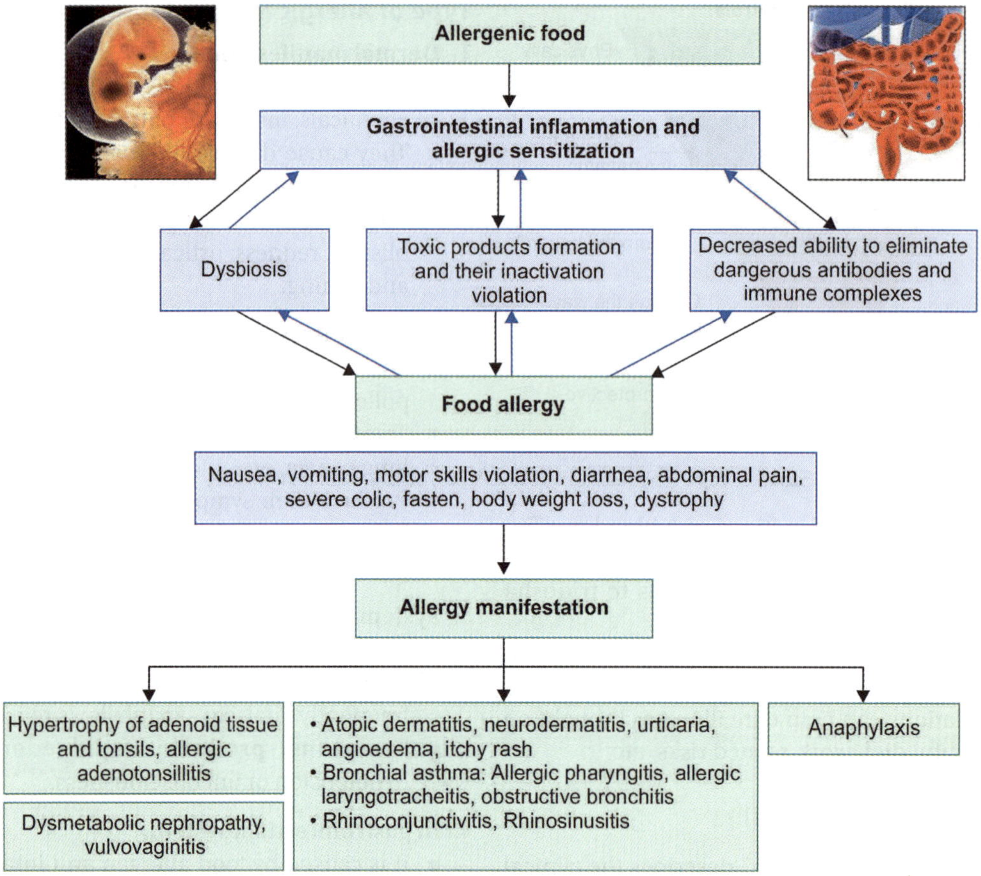

Fig. 5.5

Endocrine Disruptors (Figs. 5.6 and 5.7)

- ❖ Endocrine disruptors are compounds or substances that interfere with the body's endocrine system, which controls hormones.
- ❖ Hormone production, release, transport, metabolism, and binding can all be affected by these disturbances, which can have a negative impact on health.
- ❖ Important biological processes like growth, development, reproduction, and metabolism are regulated by hormones.
- ❖ Endocrine disruptors can cause imbalances by blocking hormonal signals, changing the control of hormones, or mimicking natural hormones (such as thyroid, testosterone, or estrogen).

Common Endocrine Disruptors

1. **Dioxins:**
   - Mainly found in contaminated food, plastic burning, and industrial processes.
   - **Effect on body:** Affects the immune system and the control of hormones, especially thyroid and estrogen.
2. **Parabens:**
   - Mainly found in shampoos, lotions, and cosmetics.
   - **Effect on body:** May cause breast cancer by mimicking estrogen.
3. **DDT, Atrazine:**
   - Mainly found in polluted water and agricultural practices.
   - **Effect on body:** Cause cancer, change in reproductive system, etc.
4. **Per-and polyfluoroalkyl substances (PFAS):**
   - Mainly found in firefighting foams, water-repellent textiles, and non-stick cookware.
   - **Effect on body:** Reproductive damage, cancer, and thyroid problems.
5. **Bisphenol A (BPA):**
   - Mainly found in Can linings, water bottles, food packaging, and plastics.
   - **Effect on body:** Causes problems with reproduction and development by mimicking estrogen.

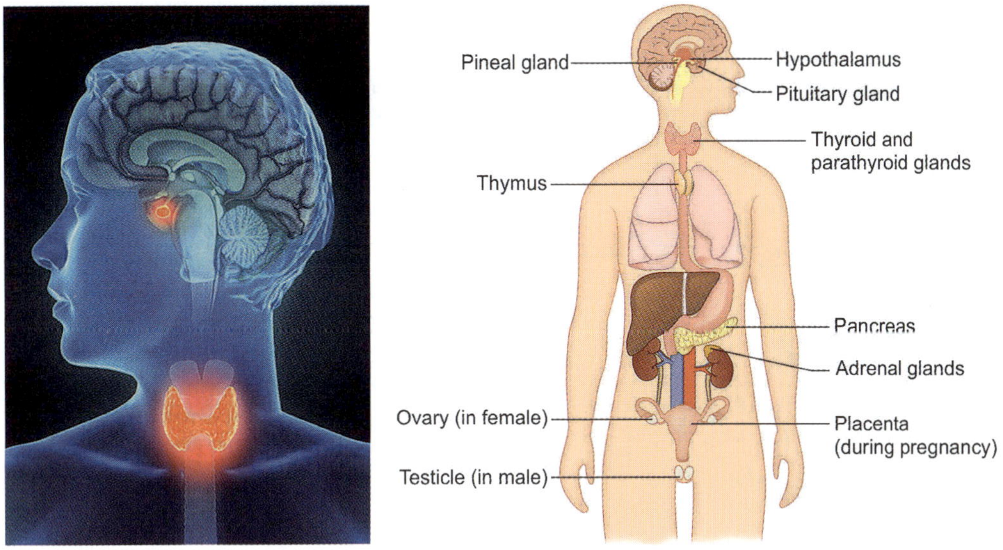

Fig. 5.6: Endocrine disruptors.

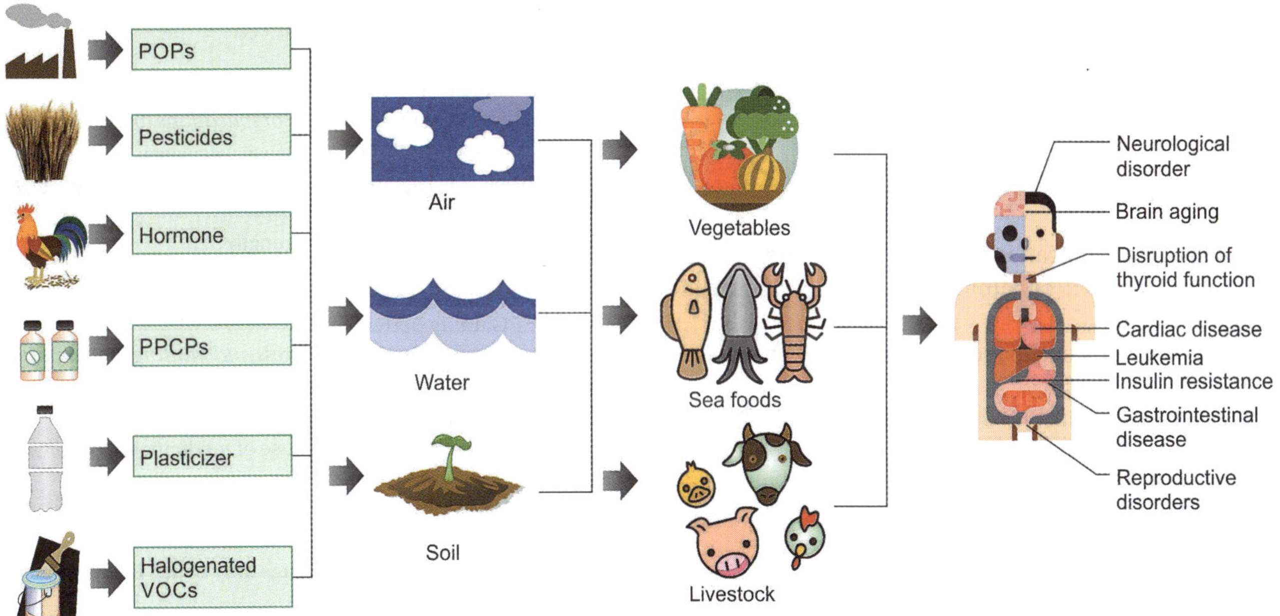

Fig. 5.7: Endocrine disruptors.

6. **Phthalates:**
   - Mainly found in fragrances, vinyl plastics, and personal care items.
   - Harms reproduction by interfering with testosterone function.

7. **Polychlorinated biphenyls (PCBs):**
   - It is mainly found in coolants, electrical devices, and industrial waste (which, despite being prohibited, is still present in the environment).
   - **Effect on body:** Impairs immunological responses and thyroid hormones.

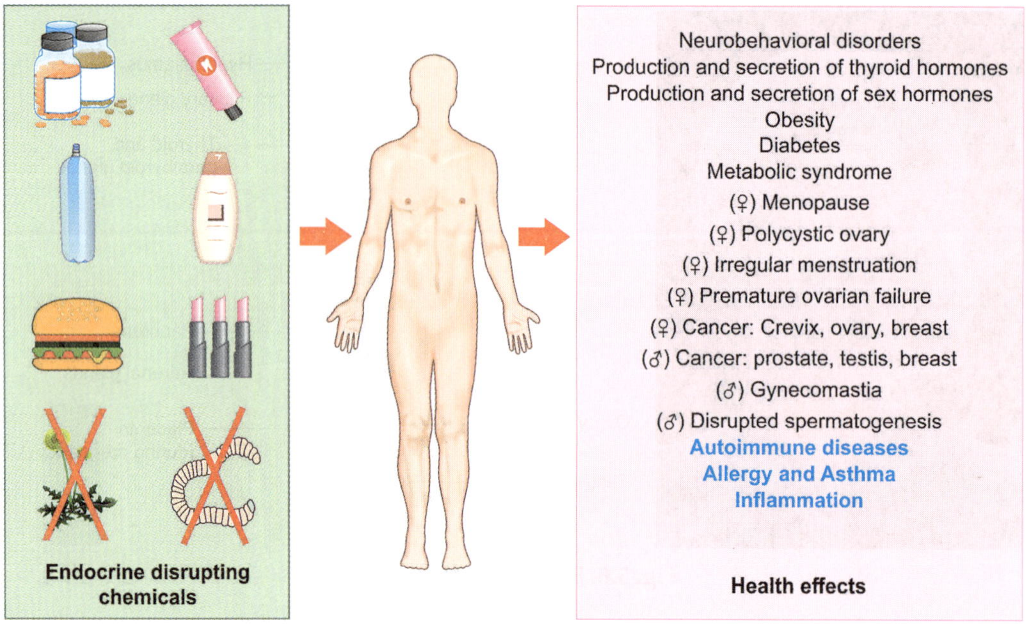

Fig. 5.8

Health Effects of Endocrine Disruptors (Fig. 5.8)

QUESTION FROM THE UNIT

- Describe visha upadrava.
- Define drug induced toxicity and discuss its Agada Tantra perspective.
- Discuss the application of principles of Agada Tantra in drug induced hepatotoxicity, nephrotoxicity and neurotoxicity.
- Discuss various occupational poisons and their health hazards.
- Discuss the application of principles of Agada Tantra in occupational diseases caused due to pollution, paints, pesticides, fertilizers and other chemicals.
- Define and discuss allergy, types of allergens and its understanding as per Ayurveda.
- Discuss the application of the treatment principles of Agada Tantra in various allergic manifestations.
- Define and enlist endocrine disruptors and discuss its Agada Tantra perspectives.

MULTIPLE CHOICE QUESTIONS

Q1. What is the meaning of *Visha Upadrava* as per Ayurveda?

A. Treatment of poison
B. Symptoms and complications arising after poison consumption
C. Anaesthesia process
D. Only external diseases

Answer: B. Symptoms and complications arising after poison consumption

Q2. Which of the following is an example of *Visha Upadrava*?

A. Extreme increase in strength
B. Respiratory distress and fainting due to poison
C. Attaining longevity
D. Gaining perfect health

Answer: B. Respiratory distress and fainting due to poison

Q3. What is the primary cause of drug-induced toxicity?

A. Use of Ayurvedic medicines
B. Excessive or irregular use of medicines
C. Practicing Yoga
D. Balanced diet

Answer: B. Excessive or irregular use of medicines

Q4. Which of the following drugs may cause liver toxicity if consumed in excess?

A. Ibuprofen
B. Vitamin C
C. Aloe Vera
D. Triphala

Answer: A. Ibuprofen

Q5. What are occupational hazards?

A. Diseases occurring at home
B. Benefits from office work
C. Harmful agents encountered at the workplace
D. Childhood diseases

Answer: C. Harmful agents encountered at the workplace

Q6. Which of the following is an example of an occupational toxic effect?

A. Hair loss in barbers
B. Pesticide toxicity in farmers
C. Speaking skill of a teacher
D. Writing skills of an author

Answer: B. Pesticide toxicity in farmers

Q7. What is the cause of allergies?

A. Excess of nutrients
B. Hyperreaction of the immune system
C. Regular yoga practice
D. Ayurvedic treatments

Answer: B. Hyperreaction of the immune system

Q8. Which of the following is a major symptom of allergy?

A. Increased appetite
B. Skin rashes and itching
C. Improvement in eyesight
D. Increase in heart strength

Answer: B. Skin rashes and itching

Q9. What are endocrine disruptors?

A. Chemicals that disturb the hormonal system
B. Chemicals that strengthen bones
C. Chemicals that speed up digestion
D. Immunity-boosting chemicals

Answer: A. Chemicals that disturb the hormonal system

Environmental Toxicology

6 UNIT

LEARNING OBJECTIVES

- Vishakta vayu, jala and bhumi (air, water and land pollution)
- Effect of biological, chemical and nuclear warfare
- Ecotoxicology and biomagnification
- Toxicovigilance
(Lecture: 2 hours, Nonlecture: 5 hours)

विषाक्त वायु लक्षण व् चिकित्सा

विषाक्त वायु लक्षण

धूमेऽनिले वा विषसम्प्रयुक्ते खगाः श्रमार्ताः प्रपतन्ति भूमौ।
कासप्रतिश्यायशिरोरुजश्च भवन्ति तीव्रा नयनामयाश्च।।
(सु.क.3/16)

- धूम अथवा वायु विषाक्त हो तो उसमें श्वास लेने वाले पक्षी श्रान्त होकर पृथ्वी पर गिर पड़ते हैं।
- मनुष्यों में इससे कास, प्रतिश्याय, शिरोवेदना और तीव्र नेत्ररोग हो जाते हैं।

आचार्य वृ. वाग्भट्ट अनुसार

शीतेधर्मोहिमश्चोष्णे मारुतो विषसंयुतः।।
भ्रममूर्च्छादिकारी च शिग्र्वादिस्तत्र चेष्यते। (अ.सं.सू.8/81–82)

- विष मिली हुई वायु शीत ऋतु में उष्ण एवं ग्रीष्म ऋतु में शीतल हो जाती है।
- इस कारण भ्रम एवं मूर्च्छा आदि लक्षण उत्पन्न होते है।
- अतः इसमें शिग्र्वादि अगद का प्रयोग कराते है।

विषाक्त वायु चिकित्सा व शोधन

लाक्षाहरिद्रातिविषाभयाब्दहरेणुकैलादलवक्रकुष्ठम्
प्रियङ्गुकां चाप्यनले निधाय धूमानिलौ चापि विशोधयेत।।
(सु.क.3/16)

- विषाक्त धूम एवं वायु के शोधन के लिए लाख, हल्दी, अतीस, हरीतकी, नागर मोथा, हरेणु, एला, दल (तेजपात), वक्र (तगर), कूठ और प्रियंगु – इनके चूर्ण को अग्नि में डाल कर वायु को शुद्ध करना चाहिए।

देवदारुनतानन्तामधुकाञ्जनगैरिकम्
वज्रकन्दं लतां लोनं विकिरेत् श्लक्ष्णचूर्णितम्।
वृक्षाग्रेषु पताकासु दूष्येषु सुमस्त्सु च।।
सर्वतश्रूर्णसम्पर्कान्निर्विषो जायतेऽनिलः।। (अ.स.सू. 8/82–84)

- ❖ देवदारु, नत (तगर), अनन्नता (सारिवा), मधुक, अञ्जन (अर्जुन), गेरु, वज्रकन्द (थोर, सुधा, चुना), लता (मंजीठ) और लोध्र का महीन चूर्ण बनाकर वृक्षों के अग्रभाग पर छिड़का देते हैं।
- ❖ ध्वजों (पताका) एवं बड़े–बड़े (सुमहत्सु) दूषित होने वाले स्थानों पर छिड़का देने से दूषित वायु इन औषध चूर्ण के सम्पर्क मे आने पर विषरहित हो जाती है।

विषयुक्त जल के लक्षण व चिकित्सा

विषयुक्त जल के लक्षण

आचार्य सुश्रुत अनुसार

दुष्टं जलं पिच्छिलमुग्रगन्धि फेनान्वितं राजिभिरावृतं च।
मण्डूकमत्स्यं म्रियते विहङ्गा मत्ताश्च सानूपचरा भ्रमन्ति।।
(सु.क.3/7)

- ❖ दूषित जल चिपचिपा (पिच्छिल), तीव्र गन्ध वाला, फेन युक्त, कृष्णादि वर्ण की रेखाओं से युक्त होता है।
- ❖ इस जल के पान से मेंढक, मछलियो की मृत्यु हो जाती हैं तथा पक्षी एवं आनूपचर प्राणी उन्मत्त होकर भ्रमण करने लगते हैं।

मज्जन्ति ये चात्र नराश्वनागास्ते छर्दिमोहज्वरदाहशोफान्।
ऋ(ग) च्छन्ति तेषामपहृत्य दोषान् दुष्टं जलं शोधयितुं यतेत।।
(सु.क.3/8)

- इस दूषित जल में जो मनुष्य, घोड़ा और हाथी स्नान करता है तो उन में वमन, मोह, ज्वर, दाह व शोफ आदि लक्षण दिखते है।
- ऐसी दशा में दूषित जल से उत्पन्न दोषों को दूर कर दुष्ट जल को शुद्ध करने का प्रयत्न करना चाहिए।

आचार्य चरक अनुसार

कूपतडागादिजलं दुर्गन्धं सकलुषं विवर्णं च।
पीतं श्वयथु कोठान् पिडकाश्च करोति मरणं च।। (च.चि. 23/121)

- जिन कूपों या तालाबों आदि का जल विष युक्त हो, तो उनका जल दुर्गन्धित, मैला, विवर्ण (स्वाभाविक वर्ण से विपरीत) दिखता है।
- उस जल का पान करने पर – शोथ, कोठ व पिड़काएँ आदि लक्षण दिखते है तथा मृत्यु भी हो जाती है।

चिकित्सा व शोधन

आचार्य सुश्रुत अनुसार

धवाश्वकर्णासनपारिभद्रान् सपाटलान् सिद्धकमोक्षकौ च।
दग्ध्वा सराजद्रुमसोमवल्कांस्तद्भस्म शीतं वितरेत् सरःसु।।
भस्माञ्जलिं चापि घटे निधाय विशोधयेदीप्सितमेवमम्भः।
(सु.क.9–10)

- दुष्टजलशोधक औषध–धव (वाकली), अश्वकर्ण, असन (बीजकः/विजयसार), पारिभद्र, पाटला (पाढल), सिद्धक (स्यन्दन), मोक्षक (मुष्कक), आरग्वध और सोमवल्क (कट्फल) – इनको जलाकर इनकी शीतल भस्म को तालाबों में डाल दें।
- इस भस्म को एक अञ्जलि प्रमाण लेकर घड़े में डाल दें और अपनी इच्छानुसार जलशोधन करें

आचार्य वृद्ध वाग्भट्ट अनुसार

तत्र शिग्रवादिमगदं भूमिदोषोदितं पिबेत्।
अजश्रृंगी विशालाख्यां विषघ्नीमुत्तमारणीयम्।। (अ. स. सू. 8/77)

- निर्विषीकरण (जल दोष) के लिए शिग्रु अगद दधि के साथ दें।
- अजश्रृंगी, विशाला, विषघ्नी (कलिहारी), उत्तमारणी

↓

फणिज्जकं प्रतिविषां दग्ध्वा तद्भस्य गालयेत्।
बहुशो गालितं तच्च पाचयेतत्र च क्षपेत्।। (अ. स. सू. 8/78)

- फणिज्जक अतीस विधीकरण सभी को जलाकर इनके भस्म को जल में घोलकर छान लेना चाहिए।
- इस क्रिया को अनेक बार करना चाहिए। इसके बाद छने जल को अग्नि पर पकाते हैं।

↓

कल्कयित्वा प्रतीवापं सरलां रजनीद्वयम्।
एलामुदीच्यं मञ्जिष्ठां सुनन्दां बाकुचीमपि।। (अ. स. सू. 8/79)

- पकाते समय इसमें सरला, रजनीद्वय (हल्दी, दारूहल्दी), एला, मंत्रबाला (उदीच्य), मंजिष्ठा, रास्ना और बाकुची को पीसकर इसका प्रक्षेप डालते है।

↓

पात्यन्ते बिन्दवस्तस्माद्यत्र तन्निर्विषी भवेत्।
पाटलापारिभद्राश्वकर्णशम्याकशिग्रुकान।।
कलशार्न्तगानम् दग्ध्वा प्रक्षिपेत्सविषेऽम्भसि। (अ. स. सू. 8/80)

- इस अगद की बूंद जहां पर गिरती है, वह विषरहित हो जाता है।
- पाटला, पारिभद्र, अश्वकर्ण, शम्याक (अमलतारा) और शिग्रुक को जलाकर इसके भस्म को कलश (घडे) में रखे। इसे विषैले जल में डालने से जल विषरहित हो जाता है।

दूषित भूमि लक्षण व चिकित्सा

दूषित भूमि लक्षण

आचार्य सुश्रुत अनुसार

क्षितिप्रदेशं विषदूषितं तु शिलातलं तीर्थमथेरिणं वा।।
स्पृशन्ति गात्रेण तु येन येन गोवाजिनागोष्ट्रखरा नरा वा।
(सु.क.3/10)
तच्छ्नतां यात्यथ दह्यते च विशीर्यते रोमनखं तथैव।। (सु.क.3/11)

- विष युक्त भूमि, शिलातल, नदियों के घाट और ऊषर भूमि के विष दूषित किये जाने पर उसको यदि गौ, घोड़ा, हाथी, ऊँट, गधा या मनुष्य स्पर्श करता है।
- तो शोथ, दाह होता हैं तथा रोम व नख शीर्ण (झड़) जाते हैं।

आचार्य वाग्भट्ट अनुसार

विषेणोपहता भूमिः क्वचिदग्धेव लक्ष्यते।
प्रम्लानतृणगुल्मादिमृतकीटसरीसृपा।। (अ.स.सू. 8/69)

- विष से दूषित भूमि कहीं कहीं दग्ध हुई दिखायी देती है।
- तृण (तिनके), गुल्म (वृक्ष की गांठे) आदि मलीन हो जाती है व कीट, सरीसृप (रेंगने वाले) आदि भी म्लान हो जाते है अर्थात् मृत्यु हो जाती है।

विशीर्यन्ते खुरनखा दाहकण्डूरुजान्विताः।
छर्दिर्मूर्च्छा ज्वरो मोहः शिरोदुःखं च जायते।। (अ.स.सू. 8/70)

- विषयुक्त भूमि में खुर–नख (घोड़ों के) गिर जाते (विशीर्यन्ते) है
- दाह, कण्डू, पीडा, वमन, मूर्च्छा, ज्वर, मोह और शिर में वेदना जैसे लक्षण होते हैं।

विष युक्त भूमि चिकित्सा

आचार्य सुश्रुत अनुसार

तत्राप्यनन्तां सह सर्वगन्धैः पिष्ट्वा सुराभिर्विनियोज्य मार्गम्।
सिञ्चेत् पयोभिः सुमृदन्वितैस्तं विडङ्गपाठाकटभीजलैर्वा।।
(सु.क.3/12)

- इस दशा के उपचार में अनन्ता (सारिवा) और सर्वसुगन्धित द्रव्यों (एलादि गण) को सुरा के साथ पीसकर मार्ग आदि में सिञ्चन करना चाहिए।
- अथवा वमी की मिट्टी, विडंग, पाठा और कटभी– इनको दूध में मिलाकर या इनका क्वाथ बनाकर शिलातल आदि पर सिञ्चन करें।

आचार्य वृद्ध वाग्भट्ट अनुसार

तत्र शोभाञ्जनान्मूलं सोमवल्लीमुशीरकम्।
मातुलुङ्गरसं हिङ्क पाययेद्धि मात्रया।। (अ.स.सू. 8/71)

- विषाक्त भूमि चिकित्सार्थ शोभांजन का मूल, सोमवल्ली, उशीर, मातुलुङ्ग का रस और हींग इन्हें थोडी मात्रा में दही के साथ पिलाते हैं।

मूत्राण्यजाविहस्तिभयो मांसानि रुधिराणि च।
सर्वगन्धैः समायोज्य पचेत्पक्ने च निक्षिपेत्।। (अ.स.सू. 8/72)

- बकरी और भेड, हाथी का मूत्र, मांस तथा रक्त एवं समस्त गन्ध वर्ग (एलादि गुण) के द्रव्यो को मिलाकर पाक करते है

सोमराजीं सुनन्दाख्यां सरलां गन्धानाकुलीम्।
चारटीं त्रायमाणां च प्रोक्षयेत्तेन तां भुवम्।। (अ.स.सू. 8/73)

- तथा पकने पर इसमे सोमराजी, सुनन्दा, सरला (निशोथ), गन्धनाकुली, चारटौ एवं त्रायमाणा का चूर्ण डालते है एवं भूमि पर सिञ्चन करते है।

POLLUTION

Pollution in its various forms—Globally, the air, water, and land present serious risks to ecosystems and public health. Because of their frequent connections, these environmental problems need a comprehensive strategy for prevention.

Air Pollution (Fig. 6.1)

- The presence of substances in the atmosphere, generated by the activities of humans and natural processes.
- In such concentrations that they interfere with human health, safety, or comfort, or adversely affect plant and animal life, property, or interfere with the normal functioning of ecosystems.

Causes of Air Pollution

Dust storms, wildfires, and volcanic eruptions.

Human activities like

- Fossil fuel combustion in automobiles and power plants
- Chemical processing and industrial pollutants
- Agricultural activities, include applying pesticides and fertilizers
- Deforestation and waste burning.

Disease Caused Due to Air Pollution

- Asthma, bronchitis, and lung infections
- Children's developmental problems and cognitive decline
- Prolonged exposure causes strokes and heart attacks
- Cancer

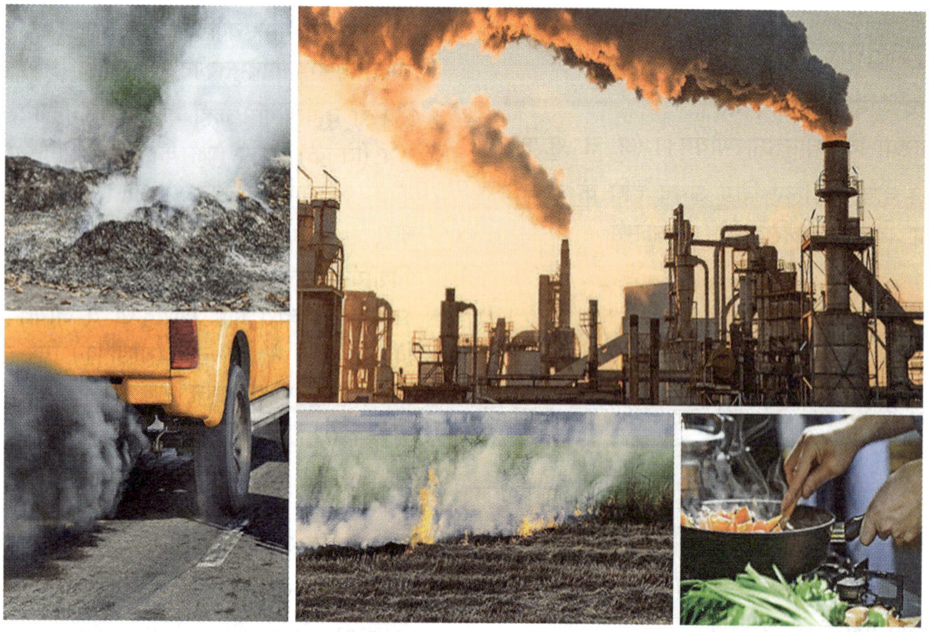

Fig. 6.1

Air Pollution: Pollutants, Sources, and Effects (Table 6.1)

Table 6.1

Pollutant	Source	Effects
Particulate matter	• Combustion (vehicles, power plants) • Construction and mining activities	• Respiratory issues: asthma, bronchitis • Cardiovascular diseases • Premature deaths
Sulfur dioxide (SO_2)	• Burning of fossil fuels (coal, oil) • Industrial processes (smelting)	• Respiratory irritation • Formation of acid rain, harming crops and aquatic ecosystems
Nitrogen oxides (NOx)	• Vehicle exhaust • Power plants • Industrial processes	• Causes smog and acid rain • Worsens respiratory diseases like asthma
Carbon monoxide (CO)	• Incomplete combustion of fuels (vehicles, stoves) • Tobacco smoke	• Reduces oxygen delivery to organs • Causes headaches, dizziness, and in severe cases, death
Ozone (O_3) (Ground-level)	• Reactions between NOx and VOCs under sunlight	• Irritates lungs and throat • Reduces lung function • Damages crops and vegetation
Volatile organic compounds (VOCs)	• Paints, solvents, and cleaning products • Vehicle emissions	• Contribute to smog formation • Some are carcinogenic
Ammonia (NH_3)	• Agricultural activities (fertilizers, livestock)	• Causes eutrophication of water bodies • Respiratory and eye irritation
Lead	• Industrial processes • Battery manufacturing • Leaded gasoline (historical)	• Impairs neurological development • Affects kidneys and cardiovascular systems
Methane (CH_4)	• Livestock farming • Landfills • Natural gas production	• Major contributor to climate change • Indirect health effects through warming

Water Pollution (Fig. 6.2)

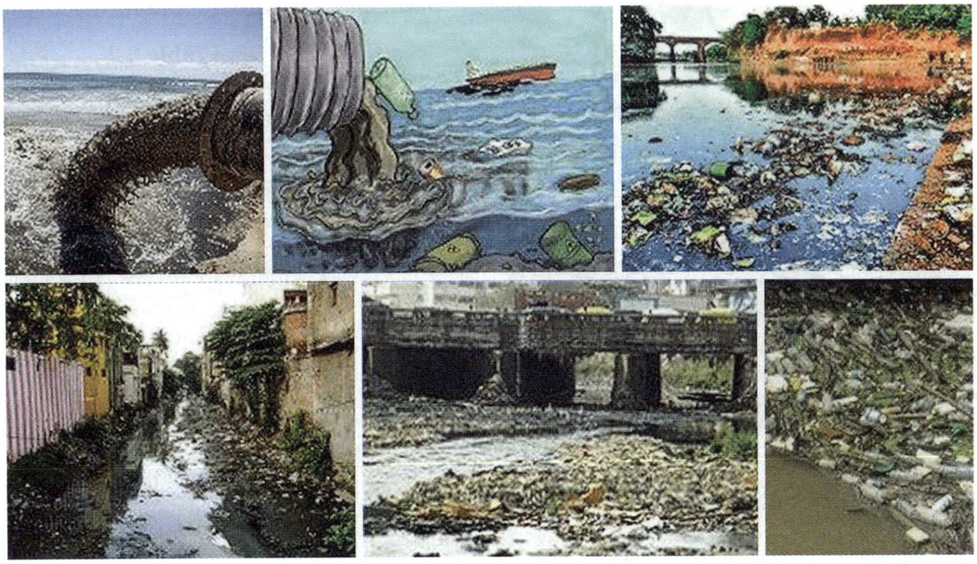

Fig. 6.2

- The contamination of water bodies (like rivers, lakes, oceans, and groundwater) due to the introduction of harmful substances which leads to a deterioration in water quality. These pollutants can be chemical, physical, or biological in nature.
- Their presence in water makes it unsuitable for consumption, aquatic life, and other uses.
- Water pollution may arise from various sources, such as industrial discharge, agricultural runoff, untreated sewage, and oil spills, among others.

Causes of Water Pollution

- Industrial: Rivers and seas are vulnerable to untreated waste.
- Agricultural: Water bodies are contaminated by fertilizers and pesticides.
- Dumping untreated sewage.
- Tanker spills and well drilling incidents.
- Oceans are becoming contaminated by microplastics.

Disease Caused Due to Water Pollution

- Typhoid, dysentery, and cholera are waterborne illnesses that can be transmitted via contaminated water.
- Mercury and other heavy metals harm the kidneys and nervous system.
- Cancer: Prolonged exposure to carcinogen-contaminated water.

LAND POLLUTION (FIG. 6.3)

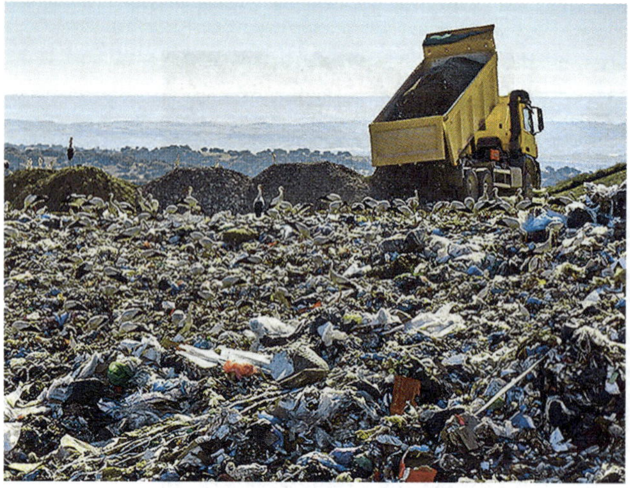

Fig. 6.3

- The degradation of the Earth's land surfaces caused by human activities and natural processes.
- It involves the contamination of soil and land resources, negatively impacting ecosystems, agriculture, and human health.

Causes

- Solid waste building up in landfills.
- Dumping chemicals and hazardous waste materials.
- Deforestation.
- Excessive use of pesticides and fertilizers diminishes the soil.
- Leave land that has heavy metal contamination.

Disease Caused Due to Land Pollution

Skin conditions, respiratory disorders, and other health concerns can result from exposure to contaminated soil.

EFFECT OF BIOLOGICAL, CHEMICAL AND NUCLEAR WARFARE

Biological Weapons

Toxins or germs found in nature that can be utilized to kill, incapacitate, or otherwise harm an enemy are known as biological weapons.

Types of Biological Warfare Agents

The intentional release of bacteria, viruses, poisons, or other dangerous substances that infect or kill humans, animals, or plants is known as **bioterrorism**.

The CDC in the US has categorized these biological warfare agents as under

- **Category A (Table 6.2):** These high-priority agents have the potential to have a significant impact on public health, are easily spread and transmitted, have a high fatality rate, can incite public fear, or necessitate particular measures for public health preparedness.

Table 6.2

Agent	Mode of transmission	Disease caused and treatment
Anthrax (Bacillus Anthracis)	• Anthrax is propagated by terrorists in a powder form • Anthrax spores are so stable; they can be spread by encasing them in ammunition and bombs • Spores of anthrax are released into the atmosphere as the explosives detonate	• Cutaneous contact with skin blisters and ulcers form • GIT: Undercooked meat of infected animals—fever, nausea, hemoptysis • Respiratory inhalation—fever, coughing and myalgia • Treatment: Give antibiotic treatment. Anthrax vaccine available as a preventative measure

Agent	Mode of transmission	Disease caused and treatment
Botulism (Clostridium botulinum toxin)	• This toxin is more lethal than cyanide and is easily accessible • The poison is spread by sealing it in lyophilized powder and using rockets and bombs • The toxin enters the body through air, contaminated food and water	• Extremely potent toxin affecting the nervous system • Causes death by respiratory failure and paralysis • Treatment: Antitoxin is effective in reducing the severity of symptoms
Plague (Yersinia pestis)	• Bacterium found in rodents and their parasites • Pneumonic plague can spread from person to person • Before they attack targets, the parasites are kept in ceramic containers that are fastened to projectiles such as bombs and rockets	• Swollen and tender lymph nodes called buboes • The bacteria in bloodstream infected lungs causing pneumonia • Dyspnea, chest pain, cough and bloodstained sputum, fever, weakness • Treatment: It is treated with broad-spectrum antibiotics
Smallpox (Variola major)	• High mortality rate (20–40%)- potential for use in warfare • It occurs only in humans and has no external hosts, vectors • Aerosols and contaminated materials are how it spreads	• Fever, headache, fatigue, diarrhea, vomiting and a specific rash • Blisters contain a clear fluid, initially and then pus formation • Treatment: There is no specific drug to treat smallpox
Tularemia (Francisella tularensis)	• Rabbit fever-contact with fur, inhalation or ingestion of contaminated water or by insect bites • It is used as a weapon • Most likely, the bacteria would be released into the air for inhalation exposure	• Severe respiratory illness, life-threatening pneumonia • Highly infectious; affects skin, lungs, eyes
Filoviruses (e.g., Ebola, Marburg)	**Hemorrhagic fevers** • Ebola and Marburg virus have high mortality rates • It is believed that some terrorist group possesses Ebola virus culture • High fatality rates and potential for aerosol transmission	• No effective treatment • Prophylaxis for these viral infections, although vaccines are in the process of development
Arenaviruses (Lassa fever)	• Spread through rodents or person-to-person	• Hemorrhagic fevers

❖ **Category B (Table 6.3)** These agents are moderately easy to disseminate and have low mortality rates.

Table 6.3

Agent	Disease caused	Disease caused and treatment
Coxiella Burnetii	Highly infectious; transmitted via inhalation	Fever
Brucellosis Brucell species	• The bacteria affect cattle, dogs, pigs and other animals • Transmitted via ingestion or contact with infected animals • Air, water and food articles are contaminated by terrorists	• Fever, headache, back pain and weakness are seen • Endocarditis and encephalitis may develop
Burkholderia mallei	Glanders	Rare but severe; affects respiratory system
Burkholderia pseudomallei	Melioidosis	Found in water and soil; can cause pneumonia and sepsis
Ricin toxin (from Ricinus communis)	Ricin poisoning: • Numerous exposure routes and its use by terrorists might involve poisoning of water or foodstuffs	Toxin disrupts cellular protein synthesis

Agent	Disease caused	Disease caused and treatment
	• Vaccination via ricin-laced projectiles, or aerosolization of liquid ricin or distribution of powder	
Staphylococcal enterotoxin B	Food poisoning	Can cause severe respiratory illness
Viral encephalitis (VEE, EEE, WEE)	Transmitted by mosquitoes; affects the brain	Encephalitis
Epsilon toxin (Clostridium perfringens)	Toxin impacts gastrointestinal and neurological systems	Severe diarrhea
Salmonella species	Salmonellosis-Foodborne illness	Causing severe diarrhea
Escherichia coli	Associated with foodborne outbreaks	Severe diarrhea
Shigella species	Shigellosis: Highly infectious; spread through water and food	

- **Category C:** These agents are emerging infections that may have been designed to spread widely due to their high death rate, ease of manufacture and distribution, or capacity to have a significant negative influence on health.
  - Nipah virus
  - H_1N_1 – A strain of influenza
  - SARS

Nipah Virus

- It is believed that the very aggressive zoonotic paramyxovirus known as the Nipah virus is transmitted into pig farms by fruit bats through their saliva, urine and feces
- It is transmitted to humans who came close contact with infected animals.

Mode of Transmission

This highly dangerous organism can be aerosolized and has the potential to spread widely. Its case fatality is around 40%.

Symptoms

- Non-specific-severe headache, fever, vomiting, myalgia, disorientation, respiratory diseases, neurological deficiencies and encephalitis, which can result in death or a coma.

Treatment: Other than ribavirin, which is expensive and has undesirable side effects, there are no specific vaccine.

Chemical and Nuclear Warfare

- Toxic substances intended to injure or kill people, animals, or plants are known as chemical warfare agents
- They are categorized according to how they affect the body

1. Nerve agents (Table 6.4)

These cause overstimulation of muscles and glands by blocking acetylcholinesterase, which upsets the neurological system.

Table 6.4

Agent	Examples	Effects	Specification
Organo-phos-phates	Sarin (GB) Soman (GD) 4th generation agents	Convulsions, paralysis, respiratory failure	Rapidly lethal,requires immediate antidotes like atropine and pralidoxime
Carba-mates	Aldicarb, Carbofuran	Similar effects to organophos-phates	Shorter-lasting but still dangerous

2. Blister agents (Vesicants) (Table 6.5)

These cause severe skin, eye, and respiratory irritation, leading to blisters and burns.

Table 6.5

Agent	Examples	Effects	Specification
Mus-tards	Sulfur mustard (HD), Nitrogen mustard	Severe blistering, respiratory damage	Delayed effects, carcinogenic potential
Lewisite	Lewisite (L)	Immediate burning sensation, tissue necrosis	Contains arsenic; painful exposure
Phos-gene oxime	CX	Instant and painful skin lesions	Extremely corrosive and damaging

3. Blood agents (Table 6.6)

These interfere with the body capability to use oxygen, causing suffocation.

Table 6.6

Agent	Examples	Effects	Specification
Cyanides	Hydrogen cyanide (AC), Cyanogen chloride (CK)	Quick respiratory failure, cardiac arrest	Requires immediate treatment with antidotes like sodium thiosulfate

4. Choking agents (Pulmonary agents) (Table 6.7)

These damage the respiratory system; causing suffocation

Table 6.7

Agent	Examples	Effects	Specification
Phosgene	Phosgene (CG), Chlorine	Fluid buildup in lungs, suffocation	Delayed onset; fatal without treatment

5. Riot control agents (Tear gas) (Table 6.8)

Non-lethal substances designed to quickly incapacitate.

Table 6.8

Agent	Examples	Effects	Specification
Irritants	CS gas, Pepper spray (OC)	Severe eye, respiratory, and skin irritation	Used in crowd control

Nuclear Warfare

- The deployment of nuclear weapons; which release energy from nuclear reactions and cause long-term environmental harm and devastating destruction, is known as nuclear warfare.
- These weapons can be divided into groups according to their effects and mechanisms.

1. Types of nuclear weapons (Table 6.9)

Table 6.9

Type	Mechanism	Effects
Fission bombs (Atomic bombs)	Splitting heavy atomic nuclei (e.g., uranium-235, plutonium 239)	Blast, intense heat, radiation, and fallout
Fusion bombs (Hydrogen bombs)	Fusion of light atomic nuclei (e.g., deuterium, tritium) triggered by separation	Greater power than fission bombs; creates fireballs
Neutron bombs	Produces large amounts of neutron radiation	Lethal to living organisms but less structural damage
Dirty bombs (Radiological dispersal devices)	Conventional explosives combined with radioactive material	Spreads radioactive contamination without a nuclear explosion

2. Immediate effects (Table 6.10)

Table 6.10

Effect	Impact	Specification
Blast wave	Destroys structures, severe injuries	Causes most immediate destruction
Thermal radiation	Burns, fires	Can ignite materials miles from the epicenter
Ionizing radiation	Acute radiation syndrome, DNA damage	Leads to cancer, infertility, or death
Electromagnetic pulse (EMP)	Disables electronics, power grids	Affects infrastructure over large areas

3. Long-term effects

- For years, the environment was contaminated by radioactive particles that moved great distances
- Large-scale explosions cause soot and dust to block sunlight, leading to global cooling and agricultural collapse
- Long-term exposure to radiation causes genetic damage across generations.

ECOTOXICOLOGY AND BIOMAGNIFICATION

- The study of how chemicals harm ecosystems and the species that make them up, such as microbes, plants, and animals, is known as ecotoxicology.
- The study of how chemicals harm ecosystems and the species that make them up, such as microbes, plants, and animals, is known as ecotoxicology.

Concepts in Ecotoxicology (Fig. 6.4)

- Toxicants are chemicals or pollutants that damage living things, such as industrial chemicals, heavy metals, and pesticides.
- **Bioavailability:** The amount to which a poison can be absorbed by living things.
- **Sensitivity levels:** The lowest amount of a toxicant needed to be harmful.
- **The dose-response relationship:** Explains how the toxicant's toxicity varies with different concentrations.

Causes of Ecotoxicants

- Fertilizers, herbicides, and pesticides are used in agriculture.
- **Industrial activities:** Heavy metals like lead, mercury, cadmium and PCBs (polychlorinated biphenyls).
- **Municipal drainage:** Plastics, oils, and medications.
- **Extracting:** Cyanide, arsenic, and chemical mine drainage
- **Oil leaks and sea dumping:** Chemical waste and crude oil

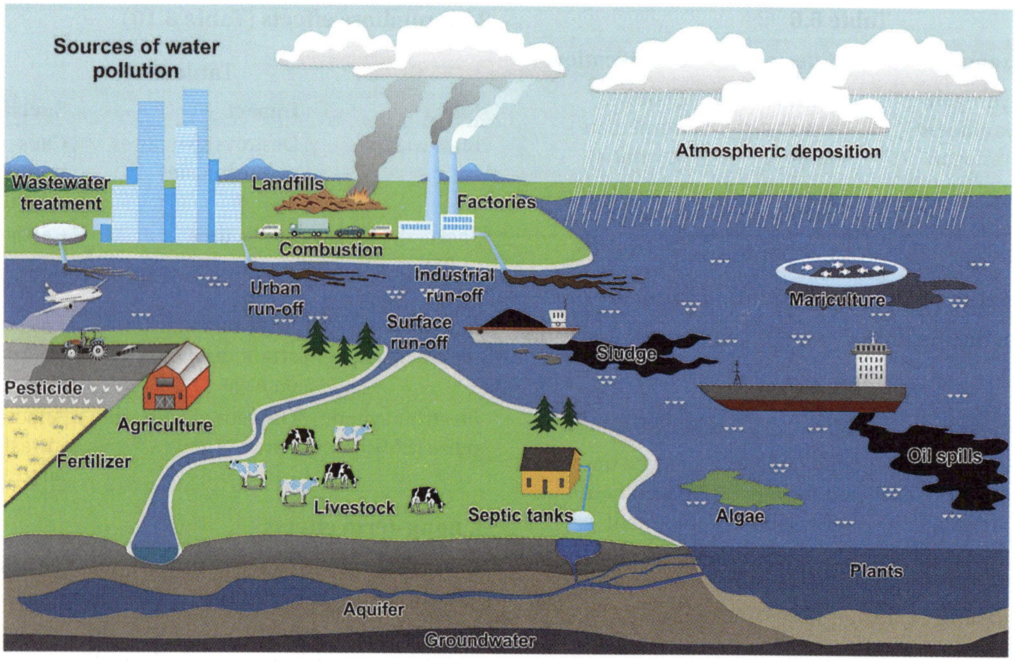

Fig. 6.4

Ecotoxicological Effects (Table 6.11)

Table 6.11

Level	Examples of effects	Specification
Individual	Organ damage, reproductive failure, behavioral changes	Direct toxic effects on organisms
Population	Declines in population size, twisted sex ratios	Affects reproductive success and survival
Community	Loss of biodiversity, dominance of tolerant species	Modifies species interactions
Ecosystem	Disruption of nutrient cycles, habitat degradation	Affects ecosystem services

Effects of Biomagnification

- The process by which toxicants become more concentrated as they enter the food chain is known as "biomagnification".
- It happens as a result of specific toxicants being:
  - These substances, including DDT, PCBs, and mercury, do not easily decompose
  - Lipid-soluble: They develop up in an organism's fatty tissues
- Non-excretable: They cannot be broken down or eliminated by organisms.

Examples of Biomagnification: (Table 6.12) (Fig. 6.5)

Table 6.12

Substance	Source	Effect
Mercury	Coal-burning, industrial waste	Neurological damage in top predators (e.g., fish, birds, humans)
DDT	Pesticide	Retreating of bird eggshells (e.g., bald eagles, ospreys)
PCBs	Industrial coolants, plastics	Hormonal disruptions, cancer in aquatic mammals

Biomagnification in the Food Chain

1. **Phytoplankton:** Absorb toxicants from water.
2. **Zooplankton:** Consume phytoplankton and accumulate toxicants.
3. **Secondary consumer (Fish):** Feed on zooplankton, increasing toxicant.
4. **Tertiary consumers (Birds, humans):** Have the highest toxicant concentrations.

Toxicovigilance

- The purpose of toxicovigilance is to prevent and minimize adverse effects produced by toxic substances by actively monitoring and assessing toxic exposures and their health impacts on populations.

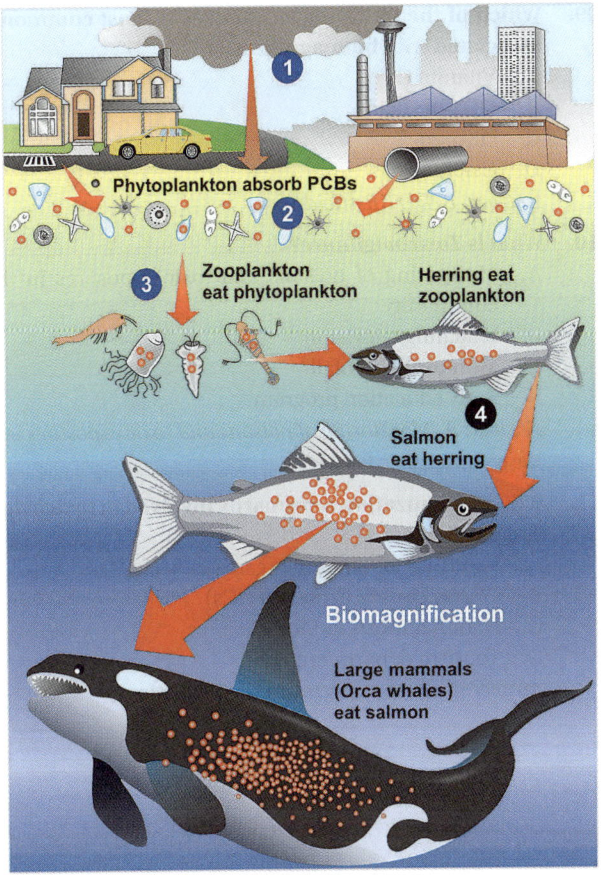

Fig. 6.5

- Identifying patterns, evaluating risks, and directing actions for chemical, biological, and environmental contaminants are the main goals of this crucial area of public health.

Use of Toxicovigilance

- **In public health:** Early identification of harmful hazards such as contaminated food, water, or air.
  EX- To avoid lead poisoning, keep an eye on the amount of lead in drinking water.
- **Prevention of poisonings:** Checking pharmaceuticals] cosmetics, and home goods for potentially hazardous substances or misuse.
- **Monitoring poisoning:** Monitors poisoning cases in order to spot any changes in exposure patterns or new toxic risks.
- **Evaluation of risk:** Determining which groups are at risk, such as children, employees in dangerous industries, or communities close to industrial sites.
- **Emergency reaction:** Supplying knowledge in cases of environmental pollution, poisoning epidemics, or chemical accidents.
- Coordinating public health and medical initiatives to reduce harm.

Toxicovigilance Work Examples

- Monitoring increases in poisoning cases due to drug misuse, such as opioids.
- Tracking and responding to pesticide poisoning incidents in agricultural situations.
- Supporting bans or restrictions on hazardous chemicals like lead or asbestos.

QUESTION FROM THE UNIT

- Define environmental toxicology.
- Describe the lakshanas and chikitsa of vishakta bhoomi, vishakta jala, and vishakta vayu.
- Define pollution: Describe various pollutants and explain water pollution, soil pollution, air pollution, along with their health hazards.
- Describe the health effects of biological] chemical and nuclear warfare.
- Define ecotoxicology and biomagnification
- Explain the concept of toxicovigilance.

MULTIPLE CHOICE QUESTIONS

Q1. What is the primary cause of *Vishakta Vayu* (toxic air)
A. Excess rainfall
B. Industrial emissions and vehicular smoke
C. Consumption of junk food
D. Organic farming
Answer: B. Industrial emissions and vehicular smoke

Q2. Which disease is commonly caused due to *Vishakta Jala* (toxic water).
A. Asthma
B. Typhoid and cholera
C. Hypertension
D. Arthritis
Answer: B. Typhoid and Cholera

Q3. Which of the following is a major effect of *Vishakta Bhumi* (land pollution)?
A. Increase in forest cover
B. Decrease in soil fertility and toxic crop production
C. More rainfall
D. Improved groundwater level
Answer: B. Decrease in soil fertility and toxic crop production

Q4. Which of the following is a biological warfare agent?
A. Sarin gas
B. Anthrax
C. Uranium
D. TNT
Answer: B. Anthrax

Q5. What is the most immediate effect of nuclear warfare?
A. Increase in agriculture
B. Radiation sickness and genetic mutations

C. Improved immunity
D. Water purification
Answer: B. Radiation sickness and genetic mutations

Q6- Which of the following gases is commonly used in chemical warfare?
A. OXygen
B. Carbon dioXide
C. Sarin gas
D. Nitrogen
Answer: C. Sarin gas

Q7. What is *Ecotoxicology?*
A. Study of medicinal plants
B. Study of food digestion
C. Study of toxic effects of pollutants on ecosystems
D. Study of earthquakes
Answer: C. Study of toxic effects of pollutants on ecosystems

Q8. Biomagnification refers to:
A. Decrease in toxic substances at each trophic level
B. Magnification of sound in the environment
C. Increase in concentration of toxins through the food chain
D. Enlargement of ecosystems
Answer: C. Increase in concentration of toxins through the food chain

Q9. Which of the following substances is most commonly associated with biomagnification?
A. Vitamin C
B. DDT pesticide
C. OXygen
D. Calcium
Answer: B. DDT pesticide

Q10. What is *Toxicovigilance*?
A. Monitoring of poisons and toxic exposures in the community
B. Watching television
C. Monitoring rainfall
D. Early education program
Answer: A. Monitoring of poisons and toxic exposures in the community

Q11. Which organization is primarily involved in toxicovigilance activities?
A. Food and agriculture organization (FAO)
B. Poison control centers (PCCs)
C. National sports authority
D. Tourism department
Answer: B. Poison control centers (PCCs)

7

UNIT

Dermatological Manifestations of Visha/Poisons

LEARNING OBJECTIVES

- Contact dermatitis and its management
- Signs and symptoms and management of abhyanga visha, lepa visha, vastra visha, Paduka visha, abharana visha, etc., with contemporary relevance
- Signs and symptoms and management of dermatological manifestations due to cosmetics, chemicals, occupational and other allergens
- Dermatological manifestation due to dooshivisha and garavisha
- Dermatological manifestation due to bites and stings (Lecture: 6 hours, Nonlecture: 2 hours)

CONTACT DERMATITIS AND ITS MANAGEMENT

Contact dermatitis is a skin condition characterized by redness, itching, and inflammation caused by direct contact with a substance that irritates the skin or triggers an allergic reaction.

TYPE OF CONTACT DERMATITIS: TWO TYPES (FIG. 7.1)

1. Irritant contact dermatitis.
2. Allergic contact dermatitis.

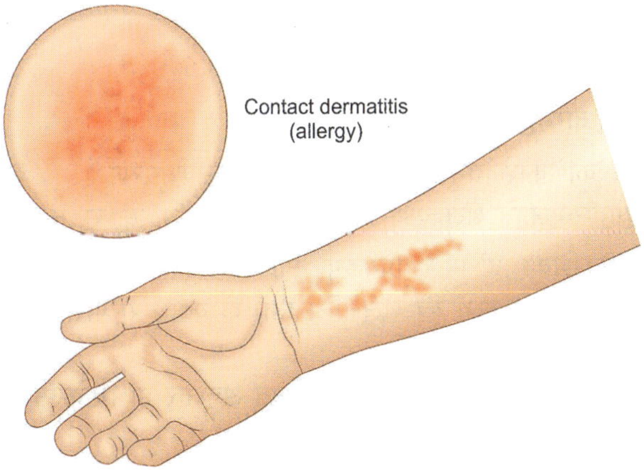

Fig. 7.1

Irritant Contact Dermatitis

Exposure to chemicals that cause direct harm to the skin's protective layer. For example: soaps, detergents, cleaning agents, and prolonged exposure to water.

Cause

- **Pesticides:** Sulfur, endosulfan, weed oil, organo-phosphates, etc.
- Toxic plants, flowers
- **Trees ex:** Rubber tree, castor bean, fig tree sap, etc.

Symptoms

- **In acute phase:** Skin become erythema, dryness and scaly, mild itching or discomfort.
- **In sub-acute phase:** Edema, burning sensation, chapping or cracking (due to dryness). Sensitivity increased.
- **Chronic phase:** Blisters or vesicles, oozing or crusting of skin, severe pain or burning sensation, clotted or hardened skin (lichenification), ulceration.

Allergic Contact Dermatitis (Fig. 7.2)

- This occurs in people who are allergic to a specific ingredient or ingredients in a product.
- The face, lips, eyes, ears, and neck are the most common sites for cosmetic allergies, although reactions may appear anywhere on the body.
- For stronger irritants, such as perfumes, a reaction may occur within minutes or hours of exposure.

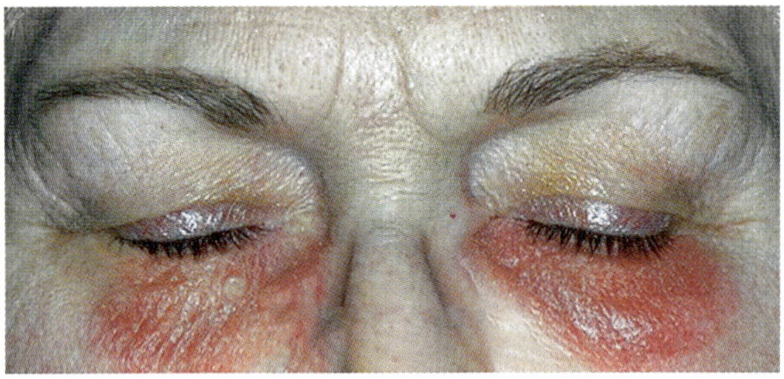

Contact dermatitis due to cosmetics

Fig. 7.2

- However, it may take days or weeks of continued exposure to a weaker irritant, such as soap, before symptoms appear.
- In some cases, a person can develop an allergic sensitivity to a product after years of use.

Cause

- Nickel (found in jewelry or watches).
- Poison ivy or oak, latex gloves.
- Fragrances or preservatives in cosmetics.

Symptoms

- Itching, red rash, often with blisters.
- Swelling in severe cases.

Treatment

- Creams with emollient properties.
- Oral or topical steroids.
- Oral or topical antibiotics.
- Photochemotherapy.

SIGNS AND SYMPTOMS AND MANAGEMENT OF ABHYANGA VISHA, LEPA VISHA, VASTRA VISHA, PADUKA VISHA, ABHARANA VISHA ETC. WITH CONTEMPORARY RELEVANCE

अभ्यङ्ग विषाक्ता

आचार्य सुश्रुत अनुसार

अभ्यङ्ग द्रव्य विष लक्षण

पिच्छिलो बहुलोऽभ्यङ्गो विवर्णो वा विषान्वितः।। (सु.क.1/51)

- तैलादि अभ्यञ्जन द्रव्य विषाक्त होने पर पिच्छिल, बहल (घनः) एवं विवर्ण हो जाते हैं।

अभ्यङ्ग के विषाक्त होने के लक्षण

स्फोटजन्मरुजास्रावत्वक्पाकः स्वेदनं ज्वरः।
दरणं चापि मांसानामभ्यङ्गे विषसंयुते।। (सु.क.1/52)

- **स्फोटजन्मरुजास्रावत्वक्पाकः** इससे शरीर पर स्फोट (फफोले), वेदना, स्राव, त्वचा का पकना
- **स्वेदनं ज्वरः** स्वेद व ज्वर आना।
- **दरणं चापि मांसानामभ्यङ्गेः** विष युक्त अभ्यङ्ग के सम्पर्क में आने पर मांस का विदरण हो जाना आदि लक्षण होते हैं।

आचार्य चरक अनुसार

कण्डूवर्ति कोठपिडकारोमोद्गम चिमचिमाशोथाः। (च. चि. 23/118)

- **कण्डूवर्ति**– कण्डू, वेदना
- **कोठपिडकारोमोद्गम**– पिडिकाये व रोमाचं
- **चिमचिमाशोथा**– चिमचिमाहट व शोंथ होता है।

आचार्य वृ. वाग्भट्टानुसार

अभ्यङ्गप्रयुक्ते त्वग्दाह स्वेदपाक स्फोटावदरणानि। (अ. स. सू. 8/41)

- अभ्यंग में विष देने पर–त्वग्दाह (त्वचा में दाह), स्वेद ,पाक, स्फोट और त्वचा विदारण के लक्षण होते है।
- **अभ्यङ्ग विषाक्ता चिकित्सा– (सु.क.1/53)**

  तत्र शीताम्बुसिक्तस्य कर्तव्यमनुलेपनम्।
  चन्दनं तगरं कुष्ठमुशीरं वेणुपत्रिका। (सु.क.1/53)

- **तत्र शीताम्बुसिक्तस्य**– शीतल जल से स्नान कराए।
- **प्रलेप द्रव्य**– चन्दन, तगर, कूठ, उशीर, वेणुपत्रिका (बाँस के पत्ते),

पानार्थ द्रव्य

सोमवल्ल्यमृता श्वेता पद्म कालीयकं त्वचम्।
कपित्थरसमूत्राभ्यां पानमेतच्च युज्यते।। (सु.क.1/54)

- सोमवल्ल्य, अमृता, श्वेता (अपराजिता), पद्म (कमल), कालीयक (दारुहरिद्रा), त्वचम् (दालचीनी)
- इनके चूर्ण को कपित्थरस और गोमूत्र में पीसकर अनुलेपन करना चाहिए और पीने के लिए भी प्रयुक्त करें

आचार्य वाग्भट्ट अनुसार

गिरिकर्णिकाशेवेतमूल प्रियङ्गुसारिवामधुकसर्पसुगन्या
मृगैर्वारुमूलानि शेलुक्वाथ पिष्टानि प्रलेपः।। (अ. स. सू. 5/42)

- गिरिकर्णिका, श्वेतमूल, प्रियङ्गु, सारिवा, मधुक, सर्पसुगन्धा और मृगैर्वारूक के मूलों को शेलू (लिसोडा) के क्वाथ से पीसकर लेप करना चाहिए।
- **आचार्य वाग्भट्ट द्वारा भी आचार्य सुश्रुत अनुसार ही चिकित्सा का अन्य वर्णन किया है।**
- **अभ्यङ्ग समान अन्य विषाधिष्ठान लक्षण व चिकित्साः**

उत्सादने परीषेके कषाये चानुलेपने।
शय्यावस्त्रतनुत्रेषु ज्ञेयमभ्यङ्गलक्षणैः। (सु.क.1/55)

❖ उत्सादन (उबटना), परिषेक (सिंचन), कषाय, अनुलेपन, शय्या, वस्त्र और तनुत्र अर्थात् कवच इनके विषाक्त होने पर लक्षण एवं चिकित्सा अभ्यंग के विषाक्त होने सदृश होते हैं।

विषाक्त लेप लक्षण व चिकित्सा

आचार्य सुश्रुत अनुसार

विषाक्त लेप लक्षण

मुखालेपे मुखं श्यावं युक्तमभ्यङ्गलक्षणैः।
पद्मिनीकण्टकप्रख्यैः कण्टकैश्चोपचीयते।। (सु.क.1/60)

❖ **मुखं श्यावं–** मुख का वर्ण श्याव हो जाता है।
❖ **युक्तमभ्यङ्गलक्षणैः** विष युक्त अभ्यंग के समान लक्षण होते हैं।
❖ **पद्मिनीकण्टकप्रख्यैः** मुख पद्मिनी के कण्टक जैसी पिड़िकाओ से व्याप्त हो जाता है।

आचार्य वृ. वाग्भट्टानुसार

मुखलेपप्रयुक्ते मुखस्य श्यावता
पद्मकण्टाश्च भवन्त्यभ्यङ्गजाश्च विकाराः।। (अ. स. सू. 8/52)

❖ विषयुक्त मुखलेप होने से मुख में कृष्णता, मुख पिड़िकाएँ और अभ्यंग के समान (त्वचा में दाह, स्वेद, पाक, स्फोट एवं त्वचा विदारण) विकार उत्पन्न होते है।

विष युक्त लेप चिकित्सा

तत्र क्षौद्रघृतं पानं प्रलेपश्चन्दनं घृतम्।
पयस्या मधुकं फञ्जी बन्धुजीवः पुनर्नवा।। (सु.क.1/61)

❖ **पानार्थः** क्षौद्रघृतं पानं (अतुल्य मात्रा में मधु–घृत का पान)
❖ **प्रलेपः** चन्दन व घृत का प्रयोग व पयस्या (दुग्धिका या क्षीरिणी), मधुक, फञ्जी (भार्की), बन्धुजीव (दुपहरिया) और पुनर्नवा को प्रयोग में लाना चाहिए

आचार्य वाग्भट्ट अनुसार

तत्रमधुकपयस्याबन्धुजीवक फलीपुर्ननवा
चन्दनैः सघृतैर्लेपः सर्पिषः पानं च।। (अ.स.सू.8/53)

❖ मधुयष्टी, पयस्या, बंधुजीवक, फञ्जी, पुर्ननवा, चन्दन को घृत में मिलाकर लेप करना तथा घृत का पान करना चाहिए।

विषाक्त वस्त्र लक्षण व चिकित्सा

आचार्य सुश्रुत ने अभ्यङ्ग समान बताया है।

आचार्य वाग्भट्ट अनुसार

आस्तरणप्रावरणानां ध्याममण्डलता तन्तुरोमपक्ष्मसदनं च।।
(अ.स.सू. 8/16)

❖ **आस्तरणप्रावरणानां–** बिछाने (आस्तरण) एवं ओढने (आवरणानां) के वस्त्र विषयुक्त होने पर
❖ **ध्याममण्डलता–** उसमें कृष्ण दाग व चकते हो जाते है।
❖ **तन्तुरोमपक्ष्मसदनं च–** धागे (तन्तु), रोयें एवं बाल (पक्ष्म) गिरने (सदनं) लगते है।

पादुका विषाक्ता लक्षण व चिकित्सा

पादुका विषाक्ता लक्षण

आचार्य सुश्रुत अनुसार

शोफः स्रावस्तथा स्वापः पादयोः स्फोटजन्म् च।।
भवन्ति विषजुष्टाभ्यां पादुकाभ्यामसंशयम्। (सु.क.1/72–73)

❖ शोथ, स्राव, सुन्नपन (स्पर्शाज्ञानम)
❖ पैरों पर स्फोट हो जाना

उपानत्पादपीठानि पादुकावत् प्रसाधयेत्।। (सु.क.1/73)

❖ इसी प्रकार जूते और पायदान (पादपीठ) के विषाक्त होने पर लक्षणादि और चिकित्सा पादुकाओं की तरह होते हैं

आचार्य चरक अनुसार

एते करचरणदाहतोक्लमाविपाकाश्च।
भूपादुकाश्वगजवर्मकेतुशयनासनैर्दुष्टैः।। (च.चि.23/119)

❖ हाथ पैरों में दाह, तोद (सूई चुभाने के समान), क्लम (सुस्ती) और अविपाक ये लक्षण होते हैं।
❖ भूमि, अश्व (घोड़ा) की पीठ, हाथी की पीठ, वर्म (कवच), केतु (ध्वजा), शयन (बिस्तर, चारपायी, चौकी आदि), आसन (बैठने की गद्दी) ये जब विष से युक्त होते हैं। तो उपरोक्त लक्षण होते है।

चिकित्सा–अभ्यङ्ग समान

विषाक्त आभरण लक्षण व चिकित्सा

आचार्य सुश्रुत अनुसार

भूषणानि हतार्चीषि न विभान्ति यथा पुरा।
स्वानि स्थानानि हन्युश्च दाहपाकावदारणैः।। (सु.क.1/74)

❖ यदि भूषणों को विषाक्त कर दिया गया हो तो उनकी कांन्ति नष्ट हो जाती है।
❖ शरीर के जिस भाग के सम्पर्क में आते हैं वहा पर दाह, पाक और अवदारण उत्पन्न करते हैं।

आचार्य वाग्भट्ट अनुसार

लोहमणिमयानां पङ्कमलोपदेहः स्नेहरागगौरव
प्रभावर्णस्पर्शनाशब्दा।। (अ.स.सू.8/17)

❖ विष के कारण लोह (स्वर्ण आदि खनिज) और मणि आदि (रत्नों) में कीचड़ (पङ्क) के समान लेप हो जाता है। इसका स्नेह, राग, गौरव (भारीपन), प्रभा (कान्ति), वर्ण और स्पर्श नष्ट हो जाता है।

चिकित्सा

पादुकाभूषणेषूक्तमभ्यङ्गविधिमाचरेत्। (सु.क.1/75)

- अभ्यङ्ग समान चिकित्सा

विशेषतस्त्वाभरणकृते विकारे ऽश्वगन्धाऽपामार्गकिणीही
खदिर शिरीषकल्कैःपित्तप्रयुक्तैः प्रदेहः।। (अ.स.सु. 8/4)

- **लेप**– विशेष रूप से आभरणो द्वारा दिये गये विष से उत्पन्न विकार में अश्वगंधा, अपामार्ग, किणिही, खदिरा शिरीष का कल्क गाय के पित्त के साथ मिलाकर लेप करते है।

CONTEMPORARY RELEVANCE

- Gara visha, also known as kritrima visha or manufactured poisoning, is a broad concept in Agadatantra that is related to several ways that we are exposed to poisons in the course of our daily lives.
- The resources we use on a daily basis can be linked to the majority of the gara visha adhishthanas stated in Ayurvedic classics. People are exposed to many toxins as a result of their changing lifestyles.

Cosmetics Toxicity

In the form of face creams, lotions, sun screens, lipsticks, sprays, etc., are the part of modern life style.

- Hazardous substances including hydroquinone, talcum, parabens, phthalates, perfumes, and heavy metals like lead and arsenic are found in many cosmetic items.
- These cause skin irritation, allergies, endocrine disruption and even liver toxicity and cancer.
- Similar to cosmetic toxicity, signs and symptoms typically appear across a variety of time periods.
- Certain compounds used in cosmetics, such as benzoic acid, cinnamic acid, cinnamon, methyl nicotinate, formaldehyde, and others, cause acute symptoms such as non immunological allergic contact dermatitis, immunological dermatitis, and contact urticarial syndromes.

The Sushruta Samhita claims that certain Gara Visha adhishtanas, including Abhyanga visha, Anulepa visha, Anjana visha, and Parisheka visha, have a direct connection to cosmetic toxicity.

Treatment

Samanya chikitsa of Gara visha is sodhana chikitsa, which includes Agada and swarna prayoga, hridayavarana, virechana (purgation), and vamana (emesis).

SIGNS AND SYMPTOMS AND MANAGEMENT OF DERMATOLOGICAL MANIFESTATIONS DUE TO COSMETICS, CHEMICALS, OCCUPATIONAL AND OTHER ALLERGENS

Due to Cosmetic and Chemical

Fragrances and preservatives in cosmetics may cause allergic reactions.

Cause of Cosmetic and Chemical Manifestation

- Stickers
- Lipsticks
- Talk powder
- Toothpaste
- Blades
- Medications

Symptoms

- **Hyperpigmentation**
  - Improper application of skin-lightening products
  - Adverse reactions to procedures like chemical peels.
  - It manifests uneven skin tone or black patches, especially for darker skin types.
- **Photosensitivity and photodermatitis**
  - Combinations of sun exposure and photosensitizing substances, such as certain fragrances, essential oils, or retinoids.
  - It manifests red, itchy, or blistered skin on sun-exposed areas.
- **Acneiform eruptions**
  - Certain oils or silicones used in cosmetics are examples of comedogenic (pore-clogging) substances.
  - It manifest Papules, pustules, or cystic acne in areas where products are applied.
- **Keloid formation or scars**
  - Inadequate wound healing following invasive operations, laser therapy, or dermabrasion, among other cosmetic treatments.
  - Its manifest Raised scars or keloids at the site of treatment.
- **Allergic urticaria**
  - Acute allergic response to a cosmetic ingredient.
  - Hives are itchy, elevated welts that can develop anywhere on the skin.
- **Perioral dermatitis**
  - Overuse of topical steroids or harsh products.
  - Perioral dermatitis from fluoride toothpaste or makeup.

Treatments

For Prevention

- Always test new products on a small area of skin before full application.
- Choose hypoallergenic and non-comedogenic products.

For Management

- Topical corticosteroids for dermatitis caused by allergies or irritants
- To repair the skin barrier, use emollients
- Urticaria antihistamines.

DERMAL MANIFESTATION DUE TO OCCUPATIONAL AND OTHER ALLERGENS

Numerous skin diseases can arise from exposure to allergens in daily or occupational environments. These symptoms are frequently brought on by immunological reactions or the direct irritating effects of allergens.

Cause

Occupational Allergens

- **In metal:** Cobalt, nickel, and chromium (used in electronics, jewelry, and construction).
- **In chemicals:** Epoxy resins, rubber additives, and acrylates.
- **In dyes:** Paraphenylenediamine in textiles and hair dyes.
- **In preservatives:** Formaldehyde, isothiazolinones in cosmetics, and cleaning agents.

Symptoms

- **Occupational urticaria:**
  - Histamine is released by allergens, resulting in swelling or wheals.
  - Raised, itchy welts (hives) that appear and disappear quickly.
  - Sometimes accompanied by angioedema (swelling of deeper skin layers)

  Common cause
  - Latex in gloves, flour in bakery workers
  - Amines or aldehydes in workplaces
  - Proteins in fruits, vegetables, or flowers
- **Protein contact dermatitis**
  - A mixture of allergic and irritating responses brought on by proteins in food, plants, or animals.
  - It manifests—itchy, red patches, often with vesicles. Chronic exposure leads to lichenification

Example: Raw meat and seafood, Latex proteins
- **Photosensitive dermatitis**
  - Allergens activated by UV light, resulting in skin reactions.
  - Common cause-phytophotodermatitis due to plants., Coal tar or psoralens in sunscreens

Symptoms

- Blisters, edema, and redness on skin exposed to sunlight.
- Delayed hyperpigmentation after healing.

- **Airborne contact dermatitis**
  - Airborne allergens or irritants which settle on unprotected skin.
  - Common cause- In outdoor workers or gardeners. Due to Fragrances, insecticides, or industrial emissions. Due to Cement or metal dust.
  - It manifest:
    - Red, itchy, or scaly lesions primarily on the face, neck, and arm
    - Prolonged exposure may worsen symptoms of erythema or eczema.
- **Pigmentary changes**
  - Prolonged dermatitis leading to in post-inflammatory hyperpigmentation or hypopigmentation.
  - Common cause: Hair or textile dyes., hydroquinone or mercury exposure.
  - It manifest: Dark spots on healed areas of dermatitis.
  - Light patches on depigmented skin.

Management and Prevention

- Frequent use of emollients to maintain skin barrier integrity.
- Replace latex gloves with non-latex alternatives.
- Avoid known allergens through patch testing.
- Substitute allergenic materials with safer alternatives when possible.
- Oral antihistamines for itching or urticaria.
- Systemic corticosteroids for severe reactions.
- Work place modification.

DERMATOLOGICAL MANIFESTATION DUE TO DOOSHIVISHA AND GARAVISHA

विषाधिष्ठान (Fig. 7.3)

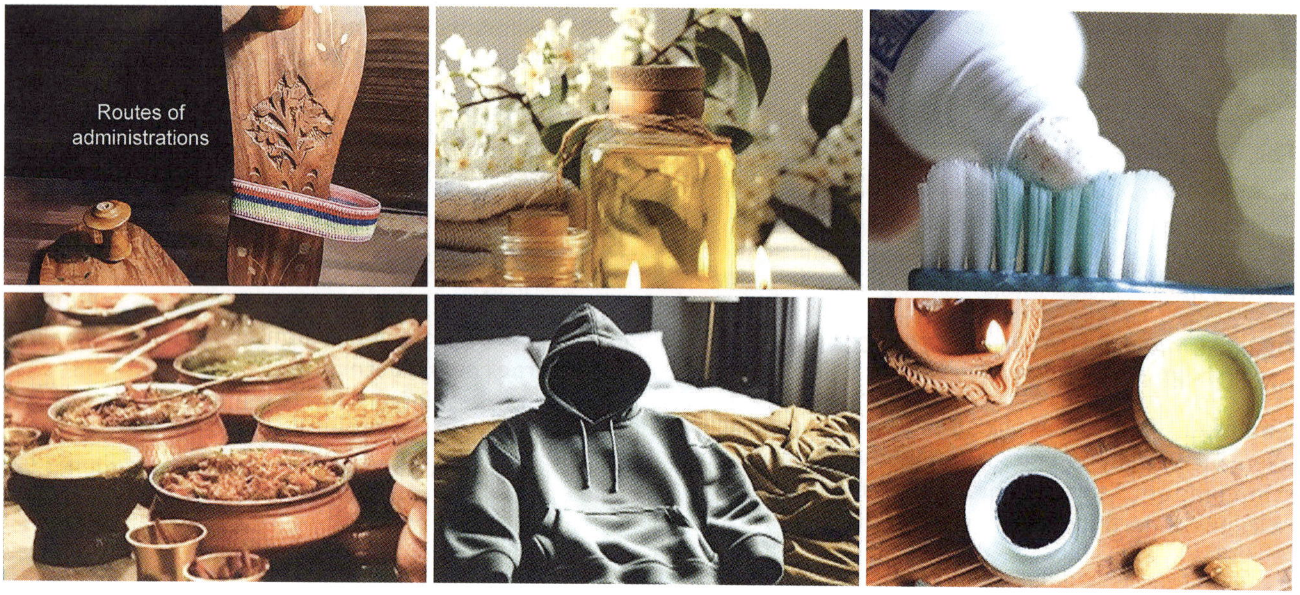

Fig. 7.3

अन्ने पाने दन्तकाष्ठे तथाऽभ्यङ्गेऽवलेखने।
उत्सादने कशाये च परिषेकेऽनुलेपने।।
स्रक्षु वस्त्रेषु शय्यासु कवचाभरणेषु च।
पादुकापादपीठेषु पृश्ठेषु गजवाजिनाम् ।।
विषजुश्टेषु चान्येषु नस्यधूमाञ्जनादिषु।
लक्षणानि प्रवक्ष्यामि चिकित्सामप्यनन्तरम।। (सु.क.1/25–27)

- विषाधिष्ठान (Poisoning media) – अन्न, पान, दातुन, अभ्यङ्ग, अवलेखन (कंघी करने में), उत्सादन (उबटना/उद्वर्तन), कषायपान, स्नान, अनुलेपन, माला (पुष्पमालासु), वस्त्र, शय्या, कवच, गहने, खड़ाऊँ, पायदान (पादपीठेषु = पादाधारेषु), घोड़े–हाथी आदि की पीठ पर तथा नस्य, धूम, अञ्जन आदि में विष मिलाकर दिया जाता है

दूषीविशम् तु शोणितदुष्टयारूः किटिभकोठलिङ्गं च
विषमेकैकं दोषं संदूष्य हरत्यसूनेवम।। (च.चि.23/31)

- दूषी विष रक्त को दूषित करते हुए अरू (अरूषिका), किटिभ, कोठ जैसी व्याधियाँ उत्पन्न करता है। इस प्रकार यह विष एक–2 दोष को प्रकूपितकर प्राणहर लेता है।
- इन में से कुछ विषाधिष्ठानो का वर्णन पूर्व में यथा स्थान किया जा चुका है।

शरीर के विभिन्न विषअधिष्ठान के सम्पर्क में आने पर दूषी व गर विष उत्पन्न लक्षण व चिकित्सा

विषाक्त अन्न लक्षण

आचार्य सुश्रुत– (सु.क.1/34–35)

- **हृत्पीडा**– हृदय में वेदना
- **भ्रान्तनेत्रत्वं**– नेत्रदृष्टि का विकृत होना
- **शिरोदुःखं च जायते।**– शिरोवेदना होने लगती हैं।

आचार्य चरक (च.चि.23/112)

शिरोरुग्धृदि च मूर्च्छा च– तो शिरः शूल, हृदय में वेदना और मूर्च्छा होती है।

चिकित्सा (सु.क.1/35)

- **नस्य व अजंन**

तत्र नस्याञ्जने कुष्ठं लामज्जं नलदं मधु कुर्याच्छिरीषरजनी

- कूठ, लामज्जक, नलद (खश) और मधु, शिरीष, हरिद्रा का प्रयोग करना चहिए।
- **प्रलेप**
  - **चन्दनैश्च प्रलेपनम्**– चन्दन का प्रलेप करना चाहिए।

हस्त के सम्पर्क में आने पर–

लक्षण

आचार्य सुश्रुत – (सु.क.1/37)

पाणिप्राप्तं पाणिदाहं नखशातं करोति च– हस्त दाह व नख शातन होता है।

आचार्य चरकः (च.चि.23/112)

- **स्पर्शेन पाणिशोथः** हाथ में शोथ
- **सुप्त्यङ्गुलिदाहतोदनखभेदाः** सुप्तता, अंगुलियों में दाह, तोद (सुई चुभाने सी पीड़ा) तथा नख शातन।

चिकित्सा

प्रलेप– अत्र प्रलेपः श्यामेन्द्रगोपासोमोत्पलानि च (सु.क.1/37)

- इसमें श्यामा, बीरबहूटी, सोमा (गुडूची या सोमलता) और नीलोत्पल का हाथों पर लेप करना चाहिए।

दन्तकाष्ठे विषाक्ता

लक्षण

आचार्य सुश्रुत (सु.क.1/48)

- **जिह्वादन्तौष्ठमांसानां श्वयथुश्चोपजायते।।**– जिह्वा, दन्त व होठों का मांस विदरण व शोथ हो जाता है।

आचार्य चरक (च.चि.23/116)

- **दन्तौष्ठमांसशोफश्च** – दाँत के मूल और ओष्ठ के मांसों में शोथ हो जाता है।

चिकित्सा

पान–अथास्य धातकीपुष्पपथ्याजम्बूफलास्थिभिः। सक्षौद्रैः (सु.क.1/49)

- धाय के फूल, हरड़ और जामुन की गुठली को पीसकर मधु के साथ लें।

प्रतिसारण (घर्षण)– (सु.क.1/49–50)

- **प्रच्छिते शोफे कर्तव्यं प्रतिसारणम्।।**– शोथ युक्त भाग पर पछने लगाकर इसका घर्षण (प्रतिसारण) करना चाहिए।

  अथवाऽङ्कोठमूलानि त्वचः सप्तच्छदस्य वा।
  शिरीषमाषका वाऽपि सक्षौद्राः प्रतिसारणम्।।

  - अङ्कोठ मूल या सप्तपर्ण की छाल व शिरीष के बीजों को पीसकर तथा मधु मिलाकर विकारग्रस्त भाग का घर्षण करें।

विषयुक्त अवलेखन (सविष कंघी)

लक्षण

आचार्य सुश्रुत (सु.क.1/56–57–58)

- **केशशातः शिरोदुःखं**– केश शातन व शिर में पीडा होती है।
- **खेभ्यश्च रुधिरागमः।**– छिद्रों (रोमकूपों) से रक्त प्रवृती होती है।
- **ग्रन्थिजन्मोत्तमाङ्गेषु विषजुष्टेऽवलेखने**– शिर प्रदेश में ग्रन्थि उत्पन्न होती है।

चिकित्सा

प्रलेपो बहुशस्तत्र भाविताः कृष्णमृत्तिकाः।
ऋष्यपित्तघृतश्यामापालिन्दीतण्डुलीयकैः।। (सु.क.1/57–58)

- **लेप**– ऋष्य का पित्त, घृत, श्यामा (प्रियंगु), त्रिवृत् (पालिन्दी), चौलाई–इनके स्वरस में काली मिट्टी को सात बार भावना देकर कई बार लेप करना हितकर होता है।

गोमयस्वरसो वाऽपि हितो वा मालतीरसः।
रसो मूषिकपर्णा वा धूमो वाऽऽगारसम्भवः।। (सु.क.1/58)

- गोबर का रस अथवा मालती का रस या मूषापर्णी या गृहधूम का लेप करना हितकर होता है।

विषयुक्त शिरोऽभ्यङ्ग

लक्षण

आचार्य सुश्रुत

शिरोऽभ्यङ्गः शिरस्त्राणं स्नानमुष्णीषमेव च।
स्रजश्च विषसंसृष्टाः साधयेदवलेखनात्।। (सु.क.1/59)

- शिर में प्रयुक्त होने वाले अभ्यंग, शिरस्त्राण (शिर का कवच), स्नान में प्रयुक्त जल आदि, पगड़ी और माला में यदि विष मिला दिया गया हो तो उसका उपचार अवलेखन (कंघी) में वर्णित उपचार की तरह करना चाहिए।

आचार्य चरक व आचार्य वाग्भट्ट

केशच्युतिः शिरोरुग्ग्रन्थयश्च सविषेऽथ शिरोभ्यङ्गे (च.चि.23/116)
शिरोऽभ्यङ्गप्रयुक्ते वेदना ग्रन्थिजन्म केशच्यवनं च।। (अ.स.सू. 8/48)

- **केशच्युतिः** शिर के केशो का पात
- **शिरोरुग्ग्रन्थयश्चः** शिर में वेदना होती है व शिरः प्रदेश में ग्रन्थियाँ उत्पन्न हो जाती हैं।

चिकित्सा

आचार्य वाग्भट्ट (अ.स.सू.8/49)

लेप

तत्रश्यामापालिन्दीतण्डुलीयकचूर्णघृतर्क्षपितैः सुभावित कृष्णमृत्यप्रलेपः

- शिरोऽभ्यंग चिकित्सा के लिए श्यामा, पालिन्दी और तण्डुलीयक के चूर्ण को घृत एवं रीछ के पित्त से भावित करके या मिट्टी से लेप करते है।

गोमयमालतीमूषिकण्र्ण्यन्य– तमकल्को रसो वाऽगारधूमो वा।

- गोमय, मालती, मूषिककर्णी इनमें से किसी एक कल्क या रस से या धूम से घर में लेप करते है।

परिषेक

श्लेष्माप्तकत्वक् पाटलाशिरीषमधुक हरिद्राद्वयैरजाक्षीरालोडितैः परिषेकः।

- श्लेष्मांतक, त्वक्, पाटला, शिरीष, मधूक, हरिद्राद्वय के चूर्ण को बकरी के दूध में घोलकर उससे परिषेक कराते है।

अनेन शिरः स्त्रानस्त्रपनोदककङ्कतकस्वगुष्णीषा व्याख्याताः।।

- इसी के समान ही स्नान के लिए जल, कंघी, माला एवं पगड़ी के लक्षण व चिकित्सा की भी व्याख्या कर दी है।

विषयुक्त वाहन आदि

लक्षण

आचार्य सुश्रुत– (सु.क.1/62)

- **स्फिक्यायुमेद्मुष्केषु यातुश्च स्फोटसम्भवः** नितम्ब भाग, गुदप्रदेश, शिश्न और वृषणकोष में स्फोट निकल आते हैं।

चिकित्सा–

तत्राभ्यङ्गवदेवेष्टा यातृवाहनयोः क्रिया। (सु.क.1/63)

- अभ्यङ्ग के प्रसंग (श्लोक 51–53) में वर्णित चिकित्सा–व्यवस्था– वाहन और सवार दोनों की करनी चाहिए।

लेप

पादपीठकृते श्लेष्मातकसर्पसुगन्धाकल्को मधुयुक्त। (अ.स.सू.8/45)

- श्लेष्मान्तक और सर्पसुगन्धा के कल्क को मधु में मिलाकर लेप करे।

सविष नस्य व धूम

लक्षण

आचार्य सुश्रुत– (सु.क.1/63–64)

- **शोणितागमतं खेभ्यः** रोमकूपों व कर्णादि रन्ध्रों से रक्त प्रवृति होती है।
- **शिरोरुक्कफसंस्रवः** शिर में पीड़ा व कफस्राव होते हैं।
- **नस्यधूमगते लिङ्गमिन्द्रियाणां च वैकृतम्**: इन्द्रियों के सर्व कार्यों में विकार उत्पन्न हो जाते है।

आचार्य वाग्भट्ट

नस्यधूमप्रयुक्त शिरोरुक्कफास्वावः
खेभ्यो रधिरागमनमिन्द्रियवैकृतं च।। (अ.स.सू.8/39)

चिकित्सा

तत्र दुग्धैर्गवादीनां सर्पिः सातिविषैः शृतम्।।
पाने नस्ये च सश्वेतं हितं समदयन्तिकम् । (सु.क.1/63–64)

- वचा, अतीस, मदयन्तिका (बेला) और गोदुग्ध से सिद्ध घृत को पान–नस्य के रूप में प्रयुक्त करना चाहिए।

तत्रातिविषाश्वेता काकमाचीमदयन्तिका कल्कक्षीरसिद्धं
सर्पिर्नस्ये पाने च विदद्ध्यात्।। (अ.स.सू. 8/40)

- अतिविषा, श्वेता (अपराजिता), काकमाची एवं मदयन्तिका के कल्क से क्षीर सिद्ध करके इससे निकाले घृत का नस्य व पान कराते है।

धूम विषाक्ता चिकित्सा (अ.स.सू. 8/22)

नस्य व अञ्जन

- **तत्र नलदकुष्ठलामज्जकैः क्षौद्रप्लुतैर्नस्यमञ्जनं च कुर्यात्।** नलद, कुष्ठ और लामश्जक को समान मात्रा में मिलाकर इसमें मधु मिलाकर पतला कर इससे नस्य एवं अञ्जन कराते है।

धूम पान

धूममेव वाऽपामार्ग विडङ्गबलाद्वयचित्रक मेषश्रृङ्गी
पुष्पसुमनक्षारकद्राक्षाघृत गुड कृतं पिबेत्।।

- अपामार्ग, वायविडंग, बला, अतिबला, चित्रक, मेष श्रृंगी के पुष्प, चमेली के कोमल पत्रों के दाख, द्राक्षा, घृत एवं गुड़ का धूम्रपान कराते है।

विषाक्त अञ्जन

लक्षण

आचार्य सुश्रुत (सु.क.1/69)

- **अश्रूपदेहो दाहश्चः** आँखों से अश्रुस्राव, चिपचिपाहट (मल निकलना)
- **वेदना दृष्टिविभ्रमः** वेदना, दृष्टिविकार (अन्धापन भी हो जाता हैं।)
- **अञ्जने विषसंसृष्टे भवेदान्ध्यमथापि च।।**

आचार्य वाग्भट्ट (अ.स.सू. 8/37)

अञ्जनप्रयुक्तेऽश्रुदूषिकोपदेहदाहरागवेदनाद्दृष्टिविभ्रमा भवन्त्यान्ध्यं च।।

आचार्य चरक

दुष्टेऽञ्जनेऽक्षिदाहस्रावात्युपदेहशोथरागाश्च' (च.चि. ।117)

- नेत्र दाह, आँखों से अश्रुस्राव
- नेत्र उपदेह (कीचड़), शोथ, लालिमा होती है।

चिकित्सा

आचार्य सुश्रुत (सु.क.1/70–71)

पान व तर्पण

- **सद्यो घृतं पेयं तर्पणं च समागधम्।** पिप्पलीयुक्त घृत का तुरन्त पान कराकर इसी से नेत्रतर्पण करना चाहिए।

अञ्जन

- **अञ्जनं मेषशृङ्गस्य निर्यासो वरुणस्य च।।** मेषशृङ्ग (मेढासिंगी) के रस या वरुण की गोंद से अञ्जन करें।
- **मुष्ककस्याजकर्णस्य फेनो गोपित्तसंयुतः।** कालमुष्कक (मोखा), अजकर्ण (सर्ज), समुद्रफेन और गोरोचन मिलाकर अञ्जन करना चाहिए।
- **कपित्थमेषशृङ्गयोश्च पुष्पं भल्लातकस्य वा।।** कैथ, मेषशृङ्ग या भिलावे के फूल या बन्धूक और अंकोठ के फूलों के रस का अंजन करें।

आचार्य वाग्भट्ट– (अ.स.सू. 8/38)

तत्र सर्पिपानं योज्यम्। श्रृतेन पयसा सप्तकृत्वः पिप्पली र्भावयेत्।
ततस्तत्कल्केन सर्पिर्विपक्कं नेत्रतर्पणं।

- सर्पि पान कराना चाहिए। उष्ण दुग्ध (पयसा) से पिप्पली को सात बार भावित करते है। इसके बाद इस पिप्पली के कल्क से घृत को पका कर नेत्रों में तर्पण कराना चाहिए।

कपित्थमेशश्रृङ्गीभल्लातकानां पुष्पैर्वरणं निर्यासेन चाञ्जनं।

- कैथ, मेषश्रृंगी एवं भिलावा के फूलों या वरुण के गोंद से अञ्जन करना चाहिए।

बृहती शिरीषबीज प्रपौण्डरीकनागबलाचूर्णं सप्तकृत्वोमधुना भावयेत्। तच्च स्त्रोतोञ्जनसुवर्णचूर्णयुक्तमञ्जनम्।।

- बृहती, शिरीष बीज, पुण्डरीक व नागबला के चूर्ण को सात बार मधु से भावित कर इस भावित चूर्ण में स्त्रोतोञ्जन एवं स्वर्ण चूर्ण (भस्म) मिलाकर अंजन कराना चाहिए।

सविष पुष्प

लक्षण

आचार्य सुश्रुत (सु.क.1/65–66)

- **गन्धहानिर्विवर्णत्वं पुश्पाणां म्लानता भवेत्।।** गन्धज्ञान का नाश हो जाता है
- **जिघ्रतश्च शिरोदुःखं वारिपूर्णं च लोचने।** शिर शूल व नेत्र अश्रुपूर्ण हो जाते हैं।

आचार्य वाग्भट्ट

सविषपुष्पाघ्राणाच्छिरोव्यथा साश्रुनेत्रत्वं गन्धाज्ञानं च। तत्रानन्तरोक्तो विधिर्वाष्पोदितश्चेति।। (अ.स.सू. 8/54)

चिकित्सा

तत्र बाष्पेरितं कर्म मुखालेपे च यत् स्मृतम्।। (सु.क.1/66)

- विषाक्त वाष्प और मुखालेप में वर्णित चिकित्सा करनी चाहिए।

कर्णगत विषाक्त तैल

लक्षण

आचार्य सुश्रुत (सु.क.1/67)

- **कर्णतैलगते श्रोत्रवैगुण्यं शोफवेदने।** श्रवण शक्ति में विकार, कर्ण शोथ व पीड़ा होती हैं।
- **कर्णस्रावश्च तत्राशु कर्तव्यं प्रतिपूरणम्।।** कर्ण से शीघ्र स्राव आने लगता है।

आचार्य वाग्भट्ट

कर्णपूरणप्रयुक्ते शोफशूलपाकाः श्रोत्रवैगुण्यं च।। (अ.स.सू. 8/51)

चिकित्सा

कर्ण पूरण (सु.क.1/68)

- **स्वरसो बहुपुत्रायाः सघृतः क्षौद्रसंयुतः।** – मधु–घृत युक्त शतावरी के स्वरस से करे।
- **सोमवल्करसश्चापि सुशीतो हित इष्यते** – सोमवल्क (खदिर) के शीतल स्वरस ही से कर्णपूरण करना हितकर होता है

तत्र बहुपत्रास्वरसो घृतक्षौद्रयुक्तः प्रतिपूरणं सोमवल्करसो वा सुशीतः। (अ.स.सू. 8/51)

DERMATOLOGICAL MANIFESTATION DUE TO BITES AND STINGS

जाङ्गम विषः सक्षिप्त सन्दर्भ (अ.हृ.उ. 37), (अ.स.उ. 43,44,45), (च.चि. 23), (सु.क.8)

Following skin dermal manifestation can be seen in Figure 7.4.

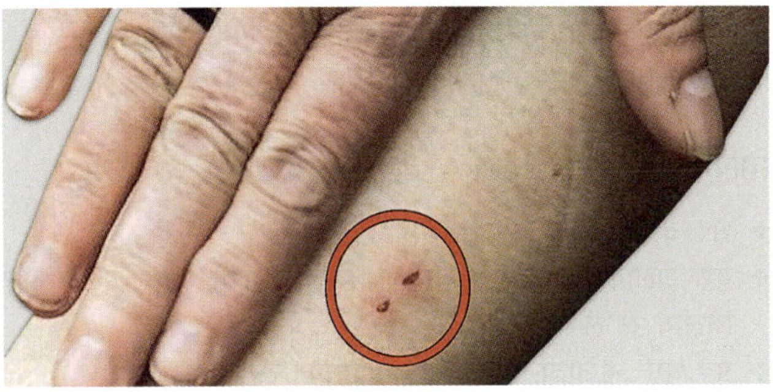

Fig. 7.4

लूता विष लक्षण

- दद्रु मण्डलाकार
- श्वेतवर्ण, कृष्णवर्ण, रक्तवर्ण, पीतवर्ण
- किनारों पर जाला रहता है। रक्त वर्ण की रेखाएँ दिखाई देता है।
- आशुपाक (शीघ्र पकने वाला), क्लेद युक्त
- कोथ (सड़ने वाला), दारूण (फटने वाला)

चिकित्सा

- **लूताद्रष्ट्रस्य शस्त्रेणः दशम् उदरेत्।** लूता के दंश को शस्त्र से निकालना।
- जाम्बौष्ठ यन्त्र से दहन (पित प्रधान लूता में न करें)

वृश्चिक विष

लक्षण

- इसका विष तीक्ष्ण होता है।
- दहति वह्निवत– अग्नि की भाँति जलता है।
- ऊर्ध्वम् अरोहति– जल्दी उपर को चढ़ता है।
- श्याव वर्ण व अतिवेदना होती है।
- तोद होता है। (विदरण वत वेदना)

चिकित्सा

- चक्रतैल से परिषेक करे।
- सैन्धव मिले घृत से बार–बार सेंचन करें।

- दधि व घृत पान कराए।
- शिरा का वेधन करे।
- अगद देव सोठ, घर के कबूतर की बीट, बिजौरे का रस, हरताल और सैन्धव इनका लेप करें।

मूषिका विष

लक्षण

- पाण्डू वर्ण होता है।
- शोथ, कोठ, मण्डल
- ओष्ठ में शोथ
- भ्रम, अरूचि, शीतज्वर, अतिवेदना, शिथिलता, कम्पन
- पर्वो का टूटना, रोमांच, मूर्च्छा, रक्तस्त्राव, विवर्णता
- कर्णिका रोग हो जाता है।

चिकित्सा

- शर से या दर्पण से जलाए।
- दंश जलाकर और पांछ लगाकर शिरीष, हल्दी, तगर, केसर और गिलोय से लेप करें।
- गृह धूम, मंजिष्ठा, हल्दी, सैन्धव इनका लेप करें।

QUESTION FROM THE UNIT

- Describe the clinical presentations and diagnosis of paduka visha, abharana visha, vastra visha, lepa visha, abhyanga visha, etc.
- Discuss the management of paduka visha, abharana visha, vastra visha, lepa visha, abhyanga visha, etc.
- Describe contact dermatitis and its types.
- Discuss the application of treatment principles of Agada Tantra in the contact dermatitis.
- Discuss the dermatological conditions caused due to garavisha and dooshivisha.
- Discuss the application of principles of treatment of garavisha and dooshivisha in the management of dermatological manifestations.
- Discuss the diagnosis and application of the treatment principles of Keeta visha in dermatological manifestations due to bites and stings.

MULTIPLE CHOICE QUESTIONS

Q1. What is the primary cause of contact dermatitis?

A. Genetic mutation
B. Direct skin contact with allergens or irritants
C. Viral infection
D. Hormonal imbalance

Answer: B. Direct skin contact with allergens or irritants

Q2. Which of the following is NOT a common symptom of contact dermatitis?

A. Redness and itching
B. Blisters
C. Loss of vision
D. Dry and cracked skin

Answer: C. Loss of vision

Q3. Best modern management for contact dermatitis includes:

A. Steroid creams and avoiding allergens
B. Iron supplements
C. Surgery
D. Daily oil massage

Answer: A. Steroid creams and avoiding allergens

Q4. What is *Abhyanga Visha* in Ayurveda?

A. Poisonous effect due to polluted air
B. Toxic effect due to medicated oil massage with impure oil
C. Waterborne diseases
D. None of the above

Answer: B. Toxic effect due to medicated oil massage with impure oil

Q5. *Vastra Visha* refers to toxicity caused by:

A. Eating contaminated food
B. Wearing clothes dyed or treated with harmful chemicals
C. Breathing impure air
D. Using contaminated water

Answer: B. Wearing clothes dyed or treated with harmful chemicals

Q6. A common sign of *Abharana Visha* (ornament toxicity) is:

A. Nausea
B. Skin rashes and itching in contact areas
C. Excessive urination
D. Vision improvement

Answer: B. Skin rashes and itching in contact areas

Q7. Prolonged use of low-quality cosmetics can commonly cause:

A. Asthma
B. Skin pigmentation and rashes
C. Diabetes
D. Improved skin texture

Answer: B. Skin pigmentation and rashes

Q8. Which of the following chemical is most commonly associated with skin allergies in occupations like hairdressing?

A. Paraphenylenediamine (PPD)
B. Vitamin D
C. Calcium
D. Citric acid

Answer: A. Paraphenylenediamine (PPD)

Q9. Which is the best management approach for occupational skin allergies?

A. Continued exposure
B. Avoidance of allergen and topical corticosteroids

C. Excessive washing with hot water
D. Immediate surgery
Answer: B. Avoidance of allergen and topical corticosteroids

Q10. Dooshivisha and Garavisha exposure commonly leads to which of the following skin conditions?
A. Skin cancer
B. Chronic skin rashes, discoloration, and dryness
C. Bone fracture
D. Hair growth increase
Answer: B. Chronic skin rashes, discoloration, and dryness

Q11. Management of *Dooshivisha* related skin problems includes:
A. Langhana, Vamana, and use of Vishaghna dravyas
B. Only applying ice packs
C. Consuming sweets
D. Sleeping more hours
Answer: A. Langhana, Vamana, and use of Vishaghna dravyas

Q12. Which of the following is a typical skin symptom after an insect bite or sting?
A. Skin whitening
B. Redness, swelling, itching, and pain
C. Hair fall
D. Black spots permanently
Answer: B. Redness, swelling, itching, and pain

Q13. According to Ayurveda, the first line of treatment for bites and stings is:
A. Vamana
B. Application of cold compress and herbal lepa like Haridra
C. Prolonged fasting
D. Copper ornament wearing
Answer: B. Application of cold compress and herbal lepa like Haridra

8
UNIT

Therapeutic Utility of Agada Yoga

LEARNING OBJECTIVES

- Dooshivishari agada
- Bilwadi agada
- Dashanga agada
- Murvadi agada
- Panchashirisha agada
- Vishaghna mahakashaya (Charaka Samhita)
- Ekasara gana (Sushruta Samhita)
(Lecture: 1 hour, Nonlecture: 0 hours)

दूषीविषारी अगद

आचार्य सुश्रुत के अनुसार

पिप्पल्यो ध्यामकं मांसी शावरः परिपेलवम्।
सुवर्चिका ससूक्ष्मैला तोयं कनकगैरिकम्।। (सु.क.2/51)
क्षौद्रयुक्तोऽगदो ह्येष दृषीविषमपोहति।
नाम्ना दृषीविषारिस्तु न चान्यत्रापि वार्यते।। (सु.क.2/52)

दूषीविषहर निम्नलिखित अगद का नित्य पान कराना चाहिए:

1. पीपल
2. ध्यामक (कत्तृण)
3. जटामांसी
4. रोध (सावर)
5 परिपेलव (केवटीमोथा)
6. सुवर्चिका (हुलहुल)
7. छोटी इलायची
8. तोय (बालकम्, तगर?/सुगन्धबाला)
9. स्वर्णगैरिक

आचार्य वाग्भट्ट अनुसार

पिप्पल्यो ध्यामकं मांसी रोध्रमेला सुवर्चिका।
कुटन्नटं नतं कुष्ठं यष्टी चन्दनगैरिकम्।।
दूधीविषारिर्नाम्नाऽयं न चान्यत्रापि वार्यते। (अ.हृ.उ.35/39–40)

1. पिप्पली
2. सुगन्धितृण
3. जटामांसी
4. लोध्र
5. बड़ी इलायची
6. सुवर्चिका
7. सुगन्धोमोचा मुलेठी
8. तगर
9. कुष्ठ (सुगन्धीकूठ)
10. मुलेठी
11. चन्दन
12. गैरिक (सोनागेरू)

इन द्रव्यों को समान भाग लेकर कपड़छन चूर्ण कर लें।

Over All Properties

1. दूषीविश नाशक 2. विषघ्न 3. पितकफघ्न 4. रक्त प्रसादक

प्रयोग (Indication)

दूषीविष में, पक्वाशयगत विष, ज्वरादि में करे व अन्य विषविकारों में भी इसका प्रयोग किया जा सकता है।

Route of Administration and Internally (पान)

अनुपानः

1. दूषीविष में—मधु के साथ दे।
2. मधु व दधि के साथ—पक्वाशयगत विष में

मात्रा (Dose)

गुटिका (tablet)– 1 कर्ष या 1 to 2 tablet-Bd
अक्श प्रमाण—पक्वाशयगत विष में

विल्वादि अगद

आचार्य वाग्भट्ट अनुसार

बिल्वस्य मूलं सुरसस्य पुष्पं फलं करञ्जस्य नतं सुराहम्।
फलत्रिकं व्योषनिशाद्वयं च बस्तस्य मूत्रेण सुसूक्ष्मपिष्टम्।।
(अ.हृ.उ.36/84)

भुजङ्ग लूतोन्दुरवृश्चिकाद्यैर्विसूचिकाजीर्णगरज्वरैश्च आर्तान्नरान्
भूतविधर्षितांश्च स्वस्थीकरोत्यञ्जनपाननस्यैः।। (अ.हृ.उ.36/85)

1. बिल्व की जड़ की छाल
2. तुलसी के पुष्प
3. करंज के फल
4. तगर

5. देवदारु	10. मरिच
6. हरीतकी	11. पिप्पली
7. विभीतकी	12. हल्दी
8. आमलकी	13. दारुहल्दी
9. सोंठ	

इन द्रव्यों को समान भाग लेकर बकरा के मूत्र में बारीक पीसकर इसका प्रयोग करें।

Route of Administration

अञ्जन, पान तथा नस्य के रूप में करें।

प्रयोग (Indication)

- ❖ यह अगद सर्प, लूता, मूषक, वृश्चिक (बिच्छू) आदि के विष में
- ❖ विसूचिका (हैजा), अजीर्ण, गरदोष, ज्वर, भूतावेश (संक्रमण) आदि से पीड़ित प्राणी में प्रयोग करें।

मात्रा (Dose)

रोगी बल व व्याधि अनुसार दे।

दशाङ्ग अगद

आचार्य वाग्भट्ट अनुसार

वचा हिङ्गु विडङ्गानि सैन्धवं गजपिप्पली।।
पाठा प्रतिविषा व्योषं काश्यपेन विनिर्मितम्।
दशाङ्गमगदं पीत्वा सर्वकीटविषं जयेत्।। (अ.हृ.उ.37/27-28)

1. वच	6. पाठा
2. हींग	7. अतीस
3. वायविडंग	8. सोंठ
4. सैन्धव	9. मरिच
5. गजपिप्पली	10. पीपल

महर्षि काश्यप ने इस दशांग अगद का निर्माण किया था अथवा उपदेश दिया था।

Route of Administration

Internally (पान)

प्रयोग (Indication)

सभी प्रकार के कीट विष में प्रयोग करते है।
It is also used as antihistamine drug.

मात्रा (Dose)

गुटिका (tablet)- 1 कर्ष या 1-2 tablet Bd.

मूर्वादि अगद

आचार्य वाग्भट्ट अनुसार

मूर्वामृतानतकणापटोलीचव्यचित्रकान्।।
बचामुस्तविडङ्गानि तक्रकोष्णाम्बुमस्तुभिः।
पिबेद्रसेन वाऽम्लेन गरोपहतपावकः।। (अ.हृ.उ.35/57-58)

1. मूर्वा (मरोड़फली)	6. चव्य
2. गुडुची	7. चित्रक
3. तगर	8. वचा
4. पिप्पली	9. नागरमोथा
5. पटोली (परवल)	10. वायविडंग

Route of Administration

Internally (पान)

प्रयोग (Indication)

गरविष, मन्द अग्नि

मात्रा (Dose)

चूर्णः 1 कर्ष या 5 g की मात्रा में दें।
अनुपान- तक्र, शीतोष्ण जल, मस्तु (दही का पानी), अम्ल द्रव्यों के साथ दें।

पञ्चशिरीष अगद

आचार्य चरक अनुसार

शिरीषफलमूलत्वक्पुष्पपत्रैः समैघृतैः।
श्रेष्ठः पञ्चशिरीषोऽयं विषाणां प्रवरो वधे।। (च.चि.23/218)

1. शिरीष फल, मूल, छाल, फूल और पत्र को समभाग में लेकर पीसकर गोघृत मिलाकर पञ्चशिरीष अगद बनाए।

आचार्य सुश्रुत अनुसार

समूलपुष्पाङ्कुरवल्कबीजात् क्वाथः शिरीषात् त्रिकटुप्रगाढः।
सलावणः क्षौद्रयुतोऽथ पीतो विशेषतः कीटविशं निहन्ति।।
(सु.क.5/81)

- ❖ शिरीष मूल, पुष्प, अंकुर (नवपत्रांकुरः), छाल और बीज-इनके क्वाथ में त्रिकटु (सोंठ-मरिच पीपल) का चूर्ण एवं लवण व मधु मिलाकर अगद बनाए। इस से कीटविष नष्ट होता है।

Route of Administration

Internal (पान, नस्य, धूम), External (लेप, सेचंन)
प्रयोग (Indication): सभी प्रकार के विषों में व त्वचा रोगों में
अनुपानः मधु, जल, गोघृत

विषघ्न महाकषाय

आचार्य चरक अनुसार

हरिद्रामञ्जिष्ठासु वहा सूचमैला पालिन्दीचन्दनकतक
शिरीषसिन्धुवारश्लष्मातका दशोमानि विषघ्नानि भवन्ति
(च.सू.4/16)

1. हल्दी
2. मंजीठ
3. निशोथ
4. छोटी इलायची
5. पालिन्दी (काला निशोथ)
6. चन्दन
7. कतक (निर्मली)
8. शिरीष
9. निर्गुण्डी
10. लसोड़ा

ये दस औषधियाँ विषघ्न होती हैं।

Route of Administration

Internal and External

प्रयोग (Indication): सभी प्रकार के विषों में

एकरससंज्ञक (एकसारगना अगद)

आचार्य सुश्रुत अनुसार

सोमराजीफलं पुष्पं कटभी सिन्धुवारकः।
चोरको वरुणः कुष्ठं सर्पगन्धा ससप्तला।।
पुनर्नवा शिरीषस्य पुष्पमारग्वधार्कजम्।
श्यामाऽम्बष्ठाविडङ्गानि तथाऽऽम्राश्मन्तकानि च।।
भूमी कुरबकश्चैव गण एकसरः स्मृतः।
एकशो द्विस्त्रिशो वाऽपि प्रयोक्तव्यो विषापहः।। (सु.क.5/84–86)

1. बाकुची बीज, पुष्प
2. कटभी
3. श्वेतपुष्पा (निर्गुण्डी)
4. चोरक (नुकारी)
5. वरुण
6. कूठ
7. सर्पगन्धा
8. सप्तला
9. पुनर्नवा
10. शिरीष पुष्प
11. अमलतास
12. अर्क
13. श्यामा
14. पाठा
15. विडंग
16. आम्र
17. अश्मन्तक
18. काली मिट्टी
19. कुरबक

यह औषधगण 'एकरससंज्ञक' है। इसमें से एक-एक, दो-दो या तीन-तीन को प्रयुक्त करना चाहिए।

Route of Administration

Not mentioned

प्रयोग (Indication): सभी प्रकार के विष में, मुख्यतः सर्प विष में

अनुपानः जल

आचार्यों द्वारा वर्णित कतिपय अगद (Tables 8.1 to 8.3)

चरकसंहिता

Table 8.1

क्रं. स.	अगद	द्रव्य संख्या	प्रयोग
1	गन्धहस्ती अगद	19 द्रव्य	अंजन, लेप
2	महागन्धहस्ती अगद	60 द्रव्य	सर्वकर्म प्रयुज्य
3	क्षारागद	19 द्रव्य	गुटिका सेवन
4	परमागद	22	सर्वकर्म
5	पञ्चशिरीष अगद	1 द्रव्य (पचांग)	पान, लेप
6	अमृत घृत	50	पान (संज्ञास्थापन कार्य)

आचार्य सुश्रुत

Table 8.2

क्रं. स.	अगद	द्रव्य संख्या	प्रयोग
1	अजेय घृत	24	पान
2	दूषीविषारि अगद	8	पान
3	महागद	14	सर्वकर्म
4	अजित अगद	16	पान
5	तार्क्ष्य अगद	24	पान
6	ऋषभ अगद	29	पान, दुन्दुभि, पताका से अवचारण
7	संजीवन अगद	10	सर्वकर्म
8	वंशत्वागादि अगद	12	अंजन, लेप, नस्य
9	अमृतसर्पि	7	सर्वकर्म
10	महासुगन्धि अगदराज	85	सर्वकर्म

अष्टांग हृदय

Table 8.3

क्रं. स.	अगद	द्रव्य संख्या	प्रयोग
1	चन्द्रोदय अगद	26	मणिप्रयोग, सर्वकर्म, समंत्र प्रयोग
2	दूषीविषारि अगद	12	पान
3	मेघनाद अगद	7	पान, नस्य, अञ्जन
4	नाकुल्यादि अगद	9	
5	हिमवान अगद	11	लेप
6	बिल्वाद्यगद	10	पान, नस्य, अञ्जन
7	दशांग अगद	10	पान
8	चम्पकादि अगद	8	पान
9	मन्दर अगद	13	पान
10	गन्धमादन अगद	8	पान

इन अगदों की कार्मुकता इनके निर्माण घटकों के गुण एवं योग का सामूहिक कर्म पर निर्भर करती है। संयोग से द्रव्य के गुण प्रखर हो सकते हैं।

QUESTION FROM THE UNIT

- Enlist ingredients and discuss the therapeutic utility of Doohivishari Agada, Bilwadi Agada, Dashanga Agada, Murvadi agada and Panchashririsha Agada.
- Enlist and discuss the ingredients of Vishaghna Mahakashaya (Charaka Samhita) and Ekasara Gana (Sushruta Samhita).

MULTIPLE CHOICE QUESTIONS

Q1. *Dooshivishari Agada* is specifically used for:

A. Mental disorders
B. Chronic visha conditions (Dooshivisha)
C. Fever only
D. Eye diseases

Answer: B. Chronic visha conditions (Dooshivisha)

Q2. Which text describes the use of *Dooshivishari Agada* in treating chronic poisoning?

A. Ashtanga Hridaya
B. Sushruta Samhita
C. Charaka Samhita
D. All of the above

Answer: D. All of the above

Q3. Identify the Agada based on the following quote:

"दूषीविषं विनाशयेत् दूषीविषहर्यगदः सदा।"

A. Bilwadi Agada
B. Dooshivishari Agada
C. Dashanga Agada
D. Panchashirisha Agada

Answer: B. Dooshivishari Agada

Q4. *Bilwadi Agada* is mainly indicated in:

A. Vataroga
B. Sarpavisha (snake poison)
C. Agnimandya
D. Shotha

Answer: B. Sarpavisha (snake poison)

Q5. As per *Ashtanga Hridaya*, Bilwadi Agada is effective in:

"सर्पादिविषमत्युग्रं बिल्वादिर्नाशयेत्क्षणात्।"

What does this quote mean?

A. It is useful for mild poison
B. It cures any disease instantly
C. It destroys severe snake poison instantly
D. It is useful for fever

Answer: C. It destroys severe snake poison instantly

Q6. *Dashanga Agada* contains how many herbs?

A. 5 B. 10
C. 12 D. 3

Answer: B. 10

Q7. Dashanga Agada is primarily used for:

A. Rakta Vikaras
B. Visha Chikitsa (treatment of poisons)
C. Eye disorders
D. Digestive disorders

Answer: B. Visha Chikitsa (treatment of poisons)

Q8. *Murva* is the chief ingredient in Murvadi Agada. What is its primary action?

A. Vata Shamana
B. Vishaghna (antidote)
C. Vrushya (aphrodisiac)
D. Lekhana

Answer: B. Vishaghna (antidote)

Q9. Identify the correct Agada used in treating chronic Vishaja Vyadh—

"मूर्वाद्यगदः श्रेष्ठो विषज्वरहरः स्मृतः।"

A. Dashanga Agada
B. Murvadi Agada
C. Panchashirisha Agada
D. Dooshivishari Agada

Answer: B. Murvadi Agada

Q10. The Panchashirisha Agada is named because it contains:

A. Five types of metals
B. Five types of poisons
C. Five parts of the Shirisha plant
D. Five types of Dashamoola

Answer: C. Five parts of the Shirisha plant

Q11. Shirisha is described in Ayurveda as: "विषघ्नेषु श्रेष्ठः शिरीषः।" What does it mean?

A. Shirisha increases poison
B. Shirisha is best among Vishaghna drugs
C. Shirisha is best for increasing strength
D. Shirisha causes allergies

Answer: B. Shirisha is best among Vishaghna drugs

Q12. How many herbs are described in *Vishaghna Mahakashaya* of Charaka Samhita?

A. 15 B. 10
C. 20 D. 12

Answer: A. 15

Q13. As per Charaka, which of the following is NOT part of Vishaghna Mahakashaya?

"हरिद्रां मुस्तमशिरीषं विषघ्नेषु प्रयोजयेत्।"

A. Haridra B. Musta
C. Shirisha D. Guggulu

Answer: D. Guggulu

Q14. *Ekasara Gana* in Sushruta Samhita is mainly used for:

A. Prameha
B. Visha Chikitsa
C. Shukra Dushti
D. Hridroga

Answer: B. Visha Chikitsa

Q15. According to Sushruta, Ekasara is referred for Visha management:

"एकसारः श्रेष्ठो विषप्रशमनः।"

What does it mean?

A. Ekasara increases poison
B. Ekasara is excellent in neutralizing poison
C. Ekasara is bad for health
D. Ekasara is used only in cosmetics

Answer: B. Ekasara is excellent in neutralizing poison

9 UNIT

Sthavara Visha—Poisons of Plant Origin

LEARNING OBJECTIVES

- Cardiac poisons: Vatsanabha, karaveera, digitalis, tobacco and Cerbera odollam
- Neurotoxic poisons: Kupeelu, ahiphena, dhatura, bhanga.
- Irritant poisons: Jayapala, gunja, bhallataka, arka, snuhi, langali.

(Lecture: 4 hours, Nonlecture: 2 hours)

CARDIAC POISONS: VATSANABHA, KARAVEERA, DIGITALIS, TOBACCO AND CERBERA ODOLLAM

These are toxic plants that primarily affect the heart, either directly or indirectly, through the nerves.

वत्सनाभ (Aconite) (Fig. 9.1)

- The root and root tubers are the most toxic components of the plant, however all sections are toxic.
- **Latin name:** Aconitum ferox, Aconitum napellus.
- **Family name:** Ranunculaceae.

पर्याय (Synonym)

- Monk's hood, wolf's bane, women's bane, devil's helmet or blue rocket.

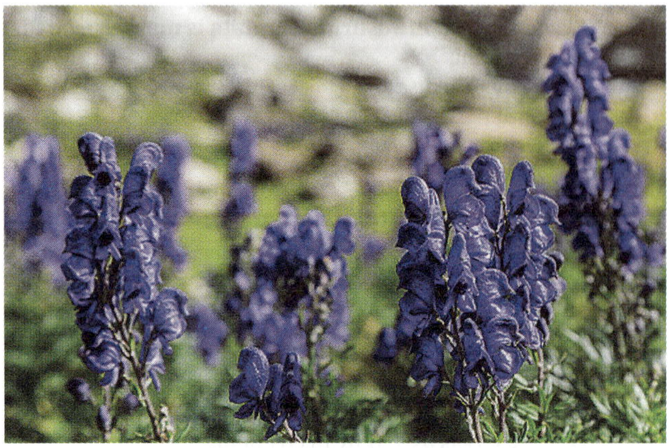

Fig. 9.1: वत्सनाभ (Aconite).

अमृतं स्याद् वत्सनाभो विषमुग्रं महौषधम्।
गरलं मरणं नागं स्तोककं प्राणहारकम्।।
गरलं स्थावराद्यं स्यात् प्रोक्तं चैकादशाह्वयम्।

(ध.नि./मिश्रा. वर्ग/111–113)

- अमृत, विष, उग्र, महौषध, गरल, मरण, नाग, स्तोकक, प्राणहारक एवं स्थावराद्य–ये वत्सनाभ के पर्याय हैं।

स्वरूप (Description)

- It is large herb

कन्दविषो क्षुपो हस्तद्वयोच्छ्रितः

- क्षुप दो हाथ करीब ऊंचाई का होता है तथा कन्दजातीय क्षुप है।

(र.त. 24/10–11)

पत्र (Leaves)

सिन्दुवारसदृक्पत्रो वत्सनाभ्याकृतिस्तथा।

सिन्दुवार पत्र के सदृश, आकृति बछड़े की नाभि के समान हो

(ध.नि./मिश्रा. वर्ग/98)

यत्पार्श्वे न तरोवृद्धिर्वत्सनाभः स भाषितः।।

- जिसके आस-पास दूसरे वृक्ष न हो, वह वत्सनाभ कहलाता है।

(ध.नि./मिश्रा. वर्ग/98)

पुष्प (Flower)

नीलपुष्पः blue in color **(र.त. 24/10–11)**

Root (मूल) (Fig. 9.2)

- It is conical or tapering, dark brown in color.
- Bases of the broken rootlets and shriveled with longitudinal wrinkles.

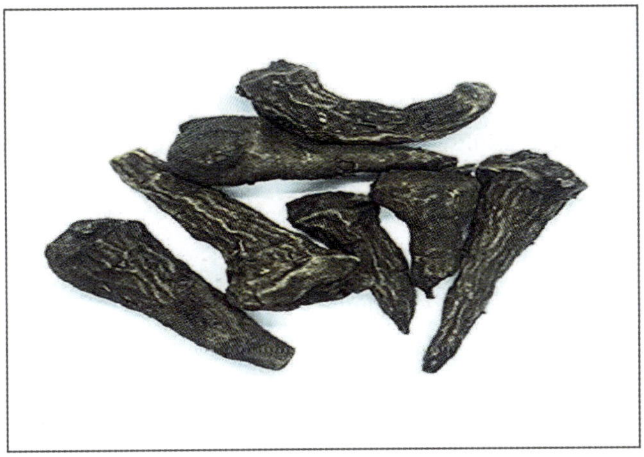

Fig. 9.2: Root (मूल)

- Its top end is 1.5–2 cm thick and 5–10 cm long.
- Roots are mistaken for horseradish root (Horseradish is a perennial plant with long, rough, tapering pungent root. A spice that is made by grinding it and combining it with vinegar) **(Fig. 9.3)**.
- **Toxic principal:** Aconitine, mesaconitine, hypaconitine, pseudoaconitine.

रस पंचक (Properties)

- **रसः** मधुर
- **गुणः** लघु, रुक्ष, तीक्ष्ण, व्यवायी, विकासी
- **वीर्यः** उष्ण
- **विपाकः** मधुर

Type of Poison and Action

- Cardiac poison.
- कन्द विष

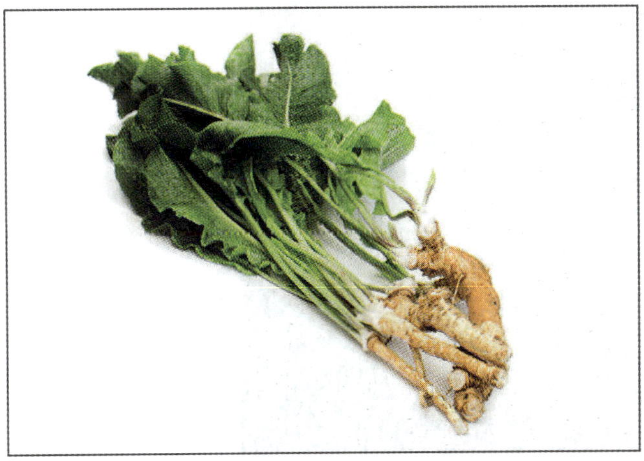

Fig. 9.3: Horseradish root.

Action

- Aconitine initially stimulates and subsequently paralyzes the heart, central nervous system, and peripheral terminations of sensory and secretory neurons.
- Its effects on the voltage-sensitive sodium channels found in the cell membranes of sensitive tissues.

Signs and Symptoms

अविशुद्धं विषं दाहं मोहं हृदयगतिरोधनम्।

- वत्सनाभ विष सेवन करने से शरीर में दाह, मूर्च्छा, हृदयगति अवरोध होता है। **(र.त. 24/18)**

मृत्युञ्च विदधात्याशु तस्मातं परिशोधयेत्।।

- शीघ्र ही मनुष्य की मृत्यु हो जाती है। अतः इसको शुद्ध करके प्रयोग किया जाता है। **(र.त. 24/18)**

ग्रीवास्तम्भो वत्सनाभे पीतविण्मूत्रनेत्रता

- ग्रीवा में स्तम्भ, मल-मूत्र-नेत्र पीत वर्ण

According Modern

- **Muscles:** Weakness, twitching and spasms in limbs.
- **In GIT:** Nausea, vomiting, salivation, pain in the abdomen and diarrhea, numbness, severe burning, etc.
- **In CVS:** Chest pain, palpitations, hypotension, ventricular tachycardia/fibrillation, bradycardia, pulse is slow, feeble or irregular.
- **In CNS:** Restlessness, headache, giddiness, Paresthesia, numbness, vertigo.
- **In respiratory:** Respiration is slow, labored and shallow.
- **In eyes:** Diplopia and impaired vision occurs, Hippus (contract and dilated pupils alternately).
- Severe pain and paralysis of facial muscles.
  - Fatal dose: Root: 1–2 g
  - Aconitine: 2–5 mg
  - Tincture: 2–30 mL
  - **Fatal period:** 2–6 h.
  - Death is due to respiratory failure or ventricular fibrillation.
  - **Antidote:**
    - टंकण
    - टंकण + गोघृत
    - अजादुग्ध + अर्जुनत्वक + मधु + नवनीत + तण्डुलीयक

Treatment

- Gastric lavage with Tannic acid/activated charcoal.
- Give atropine 0.5–1 mg IV to treat bradycardia.
- In ventricular arrhythmia give amiodarone and flecainide.
- In cardiogenic shock, early use of cardiopulmonary bypass is recommended.
- Give symptomatic treatment.

Medicolegal Importance

- An ideal homicidal poison.
- Suicidal is not common.
- Accidental poisoning:
  - Eating as mistaken for horseradish root.
  - Use of herbal decoction.
- Arrow poison.
- Cattle poison.
- Used as an abortifacient.

Postmortem Findings

- Sign of asphyxia.
- Organs are congested.
- Root fragments may be found in stomach.
- Hemorrhagic pulmonary edema in lungs.
- Necrosis in myocardium.

विशिष्ट योग

- आंनदभैरव रस
- हिंगुलेश्वर रस
- त्रिभुवनकीर्ति रस
- संजीवनी वटि
- **Therapeutic dose:** 1/16 to 1/8 रत्ती (1 रत्ती = 120 mg).

करवीर (Figs. 9.4 and 9.5)

- **Latin name:** Nerium odorum (श्वेत पुष्प/रक्त पुष्प)
  - Cascabela thevetia (पीत पुष्प)
  - **Family name:** Apocynaceae

पर्याय (SYNONYM)

करवीरो हयारिश्च हयमारोऽश्वमारकः।
अश्वान्ता के ऽश्वहाश्वहनो मतश्चण्डातकस्तथा।। (र.त. 24/487)

- करवीर
- हयारि
- हयमार
- अश्वमार, अश्वान्तक, अश्वहा, अश्वघ्न
- चण्डातक

भेद–तीन प्रकार का होता है।

करवीरः श्वेतपीतरक्तपुष्पविभेदः। (र.त. 24/488)

- श्वेतपुष्प
- रक्तपुष्प
- पीतपुष्प

विवरण (Description)

- It is evergreen shrub (गुल्म) contain latex.
- **Flowers:** Bell-shaped
- **Fruits:** Globular, light green in color containing a single nut, triangular in shape and light brown in color.
- **Seed:** The nut contains five pale yellow seeds.
- **Leaves:** Long pointed, dark green upper surface.

Toxic Principal

- **3 Glycosides:** Neriodorin, Neriodorein, Karabin.
- Thevetin, thevetoxin, cerberin, peruvoside.
- All parts of the plant are poisonous.

रस पंचक (Properties)

- **रसः** तिक्त, कटु
- **गुणः** लघु, रुक्ष, तीक्ष्ण
- **वीर्यः** उष्ण
- **विपाकः** कटु

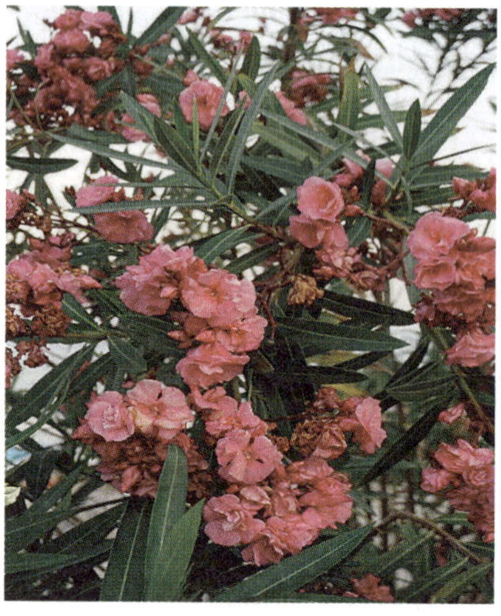

Fig. 9.4: करवीर

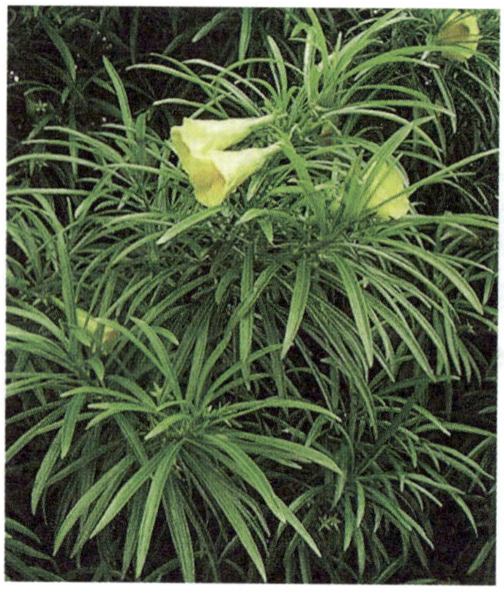

Fig. 9.5: करवीर

Type of Poison and Action

- Cardiac poison
- मूल विष (**करवीरस्य मूलत्वक् तद्गसो वा निषेवितः।**
 (र.त. 24/489-490))

Action

- It acts like digitalis causing death from cardiac failure.
- Neriodorein causes muscular twitching and tetanic spasm.
- Karabin has the same effects on the heart as digitalis and the spinal cord as strychnine.

Signs and Symptoms

- Contact dermatitis.
- Headache, dizziness, nausea.
- Respiratory difficulty.
- Ingestion causes—vomiting, abdominal pain, frothy salivation, dysphagia, restlessness.
- Lock jaw. The pulse is slow and weak.
- Low blood pressure.
- Fibrillation and AV block.

विष लक्षण

करोति हि विशेषेण मोहदाहभ्रमादिकम्।।

- विशेष रूप से मोह, दाह तथा भ्रम आदि विकार उत्पन्न होते हैं।
 (र.त. 24/489-490)

करवीरविषे तापो कोष्ठे भवति दारुणः।
स शूलौ वांतिरेकौ च भवेदाक्षेपको गदः।। (अनुपमंञ्जरी)

- कोष्ठ में ताप
- अत्यधिक शूल
- वांति
- विरेचन
- आक्षेप

Fatal Dose

- Seeds: 8-10
- Root: 15-20 g
- Leaves: 5-15
- **Fatal period:** 2-3 h or 24 to 36 h.

Antidote

महिष दधि + शर्करा
महिष दुग्ध + गोघृत

Treatment

- Gastric lavage.
- Morphine injection.
- Atropine (0.5 to 1 mg IV)
- Symptomatic treatment.

Medicolegal Aspects

- Suicidal is common-using it as a paste or decoction.
- An abortifacient.
- Homicide is rare.
- Accidental poisoning is common.
- Cattle poison.
- For treatment of cancer and ulcers.
- Remedy for venereal diseases.

Postmortem Findings

- Non-specific findings.
- Petechial hemorrhages on the heart.
- Organs are congested.
- Heat resistant also found in body ashes.

विशिष्ट योग

- करवीर योग
- करवीराध तैल

हृत्पत्री (DIGITALIS) (FOXGLOVE) (FIG. 9.6)

- **Latin name:** Digitalis purpurea
- **Family name:** Scrophulariaceae

पर्याय (SYNONYM) तिलपुष्पी

विवरण (Description)

- Digitalis purpurea is a biennial plant.
- Flowers: Its colorful which can be pink, white, or a variety of purple hues.
- Digitalis (digoxin), a heart stimulant medication, is derived from its commercial cultivation. The dried leaves are used to make the medication.

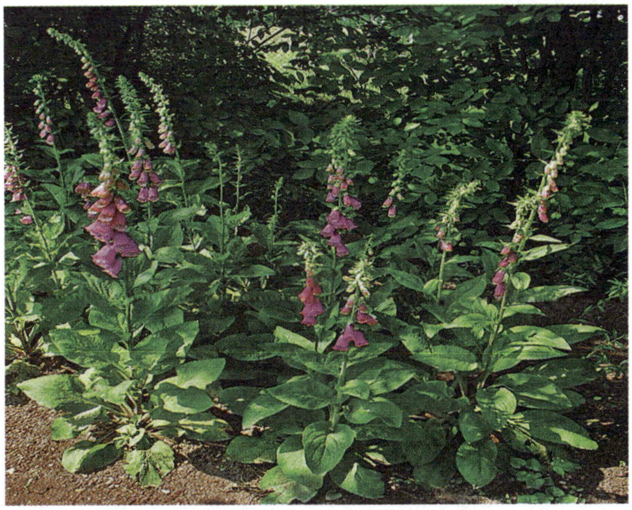

Fig. 9.6: हृत्पत्री (Digitalis) (Foxglove)

Toxic Principle

Glycosides

- Digitoxin
- Digitalin
- Digitalein
- Digitonin

रस पंचक (Properties)

- **रसः** तिक्त
- **गुणः** लघु, रुक्ष
- **वीर्यः** उष्ण
- **विपाकः** कटु
- **प्रभावः** हृदय

Type of Poison and Action

Cardiac poison.

Action

- In toxic doses, excitability is increased with extrasystoles.
- It improves the failing heart's function by directly acting on the cardiac muscle.

Signs and Symptom

- Nausea, vomiting, burning sensation pain in abdomen, diarrhea.
- Bradycardia, extrasystoles.
- Ventricular tachycardia and fibrillation, atrial fibrillation, Headache, fatigue, faintness, heart block, confusion, anxiety, depression.
- Disorientation, hallucinations, delirium.
- Blurring, photophobia, scotoma, coma

Fatal Dose

- Digitalis: 2–3 g
- Digoxin: 5 mg
- Digitalin: 15–20 mg
- Powdered leaves: 2–5 g
- **Fatal period:** 1–24 h
- **Cause of death:** Due to cardiovascular collapse.

Treatment

- ECG monitoring is necessary.
- Gastric lavage with a solution of tannic acid.
- Activated charcoal is given.
- Give Purgatives
- Atropine (0.6 mg IV) to treat bradycardia.
- Antidote—lignocaine 100 mg IV or novocaine or propranolol.
- To reduce extrasystoles—Potassium chloride may be given.
- Lower serum calcium—give Trisodium EDTA.
- Symptomatic treatment.

Postmortem Findings

- Non-specific changes.
- Irritation of the gastric mucosa
- Digitalis leaves or seeds may be found in the stomach.

Medicolegal Aspects

- Accidental poisoning due to drug overdose or eating leaves by mistake.
- Homicidal poisoning.
- Cumulative poison.

Therapeutic Dose

- फल चूर्ण– 500 mg
- सुरा सत्व– 5 to 15 drops.

ताम्रपर्ण (TOBACCO) (FIG. 9.7)

Latin name: Nicotiana tabacum

Family name: Solanaceae.

पर्याय (Synonym)

- कलांज, वज्रपत्रिका, कृमिघ्न

  धूमाख्यो धूमवृक्षश्च बृहत्पत्रश्च धूसरः।
  तमाखुर्मुच्छफलको धूमयन्त्रप्रकाशकः।।
  बहुबीजो बहुफलः सूक्ष्मबीजस्तु दीर्घकः। (यो.र/तमाखुगुणाः /1-2)
- धूमाख्य, धूमवृक्ष, बृहत्पत्र, धूसर
- तमाखु, गुच्छफलक, धूमयन्त्र-प्रकाशक
- बहुबीज, बहुफल, सूक्ष्मबीज, दीर्घक—ये सब तम्बाखु के नाम हैं।

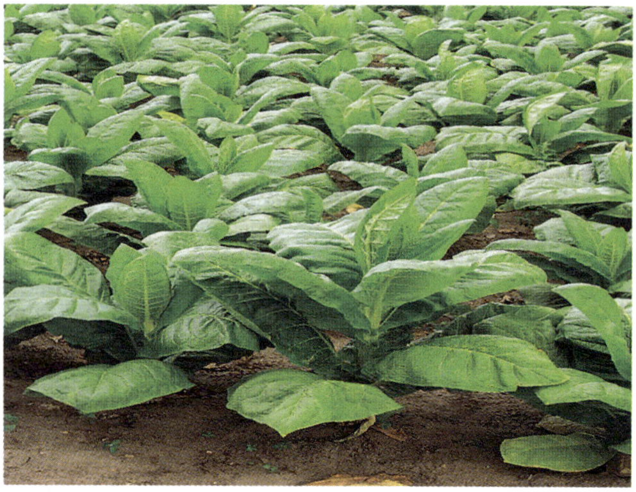

Fig. 9.7: ताम्रपर्ण

विवरण (Description)

- It is a shrub.
- **Leaves:** Egg shape. It contains toxic alkaloids.
- Dried leaves contain 1-8% nicotine.
- All parts of the plant are poisonous, except the ripe seeds.

Toxic Principle

- Nicotine.
- Anabasine.
- Nornicotine and lobeline.

रस पचंक (Properties)

रसः कटु, तिक्त
गुणः लघु, रुक्ष
वीर्यः उष्ण
विपाकः कटु

- It is a colorless, hygroscopic oily liquid.
- Burning acrid taste and disagreeable odor.

Type of Poison and Action

- Cardiac poison.
- It acts on the autonomic ganglia.
- Initially it stimulated but are depressed and blocked at the later stages.
- It affects afferent fibers from sensory receptors as well as somatic neuromuscular junctions.

Signs and Symptoms

आयुर्वेद मत अनुसार (यो. र/तमाखु गुण/5)

- **मदपित्तभ्रमकरं** – मद, पित्त, एवं भ्रम को उत्पन्न करने वाला
- **वमनं रेचनं स्मृतम्।** – वमन एवं विरेचन करने वाला
- **दृष्टिमान्धकरं** – नेत्र दृष्टि को मन्द करता है।
- **चैव तीक्ष्णशुक्रकरं तथा।।** – तीक्ष्ण एवं शुक्रकर होता है।

Acute Poisoning

- Burning acid sensation.
- Nausea, vomiting, abdominal pain, salivation and odor of tobacco.
- Tachycardia, bradycardia, hypotension, arrhythmia.
- Tachypnea, which is followed by collapse and respiratory depression.
- Headache, restlessness, sweating.
- Confusion, vertigo, convulsions and coma.

Chronic Poisoning

- Cough, wheeze, chronic bronchitis.
- Dyspnea, lung cancer.
- Anemia, anorexia.
- Arrythmia (irregularity of heart), angina pectoris and Buerger's disease.
- Vomiting and diarrhea.
- Impaired memory, blindness, tremors.
- Insomnia, anxiety.

Fatal Dose

- **Nicotine:** 60–100 mg
- **Tobacco leaves:** 15–30 g
- **Fatal period:** 5–15 minutes

Treatment

- Gastric lavage with charcoal, $KMnO_4$.
- Give purgatives.
- Cardiac monitoring.
- Give Atropine for hypotension.
- Diazepam for convulsions.
- Symptomatic treatment.

Postmortem Findings

- Sign of asphyxia are seen.
- Brownish froth at mouth and nostrils.
- Stomach contain fragments of leaves or smell of tobacco.

Medicolegal Aspects

- Accidental poisoning: Application of leaves or juice to wound or skin.
- Common drug of addiction.
- Suicidal and homicidal cases are rare.
- Malingering.

CERBERA ODOLLAM (FIG. 9.8)

Latin name: Cerbera odollam
Family name: Apocynaceae
Synonyms: Suicidal tree, Buddha tree, sea mango, pong-pong, othalanga, buta-buta, frangipani.

Description

- Cerbera odollam is a poisonous tree.
- It looks like the yellow and common oleanders.
- The fruit resemblesa mango, and its kernel (core of the fruit) contains various toxic principles.

Toxic Principle

- Cerberin (potent alkaloid toxin), cerebroside.
- Neriifolin and diacetyltanghinin.

Type of Poison and Action

- Cardiac poison.
- Action: Cerberin action similar to digoxin.

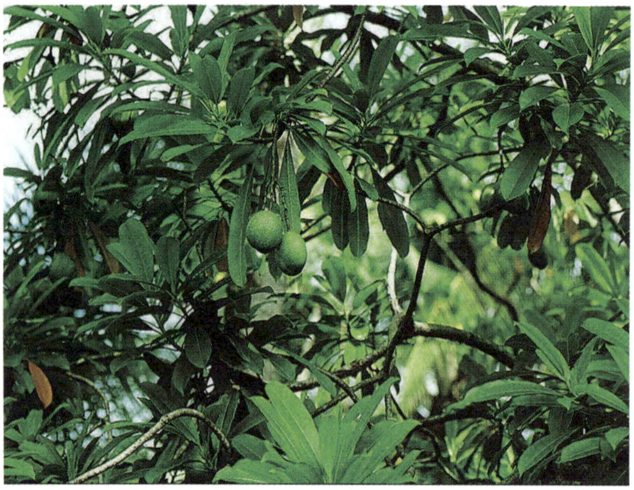

Fig. 9.8: Cerbera odollam.

Signs and Symptoms

- Nausea, vomiting.
- Chest pain, palpitation.
- Bradycardia, hyperkalemia.
- Syncope.
- Thrombocytopenia.
- ECG abnormalities.
- **Fatal dose:** Kernel of one fruit.
- **Fatal period:** 12–24 h.
- Death is due to heart attack.

Treatment

- Supportive management for bradycardia and hyperkalemia (similar to digoxin toxicity).
- Give Atropine.
- Extracorporeal membrane oxygenation.

Postmortem Findings

- Non-specific.
- Stomach and duodenum may be congested.
- Fragments of seeds present in the stomach.
- Congestion of visceral organs.
- Hemorrhage.

Medicolegal Aspect

- Suicidal
- Homicidal.

NEUROTOXIC POISONS: KUPEELU, AHIPHENA, DHATURA, BHANGA

कुपीलु (कुचला) (Figs. 9.9 and 9.10)

Latin name: Strychnos nux-vomica.
Family name: Loganiaceae.

पर्याय (Synonyms) (र.त. 24/165–166)

- कुचेलक, कुचिला, तिन्दुक, विषतिन्दुक, कारस्कर, रम्यफल, कुपाक, विषमुष्टिका, कालकूट, कारस्कर।
- Nux vomica, poison nut, quaker buttons, strychnine tree, yetti, maqianzi.

विवरण (Description)

- It is an evergreen tree.
- **Fruit:** round, hard, orange in color.
- **Seed:**
  - The ripe fruit contains seeds. 3 to 5 in numbers.
  - Flat, circular discs
  - Concave on one side and convex on the other.
  - Ash gray in color, shiny surface and are covered with silky hairs.

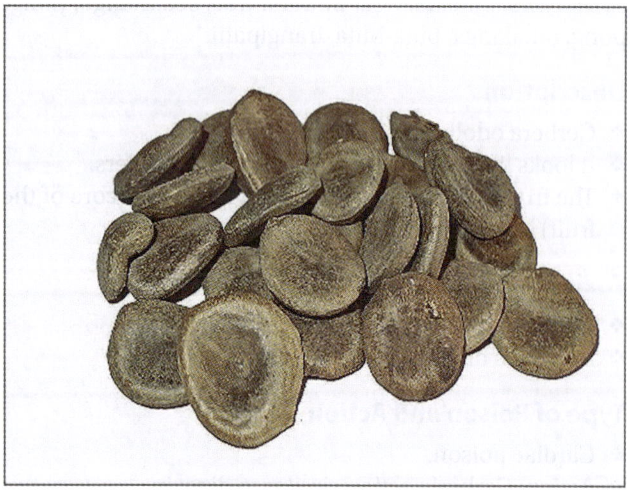

Fig. 9.9: कुपीलु (कुचला): Seed.

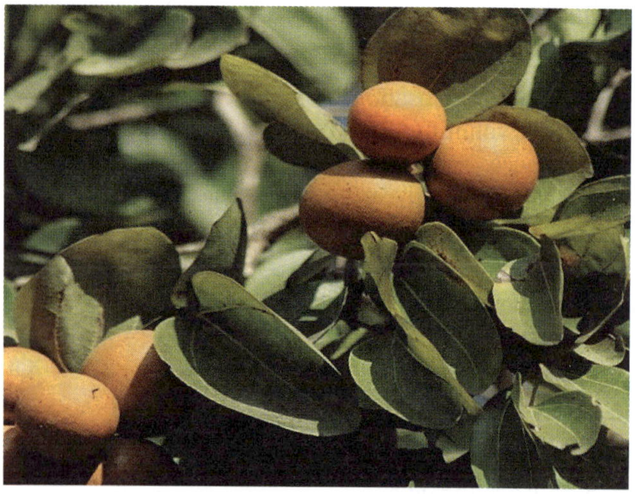

Fig. 9.10: कुपीलु (कुचला): Fruit.

- Unbroken seeds when ingested are not poisonous due hard pericarp.

Toxic Principle

- Strychnine-alkaloid
- Brucine
- Loganin-glucoside.
- Although alkaloids are mostly found in seeds, they may be extracted from the bark, leaves, and roots of plants.

रस पंचक (Properties)

- **रसः** तिक्त, कटु
- **गुणः** लघु, रुक्ष, तिक्ष्ण
- **वीर्यः** उष्ण
- **विपाकः** कटु

Type of Poison and Action

- Spinal poison
- फल विष

Action

- It blocks the inhibitory neurotransmitter glycine by preventing brainstem and spinal cord receptors from post-synaptically absorbing it.
- The motor neurons do not stop their stimulus and victim sensation muscle contractions.
- Its action in the anterior horn cells.
- 80% of ingested strychnine is eliminated through hepatic metabolism and the remaining 20% is excreted in urine.

Signs and Symptoms

- Epigastric pain, burning sensation.
- Dysphagia, suffocation, restlessness.
- Convulsions.
- Sensory stimulus produces violent muscular spasm, initially clonic but later tonic and affect the all muscles at a time.
- Cyanosed face, pupils are dilated.
- Frothy salivation.
- Risus sardonicus.
- Opisthotonus, emprosthotonus or pleurosthotonus.
- विष लक्षण– सर्वांन्गगात्र भन्ग, धनुर्वात, भ्रम

Differential diagnosis-tetanus, epilepsy, hysteria, etc. **(Table 9.1)**.

Table 9.1

Strychnine poisoning	Tetanus
History of eating something pungent substance	History of injury or pricking of needle, nails, etc.
Abrupt manifestation of symptoms	Gradual manifestation of symptoms
Convulsion affects all the muscles simultaneously Muscles relax during consecutive convulsions	Convulsion initiates from muscles of lower jaw and neck Muscle remain rigid at all times
Either patient recovers rapidly or dies within few hours	Death is not before 24 hours
Chemical analysis confirms poisoning	Chemical analysis is insignificant

Fatal Dose

- Strychnine: 15–50 mg (1–2 mg/kg body wt).
- 1 crushed seed.
- According to Parikh = 15 to 30 mg
- **Fatal period:** 1–2 h.
- Cause of death is due to suffocation caused on by respiratory muscle spasms or medullary paralysis, or by convulsion-induced weariness.

  Antidote: Pentobarbital sodium or sodium amytal-300–600 mg IV.

  In Ayurveda: मधु + शर्करा + घृत–उष्ण जल के साथ।

Treatment

- Isolation patient should be kept in a dark room.
- To control convulsions give diazepam 2.5 mg and mephenesin 3 mg/kg IV.
- Gastric lavage with potassium permanganate ($KMnO_4$) solution (1:1000) or warm water.
- Sedatives potassium bromide, chloral hydrate.
- Artificial respiration.

Medicolegal Importance

- Aphrodisiac use.
- Arrow poison.
- Cattle poison.
- Suicidal rare.
- Accidental common.
- Homicidal.

Postmortem Finding

- Sign of asphyxia.
- Rigor mortis rapid onset and stay for long duration.
- Fragments of seed present in stomach.
- Congested viscera.
- It can easily detected in urine, bile, gastric fluid, liver and kidney.

विशिष्ट योग

- अग्नितुण्डी वटी
- विषतिंदुक वटी
- नवजीवन रस
- लक्ष्मीविलास रस

अहिफेन (FIG. 9.11)

Latin name: Papaver somniferum
Family name: Papaveraceae

पर्याय (Synonyms)– (र.त. 24 / 235)

- अहिफेन, अफेन, निफेन
- अहिफेनक, आफूक, फणिफेन, नागफेन
- तिलभेद, अफीम।
- Poppy.

विवरण (Description)

- It is a herb (क्षुप).
- Leaves: Oblong, irregular, toothed.
- Flowers: White or red flowers growing on a central bulbous pod.
- Each plant has 5 to 10 capsules.
- Crude opium has a characteristic odor and bitter taste. Obtained from drying the milky.
- **Toxic part:** Unripe fruit capsule, latex juice.
- Seeds are non-poisonous and are called 'khaskhas.'

Toxic Principles

- **Natural alkaloids:**
  - Morphine (10%): White powder/crystals.
  - Codeine (0.5%).
  - Thebaine (0.3%).

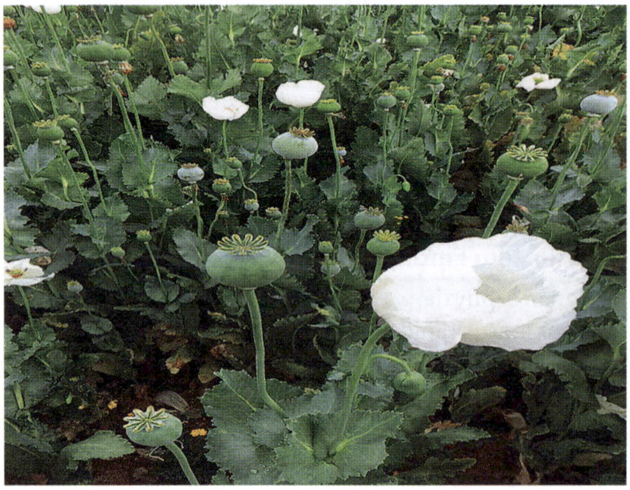

Fig. 9.11: अहिफेन

- **Semi-synthetic opioids:** It is chemical modification of an opiate like heroin, brown sugar or smack, oxymorphone and oxycodone.
- **Synthetic opioids:** These compounds are not derived from an opiate, it includes methadone, fentanyl, pentazocine, tramadol and meperidine (pethidine).
- Papaverine (1%).
- Noscapine (6%).

Type of Poison and Action

Somniferous poison.

Action

- Opiates bind to four major kinds of opioid receptors with different affinity produce toxic effects on CNS, CVS.
- **Chronic opium use:**
  - Due to illicit drug: Peripheral neuropathy, parkinsonism.
  - Due to IV use: AIDS, hepatitis.
- **Metabolism:** Hepatic conjugation converts the majority of opioids into inactive substances that are easily eliminated in the urine.
- Peak effects are seen in 10 minutes (min) with IV route, 10–15 minutes after nasal insufflations, 30–45 minutes with IM, 90 minutes after taking orally and 2–4 hours (h) after dermal application.

Signs and Symptoms

अनुपमंञ्जरी अनुसार

मूर्धगुरुता भ्रमाध्मानमेव च।
मूर्धगुरुता, भ्रम, आध्मान

कृच्छ्रश्वासो भवेदोष्ठमुखनेत्रेषु कृष्णता
श्वासकष्ट, ओष्ठ, मुख एवं नेत्र में कृष्णता

अतिस्वेदोऽगंशैथिल्यं
अति स्वेदप्रवृत्ति, अंगशैथिल्य

शैत्यं स्याद्धस्तपादयोः।।
हस्त एवं पाद में शीतता

Stage of Excitement

- Euphoria
- Increased sense
- Freedom from anxiety
- Talkativeness
- Hallucinations
- Flushing of face
- Fast heart rate

Stage of Stupor

- Headache, nausea, vomiting, weakness.
- Heaviness in limbs, giddiness, drowsiness.

- Weakened sensibility.
- Tendency to sleep.
- Pupils are constricted.
- Face and lips are cyanosed.

Stage of Coma

- Deep coma.
- Muscles: Flaccid and relaxed.
- Muscular rigidity with rapid IV injection.
- Pale face, absent reflexes.
- Congested conjunctiva.
- Cold skin with profuse sweat.
- Pin-point pupils
- Hypotension.
- Hypothermia, Pulse: Weak, feeble.
- Respiratory distress.
- Urinary retention.
- Seizures due to hypoxia.
- Pink froth comes from the mouth ('foam cone').
- Cheyne: Stokes, and ultimately deep coma and death due to respiratory depression and cardiorespiratory arrest.

Mnemonic for Morphine Poisoning: Morphines

M: Muscle relaxation.
O: Orthostatic hypotension.
R: Respiratory depression, reflexes absent.
P: Pin-point pupil.
H: Hallucinations
I: Irregular, feeble pulse.
N: Nausea, E-Euphoria, S-Sedation

Fatal Dose

- Opium: 2 g
- Morphine: 200 mg
- Codeine: 50 mg
- **Fatal period:** 6–12 h

Antidote: एक पल वृहती स्वरस + गोदुग्ध

Treatment

- Gastric lavage.
- Activated charcoal.
- Enema with 30 g of sodium sulfate twice daily.
- Give naloxone-initial dose of (0.4–2 mg) IV, IM repeated every 2–3 minutes up to 10 mg.
- Flumazenil 0.2 mg/min IV up to maximum of 3 mg in an hour.
- Coma cocktail: 100 mL of 50% glucose + 2 mg naloxone + 100 mg thiamine/physostigmine.

For Detection

Marquis test, Mandelin test

Medicolegal Importance

- Ideal suicidal poison since death is painless.
- Homicide is rare.
- Infanticide-breastfeeding an infant by a woman smeared her nipple with tincture opium.
- Morphine is one of the favored drugs for euthanasia.
- Accidental common: Drugging of children by opium to keep them quiet and overdose of medicine.
- Smuggled by body packers.
- Increase libido, hence used as an aphrodisiac.
- Opium disappears with putrefaction.

Postmortem Findings

- Smell of opium.
- Face/body is bluish, deeply cyanosed or blackish.
- Postmortem staining is purple or blackish.
- Froth from mouth and nostrils.
- Pin pointed pupils.
- Needle tracks are found occasionally.
- Diffuse cerebral edema.
- All organs are congested, trachea contains frothy secretions.
- Dark blood.
- Soft brownish lumps of opium, and smell of drug found in stomach.

विशिष्ट योग

- दुग्ध वटी
- अहिफेनासव
- निद्रोदय वटी

धतुरा (FIG. 9.12)

Latin name: Dhatura metel (purple flower), Dhatura alba (white flower) Dhatura fastuosa.
Family name: Solanaceae

पर्याय (Synonyms)

- मातुल, कण्टकफल। (र.त. 24/342)
- धत्तूर, कितव, उन्मत, धूर्त, कनक, शठ, कण्टकफल, शिवशेखर
  देवता उन्मक्तको मदनकः कलिश्च हरवल्लभः।।
  (ध.नि. करवीरादि वर्ग/6)
- देवता, उन्मतक, मदनक, कलि, हरिवल्लभ।
- Other name: Thorn apple, Jimson weed, Hell's bell, devil's trumpet.

विवरण (Description)

- It is a shrub.
- All parts of these plants are poisonous-fruit, flowers and seeds.

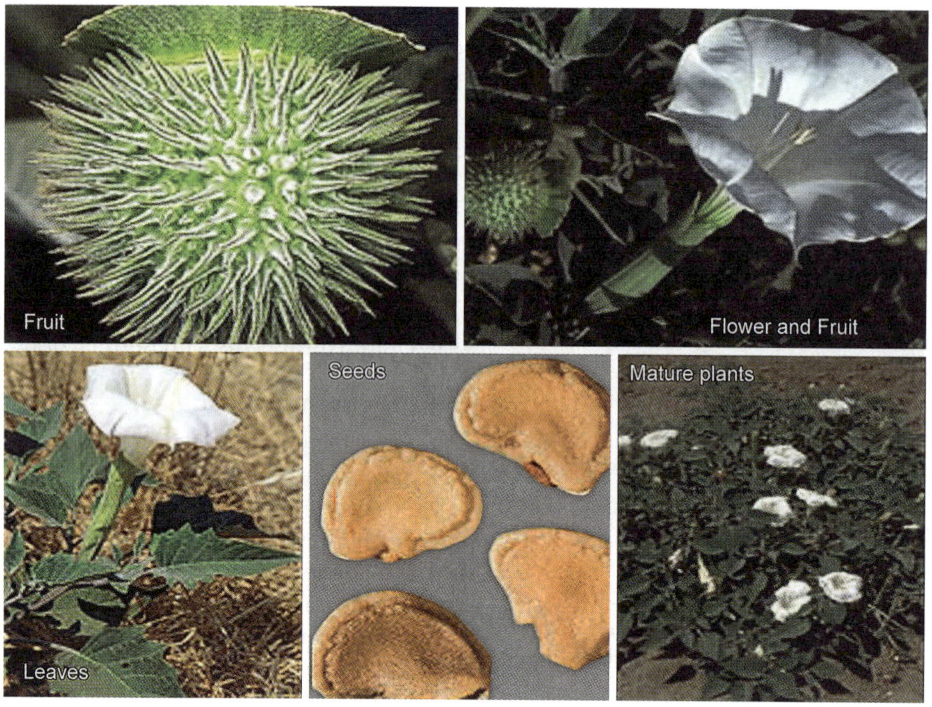

Fig. 9.12: धतुरा

- Fruit: Spherical, sharp spines.
- Flower: Trumpet or bell shape.
- Seed:
  - Large and thick, resemble with chilli seeds.
  - Kidney shape, dark brown in color.
  - Double edge, embryo curved outward.

Toxic Principle

- Hyoscine (scopolamine)
- Hyoscyamine
- Atropine
- Dhaturin
- The plant contains belladonna alkaloids.
- Anticholinergic action.

रस पंचक (Properties)

- **रसः** तिक्त, कटु
- **गुणः** लघु, रुक्ष, व्यवायी, विकासी
- **वीर्यः** उष्ण
- **विपाकः** कटु
- **प्रभावः** मादक
- **कर्मः** कफवात नाशक, कासहर, विषघ्न

Type of Poison and Action

Deliriant poison

Action

- In early phase CNS stimulant, but later depressant.
- Vagolytic action resulting in stimulation of the heart.
- By blocking the acetylcholine receptor, atropine and hyoscine have parasympathetic or sympathomimetic effects.

Signs and Symptoms

- **धतुरा विष लक्षण**

  धूरधूकोपयोगेन सर्व पश्यति पीतकम्।
  कम्पलालामदच्छर्दिस्मृतिभ्रंशभ्रमान्वितः।। (अ.स.उ. 40/103)

- व्यक्ति को सब कुछ पीत वर्ण का दिखाई देने लगता है एवं
- रोगी में कम्प लालास्त्राव, मद, छर्दि, स्मृतिभ्रंश एवं भ्रम के लक्षण दृष्टिगोचर होते हैं।

अनुपमंञ्जरी अनुसारः

- **धूर्तबीजेऽतितृष्णा स्याद्–** अत्यधिक तृष्णा
- **भ्रमः स्वेदः प्रलापक–** भ्रम, स्वेदप्रवृत्ति, प्रलाप
- **मूर्च्छातिकृच्छ्श्वासश्च–** मूर्च्छा, श्वास कष्ट।
- **मोह आक्षेपकस्तथा–** मोह, आक्षेप

11Ds

1. Dryness of the mouth (dry as a bone)
2. Dysphagia (difficulty in swallowing)

3. Dysarthria (difficulty in talking)
4. Dilatation of cutaneous blood vessels (red as a beet)
5. Diplopia due to dilated pupil (mydriasis)
6. Dry hot skin (hot as a hare)
7. Distention of urinary bladder (full as a flask)
8. Drunken gait
9. Delirium (mad as a wet hen)
10. Diminished bowel sounds
11. Drowsiness

Difference between Dhatura Seed and Chilli Seed (Table 9.2)

Table 9.2

	Dhatura seed	Chilli seed
Size	Seeds large and thick	Seeds small and thin
Color	Brown and black	Pale yellow
Appearance	Smooth and round	Kidney shaped, finely pitted and reticulated
Smell	Odorless	Pungent
Taste	Bitter	Pungent

Fatal Dose

- Seeds: 75–125 (Stupefying dose: 40–50 seeds).
- Hyoscine: 15–30 mg.
- Extract: 0.6 to 1 g.

Fatal Period: 24 h

Treatment

तं वामयेत मधुरैः पाययेद्वा सिता पयः।। (अ.स.उ. 40/103)

- ऐसे व्यक्ति को मधुर औषधियों द्वारा वमन कराकर सिता मिश्रित दुग्ध का पान कराए।

अन्य योग

- शंखाहुली की जड़ को जल में पीसकर पिलाए।
- तण्डुल की जड़ तुषोदक में पीसकर मिश्री के साथ दें।
- बिनौले और कपास के फूलों का क्वाथ दें।
- बिनौले की गिरी खिलाकर दुग्ध पान कराए।

According to Modern Science

- Emetics
- Gastric lavage with tannic acid, $KMnO_4$, or activated charcoal.
- Give Physostigmine salicylate. (0.5–1 mg slow IV over 5 min).
- Purgatives.
- Tepid sponge baths. (to control high body temperature)
- Give diazepam IV for sedation and seizures. Morphine is avoided.
- Give short acting barbiturates.
- Artificial respiration.
- Hemodialysis and hemoperfusion.

Antidote

- Physostigmine salicylate.
- वृताक फल स्वरस 1 पल की मात्रा में दें।

Medicolegal Aspects

- Rail-road poison.
- Suicidal and accidental are common.
- Homicidal rare.
- Robbers disguised as saints offer 'prasad' mixed with dhatura seeds and rob the passengers.
- Used as an aphrodisiac.

Postmortem Findings

- Signs of asphyxia.
- Seeds may be detected in the stomach and small intestines.
- It resists putrefaction and may be found even in a decomposed body.
- Stomach mucosa show inflammation.
- Lungs: Edematous and congested.
- Petechial hemorrhages in endocardium.

विशिष्ट योग

- सूतशेखर रस
- कनकासव

भांग (FIG. 9.13)

Latin name: Cannabis sativa.
Family name: Cannabaceae.

पर्याय (Synonyms)

- **(थ. नि.गुडूच्यादि वर्ग)** विजया, रञ्जिका, भङ्गा, तन्द्राकृत्, बहुवादिनी, मादिनी, मादिका मातु, गुञ्जाकिनि।
- भाङ्गी, मातुलानी, मातिका, मातुली, तन्द्राकारिणी **(र.त. 24/391)**
- Pot, grass, weed, rope, mull, dope, joint, Mary Jane, skunk, hash, chronic, reefer, सिद्धि

विवरण (Description)

- Rainy shrub (क्षुप).
- Flower: Yellow-green.
- Fruit: Ovate, flat.
- Leaves: Stalked, palmate, alternate.
- Neurotic hemp plant which has several varieties.

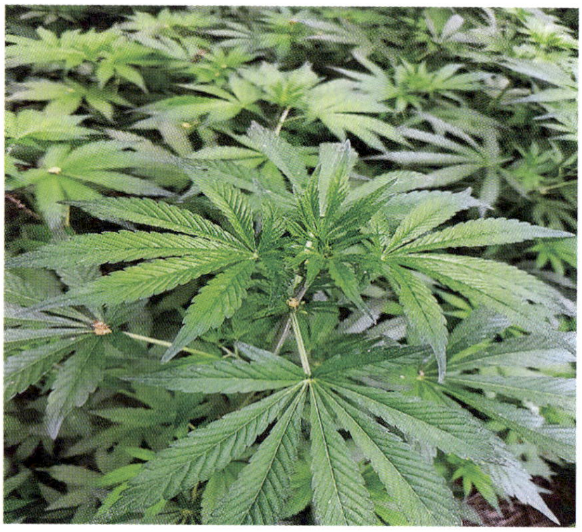

Fig. 9.13: भांग

Preparations of Cannabis

- **Bhanga:** Dried leave + fruit shoots (15%) the mildest of cannabis concoctions.
- Marijuana refers to tobacco-like preparations of dried leaves and flowers.
- Majum: Sweetmeat made with bhang.
- **Ganja:** Sinsemilla—unfertilized flower tops of female plant, THC content is 6–11%.
- Hashish is a highly potent.
- **Charas:** Dark brown in color, Charas is the handmade form of hashish.
- Hash oil: A lipid soluble plant extract, it contains THC up to 25–50%.

Toxic Principle

- Cannabinol (fat-soluble oleoresin)
- Cannabinol in to 8-9-tetrahydrocannabinol (THC) on heat.
- Cannabidiol (I-dehydro THC)
- Cannabis is frequently combined with other drugs, including heroin, cocaine, LSD.

रस पंचक (Properties)

- रसः तिक्त
- गुणः लघु, तीक्ष्ण
- वीर्यः उष्ण
- विपाकः कटु
- प्रभावः मादक

Type of Poison and Action

- Deliriant poison.
- मूल विष

Action

- Smoking: Appear soon after smoking last for 1–2 hours.
- Oral intake: After ½ an hour last for 2–3 hours.
- The duration of action is usually 6–12 hours.
- Sedative or hallucinogenic actions.
- Inhibit sympathetic reflexes.

Signs and Symptoms

अनुपमंञ्जरी अनुसार

- **विजयायां तु तैमिर्यं मनोविभ्रम एव च।** – तिमिर, मनोविभ्रम
- **अपस्मृतिः प्रलापश्च वान्तिः** – अपस्मृत्ति, प्रलाप, छर्दि
- **कण्ठे विशुष्कता।** – कण्ठ में शुष्कता

Stage of Excitement

- Euphoria, detachment.
- Grandiosity, dreaminess.
- Talkativeness and laughing.
- Fear or depression, slow reaction time.
- Self-confidence. Dryness of mouth.
- Disorientation, illusions, visual hallucinations.
- Altered sexual feelings, impaired judgment.
- Psychomotor dysfunctions, irrelevant and alter thought.
- Increased appetite, thirst.
- Nausea, headache, bloodshot eyes, dizziness, dry mouth.
- Slurred speech, hypotension.
- Tachycardia and increased urinary frequency.

Stage of Incoordination

- Giddiness, incoordination, confusion.
- Ataxia and paraesthesia.
- Rarely respiratory failure.
- Tightness in chest, fear of death, coma.
- Run-amok is a psychic disturbance (tendency to kill or suicide).

Fatal Dose

- भांगः 10 g/kg body wt. (10,000 mg)
- चरसः 2 g/kg body wt. (2,000 mg)
- गांजाः 8 g/kg body wt. (8,000 mg)
- THC: 30 mg/kg body wt.

Fatal period: 12–24 h.

Treatment

Antidote: गोदधि + शुंठी, गोदुग्ध + शर्करा

- प्रचुर मात्रा में घी, दूध, दही, नारंगी या खट्टे अनार का रस, नीबू का पुराना अचार, चिंच्चा का सत आदि का सेवन करायें।
- बिनौले की गिरी का कल्क दूध में घोलकर पिलायें।

अनुपमंञ्जरी अनुसारः

शिरःस्नानं तु कर्तव्यमतिशीतलवारिणा।
पयःपानं च सितया विजया विषशान्तिकृत्।।

- **गांजा विषाक्तः** अतिशीतल जल से शिर स्नानं कराकर दूध या घी-मिश्री का प्रचुर मात्रा में सेवन करायें।

According to Modern

- Gastric lavage with warm water.
- Strong tea/coffee.
- Artificial respiration.
- Saline purgatives.
- Coma cocktail: 100 mL of 50% glucose or dextrose, 2 mg naloxone and 100 mg thiamine IV.
- Give Diazepam, 5–10 mg IV, if patient is aggressive.
- Give antipsychotic, antianxiety drug.
- Psychotherapy.

Postmortem Findings

- Non-specific
- Sign of asphyxia

Medicolegal Aspects

- Accidental—particularly in young children.
- Road poison.
- Aphrodisiac used.
- Stupefying poison.

विशिष्ट योग

- मदंनानन्द मोदक
- जातीफलादि चूर्ण

IRRITANT POISONS: JAYAPALA, GUNJA, BHALLATAKA, ARKA, SNUHI, LANGALI

जयपाल (Fig. 9.14)

Latin name: Croton tiglium.
Family name: Euphorbiaceae.

पर्याय (Synonyms)

- **(र.त. 24/306)** जयपाल, जेपाल, रेचक, सारक, विभेदन, मलद्रावी।
- **(ध.नि., गुडूच्यादि 223)** तिन्तिडीफल, दन्तीबीज, निकुम्भ, बीजरेचक, कुम्भीबीज, निकुम्भबीज एवं कुम्भिनी फल।

विवरण (Description)

- Evergreen small tree.
- Ash colored bark.
- Flower: Oblong, small.
- Fruit: 3 lobed (त्रिखण्डीय).

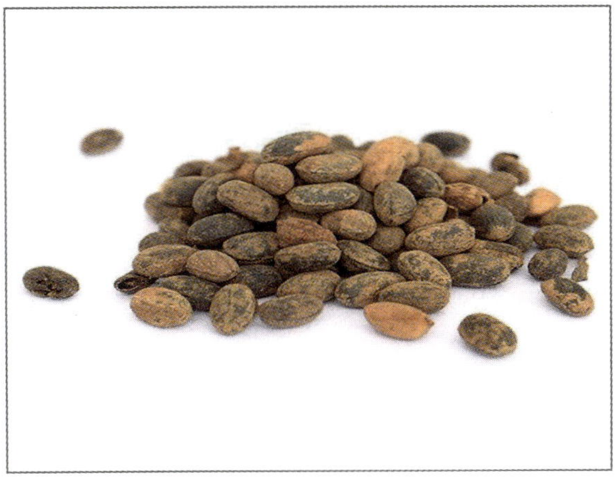

Fig. 9.14: जयपाल

- Seed: Oval and oval-oblong, dark brown or brownish gray shell.
- It resembles with castor seed but croton are not shiny and mottled.

Toxic Principle

- Crotin (toxalbumin)
- Crotonoside (glycoside)
- Croton oil.

रस पंचक (Properties)

- **रसः** कटु
- **गुणः** गुरु, रुक्ष, तिक्ष्ण
- **वीर्यः** उष्ण
- **विपाकः** कटु

Type of Poison and Action

- Organic irritant poison.
- फल विष

Sign and Symptoms

जयपालो मतस्तिक्तो विरेचनकरः परम्। (र.त. 24/318)

जयपाल के बीज रस में तिक्त तथा परम विरेचक होता है।

अनुपमंञ्जरी अनुसार

- **दन्तीविषातियोगे तु वान्तिर्भान्तिश्च रेचनम्।** – छर्दि, भ्रान्ति, विरेचन
- **शूलाटोपौ भृशं स्वेदः भवेद्दौर्बल्यमेव च।।** – शूल, आटोप, अति स्वेदप्रवृत्ति, दौर्बल्य

Modern View

- **Oral:** Hot burning pain from mouth to stomach.
- Salivation.
- Purging, vomiting.

- Circulatory and respiratory collapse.
- **Skin:** Oil produce burning, redness, vesication.

Fatal Dose

- **Seed:** 4 crushed seeds.
- **Oil:** 1 to 3 mL or 3 drop of oil.

Fatal Period

Six hours to 3 days.

Treatment

- Gastric lavage.
- Demulcent drink.
- Morphine with atropine.
- Symptomatic management.
- Antidote:

अनुपमंञ्जरी अनुसार

धान्यकं सितया युक्तं दधिना सह यः पिबेत्।
प्रन्ति बीजविकारस्य निवृत्तिस्तस्य जायते।।

- धनिया, मिश्री और दही इन तीनों को मिलाकर दें।
- इस से सभी प्रकार के विकारों का नाश होता है।
  - 2 से 4 चावल की मात्रा में अफीम खिलाकर बाद में घृत मिला दूध पीने से भी विरेचन नहीं होता है।

Medicolegal Importance

- Accidental—mistaken for croton oil.
- Suicidal and homicidal are rare.
- Arrow poison.
- Abortifacient.

Postmortem Findings

- Hemorrhage in pleura.
- Fragments of seed found in stomach.
- Congestion and inflammation in organs.

विशिष्ट योग

- इच्छाभेदी रस
- जलोदरारि रस

गुञ्जा (FIG. 9.15)

Latin name: Abrus precatorius.
Family name: Leguminosae.

प्रर्याय (Synonyms)

(र.त. 24/437–438): गुञ्जा, रक्ता, रक्तिका, तासिका, कृष्णचूडिका, उच्चटा, शीतपाकी, भिलभूषणिका, अरूणा, चूडामणि, शिखण्डी, कृष्णला, काकणन्ती, काम्भोजी

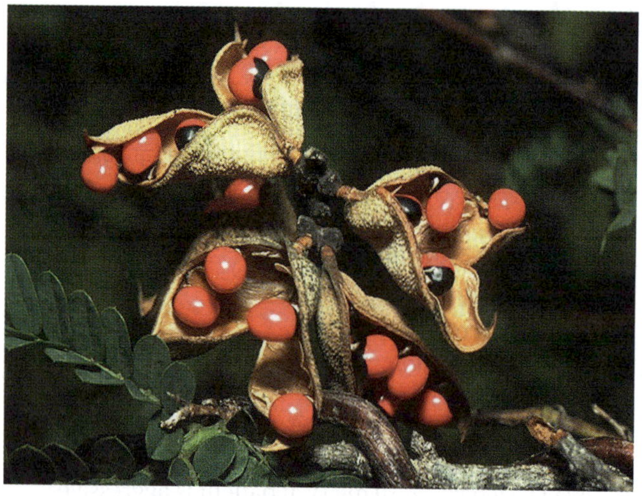

Fig. 9.15: गुञ्जा

विवरण (Description)

- **गुल्मवत लता**
- **Seeds:** Egg shaped, scarlet in color with a black spot at one end. White seeds are also found.
- Seeds are tasteless and odorless.
- 1 gunja weight = 105 mg

Toxic Principle

- Abrin (thermolabile toxalbumin)
- Abrine (amino acid hemagglutinin, a lipolytic enzyme)
- Abralin (glycoside).

रसपंचक (Properties)

- **रसः** तिक्त, कषाय
- **गुणः** लघु, रुक्ष, तीक्ष्ण
- **वीर्यः** उष्ण
- **विपाकः** कटु

Type of Poison and Action

- **Organic irritant poison**
- **मूल विष**

Action

- When extract of seeds is injected under the skin symptoms resemble viperine snakebite.
- It inhibits the protein synthesis and cause death.

Signs and Symptoms

लक्षण

(र.त. 24/441–442):

- **गुञ्जाबीजं वान्तिकरं तीव्ररेचनकृत्तथा।** – वमन व तीव्र रेचन होता है।

- **विषूचीलक्षणाकाशं करोति ही विषक्रियाम्।** – विषूचिका अर्थात् हैजे जैसे विषैले लक्षण उत्पन्न होते है।

अनुपमंञ्जरी अनुसार

- **गुञ्जाविषेण दौर्बल्यं खेभ्यो रक्तसृतिर्भवेत्।** दौर्बल्य, रक्तस्राव
- **तन्द्रा मोहश्च गात्रेषु संभवेयुर्वणा भृषम्।।** – तन्द्रा, मोह

According to Modern

- Orally: Abdominal pain, nausea, vomiting.
- Hematemesis, bloody diarrhea, weakness, cold perspiration.
- Trembling of hands, tachycardia, headache, bleeding.
- Weak pulse, dilated pupils, papilledema.
- Hallucinations, drowsiness.
- Tetany and circulatory collapse, seen in 6 hours.
- May be delayed cytotoxic effect in liver, kidney and adrenal gland to 1–3 days.
- Locally: Ecchymosis, vertigo.

Fatal Dose

- Abrin: 90–120 mg if injected.
- Seeds orally: 1–2 crushed seed (0.1–1 μg/kg body wt.).

Fatal period: 3–5 days.

Treatment

Antidote

- **मेघनादरसो ग्राह्यः शर्करायुक्तपानतः।** – चौलाई का रस मिश्री मिलाकर दें। अनुपान–दुग्ध के साथ दें।
- शर्करा + तण्डुलीयक दें
- Injection anti-abrin.

Modern View

- Gastric lavage and emetics.
- Activated charcoal.
- Needle should be dissected out.
- Alkaline diuresis: Sodium bicarbonate (10 mg orally/day).

Medicolegal Importance

- **Suicidal**
- **Cattle poison**
- **Abortifacient**
- **Accidental:** Because attractive color of seeds, children may ingest them.
- **Suis (needle):** Seed of gunja boiled-change form of liquid + mixed with dhatura, opium and onion → make a paste with spirit and water.

Postmortem Findings

- Fragments of needle may be found.
- Edema at the site of injection.
- Petechial hemorrhages in the skin, pleura, pericardium and peritoneum.
- On parenteral exposure: Internal organs are congested, show hemorrhages in the intestines, brain, myocardium.

विशिष्ट योग

- गुञ्जाभद्र रस
- गुञ्जा तेल

भल्लातक (FIGS. 9.16 AND 9.17)

Latin name: Semecarpus anacardium.
Family name: Anacardiaceae.

प्रर्याय (Synonyms)

- **(र.त. 24/471):** भल्लातक, भल्लात, तपन, अग्निक, अरुष्कर, कृमिहन, वातारि।
- **(घ.नि., चन्दनादि वर्ग, 126):** दहन, वीरतरू, अग्रिमुख तथा धनु।
- Marking nut.

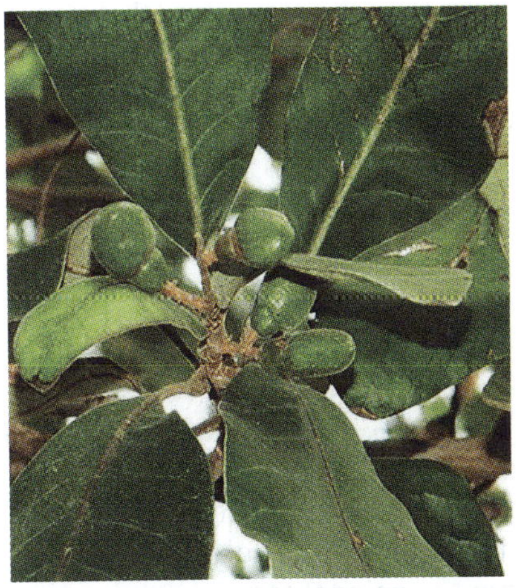

Fig. 9.16: भल्लातक

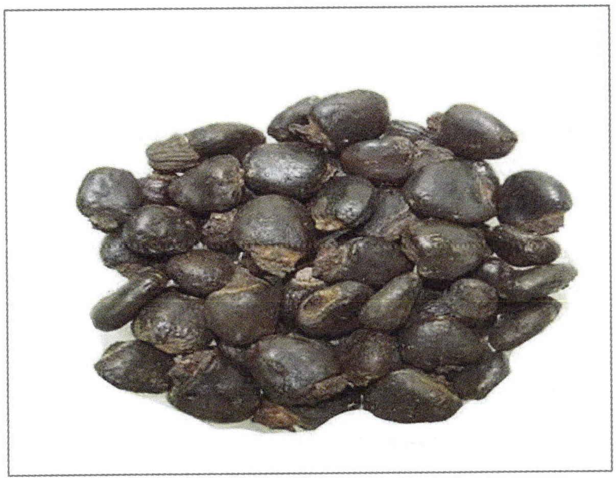

Fig. 9.17: भल्लातक

विवरण (Description)

- It is a small tree.
- Seeds are black, cone or heart shaped.
- Rough projection at the base, thick, pericarp containing the irritant juice (brownish, oily, acrid turns black on exposure to air)

Toxic Principle

- Semecarpol (monohydroxy phenol compound)
- Cardol, catechol, anacardoside.
- Bhilawanoil.

रसपंचक (Properties)

- **रसः** तिक्त, कटु, कषाय
- **गुणः** लघु, स्निग्ध, तीक्ष्ण
- **वीयः**– उष्ण
- **विपाकः** मधुर
- **कर्मः** कफ-वात शामक, दीपनीय, भेदनीय, वृष्य, मेध्य

Type of Poison and Action

Organic irritant poison.

Signs and Symptoms

(र.त. 24/474–475)

- **शोथं सञ्जनयत्याश तीव्रदाहसमन्वितम्।** – शोथ, अत्याधिक दाह, व्रण
- **मुखे निपतितो घोरं बीसर्प प्रकरोति वै।।** – मुख में लग जाये तो –तीव्र दाहयुक्त शोथ तथा वीसर्प उत्पन्न करता है।

अनुपमंञ्जरी अनुसार

- **भल्लातकस्य विषे तापो कोष्ठे भवति सव्रणः।** – कोष्ठ में ताप, व्रणोत्पत्ति (स्फोट)
- **त्वचि स्फोटो भवभ्दिन्ने स्रावः कुर्याद् व्रणं पुनः।।** – त्वचा में जलयुक्त स्फोट, स्त्राव

Modern View

- **Locally:** Irritation, itching, redness, burning sensation.
- Painful blisters containing acrid serum.
- Eczematous contact dermatitis.
- The lesion resembles a bruise, fever, painful micturition (with brown color urine).
- **Orally:** Blisters in mouth and throat.
- GIT irritation, dyspnea, tachycardia, hypotension.
- Cyanosis, loss of reflexes.
- Delirium, coma and death.

Fatal dose: 5–10 g, seeds: 5 to 8
Fatal period: 12–24 h.

Treatment

Antidote

- देवदारु + मुस्त + सर्षप + नवनीत दें।
- नारिकेल तेल
- श्वेत चन्दन या कासमर्द पत्र का लेप करें।

अनुपमंञ्जरी अनुसार

सितया सहयामाश्च मेघनादरसस्य च। – मेघनाद + मिश्री

भल्लातक धुम या उसके स्पर्श से त्वचा पर उत्पन्न दाह एवं कण्डू में चिकित्साः

- कसौंदी की पत्ती पीसकर लगायें।
- आमाहल्दी, सॉठी चावल और दूब पानी में पीसकर लगायें।
- काले तिल पीसकर सिरके और मक्खन में मिलाकर लगायें।
- चिच्चा जल में नारियल की गिरी घिसकर लगायें।
- सफेद चन्दन और लाल चन्दन लेप करें।
- चौलाई का रस मक्खन में मिलाकर लगायें।

Modern View

- Wash with soap and water.
- Liniments are applied.
- Demulcents drinks.
- Symptomatic treatment are given.

Medico-legal Aspects

- Accidental poisoning.
- Criminal abortion.
- Juice is introduced in vagina as a punishment for infidelity.
- Juice may be thrown on face to cause injury.
- Homicidal and suicidal are rare.

Postmortem Findings

- Small blisters seen near the angle of the mouth or lips.
- Blisters are seen in the mouth and throat.
- Stomach congested and inflamed.
- Liver show degenerative changes.
- Other organs are congested.

विशिष्ट योग

- अमृत भल्लातक
- भल्लातक तेल

अर्क (FIG. 9.18)

Latin name:
- Calotropis gigantea (purple flowers)
- Calotropis procera (white flower)

Family name: Asclepiadaceae.

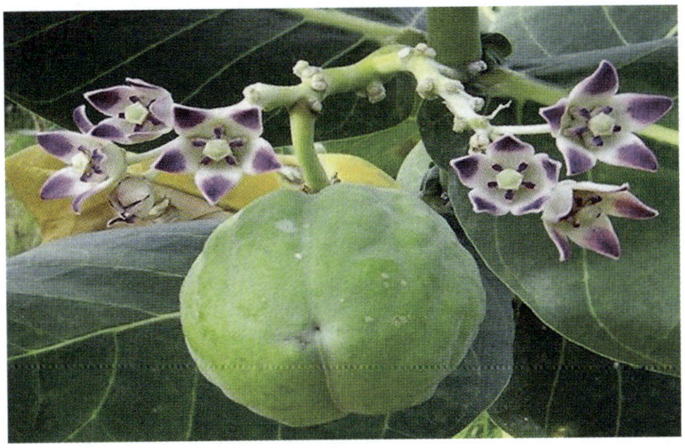

Fig. 9.18: अर्क

पर्याय (Synonym)

- **राजनिघन्टु (रा.नि.करवीरादि वर्ग/26-27):** अर्क, क्षीरदल, पुच्छी, प्रताप, क्षीरकाण्ड, विक्षीर, भास्कर, क्षीरी, खर्जूघ्न, शिवपुष्पक, भञ्जन, धीरपतं सविता, विकीरण, सूव्याह्व, सदापुष्प, रवि, आस्फोटक, तूलफल, शुकफल – ये 20 अर्क के पर्याय हैं।
- **रसतरंगनी (र.त. 24/510):** अर्कक्षीर, रविक्षीर, सूर्यक्षीर, अर्कदुग्ध, सूर्यदुग्ध, रविदुग्ध।

विवरण (Description)

- It is tall shrub.
- Leaf: Thick, egg shape, yellowish white bark.
- Flower: White with purple spots, odorless.

Toxic Principle

- Uscharin
- Calotoxin, calactin, calotropin
- Gigantin

रसपंचक (Properties)

- रसः कटु, तिक्त
- गुणः लघु, रुक्ष, तिक्ष्ण
- वीर्यः उष्ण
- विपाकः कटु
- कर्मः वात शामक, रेचन

Type of Poison and Action

- Organic irritant poison.
- **Action:** When ingested, it acts as a cerebrospinal poison.

Signs and Symptoms

- On skin: Redness and blister formation.
- On eyes: Conjunctivitis, corneal edema and vision loss.
- Orally: Acrid bitter taste, burning pain in the mouth, throat, abdomen.
- Nausea, vomiting and diarrhea.
- Pupils are dilated.
- Tetanic convulsions. Circulatory collapse and death may occur.
- विष लक्षण–मुख व जठर में अम्ल, दाहक पीड़ा, छर्दि, रेचन आदि होता है।

Fatal dose: Uncertain.
Fatal period: About 12 h.

Treatment

Antidote: पलाश

- पलाश के क्वाथ से धावन व क्वाथ पान।
- पलाश की कोमल पत्तियों का बारीक चूर्ण वर्ण पर लगाए।
- गैरिक प्रयोग
- चिच्चापत्र कल्क

Modern View

- Gastric lavage with warm water.
- Give demulcents and morphine for pain relieve.
- Injection: Diazepam for convulsion.

Medicolegal Importance

- Infanticide.
- Suicidal or homicidal are rare.
- It is used to produce an artificial bruise.
- Arrow poison.
- It is used in snake poisoning (dried latex and dried root).
- Roots of Calotropis procera are highly poisonous.

Postmortem Findings

- Dilated pupils and froth from the nostrils.
- Stomatitis, acute inflammation of the GIT.
- Ulcerated patches seen in stomach.
- Viscera and the brain - congested.

विशिष्ट योग

- अर्क तैल
- अर्क लवण

स्नूही (FIG. 9.19)

Latin name: Euphorbia nerifolia.
Family name: Euphorbiaceae.

पर्याय (Synonyms)

- **(र.त. 24/5-6):–** सुहीक्षीर, सुधाक्षीर, सेहुण्डक्षीर, सुहीदुग्ध, सुधादुग्ध, सुग्दुग्ध।
- **(ध.नि.गुडूच वर्ग/209):** स्रुक, खुही, महावृक्ष, गुडा, निस्त्रिंशपत्रक, समन्तदुग्धा, गण्डीर, सेहुण्ड तथा वज्रकण्टक।

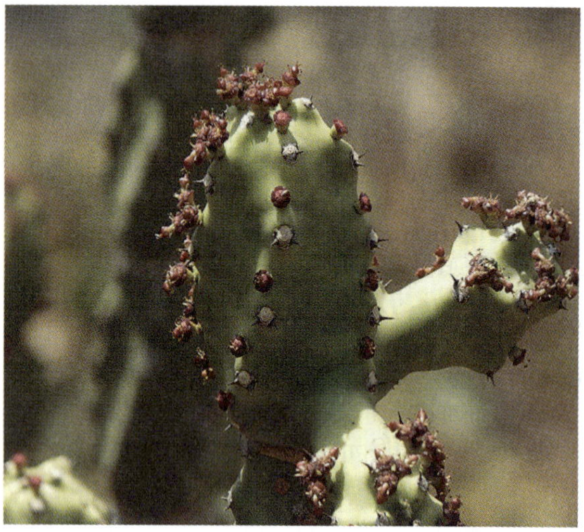

Fig. 9.19: स्नूही

विवरण (Description)

- It is a herb 5–20 ft.
- Stem-with branches, thorny.
- Flower: Small, yellow green in color.
- Fruits: Three lobule (त्रिखण्डीय).

Toxic Principle

- Euphorbin
- Euphol
- Euphorbol
- Taraxerol
- Nerifoline

रस पंचक (Properties)

- **रसः** कटु
- **गुणः** लघु, तीक्ष्ण
- **वीर्यः** उष्ण
- **विपाकः** कटु
- **कर्मः** वात शामक, रेचन

Type of Poison and Action

Organic irritant poison.

Sign and Symptoms

अनुपमंञ्जरी अनुसार

- **स्नुहीक्षीरातियोगेन कुक्षौ तापो भवेत् भृशम्।** – कुक्षिप्रदेष में ताप
- **विरेकवमने स्यात्तां तत्र दीप्ताश्यवत्कृयि।।** – विरेचन, वमन

Modern View

Same as अर्क विष

Fatal dose: Uncertain.
Fatal period: Uncertain.

Treatment

Antidote

- द्राक्षा रस शीतल जल के साथ दें।
- गोदुग्ध शर्करा के साथ।

Modern View

- Gastric lavage.
- Demulcent drink.
- Injection diazepam for convulsion.

Medicolegal Importance

- Folk medicine.
- Accidental poisoning.
- Homicidal and suicidal are rare.
- Arrow poison.
- Criminal abortifacient.

Postmortem Finding

- Froth from nostril.
- Gangrenous patch in abdomen.
- Congestion and necrosis in spleen.

विशिष्ट योग

- वज्र क्षार
- स्नुहादि तैल
- स्नुहादि वर्ति

लाङ्गली (FIGS. 19.20 AND 19.21)

Latin name: Gloriosa superba
Family name: Liliaceae.

पर्याय (Synonyms)

(र.त. 24/496–497) लांगली, हलिनी, सीरी, विशल्या, कलिहारिका, अग्रिजिह्य, स्वर्णपुष्पा, दोप्ता, नक्तेन्दुपुष्पिका, विपुञ्जवाला, बहशिखा, लांगली, गर्भपातिनी, हली, लांगलिनी।

विवरण (Description)

- It is perennial herbs. (mostly found in rainy season).
- **Rhizome:** Look like a plough (हल), whiteish soft fleshy.
- **Leaves:** Spiral, look like tiger feet, sessile, alternate or opposite.
- **Flower:** Large attractive, greenish-yellow to pinkish-red in color.
- **Seed:** Wing like.

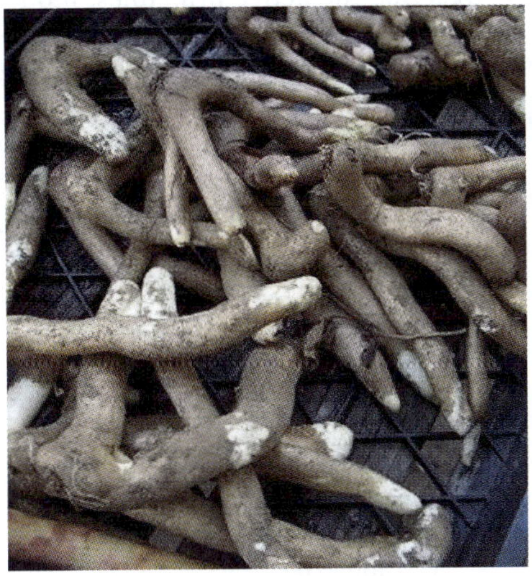

Fig. 9.20: Root.

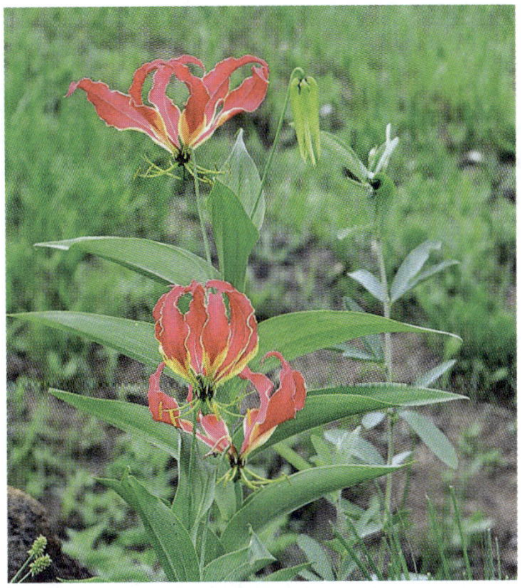

Fig. 9.21: Flower.

Toxic Principle

- Superbine
- Colchicine
- Gloriocine

रस पंचक (Properties)

- **रसः** कटु, तिक्त
- **गुणः** लघु, स्निग्ध, तीक्ष्ण
- **वीर्य:** उष्ण
- **विपाकः** कटु
- **प्रभावः** गर्भपातन

Type of Poison and Action

- Organic irritant poison.
- **Action:** CNS depressant, uterine stimulant, spasmolytic.

Sign and Symptoms

करोति दारूणं दाहं मोहातीसार विश्वमम्।। (र. त. 24/500)

- इससे अत्यधिक दाह, मोह, अतिसार व भ्रम उत्पन्न होता है।

Modern View

- Numbness, burning sensation in throat.
- Violent vomiting, purging.
- Ataxia, spasm, hypotension.
- Convulsion.
- Profuse sweating.
- Collapse, death is due respiratory failure.

Severe Poisoning

- Acute renal failure.
- Cardiotoxicity.
- Hematological abnormalities.

Fatal dose: Uncertain.
Fatal period: Uncertain.

Treatment

Antidote – दधि + मधु + मिश्री

Modern View

- Gastric lavage.
- Demulcent drink.
- Wash with lukewarm water.

Medicolegal Importance

- Accidental common.
- Suicidal
- Criminal abortion (root lepa is applied over umbilical perineum).

Postmortem Finding

Not specific finding.

विशिष्ट योग

- कासीसादि तैल
- लाङ्गली रसायन

QUESTION FROM THE UNIT

- Describe the active principles, mode of action, fatal dose, fatal period, signs and symptoms, management, postmortem appearance and medicolegal aspects of vatsanabha.
- Mention therapeutic dose and enlist two important formulations of vatsanabha.
- Describe the active principles, mode of action, fatal dose, fatal period, signs and symptoms, management,

postmortem appearance and medicolegal aspects of karaveera.
- Mention therapeutic dose and enlist two important formulations of karaveera.
- Describe mode of action, fatal dose, fatal period, signs and symptoms, management, postmortem appearance and medicolegal aspects of digitalis.
- Describe mode of action, fatal dose, fatal period, signs and symptoms, management, postmortem appearance and medicolegal aspects of tobacco.
- Describe mode of action, fatal dose, fatal period, signs and symptoms, management, postmortem appearance and medicolegal aspects of Cerbera odollam.
- Describe the active principles, mode of action, fatal dose, fatal period, signs and symptoms, management, postmortem appearance and medicolegal aspects of kupeelu.
- Mention therapeutic dose and enlist two important formulations of kupeelu.
- Describe the active principles, mode of action, fatal dose, fatal period, signs and symptoms, management, postmortem appearance and medicolegal aspects of ahiphena.
- Mention therapeutic dose and enlist two important formulations of ahiphena.
- Describe the active principles, mode of action, fatal dose, fatal period, signs and symptoms, management, postmortem appearance and medicolegal aspects of dhatura.
- Mention therapeutic dose and enlist two important formulations of dhatura.
- Describe the active principles, mode of action, fatal dose, fatal period, signs and symptoms, management, postmortem appearance and medicolegal aspects of bhanga.
- Mention therapeutic dose and enlist two important formulations of bhanga.
- Describe the active principles, mode of action, fatal dose, fatal period, signs and symptoms, management, postmortem appearance and medicolegal aspects of jayapala.
- Mention therapeutic dose and enlist two important formulations of jayapala.
- Describe the active principles, mode of action, fatal dose, fatal period, signs and symptoms, management, postmortem appearance and medicolegal aspects of gunja.
- Mention therapeutic dose and enlist two important formulations of gunja.
- Describe the active principles, mode of action, fatal dose, fatal period, signs and symptoms, management, postmortem appearance and medicolegal aspects of bhallataka.
- Mention therapeutic dose and enlist two important formulations of Bhallataka.
- Describe the active principles, mode of action, fatal dose, fatal period, signs and symptoms, management, postmortem appearance and medicolegal aspects of Arka and Snuhi.
- Describe the active principles, mode of action, fatal dose, fatal period, signs and symptoms, management, postmortem appearance and medicolegal aspects of Langali.

MULTIPLE CHOICE QUESTIONS

Q1. Which of the following is a well-known cardiac poison mentioned in Ayurveda?

A. Vatsanabha B. Dhatura
C. Bhanga D. Snuhi

Answer: A. Vatsanabha

Q2. The plant *Cerbera odollam* is commonly known as:

A. Suicide Tree B. Digitalis
C. Tobacco D. Ahiphena

Answer: A. Suicide Tree

Q3. Which alkaloid present in *Digitalis purpurea* acts as a cardiac poison?

A. Atropine B. Digitoxin
C. Morphine D. Scopolamine

Answer: B. Digitoxin

Q4. Which of the following is the main toxic principle of *Ahiphena* (Opium)?

A. Nicotine B. Morphine
C. Curcin D. Croton oil

Answer: B. Morphine

Q5. *Kupeelu* (Strychnos nux vomica) contains which potent neurotoxic alkaloid?

A. Strychnine B. Digitoxin
C. Capsaicin D. Hyoscyamine

Answer: A. Strychnine

Q6. According to Ayurveda, Dhatura is considered:

"मोहकरं, विषवद् धत्तूरं।"

What is the primary action?

A. Cooling
B. Cardiotonic
C. Deliriant and Neurotoxic
D. Laxative

Answer: C. Deliriant and Neurotoxic

Q7. Which plant contains Tetrahydrocannabinol (THC) as its main toxic principle?

A. Bhanga (Cannabis sativa)
B. Vatsanabha
C. Jayapala
D. Gunja

Answer: A. Bhanga (Cannabis sativa)

Q8. Which of the following irritant poison contains the alkaloid *abrin*?

A. Bhallataka
B. Gunja
C. Arka
D. Snuhi

Answer: B. Gunja

10

UNIT

Sthavara Visha—Poisons of Metallic Origin

LEARNING OBJECTIVES

- Arsenic
- Mercury
- Lead
- Copper

(Lecture: 4 hours, Nonlecture: 2 hours)

ARSENIC (FIGS. 10.1 AND 10.2)

Metallic arsenic, which is black in color is not toxic. Because it is not absorbed from the GIT. In trace levels, it is a typical component of all mammalian tissues.

पर्याय (Synonyms): गौपाषाण, दारुमूष, फेनाश्म, शंखविष, आखुपाषाण, हतचूर्णक आदि।

Toxic Compounds and Its Use

- **Arsenious oxide or arsenic trioxide (As_2O_3)**
  - Most toxic form of arsenic
  - No taste or smell and is sparingly soluble in water
  - Used in fruit sprays, sheep-dips
  - Weedkillers, insecticides, rat poisons, calico-printing, wallpapers, artificial flowers
- **Copper arsenite (Scheele's green) $CuHASo_3$, copper acetoarsenite (paris green, emerald)** used for coloring like toys, wallpapers
- **Arsenic sulfide (hartal) or arsenic trisulfide** used for depilatory, coloring pigment, flypaper
- Arseniuretted hydrogen or arsine is a colorless gas with **garlic-like odor**.

Type of Poison and Action

Metallic irritant poison.

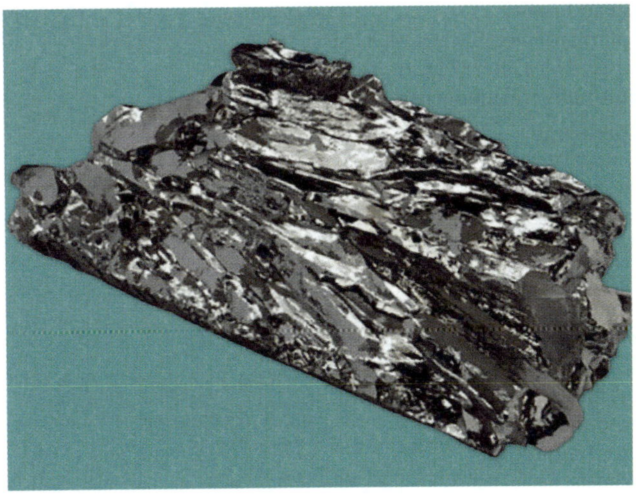

Fig. 10.1: Pure arsenic.

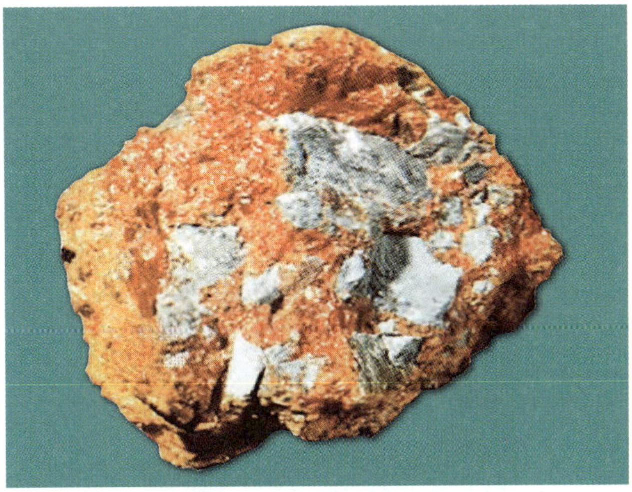

Fig. 10.2: Arsenic sulfide (hartal).

Action

- It interferes with cellular respiration.
- The activity of the citric acid cycle is diminished, resulting in a reduced synthesis of cellular ATP.
- It inhibits cellular glucose absorption, gluconeogenesis, fatty acid oxidation, and the subsequent synthesis of acetyl CoA.

Sign and Symptoms

आयुर्वेद अनुसार– (अ.स.उ. 40/101)

- **हृदिदाहोरसाग्रहः ।**– हृदय में दाह, ग्रह (जकड़न)
- **आनाहोम्लस्यवमनंः**– आनाह, अम्ल वमन।
- **पीतहारिद्रविट्स्त्रुतिः**– मल का पीत व हरित वर्ण होना
- **तथा मण्डलिसर्पोक्ता विकारान्ः**– मण्डलि सर्प के विष के समान लक्षण होते है।

Modern View (Table 10.1)

Table 10.1

Acute poisoning	Chronic poisoning
In GIT: • Sweetish metallic taste, nausea, vomiting, burning in mouth and throat • Dysphagia, garlic odor in breath, thirst • Pain in esophagus and abdomen, purging, tenesmus, pain • Initially, defecation is dark-colored and frequent, but later, it colorless, odorless and watery (resembling rice-water)	**In GIT:** • Abdominal cramps • Loss of appetite • Constipation or diarrhea, salivation **In eyes:** • Congestion • Watering in eyes • Photophobia **In renal:** • Chronic nephritis • Urine- red or green in color • Dysuria and anuria develop from renal tubular necrosis
In CVS: • Hypotension, pulmonary edema, circulatory collapse, ventricular tachycardia and fibrillation	**In CVS:** • Hypertension, Ischemic heart disease, cardiac failure, dependent edema
In liver: Fatty infiltration	**In liver:** Hepatomegaly, jaundice, cirrhosis
In muscular: Pain in limbs, weakness	**In respiratory:** Cough, hoarseness of voice, hemoptysis, dyspnea
In CNS: • Vertigo, hyperthermia, tremors, convulsions, coma.	**In CNS:** • Peripheral neuropathy with tingling, numbness in limb. • Polyneuritis (inflammation of many nerves), erythromelalgia • Encephalopathy. Neuritis resembles chronic alcoholism.
In skin change • Loss of hair, skin rash, eruptions.	**In skin and nails:** • Hyperpigmented (leucomelanosis) • Aldrich-Mees lines **(Fig. 10.3)** • Brittle nails and alopecia are also seen.
Fulminant type • If dose rich more than 3 g the GIT symptoms are absent • Death occur in 1-3 hours due to: ➢ Shock. ➢ Peripheral vascular failure	**In hematologic:** • Bone marrow suppression • Hypoplasia, anemia • Thrombocytopenia • Leukemia
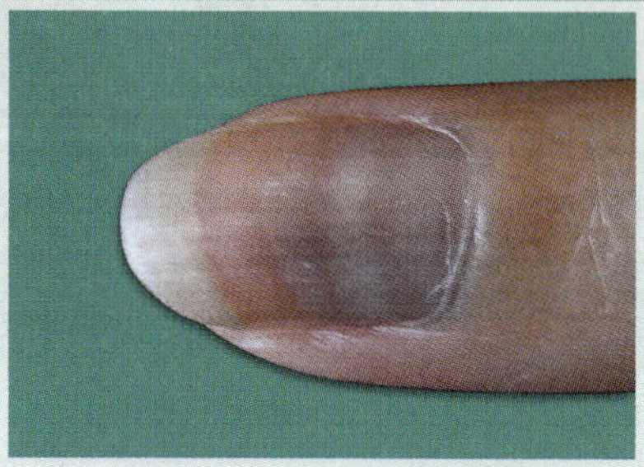 **Fig. 10.3:** Aldrich- mees line.	**In short chronic poisoning:** **A**-Aldrich-Mees' lines **R**-Raindrop pigmentation **(Fig. 10.4)** **S**-Soles hyperkeratosis **(Fig. 10.5)** **E**-Erythromelalgia **N**-Neuropathy (peripheral) **I**-Icterus (jaundice) **C**-Cirrhosis.

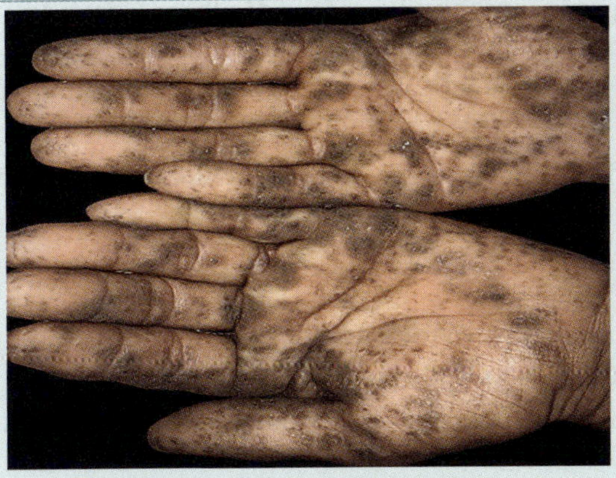

Fig. 10.4: Raindrop pigmentation.

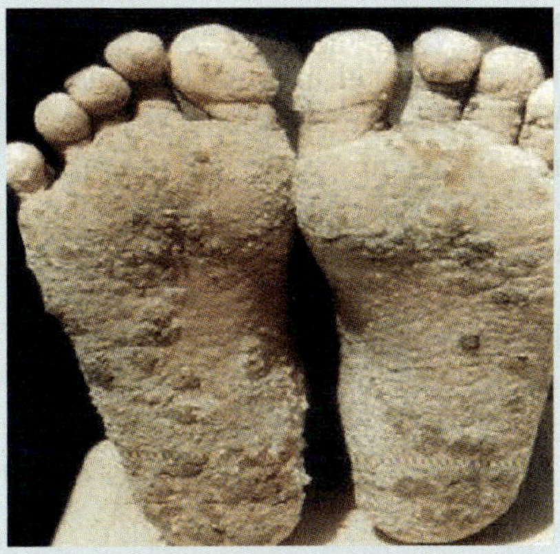

Fig. 10.5: Soles hyperkeratosis.

Differential Diagnosis (Table 10.2)

- Cholera.
- Food poisoning.

Table 10.2

Arsenic poisoning	Cholera
• Fewer cases are seen	• Erupts like an epidemic
• Throat pain - vomiting-purging	• Purging - vomiting - throat pain
• Symptoms present in acute manner	• Symptoms present in 1 to 5 days
• Vomitus contains streaks of phlegm, bile, and blood	• Watery vomitus not contain mucus, bile or blood
• Stool-rice water like and stained with blood	• Stool seen like rice water
• No change in voice	• Hoarse voice (rough, whistling)
• Constricted pupils	• No change
• Homicidal, accidental	• No such things

Fatal Dose

- Inorganic arsenic: 0.6 mg/kg/day.
- Arsenic trioxide: In adults 120–200 mg.
- 2 mg/kg (children).

Fatal period: 1–2 days.

Treatment

- Gastric lavage is done repeatedly warm water.
- Demulcents (butter or greasy substances.
- Give Sodium bicarbonate (for shock).
- Oral hydrated ferricoxide.
- Purgatives (castor oil/magnesium sulfate) are given to remove unabsorbed poison from intestine.
- Hemodialysis.

Antidote

- BAL or dimercaprol, given in a dose of 3–5 mg/kg IM 4 hourly for 2 days, 6 hourly for 1 day and then 12 hourly for 10 days.
- Oral succimer (DMSA), 10 mg/kg every 8 hours for 10 days, or dimerval (DMPS, the preferred agent for treating most heavy metal poisonings).

For Diagnosis

- **Hair:** Poisoning is suggested by arsenic levels more than 75 µg%. Acute poisoning is indicated by levels 1.0–3.0 mg/kg, but chronic poisoning is indicated by levels 0.1–0.5 mg/kg.
- Radiopaque sign on abdominal X-ray.
- **Nails:** If more than 100 µg% arsenic is present, poisoning may be suspected.
- **ECG:** QRS broadening, QT prolongation, ST depression and T-wave flattening.
- Marsh test, Reinsch test and Gutzeit tests.

Postmortem Findings

External

- Rigor mortis appears early.
- Putrefaction is delayed due to anti-bacterial action of arsenic.
- The eyeballs are sunken.
- Skin is cyanosed.

Internal Findings

- The pharynx, esophageal, and oral mucous membranes can show ulceration or inflammation.
- Hemorrhages in the mesentery and abdominal organs, and sometimes in the lungs, trachea, and larynx.
- Lungs: Congested, pulmonary edema with subpleural ecchymoses.
- Petechial hemorrhages in ventricle of heart.
- Sub-peritoneal hemorrhages seen-red velvety appearance.
- Stomach- Mucosa is swollen, edematous, desquamated and red.

Medicolegal Importance

- Homicidal (popular).
- Accidental mixed with food articles.
- Suicidal rare.
- Cattle poison.
- Criminal abortion.

विशिष्ट योग

- मल्लसिन्दुर।
- समीरपन्नग रस।

MERCURY (पारद) (FIG. 10.6)

- **Elemental mercury:** It is a heavy, silvery liquid and volatile at room temperature.
- **Non-poisonous if swallowed;** mercury vapor can give rise to acute toxicity.
- **Inorganic salts toxicity:** There are three types toxicity-mercurous mercury, metallic mercury, and mercuric mercury.

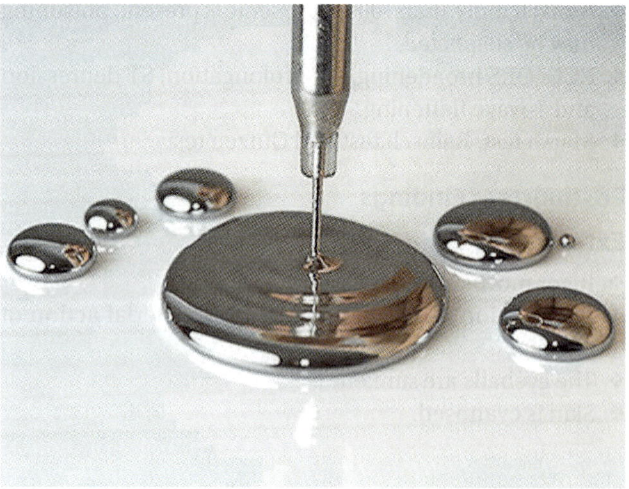

Fig. 10.6: Mercury.

- **Organic compounds are found in three forms:** Aryl and short-and long-chain alkyl compounds.

पर्याय (Synonyms)

- **(र.त. 5/1):** रस, रसेन्द्र, सूत, रसेश, रसेश्वर, चपल, रसराज, पारद, शिवाह्वय।
- **(शा.म.ख. 12/2):** हरज, सूतक, मुकुन्द।

Toxic Compound and its Use

- **Mercuric chloride–$HgCl_2$**
  - It is colorless, odorless, white crystalline powder.
  - It is the most toxic inorganic salt.
- **Mercuric oxide (HgO), cyanide and lodide:** Scarlet red powder.
- **Mercurous chloride (Hg_2Cl_2) (calomel):** Heavy, amorphous, white and tasteless powder.
- **Mercuric sulfide (Hgs) (cinnabar or vermilion):** It is non-poisonous red crystalline powder

Organic Salts Include

- Methyl mercury (most toxic).
- Dimethyl mercury, ethyl mercury and phenyl mercury.

Uses

- Medicinal disinfectant, dental amalgam, purgative and diuretic, and used in the treatment of syphilis.
- Used in vaccines (DTP and hepatitis B) to prevent bacterial contamination.

Diagnosis

- In blood mercury level more than10 μg/dL, 24 hours.
- Urinary excretion of mercury more than 20 μg/L indicates toxicity.
- In hair mercury level more than 5 ppm indicates chronic toxicity.
- Assessed by atomic absorption spectrophotometer.

Type of Poison and Action

Metallic irritant.

Action

- Mercury binds with sulfhydryl groups-enzyme inhibition, pathological alteration of cellular membranes.
- The central nervous system is poisoned by methyl and elemental mercury (vapor form).
- Mercury vapor from metals can also irritate the lungs.
- Inorganic mercury salts - corrosive to the skin, eyes and GIT, and nephrotoxic.
- Inorganic and organic forms - cause contact dermatitis.

Sign and Symptoms

❖ नाग, वंग, वह्नि, मल, चापल्य, विष, गिरि तथा असह्याग्नि– ये दोष विद्यमान रहते हैं।
- **नागदोष** – शरीर में व्रण की उत्पत्ति।
- **वंग दोष** – कुष्ठ
- **अग्निदोष** – ज्वर
- **मलदोष** – जड़ता
- **चापल्यदोष** – शुक्रक्षय
- **विषदोष** – मृत्यु
- **गिरिदोष** – स्फोट
- **असह्याग्नि** – मोह आदि विकारों की उत्पत्ति।

Modern View (Table 10.3)

Table 10.3

Acute poisoning	Chronic poisoning (HYDRARGYRISM)
Initial phase: metal fumes fever. • **Inhalation causes:** ➢ Headache, nausea, cough, chest pain, bronchitis, chemical pneumonitis, pulmonary edema ➢ Gingivostomatitis, fine tremor	**Inhalation of vapor causes:** • Tremors, neuropsychiatric disturbances • Gingivostomatitis
In CNS • Insomnia, ataxia, restriction of visual field, paresis, delirium, polyneuropathy • If injected, subcutaneous lumps or granulomas are visible	**Inorganic mercury compounds** • Anorexia, insomnia, profuse sweating, headache • Increased excitability • Tremors, gingivitis, hyper-salivation • Loosening of teeth with blue line in the gum • Jaundice, excessive urination, memory and intellectual deterioration • Glomerular and tubular damage occur in chronic exposure
2nd phase-ingestion of inorganic mercuric salts • Metallic taste, hoarse voice, salivation • Mouth, tongue and fauces become corroded, swollen	**Organic mercuric compounds** • Paresthesia of lips, hands and feet • Ataxia, tremors, dysarthria, blurred vision • Deafness • Impairment of motor speed, memory and coordination
• Mucous membrane appears grayish white • Hot burning pain from the mouth to the stomach • Vomitus contains grayish, slimy, mucoid material with blood and shreds of mucous membrane	**Mercurialentis** • Exposure to mercury vapor causes an odd alteration in the eyes • Brownish deposit in the cornea on the anterior lens capsule
In CVS: • Breathing difficulties, tachycardia, hypertension, and circulatory collapse	**Pink disease (Fig. 10.7)** • Allergic reaction to inorganic mercury • Desquamation of palms and soles, pain in the extremities, flushing, itching, swelling, tachycardia
In renal: Hematuria, albuminuria, and oliguria that culminate in nephrotic syndrome or renal failure	**Minamata disease** • It is due to chronic organic mercury intoxication caused by eating contaminated fish and shellfish • **Sign**- disturbances in hand coordination, gait and speech • Dysphasia, seizures and clouding of consciousness
3rd phase- Organic mercury • Ataxia, paresthesia, hearing loss, dysarthria, tremors • Neurobehavioral impairment paralysis and death	**In short chronic symptoms** **H**- Hatter's shakes **G**- Gingivostomatitis **M**- Minamata disease **E**- Erethism **R**- Renal changes **C**- Cerebral palsy **U**- Urticaria **R**- Rashes (in Pink disease) **I**- Intention tremors

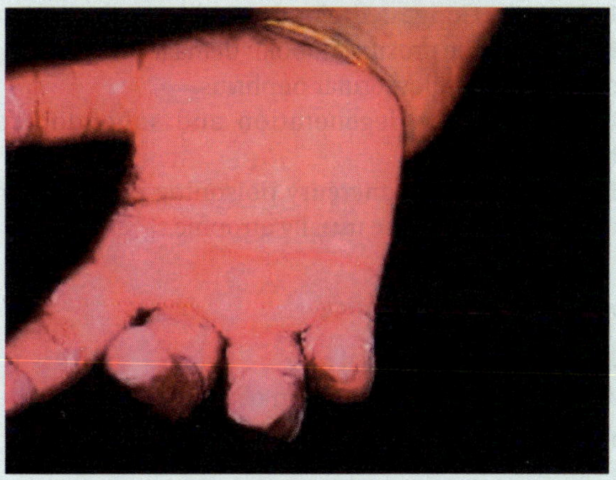

Fig. 10.7: Pink disease.

Fatal Dose

- Mercuric chloride: 1–4 g (30–50 mg/kg).
- Methyl mercury: 10–60 mg/kg.
- Mercury vapor: 10 mg/m^2
- Mercuric cyanide: 0.15–1.3 g.
- Mercurous chloride: 400 mg.

Fatal period: 3–5 days.

Treatment

- In case of inhalation- instantly removed from source of exposure
- Supplemental oxygen is given
- Gastric lavage with 250 mL of 5% sodium formaldehyde sulfoxylate
- Lavage also with egg-white solution or 2–5% solution of sodium bicarbonate
- High colonic lavage with 1:1000 solution of sulfoxylate twice daily
- Hemodialysis in case of renal failure
- Maintain electrolyte and fluid balance
- Symptomatic treatment.

Antidote

- Give BAL (10% solution in oil, 3–5 mg/kg IM every 4 hours h for 2 days, tapered to 6 hourly for 1 day and then 12 hourly for 7 days).
- DMSA or succimer (10 mg/kg orally every 8 hours for 5 days and then 12 hourly for 2 weeks).
- D-penicillamine is an alternative oral treatment.

Postmortem Findings

- **In GIT:** Mucosa inflammation, congestion, grayish corrosion, Ulceration or gangrene seen in large intestine.
- **In hepatic:** Congested, cloudy, swelling or fatty change.
- **In renal:** Acute proximal tubular damage and glomerular degeneration, glomerular nephritis.
- **In heart:** Fatty degeneration and subendocardial hemorrhage.
- **In brain:** Organic mercury poisoning predominantly affected. The gyri are usually atrophic.

Medicolegal Importance

- Homicidal and suicidal rare.
- Accidental – due to ingestion of antiseptic solution and through mercuric preparation.

विशिष्ट योग

पर्पटी व अन्य रस औषधि योग।

LEAD (FIG. 10.8)

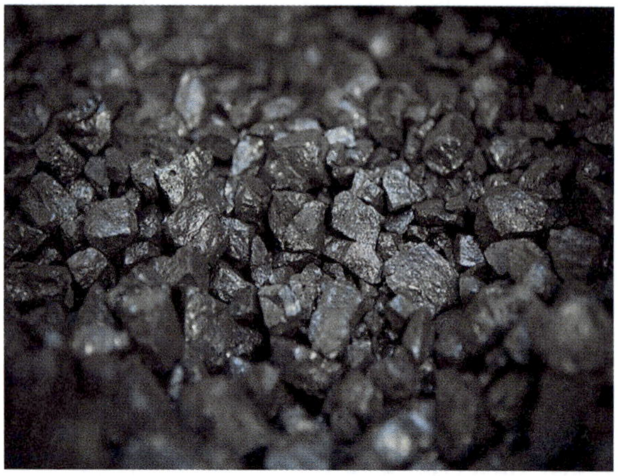

Fig. 10.8: Lead.

- Acute toxicity, which is associated with occupational exposure, is very rare, however chronic toxicity is far more prevalent.
- The most vulnerable and important target for lead-induced poisoning seems to be the neurological system.

पर्याय (Synonyms)

- **(र.त. 19/1):** सीसक, शीषक, सीस, नागक, नागनामक, कुवङ्गक, कुरङ्ग, सिन्दूरकारक
- **(म.नि./सुवर्णादि वर्ग/13):** धातुमल, नाग, उरण, परिपिष्टक, जवनेष्ट, भुजग, विसृष्ट, कृष्णक

Toxic Compound and its Uses

- Organic lead is usually more toxic than inorganic lead.
- **Lead acetate (sugar of lead)- $Pb(C_2H_3O_2)_2 3H_2O$**
  - Local sedative for sprain
- **Lead tetraoxide** (red lead or vermilion)- Pb_3O_4
- **Lead sulfide** (surma-least toxic) Pbs.
  - Applied on the eyes.
- **Lead carbonate** (white lead)- $PbCO_3$.
  - Paint manufacture
- **Tetraethyl lead** – $(Ch_3Ch_2)_4Pb$
  - Oily, volatile.

Type of Poison and Action

Metallic inorganic irritant.

Action

- Sulfhydryl groups and lead interact to disrupt mitochondrial oxidative phosphorylation.
- In the CNS, it has deleterious effects on the nerve cells and myelin sheaths, and causes cerebral edema.
- Proximal renal tubular and osteoblast dysfunction.

Sign and Symptoms (Table 10.4)

अशुद्ध नाग सेवन लक्षण (र.त. 19/4)

- **निहन्ति विमलां तु शरीरशोभां**– शरीर की शोभा नष्ट हो जाती है।
- **कुष्ठं किलासकमलं जनयेच्च नूनम्**– किलास, कुष्ठ रोग उत्पति।
- **सन्धीन् प्रपीडयति पक्षवधं प्रकुर्यात्**– पक्ष रोगो एवं मृत्यु करता है।

Table 10.4

Acute poisoning	Chronic poisoning (PLUMBISM/SATURNISM)
GIT • Metallic taste, vomiting, nausea • Thirst, burning abdominal pain (colic) and blood-stained diarrhea leading to circulatory collapse	• Accumulated in bones as phosphate and carbonate **Cause** • Lead is ingested or inhaled. The most common source is ingestion of lead-containing dust • Lead paint dust- common lead exposure in children • Absorption from drinking water stored in lead cisterns and tinned food
CNS • Headache, lethargy, arthralgia, myalgia, anorexia, insomnia • Paresthesia, depression, coma and death **In short lead chronic poisoning ABCDEFGHI** • Anemia/anorexia/arthralgia • Abortion/atrophy of optic nerve • Basophilic stippling/Burton's line • Colic/constipation/cerebral edema • Drop (wrist, foot) • Encephalopathy/emaciation/erectile dysfunction • Facial pallor/foul smell of breath/Fanconi syndrome • Gonadal dysfunction/gout • Hypertension/headache/hallucination • Infertility/insomnia/irritability	• **Anemia:** Punctate basophilia, reticulocytoris, poikilocytosis • **Burtonian lead line:** Blue line on gums **(Fig. 10.9)** • **Colic:** Relieved by application of pressure over abdomen • Constipation • **Lead palsy:** Foot drop, wrist drop **(Figs. 10.10 and 10.11)** • Lead osteopathy • **Optic atrophy:** Blindness, grayish glistening lead particles in the early phase of chronic lead poisoning • **Facial pallor:** Vasospasm and contraction of the capillaries at the arterial side • **Reproductive system:** Infertility, sterility (male, female) ➢ In female: Amenorrhea, dysmenorrhea ➢ In males, there may be loss of libido and erectile dysfunction • **Lead encephalopathy**
	In kidney: Chronic nephropathy. **Fanconi's syndrome:** abnormal excretion of glucose, phosphates and amino acids without any proteins in urine. **In CVS:** Hypertension and arteriolar degeneration. **In liver:** Acute or chronic degeneration, anorexia, emaciation, foul breath.

Diagnosis

- Anemia with a different origin can manifest as normocytic and normochromic, microcytic, and hypochromic.

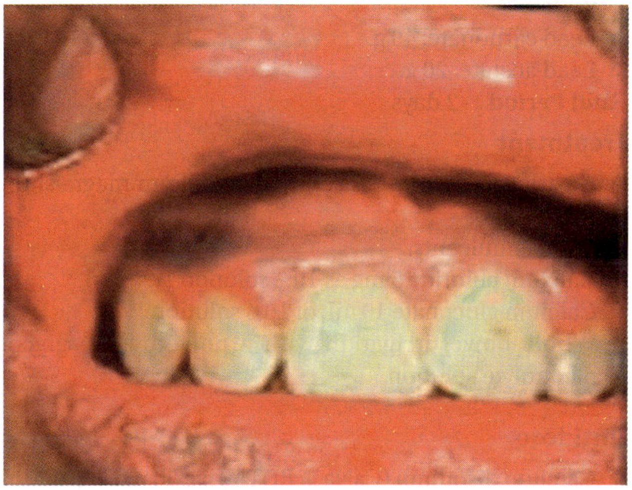

Fig. 10.9: Burtonian lead line.

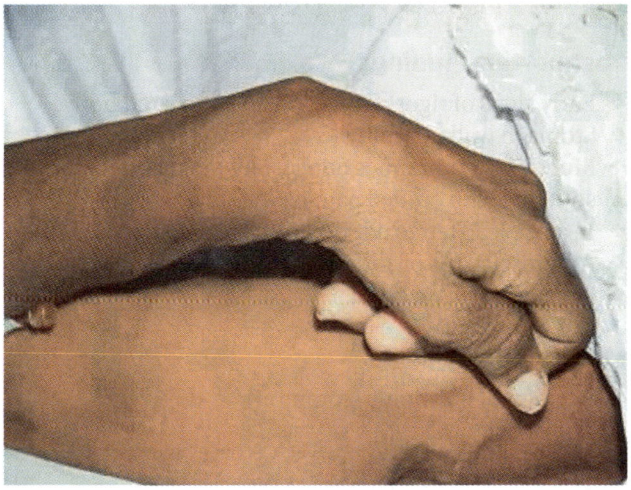

Fig. 10.10: Wrist drop.

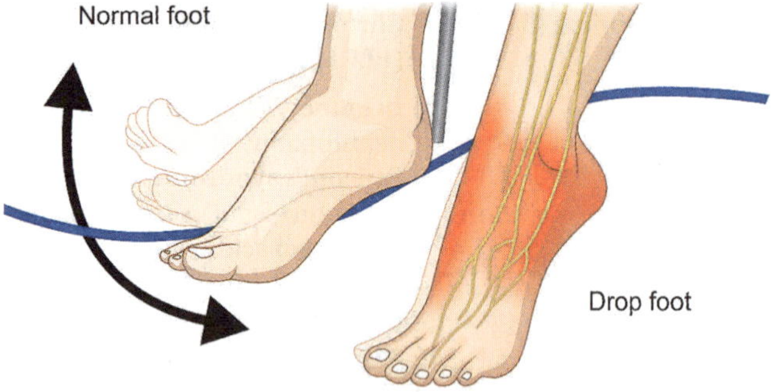

Fig. 10.11: Foot drop.

- Punctate basophilia more than 200 cells/cu mm.
- **Urine:** Lead level more than 80 µg/dL (in 24 h sample).
- **Severe toxicity:** Blood lead more than 70 µg/dL and
- **Moderate toxicity:** Blood lead more than 50–70 µg/dL

Fatal Dose

- Lead carbonate: 40 g.
- Lead acetate: 20 g.

Fatal Period 1–2 days

Treatment

- Gastric lavage with 1% solution of sodium magnesium sulfate.
- Give demulcents.
- Calcium chloride 5 mg as 10% solution IV.
- Calcium gluconate 10 mL of 10% solution IV.
- Whole-bowel irrigation with a polyethylene glycol electrolyte solution.

Antidote

- Calcium disodium ($CaNa_2$), EDTA give 50 mg/kg/day in 4–6 divided doses. as a continuous infusion for 5 days.
- BAL 4–5 mg/kg IM every 4 h for 5 days.

Postmortem Findings

- Early signs of rigor mortis and an emaciated body
- Stomach wall is swollen.
- Mucous membrane is congested, grayish in color and softened with eroded patches.
- In acute lead tetraoxide: Reddish color of mucosa is seen.
- Atherosclerosis of aorta.
- Pale and swollen brain.

Medicolegal Aspects

- Accidental poisoning (common)
- Abortifacient.
- Suicidal poisoning.
- Acute and homicidal poisoning rare.
- Person may develop lead poisoning from retained lead bullets.

विशिष्ट योग

- त्रैलोकचिंन्तामणि रस
- रस माणिक्य
- कालानल रस
- सूचिकाभरण रस

COPPER (FIGS. 10.12 AND 10.13)

- As a metal, copper is not toxic.
- In human body, the copper content is about 100-150 mg.

पर्याय (Synonyms)

- **(र.त.17/1)**– ताम्र, शुल्व, रक्तक, म्लेच्छ, वक्त्र, नेपालीय, त्र्यम्बक, सूर्यलोह
- **(म.नि./सुर्वणादि वर्ग/7)**– म्लेच्छमुख, शुल्ब, नैपाल, रवि, उदुम्बर, सूर्यप्रिय, रक्तज, रक्तधातु

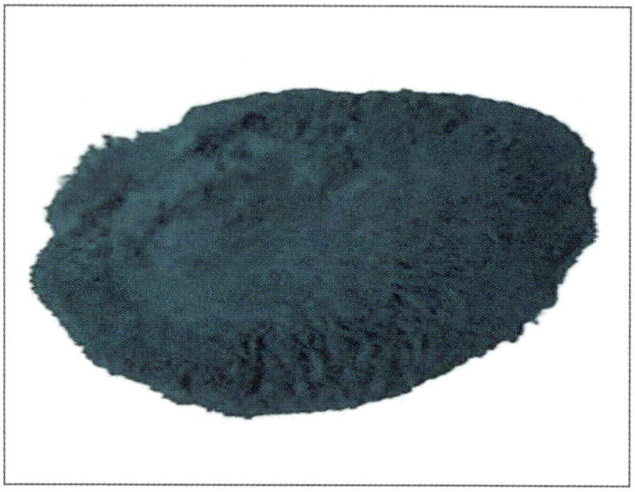

Fig. 10.12: Copper acetate.

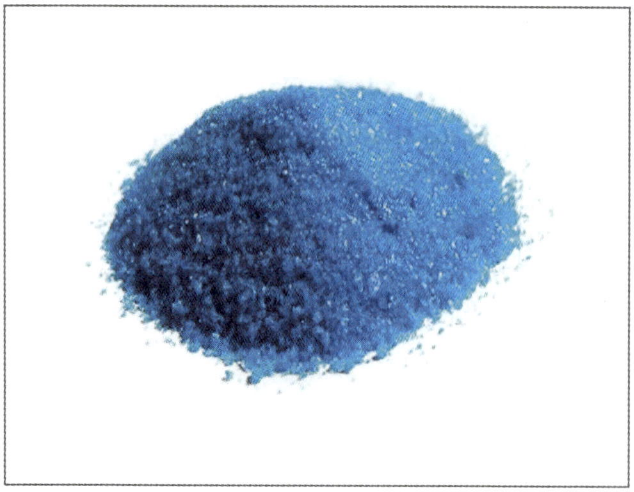

Fig. 10.13: Copper sulfate.

Toxic Compounds and its Uses

- **Copper sulfate (blue vitriol, bluestone, nila tutia ($CuSO_4$)**
  - Large blue crystals.
  - Styptic/astringent taste.
  - Used as algicide, plant fungicide.
  - Mordant in electroplating.
  - Used as an emetic.
  - An agent for leather tanning.
  - Used to treat phosphorus exposure on the skin and in the stomach.
- **Copper subacetate (verdigris) $Cu(C_2H_3O_3)_2$**
  - Bluish-green masses.
  - Used in the field of arts or external medicine
- **Copper carbonate ($CuCO_3$)**
  - A blue-green substance present in copper, bronze, and utilized brass.
  - It is used as fungicide.

Type of Poison and Action

Metallic irritant.

Action

- Copper has a strong affinity for ligands that contain nitrogen and sulfur donors.
- It can be toxic to enzymes whose functions rely on sulfhydryl and amino groups (as in other heavy metals).
- Additionally, copper poisoning may attack nucleic acids as well.
- The oxidation of heme iron by copper ions can result in methemoglobin, which can lead to clinical cyanosis and blood that is chocolate brown in color.

SIGNS AND SYMPTOMS (TABLE 10.5)

अशुद्ध ताम्र सेवन लक्षण– (र.त. 17/11)

- **विमलं खलु कायकान्तिं नूनं–** शरीर की कान्ति नष्ट हो जाती है।
- **नितान्तमचिराज्जनयेच्च वान्तिम्:–** सेवन के तुरन्त बाद अति वमन होने लगता है।
- **भ्रान्तिं तथा जनयतीह हिं–** रोगी को भ्रम व बैचेनी होती है।
- **सर्गजगात्रतापं क्षिप्रं नयत्यपि च शेषमशेषधातून्।–** शरीर में ताप की वृद्धि व धातुओं में शुष्कता आती है।
- **कामं विरेचयति वै जनयेच्च मूर्च्छा–** शुक्र का स्त्राव व मूर्च्छा होती है।

Fatal Dose

- Copper subacetate: 15 g.
- Copper sulfate: 10–20 g (0.15–0.3 g/kg)

Fatal period: 18–24 h, may extend to 1–3 days.

Table: 10.5

Acute poisoning	Chronic poisoning
In GIT: • Metallic taste, salivation, burning pain, thirst, abdominal pain, nausea • Burping and repeated vomiting • Vomitus is greenish-blue. • Hemorrhagic gastroenteritis • Diarrhea	**In GIT:** • Constant metallic taste • Nausea, dyspepsia, vomiting and diarrhea with colicky pain Green or purple line on the gums
	Lungs and throat: • Laryngitis and bronchitis
In liver: Jaundice, tender hepatomegaly, hepatic encephalopathy	**In general:** • Anemia, or gradual fatigue. Debility and malaise • Jaundice skin
In kidney: Oliguria, hematuria, uremia hemoglobinuria, albuminuria	**In kidney:** • Renal damage • Urine and perspiration become green
In muscular: Cramps or spasms of legs, paralysis of limbs	**In muscular:** • Peripheral neuritis with wrist drop or foot drop • Atrophy of muscles
In CVS: Hypotension, tachycardia, circulatory collapse and shock	**In eyes:** • Inflammation of the conjunctiva • Ulceration of the cornea
In CNS: Frontal headache, lethargy, drowsiness, insensibility, irreversible coma and death occurs	**In CNS:** Giddiness and headache
Copper poisoning in short: COPPER **C**—Colicky abdominal pain, cramps, circulatory shock, coma; **O**—Oliguria **P**—Paralysis of limbs, Perspiration (cold)	**In gums:** Green or purple line on the gums
E—Emesis (greenish blue), eructation **R**—Rhabdomyolysis	

Treatment

- Gastric lavage with 1% potassium ferrocyanide or normal water.

- Demulcents: Egg white or milk.
- Give castor oil.
- Injecting morphine for relive in pain.
- Use diuretics, if urine is suppressed.
- Dopamine and noradrenaline for hypotension.
- Symptomatic treatment.

Antidote

- Give D-penicillamine in usual doses is very effective.
- DMSA and DMPS are more efficient and suitable alternatives.
- Give EDTA or BAL in usual doses.

Postmortem Findings

- Skin may be yellow due to jaundice.
- Greenish-blue froth from the mouth and nostrils.
- Bluish or greenish-blue color to the mucous membranes of the tongue and mouth.

Internally

- Bluish or greenish-blue discoloration is present in mucous membrane of the esophagus, stomach and intestines.
- Gastric mucosa is congested with desquamation and hemorrhages at places.
- Small intestine- Mucosa show necrosis.
- Liver: Soft and fatty, and centrilobular necrosis and biliary stasis.
- Kidneys: It may show acute proximal tubular necrosis.

Medicolegal Importance

- Suicidal cases are common
- Accidental poisoning-due to eating contaminated food with verdigris (formed from action of vegetable acids on copper cooking vessels)
- Children may swallow crystals attracted by its color
- Homicide and cattle poison rare.

विशिष्ट योग

- नित्यान्द रस
- आरोग्यवृद्धिनी वटी
- चन्द्रामृत रस
- लक्ष्मीविलास रस
- क्षयकेसरी रस।

QUESTION FROM THE UNIT

- Describe the mode of action, fatal dose, fatal period, signs and symptoms, management, postmortem appearance, medicolegal aspects of acute poisoning of 1. Arsenic 2. Mercury 3. Lead 4. Copper, Write its therapeutic dose and enlist any four important formulations.
- Discuss the Ayurvedic concepts for the diagnosis and management of chronic heavy metal toxicity.
- Discuss the toxicological implications of improperly prepared medicines with special reference to those containing metals, minerals and poisonous substances.

MULTIPLE CHOICE QUESTIONS

Q. 1. Which type of Visha (poison) does *Arsenic* belong to in Ayurveda?

A. Kritrima Visha
B. Sthavara Visha
C. Jangama Visha
D. Dooshivisha

Answer: B. Sthavara Visha

Q. 2. What is the primary toxic effect of chronic Arsenic poisoning?

A. Hepatotoxicity
B. Neurotoxicity
C. Skin pigmentation and cancer
D. Hypertension

Answer: C. Skin pigmentation and cancer

Q. 3. According to Ayurveda, which herb is used as an antidote to *Arsenic poisoning*?

A. Haridra (Turmeric)
B. Guduchi (Tinospora cordifolia)
C. Shankhapushpi
D. Mandukaparni

Answer: B. Guduchi (Tinospora cordifolia)

Q. 4. Which form of Mercury is highly toxic to the nervous system?

A. Elemental mercury
B. Organic mercury
C. Ayurvedic Rasa Sindoor
D. Colloidal mercury

Answer: B. Organic mercury

Q. 5. What is the classical Ayurvedic purification process of Parada (Mercury) called?

A. Shodhana
B. Jarana
C. Satvapatana
D. Marana

Answer: A. Shodhana

Q. 6. According to Rasashastra, which material is used in Parada Shodhana?

A. Triphala
B. Gandhaka (Sulfur)
C. Gomutra (Cow urine)
D. All of the above

Answer: D. All of the above

Q. 7. Chronic exposure to Lead (Pb) toxicity mainly affects which system?

A. Cardiovascular system
B. Nervous system
C. Digestive system
D. Endocrine system

Answer: B. Nervous system

Q. 8. In Ayurveda, which herb is recommended for detoxifying *Lead poisoning*?

A. Shatavari
B. Brahmi
C. Triphala
D. Yastimadhu

Answer: C. Triphala

Q. 9. Which symptom is commonly associated with Lead poisoning?

A. Mees' lines in nails
B. Blue gum line (Burton's line)
C. Hematuria
D. Petechiae

Answer: B. Blue gum line (Burton's line)

Q. 10. Excessive intake of Copper can lead to which disease?

A. Wilson's disease
B. Parkinson's disease
C. Alzheimer's disease
D. Crohn's disease

11

UNIT

Jangama Visha

LEARNING OBJECTIVES

- Sarpa visha
- Loota visha
- Vrischika visha
- Mushika visha and its contemporary relevance
- Alarka visha and its contemporary relevance
- Keeta visha
- Vector borne diseases

(Lecture: 10 hours, Nonlecture: 6 hours)

SARPA VISHA

जङ्गम विष परिभाषा

सर्पाः कीटोन्दुरा लूता वृश्चिका गृहगोधिकाः।
जलौकामत्स्यमण्डूकाः कणभाः सकृकण्टकाः।। (च.चि.23/9)

सर्प, कीट, उंदुर (मूषक), लुता, वृश्चिक (बिच्छू), ग्रहगोधिका (छिपकली), जलौका, मत्स्य (मछली), मेंढक, कणभ, कृकणटक (गिरगिट)।

श्वसिंहव्याघ्रगोमायुतरक्षुनकुलादयः।
दंष्ट्रिणो ये विषं तेषां दंष्ट्रोत्थं जङ्गमं मतम्।। (च.चि.23/10)

कुत्ता, सिह, व्याघ्र, गोमयु (गीदड़), तरक्षु (लकड़बग्घा) व नेवला आदि जो दाढ (दांतो वाले) वाले प्राणी है। उनके दाढ़ से उत्पन्न होने वाले विष को जङ्गम विष कहा है।

जङ्गम विष के सामान्य लक्षण

निद्रां तन्द्रां क्लमं दाहं सपाकं लोमहर्षणम्।
शोफं चौवातिसारं च जनयेज्जङ्गमं विषम् (च.चि.23/15)

1. निद्रा	2. तन्द्रा	3. क्लम
4. दाह	5. पाक	6. शोथ
7. रोमाञ्च	8. अतिसार	

❖ **आयुर्वेद अनुसार सर्पो का वर्गीकरणः**

दिव्य सर्पः असंख्य होते है।

असङ्ख्या वासुकिश्रेष्ठा विख्यातास्तक्षकादयः (सु.क.4/5)

❖ वासुकि जिनमें श्रेष्ट है ऐसे तक्षकादि सर्प असंख्य है।

दिव्यभौमविभागेन द्विविधाः पन्नगाः स्मृताः।
वासुकिस्तक्षकोऽनन्तः सगरः सागरालयः। (अ.स.उ. 41/2)

❖ दिव्य और भौम भेद से सर्प दो प्रकार के हैं।

❖ इनमें दिव्य सांप वासुकी, तक्षकः अनन्तः समुद्र में रहने वाले हैं।

महीधराश्च नागेन्द्रा हुताग्निसमतेजसः।
ये चाप्यजस्रं गर्जन्ति वर्षन्ति च तपन्ति च (सु.क.4/6)

❖ जो महीधर व नागेन्द्र है अग्नि के समान तेज वाले तथा जो निरन्तर गरजते बरसते तथा तपते रहते है।

ससागरगिरिद्वीपा यैरियं धार्यते मही।
क्रुद्धा निःश्वासदृष्टिभ्यां ये हन्युरखिलं जगत् (सु.क.4/7)

❖ तथा जिन्होंने समुद्र, पर्वत, और द्वीपो सहित पृथ्वी को धारण कर रखा है।

❖ जो क्रुद्ध होकर निःश्वास एवं दृष्टि मात्र से सम्पूर्ण संसार का नाश करने में समर्थ है।

तथा नन्दोपनन्दाद्याः समिद्धाग्निनसमप्रभाः।
दिव्या गर्जन्ति वर्षन्ति द्योतन्ते द्योतयन्ति ते। (अ.स.उ. 41/2)

❖ नन्द, उपनन्द आदि जलती हुई अग्नि के समान हैं।

❖ दिव्य सर्प गरजते, बरसते व चमकते रहते हैं। और दूसरों को प्रकाशित करते हैं।

धारयन्ति जगत्कृत्स्नं कुर्युः क्रुद्धाश्च भस्मसात्।
दृङनिश्वसैर्नमस्तेभ्यो न तेष्वस्ति चिकित्सितम् (अ.स.उ. 41/2)

❖ सम्पूर्ण संसार को धारण करते हैं क्रुद्ध होने पर संसार को दृष्टि, निःश्वास से भस्मसात कर सकते हैं। इनको नमस्कार है इनकी चिकित्सा न करे।

भौम सर्प

अशीतिस्त्वेव सर्पाणां भिद्यते पञ्चधा तु (सु.क.4/9)

❖ संख्या– 80, जातियाँ–5, जो इस प्रकार है।

दर्वीकरा मण्डलिनो राजिमन्तस्तथैव च।
निर्विषा वैकरञ्जाश्च त्रिविधास्ते पुनः स्मृताः (सु.क.4/10)

❖ दर्वीकर (फणावन्तः)
❖ मण्डली (फणावर्जिताः विविधमण्डलेः चित्रिताः)
❖ राजिमान (रेखायुक्तः फणावर्जितगण्डमालादयः)
❖ निर्विष (विषरहिताः दुन्दुभिगोरादयः)
❖ वैकरञ्ज (संकीर्णजाताः पृथगजातीयसर्पिणी–पृथगजातीयसर्पाभ्द्यां जाताः वैकरञ्जः)
❖ प्रकारान्तर से इनकी तीन श्रेणियाँ और होती है।

सर्प अल्प (मन्द) विषाक्ताः

आचार्य सुश्रुत

व्याधितोद्विग्नदष्टानि ज्ञेयान्यल्पविषाणि तु।
तथाऽतिवृद्धबालाभिदष्टमल्पविषं स्मृतम्।। (सु.क.4/20)

सर्प व्याधिग्रस्त या उद्विगन्न हो तथा अतिवृद्ध व अतिबाल सर्प का दंश अल्पविष होता है।

सुपर्णदेवब्रह्मर्षियक्षसिद्धनिषेविते।
विषघ्नौषधियुक्ते च देशे न क्रमते विषम्।। (सु.क.4/20)

❖ गरुड़, देव, ब्रह्मऋषि, यक्ष, सिद्ध, इनके स्थान पर तथा ऐसे स्थान में जहाँ विषघ्न औषध हो वहा हुआ सर्पदंश अल्पविष होता है।

नकुलाकुलिता बाला वारिविप्रहताः कृशाः।
वृद्धा मुक्तत्वचो भीताः सर्पास्त्वल्पविषाः स्मृताः।। (सु.क.4/20)

❖ नेवले से प्रताड़ित, जल प्रवाह से ग्रस्त, बाल्यावस्था व शारीरिक दृष्टि से दुर्बल
❖ वृद्ध होने के कारण व जिन्होंने केचुली त्याग दी हो और जो डरे हुए हो उनमें विष की मात्रा अल्प होती है।

आचार्य चरक

भीतमत्ताबलोष्णक्षुत्तृषार्ते वर्धते विषम्।
विषं प्रकृतिकालौ च तुल्यौ प्राप्याल्पमन्यथा।। (च.चि.23/162)

❖ जो व्यक्ति भयभीत हुआ हो, पागल हो, दुर्बल हो, गर्मी से पीड़ित हो, भूख, प्यास से व्याकुल हो तो ऐसे व्यक्ति को सर्प दंश हो तो विष वेग शीघ्र ही बढ़ता है।

↓

❖ यदि विषैले सर्प आदि जन्तुओं का विष वात, पित, कफ आदि प्रकृति का हो और उसी प्रकृति के व्यक्ति को तथा उस दोष की वृद्धि होने के काल में दंश हो तो विष वेग प्रबल हो जाता है।

↓

❖ यदि इन बताई हुई अवस्था से भिन्न अवस्था में तथा भिन्न प्रकृति के मनुष्य में, भिन्न काल में विष का संसर्ग होता है, तो विष का प्रभाव अल्प होता है।

वारिविप्रहताः क्षीणा भीता नकुलनिर्जिताः।
वृद्धा बालास्त्वचो मुक्ताः सर्पा मन्दविषाः स्मृताः (च.चि.23/163)

❖ वारिविप्रहता– जल से पीड़ित
❖ क्षीण
❖ भीता– भयभीत हुए
❖ नकुलनिर्जिता– नेवले से पराजित
❖ त्वचा मुक्ता– केचुल छोड़े हुए
❖ वृद्धा बालास्त् मन्दविषाः स्मृता– वृद्ध या बालक सर्प मंद विष वाले कहे है।

आचार्य वाग्भट्टः (अ.सं.उ. 41/47)

जलाप्लुता रतिक्षीणा भीता नकुलनिर्जिताः।
शीतवातातपव्याधिक्षुत्तृष्णा श्रमपीडिताः।

❖ **जलाप्लुताः** जल के प्रवाह में थका हुआ
❖ **रतिक्षीणाः** सम्भोग के कारण क्षीण हुआ
❖ **भीता नकुलनिर्जिताः** भयभीत व नेवले से पराजित हुआ
❖ **शीतवातातपव्याधिक्षुत्तृष्णा श्रमपीडिताः** शीत, वात, आतप (धुप), रोग, भूख, प्यास व श्रम (थकान) से पीड़ित।

तूर्णं देशान्तरायाता विमुक्तविषकञ्चुकाः।
कुशौषधीकण्टकवद्ये चरन्ति च काननम्।
देशं च विद्याध्युषितं सर्पास्तेऽल्पविषा मताः।।

❖ **तूर्णं देशान्तरायाता**—शीघ्र चलकर एक देश से दूसरे देश में गमन करके आये हुए।
❖ **विमुक्तविषकञ्चुकाः** शीघ्र ही विष केंचुली त्यागने वाले।
❖ **कुशौषधीकण्टकवद्ये चरन्ति च काननम्**—विषघ्न औषधियों व कण्टक युक्त झाड़ियों वाले देश में रहने वाले।
❖ **देशं च विद्याध्युषितं सर्पास्तेऽल्पविषा मताः**– विषघ्नी विद्या से अध्युषित स्थान में रहने वाले सर्प अल्प विष वाले होते है।

सर्प विष उग्रता

आचार्य वाग्भट्ट (अ.स.उ. 41/48)

श्मशानचैत्यवल्मीकयज्ञाश्रयसुरालये।
चतुष्पथे जलस्थाने जीर्णोद्याने‌षु कोहरे।।

❖ शमशान, चौत्य, बाम्बी, यज्ञशाला, मंदिर
❖ चौराहा, जल स्थान, पुराने बाग, कोटर में जो सर्प रहता है।

क्षीरिद्रुगे निम्बतरी निर्झरे गिरिगह्वरे ।।
चक्रवज्रगन्दाकुन्तत्रिशुलाङ्कजटाधरा
रक्तास्यनयना ये च ते स्युराशीविषोपमाः।।

❖ बरगद आदि क्षीरीवृक्ष, नीम वृक्ष, झरना, पर्वत कन्दरा में जो सर्प रहता है।
❖ जिसके शरीर पर चक्र वज्र, गदा, भाला, त्रिशुल चिह्न हो, जटा युक्त, रक्त वर्ण नेत्र एवं रक्त वर्ण मुख के सर्प आशीविष के समान होते है।

न तेषां कालनियमो न च वेगेष्नुक्रमः।

इसके लिए समय का कोई प्रतिबंध नहीं होता व न इनके वेगों की कोई चिकित्सा है।

आचार्य सुश्रुत

अश्वत्थदेवायतनश्मशानवल्मीक सन्ध्यासु चतुष्पथेषु।
याम्ये सपित्र्ये परिवर्जनीया ऋक्षे नरा मर्मक्षु ये च दष्टाः।।
(सु. क. 3/38)

- ❖ पीपल, मन्दिर, श्मशान, वल्मीक, सन्धयाकाल, चौराहा।
- ❖ भरणी या मघा नक्षत्र में, मर्मस्थानों पर काटे हुए मनुष्यों की चिकित्सा असाध्य होने के कारण नहीं करनी चाहिए।

भेदानुसार सर्प संख्याः (Table 11.1)

दर्वीकरा मण्डलिनो राजिमन्तश्च पन्नगाः।
तेषु दर्वीकरा ज्ञेया विंशतिः षट् च पन्नगाः।। (सु.क.4/11)
द्वाविंशतिर्मण्डलिनो राजिमन्तस्तथा दश।
निर्विषा द्वादश ज्ञेया वैकरञ्जास्त्रयस्तथा।। (सु.क.4/12)
वैकरञ्जोद्भवाः सप्त चित्रा मण्डलिराजिलाः (सु.क.4/13)

Table 11.1

भेद	संख्या
1. दर्वीकर	26
2. मण्डली	22
3. राजिमान	10
4. निर्विष	12
5. वैकरञ्ज	3
6. वैकरञ्जोद्भव	7
	80

इह दर्वीकरः सर्पो मण्डली राजिमानिति।
त्रयो यथाक्रमं वातपित्तश्लेष्मप्रकोपणाः (च.चि.23/123)

- ❖ **दर्वीकर**– वात प्रकोप
- ❖ **मण्डली**– पित्त प्रकोप
- ❖ **राजिमान**– कफ प्रकोप

आचार्य वाग्भट अनुसार

दर्वीकरा मण्डलिनो राजीमन्तश्च पन्नगाः।
त्रिधा समासतो भौमा भिद्यन्ते ते त्वनेकधा।
व्यासतो योनिभेदेन नोच्यन्तेऽनुपयोगतः
(अ.स.उ. 41/2), (अ.हृ.उ.36/1)

सर्पदंश के हेतुः

पादाभिमृष्टा दुष्टा वा क्रुद्धा ग्रासार्थिनोऽपि वा (सु.क.4/13)

- ❖ **पादाभिमृष्टा**– पैरो के नीचे आ जाने से।
- ❖ **दुष्टा**– स्भाव से दुष्ट प्रकृति का होने से।
- ❖ **दुष्टा**– किसी भी कारण से क्रुद्ध होने से।
- ❖ **ग्रासार्थि**– भोजन की इच्छा से।

आहारार्थं भयात् पादस्पर्शादतिविषात् क्रुधः ।।८।।
पापवृत्तितया वैराद्देवर्षियमचोदनात्।
दशन्ति सर्पास्तेषूक्तं विषाधिक्यं यथोत्तरम।। (अ.हृ.उ. 36/9)

- ❖ **आहारार्थं**– आहार के लिए।
- ❖ **भयात्**– भय से।
- ❖ **पादस्पर्शादतिविषात् क्रुधः**– पैर स्पर्श होने पर, अतिविष से, क्रोध आने से।
- ❖ **पापवृत्तितया**– पाप वृति।
- ❖ **वैराद्देवर्षियमचोदनात्**– वैर व देवता, ऋषि या यम की प्रेरणा से सर्प व्यक्ति को दंश करते है।

सर्पदंश भेदः (Table 11.2)

सर्पितं रदितं चापि तृतीयमथ निर्विषम्।
सर्पाङ्गाभिहतं केचिदिच्छन्ति खलु तद्विदः (सु.क.4/14)

- ❖ सर्प दंश तीन प्रकार का बताया है—सर्पित, रंदित, निर्विष दंश व कुछ सर्प विशेषज्ञ के मतानुसार सर्पाङ्गभिहत नाम से चतुर्थ दंश भी होता है।

Table 11.2

सर्पित	रंदित	निर्विष
पदानि यत्र दन्तानामेकं द्वे वा बहूनि वा। निमग्नान्यल्परक्तानि यान्युद्वृत्य करोति हि (सु.क.4/15–16)	**राज्यः सलोहिता यत्र नीलाः पीताः सितास्तथा। विज्ञेयं रदितं तत्तु ज्ञेयमल्पविषं च तत् (सु.क.4/17)**	**अशोफमल्पदुष्टासृक् प्रकृतिस्थस्य देहिनः। पदं पदानि वाविद्यादविषं तच्चिकित्सकः (सु.क. 4/18)**
सर्प दंश के पश्चात जब दन्त को बाहर निकालता है तो वहाँ पर दाँतों के एक, दो या बहुत से निशान रह जाते है। • निमग्निनि (गहरे) • अल्परक्तयुक्त	• त्वचा में जिस दंशस्थल पर लोहित, नील, पित तथा सफेद रेखाएं हो वह रंदित दंश समझना चाहिए। • इनमे विषाक्तता अल्प होती है।	• दंश के एक अथवा अनेक निशान (पदम्) हो। • शोफ व दुष्ट रक्त अल्प हो • रोगी स्वस्थ अनुभव करता हो।
चञ्चुमालकयुक्तानि वैकृत्यकरणानि च। सङ्क्षिप्तानि सशोफानि विद्यात्तत् सर्पितं भिषक् (सु.क. 4/15)		• तो चिकित्सक को उसे निर्विष समझना चाहिए।
• चञ्चुमाल की तरह दीखने वाले • विकृति लाने वाले • सूक्ष्म शोफ युक्त समझना चाहिए।		

आचार्य वाग्भट्ट अनुसार–पांच प्रकार हैं। (अ.स.उ.41/30)

1. **तुण्डाहत**

   यत्र लालापरिक्लेदमात्रं गात्रे प्रदृश्यते।
   न तु दंष्ट्राकृतं दंशं तत्तुण्डाहतमादिशेत्।

   - इसमें सर्प के तुण्ड से आहत (स्पर्श) होने के कारण लाला व क्लेद (गीलापन) उपस्थित रहता है।
   - यह दंश के कारण उत्पन्न नहीं होता व इसमें दंष्ट्रा का कोई चिन्ह नहीं होता।

2. **व्यालीढः**

   एकं दंष्ट्रापदं द्वे वा व्यालीढाख्यमशोणितम्।

   - इसमें दंश स्थल पर एक या दो दन्त चिन्ह मिलते हैं।
   - अस्रावी व्रण अर्थात व्रण से रक्त स्रावित नहीं होता।

3. **व्यालुप्तः**

   दंष्ट्रापदे सरक्ते द्वे व्यालुप्तं त्रीणि तानि तु।

   - इसमें दो या तीन दन्त चिन्ह मिलते हैं।
   - रक्त स्राव होता है। (व्रण से रक्त स्रावित होता है।)

4. **दष्टकः**

   मांसच्छेदादविच्छिन्नरक्तवाहीनि दष्टकम्।

   - इसमें तीन दन्त चिन्ह मिलते हैं।
   - मांस व रक्त वाहिनियाँ विदीर्ण हो जाती है। एवं रक्त स्राव होता है।

5. **दष्टनिपीडितः**

   दंष्ट्रापदानि चत्वारि तद्वद्दष्टनिपीडितम्।।

   - इसमें (सभी) चार दष्ट्रा (दांतो) के चिन्ह मिलते है।
   - अत्यधिक रक्त स्राव होता है।

गूढ़ संपादित दष्ट के लक्षण –

गूढसम्पादितं वृत्तं पीडितं लम्बितार्पितम्।
सर्पितं च भृशाबाधं दंशा येऽन्ये न ते भृशाः।। (च.चि.23/135)

1. **गूढसम्पादितं**– जो दंश अधिक गहराई तक हो।
2. **वृत्तं**– गोल हो।
3. **पीडितं**– अति पीड़ा युक्त हो।
4. **लम्बिता**– लम्बा हो (सर्प दंश में सभी दन्त चिन्ह उपस्थित हो)
5. **सर्पितं**– ये अधिक कष्ट देने वाला होता है।

❖ जितना अधिक कष्ट इस दंश में होता है इतना कष्ट अन्य किसी प्रकार के दंश स्थानों में विकृति होने से नहीं होता।

सर्पो में विष स्थान/ विष विमोचन प्रक्रिया

आचार्य चरक

सर्वदेहाश्रितं क्रोधाद्विषं सर्पो विमुञ्चति।
तदेवाहारहेतोर्वा भयाद्वा न प्रमुञ्चति।। (च.चि.23/164)

- सर्पो के सम्पूर्ण शरीर में विष आश्रित रहता है। जब सर्प क्रोधित होता है, तो विष को दांतो के द्वारा बाहर निकालता है।
- यदि सर्प भूख व भय से पीड़ित हो तो विष को पूर्ण रूप से बाहर निकाल पाता है।

आचार्य सुश्रुत

शुक्रवत् सर्वसर्पाणां विषं सर्वशरीरगम्।
क्रुद्धानामेति चाङ्गेभ्यः शुक्रं निर्मन्थनादिव।। (सु.क.4/28)

- जिस प्रकार शुक्र धातु को सर्वशरीरगत माना जाता है। व निर्मन्थन से अंग द्वारा (शिश्न) बाहर निकलने की क्रिया संपन्न होती है।
- इसी प्रकार विष भी सर्पो के समस्त शरीर में व्यापत होता है। व उनके क्रोधित होने पर बाहर आता है।

तेषां बडिशवद्दंष्ट्रास्तासु सज्जति चागतम्।
अनुद्वृत्ता विषं तस्मान्न मुञ्चन्ति च भोगिनः।। (सु.क.4/29)

- इस प्रकार से विष **बडिश के आकार के दंष्ट्रा** (दाँतो) में आ जाता है।
- इसी कारण से सर्प क्रोधित हुए बिना विष त्याग नहीं करते है। (कर्षणकृतपरावृत्या हि दंष्ट्राणां अधोमुखतेती)

सर्पो में दाढ़

आचार्य चरक व आचार्य वाग्भट्ट

सर्पदंष्ट्राश्चतस्रस्तु तासां वामाधरा सिता।
पीता वामोत्तरा दंष्ट्रा रक्तश्यावाऽधरोत्तरा (च.चि.23/164)
वामाऽधराऽसिता पीता तदूर्ध्वा दक्षिणात्वधः।
रक्ताश्याव————————————(अ.स.उ.41/15)

❖ सर्प के मुख में चार प्रकार के दाढ़ (दन्त) होती है।
❖ उन में जो वाम भाग में नीचे की तरफ होती है वह कृष्ण (काली) होती है। ऊपर के वाम भाग की दाढ़ (पीत) पीली होती है।
❖ दक्षिण भाग के नीचे की दाढ़ रक्त वर्ण (लाल) होती है। ऊपरी भाग के दक्षिण पार्श्व की दाढ़ श्याव वर्ण की होती है।

सर्पो (दाढ़) में विष मात्रा

यन्मात्रः पतते बिन्दुर्गोबालात् सलिलोद्धृतात्।
वामाधरायां दंष्ट्रायां तन्मात्रं स्यादहेर्विषम्।। (च.चि.23/139)

❖ गाये के पूँछ का बाल पानी में डाल दिया जाये व जल से निकालने के बाद जितनी जल की बूंदे गिरती है उतना ही विष सर्प के वाम भाग के नीचे की दाढ़ में होता है।

एकद्वित्रिचतुर्वृद्धविषभागोत्तरोत्तराः।
सवर्णास्तत्कृता दंशा बहूत्तरविषा भृशाः।। (च.चि.23/139)

- दाढ़ो में विष एक भाग, दो भाग, तीन भाग, चार भाग उत्तरोत्तर अधिक होता है। सर्प जिस दाढ़ वाले दन्त से दंश करता है
- तो दंश हुआ स्थान उस दाढ़ के वर्ण जैसा हो जाता है। उत्तरोत्तर विष कष्ट साध्य होता है।

आचार्य वाग्भट्ट

रक्ताश्यावोत्तरैकद्वित्रिचतुर्विष बिन्दुः काः।
ताः क्रमान्मुद्गमात्रो विन्दुः। (अ.स.उ.41/15)

- काली दाढ़ में विष एक बूंद, पीत (पीली) में दो, रक्त (लाल) में तीन बूंद तथा श्याव दाढ़ मे चार बूंद विष होता है। बूंद से यहां अभिप्राय मूंग के बराबर मात्रा से है।

सर्प विष असाध्यता

आचार्य वाग्भट्ट

श्मशानचितिचैत्यादो पञ्चमीपक्षसन्धिषु।
अष्टमीनवमी सन्ध्यामध्यरात्रिदिनेषु च।। (अ.स.उ.41/54)

- शमशान, चैत्य, चिति (अग्नि चयन स्थान) में, पञ्चमी, पूर्णिमा, अमावस्या, अष्टमी व नवमी तिथि के सन्धाकाल, मध्यरात्रि, मध्याह्न में दष्ट हुए व्यक्ति की चिकित्सा न करे, वे असाध्य हैं।

याम्याग्नेयमद्या श्लेषाविशाखापूर्वरते।
नैरताख्ये मुहूर्ते च दष्टं मर्मसु च त्यजेत्।। (अ.स.उ.41/54)

- याम्या (भरणी), आग्नेय (कृतिका), मधा, अश्लेषा, विशाखा, पूर्वाषाढा, नैर्ऋत (गूल) नक्षत्र में, नैर्ऋताख्य (बारहवे मुहूर्त में) मुहूर्त में तथा मर्म स्थान में काटे हुए व्यक्ति की चिकित्सा न करे, वे असाध्य है।

दष्टमात्रे सितास्याक्षः शीर्य माण शिरोरूः।
स्तब्धजिह्वो मुहूर्मूर्च्छन् शीतोच्छवासो न जीवति।। (अ.स.उ.41/55)

- **दष्टमात्रे सितास्याक्षः**– दष्ट मात्र से ही जिसके नेत्र व मुख श्वेत हो जाये,
- **शीर्य माण शिरोरूः**– शिर केश पात होने लगे
- **स्तब्धजिह्वो मुहूर्मूर्च्छन्**– जिह्वा में स्तब्धता, बार–बार मूर्च्छा आये।
- **शीतोच्छवासो न जीवति**– निःश्वास से शीत हो गया हो वह असाध्य है।

हिध्मा श्वासो वमिः कासो दष्टमात्रस्य देहिनः।
जायते युगपद्यस्थ स हृच्छूली न जीवति।। (अ.स.उ. 41/55)

- दष्टमात्र से ही जिसको हिक्का, श्वास, वमन, कास एक साथ हो जाये, वह रोगी हृदय शूल आदि से पीडित होने पर असाध्य है।

जाम्बवप्रतिमा दंश कूर्मपृष्ठवदुन्नतः।
रक्तं खेभ्यः समस्तेभ्यो वर्तते न तु दंशतः।। (अ.स.उ.41/58)

- **जाम्बवप्रतिमा दंश** – रोगी का दंश पके हुए जामुन के समान हो जाए।
- **कूर्मपृष्ठवदुन्नतः**– कछुए की पीठ के समान ऊपर की ओर उठा दंश।
- **रक्तं खेभ्यः समस्तेभ्यो वर्तते न तु** – स्थूल, सूक्ष्म स्त्रोतो व छिद्रों से रक्त स्त्राव होता हो, दंश स्थान से रक्तस्त्राव न हो।

रोम्णां न शीतलैर्हर्षः श्वयथुर्लोहितासितः।
हृष्टमेहनता वक्रवंक्त्रत्वं यस्य तं त्यजेत्।। (अ.स.उ.41/58)

- **रोम्णां न शीतलैर्हर्षः**– शीतल जल से रोमांच न हो।
- **श्वयथुर्लोहितासितः** – रक्त व कृष्ण वर्ण शोथ हो।
- **हृष्टमेहनता**– मेढ्र में प्रहर्ष।
- **वक्रवंक्त्रत्वं**– मुख में शीतलता रहे वह रोगी असाध्य है।

फेनं वमति निस्संज्ञः श्यावपादकरान्ननः।
नासावसादो भङ्गोङ्ग विडभेदः श्लथसन्धिता।। (अ.स.उ.41/59)

- **फेनं वमति निस्संज्ञः** मुख से फेन व वमन तथा संज्ञनाश हो गया हो।
- **श्यावपादकरान्ननः**— हस्त–पाद कृष्ण वर्ण के हो गये हो।
- **नासावसादो भङ्गोङ्गः**— नासा अवसाद, अंग भंग होता है।
- **विडभेदः श्लथसन्धिता**— अतिसार, सन्धियों में शिथिलता हो तो असाध्य है।

न नस्यैष्चेतना तीक्ष्णैर्न क्षतात् क्षतजागमः।
दण्डाहतस्य नोराजिः प्रयातस्य यमान्तिकम्।। (अ.स.उ.41/60)

- **न नस्यैष्चेतना तीक्ष्णैर्न**— तीक्ष्ण नस्य से भी चेतना न आये।
- **क्षतात् क्षतजागमः**– शस्त्र से उत्कर्तन करने से भी जिसके व्रण से रक्त नहीं आता।
- **दण्डाहतस्य नोराजिः**– दण्डे से मारने पर भी जिसमें रेखायें व निशान न बने
- **प्रयातस्य यमान्तिकम्ः**– वह रोगी मरणासन्न होता है।

सर्पसंतति उत्पत्ति

तत्र जायते। कर्कतनसवर्णेऽण्डे समुद्भिन्ने भुजङ्गमः।
दीर्घलोहितराजीभिश्चत्रे योषिन्नपुंसकम्।।
शिरीषपुष्पसदृशे (अ.स.उ. 41/13)

- **कर्कतनसवर्णेऽण्डे समुद्भिन्ने भुजङ्गमः** – कर्केतन मणि के समान इन अण्डों से पुरुष सर्प उत्पन्न होते हैं।
- **दीर्घलोहितराजीभिश्चत्रे योषिन्न**– लम्बी रक्त वर्ण रेखा वाले अण्डों से सर्पिणीयां उत्पन्न होती हैं।
- **नपुंसकम् शिरीषपुष्पसदृशे**— शिरीष पुष्प के समान अण्डों से नपुंसक सर्प उत्पन्न होते है।

सर्पो की आयु

आयुर्वर्षशतं विशं पञ्चवर्षशतायुषः।
गोनसा धर्मततानां गवां नासासमुद्भवाः।। (अ.स.उ. 41/18)

- सर्पो की आयु एक सौ बीस वर्ष की होती है। गोनस सर्प पांच सौ वर्ष तक जीते है। ये गोनस सांप गरमी से तत गायो की नासिका से उत्पन होते है।

सर्पिणी गर्भधारण समय

प्रायेणर्तुमतीमासं ज्येष्ठं तिष्ठति पन्नगी।
आषाढे सर्पसंयोगादण्डानामासिकार्तिके ।।
द्वेशतेविंशतीद्वे च सा सूते (अ.स.उ. 41/12)

- ❖ प्रायः करके सर्पिणी ज्येष्ठ मास मे ऋतुमती होती है।
- ❖ आषाढ मांस में सर्प का संयोग होने पर कार्तिक मांस मे दो सौ चालीस अण्डो को देती है।

सर्पदंश के सामान्य लक्षण

विषं हि निशितनिस्त्रिंशाशनिहुतवहदेश्यमाशुकारि शुकारि मुहूर्तमप्युपेक्षितमातुरमतिपातयति, न चावकाशोऽस्ति वाक्समूहमुपसर्तुं, प्रत्येकमपि दष्टलक्षणेऽभिहिते सर्वत्र त्रैविध्यं भवति तस्मात् त्रैविध्यमेव वक्ष्याम; एतद्धयातुर हितमसंमोहकरं च, अपि चात्रैव सर्वसर्पव्यञ्जनावरोधः।। (सु.क.4/41)

- ❖ **विषं हि निशितनिस्त्रिंशाशनिहुतवहदेश्यमाशुकारि** – विष तीक्ष्णखड्ग (निशितनिस्त्रिंश), वज्र (अशनि) और अग्नि के समान शीघ्र फैलकर आशुकारि होता है।
- ❖ **शुकारि मुहूर्तमप्युपेक्षितमातुरमतिपातयति**– (शीघ्रव्यापकम्) और (चिकित्सा में) क्षणमात्र की उपेक्षा से व्यक्ति मृत्यु को प्राप्त हो जाता है।
- ❖ **न चावकाशोऽस्ति वाक्समूहमुपसर्तुं**– रोगी से कुछ बात करने का समय भी नहीं मिल पाता है।
- ❖ **प्रत्येकमपि दष्टलक्षणेऽभिहिते सर्वत्र त्रैविध्यं भवति**– सर्पदष्ट व्यक्ति के कहे गये सभी लक्षण तीन प्रकार के होते हैं।

दंशस्तु सविषः सर्वः सशोफो वेदनान्वितः।
तुद्यते ग्रथितः किञ्चित् कण्डूमान् दह्यते भृशम्।। (अ.सं.उ. 41/35)

- ❖ **सर्वः सशोफो वेदनान्वितः**– दंशस्थान पर शोथ, वेदना, चुभन।
- ❖ **तुद्यते ग्रथितः किञ्चित् कण्डूमान्**– ग्रन्थि, कण्डू होती है
- ❖ **दह्यते भृशम्।।**– अत्यधिक तीव्र दाह

दर्वीकर सर्प

नाम (सु.क.4/34)

तत्र दर्वीकराः– कृष्णसर्पो, महाकृष्णः, कृष्णोदरः श्वेतकपोतो, महाकपोतो, बलाहको, महासर्पः, शङ्खकपालो, लोहिताक्षो, गवेधुकः, परिसर्पः, खण्डफणः, ककुदः, पद्मो, महापद्मो, दर्भपुष्पो, दधिमुखः, पुण्डरीको, भ्रूकुटीमुखो, विष्किरः, पुष्पाभिकीर्णो, गिरिसर्पः, ऋजुसर्पः, श्वेतोदरो, महाशिरा, अलगर्द, आशीविष इति

दर्वीकर पहचानः

रथाङ्गलाङ्गलच्छत्रस्वस्तिकाङ्कुशधारिणः।
ज्ञेया दर्वीकराः सर्पाः फणिनः शीघ्रगामिनः।। (सु.क.4/22)

- ❖ रथाङ्ग (चक्र), लाङ्गल (हल), छत्र, स्वस्तिक, अंकुश के सदृश्य निशान होते हैं।
- ❖ ये फणायुक्त और तेज भागने वाले सर्प जो दर्वीकर कहलाते है।

दर्वीकरः फणी ज्ञेयो (च.चि.23/125)

- ❖ ये सर्प फण वाले होते हैं।

रथाङ्गलाङ्गलच्छत्रस्वस्तिकाङ्कुशधारिणः।।
फणिनः शीघ्रगतयः सर्पा दर्वीकराः स्मृताः। (अ.हृ.उ. 36/4–5)
(अ.स.उ.41/6)

- ❖ जिन सर्पो की फणा के ऊपर चक्र, हल, छत्र, स्वस्तिक या अंकुश का चिन्ह होता है व जो सर्प शीघ्रगामी होते हैं।
- ❖ **विचरण काल**

दिवा दर्वीकराः स्मृताः (सु.क.4/21)

- ❖ दिन के समय में विचरण करते हैं।
- ❖ **दोष प्रभाव व रस, वीर्य**

विशेषाद्रूक्षकटु———————————————।
विषं यथाक्रमं तेषां तस्माद्वातादिकोपनम्।। (च.चि.23/126)

- ❖ दर्वीकर सर्पो का विष रुक्ष व कटु होता है। इसलिए इन सर्पो का विष वात दोष को प्रकुपित करता है।

कोपयन्त्यनिलं जन्तोः फणिनः सर्व एव तु। (सु.क.4/29)

- ❖ फणा वाले सभी सर्प दंश करने पर व्यक्ति में वायु को प्रकुपित करते हैं।

विशेषाद्रूक्षकटु———————————————
विषं दर्वीकरादीनां क्रमाद्वातादिकोपनम्। (अ.हृ.उ. 36/2)

- ❖ दर्वीकर सर्पो का विष रुक्ष व कटु होता है। इसलिए इन सर्पो का विष वात दोष को प्रकुपित करता है।
- ❖ **दर्वीकर सर्पो में अवस्था व ऋतु अनुसार उग्रताः**

दर्वीकरास्तु तरुणा——————————————।
———————————— जायन्ते मृत्युहेतवः।। (सु.क.4/29)

- ❖ दर्वीकर तरुण अवस्था में हो तो इनके दंश से मृत्यु होती है।

तरुणाः कृष्णासर्पास्तु————————।
————————————भवन्त्याशीविषोपमाः।। (च.चि. 23/136)

- ❖ कृष्ण सर्प (दर्वीकर) तरूण अवस्था में आशीविष के समान होते है।

तारुण्य बृष्टि च ——————————————।
विषोद्वणा भवन्त्येते————————————।। (अ. स. उ. 41/5)

- ❖ दर्वीकर सर्प तरुणावस्था में तथा वर्षाकाल में अति विषैले होते है।

दर्वीकर विशिष्ट लक्षण

आचार्य सुश्रुत (सु.क.4/37)

तत्र दर्वीकरविषेण त्वङ्नयननखदशनवदनमूत्रपुरीषदंशकृष्णत्वं रौक्ष्यं शिरसो गौरवं सन्धिवेदना कटीपृष्ठग्रीवादौर्बल्यं जृम्भणं

वेपथुः स्वरावसादो घुघुरको जडता शुष्कोद्गारः कासश्वासी हिक्का वायोरूर्ध्वगमनं शूलोद्वेष्टनं तृष्णा लालास्रावः फेनागमनं स्रोतोऽवरोधस्तास्ताश्च वातवेदना भवन्तिः।।

- **त्वङ्नयननखदशनवदनमूत्रपुरीषदंशकृष्णत्वं–** त्वचा, नेत्र, नाखून, दाँत, मुख, मूत्र, पुरीष और दंश का वर्ण कृष्णवर्ण का हो जाता है।
- **रौक्ष्यं शिरसो गौरवं–** रूक्षता, शिर में भारीपन
- **सन्धिवेदना कटीपृष्ठग्रीवादौर्बल्यं–** सन्धियों में वेदना, कटी(कमर), पीठ और ग्रीवा में दुर्बलता।
- **जृम्भणं वेपथुः स्वरावसादो घुघुरको–** जम्भाइयाँ आना, शरीर में कम्प, स्वरभंग, गले में घुर–घुर शब्द होना।
- **जडता शुष्कोद्गारः–** शरीर का जकड़ जाना, शुष्क उगार आना।
- **कासश्वासी हिक्का वायोरूर्ध्वगमनं–** कास, श्वास, हिक्का, वायु का ऊपर की ओर गमन।
- **शूलोद्वेष्टनं तृष्णा लालास्रावः फेनागमनं–** शूल के कारण ऐंठन होना, तृष्णा रोग लालास्राव, मुख से फेन (झाग) आना।
- **स्रोतोऽवरोधस्तास्ताश्च वातवेदना भवन्तिः–** स्रोतों अवरोध व तोदन–भेदनादि वातवेदनाएँ होती हैं।

आचार्य वाग्भट्ट (अ.स.उ.41/36)

..............................तत्र दंशः फणावताम्।
कूर्मपृष्ठोन्नतो रूक्षः सूक्ष्मदंष्ट्रापदान्वितः।
विकाराः श्यावतावक्त्रनखमूत्राक्षिविट्त्वचाम्।
शीतज्वरः सन्धिरुजा निद्रानाशो विजृम्भिका।
मन्यास्तम्भः सिराध्मानं पृष्ठकट्यस्थिवाग्ग्रहाः।
शिरोगुरुत्वमरुचिः कासश्वासौ हनुग्रहः।
शूलमृद्वेष्टनं कोष्ठे शोषरोधौ मलाश्रयौ।
सन्दिग्धवाक्त्वं नैश्चेष्ट्यं मृतस्येव विसंज्ञता।
फेनलालोद्गमौ हिध्मा कण्ठे घुरघुरायणम्।
शुष्कोद्गारो मुहुश्चैते वातजाश्चापरे गदाः।।

- **कूर्मपृष्ठोन्नतो रूक्षः–** दंशस्थान कछुए की पीठ के समान ऊपर को उठा हुआ, रूक्ष।
- **सूक्ष्मदंष्ट्रापदान्वितः–** दंष्ट्राओं के सूक्ष्म चिह्नों से युक्त होता है।
- **विकाराः** श्यावतावक्त्रनखमूत्राक्षिविट्त्वचाम। – त्वचा, नख, नेत्र, दाँत, मुख, मल–मूत्र सभी का कृष्ण वर्ण जाता हैं।
- **शीतज्वरः सन्धिरुजाः–** शीत ज्वर, सन्धियों में वेदना।
- **निद्रानाशो विजृम्भिकाः** – निद्रा न आना, जम्भाई।
- **मन्यास्तम्भः सिराध्मानं** – मन्यास्तम्भ (ग्रीवा में दुर्बलता), सिरा आध्मानं (फूलना)
- **पृष्ठकट्यस्थिवाग्ग्रहाः** – कटि, पृष्ठ अस्थि में स्तब्धता, वाक ग्रह।
- **शिरोगुरुत्वमरुचिः** कासश्वासौ हनुग्रहः। – सिर में भारीपन, अरुचि, कास, श्वास, हनुस्तम्भ
- **शूलमृद्वेष्टनं कोष्ठेः–** शूल, उदर में ऐंठन।
- **शोषरोधौ मलाश्रयौः–** पक्वाशय में शुष्कता, मल अवरोध।
- **सन्दिग्धवाक्त्वंः–** अस्पष्ट वाणी।
- **नैश्चेष्ट्यं मृतस्येव विसंज्ञताः–** मृत व्यक्ति समान निश्चेष्टा, संज्ञानाश।
- **फेनलालोद्गमौ हिध्मा कण्ठे घुरघुरायणमः–** मुख से फेन, लालास्राव, हिक्का, कंठ में घुरघुराहट।
- **शुष्कोद्गारो मुहुश्चौते वातजाश्चापरे गदाः–** शुष्क उदगार का बार–बार आना, अन्य वातिक वेदनां।

आचार्य चरक

दर्वीकरकृतो दंशः सूक्ष्मदंष्ट्रापदोऽसितः।
निरूद्धरक्तः कूर्माभो वातव्याधिकरो मतः।। (च.चि. 23/127)

- **दंशः सूक्ष्मदंष्ट्रापदोऽसितः–**दंशस्थान सूक्ष्म व कृष्ण वर्ण का होता है।
- **निरूद्धरक्तः कूर्माभोः–** रक्त नहीं निकलता व दष्ट हुआ स्थान कछुए की पीठ के समान उभरा हुआ होता है।
- **वातव्याधिकरो मतः–** वातजन्य विकारों को उत्पन्न करने वाला होता है।

दर्वीकर सर्प वेग अनुसार लक्षण व चिकित्सा (Table 11.3)

Table 11.3

वेग	आचार्य सुश्रुत वेग–(सु.क. 4/39) चिकित्सा–(सु.क. 5/20–24)	आचार्य वाग्भाट्ट वेग– (अ.ह.उ. 36/19–22) (अ.स.उ. 41/43) चिकित्सा– (अ.हृ.उ. 36/74–78) (अ.स.उ. 42/53)
प्रथम	**प्रथमे वेगे विषं शोणितं दूषयति, तत् प्रदुष्टंकृष्णतामुपैति, तेन काय पिपीलिकापरिसर्पणमिव चांगे भवति।** **शोणितं दूषयति–** रक्त दूषित होता है। **तत् प्रदुष्टंकृष्णतामुपैति–** दूषित होने पर इसका वर्ण कृष्ण हो जाता है। **तेन काय पिपीलिकापरिसर्पणमिव चांगे भवति–** उसको शरीर पर पिपीलिका/चीटियों के चलने जैसी प्रतीत होने लगती है। **चिकित्सा** **प्रथमे शोणितं हरेत्।** प्रथम विष वेग में रक्तमोक्षण करावे।	**दर्वीकृतां वेगे दुष्टं श्यावीभवत्यसृक्।** **श्यावता तेन वक्त्रादौ सर्पन्तीव च कीटकाः।।** **दुष्टं श्यावीभवत्यसृक्–** रक्त दूषित होकर श्याव वर्ण हो जाता है। **श्यावता तेन वक्त्रादौ–** इससे मुख, नेत्र, आदि में कृष्णता आ जाती है। **सर्पन्तीव च कीटकाः–** शरीर पर चीटियों के चलने जैसी प्रतीति होने लगती है। **चिकित्सा** **वेगें विस्त्राव्य शोणितम्। अगद मधुसर्पिर्थ्यां संयुक्तं त्वरितं पिबेत्।** • सिरावेध द्वारा रक्त विस्त्रावण। • पूर्वोक्त अगद को मधु घृत में मिलाकर शीघ्रता से पिये।

वेग	आचार्य सुश्रुत वेग–(सु.क. 4/39) चिकित्सा–(सु.क. 5/20–24)	आचार्य वाग्भाट्ट वेग– (अ.हृ.उ. 36/19–22) (अ.स.उ. 41/43) चिकित्सा– (अ.हृ.उ. 36/74–78) (अ.स.उ. 42/53)
द्वितीय	**द्वितीये मांसं दूषयति, तेनात्यर्थं कृष्णता शोफो ग्रन्थयश्चांगे भवन्ति।** **मांसं दूषयति–** मांस दूषित होता है। **तेनात्यर्थं कृष्णता शोफो ग्रन्थयश्चांगे–** शरीर का वर्ण अत्यधिक कृष्ण, शोफ व अंग में ग्रन्थियो हो जाती है। **चिकित्सा** **द्वितीये मधुसर्पिर्थ्यां पाययेतागदं भिषक्।** मधु व घृत के साथ अगद का पान कराए।	**द्वितीये ग्रन्थयो वेगे** दंश स्थान पर ग्रन्थि उत्पन्न हो जाती है। **चिकित्सा–** **द्वितीये वमनं कृत्वा तद्वदेवागदं पिबेत्।** • वमन पश्चात मधु व घृत के साथ अगदपान कराये।
तृतीय	**तृतीये मेदो दूषयति, तेन दंशक्लेदः शिरोगौरवं स्वेदश्चक्षुर्ग्रहणं च।** **मेदो दूषयति–** मेदोधातु की दुष्टि होती है। **तेन दंशक्लेदः–** दंशस्थान में क्लेद (गीलापन)। **शिरोगौरवं–** शिर में भारीपन । **स्वेदश्चक्षुर्ग्रहणं च–** स्वेद, नेत्रों के कार्य में अवरोध। **चिकित्सा** **नस्य कर्माञ्जने युञ्ज्यातृतीये विषनाशने।** विषनाशक नस्य कर्म तथा अञ्जन का प्रयोग करे।	**तृतीये मूर्ध्नि गौरवम्। दृग्रोधो दंशविक्लेद।** **मूर्ध्नि गौरवम्–** शिर में भारीपन **दृग्रोधो दंशविक्लेदः–** दंशस्थान में दुर्गन्ध आना व कोथ व क्लेद लक्षण उत्पन्न होते है। **चिकित्सा** **षिपहे प्रयुञ्जीत तृतीयेऽञ्जननावने** • विषनाशक अगद द्रव्यों का अंजन व नस्य प्रयोग करे।
चतुर्थ	**चतुर्थे कोष्ठमनुप्रविश्य कफप्रधानान् दोषान् दूषयात तेन तन्द्राप्रसेकसन्धिविश्लेषा भवन्ति।** **कोष्ठमनुप्रविश्य–** विष कोष्ठ में प्रवेश करता है। **कफप्रधानान् दोषान् दूषयात तेन–** कफबहुल रचनाओं को दूषित करता है। **तन्द्राप्रसेकसन्धिविश्लेषा भवन्ति–** तन्द्रा, प्रसेक व सन्धिविश्लेष होता है। **चिकित्सा–** **वान्तं चतुर्थे पूर्वोक्तां यवागूमथ दापयेत्** • रोगी को वमन कराकर स्थावर विष वेग के प्रसंग में कही गई यवागू पीने को दे।	**चतुर्थे ष्ठीवनं वमिः।।** **संधिविश्लेषणं तन्द्रा** **ष्ठीवनं वमिः–** बार–बार थूकना व वमन होता है। **संधिविश्लेषणं तन्द्राः–** संधिस्थलो का भंग (ढीला) पड़ जाना एवं तन्द्रा होना आदि लक्षण होते। **चिकित्सा–** **पिबेच्चतुर्थे पूर्वोक्तां यवागूं वमने कृते।** • वमन कराकर पूर्वोक्त कही गई यवागू पिलाये।
पञ्चम	**पञ्चमेऽस्थीन्यनुप्रविशति प्राणमग्निं च दूषयति, तेन पर्वभेदो हिक्का दाहश्च भवति।** **पञ्चमेऽस्थीन्यनुप्रविशति–**अस्थियों में प्रविष्ट करता है। **प्राणमग्निं च दूषयति–** प्राण और अग्नि को दूषित करता है। **तेन पर्वभेदो हिक्का दाहश्च भवति।** जिससे पर्वभेद, हिक्का और दाह लक्षण उत्पन्न होते हैं। **चिकित्सा–** **शीतोपचारं कृत्वाऽऽदौ भिषक् पञ्चमषष्ठयोः।** **पाययेच्छोधनं तीक्ष्णं यवागूं चापि कीर्तिताम्।** प्रथम शीतल उपचार करे फिर तीक्ष्ण विरेचन देकर पूर्वोक्त यवागू पिलावे।	**पञ्चमे पर्वभेदनम्। दाहो हिध्मा च।** **पर्वभेदनम्–** पर्व में भेदनवत पीड़ा। **दाहो हिध्मा च–** दाह एवं हिक्का होने लगती है। **चिकित्सा–** **षष्ठपञ्चमयोः शीतेर्दिग्धं सिक्तमन्नीक्ष्णशः।। पाययेद्वमनं तीक्ष्णं यवागूं च विषापहेः।** • शीतवीर्य द्रव्यो का बार–बार लेप तथा सेचन करे। • तीक्ष्ण वमन कराकर औषधद्रव्य पिलायें। • विषनाशक औषधद्रव्यों के क्वाथरस से पकायी गयी यवागू खाने को दे।
षष्ठ	**षष्ठे मज्जानमनुप्रविशति ग्रहणीं चात्यर्थं दूषयति, तेन गात्राणां गौरवमतीसारो हुत्पीडा मूर्च्छा च भवति।** **मज्जानमनुप्रविशति–** विष मज्जा धातु में प्रविष्ट करता है। **ग्रहणीं चात्यर्थं दूषयति–** ग्रहणी को अत्यधिक दूषित करता है। **तेन गात्राणां गौरवमतीसारो हुत्पीडा मूर्च्छा च भवति। –** गात्रगौरव, अतिसार, ह्रदय में पीड़ा व मूर्च्छा लक्षण उत्पन्न होते हैं। **चिकित्सा–** पंचम वेग अनुसार करे।	**षष्ठे तु हत्पीडा गात्रगौरवम्।। मूर्च्छा विपाकोऽतीसारः** **हत्पीडा गात्रगौरवम्–** ह्रदय में पीड़ा, शरीर में भारीपन। **मूर्च्छा विपाकोऽतीसार–** मूर्च्छा, पाचन क्रिया अवरोध एवं अतिसार आदि लक्षण होते हैं। **चिकित्सा–** पंचम वेग अनुसार करे।

वेग	आचार्य सुश्रुत वेग–(सु.क. 4/39) चिकित्सा–(सु.क. 5/20–24)	आचार्य वाग्भाट्ट वेग– (अ.ह.उ. 36/19–22) (अ.स.उ. 41/43) चिकित्सा– (अ.हृ.उ. 36/74–78) (अ.स.उ. 42/53)
सप्तम	**सप्तमे शुक्रमनुप्रविशति व्यानं चात्यर्थ कोपयति कफं च सूक्ष्मस्रोतोभ्यः प्रच्यावयति, तेन श्लेष्मवर्तिप्रादुर्भावः कटीपृष्ठभंगः सर्वचेष्टाविघातो लालास्वेदयोरतिप्रवृत्तिः च्छ्वास – निरोधश्च भवति।** **शुक्रमनुप्रविशति**– विष शुक्रधातु में प्रविष्ट हो जाता है। **व्यानं चात्यर्थ कोपयति**– विष सर्वशरीरव्यापि 'व्यानवायु' को अतिदूषित कर देता है। **कफं च सूक्ष्मस्रोतोभ्यः प्रच्यावयति**– कफ को सूक्ष्म स्रोतों से बाहर निकालता है। **तेन श्लेष्मवर्तिप्रादुर्भावः**– जिससे श्लेष्मवर्तियों का प्रादुर्भाव होता है। **कटीपृष्ठभंगः सर्वचेष्टाविघातो**– कटी, पृष्ठ भंग हो जाते हैं. सभी चेष्टायें नष्ट हो जाती है। **लालास्वेदयोरतिप्रवृत्तिः च्छ्वास–निरोधश्च भवति।** – लालास्त्राव व स्वेद व श्वासावरोध **चिकित्सा–** **सप्तमे त्ववपीडेन शिरस्तीक्ष्णेन शोधयेत। तीक्ष्णमेवाञ्जनं दद्यात्, तीक्ष्णशस्त्रेण मूर्धिन च।।** **कृत्वा काकपदं चर्म सासृग्वा पिशितं क्षिपेत्।** • तीक्ष्ण अवपीडन नस्य करे व तीक्ष्ण अञ्जन देवे। • तीक्ष्ण शस्त्र से शिर पर काकपद बनाकर उसमें रक्तमिश्रित मांस या ताजा चर्म रख दे।	**प्राप्य शुक्रं तु सप्तमे। स्कन्धपृष्ठकटीभङ्गः सर्वचेष्टानिवर्तनम्।।** **शुक्रं तु सप्तमे**– विष शुक्रधातु में प्रवेश करता है। **स्कन्धपृष्ठकटीभङ्ग**– कंधो, पीठ तथा कटी (कमर) भङ्ग होना। **सर्वचेष्टानिवर्तनम्**– शरीर की सारी चेष्टाएँ रूक जाती है। **चिकित्सा–** **अगदं सप्तमे तीक्ष्णं युञ्जयदञ्जननस्योः। कृत्वाऽवगाढं शस्त्रेण मूर्नि काकापदं ततः। मांसं सरुधिरं तस्य चर्म वा तत्र निक्षिपेत् ।।** • तीक्ष्ण द्रव्यों से निर्मित अगदो का अंजन व नस्य दें। • शिर के ऊपर शस्त्र से काकपद आकार का उत्कर्तन करे व उसके ऊपर ताजा रक्त युक्त मांस रखे अथवा रक्त युक्त चर्म का टुकडा रखे।

सर्पविष विशेष चिकित्सा

सिन्दुवारादि अगद

सीन्दुवारकमूलानि रसेन स्वेन पेषयेत्।
मधुयुक्तोयमगदः पानं दर्वीकृतां विषे।। (अ.स.उ. 42/21)

❖ सिन्दुवार की मूल को सिन्दुवार के स्वरस से ही पिसे। इसको मधु के साथ मिलाकर पिलाये। यह दर्वीकर सर्पो के लिए उत्तम अगद है।

सिन्दुवारमूलानि श्वेता च गिरिकर्णिका।
पानं दर्वीकरैर्दष्टे नस्यं मधु सकपालकम्।।
(अ.हृ.उ. 36/5.–58) (अ.स.उ. 42/22) (च. चि. 23/195–196)

❖ सिन्दुवार का मूल, श्वेत अपराजिता, गिरिकर्णिका का मूल इन दोनों को समभाग में लेकर जल में पीसकर मधु एवं कूठ का चूर्ण मिलाकर पान व नस्य के लिए देना चाहिए। या

❖ सिन्दुवार, अपराजिता के मूल को पीस कर पान के लिए दें। व कूठ एवं मधु का नस्य देना चाहिए।

कृष्णसर्पेन दष्टस्य लिम्पेदंश ह्रतेऽसृजि।
चारटीनाकुलीभ्यां वा तीक्ष्णमूलविषेण वा।।
(अ.स.उ. 42/23) (अ.ह.उ. 36/58–59)

❖ कृष्ण सर्प (दर्वीकर सर्प) के दंश स्थान से रक्त निकालकर दंश स्थान पर चारटी (पद्मचारिणी– या ब्राह्मी) एवं नाकुली (सर्पसुगन्धा या रास्त्रा) का लेप करे।

❖ तीक्ष्ण मूल विषो का (वत्सनाभ, कलिहारी) लेप करे।

मण्डली सर्प

नाम– (सु.क.4/35)

मण्डलिनस्तु–आदर्शमण्डलः, श्वेतमण्डलो, रक्तमण्डलः, चित्रमण्डलः, पृषतो, रोधपुष्पो, मिलिन्दको, गोनसो, वृद्धगोनसः, पनसो, महापनसो, वेणुपत्रकः, शिशुको, मदनः, पालिन्दिरः, पिङ्गलः, तन्तुकः, पुष्पपाण्डुः, षडङ्गो, अग्निको, बभ्रुः, कषायः, कलुषः, पारावतो, हस्ताभरणः, चित्रक, एणीपद इति।।

मण्डली सर्प पहचानः

—————————— **मण्डली मण्डलाफणः। (च.चि. 23/125)**

❖ जिन सर्पों का फण मण्डलाकार होता है, उन्हें मण्डली कहते हैं।

मण्डलैर्विविधैश्चित्राः पृथवो मन्दगामिनः।
ज्ञेया मण्डलिनः सर्पा ज्वलनार्कसमप्रभाः।। (सु.क. 4/23)

❖ **मण्डलैर्विविधैश्चित्राः**– नाना प्रकार के मण्डलों से चित्रित।

❖ **पृथवो मन्दगामिनः**– स्थूल (भारी)शरीर वाले। व मन्द गति वाले।

❖ **ज्वलनार्कसमप्रभाः**– अग्नि–सूर्य प्रभायुक्त।

ज्ञेया मण्डलिनोऽभोगा मण्डलैर्विविधैश्चिताः।
प्राशवो मन्दगमनाः ———————— (अ.सं.उ. 41/6–8)
(अ.हृ.उ.36/5)

❖ **ज्ञेया मण्डलिनोऽभोगा**– फण रहित
❖ **मण्डलैर्विविधैश्चिताः** –नाना प्रकार के मण्डलों से चित्रित, चपटे,
❖ **प्राशवो मन्दगमनाः**– लम्बे व मन्द गति वाले होते हैं।

विचरण काल

शेषेषूक्ता मण्डलिनो—————— ।। (सु.क. 4/31)

❖ मण्डली रात्रि के पहले, दूसरे और तीसरे प्रहर में

दोष प्रभाव व रस, वीर्य

पित्तं मण्डलिनश्चापि (सु.क. 4/29)

❖ मण्डली सर्प पित्त दोष को प्रकुपित करता है।

————————————मम्लोष्णं।
विषं यथाक्रमं तेषां तस्माद्वातादिकोपनम्।। (च.चि. 23/126)
————————————अम्लोष्ण ।
विषं दर्वीकरादीनां क्रमाद्वातादिकोपनम्।। (अ.सं.उ.41/4)

❖ अम्लरस और उष्णवीर्य होने से पित्तप्रकोपक होता है।

सर्पो में अवस्था व ऋतु अनुसार उग्रताः

———————————वृद्धा मण्डलिनस्तथा।
———————————जायन्ते मृत्युहेतवः।। (सु.क. 4/32)

❖ मण्डली सर्प वृद्धावस्था में मृत्यु के कारण होते है।

———————————गोनसाः स्थविरास्तथा।
———————————भवन्त्याशीविषोपमाः।। (च.चि. 23/136)

❖ गोनस वृद्ध अवस्था मे आशीविष के समान होते है।

मध्य शीता च ——————————————।
विषोद्वणा भवन्त्येते——————————।। (अ.स.उ. 41/5)

❖ मण्डली सर्प मध्यम वय में तथा शीतकाल में अधिक विषैले होते है।

मण्डली विशिष्ट लक्षण

आचार्य सुश्रुत– (सु.क.4/37)

मण्डलिविषेण त्वगादीनां पीतत्वं शीताभिलाषः
परिधूपनं दाहस्तृष्णा मदो मूर्च्छा ज्वरः
शोणितागमनमूर्ध्वमधश्च मांसानामवशातनं श्वयथुर्दशकोथः
पीतरूपदर्शनमाशुकोपस्तास्ताश्च पित्तवेदना भवन्ति;

❖ **त्वगादीनां पीतत्वं शीताभिलाषः**– त्वचा का वर्ण पीत होना, शीतल वस्तुओं की अभिलाषा।
❖ **परिधूपनं दाहस्तृष्णा**– शरीर में जलन, दाह, तृष्ण।
❖ **मदो मूर्च्छा ज्वरः**– मद, मूर्च्छा, ज्वर।
❖ **शोणितागमनमूर्ध्वमधश्च**– ऊर्ध्व और अधो मार्गों से रक्तस्राव।
❖ **मांसानामवशातनं**– मांस का अवशातन।
❖ **श्वयथुर्दशकोथः**– शोथ, दंशस्थान का कोथ (गलना)
❖ **पीतरूपदर्शनमाशुकोपस्तास्ताश्च पित्तवेदना भवन्ति**– सभी वस्तुएँ पीत (पीली) वर्ण की दिखाई देना, शीघ्र क्रोध आना और ओष–चोष पित्तजन्य वेदनाएँ होती हैं।

आचार्य वाग्भट्ट– (अ.स.उ.41/37)

दंशो मण्डलिनां सोष्मा सशोषः पीतलोहतः।
पृथुर्विसर्पदाहोषाक्लेदकोथैर्विशीर्यते।
विकारा वक्त्रदन्तादिपीतता तृट् श्रमो भ्रमः।
दाहो मूर्च्छा ज्वरस्तिक्तवक्त्रत्वं पीतदर्शनम्।
रक्तागमनमूर्ध्वाक्षः शीतेच्छा धूमको मदः।
आशु सर्वाङ्गविसृतिर्गदास्त्वेते च पित्तजाः।।

❖ **सोष्मा सशोषः पीतलोहतः**– दंश स्थान पर उष्मा, शोथ व दंश पीत व रक्त वर्ण होता है।
❖ **पृथुर्विसर्पदाहोषाक्लेदकोथैर्विशीर्यते**– दंश चपटा व फैलने वाला, दाह, ओष, क्लेद व कोथ (सड़ने) से नष्ट हो जाता है।
❖ **विकारा वक्त्रदन्तादिपीतता**– इसमें भिन्न भिन्न रोग होते है। मुख, नेत्र, मूत्र, मल, दन्त आदि पीत वर्ण के हो जाते है।
❖ **तृट् श्रमो भ्रमः**– रोगी को प्यास, थकान, भ्रम (चक्कर आना)
❖ **दाहो मूर्च्छा ज्वरस्तिक्तवक्त्रत्वं पीतदर्शनम्**– दाह, मूर्च्छा, ज्वर, मुख में तिक्तता, सब वस्तु पीत वर्ण देखता है।
❖ **रक्तागमनमूर्ध्वाक्षः**– उर्ध्व व अधो मार्गो से रक्त का आना।
❖ **शीतेच्छा धूमको मदः**– शीत अभिलाषा, धूमक, मद (नशा) होता है।
❖ **आशु सर्वाङ्गविसृतिर्गदास्त्वेते च पित्तजाः**– विष शीघ्र ही सम्पूर्ण शरीर में फैलता है तथा पित्तजन्य अन्य रोग करता है।

आचार्य चरक–

पृथ्वर्पितः सशोथश्च दंशो मण्डलिना कृतः।
पीताभः पीतरक्तश्च सर्वपित्तवकारकृत्।। (च. चि. 23/128)

❖ **पृथ्वर्पितः सशोथश्च दंशो**– दंश स्थान बडा, चिपटा व शोथयुक्त होता है।
❖ **पीताभः पीतरक्तश्च सर्वपित्तवकारकृत्**– पीत या पीतरक्त वर्ण का होता है। पित्तजन्य सभी व्याधियाँ उत्पन्न होती है।

मण्डली सर्प वेग अनुसार लक्षण व चिकित्सा (Table 11.4)

Table 11.4

वेग	आचार्य सुश्रुतः वेग–(सु.क. 4/39) चिकित्सा– (सु.क. 5/24–27)	आचार्य वाग्भट्टः वेग– (अ.हृ.उ. 36/23–24) (अ.स.उ. 41/49) चिकित्सा– (अ.हृ.उ. 36/79) (अ.स.उ. 42/54)
प्रथम	**प्रथमे वेगे विषं शोणितं दूषयति, तत् प्रदुष्टं पीततामुपैति तत्र परिदाहः पीतावभासता चांगानां भवति।** **विषं शोणितं दूषयति–** विष रक्त को दूषित करता है। **तत् प्रदुष्टं पीततामुपैति–** जिससे रोगी का वर्ण पीत हो जाता है। **तत्र परिदाहः पीतावभासता चांगानां भवतिः–** सर्वांग में परिदाह और पीताभ वर्ण हो जाता है। **चिकित्सा–** **पूर्वे मण्डलिनां वेगे दर्वीकरवदाचरेत्–** दर्वीकर समान।	**अथ मण्डलिदष्टस्य दुष्टं पीतीभवत्समृक्। तेन पीताङ्गता दाहो** **दुष्टं पीतीभवत्समृक्–** रक्त पीत वर्ण का हो जाता है। **तेन पीताङ्गता दाहो–** सम्पूर्ण शरीर में पीत वर्ण (पीलापन) तथा दाह होता है। **चिकित्सा–** ________________
द्वितीय	**द्वितीये मांसं दूषयति, तेनात्यर्थं पीतता परिदाहो दंशे श्वयथुश्च भवति।** **मांसं दूषयति–** मांसधातु दूषित होती है। **तेनात्यर्थं पीतता–** दंशस्थल पर अत्यन्त पीतता। **परिदाहो दंशे श्वयथुश्च भवति–** परिदाह और दंशस्थान पर शोथ उत्पन्न होता है। **चिकित्सा–** **अगदं मधुर्धार्पिभ्यों द्वितीये पाययेत् च।। वामयित्वा यवागूं च पूर्वोक्तामथ दापयेत्।।** • अगद को मधु व घृत के साथ पीने को दे। • वमन तदुपरान्त पूर्वोक्त यवागू को पिलाये	**द्वितीये श्वयथूद्भवः।।** शरीर में शोथ हो जाता है। **चिकित्सा–** ________________
तृतीय	**तृतीये मेदो दूषयति, तेन पूर्ववच्चक्षुर्ग्रहणं तृष्णा दंशक्लेदः स्वेदश्च।** **मेदो दूषयति–** मेदोधातु की दुष्टि होती है। **तेन पूर्ववच्चक्षुर्ग्रहणं–** इससे पूर्व की तरह चक्षुग्रहण होता है। **तृष्णा दंशक्लेदः स्वेदश्च–** तृष्णा, दंश स्थान पर क्लेद तथा स्वेद होता है। **चिकित्सा–** **तृतीये शोधितं तीक्ष्णै र्यवागूं पायेद्धि ताम्।** • तीक्ष्ण विरेचनों से शोधन करा देने के बाद यवागू सेवन करायें।	**तृतीये दंशविक्लेदः स्वेदस्तृष्णा च जायते।** **दंशविक्लेदः–** दंश स्थान पर कोथ (सडन), क्लेद होता है। **स्वेदस्तृष्णा च जायतेः–** स्वेद, तृष्णा (प्यास) आदि लक्षण होते है। **चिकित्सा–** **तृतीये वमितः पेयां वेगे मण्डलिनां पिबेत्।** • वमन कराकर विषनाशक औषधद्रव्यों के क्वाथरस से पकायी गयी पेया को पिलाये।
चतुर्थ	**चतुर्थे कोष्ठमनुप्रविश्य ज्वरमापादयति।** **कोष्ठमनुप्रविश्य–** विष कोष्ठ प्रविष्ट हो जाता है। **ज्वरमापादयतिः–** ज्वर को उत्पन्न करता है। **चिकित्सा–** **चतुर्थे चापि दर्वीकरवदाचरेत्।।** • दर्वीकर समान	**चतुर्थे ज्वर्यते।** रोगी को ज्वर हो जाता है। **चिकित्सा–** __________
पञ्चम	**पञ्चमे परिदाहं सर्वगात्रेषु करोति।** सम्पूर्ण शरीर में परिदाह होता है। **चिकित्सा–** **पञ्चमे चापि दर्वीकरवदाचरेत्** • दर्वीकर समान	**दाहः पञ्चते सर्वगात्रगः।।** सम्पूर्ण शरीर में दाह होता है। **चिकित्सा–** __________
षष्ठ	**षष्ठयोः पूर्ववत्।** दर्वीकर सर्प के समान लक्षण **चिकित्सा–** **काकोल्यादिहितः षष्ठे पेयश्च मधुरोऽगदः।** • काकोल्यादि मधुरगण या अगद पान कराए।	दर्वीकर सर्प के समान लक्षण **चिकित्सा–** **अतीक्ष्णमगदं षष्ठे गणं वा पद्मकादिकम्।** • मृदु औषधद्रव्यों से बनाया गया अगद अथवा पद्मकादि गण के चूर्णो को पान में, नस्य में, लेप मे व सेचन में प्रयोग करे।
सप्तम	**सप्तमयोः पूर्ववत्** दर्वीकर सर्प के समान लक्षण **चिकित्सा–** **हितोऽवपीडे त्वगदः सप्तमे विषनाशनः।।** • विषनाशक अगद का प्रयोग एवं अवपीडन नस्य दें।	दर्वीकर सर्प के समान लक्षण

मण्डली सर्प विशेष चिकित्सा

सुगन्धादि अगद

समाः सुगन्धामृद्वीकाश्वेताख्यागजकर्णिकाः।
अर्द्धाशं सौरसं पत्रं कपित्थं बिल्वदाडिमम्।।
सक्षौद्रो मण्डलिविषे विशेषादगदो हितः।।
(अ.स.उ. 42/26) (अ.हृ.उ. 36/61–62)

- ❖ सुगन्धा (गन्धानाकुली) मृद्धीका, श्वेता (श्वेतवच) गजकर्णिका (शल्लकी) प्रत्येक द्रव्य एक भाग, तुलसी पत्र, कैंथ, बिल्व, अनारदाना प्रत्येक द्रव्य आधा भाग लेकर चूर्ण करे व मधु में मिलाये। यह अगद मण्डली विष में विशेष हितकारी है।

मञ्जिष्ठा मधुयष्टी च जीवकर्षभकौ सिता।
काश्मर्य वटशुङ्गनि पानं मण्डलिनां विषे।। (च.चि. 23/196–197)

- ❖ मंजिष्ठा, मुलैठी, जीवक, ऋषभक, मिश्री, गम्भारी की छाल एवं वटांकुर इन्हें समान भाग में लें व जल से पीसकर मण्डली सर्प के विष में पिलाना चाहिए।

राजिमान सर्प

नाम (सु.क.4/36)

राजिमन्तस्तु – पुण्डरीको, राजिचित्रो, अङ्गुलराजिः, बिन्दुराजिः, कर्दमकः तृणशोषकः, सर्षपकः, श्वेतहनुः, दर्भपुष्पः, चक्रको, गोधूमकः, किक्किसाद इति।।

पहचान

बिन्दुलेखविचित्रांगः पन्नगः स्यात्तु राजिमान्।। (च.चि. 23/125)

- ❖ जो सर्प बिन्दु–बिन्दु चिह्न वाले होते हैं, वे राजिमान कहलाते हैं।

स्निग्धा विविधवर्णाभिस्तिर्यगूर्ध्वं च राजिभिः।
चित्रिता इव ये भान्ति राजिमन्तस्तु ते स्मृताः।। (सु.क. 4/24)

- ❖ **स्निग्धा**–स्निग्ध।
- ❖ **विविधवर्णाभिस्तिर्यगूर्ध्वं च राजिभिः**– विविध वर्ण की तिर्यक् व ऊर्ध्व रेखाओं वाले।
- ❖ **चित्रिता**– चित्रित से लगते है।

——————————राजीमन्तस्तु राजिभिः।
स्निग्धा विचित्रवर्णाभिस्तिर्यगूर्ध्वं च चित्रिताः।। (अ.सं.उ. 41/6–8)
(अ.हृ.उ.36/6)

- ❖ **राजीमन्तस्तु राजिभिः स्निग्धा**– रेखाओं से युक्त व स्निग्ध (चिकने) होते है।
- ❖ **विचित्रवर्णाभिस्तिर्यगूर्ध्वं च चित्रिताः**– विचित्र वर्ण तथा तिरछी व ऊर्ध्वगामी रेखाओं से युक्त ओर चित्रित होते है।
- ❖ चिह्न आदि साँपों के फण और पृष्ठ भाग पर ही पाये जाते हैं।

विचरण काल

रजन्याः पश्चिमे यामे सर्पाश्चित्राश्चरन्ति हि। (सु.क. 4/31)

- ❖ राजिमान सर्प रात्रि के पिछले प्रहर में (चतुर्थ प्रहर)

दोष प्रभाव व रस, वीर्य

कफं चानेकराजयः।। (सु.क. 4/29)

- ❖ अनेक राजिमान् कफ को प्रकुपित करते है।

——————————————स्वादु शीतलम्।
विषं यथाक्रमं तेषां तस्माद्वातादिकोपनम्।। (च.चि. 23/126)
——————————————स्वादु शीतलम्।
विषं दर्वीकरादीनां क्रमाद्वातादिकोपनम् ।। (अ.सं.उ.41/4)

- ❖ राजिमान का विष मधुर रस और शीतवीर्य होने से कफप्रकोपक होता है।

सर्पो में अवस्था व ऋतु अनुसार उग्रता

राजिमन्तो वयोमध्या जायन्ते मृत्युहेतवः।। (सु.क. 4/32)

- ❖ राजिमान सर्प मध्यवय में मृत्यु के कारण होते है।

राजिमन्तो वयोमध्ये भवन्त्याशीविषोपमाः।। (च.चि. 23/136)

- ❖ राजिमान मध्यमावस्था में आशीविष के समान होते है।

वृद्धत्वे ——————————————तापेषु च।
विषोद्वणा भवन्त्येते——————————।। (अ.स.उ. 41/5)

- ❖ राजिमान सर्प वृद्धावस्था में तथा ग्रीष्मकाल में अति विषैले होते है।

राजिमान विशिष्ट लक्षण

आचार्य सुश्रुत (सु.क.4/37)

राजिमद्विषेण शुक्लत्वं त्वगादीनां शीतज्वरो रोमहर्षः स्तब्धत्वं गात्राणामादंशशोफः सान्द्रकफप्रसेकश्छर्दिरभीक्ष्णमक्ष्णोः कण्डूः कण्ठे श्वयथुर्घर्घरक उच्छ्वासनिरोधस्तमः प्रवेशस्तास्ताश्व कफवेदना भवन्ति।।

- ❖ **शुक्लत्वं त्वगादीनां**– त्वचा का वर्ण श्वेत हो जाता है।
- ❖ **शीतज्वरो रोमहर्षः स्तब्धत्वं**– शीत ज्वर, रोमांच, स्तब्धता होती है।
- ❖ **गात्राणामादंशशोफः**– दंशस्थल का शोथ हो जाना।
- ❖ **सान्द्रकफप्रसेकश्छर्दिरभीक्ष्णमक्ष्णो–कण्डूः**– सान्द्र (गाढा) कफ का आना, वमन, आँखों में बार–बार कण्डू होना।
- ❖ **कण्ठे श्वयथुर्घर्घरक**– कण्ठ में शोथ व घुर्घुरादि शब्द आना।
- ❖ **उच्छ्वासनिरोधस्तमः**– उच्छ्वास में अवरोध।
- ❖ **प्रवेशस्तास्ताश्व कफवेदना भवन्तिः**– अन्धकार से घिरने जैसी प्रतीति होना व कण्डू आदि श्लैष्मिक वेदनाएँ होती हैं।

आचार्य वाग्भट्ट– (अ.स.उ.41/38)

दंशो राजीमतां स्निग्धः स्थिपिच्छिलशोफकृत्।
सान्द्रास्रः शिशिरः पाण्डुस्तद्विकाराः शिरोव्यथा।
अरुचिश्छर्दिरालस्यं हृल्लासो मधुरास्यता।
कण्ठे घुरघुरः पाको कण्डूरक्ष्णोर्हिमो ज्वरः।
मृच्छ्राद‌ुच्छ्वसनं निद्रा कासः श्वेतनखादिता।
स्तम्भो गुरुत्वं चाङ्गानां नासिकाक्षिमुखस्त्रुतिः।
रोमहर्षस्तमश्वासो रोगाश्चाऽन्ये कफोद्भवाः।।

- ❖ **स्निग्धः स्थिपिच्छिलशोफकृत्–** दंश स्निग्ध (चिकना), स्थिर, पिच्छिल एवं शोथ युक्त होता है।
- ❖ **सान्द्रास्रः शिशिरः पाण्डुस्तद्विकाराः–** इसमे रक्त घट्ट, शीत एवं पाण्डु वर्ण का होता है।
- ❖ **शिरोव्यथा–** शिर में दर्द
- ❖ **अरुचिश्छर्दिरालस्यं–** अरुचि, वमन।
- ❖ **हृल्लासो मधुरास्यता–** जी मिचलाना, मुख में मधुरता।
- ❖ **कण्ठे घुरघुरः पाको–** कण्ठ में घुर्घराहट, कण्ठ में पाक/शोथ
- ❖ **कण्डूरक्ष्णोर्हिमो ज्वरः–** नेत्रों में कण्डु, शीतज्वर
- ❖ **मृच्छ्राद‌ुच्छ्वसनं निद्रा कासः श्वेतनखादिता–** श्वास मे कठिनाई, निद्रा, कास, नख–मल, मूत्र, त्वचा, अक्षि मे श्वेतिमा।
- ❖ **स्तम्भो गुरुत्वं चाङ्गानां–** स्तम्भ, अंगो मे भारीपन।
- ❖ **नासिकाक्षिमुखस्त्रुतिः–** नासिका, नेत्र व मुख मे स्त्राव।
- ❖ **रोमहर्षस्तमश्वासो रोगाश्चाऽन्य कफोद्भवाः।।–** रोमांच, तमक श्वास तथा कफ जन्य अन्य रोगों से ग्रस्त हो जाता है।

आचार्य चरक

कृतो राजिमता दंशः पिच्छिलः स्थिरशोफकृत्।
स्निग्धः पाण्डुश्च सान्द्रासृक् श्लेष्मव्याधिसमीरणः।। (च.चि. 23/129)

- ❖ **दंशः पिच्छिलः स्थिरशोफकृत्–** दंश स्थान पिच्छिल, स्थिर शोथ वाला होता है।
- ❖ **स्निग्धः पाण्डुश्च–** स्निग्ध (चिकना) व पाण्डु वर्ण का होता है।
- ❖ **सान्द्रासृक् श्लेष्मव्याधिसमीरणः–** रक्त गाढा व शरीर मे कफजन्य रोग उत्पन्न हो जाते है।

राजिमान वेग अनुसार लक्षण व चिकित्सा (Table 11.5)

Table 11.5

वेग	आचार्य सुश्रुतः वेग–(सु.क. 4/39) चिकित्सा– (सु.क.5/28–30)	आचार्य वाग्भट्टः वेग– (अ.हृ.उ. 36/25–27) (अ.स.उ. 41/50) चिकित्सा– (अ.स.उ.42/55) (अ.हृ.उ.36/80)
प्रथम	**प्रथमे वेगे विषं शोणितं दूषयति तत् प्रदुष्टं पाण्डुतामुपैति, तेन रोमहर्षः शुक्लावभासश्च पुरुषो भवति।** **शोणितं दूषयति–** विष रक्त को दूषित करता है। **प्रदुष्टं पाण्डुतामुपैति–** जिससे पाण्डुता वर्ण हो जाता है। **तेन रोमहर्षः शुक्लावभासश्च पुरुषो भवति –** रोमहर्ष व शरीर में शुक्लावभासता होती है। **चिकित्सा–** **वेगेऽलाबुभिः शोणितं हरेत्। अगदं मधुसर्पिर्यां संयुक्तं पाययेत च।।** • अलाबु प्रयोग द्वारा रक्तविस्त्रावण करे। • मधु व घृत के साथ अगदं दे।	**राजिलैर्दुष्टं पाण्डुतां याति शोणितम्। पाण्डुता तेन गात्राणां।** **पाण्डुतां याति शोणितमः–** पाण्डु वर्ण (श्वेत) रक्त हो जाता है। **पाण्डुता तेन गात्राणां–** शरीर के सभी अवयव श्वेत वर्ण के हो जाते है। **चिकित्सा–** **आद्येऽवगाढं प्रच्छाय वेगे दष्टस्य राजिलैः। अलाबुना हरेद्रक्तं पूर्ववच्चागदं पिबेत्।** • दंशस्थान पर गहरा प्रच्छ लगाकर उस स्थान पर अलाबु (तुम्बी) से रक्त विस्त्रावण करें। • अगद पान कराए।
द्वितीय	**द्वितीये मांसं दूषयति, तेन पाण्डुताऽत्यर्थ जाड्यं शिरःशोफश्च भवति।** **मांसं दूषयति–** विष मांसधातु को दूषित कर देता है। **तेन पाण्डुताऽत्यर्थ–** जिससे रोगी में अत्यधिक पाण्डुवर्णता उत्पन्न होती है। **जाड्यं शिरःशोफश्च भवतिः–** जाड्य व शिर शोफ होता हैं। **चिकित्सा–** **वान्तं द्वितीये त्वगदं पायेद्विषनाशनम्।** • वमन पश्चात विषनाशक अगद का सेवन कराये।	**द्वितीये गुरुताऽति च।।** शरीर में अत्यन्त भारीपन हो जाता है। **चिकित्सा–** दर्वीकर समान करें।
तृतीय	**तृतीये मेदो दूषयति, तेन चक्षुर्ग्रहणं दंशक्लेदः स्वेदो घ्राणाक्षिस्रावश्च भवति।** **मेदो दूषयति–** मेदोधातु की दुष्टि होती है। **तेन चक्षुर्ग्रहणं–** चक्षुग्रहण होता है। **दंशक्लेदः स्वेदो–** दंशस्थान पर क्लेद व स्वेद आना। **घ्राणाक्षिस्रावश्च भवति–** घ्राण इन्द्री (कर्ण) में स्राव व अक्षिस्राव। **चिकित्सा–** **तृतीयादिषु त्रिष्वेवं विधिर्दार्वीकरो हितः।** • दर्वीकर समान	**तृतीय दंशविक्लेदो नासिकाक्षिमुखस्त्रवाः।** **दंशविक्लेदो–** दष्टस्थान में क्लेद उत्पन्न होता है। **नासिकाक्षिमुखस्त्रवाः–** नाक, आँख एवं मुख से स्त्राव होने लगता है। **चिकित्सा–** दर्वीकर समान

वेग	आचार्य सुश्रुतः वेग–(सु.क. 4/39) चिकित्सा– (सु.क.5/28–30)	आचार्य वाग्भट्टः वेग– (अ.हु.उ. 36/25–27) (अ.स.उ. 41/50) चिकित्सा– (अ.स.उ.42/55) (अ.ह्र.उ.36/80)
चतुर्थ	**चतुर्थे कोष्ठमनुप्रविश्य मन्यास्तम्भं शिरोगौरवं चापादयति।** **कोष्ठमनुप्रविश्य–** विष कोष्ठ में प्रवेश करता है। **मन्यास्तम्भं शिरोगौरवं चापादयति–** मन्यास्तम्भ व शिरोगौरव लक्षण उत्पन्न करता है। **चिकित्सा–** दर्वीकर समान	**चतुर्थे गरिमा मूध्नो** सिर में भारीपन होता है। **चिकित्सा–** दर्वीकर समान
पञ्चम	**पञ्चमे वाक्संगं शीतज्वरं च करोति।** **वाक्संगं–** वाणी दोष होता है। **शीतज्वरं च करोति–** शीतज्वर होता है। **चिकित्सा–** दर्वीकर समान	**मन्यास्तम्भश्च पञ्चमे। गात्रभङ्गो ज्वरः शीतः** **मन्यारतम्भश्च–** मन्यास्तम्भ होता है। **गात्रभङ्गो ज्वरः शीत–** शरीर के अवयवों में टूटने जैसा कष्ट व शीत ज्वर **चिकित्सा–** दर्वीकर समान
षष्ठ	**पूर्ववदिति–** दर्वीकर समान **चिकित्सा–** **षष्ठेऽञ्जनं तीक्ष्ण** तीक्ष्ण अंजन दें।	दर्वीकर समान **चिकित्सा–** **षष्ठेऽञ्जनं तीक्ष्णतममवपीडं च योजयेत्।** • तीक्ष्ण अंजन दें एवं अवपीडन नस्य का प्रयोग करें।
सप्तम	**पूर्ववदिति–** दर्वीकर समान **चिकित्सा–** **तममवपीऽञ्च सप्तमे।।** • अवपीडन नस्य का प्रयोग करे।	दर्वीकर समान **चिकित्सा–** दर्वीकर समान करें।

राजिमान सर्प विशेष चिकित्सा

तण्डुलीयकादि अगद

तण्डुलीकय काश्मर्यकिणिहीगिरिकर्णिकाः।
मातुलुङ्गो सिता शेलुः पाननस्याञ्जने हितः।
अगदः फणिनां घोरे विषे राजीमतामपि।। (अ.स.उ. 42/25)
(अ.ह्र.उ. २८/60

❖ चौलाई, गम्भारी, अपामार्ग, अपराजिता, बिजौरा, सिता, श्लेष्मान्तक इनका पान, नस्य व अंजन फणियार सर्प तथा राजिमान सर्पो के घोर विष मे हितकारी अगद है।

व्योषं सातिविषां कुष्ठं गृहधूमो हरेणुका।
तगरं कटुका क्षौद्रं हन्ति राजीमतां विषम्।। (च. चि. 23/197–198)

❖ सोंठ, पिप्पली, मरिच, अतिविषा, कुष्ठ, गृहधूम, रेणुका बीज, तगर, कुटकी इनके समभाग चूर्ण को मधु में मिलाकर सेवन करने से राजिमान सर्प विष नष्ट हो जाता है।

वैकरञ्ज (व्यन्तर) सर्प

अपत्यमसवर्णाभ्यां द्विदोषकरलक्षणम्।
ज्ञेयौ दोषैश्च दम्पत्यो।। (सु.क. 4/30)

❖ असमान वर्ण वाले सर्प और सर्पिणी की सन्तान जो 'वैकरञ्ज' कहलाती है, के काटने पर दो दोषों के लक्षण उनके माता–पिता के अनुसार उत्पन्न होते हैं।

वैकरञ्ज सर्पों के भेद व उद्‌भव (सु.क. 4/38)

वैकरञ्जास्तु त्रयाणां दर्वीकरादीनां व्यतिकराज्जाताः; तद्यथा– माकुलिः, पोटगलः, स्निग्धराजिरिति। तत्र कृष्णसर्पेण गोनस्यां वैपरीत्येन वा जातो माकुलिः; राजिलेन गोनस्यां वैपरीत्येन वा जातः पोटगलः; कृष्णसर्पेण राजिमत्यां वैपरीत्येन वा जातः स्निग्धराजिरिति। तेषामाद्यस्य पितृवद्विषोत्कर्षो, द्वयोर्मातृवदित्येके।।

वैकरञ्जास्तु त्रयाणां दर्वीकरादीनां व्यतिकराज्जाताः

❖ तीन प्रकार के सर्प और सर्पिणियों के परस्पर संयोग से उत्पन्न सर्पों के भेद इस प्रकार हैं:

माकुलि

तत्र कृष्णसर्पेण गोनस्यां वैपरीत्येन वा जातो माकुलिः

❖ इस जाति के सर्प कृष्णसर्प तथा गोनसी या इससे विपरीत संयोग से पैदा होते हैं।

❖ **पोटगल–**

राजिलेन गोनस्यां वैपरीत्येन वा जातः पोटगलः

❖ राजिल (राजिमान) सर्प और गोनसी (मण्डली) या इससे विपरीत संयोग से पोटगल जाति के सर्प जन्म लेते हैं।

स्निग्धराजि

कृष्णसर्पेण राजिमत्यां वैपरीत्येन वा जातः स्निग्धराजिरिति।

❖ इसी प्रकार कृष्णसर्प और राजिमती या इससे विपरीत संयोग से उत्पन्न होते हैं।

तेषामाद्यस्य पितृवद्विषोत्कर्षो, द्वयोर्मातृवदित्येके

❖ कुछ की सम्मति से माकुलि जाति के सर्प पिता की तरह विषैले और शेष दोनों पोटगल तथा स्निग्धराजि– माता की तरह विषयुक्त होते हैं।

तीन प्रकार के वैकरञ्ज सर्पों से उत्पन्न सर्पों के विष का वर्णन

त्रयाणां वैकरञ्जानांपुनर्दिव्येलकरोधपुष्पकराजि
चित्रकपोटगलपुष्पाभिकीर्णदर्भपुष्पवेल्लितकाः सप्त
तेषामाद्यास्त्रयो राजिलवत्; शेषा मण्डलिवत,
एवमेतेषां सर्पाणामशीतिर्व्याख्याता।। (सु.क.4/39)

❖ वैकरंजों से उत्पन्न सर्पों के सात प्रकार है।

❖ **आरम्भ के तीन राजिमान् सर्पों के समान है।**

1. दिव्येलक
2. रोधपुष्पक
3. राजिचित्रक

❖ **शेष चार मण्डलि सर्पों के सदृश होते हैं।**

4. पोटगल
5. पुष्पाभिकीर्ण
6. दर्भपुष्प
7. वेल्लितक।

इनमें से और इस प्रकार सर्पों के अस्सी भेद वर्णित किये गये है।

ऋतु अनुसार विषाक्ता

विषोद्वणा भवन्त्येते व्यन्तरा ऋतुसन्धिषु।। (अ.स.उ. 41/5)

❖ व्यन्तरा सर्प ऋतु सन्धियों में विशेष विषैले होते है।

लक्षण

व्यन्तरे मिश्रलिङ्गत्वं...। (अ.स.उ. 41/42)

संकर सर्प विषो में मिश्रित लक्षण होते है।

व्यन्तर सर्प विशेष चिकित्सा

करवीरादि अगद

करवीरार्क कुसुममूललाङ्गलिका कणाः।
कल्कयेदारनालेन पाठामरिचसंयुताः।
एषव्यन्तरदष्टानानगदः सार्वकार्मिकः।।
(अ.स.उ. 42/32) (अ.हृ.उ. 36/70–72)

❖ कनेर के फूल व मूल, अर्क के फूल व मूल, कलिहारी, पिप्पली, पाठा, मरीच इनको कांजी के साथ पीसे।

❖ यह अगद व्यन्तर सांपो के विष मे पान, आलेपन, नस्य, अंजन आदि सब कर्मो मे उपयोगी है।

निर्विष सर्प

निर्विषास्तु– गलगोली, शूकपत्रो, अजगरो, दिव्यको,
वर्षाहिकः, पुष्पशकली, ज्योतीरथः, क्षीरिकापुष्पको,
अहिपताको, अन्धाहिको, गौराहिको, वृक्षेशय इति।। (सु.क.4/37)

निर्विष सर्प के 12 भेद है।

❖ गलगोली, शूकपत्र, अजगर, दिव्यक, वर्षाहिक, पुष्पशकली, ज्योतीरथ, क्षीरिकापुष्पक, अहिपताक, अन्धाहिक, गौराहिक और वृक्षेशय।

लिंग अनुसार सर्प भेद, लक्षण (Table 11.6)

Table 11.6

सर्प	आचार्य चरक	आचार्य सुश्रुत	आचार्य वाग्भट्ट
पुरुष	**पहचान–(च.चि. 23/130–131)** **वृत्तभोगो महाकायः श्वसन्नूर्ध्वेक्षणः पुमान्।** **स्थूलमूर्धा समांगश्च।** • गोल फणवाला, विशाल शरीर वाला। • फुफकारते रहने वाला, ऊपर की ओर देखने वाला। • मोटे शिरवाला तथा समस्त शरीर एक समान स्थूल दीखने वाला होता है। **लक्षण–** • दष्ट व्यक्ति ऊपर की ओर देखता है • स्त्री सर्प विपरीत	**पहचान (सु.क 4/35)** **तत्र महानेत्रजिह्वास्यशिरसः पुमांसः** • पुरुष सर्पो की आँखें, जिह्वा, मुख और शिर आकार में बड़े होते हैं। **लक्षण– (सु.क. 4/38)** **पुरुषाभिदष्ट ऊर्ध्वं प्रेक्षते** • दष्ट व्यक्ति ऊपर की ओर देखता है।	**पहचान (अ.सं.उ. 41/16)** **सहोर्ध्वदृङ्महाकाय** **नेत्रजिह्वाशिरः स्वरः।** **व्यक्तभोगः पुमान् धीरः** • ऊर्ध्व–दृष्टि (ऊपर की ओर देखनेवाले), विशाल आकार, बड़ी आँखें, जिह्वा, शिर • उच्च स्वर और स्पष्ट फणवाले सर्प नर होते हैं। **लक्षण–(अ.सं.उ. 41/40)** **दष्टः पुंसोर्ध्वमीक्षते।** **प्रक्षिपेद्दक्षिणं पादं पूर्वकायसमुद्यतः।।** **धीरोऽल्पवेगः शर्वर्वाम्** • रोगी ऊपर की ओर देखता है। • शरीर के ऊपर के भाग को सीधा रखता है। • दाहिने पैर पर ज्यादा दबाव देकर चलता है। • धीरे होता है। • रात्रि में विष वेग मन्द होता है।

सर्प	आचार्य चरक	आचार्य सुश्रुत	आचार्य वाग्भट्ट
स्त्री	**पहचान–** **स्त्री त्वतः स्याद्विपर्ययात्** • पुरुष सर्प के लक्षणों से विपरीत लक्षणों वाले होते हैं। **लक्षण–(च.चि. 23/131)** **अधोदृष्टिः स्वरहीनः प्रकम्पते। स्त्रिया दष्टो।।** • सर्पिणी द्वारा दष्ट व्यक्ति नीचे की ओर देखता रहता है। • वह स्वरहीन हो जाता है एवं कॉपता है।	**पहचान–** **सूक्ष्मनेत्रजिह्वास्य– शिरसः स्त्रियः** • स्त्री सर्पों के नेत्र, मुख, जिह्वा और शिर आकार में छोटे होते हैं। **लक्षण– (सु.क. 4/38)** **अधस्तात् स्त्रिया सिराश्चोत्तिष्ठन्ति ललाटे** • व्यक्ति नीचे की ओर देखता है। • उसके ललाट (माथे) पर सिराएँ उभर आती हैं।	**पहचान–** **स्त्री स्यात्तस्माद्विपर्यये।।** • स्त्री सर्प इसके विपरीत लक्षणों वाली होती है। **लक्षण– (अ.सं.उ 41/40)** **विपरीतस्तु योषिता। हीनस्वरोऽतिसारार्तः कम्पते त्रस्यते ज्वरी** • रोगी नीचे की ओर देखता है। • अधो भाग पर बल देते हुए बायें पैर पर जोर देकर चलता है। • माथे पर शिरायें उभर आती हैं। • दिन में वेग मन्द रहता है। • हीन स्वर, ज्वर और अतिसार के लक्षण प्रकट होते हैं।
नंपुसक	**क्लीबप्रसति।** • नपुंसक सर्प भयभीत सा रहता है। **लक्षण–(च.चि. 23/132)** **व्यामिश्रलिंगैरेतैस्तु क्लीबदष्टं नरं वदेत्।** • नपुंसक सर्प के दंश में स्त्री–पुरुष दोनों के दंश लक्षण मिलते हैं।	**उभयलक्षणा मन्दविषा अक्रोधा नपुंसका इति।।** • नपुंसक सर्पों में दोनों प्रकार के लक्षण पाये जाते हैं और ये अल्प विष वाले और क्रोधरहित होते हैं। **लक्षण– (सु.क. 4/38)** **नपुंसकाभि– दष्टस्तिर्यक्प्रेक्षी भवति** • दष्ट व्यक्ति तिर्यक (तिरछा) देखता है	**आयता चपला क्लीबः सुकुमारो जडाकृतिः। मन्दवेगस्वनक्रोधः सिताभस्तिर्यशीर्षकः।** • आयताकार, चपल, कोमल, जड़ के आकार के • मन्दवेगी, शब्द द्वारा ही क्रोध को व्यक्त करने वाले श्वेताभ और तिरछे सिर वाले नपुंसक होते हैं। **लक्षण–(अ.सं.उ. 41/41)** **नपुंसकेन तिर्यग्दृगधीरः प्रियमैथुनः। बहुवादी च।। (अ.सं.उ. 41/41)** • रोगी तिर्यक (तिरछा) और पार्श्व में देखता है। • अधीर, मैथन–प्रिय व अधिक वाचाल होता है।

गर्भवती सर्पिणी के विष के लक्षण

आचार्य चरक के अनुसार

पाण्डुवक्तस्तु गर्भिण्या शूनौष्ठोऽप्यसितेक्षणः। (च.चि.23/133)

❖ गर्भिणी सर्पिणी से दष्ट हुए व्यक्ति का मुख पाण्डु वर्ण का जाता है।
❖ ओष्ठ शून (शोधयुक) हो जाते हैं।
❖ नेत्र कृष्ण वर्ण के हो जाते है।

सुश्रुत के अनुसार

गर्भिण्या पाण्डुमुखो ध्यातश्च। (सु.क. 4/38)

❖ रोगी का मुख पाण्डूवर्ण का एवं शोथयुक्त हो जाता है।

वृद्धवाग्भट के अनुसार

————————————गर्भिण्या कृष्णजिह्वक्।
जृम्भा क्रोधोपजिह्वार्त्तः स शूनोष्ठः सित्ताननः।
रूदरः शिरोरोगी———————— ।। (अ.सं.उ. 41/41)

❖ रोगी की जिह्वा व नेत्र कृष्ण हो जाते हैं।
❖ जृम्भा व ओष्ठ में शोथ होता है।
❖ उपजिह्वा रोग व मुख श्वेत हो जाता है।
❖ उदर में भारीपन और शिरोरोग के अन्य लक्षण प्रकट होते हैं।

प्रसूता के विष के लक्षण

चरक के अनुसार

जृम्भाक्रोथोपजिह्वार्तः सुतया रक्तमूत्रवान्।। (च.वि. 23/133)

❖ जृम्भा, क्रोध, उपजिह्वा रोग व रक्तमिश्रित मूत्र

आचार्य सुश्रुत के अनुसार

सूतिकया कुक्षिशूलार्मः सरुधिरं
मेहत्युपजिह्विका चास्य भवति। (सु.क. 4/38)

❖ उदर शूल
❖ रक्तमिश्रित मूत्र व उपजिह्वा रोग होते है।

आचार्य वाग्भट्ट अनुसार

———————————— सूता दष्टस्तु मेहति।
शोणितं कृच्छ्रशूलार्त्तः सूचीभिरिव भिद्यते।। (अ.स.उ.41/41)

❖ रक्तमिश्रित मूत्र त्याग
❖ कठिन शूल व सूची वेदन वत पीड़ा।

वृद्ध सर्पविष के लक्षण

वृद्धेन चिरान्मन्दाश्च वेगाः। (सु.क. 4/38)

❖ सर्प द्वारा दष्ट व्यक्ति में विष का प्रभाव मन्द और चिरकाल तक होता है।

वृद्धेन चिरान्मन्दाश्च वेदनाः। (अ.सं.उ. 41/41)

- ❖ लक्षण चिरकाल मे आते है।
- ❖ वेदना होती है।

बाल सर्पविष के लक्षण

बालेनाशु मृदवश्च। (सु.क. 4/38)

- ❖ यदि सर्प बालक हो तो विष का प्रभाव शीघ्र किन्तु मृदु होता है।

बालेन शीघ्रं तीक्ष्णाश्च। (अ.सं.उ. 41/41)

- ❖ बाल सर्प में विष प्रभाव शीघ्र होता है, किन्तु वेग मन्द होता है।

अन्धे सर्प के विष के लक्षण

अन्धाहिकेनान्धत्वमित्येके। (सु.क. 4/38)

- ❖ अन्धे सर्प दष्ट से व्यक्ति अन्धा हो जाता है।

निर्विष सर्प से दष्ट लक्षण

निर्विषेणावियलिंगम्। (सु.क. 4/38)

- ❖ व्यक्ति में कोई लक्षण प्रकट नहीं होते।

प्राणहर सर्प दष्ट लक्षण

तत्र सद्यः प्राणहराहिदष्टः पतति शास्त्रा
शनिहत इव भूमौ, स्त्रस्ताङ्गः स्वपिति। (सु.क 4/38)

- ❖ रोगी शस्त्र या वज्राहत के समान तुरन्त भूमि पर गिर जाता है,
- ❖ अंग प्रत्यंग शिथिल हो जाते हैं। तथा वह गहरी नींद में सो (मूर्छित) जाता है।

वर्णानुसार सर्प प्रकार

4 प्रकार के होते है।

वर्णानुसार सर्प प्रकार

ब्राह्मण सर्प

आचार्य सुश्रुत अनुसार–(सु.क. 4/25–28)

मुक्तारुप्यप्रभा ये च कपिला ये च पन्नगाः।
सुगन्धयः सुवर्णाभास्ते जाव्या ब्राह्मणाः स्मृताः।।

- ❖ **मुक्तारुप्यप्रभा–** मोती, चाँदी की प्रभा के समान होते है।
- ❖ **ये च कपिला–** जो कपिल वर्ण के होते है।
- ❖ **सुगन्धयः सुवर्णाभास्ते–** सुगन्धित व सुवर्ण की कान्ति के समान होते है।

वाग्भट्टानुसार लक्षण

ब्राह्मणाः क्रोधनानीलकपिलाः श्वेतालोहिताः।
रक्तास्याः पिङ्गनयना मेध्यदेश विचारिणाः।
भोगे यज्ञोपवीतादिद्विजचिह्नोप चिह्निताः।
बिल्वपुष्यहिमोशीरपद्मगुल्गुलुगन्धयः।। (अ.स.उ. 41/18)

- ❖ **क्रोधनानीलकपिलाः श्वेतालोहिताः–** क्रोधी, नीले, कपिल, श्वेत व लाल वर्ण के होते है।
- ❖ **रक्तास्याः पिङ्गनयना–** मुख रक्त (लाल), नेत्र पिङ्गल (धूसर) वर्ण के होते है।
- ❖ **मेध्यदेश विचारिणाः–** पवित्र स्थान (मन्दिर आदि) में विचरण करते है।
- ❖ **भोगे यज्ञोपवीतादिद्विजचिह्नोप चिह्निताः–** इनके फण पर यज्ञोपवीत आदि ब्राह्मणों के चिह्न बने होते है।
- ❖ **बिल्वपुष्यहिमोशीरपद्मगुल्गुलुगन्धयः–** इनके शरीर से बिल्ब पुष्प, चन्दन, खसखस, कमल, गुग्गुलु की गन्ध आती है।

क्षत्रिय सर्प

आचार्य सुश्रुत अनुसार– (सु.क. 4/25–28)

क्षत्रियाः स्त्रिग्धवर्णास्तु पन्नगा भृशकोपनाः।
सूर्यचन्द्राकृतिच्छत्रलक्ष्म तेषां तथाऽम्बुजम्।

- ❖ **स्त्रिग्धवर्णास्तु पन्नगा भृशकोपनाः–** स्निग्ध वर्ण के होते है।
- ❖ **पन्नगा भृशकोपनाः–** अतिशय क्रोधी।
- ❖ **सूर्यचन्द्राकृतिचः–** सूर्य चन्द्र की आकृति के समान।
- ❖ **छत्रलक्ष्म तेषां तथाऽम्बुजम्–** छत्र, शंख व कमल के चिन्ह वाले होते है।

वाग्भट्टानुसार लक्षण

क्षत्रिया मानियो धीरा रक्ताक्षा भृशकोपनाः
पक्काजाम्बवखर्जूर द्राक्षाभिन्नञ्जनप्रभाः।
भोगेर्द्ध चन्द्र श्रीवत्सशङ्खचक्र हलाङ्कित्ताः ।
जातीचम्पक पुन्नमपत्रजोङ्गकगन्धयः।। (अ.स.उ. 41/19)

- ❖ **मानियो धीरा रक्ताक्षा भृशकोपनाः–** अभिमानी, धीर, रक्त वर्ण के अतिशय क्रोधी होते है।
- ❖ **पक्काजाम्बवखर्जूर द्राक्षाभिन्नञ्जनप्रभाः–** ये पकी जामुन, खजूर, द्राक्षा, टूटे हुए अंजन के समान प्रभा होती है।
- ❖ **भोगेर्द्ध चन्द्र श्रीवत्सशङ्खचक्र हलाङ्कित्ताः–** फण पर अर्द्ध चन्द्रमा, श्रीवत्स (विष्णु) के शंख, चक्र, हल के चिन्ह अंकित होते है।
- ❖ **जातीचम्पक पुन्नमपत्रजोङ्गकगन्धय–** इनके शरीर से चमेली, चम्पा, नागकेशर, तेजपत्र और जोङ्गक (अगरु) की गन्ध आती है।

वैश्य सर्प

आचार्य सुश्रुत अनुसार– (सु.क. 4/25–28)

कृष्णा वज्रनिभा ये च लोहिता वर्णतस्तथा।
धूम्राः पारावताभाश्च वैश्यास्ते पन्नगाः स्मृताः।।

- ❖ **कृष्णा वज्रनिभा ये–** कृष्ण वज्र के समान होते है।
- ❖ **च लोहिता वर्णतस्तथा। धूम्राः पारावताभाश्च–** लाल वर्ण के, धूमवर्ण या घरेलू कबूतर वर्ण के समान वाले होते है।

वाग्भट्टानुसार लक्षण

वैश्याः पारावताभासा वज्रगोमेदकप्रभाः।
विन्दुमण्डलचित्राङ्गा धूम्रपाटललोहिताः।।
बस्तकुष्ठाविकक्षीरसर्पिषा गन्धतः समाः। (अ.स.उ. 41/20)

- ❖ **पारावताभासा वज्रगोमेदकप्रभा्–** कबूतर के समान व हीरा, गोमेदक की कान्ति वाले होते है।
- ❖ **विन्दुमण्डलचित्राङ्गा–** इनके शरीर बिन्दु या मण्डल युक्त रहते है।
- ❖ **धूम्रपाटललोहिता–** इनका वर्ण धूम, लाल, गहरा लाल होता है।
- ❖ **बस्तकुष्ठाविकक्षीरसर्पिषा गन्धतः समा्–** इनके शरीर से कूठ, बकरी व भेड़ के दूध व घृत जैसी गन्ध आती है।

शूद्र सर्प

आचार्य सुश्रुत अनुसार– (सु.क. 4/25–28)

महिषीद्वीपिवर्णाभास्तथैव पुरूषत्वचः।
भिन्नवर्णाश्च ये केचिच्छूद्रास्ते परिकीर्तिताः।।

- ❖ **महिषीद्वीपिवर्णा भास्तथैव–** भैंस एवं चीता के वर्ण समान होते है।
- ❖ **पुरूषत्वच्–** कठोर त्वचा वाले
- ❖ **भिन्नवर्णाश्च ये केचिच्छूद्रास्ते–** नाना प्रकार के चित्र विचित्र वर्णो वाले होते है।

वाग्भट्टानुसार लक्षण

शुद्राः सवर्णा गोधूममहिष द्विपकर्दमैः।
बिन्दुरेखाचिताख्क्षाः सुरा शोणितगन्धयः।। (अ.स.उ. 41/21)

- ❖ **सवर्णा गोधूममहिष द्विपकर्दमै–** गेहूँ, भैंस, हाथी, कीचड के वर्ण के होते है।
- ❖ **बिन्दुरेखाचितारुक्षाः–** बिन्दु व रेखा वाले तथा रुक्ष होते है।
- ❖ **सुरा शोणितगन्धयः–** इनके शरीर से मद्य एवं रक्त की गन्ध आती है।

जाति भेद से सर्प विचरण काल

पूर्वमध्यापराहेषुचरन्ति ब्राह्मणादयः।
अस्तंगते खौ शूद्राः। (अ.स.उ. 41/22)

- ❖ **ब्राह्मण सर्प–** पूर्वान्न में
- ❖ **क्षत्रिय सर्प–** मध्याह्न में
- ❖ **वैश्य सर्प–** अपराह्न मे
- ❖ **शूद्र सर्प–** सूर्य के छिपने पर विचरते है।

जाति भेद से भक्ष्य

वायुमूषिककण्डूकसर्वभक्षाः क्रमेण ते।। (अ.स.उ. 41/23)

- ❖ **ब्राह्मण सर्प–** वायु को खाते है
- ❖ **क्षत्रिय सर्प–** चूहे को खाते है
- ❖ **वैश्य सर्प–** मेंढक को खाते है
- ❖ **शूद्र सर्प–** सब कुछ खाते है

जाति भेद से दोष प्रकोप

——————————विप्रास्त्रीनप्यनिलपूर्वकान्।
कोपयन्ति कृमाद्दोषास्त्रीस्त्रयः क्षत्रियादयः।। (अ.स.उ. 41/24)

- ❖ **ब्राह्मण सर्प–** वात, पित एवं कफ तीनों दोषो को
- ❖ **क्षत्रिय सर्प–** वात को
- ❖ **वैश्य सर्प–** पित को
- ❖ **शुद्र सर्प–** कफ को कुपित करते है।

जाति भेद से दष्ट (काटने) की दिशा

———————————— दशन्ति ब्राह्मणाः पुरः।।
संस्थिता दक्षिणे पार्श्वे क्षत्रियो वामतो विशः।
शुद्रास्तु पृष्ठतो (अ.स.उ. 41/23)

- ❖ **ब्राह्मण सर्प–** सामने से
- ❖ **क्षत्रिय सर्प–** दक्षिण पार्श्व से
- ❖ **वैश्य सर्प–** वाम पार्श्व से
- ❖ **शुद्र सर्प–** पीछे से काटते है।

Contemporary view

SNAKES

- ❖ 256 species of snakes—52 are poisonous.
- ❖ 70% of all Snake bites are from non-venomous species.
- ❖ Only 50% of bites by venomous species actually envenomate the patient.
- ❖ Incidence of mortality from poisonous snake bite is up to 40% but when the treatment available this is reduced to 10%.

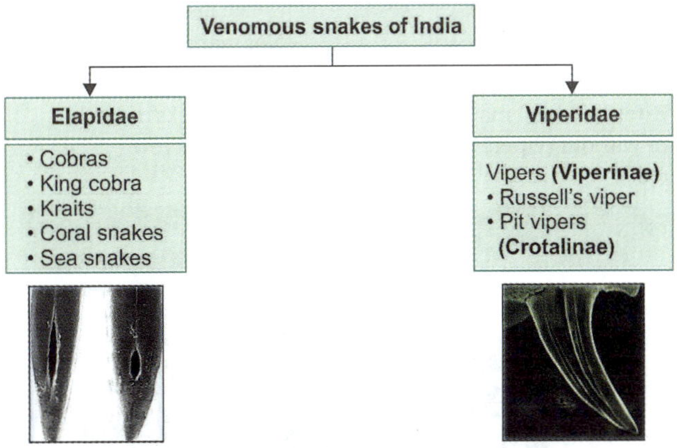

Fig. 11.1

Snakes are Classified into Two Types (Fig. 11.1)

1. **Poisonous snakes:** For examle, King cobra (Ophiophagus hannab), common cobra (Naja naja), Ressell's viper (Daboia rusellii) saw-scaled viper (Echiscarinatae), Pit vj per and Krait (Bungarus-Caeruleus)
2. **Non-poisonous snake:** For example, Rat snake, pine snake and mud snake.

Fatal Dose

Cobra–15 mg, King cobra–12 mg, Krait–6 mg, Russell's viper–40 mg, Saw-scaled viper–8 mg.

Fatal period: Death may occur immediately from shock due to fright.

- Cobra: half an hour 24 hours.
- Viper: 1–4 days.
- Krait: 12–24 hours.

Difference Between Poisonous and Non-Poisonous Snakes (Table 11.7)

Table 11.7

Poisonous (venomous)	Non-poisonous (non-venomous)
Head scales: **Small (viper)** Large scales are seen **Pit viper:** Pit between eye and nostril for heat sensing. **In cobra:** 3rd labial touches eye and nasal shield **In krait:** Central row of scales on back enlarged, under surface of mouth has only four infra labials, 4th being largest	Large with exception as mentioned under the poisonous snakes
Belly scales: Broad and cover the whole belly breadth • Scales distal to anal plate in single row	Small like those on back and do not cover the entire breadth • Scales distal to anal plate in double row
Fangs: Long and canalized, like hypodermic needle	Short and solid
Tail: Compressed	Not markedly compressed
Habits: Nocturnal	Not so
Bite: Two fang marks, with (cobra) or without (viper) number of small teeth	Small marks of teeth Marks in a row

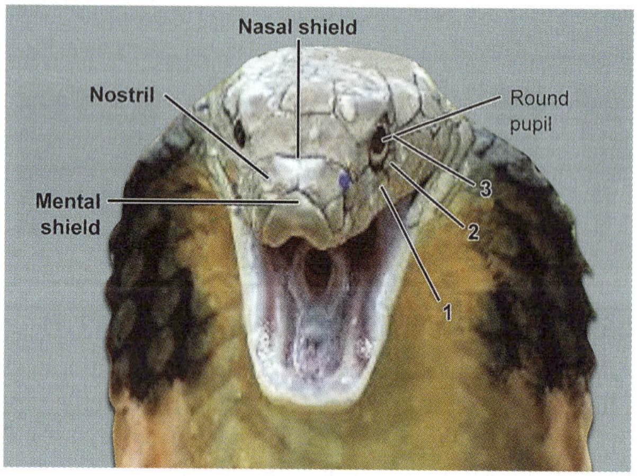

Fig. 11.2: Large head scales and third labial touch eye and nasal shield.

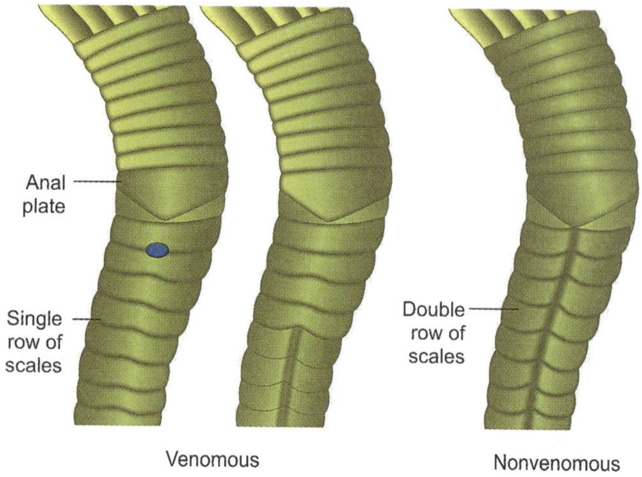

Fig. 11.3

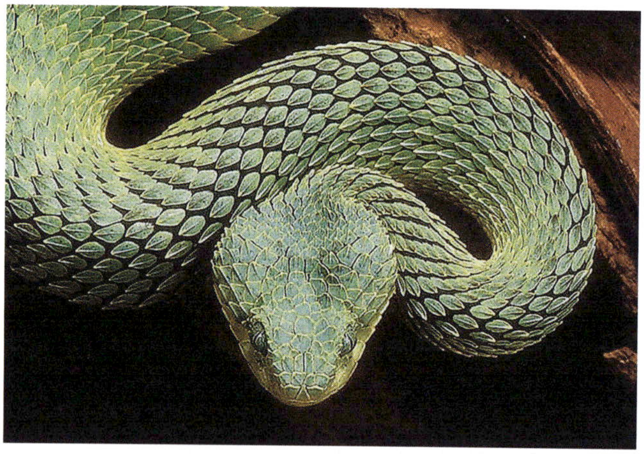

Fig. 11.4: Triangular head viper snake.

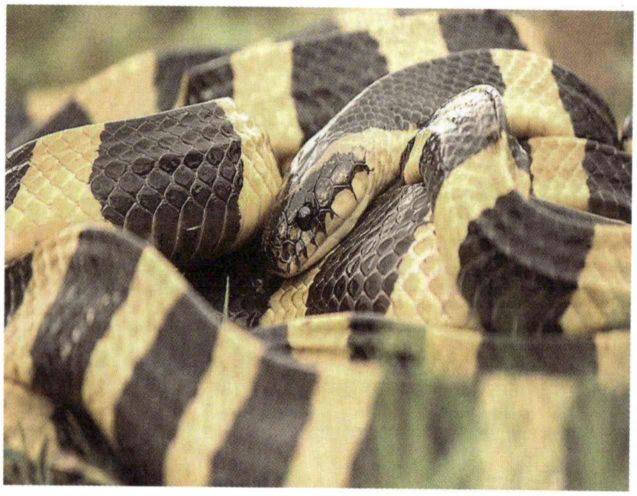

Fig. 11.5: Krait snake.

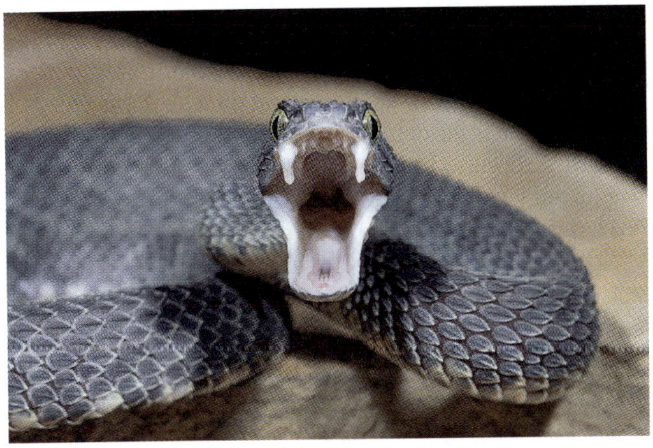

Fig. 11.6: Vertical pupils and fangs of viper snake.

Difference Between Poisonous Cobra and Viper (Table 11.8)

Table 11.8

Cobra snakes	Viper snakes
Head: Small, covered by large scales or shields	Head is large, broader than the body triangular covered by small scales
Body: Long and cylindrical	Body are short and narrow neck
Maxillary bone: Other teeth in (upper jaw) with carries poison fangs	Carries only poison fangs
Pupils: Circular and round	Pupils are vertical and slit like
Fangs: Grooved short and fixed	Fangs are canalized, long and moveable
Venom: Neurotoxic	Venom–Hemotoxic
Tail: Round (less tapering)	Tail are tapering
Oviparous reproduction: (by laying eggs which hatches)	Ovo-viviparous reproduction. (gives birth to young ones)

Difference Neurotoxic and Vasculotoxic Venom (Table 11.9)

Table 11.9

Neurotoxic venom	Vasculotoxic venom
Causes muscular weakness of legs and paralysis of muscles of the face, throat, and respiration	Causes enzymatic destruction of cell walls and coagulation disorder
Acts on motor nerve cells and resembles curare	Acts on endothelial cells of blood vessels, leading to red blood cell lysis (hemolysis)
Minimal reaction at the bite site	Severe swelling, oozing of blood, and spreading cellulitis
Cobra venom produces both convulsions and paralysis, while krait venom causes only paralysis	Hemorrhage from external orifices is common
Example: Elapids, such as cobras and kraits	Example: Vipers

Features of Common Venomous Snakes (Table 11.10)

Table 11.10

Feature	Common cobra	King cobra	Common krait	Banded krait	Russell's viper
Head	Hood present, bears neck double/single spectacle mark	Hooded without spectacles mark	Head covered with large shields	"	Flat, triangular with 'V' mark and small scales
Belly	Smooth scales	Scales look dry to touch	Creamy white	Triangular in cross-section	White with broad plates
Back	Spectacled white or yellow pattern which sometimes forms ragged bands	Yellow or black bands or broad chevron-like markings	Single/double white bands with central row of hexagonal scales	Alternate black and yellowish bands	3 rows of diamond-shaped black/brown spots
Color	Brown/black/green	Yellow/green/brown-black with white crossbands	Steel-blue/black	Resembles common krait	Brown/buff
Length	1.5–2 meters	3–4 meters	1.25–1.5 meters	2 meters	1.5 meters
Habitat	Throughout India	Thick jungles/forests	Close to human dwelling	Assam, Bengal, South India	Throughout India

Sign and Symptoms of Elapinae Bite and Viperine (Table 11.11)

Table 11.11

Feature	Elapinae bite	Viperine bite
Local reaction	Minimal swelling and tissue damage	Extensive swelling, redness, and tissue damage
Skip lesions	Lesions occur at intermittent spots along the venom path	Rarely seen
Speech and deglutition	Affected, causing difficulty in speaking or swallowing	Not affected
Tongue	Paralyzed, causing difficulty in movement	Normal functioning
Saliva	Excessive salivation (hypersalivation)	Minimal or absent
Pupils	Normal size and function	Dilated (enlarged)
Gait	Staggering, uncoordinated movements	Normal
Gangrene	Wet type gangrene (moist, infected tissue death) with early onset	Dry type gangrene (dry tissue death) with late onset
Blood Pressure	Remains normal	Drops, leading to hypotension
Pulse	Initially normal but later becomes irregular	Weak and irregular from the start
Respiration	Slow, weak, and labored breathing	Quick, shallow, and labored breathing
Coagulation	Normal blood clotting	Severely impaired, leading to bleeding disorders
Hemorrhagic features	Absent (no bleeding tendencies)	Prominent (bleeding in tissues, gums, or nose)
Cause of death	Respiratory paralysis (failure to breathe)	Circulatory failure (shock, organ failure)

Signs and Symptoms of Ophitoxemia

Cobra: Local symptoms starts within 6–8 minutes.

- A small reddish wheal appears at the site of bite.
- Bitten area is tender with burning pain.
- Early symptoms include: vomiting, heaviness of eye lids.
- Blurred vision, paranesthesia around mouth.
- Hyperacusis, headache, dizziness, vertigo, hypersalivation.
- Congested conjunctiva and gooseflesh.
- Weakness or paralysis starts in lower limbs and ascends gradually affecting the respiratory muscles including diaphragm.
- Dropping of head, lower lip and eyelids.

Local Symptoms and Signs at Site (Figs. 11.7 to 11.9)

- Fang marks, local pain, local bleeding
- Bruising, swelling, redness, blistering
- Lymphangitis, lymph node enlargement
- Local infection, abscess
- Necrosis

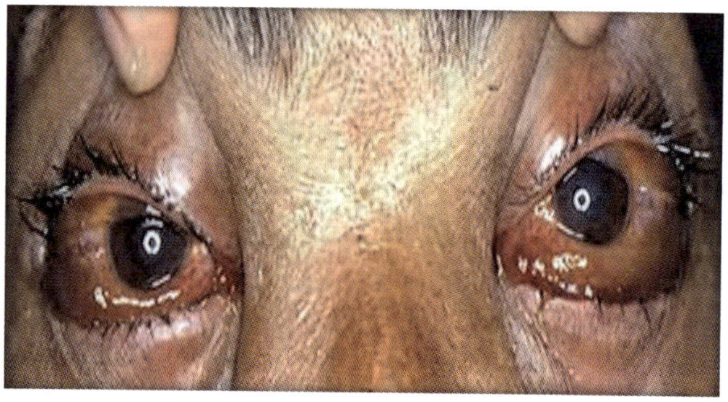

Fig. 11.7

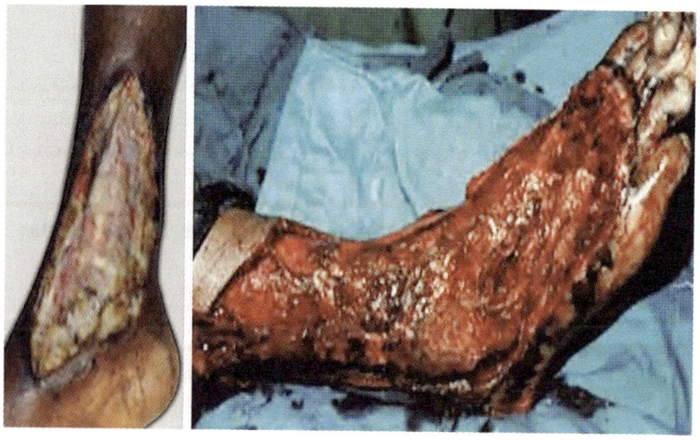

Fig. 11.8

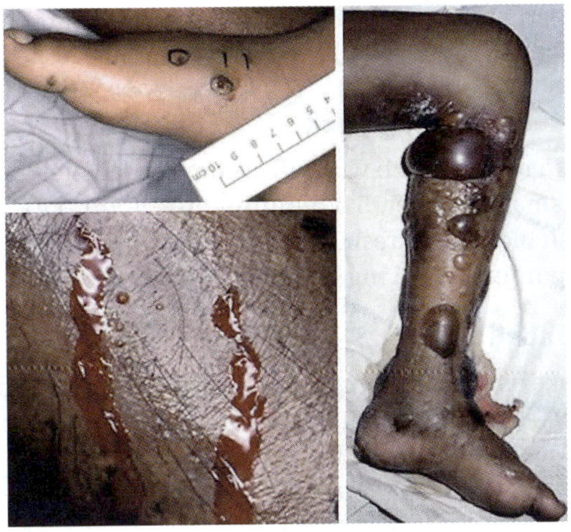

Fig. 11.9

Pictures of local symptoms at the bite site.

- ❖ **Krait-Sign** and symptoms are similar to cobra poisoning; but it less rapid.
- ❖ There is no nausea and froth, but drowsiness is more.

VIPER

- ❖ More local reaction is seen along with pain and oozing.
- ❖ Local necrosis is extensive, which may lead to gangrene.
- ❖ Petechial hemorrhages, epistaxis, hemoptysis, and hematuria.
- ❖ Bleeding from rectum are common.

Cardiovascular Symptoms in Viper Snakes (Figs. 11.10 and 11.11)

- ❖ Visual disturbances, dizziness, faintness,
- ❖ Collapse, shock
- ❖ Hypotension, cardiac arrhythmias
- ❖ Pulmonary edema
- ❖ Conjunctival edema (chemosis)
- ❖ Death is due to circulatory failure in early phase and later due to hemorrhagic complication later.

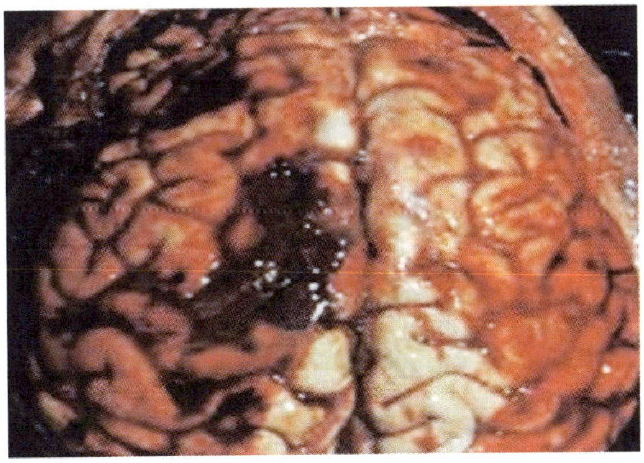

Fig. 11.10: Bleeding and clotting disorders.

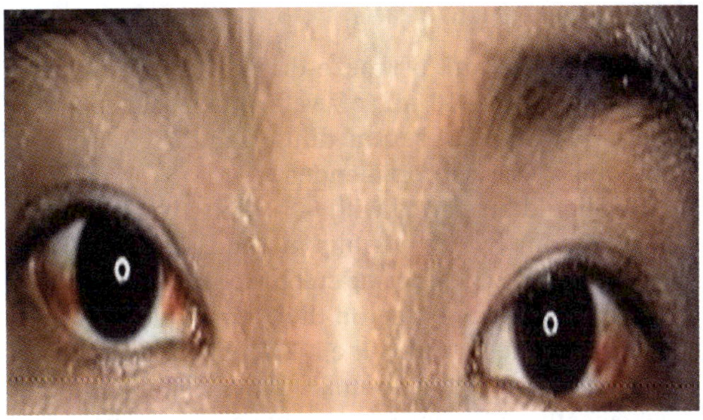

Fig. 11.11: Bleeding and clotting disorders.

Investigation

- ❖ 20 minute whole blood clotting test (20WBCT)
- ❖ Hemoglobin concentration/hematocrit
- ❖ Platelet count—decreased
- ❖ White blood cell count—leukocytosis
- ❖ Biochemical abnormalities—Creatinine, urea, CKMB, Bilirubin, electrolytes
- ❖ Urine examination—Dipsticks for blood/Hb/myoglobin, microscopy for erythrocytes
- ❖ Specific venom test

Treatment

- ❖ Prevention of spread of venom
- ❖ Diffusion via lymph circulation is the primary mechanism by which venom spreads throughout the body
- ❖ Immobilization-via splint or sling
- ❖ Avoid manipulation of bitten area
- ❖ Do not give alcoholic beverage or stimulant and do not apply ice
- ❖ Tourniquet—applied 5 cm of above the bite and released for 1 minute every hour or for 90 secound after every 10 minutes
- ❖ When elapids or sea snakes bite, the pressure-immobilization approach works quite well- wherein the entire bitten extremity is splinted after being covered with an elastic or crepe bandage.

Antivenom treatment: Two type of antivenom—

1. Monovalent (It is specific)
2. Polyvalent

- ❖ The anti-snake venom (ASV) serum is effective against common poisonous snakes (cobra, krait, saw-scaled viper and Russell's viper)
- ❖ Polyvalent ASV serum is less potent, less immunogenic and less effective the monovalent and has more adverse effect.
- ❖ ASV serum is potentially dangerous and should not be administered without definite indication.

Doses

- About 80–100 mL of freeze-dried antivenom serum is dissolved in 10 mL of water each vial. Slow IV administration of serum diluted in 200–250 mL of isotonic saline is recommended.
- ASV should be started with 8–10 vials given gradually over 1 hour by intravenous method. The maximum recommended dose for vasculotoxic species is 30 vials.
- Repeat doses are based on the 6-hour rule (based on the coagulation profile). The 1–2 hour guideline governs repeat dosages for neurotoxic patients, depending on whether they have improved or gotten worse; a maximum of 20 vials is administered.
- The results of a low-dose ASV regimen were identical to those of the usual recommended dose, according to evidence-based medicine.
- Antivenom reaction: Anaphylactic reactions develop etching, urticaria, cough, nausea, vomiting, fever and tachycardia.

Treatment of Antivenom Reaction

- Adrenaline, 0.5–1.0 mL of 0.1%. Solution (1 in 1,000 1 mg/m) is given subcutaneously in adults, in children the dose is 0.01 mL/kg.
- Pretreatment with antihistamines and steroid.

Supportive Treatment

- Ventilatory care.
- Antibiotics—broad spectrum should be given.
- Surgical excision.

Anticholinesterase (ACE)

- It effective and safe in elapid bite
- Atropine given (0.6 mg in adult and 50 µg/kg in children)
- Injection edrophonium chloride (10 mg in adults and 0.25 mg/kg in children).
- Neostigmine (50–100 mg/kg)

Acute Kidney Injury

- Conservative treatment or dialysis
- Dark brown urine (myoglobinuria or hemoglobinuria) intravenous fluid, 200 mL of 20% mannitol IV.
- In oliguria rehydration, diuretics or dopamine given, if urine output drops less the 400 mL/24 hours
- Hemofiltration or hemodialysis if renal failure

Hemostatic Abnormalities

- Blood transfusion: Fresh blood, fresh frozen plasma, cryoprecipitate, platelets concentration.
- Heparin 1,000–5,000 IV given if any clotting abnormalities.
- Strict bed rest to avoid even minor trauma

Hypotension and Shock

- Fluid resuscitation with NS or Ringer's lactate.
- Plasma expender, 5% albumin (10–20 mL/kg), whole fresh blood and fresh frozen plasma should be infused.
- Dopamine (2.5–5 mg/kg/min, IV start)

Complications

- Snake bite—tissue necrosis, bleeding diathesis, syndrome
- ASV—hypersensitivity reactions immediately, serum sickness within 3 weeks

Postmortem Finding (PM)

- Poisonous snakes leave two fangs marks slightly separated from each other.
- Non-poisonous snakes leave a semi-circular set of teeth marks.
- The bite mark is 1–1.5 cm deep in colubrine and 2.5 cm deep in viperine bite search by magnifying lens.
- Other finding of viperine bite and colubrine bite as per their bite signs and symptoms.

Medicolegal Aspects

- Poisoning is usually accidental
- It is rarely used for suicide
- Cattle are sometime poisoned by snake venom
- Antivenom is given or not, any patient with signs of envenomation should be observed in hospital for at least 24 hours. A patient is dry bite should be watched for hour before discharge.

लूता विष (FIGS. 11.12 AND 11.13)

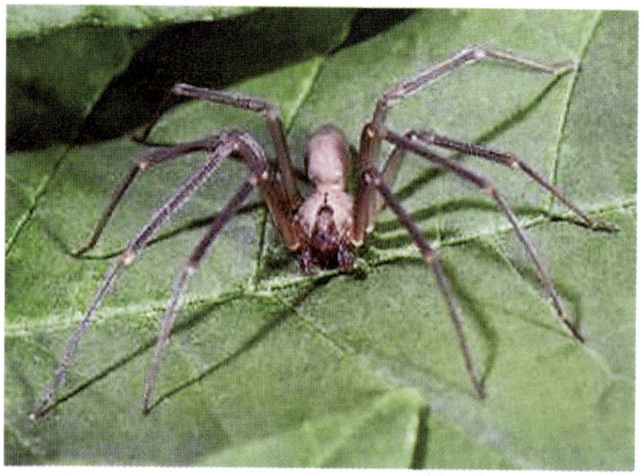

Fig. 11.12

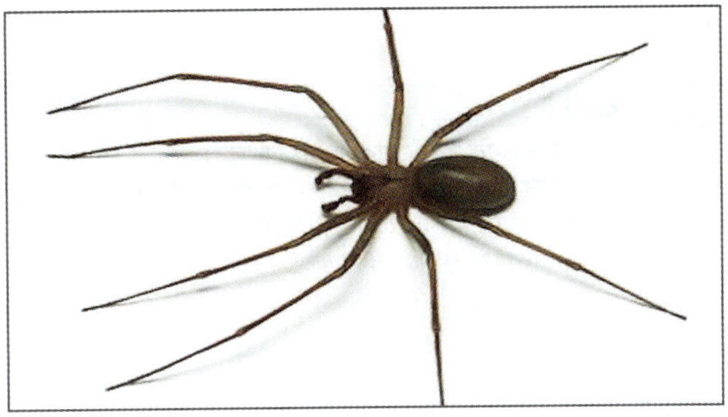

Fig. 11.13

उत्पति

आचार्य सुश्रुत अनुसार (सु.क.8/90–93)

विश्वामित्रो नृपवरः कदाचिद्दषिश्रसत्तमम्।
वशिष्ठं कोपयामास गत्वाऽऽश्रमपदं किल।।
कुपितस्य मुनेस्तस्य ललाटात् स्वेदविन्दवः।
अपतन् दर्शनादेव रवेस्तत्समतेजसः।।

❖ प्राचीनकाल में कभी राजा विश्वामित्र के द्वारा ऋषिश्रेष्ठ वशिष्ठ को उनके आश्रम में ही जाकर कुपित किया था। सूर्य समान उन तेजस्वी मुनिश्रेष्ठ के क्रुद्ध होने पर उनके दर्शन मात्र से ही स्वेद के कण मस्तम से गिर (चू) पड़े।

↓

तृणे महिर्षणा लूने धेन्वर्थ सुंभृतेऽपि च।
ततो जातास्त्विमा धोरो नानारूपा महाविषा।।

❖ ये स्वेद बिन्दु गौओं के लिए एकत्रित की गई कटी हुई घास पर पड़े। इन बिन्दुओं से ही से महाविष वाली नाना प्रकार की लूतायें उत्पन्न हो कर।

↓

अपकाराय वर्तन्ते नृपसाधनवाहने।
यसमाल्लूनं तृणं प्राप्ता मुनेः प्रस्वेदबिन्दवः।
तस्माल्लूतेति भाष्यन्ते सङ्ख्ययां ताश्च षोडय।।

❖ राजा विश्वामित्र के साधन तथा वाहन का अपकार करने के लिये ये लूताएं बढ़ने लगीं। क्योंकि वशिष्ठ मुनि के स्वेदकण कटी हुई घास पर गिरे इसलिए इनको लूता कहा जाता है।

❖ इन लूताओं की संख्या 16 कही गई है।

आचार्य वाग्भट्ट अनुसार

विश्वामित्राय रूष्टस्य वसिष्टस्थ ललाटजाः।
स्वदेलेशाः स्मृता लूता लूने ये पतिता स्तृणे।। (अ.स.उ.44/2)

❖ विश्वामित्र के प्रति कुद्ध हुए वशिष्ठ के माथे से स्वेद की बूंदे कटे हुए तृणों पर गिरी, उन्ही बूंदों से लूता उत्पन्न हुई।

खाण्डवे दह्यमानानामसुराणां शरीरतः।
ये स्फुलिङ्गा विनिश्चेरूस्ते लूता इत्ति केचन।। (अ.स.उ.44/2)

❖ अन्य लोगों की मान्यता है कि खाण्डव वन के जलते समय असुरों के शरीर से जो स्फुलिंग अग्नि की लपटे निकली वे ही लूता है।

अन्ये वदन्ति भुक्तस्य दुष्टस्यान्नस्य मूर्छनात्।
सम्भवन्ति विषस्फोटा ये लूताः (अ.स.उ. 44/2)

❖ अन्य आचार्यो की मान्यता है कि खाये हुए दूषित अन्न के मिलने से जो विस्फोट (छाले) होते हैं, वे लूता है।

लूताओं के प्रकार

कृच्छ्रसाध्यास्तथाऽसाध्या लूतास्तु द्विविधाः स्मृताः।
तासामष्टौ कृच्छ्रसाध्या वयस्तावत्य एव त।। (सु.क.8/94)

❖ लुता दो प्रकार की कही गयी हैं 1. कष्टसाध्य 2. असाध्य।

कष्टसाध्य लूता

त्रिमण्डला या श्वेता कपिला पीतिका तथा।
आलमूत्रविषा रक्ता कसना चाष्टमी स्मृता।। (सु.क.8/95)

❖ संख्या = 8 होती है।

1. त्रिमण्डला
2. श्वेता
3. कपिला
4. पीतिका
5. आलविषा एवं
6. मूत्रविषा
7. रक्ता
8. कसना

कृच्छ्रसाध्य लूता दंश सामान्य लक्षण

ताभिर्दष्टे शिरोदुखं कण्डूर्दशे च वेदना।
भवन्ति च विशेषेण गदा श्लैष्मिकवातिकाः।। (सु.क. 8/96)

❖ कृच्छ्रसाध्य लूताओं के दष्ट होने पर
❖ शिरोवेदना, दंशस्थान पर कण्डू, वेदना।
❖ अन्य कफवातजन्य उपद्रव विशेष रूप से होते है।

कृच्छ्रसाध्य लूताओं के दंश के विशेष लक्षण एवं चिकित्सा (Table 11.12)

Table 11.12

लक्षण	चिकित्सा
1. त्रिमण्डला **त्रिमण्डलाथा दर्शऽसृक् कृष्णं स्त्रवति दीर्यते।** **बाधिर्य कलुषा दृष्टिस्तथा दाहश्च नेत्रयोः।। (सु.क. 8/101)** • **दर्शऽसृक् कृष्णं स्त्रवति**– कृष्ण रक्त स्त्राव। • **दीर्यते**– दंश कटा होता है। • **बाधिर्य**– बहरापन • **कलुषा दृष्टिस्तथा दाहश्च नेत्रयोः**– दृष्टि का मन्द होना व नेत्र दाह होता है।	**तत्रार्कमूलं रजनी नाकुली पृश्निपर्णिका।** **पानकर्माणि शस्यन्ते नस्यालेपण्जनेषु च।। (सु.क. 8/102)** • इसमें अर्कमूल, हल्दी, रास्ना, पृश्निपर्णी इनका उपयोग पीने के लिए, नस्य, आलेप, अंजन में करे।
2. श्वेता **श्वेतायाः पिडका दशे श्वेता कण्डूमती भवेत्।** **दाहमूर्च्छाज्वरवती विर्पक्लेदरूक्करी (सु.क. 8/103)** • **पिडका दशे श्वेता कण्डूमती भवेत्**– श्वेत वर्ण एवं कण्डुयुक्त पिडिका होती है। • **दाहमूर्च्छाज्वरवती**– दाह, मूर्च्छा, विसर्प, ज्वर • **विर्पक्लेदरूक्करी**– क्लेद, पीड़ा होती है।	**तत्र चन्दनरास्नैलाहरेणुलवञ्जुला।** **कुष्ठं लामज्जकं वक्रं नलदं चागदो हितः।। (सु.क. 8/104)** • इसमें चन्दन, रास्ना, इलायची, हरेणु, नल, जलवेत, कूठ, खस, तगर, जटामांसी से निर्मित अगद हितकारी होता है।
3. कपिला लूता **आदंशे पिडका ताम्रा कपिलायाः स्थिरा भवेत्।** **शिरसों गौरवं दाहस्तिमिरं भ्रम एवं च।। (सु.क. 8/105)** • **पिडका ताम्रा कपिलायाः स्थिरा भवेत्**– दंश में ताम्र वर्ण व स्थिर पिडिका होती है। • **शिरसों गौरवं दाहस्तिमिरं भ्रम**– शिर में भारीपन, दाह, तिमिर व भ्रम होता।	**तत्र पद्मककुष्ठलकरञ्जककुभत्वचः।** **स्थिरार्कपर्व्यपामार्गदूर्वाब्राह्मयों विषापहाः।। (सु.क. 8/106)** • इसमें पद्माख, कुष्ठ, इलाइची, करञ्ज, अर्जुन छाल, शालपर्णी, अर्कपर्णी, अपामार्ग, दूर्वा एवं ब्राह्मी विषघ्न द्रव्य उपयोगी होते है।
4. पीतिका **आदंशे पीतिकायास्तु पिडका पीतिका स्थिरा।** **भवेच्छर्दिज्वरः शूलं मूर्धिन रक्ते तथाऽक्षिणीः।। (सु.क.8/107)** • **पिडका पीतिका स्थिरा**:–दंश स्थान पर पीत वर्ण व स्थिर पीडिका होती है। • **भवेच्छर्दिज्वरः शूलं मूर्धिन**– वमन, ज्वर, शिरःशूल • **रक्ते तथाऽक्षिणीः**– रक्त वर्ण नेत्र हो जाते है।	**तत्रेष्टाः कुटजोशीरतुङ्गपद्मकवञ्जुलाः।** **शिरीषकिणिहीशेलुकदम्बककुभत्वचः।। (सु.क.8/108)** • इसमें कुटज, खस, नागकेसर पद्माख, जलवेतस, शिरीष, अपामार्ग, लसोडा, कदम्ब, अर्जुन त्वक् का प्रयोग उत्तम एवं लाभप्रद होता है।
5. आलविष **रक्तमण्डनिभे दंशे पिडकाः सर्षपा इव।** **जायन्ते तालुशोषश्च दाहश्चालविषार्दिते।। (सु.क. 8/109)** • **रक्तमण्डनिभे दंशे पिडकाः**– पिडिका रक्तवर्ण की (लाल चकते जैसी) • **सर्षपा इव**– सर्षप के समान आकार की होती है। • **तालुशोषश्च दाहश्चा**– तालुशोष व दाह होता है।	**तत्रप्रियङ्गुहीबेरकुष्ठलामज्ज्वञ्जुलाः।** **अगदः शतपुष्पा च सपिप्पलवटाङ्कराः।। (सु.क. 8/110)** • इसमें प्रियंगु, बेर, कूठ, उशीर, जलवेतस, सौंफ, पिप्पली एवं वट के कोमल अकुंरो से बनाया हुआ अगद प्रयुक्त करे।
6. मूत्रविषा **पूतिर्मूत्रविषादंशों विसर्पी कृष्णशोणितः।** **कासश्वासवमीमूर्च्छा ज्वर दाह समन्वितः।। (सु.क. 8/111)** • **पूतिर्मूत्रविषादंशों विसर्पी**– दंश कोथ युक्त हो फैलता है • **कृष्णशोणितः**– रक्त कृष्ण वर्ण हो जाता है। • **कासश्वासवमीमूर्च्छा ज्वर दाह समन्वितः**– कास, श्वास, वमन, मूर्च्छा, ज्वर एवं दाह आदि लक्षण उत्पन्न होते हैं।	**मनः शिलाल मधुककुष्ठचन्दनपद्मकैः।** **मधुमिश्र, सलामज्जैरगदस्तत्र कीर्तितः।। (सु.क. 8/112)** • इसमें मनःशिला, हरताल, मुलैठी, कुष्ठ, चन्दन, पद्माख एवं खस को मधु के साथ मिलाकर सेवन कराये।
7. रक्तादष्ट **आपाण्डुपिडको दंशो दाहक्लेदसमन्वितः।** **रक्ताया रक्तपर्यन्तो विज्ञेयो रक्तसंयुतः।। (सु.क. 8/113)** • **आपाण्डुपिडको दंशो**– दंश चारों ओर पाण्डुवर्ण की पिडिकाओं से युक्त • **दाहक्लेदसमन्वित**– दाह व क्लेदयुक्त। • **रक्ताया रक्तपर्यन्तो**– किनारों पर लाल व रक्तयुक्त होता है।	**कार्यस्तत्रागदस्तोयचन्दनोशीरपद्मकैः।** **तथैवार्जुनशेलुभ्यां त्वग्भिराप्रातकस्य च।। (सु.क. 8/114)** • इसमें बालक, चन्दन, उशीर (खस), पद्माख से निर्मित किये गए अगद का प्रयोग करें तथा अर्जुन, लसोडा तथा आम्रातक की छाल को पानी में घिस कर लेप करें।
8. कसना दष्ट **पिच्छितं कसनादेशाद्रुधिरं शीतलं स्त्रवेत्।** **कासश्वासौ च तत्रोक्तं रक्तलूता चिकित्सितम्।। (सु.क. 8/115)** • पिच्छिल व शीतल रक्त स्त्राव होता है। • **कासश्वासौ च**– कास व श्वास	रक्त लूता समान करे।

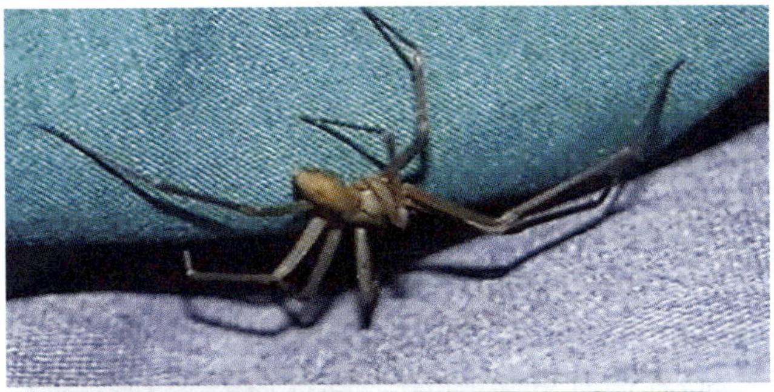

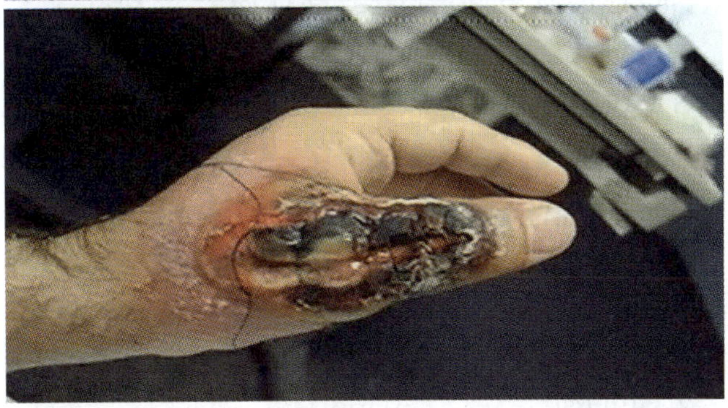

Fig. 11.14: Spider bite necrosis.

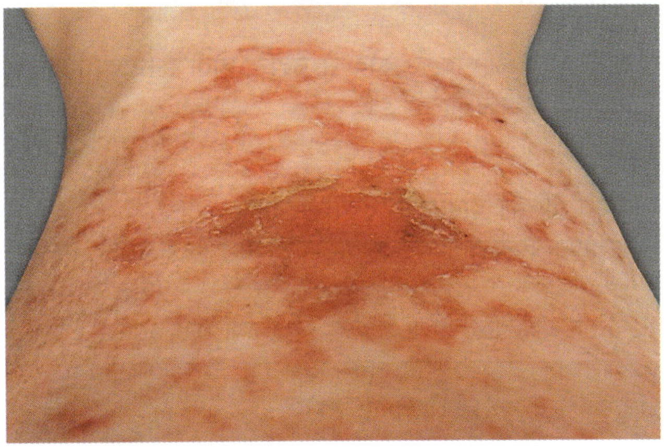

Fig. 11.15: Spider bite site.

असाध्य लूता

सौवर्णिका जालवर्णा जालिन्येणीपदी तथा।
कृष्णाऽग्निवर्णा काकाण्डा मालागुणऽष्टमी तथा।। (सु.क.8/97)

❖ संख्या = 8 होती है।

1. सौवर्णिका
2. लाजवर्णा
3. जालिनी
4. एणपदी
5. कृष्णा
6. अग्निवर्णा
7. काकाण्डा
8. मालगुणा

असाध्य लूतादंश सामान्य लक्षण

ताभिदेष्टे दंशकोथः प्रवृत्तिः क्षतजस्य च।
ज्वरो दाहोऽतिसारश्च गदाः स्युश्च विदोषजाः।। (सु.क.8/98)

❖ **दंशकोथः प्रवृत्तिः क्षतजस्य चः–** दंशस्थान पर कोथ (सडन), रक्त की प्रवृति
❖ **ज्वरो दाहोऽतिसारश्चः–** ज्वर, दाह, अतिसार
❖ **गदाः स्युश्च विदोषजाः–** अन्य त्रिदोषज लक्षण वाले रोग होते है।

असाध्य लूतादंश विशेष लक्षण एवं चिकित्सा *(Table 11.13)*

Table 11.13

लक्षण	चिकित्सा
1. कृष्णादष्ट– **पुरीषगन्धिरल्पासृक् कृष्णाया दंश एवं तु। ज्वरमूर्च्छावमीदाहकाश्वाससमन्वितः।। (सु.क. 8/116)** • **पुरीषगन्धिरल्पासृक्–** दंश मल की गन्ध वाला, अल्प रक्तान्वित • **ज्वरमूर्च्छावमीदाहकाश्वाससमन्वितः–** ज्वर, मूर्च्छा, वमन, दाह, कास एवं श्वास आदि लक्षणों से युक्त होता है।	**तत्रैलावक्र सर्पाक्षीगन्धा– नाकुलिचन्दनैः। महासुगन्धि– सहितैः प्रत्याख्यायागदः स्मृतः।। (सु.क. 8/117)** • इसमें इलायची, तगर, सर्पाक्षी, रास्ना, चन्दन से निर्मित योग को महासुगन्धि अगद के साथ असाध्य कह कर प्रयुक्त करें।
2. अग्निवर्णा (अग्निवक्रा)– **दंशे दाहोऽग्निवक्त्रायाः स्त्रावो ऽत्यर्थ ज्वरस्तथा। चोषकण्डूरोम हर्षा दाह विस्फोटसंयुतः (सु.क.8/118)** • **दंशे दाहोऽग्निवक्त्रायाः स्त्रावो–** दंश में दाह, अतिशय स्त्राव • **ज्वरस्तथा। चोषकण्डूरोम–** ज्वर, चोष, कण्डू, रोमाञ्च • **दाह विस्फोटसंयुत–** दाह, विस्फोट होता है।	**कृष्णाप्रशमनं चात्र प्रत्याख्याय प्रयोजयेत्। सारिवोशीरयाष्ट्याह्वचन्दनोत्पत्– लपद्मम।। (सु.क. 8/119)** • इसको भी असाध्य कहकर ही कृष्ण लूता के विष प्रसंग में कही गई चिकित्सा को प्रयोग करे। एवं सारिवा, खस, मुलैठी, चन्दन, कमल, पद्माख का सेवन कराये।
3. सौवर्णिका– **ध्यायमः सौवर्णिकादशः सफेनो मत्स्य– गन्धकः। श्वासः कासोज्वररस्तृष्णा मूर्च्छा चाव सुदारूणा।। (सु. क. 8/122)** • **ध्यायमः सौवर्णिकादशः–** दंश स्थान कृष्ण वर्ण। • **सफेनो मत्स्यगन्धक–** फेनयुक्त, मत्स्य गंध वाला होता है। • **श्वासः कासोज्वररस्तृष्णा–** श्वास, कास, ज्वर, तृष्णा • **मूर्च्छा चाव सुदारूणा–** दारुण मूर्च्छा आदि लक्षण होते है।	
4. लाजवर्णा– **आदंशे लाजवर्णाया ध्यामं पूति स्त्रवेदस्क। दाहो मूर्च्छाऽतिसारश्च च जायते।। (सु.क. 8/123)** • **ध्यामं पूति स्त्रवेदस्क–** कृष्ण वर्ण व दुर्गन्धयुक्त रक्त का स्त्राव होता है। • **दाहो मूर्च्छाऽतिसारश्च च जायते–** दाह, मूर्च्छा, अतिसार एवं शिरावेदना आदि लक्षण होते है।	

लक्षण	चिकित्सा
5. जालिनी– **घोरो दंशस्तु जालिन्या राजिमानवदीर्यते।** **स्तम्भः श्वासस्तमोवृद्धिस्तालुशोश जायते।।** **(सु.क. 8/124)** • **घोरो दंशस्तु–** दंश भयानक • **राजिमानवदीर्यते–** रेखान्वित व विदीर्ण हुआ। • **स्तम्भ–** जडता युक्त • **श्वासस्तमोवृद्धिस्तालुशोश–** श्वास, अन्धकार का बढ़ना व तालुशोष आदि लक्षण होते हैं।	
6. एणीपदी– **एणीपद्यास्तथा दंशो भवेत् कृष्णतिलाकृतिः।** **तृष्णामूर्च्छाज्वरच्छर्दिकासश्वाससमन्वितः।।** **(सु.क. 8/125)** • **कृष्णतिलाकृति–** दंश काले तिल के समान आकृति • **तृष्णामूर्च्छाज्वरच्छर्दिकासश्वास–** इसमें रोगी को तृष्णा, मूर्च्छा, ज्वर, वमन, कास, श्वास आदि लक्षण होते हैं।	
7. काकाण्डका– **दंश काकाण्डिकादष्टेपाण्डुरक्तोऽतिवेदनः।** **तृणमूर्च्छाश्वासहृद्रोग हिक्काकासाः** **स्थुरुच्छ्रिताः।। (सु. क. 8/126)** • **दष्टेपाण्डुरक्तोऽतिवेदनः–** दष्टस्थान पाण्डुवर्ण अतिवेदना युक्त होता है। • **तृणमूर्च्छाश्वासहृद्रोग–** तृष्णा, मूर्च्छा, श्वास, हृद्रोग • **हिक्काकासाः स्थुरुच्छ्रिताः–** कास व हिक्का तीव्र रूप में होती है।	
8. मालागुणा– **रक्तो मालागुणदंशो धूमगन्धोऽतिवेदनः।** **बहुधा च विशीर्येते दाहमूर्च्छाज्वरान्वितः।।** **(सु.क.8/127)** • **रक्तो मालागुणदंशो–** दंश स्थान रक्तवर्ण का होता है। • **धूमगन्धोऽतिवेदनः–** धूमगन्धी व अति वेदना युक्त होता है। • **बहुधा च विशीर्येतेः–** कई स्थानों पर विदीर्ण हुआ होता है। • **दाहमूर्च्छाज्वरान्वितः–** दाह, मूर्च्छा तथा ज्वर आदि के लक्षण भी होते है।	

❖ दोषानुसार लूता भेद–

❖ आग्नेय–सौम्य–वायव्य भेद से लूताएं

वायव्य (वातज) लूताएं

कुमुदाऽलविषा रक्तश्चित्रा सन्तानि मेचका।
कसनाचादि्भदाः सप्त चायव्या वायुरोगदाः।। (अ.स.उ. 44/7)

1. कुमुदा
2. अलविषा
3. रक्ता
4. चित्रा
5. सन्तानि
6. मेचका
7. कसना

एवं उदि्भदा ये सात लूताये वायव्य है एवं वात रोगों को उत्पन्न करती है।

लक्षण

वातिकः पुरूषः श्यावः पर्वभेदज्वरप्रदः।। (अ.ह.उ. 37/50)
(अ.स.उ. 44/17)

इसमें खुरदरापन, श्याव वर्ण, पर्वभेद (सन्धि) पीड़ा तथा ज्वर आदि लक्षण होते हैं।

आग्नेय (पितज) लूताएं

कपिलाग्निमुखी, पीता, पद्मा, मूत्रा, सिताऽसिता।
आग्नेय्यः स्वेदजाः सप्त लूताः पित्तविकारदाः।। (अ.स.उ. 44/5)

1. कपिला
2. अग्निमुखी
3. पीता
4. पद्मा
5. मूत्रा
6. सिता
7. असिता

ये सात लूतायें आग्नेय है, **स्वेद से उत्पन्न होती है।** तथा पितजन्य विकारों को उत्पन्न करती है।

लक्षण

तद्दशं पैत्तिको दाहतृट्स्फोटज्वरमोहवान्।।
भृशोष्मा रक्तपीताभः क्लेदी द्राक्षाफलोपमः। (अ.स.उ. 37/48–49)
(अ.स.उ. 44/17)

❖ पैत्तिक दंश दाह, तृष्णा, स्फोट, ज्वर तथा मोह होता है।

❖ दंशस्थान अत्यन्त दाह युक्त, रक्त–पीत वर्ण व क्लेदयुक्त एवं मुनक्का के फल जैसा होता है।

सौम्य (कफज) लूताएँ

पाण्डुरा, रक्तपदिका, भृङ्गा पिङ्गा, त्रिमण्डला।
पूतिर्वीराडण्डजाः सप्त सौम्याः श्लेष्मविकारदाः।। (अ.स.उ.44/6)

1. पाण्डुरा
2. रक्तपादिका
3. भङ्गा
4. पिङ्गा
5. त्रिमण्डला
6. पूति
7. वीरा

ये सात लूतायें **अण्डों से उत्पन्न होती** है। वे सौम्य है एवं कफजन्य रोगों को उत्पन्न करती है।

लक्षण

श्लैष्मिकः कठिनः पाण्डुः परूषकफलाकृतिः।।
निद्रां शीतज्वरं कासं कण्डू च कुरूते भृशम्।। (अ.हृ.उ. 37/49–50)
(अ.स.उ. 44/17)

- दंश स्पर्श में कठोर, सफेद वर्ण वाला, फालसा (परूषक) के फल के आकार वाला होता है।
- इसके कारण निद्रां, शीतज्वर, कास, कण्डू लक्षण होते है।

सन्निपातज लूताएँ

काकाण्येणपदीलाजा वैदेही जालिनी तथा।
माला गुणा सुवर्णा च मिश्राः सप्तोपपादिकाः। (अ.स.उ. 44/8)

1. काकणी
2. एणपदी
3. लाजा
4. वैदेही
5. जालिनी
6. मालागुणा
7. सुवर्णा

- ये सात मिश्र लूता है। **इनको उपपादिका भी कहते है।**

व्याप्नुवन्त्याशुमात्राणिज्वलत्पावकसन्निभाः।।
सन्निपातकृतोऽसाध्याः साध्याः कृच्छ्रेणचेतरा।। (अ.स.उ. 44/8)

- जलती हुई अग्नि के समान जल्दी ही इनका विष सम्पूर्ण शरीर में फैल जाता है। ये सन्निपात को करती है व असाध्य हैं। शेष अन्य लूतायें कष्टसाध्य है।

विष उग्रता अनुसार भेद व मारकता

तत्र घोरतमा लूता भिद्यन्ते ता अपि त्रिधा।
तीक्ष्णमध्यावरत्वेन घ्नन्तिचाश्वचिकित्सिताः।
सप्ताहेन दशाहेन पक्षेण च परं क्रमात्।। (अ.स.उ. 44/6)
(अ.हृ.उ. 37/54–55)

अतिशय भयानक लूता के तीन भेद है–
शीघ्र चिकित्सा न करने पर ये रोगी को क्रमशः

- **तीक्ष्ण**–7 दिनों में मारक है।
- **मध्य**–10 दिनों में मारक है।
- **अवर**–15 दिनों में मारक है।

आचार्य सुश्रुत

यास्तीक्ष्णाचण्डोग्रविषा हि लूतास्ताः सप्तरात्रेण नरं निहन्युः।
अतोऽधिकेनापि हिनहन्युरन्या यासां विषं मध्यमवीर्य युक्तम्।।
यासां कनीयो विषवीर्ययुक्तं ताः पक्षमात्रेण विनाशयन्ति।।
(सु.क. 8/83–84)

- **तीक्ष्ण, चण्ड एवं उग्र विष लूताएँ–** 7 दिनों में मारक है।
- **मध्य वीर्य या विष वाली लूताएँ–** 10– 15 दिनों में मारक है।
- **मन्द विष या मन्द वाली लूताएँ–** 15 दिनों में मारक है।

लूतादंश के सामान्य लक्षण

आचार्य सुश्रुत अनुसार

प्रोद्भिद्यमानन्तु यथङ्करेण न व्यक्तजातिः प्रविभातिवृक्षः।
तद्वदुरालक्ष्यतमं हि तासां विषं शरीरे प्रविकीर्णमात्रम्।। (सु. क. 8/79)

- उद्भिद्यमान (फूटते हुए) अंकुर से जिस प्रकार वृक्ष किस जाति का होगा ये पता नहीं चलता।
- इसी प्रकार लूता विष शरीर में अल्प मात्रा में फैला हुआ भी कठिनाई से जाना जाता है।

पिडिता विविधकारा मण्डलानि महान्ति च।
महान्तो मृदवः शोफा रक्तः श्यावाश्चलास्तथा।।
सामान्यं सर्वलूतानामेतदादंशलक्षणम्।। (सु.क.8/98–100)

- **पिडिता विविधकारा**– विविध प्रकार की पिडिकायें
- **मण्डलानि महान्ति चः**– बड़े–बड़े मण्डल
- **महान्तो मृदवः**– दीर्घ व कोमल
- **शोफा रक्तः श्यावाश्चलास्तथाः**– शोथयुक्त, रक्त, श्याव वर्ण।

आचार्य वाग्भट्ट अनुसार

लूतादंशश्च सर्वोऽपि दद्रुमण्डलसन्निभः।।
सितोऽसितोऽरूणः पीतः श्यावो वा मृदुरून्नतः।
मध्ये कृष्णोऽथवा श्यावः पर्यन्ते जालकावृतः।।
विसर्पवाञ्छोफयुतस्तप्यते बहुवेदनः।
ज्वराशुपाकविक्लेदकोथावदराणान्वितः।।
क्लेदन यत्स्पृशत्यङ्गं तत्रापि कुरूते व्रणम्।
(अ.ह.उ.37/55–58) (अ.स.उ. 44/11–12)

- **दद्रुमण्डलसन्निभः–** दंश स्थान पर द्रदु, मण्डल जैसा।
- **सितोऽसितोऽरूणः पीतः श्यावो वा**– दंश स्थान श्वेत वर्ण, रक्त वर्ण, पीत व श्याव वर्ण का होता है।
- **मृदुरून्नतः–** यह कोमल एवं उभरा होता है।
- **मध्ये कृष्णोऽथवा श्यावः–** बीच में कृष्ण वर्ण व अन्य श्याव वर्ण का
- **पर्यन्ते जालकावृतः–** किनारों पर सिरा जाल से आवृत होता है।
- **विसर्पवाञ्छोफयुतस्तप्यते–** फैलने वाला, शोथ युक्त, ज्वलनशील।
- **बहुवेदनः–** अत्याधिक वेदनायुक्त होता है।
- **ज्वराशुपाकविक्लेदकोथावदराणान्वितः–** ज्वर, शीघ्र पाकी, क्लेद युक्त, कोथ (सडन युक्त), त्वचा का दारण (फटना) होता है।
- **क्लेदन यत्स्पृशत्यङ्गं तत्रापि कुरूते व्रणम्**– स्त्राव जिस स्थान को स्पर्श करता है, वहां पर भी समान वर्ण हो जाता है।

आचार्य चरक अनुसार लूता प्रकार व दंश लक्षण

लूताएँ 2 प्रकार की होती है।

1. दूषीविष लूता
2. प्राणहर लूता

दूषीविष लूता दंश लक्षण

दंशस्य मध्ये यत् कृष्णं श्यावं वा जालकावृतम्।
दग्धाकृति भृशं पाकि क्लेदशोथज्वरावित्तम्।।
दूधीविषाभिर्लूताभिस्तं दष्टमिति निर्दिशेत्।। (च.चि. 23/144–145)

- **दंशस्य मध्ये यत् कृष्णं श्यावं–** दंश स्थान मध्य कृष्ण व श्याव वर्ण हो जाता है।
- **वा जालकावृतम्–** उस में सिराओं का जाल बन जाता है।
- **दग्धाकृति–** अग्नि दग्ध समान आकृति।
- **भृशं पाकि–** दंश स्थान शीघ्रपाकी हो जाता है।
- **क्लेदशोथज्वराविन्तम्–** क्लेद एवं शोथ से युक्त हो जाता है। व ज्वर रहता है।

प्राणहर लूता दंश लक्षण

सर्वासामेव तासां च दंशे लक्षणमुच्यते।
शोफः श्वेतासिता रक्ताः पीता च पिडका ज्वरः।।
प्राणन्त्रिको भवेच्छ्वासो दाहहिक्काशिरोग्रहाः।।

(च.चि. 23/145–146)

- **शोफः श्वेतासिता रक्ताः पीता च पिडका ज्वरः**–स्थान पर शोथ तथा श्वेत, कृष्ण, रक्त व पीत वर्ण विडिकायें उत्पन्न हो जाती है। तथा रोगी ज्वर से पीड़ित होता हैं।
- **प्राणन्त्रिको भवेच्छ्वासो–** प्राणनाशक श्वास कष्ट होता है।
- **दाहहिक्काशिरोग्रहाः–** दाह, हिक्का (हिचकी) व शिर में जकडाहट हो जाती है।
- **लूतादंश विष के दिनानुरूप विषलक्षण**

  आचार्य वाग्भट्ट अनुसार– (अ.ह.उ.37/60–66) (अ.स.उ. 44/15–16)

  दिनार्ध लक्ष्यते नैव दशो लूताविषोद्भवः।।
- पहले दिन लूतादंश के विष का आधे दिन (6 घंटे) तक लक्षणों का ज्ञान नहीं हो पाता।

प्रथम दिन

सूचीव्यधवदाभाति ततोऽसौ प्रथमऽहनिः।
अव्यक्तवर्णः प्रचलः किंचित्कण्डुरूजान्वितः।।

- **सूचीव्यधवदाभाति–** सूचि वेध की भांति प्रतित होता है।
- **अव्यक्तवर्णः–** अस्पष्ट त्वचा वर्ण।
- **प्रचलः किंचित्कण्डुरूजान्वितः–** विसर्प की भांति फैलता है।, कण्डू व वेदना होती है।

आचार्य सुश्रुत अनुसार (सु.क. 8/80–82)

ईषत्सकण्डु प्रचलं सकोठमव्यक्तवर्ण प्रथमेऽहनि स्थात्।

- **ईषत्सकण्डु–** अल्पकण्डू वाला।
- **प्रचलं–** व्यापक, फैलने वाला।
- **सकोठमव्यक्तवर्ण–** कोठयुक्त एवं अव्यक्त वर्ण का होता।

द्वितीय दिन

आचार्य वाग्भट्ट

द्वितीयेमऽभ्युन्त्रतोऽन्तेषु पिटिकैरिव वाऽऽचितः।
व्यक्तवर्णो नतो मध्ये कण्डूमान् ग्रन्थिसन्निभः।।

- **ऽभ्युन्त्रतोऽन्तेषु–** ऊर्ध्व की ओर उभार हुआ।
- **पिटिकैरिव वाऽऽचितः–** किनारों में छोटी–छोटी पिटिकाएं उभर आती है।
- **व्यक्तवर्णो–** वर्ण ओर स्पष्ट।
- **नतो मध्ये कण्डूमान् ग्रन्थिसन्निभः–** मध्य से दबा, कण्डूयुक्त व ग्रन्थि के समान।

आचार्य सुश्रुत

अन्तेषु शूनं परिनिम्नमध्यं प्रव्यक्तरूपं च दिने द्वितीये।

- **अन्तेषु शूनं–** यह किनारों पर शोथ युक्त
- **परिनिम्नमध्यं प्रव्यक्तरूपं–** मध्य में दबा हुआ एवं स्पष्ट लक्षणों वाला हो जाता है।

तृतीय दिन

आचार्य वाग्भट्ट

तृतीये स ज्वरो रोहर्षकृद्रक्तमण्डलः।
शरावरूपस्तोदाढ्यो रोमकूपेषु सास्त्रवः।।

- **ज्वरो रोहर्षकृद्रक्तमण्डलः–** ज्वर, रोमाञ्च होने लगता है। व दंशस्थान पर रक्त वर्ण मण्डल हो जाता है।
- **शरावरूपस्तोदाढ्यो–** शराव के समान तोद की अधिकता वाला।
- **रोमकूपेषु सास्त्रवः–** रोमकूपों से स्त्राव होने लग जाता है।

आचार्य सुश्रुत

त्र्यहेण यद्दर्शयतीह रूपं विषं।

- तीसरे दिन और भी स्पष्ट हो जाता है।

चतुर्थ दिन

आचार्य वाग्भट्ट

महांश्चतुर्थे श्वययुस्तापश्वासग्भ्रमप्रदः।

श्वययुस्तापश्वासग्भ्रमप्रदः– शोथ, ज्वर, श्वास व भ्रम (चक्कर) आते है।

आचार्य सुश्रुत

चतुर्थेऽहनि कोपमेति।

- विष प्रकोप होता है।

पंचम दिन

आचार्य वाग्भट्ट

विकारान् कुरूते तांस्तान् पञ्चमे विषकोपजान्।।

- पूर्वोक्त विषजन्य विकारों को उत्पन्न करता है।

आचार्य सुश्रुत

अतोऽधिकेऽह्नि प्रकरोति जन्तोर्विषप्रकोप्रभवान् विकारान्

❖ अत्यधिक पूर्वोक्त विषजन्य विकारों को उत्पन्न करता है।

षष्ठ दिन

आचार्य वाग्भट्ट

षष्ठे व्याप्नोति मर्माणि।

❖ हृदय आदि मर्मस्थलों में विष फैल जाता है।

आचार्य सुश्रुत

षष्ठे दिने विप्रसृतं तु सर्वान् मम्रप्रद्रशान् भृशमावृणोति।

❖ विष सम्पूर्ण देह में फैलकर सभी मर्म प्रदेशों को विशेष रूप से आवृत कर देता है।

सप्तम दिन

आचार्य वाग्भट्ट

सप्तमे हन्ति जीवितम्।

❖ दष्ट प्राणी की मृत्यु हो जाती है।

इति तीक्ष्णं विषं मध्यं हीनं च विभजेदतः।।

❖ इस प्रकार उक्त लक्षणों के आधार पर तीक्ष्ण, मध्य एवं हीन विषविकारों को विभाजन कर लेना चाहिए।

एकविंशति रात्रेण विषं शाम्यति सर्वथा।।

❖ इस प्रकार उक्त सभी लूताविष लक्षण 21 दिनों में भलीभाँति शान्त हो जाता है।

आचार्य सुश्रुत

तत् सप्तमेऽत्यर्थपरीतगात्रं व्यापादयेन्मर्त्यमतिप्रवृद्धम्।। (सु.क. 8/82)

❖ अत्यधिक विष से व्याप्त हुए उस रोगी को शीघ्र ही प्राण नष्ट कर देता है।

लूता विषाधिष्ठान (TABLE 11.14)

Table 11.14

आचार्य सुश्रुत (7)	आचार्य वाग्भट्ट (8)
विषं तु लालानखमूत्रदष्ट्रारजः पुरीषैरथ चेन्द्रियेण। सप्त प्रकारं विसृजन्ति लूतास्तदुग्रमध्यावरवीर्ययुक्तम्।। (सु.क. 8/85) • लूताएं सात प्रकार से अपने विष को निकालती है। • यथा–लाला, नख, मूत्र, दंष्ट्रा, रज, मल एवं शुक्र • यह विष भी उग्र, मध्य एवं मन्द भेद से तीन प्रकार का होता है।	**श्वास दंष्ट्राशकृन्मूत्रशुक्रलालानखार्तवैः। अष्टाभिरुद्धमत्येषा विषं वक्त्रा द्विशेषतः।। (अ.ह.उ. 37/58–59) (अ.स.उ. 44/12)** • लूतायें आठ प्रकार से विष वमन करती है। • यथा–श्वास, दन्त, मल, मूत्र, शुक्र, लाला, नख, आर्तव (रज) है। • विशेष रूप ये यह मुख से विष को निकालती है।

लूताविषाधिष्ठानानुसार लक्षण (Table 11.15)

Table 11.15

	आचार्य सुश्रुत (सु.क. 8/86–88)	आचार्य वाग्भट्ट (अ.स.उ. 44/13)
श्वास	————————	**श्वासेन दंश सहसा शूयते ज्वरदाहवान्।** • दंश स्थान पर शोथ होता है • रोगी को ज्वर व दाह होता है।
लाला	**सकण्डुकोठं स्थिरमल्पमूलं लालाकृतं मन्द्ररुजं वदन्ति** दंश में कण्डू, कोठ, स्थिरत्व एवं अल्प आधार हो, वह लाला के कारण उत्पन्न होता है।	**अल्पमूलोल्परुक्कोठोलालया कण्डुरो मृदुः।** दंश अल्प मूल, अल्प वेदना युक्त, कोठ, लाला, कण्डू से युक्त एवं कोमल होता है।
नख	**शोफश्च कण्डुश्च पुलालिका च धूमाननं चैव नखाग्रंदशे** शोफ, कण्डू, रोमांच एवं धूमोद्गार आदि लक्षण होते है।	**नखेनचोषपिटकाकण्डू धूमायनान्वितः।।** नख से हुए दंश में चोष, पिटका, कण्डू एवं धूम के समान होता है।
मूत्र	**दंशं तु मुत्रेण सकृष्णमध्यं सरक्तपर्यन्तमवेहि दीर्णम्।** जो दंश मध्य से कृष्ण एवं किनारों से रक्तयुक्त तथा विदीर्ण हो।	**मूत्रेणरक्तपर्यन्तो मध्ये कृष्णो विशीर्यते। आर्वतसदृशः शूनः पूतिः सर्पति दह्यते।।** • जो दंश किनारों से रक्तयुक्त तथा विदीर्ण हो तथा मध्य से कृष्ण • यह सड़न युक्त, आवर्त समान दुर्गन्ध युक्त, फैलने वाला व दाहयुक्त होता है।
दंष्ट्रा	**द्रष्ट्राभिरूयं कठिनं विवर्ण जानीहि दंशं स्थिरमण्डलं च** जो दंश कठिन, विवर्ण, स्थिर मण्डलों वाला तथा उग्रवीर्य होता है।	**दंष्ट्राकृतस्तूग्रतरो विवर्णः कठिनः स्थिरः।। गम्भीरशोफवास्तोदवेदना दाहसंयुतः** जो दंश बहुत उग्र, विवर्ण, कठिन, स्थिर, गम्भीर, शोथयुक्त, तोद–वेदना व दाहयुक्त हो।
रज	**रजः पुरीषेन्द्रियजं हि विद्धि स्फोटं विपक्वामलपीलु पाण्डुम्।** रज, मल एवं शुक्र से उत्पन्न विष में स्फोट (छाले) एवं दंश पके हुए आंवले के फल व पीलु फल के समान पाण्डु वर्ण का होता है।	**किंशुकोदरवर्णस्तु रजसा चंचुमालवान्।।** दंश अन्दर से ढाक के फूल के समान तथा चंचुमाला सदृश्य।
मल	**रज लक्षण समान**	**दुर्गन्धी शकृतादाहकण्डू– चिमिचिमान्वितः।। पच्यतेन्वाशुपक्वश्च पाण्डुःपीलुफलोपमः।** दंश दुर्गन्धी, दाह, कण्डू व चिमचिमाहट व शीघ्रपाकी तथा पाण्डु वर्ण एवं पीलू फल समान होता है।
शुक्र	**रज लक्षण समान**	**शुक्लेन ग्रन्थिसंस्थानःकठिनस्तीव्रवेदन।।** दंश स्थान ग्रन्थि समान, कठिन, तीव्र वेदना वाला होता है।

दोष प्रधानता अनुसार दष्ट का समय

तादशन्ति सिते पक्षेऽसिते सन्धी सदैव च।। (अ.स.उ. 44/10)

- **आग्नेय लूतायें–** शुक्ल पक्ष में
- **सौम्य लूतायें–** कृष्ण पक्ष में
- **वायव्य लूतायें–** संधि में (अमावस्या एवं पूर्णिमा में)
- **मिश्र लूतायें–** सदा ही दष्ट करती है।

लूतादंश स्थान

लूता नाभेर्दन्त्यूर्ध्वचाधश्चकीटकाः।
तद्दूषितं च वस्त्रादि देहेपृक्तं विकारकृत।। (अ.स.उ. 44/14)

- लूता नाभि से ऊपर के भाग में दष्ट करती है।
- कीट नाभि से ऊपर व निचले भाग में दष्ट करते है।
- लूता से दूषित वस्त्र शरीर से स्पर्श होने पर रोग उत्पन्न करते है।

साध्यासाध्यता

कृच्छ्रसाध्या पृथग्दोषैरसाध्या निचयेन सा। (अ.हृ.उ.37/48)

- वातज, पितज, कफज लूता कृच्छ्रसाध्य एवं त्रिदोषज लूता असाध्य होती है।

लूता विष की घोरतरता

लूताविषं घोरतमं दुर्विज्ञेयतमं च तत्।
दुश्चिकित्स्यतमं चापि भिषग्भिर्मन्दबुद्धिभिः।। (सु.क. 8/75)

- लूता विष अति भयानक तथा कठिनाई से जाना जाता है।
- मन्दबुद्धि वाले वैद्यों द्वारा उसकी बड़ी कठिनाई से चिकित्सा की जाती है।

असाध्य (प्राणन्तिकी) लूता लूतादंश के लक्षण

असाध्यायां तु हन्नोहश्वासहिध्माशिरोग्रहः।।
श्वेतपीतासिताराक्ताः पिटिकाः श्वयथूद्भवः।
वेपथुर्वमथुर्दाहस्तुऽऽन्ध्यं वक्रनासता।
श्यावौष्ठवक्त्रदन्तत्व पृष्ठग्रीवावभञ्जनम्।।
पक्वजम्बूसवर्ण च दंशात्सवति शोणितम्।। (अ.हृ.उ. 37/151–53)
(अ.स.उ. 44/20)

- **हन्नोहश्वासहिध्माशिरोग्रहः–** इसमें हृदय की गति मन्द, श्वास, हिक्का, शिरःशूल
- **श्वेतपीतासिताराक्ताः पिटिकाः श्वयथूद्भवः–** श्वेत–पीत–कृष्ण व रक्त वर्ण पीडिकाएँ व शोथ हो जाता है।
- **वेपथुर्वमथुर्दाहस्तुऽऽन्ध्यं वक्रनासताः–** कम्पन, वमन, दाह, प्यास का लगना, अन्धत्व, नासादण्ड का (वक्र) टेढा हो जाना।
- **श्यावौष्ठवक्त्रदन्तत्व पृष्ठग्रीवावभञ्जनमः–** औष्ठ–मुख व दंत कृष्ण वर्ण, पीठ व ग्रीवा का भंग हो जाना।
- **पक्वजम्बूसवर्ण च दंशात्सवति शोणितम्–**दंशस्थान से पके हुए जामुन के वर्ण का व रक्तस्त्राव होना।
- **लूताविष के 10 उपक्रम**

लूताविष चिकित्सा

नस्याञ्जनाभ्यञ्जनपानधूमं तथाऽवपीड कवलग्रहचा।
संशोधनं चोभयतः प्रगाडं कुर्यात्रिरामोक्षण्मेव चात्र।। (सु.क. 8/134)

1. नस्य	6. अवीपड
2. अंजन	7. कलवग्रह
3. अभ्यंग	8. तीक्षणवमन
4. पान	9. तीक्षण विरेचन
5. धूम	10. सिरामोक्षण

- इन दस विधियों से चिकित्सा करे।
- लूताओं की सामान्य चिकित्सा

सर्वासामेव युञ्जीत विषे श्लेष्मातकत्वचम्।
भिषक् सर्वप्रकारेण तथा चाक्षीवपिप्पलम्।। (सु.क. 8/120)

- चिकित्सक सब लूताओं के विष में श्लेष्मान्तक की छाल का पान, लेप आदि में सब प्रकार से प्रयोग करें। इसी प्रकार अक्षीव पिप्पली का प्रयोग करें।

चन्दनं पझकोशीरं शिरीषः सिन्धुवारिकाः।।
क्षीरशुक्ल नतं कुष्ठं पाटलोदीच्यसारिवाः।
शेलुस्वरसपिष्टोऽयं लूतानां सार्वकार्मिकः।।
(यथायोमं प्रयोक्तव्यः समीक्ष्यालेपनादिषु) (च.चि. 23/200–201)

- लालचन्दन, पद्मकाष्ठ, खस, शिरीष बीज, निर्गुण्डी की पत्ती, क्षीरविदारी, तगर, कूठ, पाटला, सुगन्धबाला एवं अनन्तमूल की छाल – इनको समभाग लेकर श्लेष्मान्तक पत्र स्वरस में पीसकर – पान, नस्य, अंजन आदि सभी प्रकार से प्रयोग करें।

शस्त्र कर्म

अधाशु लूतादष्टस्य शस्त्रेणादंशमुद्धरेत्।
वहेच्च जाम्बवीष्ठायैनं तु पित्तोत्तरं दहेत्।। (अ.हृ.उ.37/66–67)
(अ.स.उ.44/21)

- दंश को शीघ्र शस्त्र से निकाल ले।
- ततपश्चात जलती हुई जामुन की गुठली आदि से अग्नि कर्म करे। यदि पित्त प्रधान लूता का दंश हो तो उसमे दाह न करें।

शस्त्रकर्म एवं दाह कर्म निषेध

कर्कशं भिन्नरोमाणं मर्मसन्ध्यादिसंश्रितम्।।
प्रसृतं सर्वतो दशं न छिन्दीत दहेन्नच। (अ.स.उ.44/22) (अ.हृ.उ. 37/67–68)

- यदि दंश कर्कशं (खुरदरा) हो, दंशस्थान के रोम निकल गये हो।
- मर्मस्थानों व मर्मसन्धियों में दंश हो।
- जिस दंश का विष चारों और फैल गया हो, ऐसे दंश को शस्त्र से न निकाल एवं न उस स्थान पर अग्निकर्म (दाह) ही करें।

सर्वलूतादंश योग

सर्वत्रैव च शस्यन्ते बोधिश्लेष्मातकाक्षकाः।। (अ.स.उ. 47/28)

सब लूताओं के विष में पीपल, श्लेष्मान्तक (लसोडा) व विभीतकी का लेप उत्तम है।

वातज लूताविषहर लेप

दोषानुसार लेप

बिम्बीविदुल बन्धूक कोविदार पलाशकाः।
सुवहारिष्टकब्राह्मीगुडुचीविश्वैसैर्यकाः।।
सिद्धार्थका देवदारू विडगानीन्द्रवारुणी।
शतावरीलाङ्गलिकीराज वृक्षपुनर्नवाः।।
जीवन्ती वायसी भार्डी कतकेन्द्रयवार्जुनाः।।
मिसिव्याघ्रपदीसिंहपुच्छीमण्डलपर्णिकाः।
श्वदंष्ट्रा कोलबृहती रेवती श्वेतपुष्पिका।
प्रपुन्नाटः कुरवकः प्रलेपो वातिके विषे।। (अ.स.उ. 44/27)

- बिम्बी, विदुल (जलवेतस), बन्धूक (दुपहरिया), कचनार (कोविदार), पलाश, सुवहा, अरिष्ठा (रीठा), ब्राह्मी, गुडूची, सोंठ, कटसरैयक, सिद्धार्थक (सरसों), देवदारू, विडंग, इन्द्रायण, शतावरी, लाङ्गली (कलिहारी), राजवृक्ष (अमलतास), पुनर्नवा, जीवन्ती, वायसी, भाङ्ग, कतक, इन्द्रजौ, अर्जुन, सौंफ, व्याघ्रपदी, सिंहपुच्छी, मण्डलपर्णिका, श्वदंष्ट्रा (गोखरू), कोल (बेर), बृहती, रेवती, श्वेत पुष्पिका, प्रपुन्नाट, कुरवक इनका वातिक विष में लेप करे।

बिल्वचन्दननतोत्पलशुण्ठीपिप्पलीनिचुलवेतसकुष्ठम्।
शुक्तिशाकवरपाटलिभागीसिन्दुवार कर घाटवराङ्गम्।।
(अ.ह.उ.37/82)

- बेलगिरी, लालचन्दन, तगर, नीलकमल, सोंठ, पीपल, निचुल (जलवेतस), वेतस, कूठ, सीप, सागवान वृक्ष का सारभाग, बरा (त्रिफला), पाढल की छाल, भारंगी, सम्हालू के पत्ते, मैनफल एवं दालचीनी इन द्रव्यों को पीसकर बनाया गया अगद वातप्रकृति वाली लूता दंश के विष को नष्ट करता है।

पैतिक लूताविषहर लेप

प्रपौण्डरीक हीबैरशारिबोशरीजीवकाः।
लोध्रचन्दनजीवन्तीमंजिष्ठासर्जवञ्जुला।।
मृणालविसशैवालकुमुदोल्पलगैरिकाः।
न्यगोधोदुम्बराश्वत्थनिचुलप्लक्षवेतासाः।।
समङ्गापाटलीगुन्द्रा काकोलीशतपर्विकाः।
शिरीषधातकीमूर्वा विदारीपद्मकिंशुकः।।
श्रृङ्गाटककोशवती वायसीसोमराजयः।
मधुकांशुमतीमूर्वा यथालाभं समाह्वताः।।
शस्तः पर्युषितो लेपः सघृतः पैत्तिक व्रणे।। (अ.स.उ. 44/25)

- प्रपौण्डरीक, नेत्रवाला, सारिवा, खस, जीवक, लोध्र, चन्दन जीवन्ती, मंजीठ, सर्जरस, जलवेतस, मृणाल, बिस, शैवाल, श्वेतकमल, नीलकमल, गेरू, बरगद, गूलर, पीपल, निचुल, पिलखन, वेतस, मंजीष्ठ, पाटला, लसूडा, काकोली, वच, शिरीष, धातकी, मूर्वा, विदारी, लाल कमल, पलाश, सिंघाडा, कोशातकी, वायसी, बावची, मुलैहठी, शालपर्णी, मूर्वा इनमें जो भी मिल सके उनको लाकर पीसकर घृत के मिलाकर पैत्तिक व्रण पर लेप करें तथा उसे चौबीस घंटे तक लगा रहने दे।

हीबेरवैकङ्कतगोपकन्यामुस्ताशमीचन्दनटिण्दु कानि।
शैवालनीलोत्पल वक्रयष्टी त्वङ्गाकुलीपद्यकराठमध्यम्।
(अ.हृ.उ.37/83)

- नेत्रवाला, विकंकत के बीज, सारिवा, मोथा, शमी, लाल चन्दन, सोनपाठा की छाल, सिंबार, नीलकमल, तगर, मुलेठी, दालचीनी, गन्धनाकुली, पद्मकाठ तथा मैनफल के बीज इन द्रव्यों को कूट पीसकर बनाया गया अगद विष को नष्ट करता है।

श्लैष्मिक लूताविषहर लेप

श्यामाद्वयनिशामुस्तानखरास्ना महासहाः।
वाशापत्तङ्गसुवहानाकुलीगिरिकर्णिका
सर्पगन्धायवफलानिर्गुण्ड्यश्मन्तकस्थिरा।
शुकारव्या महिषाक्रान्ता कुष्ठेन्द्रयवकुड़कुमम्।।
करवीरागरूनत सुगन्धा सिन्दुवारकम्।
आस्फोतगुन्द्रा च हिता प्रलेपः श्वैप्मिके विषे।। (अ.स.उ. 44/26)

- श्यामा द्वय, हल्दी, मुस्ता, नख, रास्ना, माषपर्णी, वासा, लाल चन्दन, सुवहा, नाकुली (रास्ना), कोयल, सर्पगन्धा, यवफला, निर्गुण्डी, अश्मंत्तक, शालापर्णी, शिरीष, महिषाकान्ता, कूठ, इन्द्रजी, केसर, करवीर, अगरू, तगर, सुगन्धा, सिन्दुवार, आक, गुन्द्रा (लसोडा) इनका श्लैष्मिक लूता विष में लेप हितकारी होता है।

रजनीधनसर्प लोचनाकणशुण्ठीकणमूलचित्रकाः।
वरूणागरूबिल्वपाटलीपिचुमन्दामयशे लुके सरम्।। (अ.हृ.उ.37/83)

- हल्दी, नागरमोथा, सर्पाक्षी, पीपल, सोंठ, पिप्पला मूल, चित्रक मूल, वरुण छाल, अगरू, बिल्व, पाटली की छाल, नीम की छाल, हरड, लिसोडा छाल तथा नागकेसर इन द्रव्यों को पीसकर बनाया गया अगद दंश विष को नष्ट करता है।

पितकफानिलालूताः पानाञ्जननस्यलेपसेकेन ।
अगदवरा वृतस्थाःकुगतीतिव वारयन्तयेते।। (अ.हृ.उ.37/84)

- उपर्युक्त तीनों अगदों का प्रयोग पीने, अञ्जन, नस्य, लेप तथा सेचन में किया जाता हैं। ये श्रेष्ठ अगद प्रयोग किये जाने पर विषविकारों को उस प्रकार दूर कर देते है जिस प्रकार सदाचार के नियमों का पालन करने कुगति (दुर्गति) या कुमति (दुर्बुद्धी) दूर हो जाती है।

अगद प्रयोग

- **पद्मक अगद (अ.हृ.उ. 37/70–71)**
- **चम्पक अगद (अ.हृ.उ. 37/71–72)**

पद्मक अगद एवं चम्पक अगद का अनुपान

तद्वगोमयनिष्पीडशर्कराघृतमाक्षिकैः।। (अ.स.उ. 44/)

- चम्पक एवं पद्मक दोनों अगदों का अनुपान ताजा गोबर का रस, मिश्री, घृत तथा मधु है।
- मन्दर एवं गन्धमादन अगद **(अ.स.उ. 44/40)**

लूताविष में वमन योग

उदीर्णदोषान् बलिनो विषे महति वामयेत्।
काकाण्डकीकोशातकी लोधेन्द्र यवसैन्धवैः।।
पटोलपत्रमरिचकरघाट प्रियङ्गुभि।
कृष्णाशुकनासानीपनिम्बसप्ताह्वयष्टिभिः।। (अ.स.उ. 44/29)

- दोषों की अधिकता होने पर बलवान मनुष्य को वमन कराये। इसके लिए काकाण्डी, कोशातकी, लोध्र, इन्द्रजौ, सैंधव, पटोल, पत्र, मरिच, मैनफल, प्रियगु, पिप्पली, शुकनासा, कदम्ब, नीम, सप्तला, मुलेठी से वमन कराये।

लूताविष में विरेचन द्रव्य

विरेचयेच्च त्रिफलात्रिवृत्त्रिकटुसैन्धवैः।
सदन्तीपूगमृद्वीकाविडङ्गैरथवा पचेत्।
एभिः पलार्धिकैः प्रस्थं समब्राह्मीरसं घृतात् (अ.स.उ. 44/29)

- त्रिफला, निशोथ, त्रिकटु, सैन्धव, दन्ती, सुपारी, द्राक्षा, विडंग, प्रत्येक आधा पल, घृत एक प्रस्थ, ब्राह्मी स्वास एक प्रस्थ लेकर घृत सिद्ध करें।

पञ्चमूलश्रृतं क्षीर तोयं वा शोधनौषाधैः।
यथास्वं कल्कितैर्युक्तं पृथग्दद्याद्विरेचनम्।। (अ.स.उ. 44/29)

- लघु पञ्चमूल से सिद्ध दुग्ध, विरेचन द्रव्यों से शोधित जल, वातादि दोषों की अपेक्षा से औषधियों के कल्क से सिद्ध पृथक–पृथक विरेचन देवे।

वृश्चिक विष (FIG. 11.16)

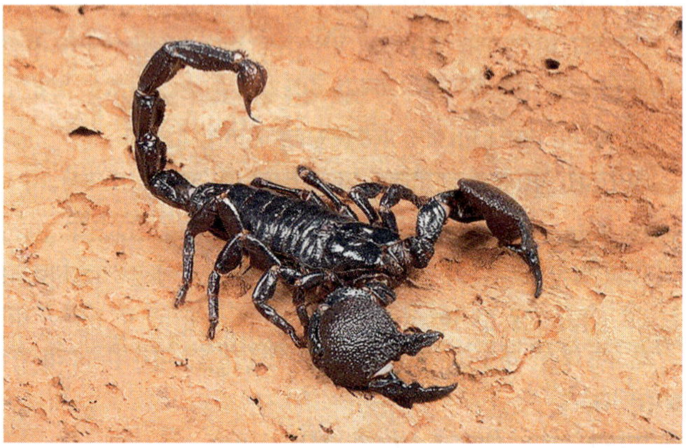

Fig. 11.16

वृश्चिक प्रकार व उद्भव

त्रिविधा वृश्चिकाः प्रोक्ता मन्दमध्यमहाविषाः।
गोशकृत्कोथजा मन्दा मध्याः काष्ठेष्टिकोद्भवाः।
सर्पकोथोद्भवास्तीक्ष्णा ये चान्ये विषसंभवाः।। (सु.क. 8/56–57)

- **बिच्छु (वृश्चिक) तीन प्रकार के होते है–**
  1. **मन्दविष–गोशकृत्कोथजा मन्दा।**– जो गोबर के सड़ जाने के स्थान से उत्पन्न होते है।
     - **संख्या–मन्दा द्वादश**–12 होते है। (सु.क. 8/58)
  2. **मध्येविष– मध्याः काष्ठेष्टिकोद्भवाः**– काष्ठ व ईंट के सड़ने से उत्पन्न होने वाले।
     - **संख्या–मध्यास्तु त्रय**–3 होते है।
  3. **महाविष–सर्पकोथोद्भवास्तीक्ष्णा ये चान्ये विषसंभवाः**– सर्प के मृत शरीर से उत्पन्न होने वाले तथा अन्य जो भी दूसरे विषो से उत्पन्न होते है, वे भी तीव्र विष वाले होते है।
     - **संख्या–पञ्चदशोत्तमा**– 15 होते है।
     - **दश विशंतिरित्येते संख्यया परिकीर्तिताः (सु.क. 8/58)**– इस प्रकार वृश्चिक संख्या–30 होती है।

ते गवादिशकृत्कोथाद्दिग्धदष्टादिकोथतः।।
सर्प कोथाच्च सम्भूता मन्दमध्यमहाविषाः।
(अ.हृ.उ. 37/7–8) (अ.स.उ. 43/14)

- **मन्द विष**– जो वृश्चिक गाय आदि पशुओ के मल के सड़ने से उत्पन्न होते हैं।
- **मध्यम विष**– जो विपलिप्त शत्व आदि से मरे पशुओं आदि के सड़ने से उत्पन्न होते है।
- **महातीव्र विष**– जो सर्प के सड़ने से उत्पन्न होते है।

वृश्चिक विषं सामान्य लक्षण

दहत्यग्निरिवादौ तु भिनत्तीवोर्ध्वमाशु च।
वृश्चिकस्य विषं याति दंशे पश्चातु तिष्ठति।। (च.चि.23/150)

वृश्चिकस्य विषं तीक्ष्णमादो दहति वह्निवत्।
उर्ध्वमारोहति क्षिप्रं दंशे पश्चातु तिष्ठति।।
दंशः सद्योऽतिरुक श्यावस्तुद्यते स्फुटतीव च।। (अ.ह.उ. 37/6)

- **तीक्ष्णमादो दहति वह्निवत।**– विष तीक्ष्ण, दंश स्थान पर अग्नि समान दाह
- **उर्ध्वमारोहति क्षिप्रं**– विष की उर्ध्व गति।
- **दंशे पश्चातु तिष्ठति।।**– दंश स्थान पर विष बना रहता है।
- **सद्योऽतिरुक श्यावस्तुद्यते स्फुटतीव च**– दंश स्थान में अत्यन्त पीड़ा व कृष्ण वर्ण का हो जाता है। तथा वहाँ सुई चुभने के समान व स्फुटन वत पीड़ा होती है।

वृश्चिक दंश असाध्य लक्षण

दण्टोऽसाध्यस्तु हृद्घाणरसनोपहतो नरः।
मांसैः पतद्भिरत्यर्थ वेदनातौ जहात्यसून्।। (च.चि. 23/151)

❖ असाध्य दंश होने पर रोगी का हृदय, नासिका एवं जिह्वा अपने–2 कार्य करने में असमर्थ हो जाते है।
❖ जिस स्थान पर दंश होता है, उस स्थान से मांस विदीर्ण होता है व अत्यधिक वेदना होती है। जिसके कारण मनुष्य के प्राण नष्ट हो जाते है।

वृश्चिक विवर्ण– नाम, उदर वर्ण, पूछ पर्वः, विष लक्षण (Table 11.16)

Table 11.16

मन्दविष	मध्यविष	तीक्ष्ण विष
नाम–(सु.क. 8/59) **कृष्णः श्यावः कर्बुरः पाण्डुवर्णो गोमूत्राभः कर्कशो मेचकश्च। पीतो धूम्रो रोमशः शाद्वलाभो रक्तः** • कृष्ण, श्याम, कुर्बर पाण्डुवर्ण, गोमाश्रु, कक्श, मेचक, पीत, धूम्रवर्ण, रोमश, श्वाल्लूका (हरी दूब के वर्ण का) तथा लाल **आचार्य वाग्भट्ट–(अ.हृ.उ.37/8–9) (अ.स.उ.43/14)** **मन्दाः पीताः सिताः श्यावा रुक्षाः कर्बुरमेचकाः। रोमशा बहुपर्वाणो लोहिताः पाण्डुरोदराः** • पीत, श्वेत, श्याव, रुक्ष, कर्बुर (चितकबरे), मेचक, रोमश, बहुपर्व, लाला वर्ण वाले होते है।	नाम–(सु.क. 8/61) **रक्तः पीतः कापिलेनोदरेण** • रक्त, पीत, तथा कपिल वर्ण **आचार्य वाग्भट्ट–(अ.स.उ. 43/14) (अ.हृ.उ. 37/9–10)** **मध्यास्तु कपिलारुणाः पिशङ्गा शबलाश्चित्राः शोणिताभा** • कपिल, अरुण पिगंश, शबल (चितकबरे), बहुवर्णी व रक्त वर्ण वाले वृश्चिक मध्यक विष वाले होते है।	नाम– (सु.क.8/63–64) **श्वेतश्चित्रः श्यामलो लोहिताभो रक्तः श्वेतो रक्त नीलादरौ च।। पीतोऽरक्तो नीलपीतोऽपरस्तु रक्तो नीलो नीलशुक्तस्तथा रक्तो बभ्रुः** • श्वेत, चित्र, श्यामल, लोहितान्व, रक्तोदर श्वेतरक्त, रक्तनेल, नीलोत्पल, पीतरक्त, नीलपीत, रक्तनील, नीलबिंदु, रक्तबिंदु **आचार्य वाग्भट्ट– (अ.हृ.उ. 37/10)** **अग्न्याभा–** अग्नि के सदृश आभा वाले
उदर वर्ण– (सु.क. 8/59) **श्वेतेनोदरेणेति मन्दाः।।** • उदर से श्वेत वर्ण होते है	**उदर वर्ण– (सु.क. 8/61)** **उदरेण सर्वे धूमाः** • कृष्ण वर्ण का होता है **धूम्रोदरास्त्रि (अ.स.उ. 43/14) (अ.हृ.उ. 37/9–10)** • धूमिल उदर वाले	**नानारूपा वर्णताशपित घोरा ज्ञेयाश्चौते वृश्चिकाःप्राणचौराः। (सु.क. 8/65)** • इस प्रकार नाना आकृति एवं वर्ण **रक्तासितसितोदराः।। (अ.हृ.उ. 37/10)** • रक्त, कृष्ण, श्वेत वर्ण वाले
पूछ पर्वः (सु.क. 8/60) **युक्ताश्चैतेः वृश्चिकाः पुच्छदेशे स्युर्भूयोभिः पर्वभिश्चेतरेभ्य।** • बहुपर्व होते है। • इनकी पूंछ पर बहुत से जोड़ होते है।	**पूछ पर्व –(सु. क. 8/61)** **पर्वभिश्च त्रिभि स्युता।** • पूंछ पर तीन पर्व होते है। **अस्त्रिपर्वाणो (अ.स.उ. 43/14) (अ.हृ.उ. 37/9–10)** • पूंछ मे तीन पर्व वाले	**पूछ पर्व दृ (सु.क.8/64)** **पूर्वबच्चेकपर्वा यश्चापर्वा पर्वणी द्वे च यस्य।।** • पूंछ पर एक पर्व वाला, पर्व रहित, दो पर्व वाले **द्वयेकपर्वाणो (अ.हृ.उ. 37/10)** • पूंछ मे एक या दो पर्वो वाले
विष लक्षण–(सु.क.8/60–61) **एभिर्दष्टे वेदना वेपथुश्च गात्रस्तम्भः कृष्णरक्तागमश्च।।** **शाखादष्टे वेदना चोर्ध्वमेति दाहस्वेदौ दंशशोफो ज्वरश्चा।** • दंश से वेदना, कम्पन। • गात्रस्तम्भ, कृष्ण रक्त प्रवृति होती है। • हाथ पैर आदि में दंश होने पर वेदना ऊर्ध्वगामी होती है। • दाह, स्वेद, दंश स्थान पर शोथ तथा ज्वर होता है।	**विष लक्षण–(सु.क.8/62–63)** **एते मूत्रोच्चार पूण्यण्ड–जाता मध्या ज्ञेयास्त्रि प्रकारोरोगाणाम्। यस्यै तेषामन्वयाद्यःप्रसूतो दोषोत्यतिं तत्त्वरूपां स कुर्यात।'** • दर्वीकर, मण्डली एवं राजिमान तीन प्रकार के सर्पो के मल मूत्र के सड़ने एवं उनके अण्डों से जो उत्पन्न होता है। वह उसी के अनुसार दोषोत्पति को करता है। **जिह्वाशोफो भोजन स्यावरोधो मूर्च्छा चोग्रा मध्यवीर्याभि दष्टवायाः प्रसूतो दोषोत्पत्ति** • जिह्वा में शोथ, भोजन का अवरोध एवं तीव्र मूर्च्छा मध्यवीर्य वाले वृश्चिक के दंश से उत्पन्न होती है।	**विष लक्षण–(सु.क.8/66)** **एभिर्दष्टे सर्पवेगप्रवृतिः स्फोटोत्पत्तिर्भान्तिदाहौ ज्वरश्च। खेभ्यः कृष्णं शोणितं याति तीव्र तस्मात् प्राण स्त्यज्यते शीघ्रमेव।।** • दंश में सर्पविष वेग के लक्षण • स्फोट, भ्रांति, दाह तथा ज्वर आदि लक्षण होते है। • रोमकूपो या नासा व मुख से कृष्ण रक्त तीव्र गति से आता है। • रोगी शीघ्र ही प्राण त्याग देता है। **वाग्भट्टानुसार–(अ.स.उ. 43/14) (अ.हृ.उ. 37/11–12)** **तैर्दष्टः शूनरसनः स्तब्धगात्रो –रुजार्दितः। खैर्वमन् शोणितं कृष्णमिन्द्रियार्थान संविदन्।।** • दंश से जिह्वा शोथ व शरीर स्तब्ध व अतिशय पीड़ा होती है। • नेत्र, कर्ण, नासा व रोम कूपो से कृष्ण रक्त आता है। • इन्द्रियाँ विषयो को ग्रहण नहीं करती। **स्विधन् मूर्च्छन् विशुष्क कास्याकविह्वलोवेदनातुरः। विशीर्यमाणमांसश्च प्रायशो विजंहात्यसून।** • स्वेद, मूर्च्छा व मुख में शुष्कता, विह्वल (बैचेनी), व रोगी को वेदना होती है • मांस विदीर्ण हो जाता है। • रोगी की प्रायः मृत्यु हो जाती है।

चिकित्सा

आचार्य चरक

वृश्चिके स्वेदमभ्यङ्गघृतेन लवणेन च।
सेकांश्चोष्णान् प्रयुञ्जीत भोज्यं पानं च सर्पिषं।। (च.चि. 23/73)

- ❖ वृश्चिक से दष्ट हुए स्थान पर स्वेदन, लवण युक्त घृत से अभ्यंग।
- ❖ उष्ण औषधियो से परिषेक तथा भोजन व पान मे घृत का उपयोग करना चाहिए।

कपोविण्मातुलुङ्गं शिरीषकुसुभाद् रसः ।।
शङ्खियर्क पयः शुष्ठी करञ्जओ मधु वृश्चिके। (च.चि. 23/208–209)

- ❖ कबूतर का बीट, बिजौरा नींबू, शिरीष के फूल का रस, शंखिनी, अर्क का दूध, शुष्ठी व करंज की गुद्दी –इनके समान भाग चूर्ण को मधु में मिलाकर दष्ट हुए स्थान पर लेप करने से बिच्छू का विष दूर होता है।

आचार्य सुश्रुत

उग्र–मध्य विष वृश्चिक दष्ट चिकित्सा

उग्रमध्यविषैर्दष्टं चिकित्सेत् सर्पदष्टवत्।
आदंशं स्वेदितं चूर्णैः प्रच्छितं प्रतिसारयेत्
रजनीसैन्धवव्योषशिरीषफलपुष्पजैः
मातुलुङ्गाम्लगोमूत्रपिष्टं च सुरसाग्रजम्।।
लेपे स्वेद सुखोष्णं च गोमयं हितमिष्यते।
पाने क्षौद्रयुतं सर्पिः क्षीरं वा बहुशर्करम्।। (सु. क. 8/67–69)

- ❖ सर्पदष्ट भांति ही चिकित्सा करे।
- ❖ दंश के चारो ओर स्वेदन करके।
- ❖ दंश स्थान को प्रछान कर हल्दी, सेन्धा नमक, त्रिकटु, शिरीष के फल एवं पुष्पो के चूर्ण से दंश (विद्ध) स्थान पर प्रतिसारण करे या घर्षण करे।
- ❖ तुलसी के पत्र को बिजौरा नींबू के रस तथा गोमूत्र मे पीसकर लेप करे।
- ❖ स्वेदन के लिए गोबर को गरम कर स्वेदन करे।
- ❖ पान के लिए घृत को मधु के साथ या प्रचुर मात्रा में शर्करा मिश्रित दुग्ध दे।

वाग्भट्टानुसार

सर्वत्र चोग्रालिविषे पाययेद्दधिसर्पिषी।
विध्येत्सिरां विद्ध्याच्च वमनाञ्जननावनम्।।
उष्णस्निग्धाम्लमधुरं भोजनं चानिलापहम्।।
(अ.हृ.उ. 37/39) (अ.स.उ. 43/71)

- ❖ तीव्र विष वाले सभी वृश्चिको के दंश के कारण उत्पन्न विष में दही व घृत मिलाकर रोगी को पिलाये एवं सिरावेध करें।
- ❖ रोगी को वमन, अंजन तथा नस्य कराये।
- ❖ उष्ण, स्निग्ध, अम्ल रस प्रधान तथा मधुर पदार्थो वाला भोजन कराए। इनसे वातविकार शान्त होता है।

मन्दविष वृश्चिक दष्ट चिकित्सा

दंश मन्दविषाणां तु चक्रतैलेन सेचयेते।
विदारीगणसिद्धेन सुखोष्णेनाथवा पुनः।।

- ❖ दंश मे कोल्हू के ताजे तैल से परिषेक करे अथवा विदारीगण से सिद्ध तैल से परिषेचन करे।

कुर्याच्चोत्कारिकास्वेदं विषघ्नैरूपनाहयेत्।
गुडोदकं वा सुहिमं चातुर्जातकसंयुतम्।।

- ❖ शिरीषादि विषहर द्रव्यो से बनाई उत्कारिका से स्वेदन करे। विषन्न द्रव्यो से उपनाह बांधे।
- ❖ दालचीनी, इलायची, तेजपता, नागकेशर से मिले गुड के शर्बत को बहुत ठण्डा करके पीने को दे।

पानमस्मै प्रदात्वयं क्षीरं वा सगुडं हिमम्।
शिखिकुक्कुटबर्हाणि सैन्धवं तैलसर्पिषी।
धूमो हन्ति प्रयुक्तस्तु शीघ्रं वृश्चिकजं विषम्।

- ❖ गुड़वाले दूध को ठण्डा करके पीने के लिए देना चाहिए।
- ❖ मोर, मुर्गों के पंख, सेंधा नमक, तेल, घी इनका धूम वृश्चिक के विष को शीघ्र नष्ट करता है।

कुसुम्भपुष्पं रजनी निशा वा कोद्रवं तृणम्।।
एभिर्वृतात्क्तैर्धूपस्तु पायुदेशे प्रयोजितः।
नाशयेदाशु कीथेत्थं वृश्चिकस्य च यद्विषम।। (सु.क. 8/70–74)

- ❖ कुसुम्भ के पुष्प हल्दी अथवा हल्दी एवं कोद्रव तृण इनको घृत में मिलाकर गुदाप्रदेश पर किया गया धूम कीटो के तथा वृश्चिक के विष को शीघ्र ही नष्ट कर डालता है।

स्थावर विष प्रयोग

अन्ते वृश्चिक दष्यानां समुदीर्णे भृशं विषे।
विषेणालेपयेदंशं स्थावरेण यथोचिम्।। (अ.स.उ. 43/73)

- ❖ यदि किसी चिकित्सा से लाभ न हो तो अंत मे वृश्चिक के काटे व्यक्ति मे विष की अतिशय प्रबलता होने पर दंश स्थान मे किसी योग्य स्थावर विष का लेप कर दे।

अन्य योग

- ❖ **दशाङ्ग अगद**–(अ.हृ.उ.37/27–28), (अ.स.उ. 43/31)
- ❖ **नागरादि अगद**–(अ.हृ.उ.37/40) (अ.स.उ. 43/56)
- ❖ **शिरीषादि अगद**–(अ.हृ.उ.37/43) (अ.स.उ. 43/60)
- ❖ **संक्रान्तिकारी अगद**–(अ.हृ.उ. 37/44)
- ❖ **कुटजादि अगद**–(अ.स.उ.43/59)

वृश्चिक दंश मे प्रयुक्त विभिन्न लेप

सशैवालोष्ट्रदंष्ट्रा च हन्ति वृश्चिकजं विषम्।
(अ.हृ.उ. 37/35) (अ.स.उ. 43/62)

❖ ऊंट की दाढ को सिंवार (शैवाल) के साथ घिसकर वृश्चिक के दंश स्थान पर लेप करने से वृश्चिक विष नष्ट हो जाता है।

हिगुना हरितालेन मातुलुङ्गरसेन वा।
लेपाञ्जनाभ्यां गुटिका परमं वृश्चिकापहा।।
(अ.स.उ. 43/48) (अ.हृ.उ. 37/35)

❖ हींग तथा हरताल को नीबू के रस मे पीसकर गोली बनाये। इसका लेप तथा अंजन के रूप में प्रयोग करने से वृश्चिक विष नष्ट हो जाता है।

करञ्जार्जुनशेलूनां कटभ्याः कुटजस्य च।।
शिरीषस्य चं पुष्पाणि मस्तुना दंशलेपनम।
(अ.हृ.स.37/36–37) (अ.स.उ. 43/49)

❖ करंज, अर्जुन, लिसोडा, कटभी, कुरैया (कुटज) तथा शिरीष के पुष्पो को दही के पानी से पीसकर वृश्चिक दंश पर लेप करे।

पिप्पलीं मरिचं यष्टिं श्वेतां सुरसमञ्जरीम्।
सहदेवामपामार्ग तण्डुलीयं च कल्कयेत्।
कुलळक्षारतोयेन लेपोळिविषनाशनः।। (अ.स.उ. 43/50)

❖ पिप्पली, मरिच, मधुयष्टी, अपराजिता, तुलसी की मंजरी, सहदेवी, अपामार्ग, तण्डुलीयक (चौलाई) इनको तिलनाल के क्षारोदक से पीसे। इसका लेप वृश्चिक विष को नष्ट करता है।

लक्षण अनुसार चिकित्सा योग

यो मुह्यति प्रश्वसिति प्रलपत्युग्रवेदनः।।
तस्य पथ्यानिशाकृष्णामञ्जिजष्ठातिविषोषणम्।
सालाबुवन्तं वार्ताकरसपिष्टं प्रलेपनम।।
(अ.हृ.उ. 37/37–38) (अ.स.उ. 43/66)

❖ वृश्चिक द्वारा दष्ट जो मनुष्य मूर्च्छित हो जाए, श्वास गति तेज हो गयी हो, वह प्रलाप करे तथा वेदना तीव्र हो, तो इस अवस्था मे दंश स्थान पर हरड, हल्दी, पीपल, मंजीष्ठा अतीस, कालीमिर्च तथा अलाबु वृन्त को वार्ताक रस में पीसकर लेप करे।

आदशे यस्य कण्डूः स्यात् कोथः कोठं च दारुणम्।
तस्य लेपस्त्रिकटुकं यवक्षारो क्षिपीडकः।।
पारावतशकृत्कान्तास्वर्जिकाग्निहरेणवः रसेन
मातुलुङ्गस्य क्षीरेणार्कस्यवा द्रुताः।। (अ.स.उ. 43/52)

❖ जिस व्यक्ति को दंश स्थान मे कण्डू, कोथ, दारूण कोठ हो, उसमें त्रिकटु, यवक्षार, अक्षिपीडक, कबूतर की बीट (विष्ठा), प्रियंगु, सर्जक्षार, चित्रक, हरेणुका को बिजौरा नींबू के रस से या अर्क दुग्ध से पीसकर लेप करे।

तत्र कुर्वीत दंशस्थ लेपनं मस्तु कल्कितैः।
श्वेतपाटल्यति विषाहरिद्रा हरिणीनतैः।
बिल्वमूलयवक्षारसूक्ष्ममामधिकायुतैः।। (अ.स.उ. 43/53)

❖ यदि विष वेग शान्त न हो तथा हृदय मे पीड़ा आदि लक्षण रहे तब श्वेत पाटली, अतीस, हल्दी, हरिणी (पीत यूथिका पीली जूही), तगर, बिल्वमूल, यवक्षार, छोटी पिप्पली को मस्तु से पीसकर लेप करे।

उत्कृत्यत इवादंश शून क्लिन्नोहतच्छविः।
जम्बूफलनिभं रक्तं कूजन् वयति वेष्टते।
इन्द्रियार्थं न जानाति प्रस्विघति च यो मुहूः।
स्वर्जिका कुष्ठतगर नाकुली पीलु पिप्पलीः।।
बृहतीं चाच्छसुरया तस्य पिष्ट्वा विलेपनम्। (अ.स.उ. 43/54)

❖ जिस व्यक्ति के दंश में दष्ट की अनुभूति हो, शोथ हो, पूतित्व हो, कान्ति नष्ट हो जाये, दंश स्थान जामुन फल के समान लाल हो, रोगी कूजंन करता हो, ऐंठन हो।

❖ इन्द्रियो के विषय को ग्रहण न करे, बार–बार स्वेद आता हो तो ऐसी अवस्था में सर्जक्षार, कुष्ठ, तगर, रास्त्रा, पीलु, पिप्पली, बडी कटेरी को निर्मल सुरा के साथ पीसकर दंश स्थान पर लेप करे।

नागपुरीषच्छत्रं रोहिषमूलं च शेलुतोयेन।
कुर्याटिकां लेपादियमलिविषनाशनी श्रेष्ठा।। (अ.हृ.उ. 37/42)

❖ हाथी के पुरीष पर पैदा हुआ छत्र (च्यूँ या खुम्ब) तथा रोहिष तृण की जड इन दोनों को लिसोडा स्वरस के साथ पीसकर गोली बना कर इसका लेप करे। यह वृश्चिक विष का नाश करने वाले अगदो में श्रेष्ठ है।

वृश्चिक वेदनाहर लेप

पलाशबीजं शूलघ्नो लेपोर्कक्षीरभावितम्।। (अ.स.उ. 43/45)

❖ अर्क के दूध से भावना दिए गये पलाशा (ढाक) के बीजों का लेप शूल को नष्ट करता है।

MUSHIKA VISHA AND ITS CONTEMPORARY RELEVANCE

मूषक के प्रकार

आचार्य सुश्रुत

लालनः पुत्रकः कृष्णो हंरिरश्चिक्कि (क्कि) रस्तथा।
छुच्छुन्दरोऽलसश्चैव कषायदशनोऽपि च।।
कुलिङ्गश्चाजितश्चैव चपलः कपिलस्तथा।
कोकिलोऽरूणसंज्ञश्च महाकृष्णस्तथोन्दुरः।।
श्वेतेन महता सार्धं कपिलेनाखुना तथा।
मूषिकश्च कपोताभस्तथैवाष्टादश स्मृताः।। (सु.क. 7/4–6)

ये 18 प्रकार के मूषक होते हैं।

1. लालन	7. अलस	13. कोकिल
2. पुत्रक	8. कषायदन्त	14. अरूण
3. कृष्ण	9. कुलिङ्ग	15. महाकृष्ण
4. हंसिर	10. अजित	16. उन्दुर (कपिल)
5. चिक्किर	11. चपल	17. महाश्वेत
6. छुच्छुन्दर	12. कपिल	18. कपोताभ

आचार्य वाग्भट्ट

लालनश्चपलः पुत्रो हसिरश्चिकिरोऽजिनः।
कषायदन्तः कुलकः कोकिलः कपिलोऽसित।।
अरूणः शबलः श्वेतः कपोतः पलितोन्दुरूः।
छुच्छुन्दरोरसालाख्यो दशाष्टौ चेति मूषिकाः।।
(अ.स.उ 46/2) (अ.हृ.उ. 38/1–2)

1. लालन	7. कषायदन्त	13. शबल
2. चपल	8. कुलक	14. श्वेत
3. पुत्र	9. कोकिल	15. कपोत
4. हसिर	10. कपिल	16. पलितोन्दुरु
5. चिकिर	11. असित	17. छुछुन्दर
6. अजिन	12. अरूण	18. रसाला

मूषिक विष सामान्य लक्षण

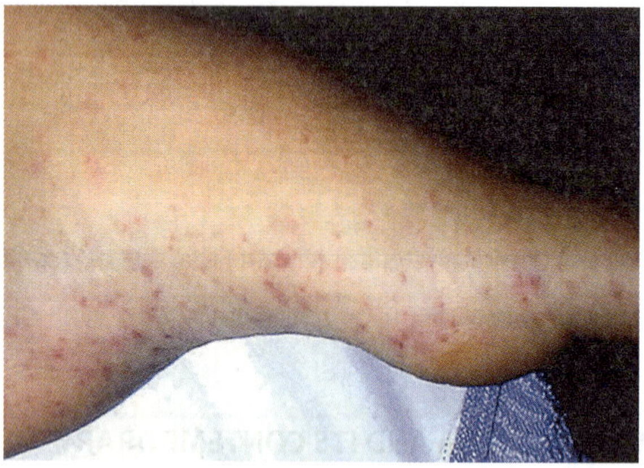

Fig. 11.17: Rat bite fever symptoms.

आचार्य सुश्रुत

शुक्रं पतति यत्रैषां शुक्रस्पृष्टैः स्पृशन्ति वा।
नखदन्तादिभिस्तस्मिन् गात्रे रक्तं प्रदुष्यति।। (सु.क.7/7)

- मूषक का शुक्र जहां पर गिर जाता है अथवा शुक्रयुक्त वस्तु का जहाँ स्पर्श होता है, उससे तथा इनके नख, दन्त आदि से उस अङ्ग का रक्त दुषित हो जाता है।

जायन्ते ग्रन्थयः शोफा कर्णिका मण्डलानि च।
पिडकोपचयश्चोग्रो विसर्पाः किटिभानि च।। (सु.क. 7/8)

- **जायन्ते ग्रन्थयः शोफा–** दंश स्थान पर ग्रन्थि व शोथ होता है।
- **कर्णिका मण्डलानि च–** कर्णिका व मण्डल (चकते) होते है।
- **पिडकोपचयश्चोग्रो–** पिडिकाएं उत्पन्न होना व उग्र पिडिकाएँ।
- **विसर्पाः किटिभानि च–** विसर्प, किटिभ रोग उत्पति।

पर्वभेदो रूजस्तीना मूर्च्छाऽङ्गसदनं ज्वरः।
दौर्बल्यमरूचिः श्वासो वमथुर्लोमहर्षणम्।। (सु.क. 7/7–9)

- **पर्वभेदो रूजस्तीना–** पर्वभेद, तीव्र वेदना होती है।
- **मूर्च्छाऽङ्गसदनं ज्वरः–** मूर्च्छा, अंगो में शिथिलता, ज्वर
- **दौर्बल्यमरूचिः श्वासो–** दुर्बलता, अरूचि, श्वास, वमन, लोमहर्ष वेपथु
- **वमथुर्लोमहर्षणम्–** वमन, लोमहर्ष व वेपथु (कम्पन) आदि होते है।

आचार्य वाग्भट्ट

यस्मिन्नङ्गे पतत्येषां शुक्लमङ्गै स्पृशन्ति वा।
यत्छुक्लदिग्धैस्तत्रास्त्रे दूषिते पाण्डुतां गते।।
ग्रन्थयः श्वयथुः कोठो मण्डलानि भ्रमोऽरूचिः।
शीतज्वरोतिरूक्सादो वेपथुः पर्वभेदनम्।।
रोमहर्षः स्त्रुतिर्मूर्च्छा दीर्घकालानुबन्धनम्।
श्लेष्मानुविद्धबह्वाखुपोतक छर्दनं सकृत।। (अ.स.उ.46/3) (अ.हृ.उ.38/3–5)

- **श्लेष्मानुविद्धबह्वाखुपोतक छर्दनं सकृत्–** मुख से आखुपोत के समान श्लेष्माबद्ध छर्दन होता है।
- **अन्य लक्षण आचार्य सुश्रुत समान ही श्लोक में बताए है।**

व्यवाय्याखुविषं कृच्छ्रभूयो भूयश्चकुप्यति। (अ.स.उ.46/4)

- आखु (चूहे) का विष व्यवायी (फैलने वाला) एवं कष्टसाध्य होता है तथा बार–बार कुपित होता है

दूषीविष मूषक दंश लक्षण

आदंशाच्छोणितं पाण्डु मण्डलानि ज्वरोऽरूचिः।
लोमहर्षश्च दाहश्चाप्याखुदूषीविषर्दिते।। (च.चि. 23/147)

- **आदंशाच्छोणितं पाण्डु–** दंश स्थान से पाण्डुवर्ण का रक्त निकलता है।
- **मण्डलानि ज्वरोऽरूचिः–** मण्डल (चकत्ते) व ज्वर, अरूचि होते है।
- **लोमहर्षश्च दाहश्चाप्या–** लोमहर्ष, रोमांच एवं दाह से पीड़ित होता है।

मूषक विष विशिष्ट लक्षण (Table 11.17)

Table 11.17

नाम	लक्षण	चिकित्सा
पुत्रक	**पुत्रकेणाङ्गसादश्च पाण्डुवर्णश्च जायते।। चीयते ग्रन्थिभिश्चाङ्गमाखुशावक सन्निभैः। (सु.क. 7/11–12)** • दंश से अंगो में शिथिलता • पाण्डुवर्ण • मूषक शावक के समान शरीर पर ग्रन्थि हो जाती है। **आचार्य वाग्भट्ट–(अ.स.उ. 46/33)** **पुत्रकेण तु पाण्डुता ।सादोङ्गे सर्वतश्चाखुसदृशग्रन्थिसम्भवः।।**	**शिरीषेङ्कदकल्कं तु लिह्यात्तत्र समाक्षिकम्।। (सु.क. 7/12)** • इसमें शिरीष एवं इंगुदी का कल्क मधु के साथ सेवन कराये। **शिरीषबीजं कुष्ठं च मधुना तत्र लेहयेत्।। (अ.स.उ. 46/33)**
कृष्ण	**कृष्णेन दंशे शोफोऽसृकछर्दिः प्रायश्च दुर्दिने। (सु.क. 7/13)** • दंश स्थान पर शोफ • दुर्दिन (मेघाच्छन्न दिन) रक्त का वमन होता है। **आचार्य वाग्भट्ट–** **रक्तं कृष्णेन वमति विशेषाद् दुर्दिने पिबेत्। (अ.स.उ. 46/41)**	**शिरीषफल कुष्ठं तु पिबेत् किंशुकभस्मना।। (सु.क. 7/13)** • शिरीषफल एवं कुष्ठ को पलाश पुष्प भस्म में मिलाकर पानी में घोल कर सेवन कराये। **तत्र किंशुकभस्मांबु शिरीषफल वालकम्।। (अ.स.उ. 46/41)** • पलाश भस्मोदक को शिरीषफल एवं नेत्रवाला के साथ पिलाये।
हंसिर	**हंसिरेणान्नविद्वेषो जृम्भा रोम्णां च हर्षणम्। (सु.क. 7/14)** • अन्न में विद्वेष (अरुचि), जृम्भा • रोमांच होता है। **आचार्य वाग्भट्ट–** **हंसिरेणान्नविद्वेषो जृम्भणं रोमहर्षणम्। (अ.स.उ.46/34)**	**पिबेदारग्वधादिं तु सुवान्तस्तत्र मानवः।। (सु.क. 7/14)** • इसमें वमन कराकर आरग्वधादिगण के क्वाथ का सेवन कराए। **आरग्वधादिनिर्यूह सुवान्तं तन्त्र पाययेत्।। (अ.स.उ.46/34)**
चिक्किर	**चिक्ति (क्कि) रेण शिरोदुखं शोफो हिक्कावमिस्तथा। (सु.क.7/15–16)** • शिरोवेदना, शोफ • हिक्का तथा वमन होता है। **आचार्य वाग्भट्ट–(अ.स.उ. 46/39)** **चिकिरेण शिरोदुखं शोफो हिध्मावमिभ्रमः।** • वमन एवं भ्रम होता है।	**जालिनीमदनाङ्गोठकषायैर्वामयेत्तु तम।। यवनालर्षभीक्षारं बृहत्योश्चात्र दापयेत। (सु.क.7/15–16)** • इसमे कटुतुम्बी, मैनफल, अंकोठ के कषाय से वमन कराये • इसमे जौ के क्षार (यवक्षार), केवांच तथा बड़ी कटेरी का क्षार भी मिला दें। **वान्तोत्र जालिनीक्वाथैः सारमङ्गोलजं पिबेत्।। (अ.स.उ. 46/39)** • जालिनी के क्वाथ से वमन कराके अकोलं वृक्ष की छाल का क्वाथ पिलाये।
छुछुन्दर	**छुच्छुन्दरो तृट् छर्दिज्वरो दौर्बल्यमेव च।। ग्रीवास्तम्भः पृष्ठशोफो गन्धाज्ञानं विसूचिका। (सु.क.7/16–17)** • तृष्णा, वमन, ज्वर • दौर्बल्य, ग्रीवास्तम्भ • पृष्ट शोथ, गन्धज्ञान नाश विसूचिका होती है। **आचार्य वाग्भट्ट–** **क्लमश्छुच्छुन्दरेणोग्रोग्रीवास्तम्भो विषूचिका। (अ.स.उ. 46/48)**	**चव्यं हरीतकी शुण्ठी पिप्पली विडंग मधु।। अङ्कझेठबीजं च तथा पिबेदत्र विषापहम्। (सु.क.7/17–18)** • इसमें चव्य, हरड, सोंठ, वायविडंग, अंकोठ के बीज तथा मधु का सेवन करे। यह योग विषध्न है। **यवनालर्षभक्षारं बृहत्यौ वात्रपाययेत्।। (अ.स.उ. 46/48)** इसमें यवक्षार, ऋषभक्षार, दोनों कटेरी का क्वाथ पिलाये।
अलस	**ग्रीवास्तम्भोऽलसेनोर्ध्ववायुर्दशे रूजा ज्वरः।। (सु.क.7/18–19)** • ग्रीवास्तम्भ, उर्ध्ववायु • वेदना एंव ज्वर होता है।	**महागंद ससर्पिष्कं लिह्यात्तत्र समाक्षिकम्। (सु.क.7/18–19)** • इसमें घृत तथा मधु के साथ महागद दें।
कषायदन्त	**निद्रा कषायदन्तेन हृच्छोषः कार्श्यमेव च।। (सु.क.7/19)** • निद्रा आना, हृदय शोष • कृशता होती है। **आचार्य वाग्भट्ट–(अ.स.उ. 46/37)** **निद्राकषायदन्तेन हृच्छोषः कृशतातिं च।**	**क्षौद्रोपेताः शिरीषस्य लिह्यात् सारफलत्वचः। (सु.क.7/20)** • इसमें शिरीष के सार, फल एवं छाल के चूर्ण को मधु के साथ चाटे। **शिरीषसारत्वग्बीजं तत्र क्षौद्रेण लेंहयेत्।। (अ.स.उ. 46/37)**
कुलिङ्ग	**कुलिङ्गेन रूजः शोफो राज्यश्च दंशमण्डले।। (सु.क.7/20)** • वेदना, शोफ • दंश स्थान पर रेखाएं जैसी उभर जाती है। **आचार्य वाग्भट्ट– (अ.स.उ.46/38)** **कुलकेन रुजास्रावौ राजयो दंशमण्डले।**	**सहे ससिन्धुवारे च लिह्यत्तत्र समाक्षिके। (सु.क.7/21)** • इसमें मुद्दकापर्णी, माषपर्णी एवं सिन्धुवार को मधु से दे। **सदिन्दुवारकौ तत्र सहौ लिह्यान्मधुप्लुतौ।। (अ.स.उ.46/38)**

नाम	लक्षण	चिकित्सा
अजित	**अजितेनाङ्गकृष्णत्वं छर्दिर्मूर्च्छा च हृद्ग्रह।। (सु.क.7/21)** • अंङ्गो का कृष्ण वर्ण का होना • वमन, मूर्च्छा • हृद में जकड़न होती है। **आचार्य वाग्भट्ट–(अ.स.उ. 46/36)** **अजिनेनाङ्गकृष्णत्वं मूर्च्छाछर्दिश्च हृद्ग्रहः।**	**स्नुक्क्षीरपिष्टां पालिन्दीं मञ्जिष्ठां मधुना लिहेत्। (सु.क.7/22)** • इसमे निशोथ तथा मञ्जिष्ठां को स्नुही (थूहर) के दुग्ध के साथ पीसकर मधु के साथ दें। **मधुना तत्र मञ्जिष्ठां लिह्यात् स्नुक्क्षीरकल्कितम्।। (अ.स.उ. 46/36)**
चपल	**चपलेन भवेच्छर्दिर्मूर्च्छा च सह तृष्णया।। (सु.क.7/22)** • वमन, मूर्च्छा व तृष्णा होती हैं। **आचार्य वाग्भट्ट–(अ.स.उ. 46/36)** **चपलेन वमिर्मूर्च्छा तृऽवा**	**क्षौद्रेण त्रिफलां लिह्ययाद् भद्रकाष्ठजटान्वितान। (सु.क. 7/23)** • इसमें त्रिफला, देवदारू एवं जटामांसी का चूर्ण शहद के साथ दें। **तत्रावलेहयेत्। सदारूमुस्तां त्रिफलां। –(अ.स.उ. 46/36)**
कपिल	**कपिलेन व्रणे कोथो ज्वरो ग्रन्थ्युद्मः सतृट्।। (सु.क.7/23)** • व्रण में कोथ (सडन), ज्वर • ग्रन्थि उत्पन्न व तृष्ण रोग होते हैं। **आचार्य वाग्भट्ट–(अ.स.उ. 46/40)** **कपिलेन व्रणे कोथो ज्वरो ग्रन्थिभ्रमः सतृट्।**	**लिह्यान्मधुयुतां श्वेतां श्वेतां चापि पुनर्नवाम्। (सु.क.7/23–24)** • इसमें श्वेत अपराजिता एंव श्वेत पुनर्नवा के स्वरस दें। **लेहयेन्मधुना श्वेतां श्वेतां चात्र पुनर्नवाम्।। (अ.स.उ. 46/44)**
कोकिल	**ग्रन्थयः कोकिलेनोग्रा ज्वरो दाहश्च दारूणः।** **(सु.क.7/24–25) (अ.स.उ. 46/39)** • ग्रन्थि, तीव्र ज्वर होता है। • अत्यधिक दाह होता है।	**वर्षाभूनीलिनीक्वाथकल्कसिद्धं घृतं पिबेत्। (सु.क.7/24–25)** • पुर्ननवा, नलिनी के क्वाथ तथा कल्क से सिद्ध घृत का पान करे। **नीलीपुनर्नवाक्वाथे सिद्धं तत्र पिबेत् घृतम्।। (अ.स.उ. 46/39)**
अरुण	**अरूणेनानिलः क्रुद्धो वातजान् कुरूतेगदान्।। (सु.क.7/25–32) (अ.स. उ. 46/42)** • कुपित वायु वातज रोगो को उत्पन्न करती है। **भवन्ति चैषां दंशेषु ग्रन्थि मण्डल कर्णिकाः। पिडकोपचयश्चग्रः शोफश्च भृशदारूणः।। (सु.क.7/27)** • दंश स्थान में ग्रन्थियां, चकते व कर्णिकाएं होती है। • उग्र वेग पिडिकएँ की उत्पत्ति व दारुण शोथ होता है।	**दधिक्षीर घृतप्रस्थास्त्रयः प्रत्येकशो मताः। करञ्ज रग्वध व्योषबृहत्यंशुमतीस्थिराः निष्क्वाथ्य चैषां क्वाथस्य चतुर्थोऽशः पुनर्भवेत्। त्रिवृद्वोज्यमृतावक्रसर्पगन्धाः समृत्तिकाः।। कपित्थ दाडिम त्वक् च श्लक्ष्णपिष्टाः प्रदापयेत्। तत् सर्वमेकतःकृत्वा शनैर्मृद्वग्निना पचेत्।। पञ्चानामरूणादीनां विषमेतद्र यपोहति। काकादनीकाकमाच्योः स्वरसेष्वथवा कृतम्।। सिराश्च स्त्रावयेत् प्राप्ताः कुर्यात् संशोधनानि च। (सु.क. 7/28–32) (अ.स.उ. 46/42)** • इसके लिए दही, दूध व घृत प्रत्येक का एक–एक प्रस्थ, करंज, अमलतास, सोंठ, मरिच, पिप्पली, कण्टकारी, पृश्निपर्णी, शालपर्णी का क्वाथ बनावें। • **कल्कार्थ**–एवं इस क्वाथ में क्वाथ का चर्तुथांश निशोथ, गावजवाँ, गुडूची, तगर, सर्पगन्धा, काली मृतिका, कपित्थ (कैंथ) की छाल तथा अनार की छाल को बारीक पीसकर मिलाये • फिर इन सबको मृदु अग्नि से पाक करें। • यह योग अरूणादि पांचो मूषक के विष को नष्ट करता है। • काकादनी (श्वेत गुञ्जा) तथा मकोय के स्वरस में घृत को सिद्ध करें। मर्म स्थान की सिराओं को छोडकर उचित स्थानों पर सिरामोक्षण कर्म करें • वमन, विरेचन आदि संशोधन कर्मों की व्यवस्था करे।
महाकृष्ण	**महाकृष्णेन पितं च (सु.क.7/26), (अ.स.उ. 46/42)** • पित प्रकुपित होता है। • अन्य लक्षण अरुण मूषक समान **आचार्य वाग्भट्ट–** महाकृष्ण को शबल कहा है।	
महाश्वेत	**श्वेतेन कफ एव च। (सु.क.7/26), (अ.स.उ. 46/42)** • कफ प्रकुपित होता है। • अन्य लक्षण अरुण मूषक समान	
कपिल	**महता कपिलेनासृक् (सु.क.7/26), (अ.स.उ. 46/42)** • रक्त प्रकुपित होता है। • अन्य लक्षण अरुण मूषक समान	
कपोत	**कपोतेन चतुष्टयम्। (सु.क.7/26), (अ.स.उ. 46/42)** • चारो दोष प्रकुपित होते हैं। • अन्य लक्षण अरुण मूषक समान	
रसाल	**ग्रीवास्तम्भो रसालेना वेदना दंशमण्डले। (अ.स.उ. 46/44)** • ग्रीवास्तम्भ होता है। • दंश स्थान वेदना	**लिह्यान्महागदं तत्र घृत माक्षिक संयुतम्।। (अ.स.उ. 46/44)** इसमें सर्पविष प्रतिषेध में कहा महागद घृत एवं मधु के साथ दें।

असाध्य मूषिक व दुषीविष मूषक (चरक) लक्षण

मूर्च्छाङ्गशोफवैवर्ण्यक्लेदशब्दाश्रुतिज्वराः।।
शिरोगुरुत्वं लालासृक्छर्दिश्चासाध्यलक्षणम्।
(अ.हृ.उ.38/6–8), (च.चि. 23/148) (अ.स.उ.46/5–6)

- **मूर्च्छाङ्गशोफवैवर्ण्यक्लेद–** मूर्च्छा, अंगो में शोथ, विवर्णता, क्लेद
- **शब्दाश्रुतिज्वराः–** शब्द का न सुनाई देना, ज्वर
- **शिरोगुरुत्वं–** शिर का भारीपन
- **लालासृक्छर्दिश्चासाध्यलक्षणम्–** लालास्त्राव, रक्त वमन ये असाध्य लक्षण हैं।

शूनबस्तिं विवर्णौष्ठमाखवा भैर्ग्रन्थिभिश्चितम्।।
छुच्छुन्दरसगन्धं च वर्जयेदाखुदूषितम्। (अ.हृ.उ.38/6–8)
(अ.स.उ.46/5–6)

- **शूनबस्तिं विवर्णौष्ठमाखवा–** बस्ति (मूत्राशय) में शोथ, ओष्टो का स्वाभाविक रूप विकृत हो जाए।
- **भैर्ग्रन्थिभिश्चितम्–** मूषक के आकार की ग्रन्थि उत्पन्न हो जाये।
- **छुच्छुन्दरसगन्धं च वर्जयेदाखुदूषितम्–** उसमें से छुछुन्दर के जैसी गन्ध आने लगे तो इस रोगी को असाध्य समझ कर छोड देना चाहिए।

चिकित्सा

सर्वेषां च विधिः कार्यो मूषिकाणां विषेष्वयम्।।
दग्ध्वा विस्त्रावयेद् दंशं प्रच्छितं च प्रलेपयेत्।
शिरीष–रजनी–कुष्ठ कुङ्कुमैरमृतायुतैः।। (सु.क.7/32–33)

- मूषिक दंश में सिरावेधन एवं संशोधन करना चाहिए।
- **दग्ध्वा विस्त्रावयेद् दंशं प्रच्छितं च–** अग्नि में तप्त घृत से दंश स्थान को दग्ध करे। फिर प्रछान कर दंश में से रक्त निकाले।
- **प्रलेपयेत्। शिरीष–रजनी–कुष्ठ कुङ्कुमैरमृतायुतैः–** दंशस्थान पर शिरीष, हल्दी, कुष्ठ, केशर व गिलोय का लेप करें।

आखुना दष्टमात्रस्य दंशं काण्डेन दाहयेत्।
दर्पणेनाथवा तीव्ररुजा स्यात् कर्णिकान्यथा।। (अ.स.उ. 46/13)

- मूषक दंश पर तुरन्त दंश स्थान को सरकण्डे से या दर्पण से दग्ध करे। न दग्ध करने पर तीव्र वेदना व कर्णिका हो जाती है।

दग्धं विस्त्रावदेदंशं प्रच्छितं च प्रलेपवेत्।
शिरीषरजनीवक्रकुंकुमामृतवाल्लिभिः।। (अ.स.उ. 46/14)

- दग्ध दंश व्रण पर प्रछान कर रक्तस्त्राव करे।
- तत्पश्चात् शिरीष, हल्दी, तगर, केसर, गिलोय का लेप करें।

आखुविष कर्णिका चिकित्सा

स्थिराणां रुजतां वाऽपि व्रणानां कर्णिका भिषक्।
पाटयित्वा यथादोषं व्रणवच्चापि शोधयेत्।। (सु.क. 7/42)

- स्थिर (कोठर) और वेदनायुक्त व्रणों की कर्णिका का पाटन कर्म कर तथा दोषानुसार व्रण की तहर शोधन चिकित्सा करें।

कर्णिकापातन योग–

अगारधूममञ्जिष्ठा रजनी लवणोत्तमैः।
लेपो जयत्याखुविषं कर्णिकायाश्च पातनः।। (अ.स.उ. 46/15)

- ग्रहधूम, मञ्जिष्ठा, हल्दी, सैन्धव इसका लेप मूषक के विष को नष्ट करता है एवं कर्णिका को गिरा देता है।

स्थिर एवं मन्द पीड़ा वाली कर्णिका

स्थिरां मन्दरुजां प्रच्छेत् कर्णिकां पातयेतवा। (अ.स.उ. 46/32)

- स्थिर एवं मन्द पीड़ा वाली कर्णिका – शस्त्र रो उच्छेदन करें।
- लेप–

श्यामालाङ्गलिका दन्ती किणीही गिरिकर्णिकाः।।
आखुवृक्षो महावृक्षस्त्रिवृदञ्जनकी स्नुही।
कर्णिकापातनं कल्कमेकैकं तिलकल्कवत्।। (अ.स.उ. 46/32)

- श्यामा, कलिहारी, दन्ती, अपामार्ग या कोयल किसी एक का लेप करके इसे गिराये।
- आखुवृक्ष, निशोथ,नीलनी, स्नुही– इनमें से किसी एक को तिलकल्क की भांति पीसकर लेप करें। इससे कर्णिका गिरती है।

मूषिक दंश ज्वर चिकित्सा

किराततिक्तममृतां समङ्गां ककुभत्वचम्।
बाणं पलाशं काश्मर्यं पयस्थां तण्डुलीयकम्।।
आखुविन्नां महानिम्बं सप्तपर्णं मधूलिकाम्।
कपित्थं राजवृक्षं वा पिबेदन्यतमं ज्वरी।। (अ.स.उ. 46/31)

- उस रोगी को चिरायता, गिलोय, मंजीठ, अर्जुन की छाल, बाण, पलाशं (ढाक), गम्भारी, क्षीरविदारी, चौलाई, मूषाकर्णी, महानिम्ब, सप्तपर्णं, मधूलिका, कैंथ, अमलतास इनमें से किसी का क्वाथ पिलाये।

शुकादि योग

मूषिक दष्ट में वामक

छर्दन जालिनीक्वाथैः शुकाख्याङ्कोठयोरपि। (अ.स.उ. 46/17)
(सु.क.7/34)

- जालिनी (कडुई तुरई), शुकाख्य (श्योनाक या शिरीष) और अंकोठ इनके क्वाथ से वमन करावे।

काशवत्याः शुकाख्यायाः फलं जीमूतकस्य च।
मदनस्य च सञ्यूर्ण्य दहना पीत्वा विषं वमेत्। (अ.स.उ. 46/17)
शुकाख्याकोषवत्योश्च मूलं मदन एव च।।
देवदाली फलं चौव दहना पीत्वा विषं वमेत्।
सर्वमूषिकादष्टयानामेव योगः सुखावहः।। (सु.क.7/34–35)

- शिरीष, कटुतुम्बी की जड़, मैनफल व देवदाली का फल इनको दधि के साथ पीसकर वमन करावे। सभी मूषक के दंश में यह योग लाभदायक है।

फलादि योग

फलं वचा देवदाली कुष्ठं गोमूत्रपेषितम्।
पूर्वकल्पेन योज्याः स्युः सर्वोन्दुरू विषच्छिदः।। (सु.क.7/36)
वचामदनजीमूत कुष्ठं वा मूत्रपेषितम्।
पूर्वकल्पेन पातव्यं सर्वोन्दुरूविषापहम्।। (अ.स.उ.46/18)

❖ मदनफल, वचा, देवदाली, कुष्ठ इनको गोमूत्र में पीसकर दही के साथ पीना चाहिए। यह योग सभी मूषक के विष को नष्ट करता है।

अन्य वामक योग (अ.स.उ. 46/19)

❖ **निष्पावाः कदलीमूलं बन्धुजीवफलानि च।**– सेम, केले का मूल, दुपहरिया (बन्धुजीव) के फल
❖ **सुवर्चलारामठकं स्वर्जिकातिविषाद्वयम्।।**– सुवर्चला, हींग, सर्जक्षार, कड़ुई और मीठी दोनो अतीस
❖ **श्यामाद्रिकर्णिकामूलमर्धचैवमनत्रयम्।**– काली निशोथ, कोयल का मूल

ये श्लोक में कहे गए तीन योग वमन कारक हैं। इनको दही के साथ सेवन कराये।

वमन पश्चात् शूल, हिक्का, अरूचि आदि में प्रयुक्त करने योग्य योग

जीरकं त्र्यूषणं कुष्ठं तुङ्गाख्यं नागकेशरम्।
रजन्यौ सैन्धवं सेव्यं यष्टीमधुसुवर्चलाम्।।
मधुरं च गणं पिष्टवा बीजपूर कपित्थयो।
रसेन षाडवं कुर्यान्मधुमत्स्थण्डिकान्वितम्।।
गन्धवर्णरसोपेतः सपीतो विषदोषजित्।। (अ.स.उ. 46/21)

❖ जीरा, त्रिकटु (पिप्पली, मरिच, सोंठ), कुष्ठ, नागकेसर, हल्दी, दारूहल्दी, सैन्धव, खस, मुलैठी, हुलहुल, मधुरगण – इनको बिजौरे एवं कैथ के रस से पीसकर मधु, मत्स्यण्डिका (राब) के साथ, सुगन्धित, वर्ण एवं रस से युक्त षाडव बनाये। इसके पीने से विष दोष नष्ट होते हैं।

द्विपिप्पलीव्यंशुमतीक्वाथेपेया च तद्गुणा। (अ.स.उ.46/22)

❖ पिप्पली, गजपिप्पली, शालपर्णी एवं पृश्निपर्णी के क्वाथ में बनाई गई पेया भी इसी षाडव के समान गुणकारी है।

तण्डुलीयकमूलेन सिद्धं पानेहितं घृतम्।
द्विनिशा कटभी रक्ता यष्ट्याह्वैर्वामृतान्वितैः।।
आस्फोतमूलसिद्धं वा पञ्चकपित्थमेव वा। (अ.स.उ. 46/25)

❖ चौलाई की जड से सिद्ध किया घृत पीने में हितकारी है।
❖ हल्दी, दारूहल्दी, कोयल, मंजीठ, मुलैहठी, गिलोय से सिद्ध घृत देवें।
❖ अर्कमूल अथवा कैंथ की छाल, पत्र, पुष्प, फल, मूल इन पांचो से सिद्ध घृत पीने के लिए देवे।

नळदध्यामकव्योषलोध्रचिन्त्रकदीप्यकम्।
कुतळक्षारतोयेन पिष्टं माक्षिकसर्पिषा।।
दध्ना वा प्राशयेत् क्षौद्रं यवक्षारपयोदधि।
फाणितं तैलमाज्यं च विषहनं पीतमेकतः।। (अ.स.उ. 46/27)

❖ बालछड, कतृण, त्रिकटु, लोध्र, अजवायन, इनको तिलनाल के क्षारोदक के साथ पीसकर मधु व घृत से दे। या दही से खिलाये।
❖ मधु, यवसार, दूध, दही, राब, तैल, घृत ये सब मिलाकर देने से विषनाशक है।

सिन्दुवारं नतं शित्रु बिल्वमूलं पुनर्नवम्।
वचाश्वदंष्ट्रा जीमूतमेषां क्वाथं समाक्षिकम्।।
पिबेच्छाल्योदनं दध्ना भुञ्जानो मूषिकार्दितः। (अ.स.उ. 46/28)

❖ सिन्दुवार, तगर, सहजन मूल, बिल्व मूल, पुनर्नवा, वचा, गोखरू, जीमूतक का क्वाथ मधु के साथ सेवन कराये।
❖ मूषक विष से पीड़ित व्यक्ति को हेमन्त धान्य का भात– दही के साथ दे।

तक्रेण शरपुङ्ख्या बीजं सञ्ञ्जूर्ण्य वा पिबेत्।
अङ्कझेलमूलकल्को सा बस्तमूत्रेण कल्कितः।।
पानलेपनयोर्युक्तः सर्वान्दुरूविषापहः। (अ.स.उ. 46/29)

❖ शरपुंखा के बीजों का चूर्ण तक्र के साथ पिलाये।
❖ अंकोठ के मूल को बकरी के मूत्र के साथ पीसकर पान, आलेपन के लिए दें।
❖ यह सभी मूषक के विषो को दूर करता है।

मूषिक विष में विरेचन योग

विरेचने त्रिवृद्दन्तीत्रिफलाकल्क दूष्यते।
शिरोविरेचने सारः शिरीषस्य फलानि च।। (अ.स.उ. 46/23) (सु. क. 7/37)

❖ विरेचन के लिए निशोथ, दन्ती तथा त्रिफला के कल्क का प्रयोग करे।
❖ शिरोविरेचन के लिए शिरीष का सार भाग एवं फल का प्रयोग करावें।

विरेचन पश्चात् नाभि शूल चिकित्सा

अधोभागे विशुद्धस्य शूलं नाभ्यां भवेद्यदि।
पुरीषं वा विबध्येतगुदे स्याद्वा विकर्तिका।।
तत्र पेयां पिबेच्छीतां शर्करामधुसंयुताम्।
पिप्पली पिप्पलीमूलशारिवा कटुकाह्वयैः।।
श्रृतैः सिद्धां सह बला समङ्गा विश्वभेषजैः। (अ.स.उ. 46/26)

❖ विरेचन से अधो भाग का शोधन होने पर यदि नाभि में शूल हो व मल अवरोध हो या गुदा में विकर्तिका–काटने की पीड़ा हो तो, पिप्पली आदि से बनाई शीतल पेया देवे।

❖ **पेया–** पिप्पली, पिप्पली मूल, सारिवा, त्रिकटु, बला, समङ्गा सोंठ के साथ बनाई पेया में शर्करा एवं मधु मिला कर ठण्डी करके यह पेया पिलाये।

मूषिक विष में अंजनार्थ योग

अञ्जने गोमयरसो व्योषसूक्ष्मरजोन्वितः।
कपित्थगोमयरसो मधुमानवलेहने।। (अ.स.उ. 46/24)

❖ त्रिकटु के बारीक चूर्ण को गोबर के रस के साथ अथवा कपित्थ, गोबर का रस एवं मधु को मिलाकर अंजन में प्रयुक्त करना चाहिए।

व्रणरोपण द्रव्य

क्षीरिप्रवाळमञ्जिष्ठा बलादार्वी हयाह्वयाः।
रोपण्यः कल्कितास्तैलं घृतं वा साधितं तथा।।
द्विनिशा तिलयष्ट्याह्वतगरोशीरपद्मकैः। (अ.स.उ. 46/33)

❖ **कल्क–** बरगद आदि क्षीरवृक्षों के पत्ते; मजीठ, बला, दारूहल्दी, कनेर, इनका कल्क रोपक है, अथवा इनसे सिद्ध तैल या घृत भी वर्ण रोपक है।
❖ इसी प्रकार से हल्दी, दारूहल्दी, तिल, मुलैहठी, तगर, खस, पद्माख से सिद्ध तैल या घृत भी रोपक है।

मूषिक विष प्रकोपक काल

सशेषं मूषिकविषं प्रकुप्यत्यभ्रदर्शने।
यथायथं वा कालेषु दोषाणां वृद्धिहेतुषु।। (अ.स.उ. 46/50)

❖ मूषिक विष शेष रहने पर बादल आने से कुपित होता है अथवा मूषिक विष जिस दोष से सम्बन्धित होता है, उस दोष के अपने कोपक समय में वह विष वृद्धि करता है एवं दोष के कम होने के समय वह विष कम होता है।

CONTEMPORARY RELEVANCE

❖ Rat-bite fever is a disease caused by infected rodents
❖ Caused by two bacteria which are found in the mouths of rodents
  ■ Streptobacillus moniliformis
  ■ Spirillum minus

Signs and Symptoms

❖ Fever with chills
❖ Arthralgia
❖ Redness at the site of bite
❖ Swelling at the site of bite
❖ Rash and lymphadenopathy near the site of bite.

Treatment

Antibiotics: Penicillin/Tetracyclines for 7–14 days.

Alarka Visha and its Contemporary Relevance

अलर्क विष

श्वश्रृगालतरवृक्षव्याघ्रादीनां यदाऽनिलः।
श्लेष्मप्रदुष्ये मुष्णाति संज्ञां संज्ञावहाश्रितः।। (सु.क.7/43–45)
शुनः श्लेष्मोल्बणा दोषाः संज्ञां संज्ञावहाश्रिताः।।
मुष्णन्तः कुर्वते क्षोभं धातूनामतिदारुणम्। (अ.हृ.उ. 38/8–10)
(अ.स.उ. 46/7)

❖ कुत्ता, गीदड़ (सियार), तरक्षु (लकड़बग्घा), रीछ, व्याघ्र आदि के विष के कारण कफ से दूषित हुई वायु जब संज्ञावह स्त्रोतों का आश्रय लेकर संज्ञा विनाश कर देती है।

↓

तदा प्रस्त्रस्तलाङ्गूलहनुस्कन्धोऽतिलालवान्।
अव्यर्थबधिरोऽन्धश्च सोऽन्योन्यमभिधावति।। (सु.क.7/43–45)
लालावानन्धबधिरः सर्वतः सोऽभिधावति।।
स्त्रस्तपुच्छहनुस्कन्धः शिरोदुःखी नताननः। (अ.हृ.उ. 38/8–10)
(अ.स.उ. 46/7)

❖ इससे लालास्त्राव, अन्धत्व, बहरापन हो जाता है। पशु चारों ओर दौडता है।
❖ इसकी पूंछ, हनु एवं स्कन्ध, शिर गिरा रहता है। पशु दुःखी एवं मुख को नीचे रखता है।

श्वा त्रिदोषप्रकोपात्तु तथा धातुविपर्ययात्।
शिरोऽभितापी लालास्त्राव्यधोवक्त्रस्तथा भवेत्।। (च.चि. 23/175)

❖ कुत्तो में जब तीनो दोषों का कोप होता है, तो कुत्ते के शरीर में रहने वाली रसादि धातुएं कुपित हो जाती है। इससे कुत्ते के शिर में वेदना होती है।
❖ मुख से लालास्त्राव होता है। वह निरन्तर मुख नीचे की ओर किया रहता है।

उन्मत पशु दष्ट लक्षण

आचार्य सुश्रुत

तेनोन्मत्तेन दष्टस्य दंष्ट्रिणा सविषेण तु।
सुप्तता जायते दंशे कृष्णं चातिस्त्रवत्यसृक्।।
दिग्धविद्धस्य लिङ्गेन प्रायशश्चोपलक्षितः।। (सु.क.7/43–45)

❖ **सुप्तता जायते दंशे–** दंशस्थान में सुषुप्ति हो जाती है।
❖ **कृष्णं चातिस्त्रवत्यसृक्–** उसमें से कृष्ण वर्ण रक्त प्रवृती होती है।
❖ **दिग्धविद्धस्य लिङ्गेन–** विषाक्त शस्त्र से विद्ध व्रण के लक्षण उत्पन्न होते हैं।

आचार्य वाग्भट्ट

दंशस्तेन विदष्टस्य सुप्तः कृष्णं क्षरत्यसृक्।
हृच्छिरोरुग्ज्वरस्तम्भतृष्णामूर्च्छोद्भवोऽनु च।। (अ.ह.उ.38/10–11)
(अ.स.उ. 46/8)

❖ दंश स्थान सुप्त (सुन्न) हो जाता है व कृष्ण वर्ण रक्त प्रवृती होती है।
❖ बाद में हृदय व शिर में पीड़ा, ज्वर, जकडन, तृष्णा एवं मूर्च्छा होती है।

विषाक्त दंश लक्षण

कण्डूनिस्तोदवैवर्ण्य सुप्ति क्लेदज्वरभ्रमाः।
विदाहरागरूक्पाकशोफग्रन्थि विकुञ्चनम्।।
दंशावदरणं स्फोटाः कर्णिका मण्डलानि च।
सर्वत्र सविषे लिंङ्ग विपरीतं तु निर्विषे।। (अ.स.उ. 46/10) (अ.हृ.उ. 38/12–14)

❖ **कण्डूनिस्तोदवैवर्ण्य–** दंश में कण्डू, चुभने की पीड़ा, विवर्णता।
❖ **सुप्ति क्लेदज्वरभ्रमाः–** संज्ञानाश, क्लेद, ज्वर, भ्रम होता है।
❖ **विदाहरागरूक्पाकशोफग्रन्थि–** अतिदाह, लालिमा, दर्द, पाक, शोथ, ग्रन्थियाँ उत्पन्न होती है।
❖ **विकुञ्चनम्–** अक्षि सिकुड़ना (अथवा व्रण का सिकुड़ना–झुर्री पडना)
❖ **दंशावदरणं स्फोटाः कर्णिका मण्डलानि च।–** दंशस्थान विदीर्ण, स्फोट, कर्णिका (मासांकुर) चकत्ते होना आदि लक्षण होते हैं।
❖ **सर्वत्र सविषे लिंङ्ग विपरीतं तु निर्विषे–** निर्विष दंश में इससे विपरीत लक्षण होते हैं।

अलर्क विष असाध्य लक्षण

दष्टो येन तु तच्चेष्टारूतं कुर्वन् विनश्यति।
पश्चंस्तमेवचाकस्मादादर्श सलिलादिषु।। (अ.स.उ.46/11),(अ.हृ.उ.38/14–15)

येन चापि भवेद् दष्टस्तस्य चेष्टां रूतं नरः।।
बहुशः प्रतिकुवाणः क्रियाहीनो विनश्यति।
दंष्ट्रिणा येन दष्टश्च तद्रूपं यस्तु पश्यति।।
अप्सु वा यदि वाऽऽदर्शेऽरिष्टं तस्य विनिर्दिशेत्। (सु.क.7/46–48)

❖ **दष्टस्तस्य चेष्टां रूतं नरः–** रोगी जिस पशु द्वारा दष्ट किया गया हो, यदि उसी के समान चेष्टा करता है।
❖ **बहुशः प्रतिकुवाणः–** उसी समान शब्द का बार–बार अनुकरण करता हो।
❖ **क्रियाहीनो विनश्यति।–** उसकी अपनी क्रियाये नष्ट हो जाए तो ऐसे मनुष्य की मृत्यु हो जाती है।
❖ **दंष्ट्रिणा येन दष्टश्च तद्रूपं यस्तु पश्यति।।–** जिस पशु से रोगी दष्ट हुआ हो, उसी पशु के रूप को यदि जल या दर्पण में देखता है।

↓

❖ **अप्सु वा यदि वाऽऽदर्शेऽरिष्टं तस्य विनिर्दिशेत्।–** तो ये अरिष्ट लक्षण है। इस से युक्त रोगी अवश्य ही मृत्यु को प्राप्त हो जाता है।

जलत्रास (जलसन्त्रास) लक्षण

जलदर्शनसंस्पर्शशब्देभ्यो यश्च सन्त्रसेत्।
अदष्मपि तं जह्याज्जलसन्त्रासरोगिणम।। (अ.स.उ.46/12)
योऽद्भयस्त्रस्येददष्टोऽपि शब्दसंस्पर्शदर्शनैः।।
जलसन्त्रास नामानं दष्टं तमपि वर्जयेत। (अ.हृ.उ.38/15–16)

❖ पशु से दष्ट या न दष्ट किया मनुष्य यदि जल देखने मात्र से, जल स्पर्श से व जल के शब्द से भयभीत हो जाता हो, तो इसे जलसन्त्रास कहते हैं।
❖ ऐसा रोगी को भी असाध्य समझना चाहिए।

त्रस्यत्यकस्माद्योऽभीक्ष्णं दृष्ट्वा स्पष्ट्वाऽपि वा
जलत्रासं तु विद्यातं रिष्टं तदपि कीर्तितम्।
अदष्टो वा जलत्रासी न कथञ्चन सिध्यति।।
प्रसुप्तोऽथोत्थितो वाऽपि स्वस्थस्त्रस्तो न सिध्यति। (सु.क.7/48–50)

❖ **त्रस्यत्यकस्माद्योऽभीक्ष्णं दृष्ट्वा स्पष्ट्वाऽपि वा–** जो मनुष्य बिना कारण के सहसा ही जल को देखकर या स्पर्शकर भयभीत हो जाता है।
❖ **जलत्रासं तु विद्यातं रिष्टं तदपि कीर्तितम्।–** इस अवस्था को जलत्रास कहते हैं। इसे अरिष्ट – मृत्युसूचक लक्षण मानना चाहिए।
❖ **अदष्टो वा जलत्रासी न कथञ्चन सिध्यति।।–** यदि दंष्ट्री पशु के दष्ट न करने पर भी जिसमे जलत्रास के लक्षण उत्पन्न हो जाते हैं, वह रोगी भी स्वस्थ नहीं होता है।
❖ **प्रसुप्तोऽथोत्थितो वाऽपि स्वस्थस्त्रस्तो न सिध्यति।–** सोकर उठे हुए रोगी को यदि जलत्रास हो या स्वस्थ अवस्था में ही जलत्रास हो तो वह भी असाध्य है।

चिकित्सा–

आचार्य सुश्रुत– (सु.क.7/50–53)

दंशं विस्त्राव्य तैर्दष्टे सर्पिषा परिदाहितम्।।
प्रदिह्यादगदैः सर्पिः पुराणं पाययेत च।

❖ उन्मत श्वादि पशुओं के काटने पर दंश स्थान को दबाकर रक्त निकाले तथा उसके बाद घृत से दग्ध करे। अगदी से दंश पर लेप कर तथा पुराना घृत पान कराए।

↓

अर्कक्षीरयुतं ह्यस्य दधाच्चापि विशोधनम्।।
श्वेतां पुनर्नवां चास्य दधात्धत्तूरकायुताम्।

❖ अर्क के दुग्ध युक्त विरेचन– विरेचन के रूप में दे। धतूरे के साथ श्वेत अपराजिता तथा पुनर्नवा का सेवन कराये।

↓

पललं तिलतैलं च रूपिकायाः पयोगुडः।।
निहन्ति विषमालर्कै मेघवृन्दमिवानिलः।

ऐकध्यं पललं तैलं रूपिकायाः पयो गुड।
भिनति विषमाळर्क घनवृन्दमिवानिलः।। (अ.स.उ.46/58),(अ.हृ.उ.38/37–39)

❖ पलल (तिलकल) तिल तैल एवं अर्क दुग्ध तथा गुड का सेवन कराये। ये औषधियाँ उन्मत (पागल) पशु के विष को इस प्रकार नष्ट कर देती है, जैसे वायु बादलो के समूह को।

(सु.क.7/53–58)

मूलस्य शरपुङ्खाया कर्षं धत्तूरकार्धिकम्।।
तण्डुलोदकमादाय पेषयेत्तण्डुलैः सह।

❖ शरपुंखा की जड एक कर्ष, धतूरा आधा कर्ष इनको चावलों के जल के साथ तथा चावलों के साथ ही सेवन करने के लिए देवे।

उन्मतकस्य पत्रैस्तु संवेष्टयापूपकं पचेत्।।
खादेदौषधकाले तमलर्क विषदूषितः।

❖ उपर्युक्त द्रव्यो को भी धत्तूरो के पत्तों में पिट्ठी की भांति भर कर कचौडी बनावे। इनको पागल पशु के विष से दूषित प्राणी औषध के रूप में खाये।

करोति श्वविकारांस्तु तस्मिञ्जीर्यति चौषधे।।
विकाराः शिशिरे याप्या गृहे वारिविजर्जिते।

❖ इस औषधि के पचने पर मनुष्य उन्मत्त कुत्ते की भांति ही चेष्टा करता है। जल विहीन शीतल गृह में रोगी को जाए।

ततः शान्तविकारस्तु स्त्रात्वा चौवापरेऽहनि।।
शालिषष्टिकयोर्भक्तं क्षीरेणोष्णेन भोजयेत।

❖ उक्त विकार शान्त हो जाने पर स्नान कराकर दूसरे दिन शालि एवं सांठी के भात को गरम दूध से भोजनार्थ दे।

दिनत्रये पञ्चमे वा विधिरेषोऽर्धमात्रया।।
कर्तव्यो भिषाजाऽवश्यमलर्कविषनाशनः।

❖ तीसरे अथवा पांचवे दिन यही प्रयोग अर्धमात्रा में दें। उन्मत (पागल) कुत्ते आदि के विष को नष्ट करने के लिए यह विधि अवश्य ही प्रयोग में लानी चाहिए।

आचार्य वाग्भट्ट

दर्शन्त्वलर्कदष्टस्य दग्धमुष्णेन सर्पिषा।
प्रदिह्यादगदैस्तैस्तैः पुराणं च घृतं पिबेत्।।
व्रणस्योपरि निष्पीडयः प्रत्यक्पुष्पारसोथवा। (अ.स.उ.46/52) (अ.हृ.उ.38/35)

❖ अलर्क के दंश को उष्ण घृत से दग्ध करे।

❖ कहे हुए अगदो का लेप करें एवं पुराना घृत (दस साल का) पिलाये। अथवा व्रण के ऊपर अपामार्ग का स्वरस से सेंचन कर्म करना चाहिए।

श्व दंश में लेप

तिलगुल्गुलुदूर्वाणां डाडिमस्य गुडस्य च।
कल्को मुहुर्मुहुर्लेप श्वदंशविषजित्परम्।। (अ.स.उ.46/53)

❖ तिल, गुग्गुलु, दूर्वा, अनारदाना एवं गुड का बार–बार लेप करना चाहिए। यह श्व (कुता) के दंश के विष को नाश करने में श्रेष्ठ है।

नलमूलं जले पिष्टं पानलेपनयोर्हितम्।
मालुलुङ्गच्छदैर्दशं बध्नीयाद्दन्तचर्वितैः।। (अ.स.उ. 46/54)

❖ नलमूल को जल में पीसकर पान एवं आलेप करे तथा बिजौरे के पत्तो को मुख से चबाकर दंश स्थान पर लगाए।

पिबेत् पुनर्नवां श्वेता धुर्धरकफलान्वितात्। (अ.स.उ.46/56)

❖ श्वेत पुनर्नवा को धत्तूर फल के साथ पिलाये।

फलं धुर्धरकान्मूलं काकोदुम्बरिकोद्भवम्।
शीधुना श्वविषं हन्ति पीतं वा तण्डुलाम्बुना।। (अ.स.उ.46/57)

❖ धतूरे का फल, कठगूलर की जड– इनको सीधु से पिलाये या चावलों के पानी से पिलाये। इससे कुत्ते का विष नष्ट होता है।

पान, नस्य, आलेप

लशुनोषणवैदेही वश गोपित्तकल्किताः।
पाननस्याञ्जनालेपैः श्वदष्टस्यौषधं परम।। (अ.स.उ.46/59)

❖ लशुन, मरिच, पिप्पली, त्रिफला इनको गाय के पित से पीसकर पान, नस्य, अंजन, आलेप में बरते। यह अलर्क विष की श्रेष्ठ औषध है।

पान, नस्य, अभ्यंग एवं आलेप– (जलस्त्रास)

जलवेतसपत्रत्वमूर्लं क्षुण्णं पचेज्जले।
सक्वाथः शातळः पाता परं श्वविषभेषजम्।।
तत्सिद्धं च घृतं पाननस्याभयञ्नलेपनम्।
जलत्रासे समस्ते च विषे तत् गरूडोपमम्।। (अ.स.उ.46/60)

❖ जलवेतस के पत्ते, त्वचा एवं मूल को कूटकर जल में पकाये। शीतल होने पर इस क्वाथ को पिलाये। अलर्क विष की यह उत्तम औषधि है।

❖ इसी क्वाथ में सिद्ध घृत से पान, नस्य, अभ्यंग एवं आलेप करे। जलत्रास होने में तथा समस्त विष में यह गरूड़ के समान है।

यवमाषकुलत्थानां पञ्चमूलस्थचाम्भसि।
क्षीरद्विगुणिते सर्पिः साधयेच्छ्लक्ष्णकल्कितैः।।
अश्वगन्धासहाकुष्ठ बृहतीरजनीद्वयैः।
विदारीनतकट्वङ्ग पयस्या सिन्दुवारकैः।।
सर्पगन्धानखा भीरू शर्करारक्तवन्दनैः।
श्वदंष्ट्रोपद्रवान् सर्वान् पानाभ्यङ्गैर्निहन्तितत्।। (अ.स.उ.46/61)

- यव (जौ), माष (उडद), कुलत्थ, बृहत्पंचमूल इनका क्वाथ करे। इस क्वाथ में घृत से दुगुना दूध मिलाये तथा अश्वगन्धा, मुद्गपर्णी, कूष्ठ, बृहती, हरिद्रा, दारूहरिद्रा, विदारीकन्द, नत (तगर), कटवङ्ग (श्योनाक), पयस्था (सरालकन्द), सिन्दुवारक, सर्पगन्ध, नख, भीरू (शतावरी), शर्करा, रक्तचन्दन का बारीक कल्क मिलाकर धृत सिद्ध करे।
- यह घृत पान, अभ्यंग में बरतने से अलर्क विष के सब उपद्रवों को नष्ट करता है।

अलर्क विष में दैवप्राश्य व मंत्र चिकित्सा

आचार्य सुश्रुत– (सु.क.7/59–62)

बीजरत्नौषधीगर्भः कुम्भैः शीताम्बुपूरितैः।।

- बीज (तिलादि), रत्न, औषधि इनको पानी भरने के पात्रों में डालकर तथा इन पात्रों को शीतल जल से भरकर

स्त्रापयेतं नदीतीरे समन्त्रैर्वा चतुष्पथे।
बलिं निवेद्य तत्रापि पिण्याकं पललं दधि।।

- पागल पशु के द्वारा दंशित व्यक्ति को नदी के तट पर अथवा चौराहे पर स्नान करावें। वहां पर तिलखल, तिलकल्क या दही की बलि देकर

माल्यानि च विचित्राणि मांसं पक्कामकं तथा।
अलकाधिपते यक्ष सारमेयगणाधिपः।।

अलर्कजुष्टमेतन्मे निर्विषं कुरूमां चिरात। (सु.क.7/59–62)

- नाना प्रकार की मालायें, कच्चे एवं पकाये हुए मांस की बलि दे एवं मन्त्र पढ़ें कि हे अलकाधिपति यक्ष, सारमेय गण के राजा! अलर्क विष से मुझे शीघ्र ही निर्विष करें।

अलर्क दष्ट में तीक्ष्ण संशोधन आवश्यकता

दधात् संशोधनंतीक्ष्णमवश्यं विषनाशनम् ।
अशुद्धस्यनिरूढेपि व्रणे कुप्यति तद्विषम्।। (अ.स.उ. 46/63)
दधात् संशोधनं तीक्ष्णमेवं स्त्रातस्य देहिनः।।
अशुद्धस्य सुरूढेऽपि व्रणे कुप्यति तद्विषम। (सु.क.7/62–63)

- स्नान किए व्यक्ति को तीक्ष्ण संशोधन देना चाहिए, क्योंकि अशुद्ध व्यक्ति में व्रण के भर जाने पर विष प्रकुपित होने लगता है।

नखदन्तक्षत लक्षण एवं चिकित्सा

चतुष्पाद्भिर्द्विपादिभर्वा नखदन्तपरिक्षतम्।
शूयते पच्यते रागज्वरस्त्रावरूजान्वितम्।।
(अ.हृ.उ.38/39) (अ.स.उ.46/66)

- चार पैर तथा दो पैर वालो के नख, दंत, चोंच आदि द्वारा हुआ क्षत (घाव) स्थान पहले शोथ होता है, फिर पाक हो जाता है।
- उसके कारण ज्वर, स्त्राव तथा पीड़ा होना ये लक्षण हो जाते हैं।

चिकित्सा

सोमवल्कोडरवकर्णश्च गोजिह्वा हंसपादिका।
रजन्यो गैरिकं लेपो नखदन्तविषापहः।। (अ.हृ.उ.38/40)
(अ.स.उ.46/67)

- इस अवस्था में सोमवल्क वृक्ष की छाल, अश्वकर्ण की छाल, गोजिह्वा, हंसपादी, हल्दी, दारूहल्दी एवं गेरू इन द्रव्यों को जल के साथ पीसकर लेप तैयार करें। यह लेप नख एवं दांत के लगने से उत्पन्न विष को नष्ट करता है।

Contemporary view.

RABIES

Incubation period— 3-4 weeks or 3-4 month.

- Rabies is caused by rhabdovirus, which affects mostly the canine family but also monkeys, bats, etc.
- It affects the CNS which caused fulminant type of encephalitis.

Symptoms

It is divided by four stages:

1. Non-specific prodromal period.
2. Acute encephalitis.
3. Rabies encephalitis and effect on brain stem.
4. Deaths.

1. Non-specific prodromal period

- 1-4 days
- Fever, headache
- Malaise
- Myalgia, anorexia, vomiting, nausea
- Bite site paresthesia

2. Acute encephalitis:

- Excessive motor activity
- Confusion, hallucination
- Muscle spasm
- Bizarre aberration of thought (अनाब–शनाब)
- Opisthotonus, seizures, fiver, salivation, sweating.
- Hyperesthesia-abnormally high sensitivity towards sound, light, etc.
- Increased tendon reflexes.
- Paralysis of vocal cords.

3. Brain stem dysfunction stage:

- Diplopia
- Facial palsy
- Dysphagia (difficulty in swallowing), salivation
- Hydrophobia
- Spasm in diaphragm, accessory respiratory muscles, pharyngeal laryngeal muscles.
- Coma.

4. Death:
Due to paralysis of respiratory muscles.

Treatment

Pre-exposure Prophylaxis

Human diploid cell-0.1 mL (1st dose), 0.1 mL after 4 weeks (2nd) given yearly booster, given Intradermal.

Post-exposure Prophylaxis

- Washing the bite area with soap, water
- Do not stitch bite area.
- Early treatment is more fruitful.
- RIG administration can be delayed by a maximum of 7 days from the date of first vaccine dose.
- Vaccine regimen:
  - Intramuscular regimens for rabies Post-exposure prophylaxis.
  - There are 3 intra muscular schedules for category 2 and 3 exposures.
  - The 5 dose regimen and 2-1-1 regimen
  - The 4 dose regimen with RIG in both categories 2 and 3.
- The vaccines should be injected into the deltoid muscle for adults.
- Children aged 2 years and more: The anterolateral thigh is recommended for young children.
- **The 5-dose intramuscular regimen.** One dose of the vaccine should be administrated on the days 0, 3, 7, 14 and 28.
- **The 2-1-1 regimen (2-0-1-0-1):** The doses are given on 0 (day-0) in the deltoid muscle, right and left arm (day-0).
- An additional one dose is administered in the deltoid on the 7 and day 21.
- The 2-site intradermal method—(2-2-2-0-2) = 0,3,7,28.
  - Administered in deltoid region on the left and right upper arm and subscapular region.
  - Injection T.T = .5 mL I.M
  - Injection - ARV- .1 mL I.D/B.L.
  - Dose calculation formula- ARV. Wt./7.4 multiply by ML.
  - Supportive therapy.

कीट विष

कीटों की उत्पत्ति एवं प्रकार

आचार्य सुश्रुत

सर्पाणां शुक्र विण्मूत्रशवपूत्यण्डसंभवाः।
वारय्वग्न्यम्बुप्रकृतयः कीटास्तु विविधाः स्मृताः।।

- सर्पो के शुक्र, मल, मूत्र, शव के सड़ने तथा उनसे अण्डों के उत्पन्न होने से पैदा होने वाले वायु (वात), अग्नि (पित्त) तथा कफ की प्रकृति वाले कीट विविध प्रकार के कहे गये हैं।

सर्वदोषप्रकृतिभिर्युक्तास्ते परिणामतः।
कीटत्वेऽवि सुघोराः स्युः सर्व एव चतुर्विधाः।। (सु.क.8/3–4)

- परिणामतः ये सब कीट सभी दोषों की प्रकृति से युक्त होते हैं। ये चार प्रकार के होते हैं।

1. वातज
2. पीतज
3. कफज
4. सन्निपाज

आचार्य वाग्भट्ट–

सर्पाणामेव विण्मूत्रशुक्लाण्डशवकोथजाः।
दोषैर्व्यस्तैः समस्तैश्च युक्ताः कीटाश्चतुर्विधाः।। (अ.स.उ.43/2),(अ.हृ.उ.37/1)

आचार्य चरक–

सर्पाणामेव विण्मूत्रात् कीटाः स्युः कीटसम्भमताः।
दूषीविषाः प्राणहरा इति सङ्क्षेपतो मताः।। (च.चि. 23/140)

- सर्पो के ही मल–मूत्र से जिन कीटो की उत्पत्ति होती है, उन्हें ही कीट शब्द से यहाँ कहा गया है।
- संक्षेप में ये कीट दो प्रकार के होते हैं– 1. दूषीविष कीट 2. प्राणहर कीट

दोषादि अनुसार कीटो के नाम

वायव्य (वातज) कीट – 18 प्रकार के होते है।

कुम्भीनसस्तुण्डिकेरी श्रृङ्गी शतकुलीरकः।
उच्चिटिङ्गोऽग्निनामा च चिच्चिटिङ्गो मयूरिका।।
आवर्तकस्तथोरभ्रः सारिकामुखवैदलौ।
शरावकुर्दोऽभीराजिः परूषञ्चित्रशीर्षकः।।
शतबाहुश्च यश्चापि रक्तराजिश्च कीर्तितः।
अष्टादशेति वायव्याः कीटाः पवनकोपनाः।।
तैर्भरन्तीह दष्टानां रोगा वातनिमितजाः। (सु.क.8/5–8) (अ.स.उ.43/3)

1. कुम्भीनस	7. चिचिटिङ्ग	13. शरावकुर्द
2. तुण्डिकेरी	8. मयूरिका	14. अभीराजि
3. श्रृंङ्गी	9. आवर्तक	15. परूष
4. शतकुलीरक	10. उरभ्र	16. चित्रशीर्षक
5. उच्चिटिङ्ग	11.सारिका	17. शतबाहु
6. अग्निनामा,	12. मुखवैदल	18. रक्तराजि

- ये 18 कीट वात प्रकृति के हैं, ये वात को प्रकुपित करते हैं। इनको काटने से वातजन्य रोग होते हैं।

दंश लक्षण (अ.हृ.उ.37/2–4) (अ.स.उ.43/7)

- **दष्टस्यकीटैवार्यव्यैर्द्दशस्तोदरूजोद्वणः–** दंश व्रण में अतिशय (तोदन वत) चुभने जैसी वेदना होती है।

दंश अधिष्ठान (अ.स.उ. 43/10)

- **वातिकः पक्षवातेन–** पंख की वायु से

पीतज कीट– 24 प्रकार के होते है।

कोण्डिन्यकः कणभको वरटी पत्रवृश्चिकः।।
विनासिका ब्राह्मणिका बिन्दुलो भ्रमरस्तथा।
बाह्यकी पिञ्चिटः कुम्भी वर्चः कीटोऽरिमेदकः।।
पद्मकीटो दुन्दुभिको मकरः शतपादक।
पञ्चालकः पाकमत्स्यः कृष्णतुण्डोऽध गर्दभी।।
क्लीतः कृमिसरारी च यश्चाप्युत्क्लेशकस्तथा।
एते व्यग्निप्रकृतयश्चतुर्विंशतिरेव च।।
तैर्भवन्तीह दष्टानां रोगाः पित्तनिमित्तजाः। (सु.क.8/9–12) (अ.स.उ.43/4)

1. कौण्डिन्य	9. बाह्यकी	17. शतपादक
2. कणभक	10. पिञ्चिटि	18. पञ्चालक
3. वरटी	11. कुम्भी	19. पाकमत्स्य
4. पत्रवृश्चिक	12. वर्चःकीट	20. कृष्णतुण्ड
5. विनासिका	13. अरिमेदक	21. गर्दभी
6. ब्राह्मणिका	14. पद्मकीट	22. क्लीत
7. बिन्दुल	15. दुन्दुभिक	23. कृमिसरारी
8. भ्रमर	16. मकर	24. उत्क्लेशक

❖ ये 24 पित प्रकृति वाले हैं। इनके काटने से पित प्रकोप जन्य रोग होते है।

दंश लक्षण– (अ.हृ.उ. 37/2–4),(अ.स.उ. 43/7)

❖ **आग्नेयैरल्पसंस्त्रावो दाहरागविसर्पवान्।।**– दंश से अल्प स्त्राव, दाह एवं फैलने वाली लाली होती है।

❖ **पक्पवीलुफलप्ररव्यः खर्जूर सदृशोऽथवा।**– दंश स्थान पके हुए पीलु फल के समान या खजूर के समान होता है।

दंश अधिष्ठान– (अ.स.उ.43/10)

❖ **स्पर्शादशति पैत्तिकः।**– पैतिक कीट स्पर्श से

कफज कीट– 13 प्रकार के होते है।

विश्वम्भरः पञ्चशुक्लः पञ्चकृष्णोऽथ कोकिलः।।
सैरेयकः प्रचलको वलभः किटिभस्तथा।
सूचीमुखः कृष्णगोधा यश्च काषायवासिकः।।
कीटो गर्दभकश्चैव तथा त्रोटक एव च।
त्रयोदशैते सोम्याः स्युः कीटाः श्लेष्मप्रकोपणा।।
तैर्भन्तीह दष्टानां रोगाः कफनिमित्तजाः। (सु.क.8/12–15) (अ.स.उ.43/5)

1. विश्वम्भर	8. किटिभ
2. पञ्चशुक्ल	9. सूचीमुख
3. पञ्चकृष्ण	10. कृष्णगोधा
4. कोकिल	11. काषायवासिक
5. सैरेयक	12. गर्दभक
6. प्रचलक	13. त्रोटक
7. वलभ	

❖ ये 13 कीट सौम्य एवं कफ प्रकोपक होते हैं। इनके काटने से कफजनित रोग होते हैं।

दंश लक्षण– (अ.हृ.उ.37/2–4), (अ.स.उ.43/7)

❖ **कफादिकैर्मन्दरूजः पकोदुम्बरसन्निभः।**– दंश में अल्प वेदना व पक्व उदुम्बर फल समान दंश

❖ **स्त्रावाद्यः सर्वलिङ्गस्तुदशः स्यात्सान्निपातिकैः।।**– अधिक स्त्राव वाला तथा तीनो दोषों के लक्षणों युक्त होता है।

दंश अधिष्ठान – (अ.स.उ.43/10)

❖ **मुखेन श्लैष्मिकः** – श्लैष्मिक कीट मुख से

सन्निपातिक कीट– 12 प्रकार के होते है।

तुङ्गीनासो विचिलकस्तालको वाहकस्तथा।।
कोष्ठागारी क्रिमिकरो यश्च मण्डलपुच्छकः।
तुण्ड (ङ्ग) नाभः सर्षपिको वल्गुलिः शम्बुकस्तथा।।
अग्निकीटश्च विशेयाद्वादश प्राणनाशनाः। (सु.क.15/18) (अ.स.उ.43/6)

1. तुङ्गीनास	7. मण्डलपुच्छक
2. विचिलक	8. तुण्डनाभ
3. तालक	9. सर्षपिक
4. वाहक	10. वल्गुलि
5. कोष्ठागारी	11. शम्बूक
6. कृमिकर	12. अग्निकीट

❖ 12 कीट प्राणनाशक होते हैं।

लक्षण

तैर्भवन्तीह दष्टानां वेगज्ञानानि सर्पवत्।।
तास्ताश्च वेदनास्तीना रोगा वै सान्निपातिकाः।
क्षाराग्निदग्धवदंशो रक्तपीतसितारूणः।। (सु.क.15/18) (अ.स.उ.43/6)

❖ **तैर्भवन्तीह दष्टानां वेगज्ञानानि सर्पवत्।।**– इनके दष्ट करने पर सर्पो विष की भांति ही वेग उत्पन्न होते।

❖ **तास्ताश्च वेदनास्तीना**– उसी प्रकार की वेदनाएं होती हैं।

❖ **रोगा वै सान्निपातिकाः।**– ये कीट सन्निपात लक्षण उत्पन्न करते हैं।

❖ **क्षाराग्निदग्धवदंशो रक्तपीतसितारूणः।।**– इनका दंश क्षार या अग्निदग्ध के समान रक्त वर्ण का (लाल), पीत (पीला), श्वेत या कृष्ण वर्ण का होता है।

वेगाश्च सर्पवच्छोफो वर्धिष्णुर्विस्रक्तता।
शिराक्षिगौरवं मूर्च्छा भ्रमः श्वासोऽतिवेदना।। (अ.हृ.उ.37/4–5) (अ.स.उ.43/8)

❖ **वेगाश्च सर्पवच्छोफो**– इन क्रिमियों के दंशो के वेग उक्त सर्पविष के समान होते हैं। इस स्थान पर उत्पन्न शोथ क्रमशः बढता जाता है।

❖ **वर्धिष्णुर्विस्रक्तता–** इससे निकलने वाले रक्त की गन्ध कच्चे मांस के समान होती है।
❖ **शिराक्षिगौरवं मूर्च्छा–** शिर व नेत्र में भारीपन, मूर्च्छा
❖ **भ्रमः श्वासोऽतिवेदना–** भ्रम (चक्कर) का आना, श्वास की गति का बढ़ना तथा दंशस्थान पर अत्यन्त वेदना होना।

दंश अधिष्ठान– (अ.स.उ.43/10)

❖ **कीट सर्वथा सान्निपातिकः।।–** सन्निपातिक कीट पंख की वायु, स्पर्श एवं मुख सबसे दष्ट करते है।

कीटदष्ट सामान्य लक्षण

सर्वेषां कर्णिका शोफो ज्वरः कण्डूररोचकः।। (अ.स.उ.43/9)

❖ सब कीटों के दंश में कर्णिका, शोफ, ज्वर, कण्डू एवं अरूचि रहती है।

मन्दविष व तीक्ष्ण विष कीट– (Table 11.18)

आचार्य सुश्रुत अनुसार

Table 11.18

मन्दविष कीटदष्ट लक्षण (सु.क.8/23–24)	तीक्ष्ण विष कीट दष्ट लक्षण (सु.क.8/19–22)
प्रसेकारोचकच्छर्दिशिरो–गौरवशीतकाः।। • मुख से लालास्त्राव, अरोचक, वमन, सिर में भारीपन, अवशीतन। **पिडकाकोठकण्डूनां जन्म दोष विभागतः।** • पिडिका, कोठ, कण्डू की उत्पत्ति आदि लक्षण कीटो के दोषानुसार दृष्टिगोचर होते हैं	**ज्वराङ्गमर्दरोमाञ्चवेदनाभिः समन्वितः।** **छर्घतीसारतृष्णाश्च दाहो पूर्च्छा विजृम्भिका।।** • ज्वर, अङ्गमर्द, रोमाञ्च, छर्दि, अतिसार, तृष्णा, दाह, मूर्च्छा, जृम्भा **वेपथुश्वासहिक्काश्च दाहः शीतं च दारूणम्।** **पिडकोपचयः शोफो ग्रन्थयो मण्डलानि च।।** • कम्पन, श्वास, हिक्का, दाह, अतिशीत • पिडकाओं की वृद्धि होना, शोफ, ग्रंथियां, मण्डल **दद्रवःकर्णिकाश्चैव विसर्पाः किटिभानि च।** **तैर्भवन्तीह दष्टानां यथास्थं चात्युपद्रवाः।।** • ददु, कर्णिकाएं, विसर्प, किटिभ आदि लक्षण होते हैं। • जो तत्सम्बन्धी दोषों के उपद्रव हैं तथा जो अन्य उपद्रव होते है। **येऽन्ये तेषां विशेषास्तु तूर्णं तेषां समादिशेत्।** **दुषीविषप्रकोपाच्च तथैव विषलेपनात्।।** • उनके भेदों को भी दूषीविष के लक्षणादि से, विष के आहारादि भेद से ज्ञात करना चाहिए। **चिकित्सा–(सु.क.8/42)** **दष्टानुग्रविषैः कीटैः सर्पवत् संमुपाचरेत्।** **विविधानां तु पूर्वेषां त्रैविध्येन क्रिया हिताः ।।**
	• सर्पविष की भांति चिकित्सा करनी चाहिए। • दर्वीकर, मण्डली, राजिमान् की शुक्रादि योनिभेद से पूर्वोक्त तीन प्रकार के कीटों की चिकित्सा भी वातादि भेद के अनुसार करें।

दूषीविष कीट व प्राणहर कीट लक्षण (Table 11.19)

आचार्य चरक

Table 11.19

दूषीविष कीट (च.चि. 23/141)	प्राणहर कीट (च.चि.23/142–143)
गात्रं रक्तं सितं कृष्णा श्यावं का पिडकान्वितम्। **सकण्डूदाहवीसर्पपाकि स्यात् कुथितं तथा—कीटैर्दूषीविषैर्दष्टं।।** • शरीर के जिस प्रदेश में दूषीविष कीट दष्ट होता है वह–रक्त, श्वेत, कृष्ण या श्याव वर्ण का हो जाता है। • दष्ट स्थान पर अनेक पिडीकाएँ होती है। • दंश स्थान में कण्डू (खुजली), दाह, विसर्प, पाक होता है। • दंश स्थान कोथ (सड़न) होता है।	**सर्पदष्टे यथा शोथो वर्धते सोग्रगन्ध्यसृक।।** • सर्प दष्ट समान, शोथ बढता है तथा उस स्थान के रक्त से अति तीव्र गन्ध आती है। **दंशोऽक्षिगौरवं मूर्च्छा स रूमार्तः श्वसित्यपि। तृष्णारूचिपरीतश्च भवेद् दूषीविषार्दितः।।** • नेत्रो में भारीपन, मूर्च्छा, शरीर में वेदना एवं श्वास कष्ट होता है। • दूषीविष कीटो के दष्ट से जो लक्षण बताए गए हैं, उसके साथ–साथ तृष्णा व अरूचि होती है।

एक जाति वाले कीट– 4 प्रकार के होते है।

त्रिकण्टः करिणी चापि हस्तिकक्षोऽपराजितः।
चत्वार एते कणभा व्याख्यातास्तीव्र वेदनाः।। (सु.क. 8/26)

1. त्रिकण्ट
2. करिणी
3. हस्तिकक्ष
4. अपराजित

❖ ये चार कणंभ जाति के है। इसके दंश के कारण तीव्र वेदना होती है

दष्ट लक्षण

आचार्य सुश्रुत

तैर्दष्टस्थ श्वयथुरङ्गमर्दो गुरूता गात्राणां दंशः कृष्णश्च भवति।। (सु.क. 8/26–27)

❖ दंश स्थान पर शोथ होता है।
❖ अंगो का टूटना व अंगो में भारीपन होता है।
❖ दंश स्थान कृष्ण वर्ण का होता है।

आचार्य वग्भट्ट

दष्टस्य कणभैः शोफो विसर्पोवमथुर्ध्वरः।
दंशश्च कर्णिकाकारः श्यावरक्तो विशीर्यते।। (अ.स.उ. 43/11)

❖ कणभ कीट दष्ट से शोफ, विसर्प, वमन, ज्वर होता है।
❖ दंश कर्णिका के आकार का व कृष्ण, रक्त होता है एवं नष्ट हो जाता है।

आचार्य चरक

कणभ दष्ट का लक्षण

विसर्पः श्वयथुः शूलं ज्वरश्छर्दिरथापि च।
लक्षणं कणभैर्दष्टे दंशश्चौव विशीर्यते।। (च.चि. 23/152)

- विसर्प, शोथ, शूल, ज्वर एवं वमन होता है।
- दंश स्थान से मांस विदीर्ण होता है।

दोष प्रधानता

वातपित्तोल्वणाः कीटाः श्लैष्मिकः कणभादय।। (च.चि. 23/165)

- कीटो का विष वात–पित्त प्रधान
- कणभ (भौरो) आदि का विष कफ प्रधान होता है।

त्रिकण्ट एवं कृकलास कीट दष्ट लक्षण

त्रिकण्ट–

त्रिकण्टकैस्तु दष्टस्थ नानावर्णोथवा सितः।
दंशोभवेच्छवयथुमान् मोहो भेदश्च वर्चसः।। (अ.स.उ. 43/12)

- **दष्टस्थ नानावर्णोथवा सितः।–** दंश भिन्न वर्णो का या श्वेत होता है।
- **दंशोभवेच्छवयथुमान्–** इसमे शोथ होता है।
- **मोहो भेदश्च वर्चसः–** रोगी को मोह तथा अतिसार होता है।

कृकलास (गिरगिट) कीट

कृकलासेर्द्धचन्द्राभः स्त्राववान् भृशलोहितः।
दंशो रक्तैश्चितः स्फोटैः सशूलैर्द्दम्भवोद्भवः।। (अ.स.उ. 43/12)

- **कृकलासेर्द्धचन्द्राभः–** दंश स्थान अर्द्धचन्द्राकार दिखायी देता है।
- **स्त्राववान् भृशलोहितः।–** दंश स्थान स्त्राववाला, अतिशय लाल होता है।
- **रक्तैश्चितः स्फोटैः सशूलैर्द्दम्भवोद्भवः।।–** रक्तयुक्त, स्फोट व शूल होता है।

आचार्य चरक

दूषीविष कृकलास के दष्ट लक्षण–

श्यावत्वमथ कार्ष्णर्य वा नानार्वात्वमेव वा।
मोहः पुरीषभेदश्च दष्टे स्यात् कृकलासकेः।। (च. चि. 23/149)

- मनुष्य के शरीर का वर्ण श्याम, कृष्ण व अनेक वर्णों से युक्त हो जाता है।
- मोह एवं पुरीषभेद हो जाता है।

विषखोपरा नाम एवं दष्ट लक्षण

नाम– (सु.क.8/28)

प्रतिसूर्यकः पिङ्गाभासो बहुवर्णो निरूपमो गोधेरक इति पञ्च गोधेरकाः

1. प्रतिसूर्यक
2. पिङ्गाभास
3. बहुवर्ण
4. निरूपम
5. गोधेरक

- ये पांच गोधेरक जाति के हैं।

दष्ट लक्षण–

तैर्दष्टस्य शोफो दाहरूजौ च भवतः
गोधेरकेणैतदेव ग्रन्थिप्रादुर्भावो ज्वरश्च।। (सु.क.8/28)

- दष्ट से शोफ, दाह एवं पीड़ा होती है।
- गोधेरक के दंश में इन लक्षणों के साथ ज्वर एवं ग्रन्थियों की उत्पत्ति भी होती है।

विश्वम्भरा दष्ट के लक्षण

विश्वम्भराभिर्दष्टे दंशः सर्षपाकाराभिः पिडिकाभिः
सरूजाभिश्चीयते, शीतज्वरार्तश्च पुरूषो भवति। (सु.क.8/32)

- **दंशः सर्षपाकाराभिः–** दंश सरसो के आकार का
- **पिडिकाभिःसरूजाभिश्चीयते–** वेदनायुक्त पिडिकाओं से पूर्ण रहता है।
- **शीतज्वरार्तश्च पुरूषो–** रोगी को शीतपूर्वक ज्वर आता है।

चिकित्सा

विश्वम्भर दष्ट चिकित्सा

वचां वंशत्वचं पाठां नतं सुरसमञ्जरीम्।
द्वे बले नाकुली कुष्ठं शिरीषं रजनीद्वयम्।।
गुहामतिगुहां श्वेतामजगन्धां शिलाजतु।
कत्तृणं कटीं क्षारं गृह्धूमं मनःशिलाम।।
रोहीतकस्य पित्तेन पिष्ट्वा तु परमोऽगदः।
नस्याञ्जनादिलेपेषु हितो विश्वम्भरादिषु।। (च.चि.23/212–214)

- **नस्य, अंजन, लेप–** वच, बांस की छाल, पाठा, तगर, तुलसी की मंजरी, बरियारा का मूल, ककही का मूल, रास्त्रा, कूठ, शिरोष की छाल, हल्दी, दारूहल्दी, गुहा (पृश्निपर्णी), अतिगुहा (शालपर्णी), श्वेता (अपराजिता), अजमोदा, शिलाजीत, गन्धतृण, मालकाङ्गनी, यवक्षार, गृहधूम, मैनसिल और रूहेडा की छाल इन्हें समान मात्रा में लेकर कपडाछन चूर्ण बना ले।
- गाय के पित्त से पीसकर विश्वम्भरा आदि के विष में नस्य, अंजन, लेप के कार्यो में प्रयोग करना लाभकर होता है।

धवाश्वगन्धातिबलाबलासातिगुहागुहाः।
विश्वम्भराभिर्दष्टानामगदोऽयं विधापहः।। (सु.क.8/51)

- धव (धाय), अश्वगंधा, अतिबला, बला, शालिपर्णी तथा पृश्निपर्णी से बना अगद विश्वम्भरा जाति के कीटों के विष का नाशक है।

अहिण्डुका–कण्डूमका–शूकवृन्ता दष्ट लक्षण

आचार्य सुश्रुत– (सु.क.8/32)

अहिण्डुका–

अहिण्डुकाभिर्दष्टे तोददाहकण्डुश्वययथो भवन्ति मोहश्च;।

- तोद, दाह, कण्डू, श्वयथु (शोथ) एवं मूर्च्छा होती है।

चिकित्सा– शिरीषादि अगद दे। (सु.क.8/52)

कण्डूमका–

कण्डूमकाभिर्दष्टे पीताङ्गश्छद्येतीसार ज्वारादिभिरभिहन्य।

- ❖ दंश से अंग पीत वर्ण के हो जाते हैं।
- ❖ वमन, अतिसार, ज्वर आदि के कारण रोगी की मृत्यु हो जाती है।

चिकित्सा

शूकवृन्ता

शूकवृन्ताभिर्दष्टे कण्डूकोठाः प्रवर्धन्ते शूकं चात्र लक्ष्यते।।

- ❖ कण्डू तथा कोठ की उत्पत्ति होती है।
- ❖ दंश स्थान पर शूक (डंक) दिखाई देता है।

चिकित्सा

वक्रं कुष्ठमपामार्गः शूकवृन्तविषेऽगदः।
भृङ्गस्वरसपिष्टा वा कृष्णवल्मीकमृत्तिका।। (सु.क.8/54)

- ❖ तगर, कुष्ठ, अपामार्ग इनका अगद शूकवृन्त कीटों के विष में उपयुक्त किया जाता है।
- ❖ कृष्णवल्मीक (काली मिट्टी) को भृङ्गराज स्वरस में पीसकर दंश स्थान पर लेप करें।

मेंढक के प्रकार एवं दष्ट लक्षण

प्रकार–8 प्रकार के होते है।

मूण्डकाः–कृष्णः,सारः,कुहको, हरितो, रक्तो, यववर्णाभो, भृकुटी, कोटिकश्चत्यष्टौ; (सु.क.8/31)

1. कृष्ण	5. रक्त
2. सार	6. यववर्णाभ
3. कुहक	7. भृकुटी
4. हरित	8. कोटिक

तैर्दष्टस्य दंशे कण्डूर्भवति पीतफेनागमश्च वक्त्रात्
भृकुटीकोटिकाभ्यामेतदेव दाहश्छर्दिर्पूच्छां चातिमात्रम्।। (सु.क.8/31)

- ❖ **दंशे कण्डूर्भवति पीतफेनागमश्च वक्त्रात्–** दंश में कण्डू होती है तथा पीत वर्ण फेन मुख से निकलती है।
- ❖ **भृकुटीकोटिकाभ्यामेतदेव दाहश्छर्दिर्पूच्छां चातिमात्रम्–** भृकुटी एवं कोटिक द्वारा इन लक्षणों के साथ दाह, वमन तथा मूर्च्छा अधिक मात्रा में होती है।

आचार्य चरक

दूषीविष मेंढक दष्ट लक्षण–

एकदंष्ट्रार्दितः शूनः सरूक् स्यात् पीतकः सतृट्।
छर्दिर्निद्रा च मण्डूकैः सविषैर्दष्टलक्षण।। (च.चि. 23/156)

- ❖ **एकदंष्ट्रार्दितः शूनः सरूक्–** दष्ट हुए स्थान में एक ही दाँत चिन्ह (उभरा) रहता है व शोथ, वेदना होती है।
- ❖ **स्यात् पीतकः सतृट्।–** शरीर पीत वर्ण का हो जाता है, व तृष्णा
- ❖ **छर्दिर्निद्रा–** वमन, निद्रा अधिक आती है।

चिकित्सा

मेषश्रृंङ्गी वचा पाठा निचुलो रोहणी जलम्।
सर्वमण्डूक दष्टानामगदोऽयं विषापहः।। (सु.क. 8/50)

- ❖ मेषश्रृङ्गी, वच, पाठा, निचुल, कुटकी, बालक आदि के द्वारा बनाया अगद सभी प्रकार के मण्डूको के विष को नष्ट करता है।

शिरीषस्य फलं पिष्टं स्नुहीक्षीरेण दार्दुरे।। (च.चि.23/209)

- ❖ शिरीष के बीज को स्नही (सेहुण्ड) के दूध में पीसकर दष्ट हुए स्थान पर लेप करने से मेंढक का विष दूर होता है।

पिपीलिका प्रकार एवं दंश लक्षण

प्रकार– 6 प्रकार की होती है।

पिपीलिकाः– स्थूलशीर्षा, संवाहिका, ब्राह्मणिका, अङ्गुलिका, कपिलिका, चित्रवर्णेति षट्

1. स्थूलशीर्षा	4. अंगुलिका
2. संवाहिका	5. कपिलिका
3. ब्राह्मणिका	6. चित्रवर्णा

लक्षण

ताभिर्दष्टे दंशे श्वयथुरग्निस्पर्शवद्दाहशोफौ भवतः।। (सु.क. 8/34)

- ❖ दंश में शोथ एवं अग्नि से जलने (दग्ध) की भांति दाह तथा शोथ होता है।

रूग्वान पिपीलिकादंशो वह्निनेव च दह्यते।। (अ.स.उ.43/19)

- ❖ चिंटियों के दंश में वेदना होती है। तथा अग्नि के समान जलता है।

चिकित्सा

पिपीलिकाभिर्दष्टानां————————————।
गोमूत्रेण युतो लेपः कृष्णवल्मीकमृत्तिका।। (सु.क.8/55)

- ❖ पिपीलिका (चींटी) दष्ट पर बाम्बी (वल्मीक) की काली मिट्टी को गोमूत्र में मिलाकर ले।

उच्चिटिङ्ग (झिंगुर) दष्ट का लक्षण

हृष्टरोमो च्चिटिङ्गैन स्तब्धलिङ्गो भृशार्तिमान्।
दष्टः शीतोदकेनेव सिक्तान्यङ्गानि मन्यते।। (च.चि.23/153)

- ❖ **हृष्टरोमो च्चिटिङ्गैन–** दष्ट रोगी को रोमांच होता है।
- ❖ **स्तब्धलिङ्गो भृशार्तिमान्–** मूत्रेन्द्रिय जकड़ जाती है। अतिशय वेदना होती है।
- ❖ **दष्टः शीतोदकेनेव सिक्तान्यङ्गानि मन्यते–** दष्ट व्यक्ति ऐसा अनुभव करता है कि मेरे शरीर के ऊपर शीतल जल का परिषेचन किया गया है।

दोष प्रधानता

वातोल्वणविषाः प्राय उच्चिटिङ्गाः सवृश्चिकाः। (च.चि. 23/165)

- ❖ उच्चिटिङ्ग (विषैले झिंगुर) एवं बिच्छुओं का विष वात प्रधान होता हैं।

चिकित्सा

वाश्चिको दयुच्चिटिङ्गस्य कणभस्यौन्दुरोऽगदः।।
(च.चि.23/211)

- ❖ वृश्चिक विष में जो चिकित्सा होती है वही चिकित्सा उच्चिटिङ्ग के विष में की जाती है।
- ❖ जो चिकित्सा एक विष में की जाती है, वही चिकित्सा कणभ (भौरों) के विष में की जाती है।

मक्षिका प्रकार एवं दष्ट लक्षण

प्रकार– 6 प्रकार की होती है।

मक्षिकाः कान्तारिका, कृष्णा, पिङ्गला, मधूलिका, काषायी, स्थालिकेव्येवं, षट् (सु.क.8/35)

1. कान्तारिका
2. कृष्णा
3. पिङ्गला
4. मधूलिका
5. काषायी
6. स्थालिका

(5, 6) **काषायी स्थालिका च प्राणहरे।।** प्राणनाशक होती है।

लक्षण

आचार्य सुश्रुत

ताभिर्दष्टस्य कण्डुशोफदाहरूजो भवन्ति
स्थालिका काषायीभ्यामेत देव
श्यावपिडकोत्पत्तिरूपद्रवाश्च ज्वरादयो भवन्ति,
काषायी स्थालिका च प्राणहरे।। (सु.क.8/35)

- ❖ **कण्डुशोफदाहरूजो भवन्ति–** कण्डू, शोफ, दाह एवं वेदना होती है।
- ❖ **स्थालिका काषायीभ्यामेत देव–** स्थालिका एवं काषायी से इन लक्षणों के साथ में

↓

- ❖ **श्यावपिडकोत्पत्तिरूपद्रवाश्च–** श्यामवर्ण की पिडिकाओं की उत्पत्ति
- ❖ **ज्वरादयो भवन्ति–** ज्वर आदि उपद्रव होते हैं।

आचार्य चरक

सद्यः प्रस्राविनी श्यावा दाहमूर्च्छाज्वरान्विता।
पिडका मक्षिकादंशे तासां तु स्थगिकाऽसुहृत्।। (च.चि.23/158)

- ❖ **सद्यः प्रस्राविनी–** दष्ट से तत्काल दंश स्थान से स्त्राव होने लगता है।
- ❖ **श्यावा दाहमूर्च्छाज्वरान्विता पिडका–** श्याव वर्ण की पिडिकाएं व दाह अधिक रूप में होता है। मूर्च्छा एवं ज्वर से व्यक्ति पीडित हो जाता है।
- ❖ **तासां तु स्थगिकाऽसुहृत।।–** मक्षिकाओं में स्थगिका मक्षिका दष्ट से मनुष्य की मृत्यु हो जाती है।

आचार्य वाग्भट्ट

प्रायेण मक्षिका नेत्रे दशान्ति श्वयथूद्वणः।
तदंशो दाहकण्डूमांस्तासां तु स्थालिकां व्यजेत्।
तद्दष्टे पिटका श्यावा स्त्राविणी भूर्युपद्रवा।। (अ.स.उ. 43/18)

- ❖ **प्रायेण मक्षिका नेत्रे दशान्ति–** मक्खियाँ प्रायः करके नेत्रो में दष्ट करती हैं।
- ❖ **श्वयथूद्वणः–** शोथ की अधिकता होती है।
- ❖ **दाहकण्डूमांस्तासां–** दाह व कण्डू होती है।
- ❖ **तु स्थालिकां व्यजेत्।–** इसमें स्थालिका मक्षिका का दंश असाध्य है।
- ❖ **तद्दष्टे पिटका श्यावा स्त्राविणी भूर्युपद्रवा।।–** दष्ट से कृष्ण वर्ण स्त्राव वाली तथा बहुत उपद्रवों वाली पिडका हो जाती है।

चिकित्सा

मक्षिका विषनाशक लेप–

तगरं नागरं नागकेसरं मरिचानि च।
प्रयुक्तं पानलेपाभ्यां मक्षिकाविषनाशनम्।। (अ.स.उ. 43/54)

- ❖ तगर, सोंठ, नागकेसर, मरिच इनको मधु के साथ पान एवं आलेपन में प्रयोग से मक्खियों का विष नष्ट होता है।

——————दंष्टानां मक्षिका————————।
गोमूत्रेण युतो लेपः कृष्णवल्मीकमृत्तिका।। (सु.क.8/55)

- ❖ मक्षिका दष्ट होने पर बाम्बी (वल्मीक) की काली मिट्टी को गोमूत्र में मिलाकर ले।

मशक प्रकार एवं दष्ट लक्षण

आचार्य सुश्रुत–

प्रकार– 5 प्रकार के होते है।

मशकाः सामुद्र परिमण्डलो हस्तिमशकःकृष्णः पार्वतीय इति पञ्चय (सु.क.8/36)

1. सामुद्र
2. परिमण्डल
3. हस्तिमशक
4. कृष्ण
5. पार्वतीय

दष्ट लक्षण (Fig. 11.18)

तैर्दष्टस्य तीव्रा कण्डूर्दश– शोफश्च;
पार्वतीयस्तु कीटैः प्राणहरैस्तुल्यलक्षणः।। (सु.क.8/36)

- ❖ **तीव्रा कण्डूर्दश शोफश्च–** तीव्र कण्डू व शोथ होता है।
- ❖ **पार्वतीयस्तु कीटैः प्राणहरैस्तुल्यलक्षणः।।–** पार्वतीय मशक प्राणहर कीटो के समान लक्षण वाले होते हैं।

आचार्य चरक

कण्डूमान्मशकैरीषच्छोथः स्यान्मन्दवेदनः।
असाध्यकीटसदृशमसाध्यमशकक्षतम्।। (च.चि.23/157)

- ❖ कण्डू, शोथ एवं वेदना अल्प होती है।
- ❖ असाध्य (प्राणहर) कीटों के दष्ट करने पर जो लक्षण उत्पन्न होते हैं वही लक्षण असाध्य मच्छर के दष्ट पर भी पाये जाते हैं।

आचार्य वाग्भट्ट

कण्डूगान् गशकैरीषच्छवयथुर्मन्दवेदनः।
असाध्यंकीटसदृशमसाध्यमशकक्षतम्।। (अ.स.उ.43/17)

चिकित्सा

————————दष्टानां——————————मशकैस्तथा
गोमूत्रेण युतो लेपः कृष्णवल्मीकमृत्तिका।। (सु.क.8/55)

- ❖ मशक दष्ट होने पर बाम्बी (वल्मीक) की काली मिट्टी को गोमूत्र में मिलाकर ले।

सविष मत्स्य एवं जलौका दष्ट लक्षण

सविष मत्स्य

मत्स्यास्तु सविषाः कुर्युर्दाहशोफरूजास्तथा। (च.चि. 23/155)

- ❖ विषयुक्त मछलियो के दंश स्थान में दाह, शोथ एवं वेदना होती है।

चिकित्सा

मूलानि श्वेतभण्डीनां व्योषं सर्पिश्च मत्स्यजे। (च.चि. 23/210)

- ❖ लेप– श्वेत भण्डी (अपराजिता) का मूल, सोंठ, मरिच, पिप्पली के समान भाग चूर्ण को घृत मे मिलाकर दंश स्थान पर लेप करने से मछली का विष दूर हो जाता है।

सविष जलौका

कण्डूं शोथं ज्वरं मूर्च्छा सविषास्तु जलौकस।। (च.चि. 23/155)

- ❖ जलौका दंश स्थान पर कण्डु व शोथ होता है।
- ❖ ज्वर एवं मूर्च्छा से रोगी पीडित हो जाता है।

चिकित्सा

कीटदष्टक्रियाः सर्वाः समानाः स्युर्जलौकसाम्।
वातपित्तहरी चापि क्रिया प्रायः प्रशस्यते। (च.चि.23/210–211)

- ❖ कीटों दष्ट में जो चिकित्सा की जाती है, वही चिकित्सा विषैले जलौका के दष्ट पर की जाती है।
- ❖ विशेषकर जलौका के विष में वात–पित्त नाशक औषधियों का प्रयोग उत्तम होता है।

शतपदी विष प्रकार व दष्ट लक्षण

प्रकार– 8 प्रकार की होती है। (सु.क.8/30)

शतपद्यस्तु–परूषा, कृष्णा, चित्रा, कपिला, पीतिका, रक्ता, श्वेता, अग्निप्रभा, इत्यष्टौः।

1. परूषा
2. कृष्णा
3. चित्रा
4. कपिला
5. पीतिका
6. रक्ता
7. श्वेता
8. अग्निप्रभा

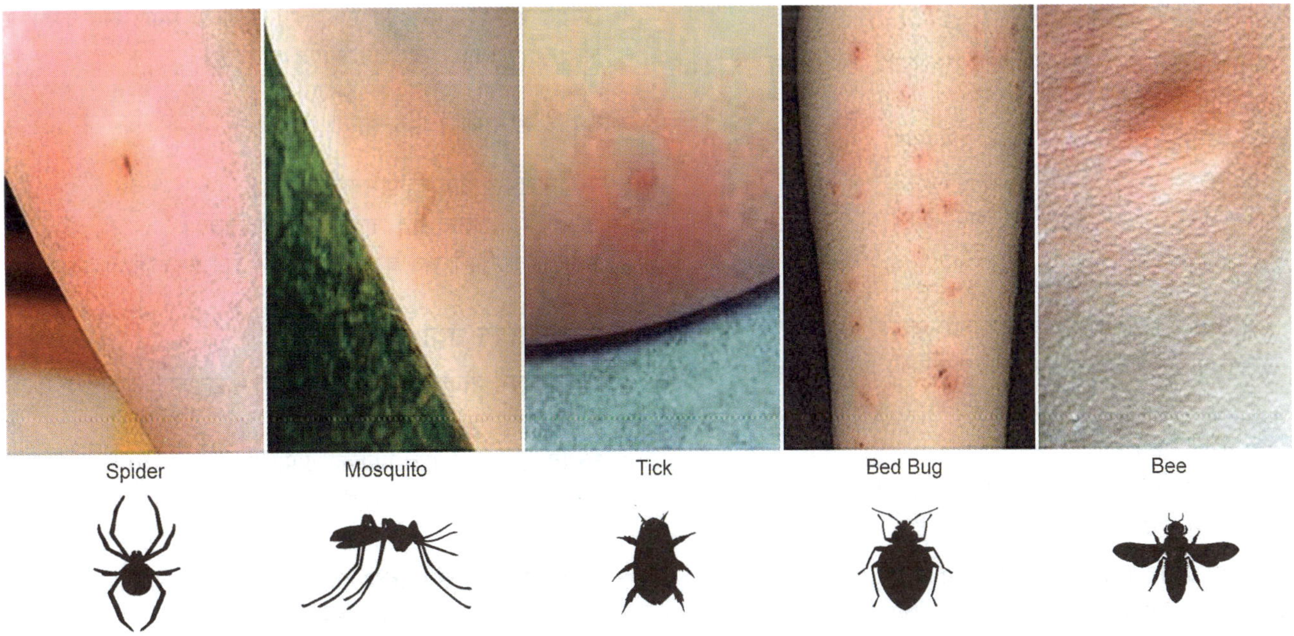

Fig.11.18: Bite marks of different keeta.

लक्षण

ताभिर्दष्टे शोफो वेदना दाहश्च हृदयेश्वेताग्निप्रभाभ्यामेतदेव
दाहो मूर्च्छा चातिमात्रं श्वेतपिऽ– कोत्पतिश्च।। (सु.क.8/30)
दंशे स्वेदं रूजं दाहं कुर्याच्छतपदीविषम्।। (च.चि. 25/156)

❖ दंश करने पर शोफ, वेदना तथा दाह होता है।
❖ **श्वेता तथा अग्निप्रभा–** दंश से अति दाह एवं मूर्च्छा उपर्युक्त लक्षणों के साथ तथा श्वेत वर्ण की पिडिकाएँ उत्पन्न होती है।

पीतः शतपदीदंशः स्वेदरूग्रागशोफवान्।
अतसीपुष्पवर्णो वा पिटकावन् भ्रमप्रदः।। (अ.स.उ.43/25)

❖ **पीतः शतपदीदंशः–** शतपदी का दंश पीत वर्ण का होता है।
❖ **स्वेदरूग्रागशोफवान।–** इसमें रोगी को स्वेद, उग्र शोथ व वेदना रहती है।
❖ **अतसीपुष्पवर्णो वा पिटकावन् भ्रमप्रदः–** दंश स्थान अलसी के फूल के वर्ण समान पिडिका वाला होता है तथा रोगी को चक्कर आते हैं।

चिकित्सा–कुङ्कुमादि अगद दे। (सु.क.8/49)

स्वर्जिकाजशकृत्क्षारः सुरसः साक्षिपीडकः।
मदिरामण्डसंयुक्तो हितः शतपदीविषे।। (अ.स.उ.43/51), (च.चि. 23/215)

❖ **लेप –** सर्जक्षार, अजा शकृत का क्षार, तुलसी, अक्षिपीडक (शंखिनी), इनको मदिरा के मण्ड के साथ पीसकर शतपदी के विष में लेप करें।

गृहगोधिका प्रकार व दष्ट विष लक्षण

प्रकार– (सु.क.8/29)

गलगोलिका – श्वेता, कृष्णा, रक्तराजी, रक्तमण्डला, सर्वश्वेता, सर्षापिकेत्येवं षट्।

1. श्वेता	4. रक्तमण्डला
2. कृष्णा	5. सर्वश्वेता
3. रक्तराजी	6. सर्षपिका] प्राणहर होती है।

लक्षण

ताभिर्दष्टे सर्षपिकावर्जं दाहशोफक्लदो भवन्ति सर्षपकिया हृदयपीडाऽतिसारश्च तासु मध्ये सर्षपिका प्राणहरी। (सु.क. 8/29)

❖ इनके दष्ट होने पर सर्षपिका को छोडकर शेष सबसे दाह, शोथ व क्लेद होता है।
❖ सर्षपिका के दंश से हृदय पीड़ा तथा अतिसार होता है। इन 6 कीटों में सर्षपिका का विष प्राणहर है।

दाहतोदस्वेदशोथकरी तु गृहगोधिका। (च.चि. 23/156)

❖ दष्ट हुए स्थान में दाह, तोद, स्वेद तथा शोथ होता है।

गृहगोथिकया स्वेदतोदश्वयथुदाहवान्।
क्लेदीचदंशो दष्टस्य हृत्पीडाग्रन्थिसम्भवः।। (अ.स.उ.43/16)

❖ **स्वेदतोदश्वयथुदाहवान्–** गृहगोधिका का दंश स्वेद, तोद, शोथ व दाह युक्त होता है।
❖ **क्लेदीचदंशो–** इसमें क्लेद रहता है।
❖ **दष्टस्य हृत्पीडाग्रन्थिसम्भवः–** रोगी को हृदय में पीड़ा, ग्रन्थि–गांठ होती है।

चिकित्सा

❖ रजन्यादि अगद दें। (सु.क. 8/48)

कपित्थमक्षिपीडोऽर्कबीजं त्रिकटुकं तथा।
करञ्जओ द्वे हरिद्रे च गृहगोधाविषं जयेत।। (च.चि. 23/216) (अ.स.उ. 43/52)

❖ कपित्थ (कैथ), अक्षिपीड, अर्क बीज, सोंठ, मरिच, पिप्पली, दोनों करंज, हरिद्रा, दारूहरिद्रा इन्हें समान भाग में लेकर जल से पीसकर दष्ट हुए स्थान में लेप करने से गृहगोधिका का विष नष्ट होता है।

कीट विष की चिकित्सा

क्षीरीवृक्षत्वगालेपः शुद्धे कीटविषापहः।।
मुक्तालेपो वरः शोथदाहतोदज्वरापहः। (च.चि.23/199–200)

❖ **लेप–** शोधन उपरान्त सभी प्रकार के कीटो के दंश पर क्षीरीवृक्ष (वृट, पीपल, पाकड, गूलर एवं पारीष पीपल) की त्वचा का लेप लगाना चाहिए, जिससे सभी प्रकार के कीटो का विष दूर हो जाता है।
❖ **उपद्रव शान्ती लेप–**उसी प्रकार मोती को पीसकर लेप करने से शोथ, दाह, तोद, ज्वर की शान्ति होती है।

कीटदष्ट सामान्य चिकित्सा

स्वेदमालेपनं सेकं चोष्णमत्रावचारयेत्।
अन्यत्र मूर्च्छितादंशात् पाककोथप्रपीडितात्।।
विषहनं च विधिं सर्वं बहुशः शोधनानि च। (सु.क.8/43–44)

स्वेदन, आलेपन तथा सेक प्रयोग

❖ **स्वेदमालेपनं सेकं चोष्णमत्रावचारयेत्।–** इनको उष्ण रूप में ही इनमें प्रयुक्त करें।
❖ **अन्यत्र मूर्च्छितादंशात् पाककोथप्रपीडितात्–** मूर्च्छितवस्था में, दंश के पाक होने पर केवल शीतल स्वेदन, आलेप व परिषेक का प्रयोग करें।
❖ **विषहनं च विधिं सर्वं बहुशः शोधनानि च।–** सम्पूर्ण विषघ्न उपचार करें तथा पुनः पुनः शोधन कर्म करें।

अगद प्रयोग–

कुष्ठादि अगद दें।

VECTOR BORNE DISEASES

Definition

Diseases caused by pathogens (such bacteria, viruses, or parasites) that are spread to people and animals by vectors are known as vector-borne diseases.

Vector–Vectors are living creatures, mostly insects and arthropods such as mosquitoes, ticks, fleas, and sandflies, that transmit and spread infectious pathogens.

- **Diseases spread by mosquitoes**
  - Malaria (caused by Plasmodium parasites)
  - The dengue virus is the cause of dengue fever
  - Yellow fever caused by the Zika and Chikungunya viruses
  - The West Nile virus
- **Tick-borne diseases**
  - Lyme disease—caused by *Borrelia burgdorferi* bacteria
  - Rocky Mountain spotted fever—caused by *Rickettsia bacteria*
  - Tick-borne—encephalitis
- **Flea-borne diseases**
  - Plague—caused by *Yersinia pestis* bacteria-
  - Murine typhus
- **Sandfly-borne diseases**
  - Leishmaniasis—caused by *Leishmania* parasites.
- **Tsetse fly-borne diseases**
  - African trypanosomiasis—sleeping sickness
  - Caused by Trypanosoma brucei parasites.
- **Triatomine bug-borne disease**
  - Chagas disease—caused by *Trypanosoma cruzi* parasites

Vector-Borne Diseases Transmitted

- Bites from infected vectors (such as a mosquito bite that might cause dengue or malaria in a human)
- Contaminated fluids from vectors, e.g., feces of infected fleas or lice entering through broken skin.
- Interaction with diseased animals (certain vectors transmit zoonotic illnesses, which are diseases that infect people from animals)

MULTIPLE CHOICE QUESTIONS

Q 1. According to Ayurveda, snake poison (*Sarpa Visha*) is classified under which type of Visha.

A. Sthavara Visha
B. Jangama Visha
C. Kritrima Visha
D. Garavisha

Answer: B. Jangama Visha

"सर्पा विषे जाङ्गमं विषं कथ्यते।" (Su- Uttara 5/2)

Q 2. Which of the following is the most commonly affected system in Sarpa Visha?

A. Respiratory system
B. Nervous system
C. Digestive system
D. Renal system

Answer: B. Nervous system

"सर्पविषं मनः शीलं बलं बुद्धिं च बाधते।" (Su-Uttara 5/7)

Q 3. Which one of the following is included under *Loota Visha* according to Ayurveda?

A. Scorpion
B. Spider
C. Snake
D. Rat

Answer: B. Spider

"लूतो विशत्यङ्गेषु यः स लूत विषः स्मृतः।" (Su-Uttara 5/42)

Q 4. According to Sushruta, *Vrischika* belongs to which category of *Jangama Visha*?

A. Krimija Visha
B. Keetaja Visha
C. Lohitaja Visha
D. Reptilian Visha

Answer: B. Keetaja Visha

"वृश्चिकः कीटसंघातो विषदः प्रोच्यते बुधैः।" (Su-Uttara 5/44)

Q 5. What is the primary impact of Mushika Visha (Rat bite or poison) according to classical texts.

A. Hemorrhage
B. Skin infection
C. Gangrene
D. Hyperglycemia

Answer: C. Gangrene

"मूषकदंष्ट्रया भग्नं च नश्यति।" (Su-Uttara 5/47)

Q 6. Which modern zoonotic disease is associated with *Mushika Visha.*

A. Rabies
B. Leptospirosis
C. Dengue
D. Malaria

Answer. B. Leptospirosis

Q 7. In Ayurveda, *Alarka* refers to the poison of which animal?

A. Rat
B. Dog
C. Snake
D. Scorpion

Answer. B. Dog

"श्वविषं यद्भवत्युक्तं तदालर्कं विषं स्मृतम्।" (Su-Uttara 5/51)

Q 8. What is the modern equivalent of *Alarka Visha?*

A. Dengue
B. Malaria
C. Rabies
D. Typhoid

Answer: C. Rabies

Q 9. Which of the following is classified as *Keeta Visha* in Ayurveda?

A. Snake
B. Spider
C. Bee
D. Dog

Answer: C. Bee

"कीटविषं तु मधुका विषं च स्यात।" (Su-Uttara 5/42)

Q 10. What is the primary symptom of *Keeta Visha* according to classical Ayurveda?

A. Hyperpigmentation
B. Swelling, redness, and burning
C. Paralysis
D. Hair loss

Answer: B. Swelling, redness, and burning

"दाहः शोथश्च यात्यर्थं कीटदंष्ट्रविषेण च।" (Su-Uttara 5/43)

Q 11. Which of the following is considered a *Vector-Borne* Disease?

A. Leprosy
B. Dengue
C. Tuberculosis
D. Typhoid

Answer: B. Dengue

Q 12. Which insect is responsible for transmitting Malaria?

A. Culex Mosquito
B. Anopheles Mosquito
C. Aedes Mosquito
D. Sandfly

Answer: B. Anopheles Mosquito

Kritrima Visha

12

UNIT

LEARNING OBJECTIVES

- Inorganic acids: Sulphuric acid, hydrochloric acid, nitric acid
- Organic acids: Oxalic acid, carbolic acid, formic acid
- Alkalies: Potassium hydroxide and sodium hydroxide
- Asphyxiants: Carbon monoxide, carbon dioxide
- Non-metallic poisons: Phosphorous, cyanide
- Hydrocarbons: Kerosene
- Agrochemical poisoning: Organophosphorus compounds, Carbamates, organochlorine compounds, aluminum phosphide
- Household poisons

(Lecture: 2 hours, Nonlecture: 0 hours)

INORGANIC ACIDS–SULPHURIC ACID, HYDROCHLORIC ACID, NITRIC ACID

Sulphuric acid: (Oil of vitriol) (H_2SO_4)

PHYSICAL PROPERTIES

- ❖ It is colorless, oily
- ❖ Odorless
- ❖ Non-fuming
- ❖ Burning taste
- ❖ Give heat with water.

Action

- ❖ **Local:** Corrosive
- ❖ **Indirect:** Shock, asphyxia

Signs and Symptoms

- ❖ Oropharyngeal burns are present.
- ❖ Burning pain in throat and epigastrium.
- ❖ Dysphagia (difficulty in swallowing) and dyspnea (difficulty in breathing), dysphonia (difficulty in speaking).
- ❖ Eructation, vomiting.
- ❖ Thirst present but drinking water causes more vomiting.
- ❖ Vomitus is strongly acidic with altered blood and mucous shreds.
- ❖ Chalky white and brittle teeth.
- ❖ Constipation usually present.
- ❖ Suppressed urination
- ❖ Mucus and altered blood present in stool.
- ❖ Tenesmus is present.
- ❖ Tenderness over abdomen
- ❖ Stiffness of abdomen due to peritonitis
- ❖ Abdominal distension is not usual.
- ❖ Erosion is found over angles of mouth, lips, and fingers, charring is present

Fatal dose: 5–10 mL

Fatal period: 12–18 or 24 hours

Cause of Death

- ❖ Due to perforation of stomach.
- ❖ Chemical peritonitis (inflammation in peritoneum)
- ❖ Esophageal stricture.
- ❖ Laryngeal spasm.

Postmortem Findings

- ❖ Erosion of skin, angle of mouth, lips.
- ❖ Corrosion of the trachea and larynx.
- ❖ Blackish charring of the stomach, papery feel.
- ❖ Toxic swelling of the liver and kidneys.

Medicolegal Aspects

- ❖ Accidental, mistaking if for glycerin.
- ❖ Suicidal-common.
- ❖ Homicidal is rare.
- ❖ Abortifacient
- ❖ **Vitriolage:** Throwing of any corrosive on a person with malicious intent

Nitric Acid: (Aquafortis) HNO_3

Physical Properties

- It is colorless.
- Fumes (yellow) in air.
- Pungent, heavy, choking.
- Xanthoproteic reaction.
- Burning taste, fuming.

Action

- **Local:** Corrosive.
- **Indirect:** Respiratory distress (Inhalation)-Pain-Circulatory failure.

Signs and Symptoms

- Burning pain in throat and epigastrium.
- Difficulty in speech, swallowing and respiration.
- Eructation, vomiting.
- Thirst present but drinking water cause more vomiting.
- Vomitus is strongly acidic with altered blood and mucous shreds.
- Yellowish coating teeth and not brittle.
- Constipation usually present.
- Suppressed urination.
- Tenesmus present.
- Mucous and altered blood present in stool.
- Tenderness over abdomen.
- Stiffness of abdomen present due to distension.
- Abdominal distention present due to gas in stomach.
- Erosion is found over angles of mouth, lips, fingers with yellow discoloration.
- Perforation of stomach not common.

Fatal dose: 10–15 mL

Fatal period: 12–24 hours or 24–30 hours

Cause of Death

- Due to shock.
- Perforation of stomach
- Peritonitis, laryngeal spasm.
- Respiratory distress.

Postmortem Findings

- Yellowish discoloration of skin.
- Corrosion and trachea congested.
- Stomach wall is soft, friable and ulcerated.

Medicolegal Aspects

- Accidental or suicidal.
- Homicidal is rare.

Commercial use: In industries

Hydrochloric Acid: (HCL)

Physical Properties

- It is colorless.
- Fuming
- Pungent, sour, burning taste.

Action

- **Local:** Corrosive.
- **Indirect:** Respiratory tract inflammation-pain-circulatory failure.

Signs and Symptoms

- Teeth there is no change.
- Tenesmus may be present
- Erosion of skin, mucous membrane of mouth and tongue.

↓

- Usually no erosion, epidermis may fall off after a few days.
- Other signs and symptoms of hydrochloric acid (HCI) same as nitric acid (HNO_3).

Fatal dose: 15–20 mL

Fatal period: 18–30 hours or 15–24 hours

Cause of Death

- Due to shock.
- Laryngeal spasm
- Pulmonary edema (due to inhalation of vapor)

Postmortem Finding

- Mostly suicidal.
- Accidental is few cases.
- Homicide and abortifacient is rare.

Commercial use: Cleansing agent

Mechanism of Coagulation Necrosis by Mineral Acids (Sulphuric Acid, Nitric Acid Hydrochloric Acid) also Inorganic Acid

Any part of the body + Corrosive substance

↓

Extraction of water

↓

Liberation of heat

↓

Coagulation and precipitation of cellular proteins

↓

Conversion of hemoglobin of tissue.

- Only strong acid and alkalis act as corrosives.
- Dilute acids and alkalis act as irritants. Strong acids produce coagulation necrosis.

Chemical Tests

- **Sulphuric acid:** With barium chloride or nitrate it produces white precipitate of barium sulfate.
- **Nitric acid:** When added by the side of a test tube containing a mixture of ferrous sulfate and sulphuric acid a brown ring appears at the interphase.
- **Hydrochloric acid:** When mixed with silver nitrate, it produces a curdy white precipitate of silver chloride.
- **Commercial use:** Textile art and industries— H_2SO_4 uses

Treatment

- Avoid gastric lavage or emetics.
- Acid should be immediately diluted by giving → glass of milk, water to drink and tablespoonfuls of aluminum hydroxide gel.
- Give a demulcent like olive oil, milk, egg white, starch water or butter.
- Do not give bicarbonate and other neutralizing agent.
- Prednisolone 60 mg/day given into divided dose.
- Morphine/pethidine for pain relief.
- Intravenous fluids and electrolytes for dehydration.
- Antibiotics for control of infection.
- Give symptomatic treatment and correct circulatory shock.
- Skin burns are washed with large amount of water for 15–30 minutes.
- No chemical antidotes are used, as the beat of the reaction may cause additional injury.
- Deep 2nd degree burns may benefit from topical silver sulfadiazine.
- For hydrofluoric acid burns soak the area in benzalkonium chloride solution or apply 2.5% calcium gluconate gel.
- Tracheostomy, if there is edema of glottis.
- Eye care for any acid injuries to the eye requires copious irrigation with retraction of eyelids for 20–30 minutes and antibiotic eye drop can help combat infection.

ORGANIC ACIDS-OXALIC ACID, CARBOLIC ACID, FORMIC ACID

OXALIC ACID: (ACID OF SUGAR C_2H_2O) (ORGANIC ACID)

Physical Properties

- Colorless, transparent.
- Prismatic crystals (crystalline subs).
- Similar to magnesium sulfate ($MgSO_4$) and zinc sulfate ($ZnSO_4$)
- It is a natural constituent of plants like spinach and cabbage and high level in dark green leafy foods.

Action

- When absorbed, it has a distant impact on many systems and a local corrosive effect on the skin and mucosa.
- Electrolyte extracts tissue calcium caused hypocalcemia.
- Effect the cardiovascular system after that it cause shock and then death.
- Effect renal system (4R) → tubular necrosis (4T) → uremia then death (4U).

Signs and Symptoms

Poisoning presents in three forms.

1. **Fulminating poisoning:**
   - When used in large doses (15 grams or more), symptoms appear right away, and within minutes, death occurs.
   - Orally can lead to sour and acidic taste in mouth with a sense of constriction around the throat.
   - Burning pain from mouth to stomach and radiating all over the abdomen.
   - Nausea and burping are immediately followed by vomiting which contain altered blood, mucus and has coffee-ground appearance (coffee colored vomitus).
   - Severe thirst, diarrhea.
   - Electrolyte imbalance and death occur.
2. **Acute poisoning:**
   All findings are mainly due to hypocalcemia.
   Such as:
   - Muscle irritability.
   - Coma, collapse
   - Tenderness, tetany.
   - Tingling of extremities, convulsion.
   - Death.
3. **Delayed poisoning:**
   - It is characterized by symptoms of uremia.
   - Urine is scanty with traces of albumin, blood, calcium oxalate crystals.

Fatal dose: 15–20 g (minimum fatal dose recorded 5 g)
Fatal period: 1–2 hours.

Uses

- Bleaching chemical to clean copper or brass items and remove stains.
- For unlawfully erasing signatures and handwriting.

Postmortem Findings

External Finding

- No specific finding, burns may be present on face and skin

Internal

Mucosa of the mouth, tongue, pharynx and esophagus are bleached (whitened/scald/red).

Stomach Changes

- Because to erosion, the mucosa becomes reddish and punctate, appearing velvety red or black.
- The gut wall is softer but not perforated.
- **Contents:** Gelatinous brown (due to acid hematin formation).

Kidney Changes

- Swollen and congested.
- Tubules on histopathology show oxalate crystals.
- Necrosis has occurred in renal tubules, mainly the PCT
- All other viscera are congested.

Medicolegal Aspects

- Usually consumed accidentally and mistaken for $MgSO_4$ (magnesium sulfate).
- Suicidal or homicidal case are rare due to it sour bitter taste.
- Abortifacient induce criminal abortion.
- It is detected in certain vegetables as oxalates, e.g., cabbage, leaves of spinach, etc.
- Used for illegal erasure of signatures.

Treatment

- Gastric lavage with calcium lactate (2 teaspoons/lavage).
- **Antidotes:** Calcium chloride, calcium lactate, calcium gluconate, or limewater when administered orally. It forms insoluble calcium oxalate, acts as a particular antidote, and is eliminated.
- Calcium gluconate 10 mL IV frequently.
- **Parathyroid extracts:** 100 units i.m.
- Demulcent drink, bowel wash by enema and purgatives.
- Symptomatic treatment.

Commercial Uses

- Cleaning or bleaching leather.
- Book binding, calico printing.
- Removal of iron dyes from linen and the ink stain.

Carbolic acid: (Phenol, CHOH) (Organic acid)

PHYSICAL PROPERTIES

- Pure phenol is colorless.
- Prismatic needle-shaped and crystalline in form.
- On exposure to air, its turns pink and liquefies.

Absorption

- Intact skin by local application, per rectum, per vaginum.
- Gastrointestinal tract by oral ingestion.
- Absorbed through inhalation.

Metabolism and Excretion

- Phenol metabolized by liver and through kidneys it converted into hydroquinone and pyrocatechol.
- Hydroquinone and pyrocatechol caused dark, smoky, green coloration of urine known as carboluria. It happens due to urine oxidation by air.
- **Ochronosis:** It is condition that carbolic acid caused pigmentation in the cornea and various cartilage.
  - The bluish black discoloration of tissue, such as the ear cartilage and the ocular tissue (sclera between margin of the cornea and outer inner canthus).
  - It can also occur from exposure to various substance such as phenol mercury.

Signs and Symptoms

- Poisoning by carbolic acid is known as carbolism.
- Headache, giddiness, tinnitus, pupils contracted.
- Vomiting (seen rarely), diarrhea and pain in abdomen.
- Muscular spasm and convulsions.
- Collapse—unconsciousness, coma.
- In alimentary tract swallowing and speech difficulty and painful.
- Lips, mouth and tongue are corroded.
- In CVS—pulse is rapid, feeble and irregular.
- Skin is cold clammy and sweating

Specific Signs and Symptoms of Carbolic Acid

Local skin effect

↓

In pure form damage of nerve ending

↓

Initial tingling sensation (pins and needles sensation)

↓

Later (numbness)

↓

Coagulation and necrosis of other tissue

↓

Breakage of intercellular linkage.

↓

Necrosis and gangrene of tissue greyish white sloughing

↓

Further deeper penetration of acid
(painless white opaque eschar)

Respiratory Tract Effects

Inhalation of phenolic vapors

↓

Cause laryngeal and pulmonary edema, stertorous breathing and cyanosis.

- **In CNS:** Phenol is fat-soluble, it attacks on nervous system tissue.

Cause of Death

Due to paralysis of respiratory and cardiovascular centers.

Fatal dose: 1 to 2 g and 20 drops of pure phenol have cause death.

Fatal period: 3–4 hours

Use

- It is used antiseptic or disinfectant.
- Lysol is a 50% solution of cresol in saponified vegetable oil.

Treatment

- Gastric lavage carefully with plenty of lukewarm water containing charcoal, olive oil, magnesium sulfate.
- Medicinal liquid paraffin after the lavage or 30 g of magnesium sulfate may be left in the stomach.
- Give demulcents.
- Intravenous saline with 7 g of Baline $NaHCO_3$/L is used to treat circulatory depression, dilute blood carbolic acid, and promote diuresis.
- Clothes should be taken off immediately, skin should be cleaned, and the affected region should be washed with soap and water if phenol spills into the body.

Postmortem Finding

External

- Phenolic-smelling grayish or brownish corrosions around the lips, chin, front of the body, arm, and hands.
- Putrefaction is retarded.

Internal

Corrosion of the GIT mucosa and laryngeal and pulmonary edema.

Stomach

- Marked stomach mucosal erosion and mucosal fold enlargement with coagulated yellowish or brownish silvery mucus.
- The usual mucosal folds that intervene seem dark red.
- Hardening of the stomach wall-leathery stomach.
- Vomitus and gastric lavage collection show partially detached gastric mucosa.

Kidneys: Hemorrhagic nephritis

Medicolegal Aspects

- It is used for suicidal purpose.
- Accidental poisoning may occur.
- Homicidal poisoning rare because taste and odor.
- It is occasionally used as an abortifacient.

FORMIC ACID: (METHANOLIC ACID, FORMYLIC ACID)

Physical Properties

- Colorless liquid.
- Pungent penetrating odor.
- Completely soluble in water.

Uses

- It is used as kettle de-scales or both cleaner.
- Generally, airplane glue markers.
- Cellulose format worker and tanning workers are exposed to a 60% solution of formic acid.

Signs and Symptoms

- Contact with skin it produces brownish discoloration dermatitis, pustules, vesicles and sometime sloughing.
- Formic acid is unique for its ability in many patients to cause death after a prolonged (several week) course of classical acid induced gastrointestinal damage.
- Severe metabolic acidosis.
- Intravascular hemolysis and disseminated intravascular coagulation.
- It causes acute tracheobronchitis.
- Characterized by cough, sore throat, chest pain and light headache.
- Formic acid skin burns may also result in systemic toxicity.
- It causes systemic acidosis, hematuria and renal damage.
- Metabolism of methanol can also produce toxic metabolites of formic acid.

Treatment

- Correction of acidosis by infusion of sodium bicarbonate I.V.
- Give artificial respiration.
- Treat renal failure by hemodialysis.
- Symptomatic treatment.

Postmortem Finding

- No specific finding.
- Redness, ulceration.

Medicolegal Importance

- Suicidal poison.
- Accidental poisoning occupation hazards in industries of electroplating, rubber, tanneries, laundry, etc.

ALKALIS–POTASSIUM HYDROXIDE AND SODIUM HYDROXIDE

ALKALIS: (CAUSTIC ALKALIS)

Common Poison are

- Ammonia.
- Potassium hydroxide (KOH).
- Sodium hydroxide (NaOH).
- Carbonate of ammonia.
- Potassium and sodium.

Action

- Caustic alkalis produce more severe injury than acid, because they absorb water from tissue.
- Precipitate protein and produce liquefaction necrosis resulting in deeper penetration and saponification of fat with marked edema.

Uses

- Fertilizer, paint remover, household cleaning agent.
- Drain cleaner, industrial uses.

Signs and Symptoms

- There is a caustic taste and sensation of burning heat from throat to the stomach.
- Abdominal pain.
- Vomiting and vomitus is alkaline in reaction.
- Blisters and brownish discoloration is seen on the lips and the skin around the mouth.
- The mucosa of gastrointestinal tract is swollen, soft, grayish or bleached and sloughs easily.
- Motion consists of mucus and blood.
- Ammoniacal vapor when inhaled cause congestion are watering eye, violent sneezing, coughing and choking.
- Sudden death may occur from suffocation.

Fatal Dose

- Ammonia = 30 g, liquid form = 10–30 mL, gaseous form = 0.5% in air.
- Potassium hydroxide and sodium hydroxide = 5 g
- Sodium and potassium carbonate = 15–30 g

Fatal period: 24 hours

Treatment

- Gastric lavage or emetics are contraindicated.
- Dilute immediately with water.
- Neutralization of poison is done by giving vegetable acid, like vinegar (acetic acid) or citric acid.
- Demulcents like egg white and milk may be given.
- In poisoning by ammonia vapor, O_2 inhalation should be given.
- Tracheostomy if necessary.
- Give analgesics and antibiotics.

Postmortem Finding

- The marks about the mouth become dark in color and parchment-like after death.
- Inflammatory edema with corrosion and sliminess of the tissue of the esophagus and stomach are prominent features.
- Alkalis most severely affect the squamous epithelium of esophagus.
- Mucosa may be brownish due to formation of alkali hematin.
- Perforation of the esophagus or stomach is rare.
- Kidneys are inflamed and congested.

Medicolegal Aspects

- Accidental poisoning is common.
- Homicidal case is rare.
- Suicidal are seen.
- Poisoning by ammonia is more common than with other alkalis.

Asphyxiants–Carbon Monoxide, Carbon Dioxide

Asphyxiants

Whether it is a poisonous or non-toxic gas, it frequently affects the brain and induces respiratory embarrassment that can result in unconsciousness or death from asphyxiation.

Two Type Asphyxiants

- **Simple asphyxiants**
  - Physiologically inert gases that displace oxygen, from ambient air resulting in fall partial pressure of oxygen in the alveoli, e.g., ethane, helium, carbon dioxide gas (CO_2), nitrogen, acetylene and methane, or argon.
- **Chemical asphyxiants**
  - Interfere with the transportation or absorption of oxygen in the body and interfere with cellular metabolism causing cell to become oxygen starved.
  - **Irritant gas:** Produce toxic effect by destruction of integrity of mucosal barrier of the respiratory tract e.g. formaldehyde, phosgene and sulfur dioxide (SO_2), ammonia.
  - **Systemic asphyxiants:** They produce significant systemic toxicity by various mechanisms, e.g., carbon monoxide (Co), cyanide and smoke.

Carbon Monoxide (CO)

Properties

- Colorless, tasteless, odor less gas.
- Lighter than air.
- It is formed by incomplete combustion of carbon and organic matter.
- It combines with chlorine form carbonyl chloride called **phosgene**.

Sources

- Tobacco smoking, water gas.
- Automobile exhaust (1–7% Co).
- Industrials processes.
- Large oil lamps, gas heater without efficient flues.
- Fire, water heater, stoves.
- Coal gas (mixture of Co, methane, hydrogen)

Action

- The affinity of carbon monoxide for hemoglobin is about 200–300 times greater than that of oxygen.
- Carbon monoxide combine reversibly (displaces oxygen) and combine with hemoglobin to form carboxyhemoglobin (coHb). Which is relatively stable compound. Producing anemic hypoxia (blood oxygen-carrying capacity is reduced).
- About 15% of carbon monoxide present in extracellular tissues combines with myoglobin (affinity constant–40).
- It inhibits intracellular respiration by affecting activity of cytochrome P^{450} and oxidase.

Signs and Symptoms (Table 12.1)

- **Dull, frontal and continuous headache.**
- **Dizziness, weakness, nausea and confusion.**

Table 12.1

Carboxy hemoglobin (CoHb)	Signs and symptoms
0–10%	No symptoms
10–20%	Breathlessness, mild headache, abdominal pain
20–30%	Throbbing headache, irritability, emotional instability, buzzing in the ears
30–40%	Dizziness, dimness of vision, confusion ataxia, severe headache, nausea, vomiting
40–50%	Increase confusion, hallucination, rapid respiration, staggering and incoordination (mistaken for drunkenness)
50–70%	Weak thready pulse, hypotension, irregular respiration, convulsion, coma, death
More than 80%	Rapid death from respiration arrest

Severity of (Co) Poisoning (Table 12.2)

Table 12.2

Carboxyhemoglobin	Severity of poisoning
10–30%	Mild
30–40%	Moderate severe
More than > 40%	Very severe

Fatal Dose and Fatal Period (Table 12.3)

CO levels in the atmosphere are typically less than 0.001% (10 PPM) and more than 0.01% (100 PPM) in areas with high urban activity.

Table 12.3

Carbon monoxide concentration %)	Fatality (hours)
0.2	4
0.4	1
.10	½ half an hour

Diagnosis

- Commonly misdiagnosed because of broad variety of symptoms.
- **It can be diagnosed by**
  - **History:** Patient tells to have been in an environment susceptible for carbon monoxide poisoning.
  - For example, exposure to carbon monoxide-like traffic policeman or sleeping in closed ill ventilated room with fire source.

Lab Findings

- Spectrophotometric measurement can be done.
- Potassium ferrocyanide 15 cc of blood + 15 cc of 20% potassium ferrocyanide + 2 cc of dilute acetic acid this gives dark brown precipitate (normal bright red precipitate (CoHb).

Differential Diagnosis

- Alcoholic intoxication.
- Uremia, diabetic coma.
- Barbiturates/narcotics.
- Cerebral hemorrhage, head injury.
- Poisoning

Treatment

- Remove the victim from source of exposure.
- Maintain patient airway, fresh air and orthoboric oxygen, (100% oxygen at atmospheric pressure) by tight-fitting high flow reservoir face mask (or endotracheal tube).
- Hyperbaric oxygen (HBO) at PO_2 (partial pressure of oxygen), of 2–3 atmospheric pressure mixed with 5% carbon dioxide given intratracheal tube.
- Blood transfusion if required.

- Gastric lavage to prevent aspiration pneumonia.
- Antibiotic and symptomatic treatment.
- Cerebral edema is treated by mannitol 500 mL IV as 20% solution over 15 minutes.

Postmortem Finding

- Color of skin, mucous membrane, PM staining, blood tissue and internal organ—cherry red in color.
- Carbon monoxide concentration more than 30% than show cherry red color or below 20%, then not visible.
- Fine froth at nostrils/mouth.
- Blisters on skin over dependent areas such as buttocks, calves, wrist and knee due to cutaneous edema.
- Edema and congestion of lungs and brain.
- Myocardial degeneration.
- Punctiform (petechial) hemorrhages and softening of cerebral cortex and corpus striatum—mainly in globus pallidus.

Medicolegal Aspects

- Common suicidal poisoning by inhaling motor vehicle exhaust.
- Accidental case due to cooking gas leakage, charcoal in ill-ventilated rooms.
- Homicide in common.
- Heavy smoking may have COHb level up to 10% carboxyhemoglobin can be detected in a putrefied or embalmed body.

Carbon Dioxide (CO_2)

Constituent in air (0.4%).

Properties

- Carbon dioxide is a heavy gas.
- Color less and odor less and slightly irritating gas.
- Slightly acidic in taste.

Sources

- Formed during respiration and combustion.
- Fermentation and putrefaction of organic matter.
- Mine explosion.

Action

- Solid form is known as dry ice, etc.
- Pure carbon dioxide gas cause vagal inhibition along with glottis spasm leading to instant death due to lack of oxygen.

Sign and Symptoms (Table 12.4)

Table 12.4

Blood CO_2%	Hymptoms
0–2%	No symptoms
2–5%	Increased respiration, throbbing headache
5–10%	Mental confusion, muscular tremors, tinnitus hyperpnea
10–20%	Slow respiration, fall in blood pressure
20–40%	Dyspnea, muscular weakness, fall in BP, loss of reflex
40–60%	Dyspnea, feeling of tightness in chest, tinnitus muscular weakness, drowsiness, unconsciousness, coma, death
60–80%	Immediate unconsciousness, convulsions, death due to asphyxia (cerebral hypoxia)

Fatal dose:
Concentration: Min. 25–30%
Max. 60–80%

Fatal Period

Instant collapse and death.

Treatment

- Patient shifts to fresh air.
- Maintain body temperature (warmth)
- Artificial respiration with oxygen therapy.
- Diazepam or phenytoin to control convulsions.
- Cardiac stimulants, like amphetamine sulfate used.
- Afterward, an amine buffer may be administered intravenously (2-amino-2 hydroxymethyl-1, 3-propanediol).

Postmortem Finding

- Petechial hemorrhages.
- Forth at the nostrils and mouth.
- Dark blood and fluid.
- Deep congestion of the viscera.
- Venous and capillary congestion.
- Cyanosis and pupils are dilated.

Medicolegal Aspects

Mostly accidental.

NON-METALLIC POISONS–PHOSPHOROUS, CYANIDE

PHOSPHOROUS (FIG. 12.1)

Phosphorus (Greek 'phos': light, 'phorus': bringing) exists in two varieties.

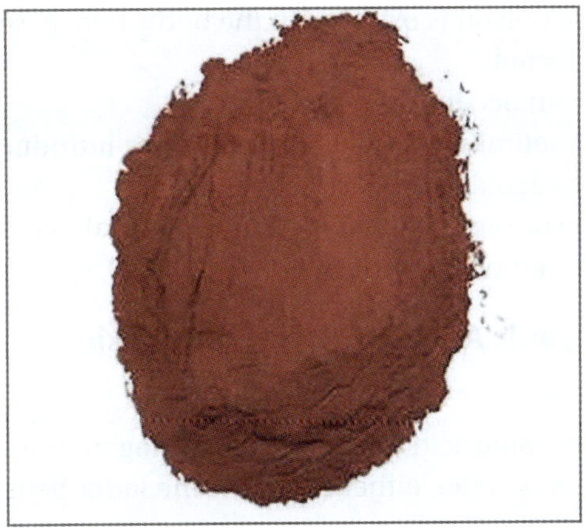

Fig. 12.1: Red phosphorous.

1. **White or crystalline:** Samples of white phosphorus always contain some red phosphorus and therefore appear yellow (also called 'yellow phosphorus').
2. **Red or amorphous:** White phosphorus gradually changes to red phosphorus. This transformation is accelerated by heat and light.

Action: It is a toxin that affects cellular oxidation and is protoplasmic. Cell metabolism slows down, resulting in necrobiosis, which is mostly observed in the liver (periportal injury).

Signs and Symptoms

Acute Poisoning

Contact Injury

- White phosphorus exposure results in painful penetrating second and third degree burn injuries.
- The burn typically appears as a necrotic area with yellowish color and characteristic garlic-like odor.
- Due to its lipid solubility, white phosphorus causes delayed wound healing and quick dermal penetration.
- Acute ingestion: The clinical effects can be divided into three stages:

First Stage: Within 2–6 hours (h)

- Yellow phosphorus produces burning pain in the throat and abdomen with intense thirst, nausea, vomiting, diarrhea and abdominal pain.
- Breath, vomitus and feces have garlic-like odor.
- Luminescent 'smoking' vomit and feces are diagnostic.

Seconds stage: This stage (1–4 days)

Which may last for several days is essentially a symptom-free period, but liver enzyme levels become elevated, and toxic hepatitis begins to spread.

Third Stage

- The third stage may progress to multiorgan failure acute liver and renal failure with metabolic derangements, encephalopathy, coagulopathy, arrhythmia and cardiogenic shock.
- **In gastrointestinal:** Nausea, vomiting, hematemesis, diarrhea.
- **In liver:** Tender hepatomegaly, jaundice, pruritus.
- **In kidney:** Oliguria, hematuria, casts, albuminuria, sometimes anuria
- **In central nervous system:** Restlessness, anxiety, insomnia, headache, confusion, hallucinations, convulsions, delirium, coma.
- **In nervous systcm:** Paresthesia, carpopedal spasm, tetany, laryngeal stridor, opisthotonus (because of hypocalcemia).
- Purpura, epistaxis, hemorrhage in mucous membrane and viscera.
- **Fulminating poisoning:** Death within 12 hours may be seen when the patient takes a large dose.
- Early death is due to cardiac dysrhythmias, secondary to electrolyte abnormalities, such as hypocalcemia and hyperkalemia.
- Death after the first 24 hours is due to hepatic failure.

Chronic Poisoning

- Occurs due to long-term exposure.
- Nausea, vomiting, diarrhea, eructation, and abdominal discomfort.
- Wasting and weakness of muscle.
- Anemia, jaundice.
- Phossy jaw or glass jaw develops. It is osteomyelitis of jawbone (lower jaw) due to chronic phosphorus poisoning.
- Initially, there is toothache in caries tooth with swelling of gums. There is loosening of teeth, sloughing of gums followed by necrosis, sequestration, and osteomyelitis of mandible.
- The epiphysis of children become compact and in adults, the haversian canals and marrow spaces are filled with dense bone.
- **Diagnosis:** Oral and skin burns, luminescent smoking vomitus and stools with a garlic odor.
- **Fatal dose:** 60–120 mg (1 mg/kg) of white phosphorus.
- **Fatal period:** Within 24 hours but may be delayed by 5–7 days.

Treatment

- Since there is no cure, management is often supportive. For individuals suffering from acute hepatic failure, liver transplantation may be life-saving.
- Airway support and fluid maintenance should be provided.

- External burns should be washed and cleaned with mild disinfectant soap and water and covered with antibiotic ointment.
- Give activated charcoal.
- Demulcents (oily or fatty substances) are contra-indicated as phosphorus gets dissolved and gets absorbed
- Purgatives-magnesium sulfate may be given.
- Vitamin-K 20 mg IV in repeated doses, or blood transfusion (fresh frozen plasma).
- Transfusion of glucose-saline and plasma with vitamins is useful to protect the liver and to correct shock and dehydration.
- Peritoneal or hemodialysis may be required.
- N-acetylcysteine, ubiquinone and sulfate have been tried to prevent liver damage.
- Anti-cholestatic modalities like cholestyramine, Ursodeoxycholic acid and sertraline are also used.

POSTMORTEM FINDINGS

External

- Emaciation, purpuric hemorrhages in the skin jaundice and smell of garlic may be present.
- Mucous membrane of the mouth is corroded.
- Hypostasis is dark brown in color.

Internal

- Multiple hemorrhages are seen in the muscles, serosal and mucosal membranes of the GIT and respiratory tract, liver, kidneys, endocardium, pericardium, epicardium, peritoneum, lungs and brain.
- **Stomach and intestines:** Mucous membranes are yellowish or grayish-white in color softened, thickened, inflamed, and corroded in patches, luminous material found in stomach.
- Liver shows necrobiosis. Liver is enlarged, doughy in consistency, uniformly yellow and contains many hemorrhagic areas in parenchyma.
- Heart, kidneys, and voluntary muscle fibers show fatty degeneration.

Medicolegal Aspects

- Accidental poisoning in children due to chewing of fireworks or by eating rat paste may occur.
- It is not preferred for suicide because of painful symptoms and prolonged suffering.
- It may be used for homicide purpose by mixing with alcohol or coffee to mask the taste and smell, and administered, since:
  - Symptoms resemble acute liver disease.
  - There is delay in the appearance of symptoms.
  - The poison is oxidized in the body, hence cannot be detected.
  - Death occurs after few days.
  - Sometimes, it is taken by mouth or introduced into the vagina to procure abortion.
  - Poisoning may result from industrial accidents in developed countries.

Hydrocyanic Acid: (HCN) is Highly Toxic

Chemical

- Hydrocyanic acid (prussic acid, cyanogen) is a solution of HCN is water, either 2% or 4% the latter being called Scheel's acid.

Physical Properties

- Pure acid is a colorless gas with bitter almond odor.
- Cyanides of sodium/potassium are white powders.
- All persons cannot smell the gas.
- The ability to detect it is a sex-linked recessive trait.
- HCN acid is liberated from these by reacting with acid. (e.g., HCl in stomach)

Sources and Uses

Natural

- It is found in many fruits and leaves such as almonds, apricot, apple, cherry and plum and certain oil seeds and beans.

↓

- Where it exists in the form of glucoside amygdalin which is harmless

↓

- Usually co-exists with group of enzymes, the emulsin complex, which hydrolyzes it and liberates HCN.

HCN Gas

- It is used for fumigation of ships.
- HCN is often used in laboratory and industries connected with photography, electroplating, silver coating and tanning.
- It is normal constituent of the body (15–30 μg).

Action

- HCN is a protoplasmic cytotoxic poison.
- It acts by inhibiting cytochrome oxidase, carbonic anhydrase and other enzyme systems of cellular respiration.
- It also acts as a corrosive on mucosa.
- Cyanides may become less effective, if they are kept too long (they tend to change into carbonates).

Absorption and Excretion

- Cyanide gas is absorbed from the respiratory tract and the acid and cyanide salts from the stomach.
- Acid is also absorbed from the skin.
- Absorption is delayed when cyanide is taken on a full stomach or with a large quantity of wine.

Signs and Symptoms

- This is most rapid of all poisons.
- When inhaled as gas its actions is instantaneous.
- If a large dose is taken symptoms appear at once.
- Local: Corrosive effect on the mouth, throat and stomach.

In Central Nervous System

- Headache, vertigo, faintness, perspiration.
- Anxiety, excitement, confusion, drowsiness.
- Prostration, hyperthermia, epileptiform or tonic convulsion, paralysis, stupor and coma.

In Cardiovascular System

Initially hypertension with reflex bradycardia, sinus arrhythmia, later on tachycardia with hypotension and cardiovascular collapse.

In Gastrointestinal Tract

- Bitter, acid burning taste.
- Constriction or numbness of throat, clenched jaw.
- Salivation, nausea, rarely vomiting.

In Respiratory System

- Odor of bitter almonds in breath.
- Initially tachypnea and dyspnea.
- Followed by rapid slowing of respiratory rate with severe respiratory depression and cyanosis.

In Skin

- Perspiration, bullace.
- Pupils dilated and unreactive, prominent eyes.
- In renal: Acidosis

Death

Occur due to respiratory failure.

Fatal dose:

- Pure acid = 50–60 mg.
- Pharmacological preparation—30 drops.
- Crude oil of bitter almonds—60 drops.
- Potassium cyanide 200 mg have proved fatal sodium cyanide.

Fatal period

- HCN 2–10 min, sometimes immediate.
- Potassium or sodium cyanide = 30 min.

Treatment

Principle of treatment is to reverse the cyanide-cytochrome combination. This is done by converting hemoglobin to methemoglobin by given nitrite. Methemoglobin has a higher binding affinity for cyanide than cytochrome oxidase complex and remove cyanide.

Cyanide Poisoning Treatment Kit Consist of

- 0.3 mL ampoule of amyl nitrite is broken in a handkerchief and the victim is made to inhale for 30 seconds every 3 minutes stop amyl nitrite if systolic BP is less than 80 mm Hg.
- 10 mL of 3% solution of sodium nitrite is injected IV slowly following by 50 mL of 25% solution of sodium thiosulfate at some rate.
- PAPP (Para-Amino Proprio Phenome) is the antidote which forms methemoglobin but its action is slow.

Alternative Therapy

- Two 20 mL of ampoules 1.5% dicobal tetraacetate (Kelocyanor) is given IV followed by 20 mL of 50% glucose.
- 50 mL of 1% sterile aqueous solution of methylene blue may also be used as an antidote.

In Case of Potassium Cyanide (KCN) or Sodium Cyanide (NaCN)

- Gastric lavage with 5-10% solution of sodium thiosulfate following by potassium carbonate to form Prussian blue which is inert.
- Emetics may also be used.
- Vitamin B12 (Hydroxocobalamin) 4–5 g IV is given as infusion.

On Case of Inhalation of Cyanogen's Gas

- Remove the person from the source of poisoning.
- Use artificial respiration (100% O_2).
- Sodium nitrite and thiosulfate as above.
- In case of mercury cyanide poisoning inject BAL also.

Postmortem Finding

- Usually those of asphyxia.

External

- Smell of bitter almonds near the body.
- Face, lip and body surface show irregular pink patches or rarely, cyanotic tinge.
- Fine froth at the mouth.
- Eye: Bright, glistening, prominent with dilated pupils.
- Rigor mortis appears early.
- Jaws are firmly closed.

Internal

- In case of suspected cyanide poisoning cranial cavity should be opened first, as the odor of bitter almonds is well marked in the brain tissue.
- Potassium or sodium cyanide produce slight corrosion of mouth.
- Mucosa of the stomach may be eroded and blackened due to formation of alkaline hematin.
- Blood-stained froth in the trachea/bronchi.
- Brain and meninges hyperemic.
- Pleura and pericardium may show petechial hemorrhages.

Medicolegal Aspects

- It is commonly used for suicidal purpose: Ideal agent.
- Accidental may be seen-eating bitter almond.
- **Homicidal as rare:** Peculiar smell and taste
- **Extremely volatile substance:** Viscera for chemical examination.
- In some countries hydrocyanic gas is used for legal execution.

HYDROCARBONS–KEROSENE

- Among petroleum distilleries, ether, gasoline, naphtha, and benzene are often extremely toxic if consumed or breathed.
- Kerosene oil is the most common amongst the hydrocarbons causing accidental poisoning in children.

Action

- It causes local irritation to the mucosa of the GIT.
- After absorption it has neurotoxic, nephrotoxic and respiratory depressing effects.

Signs and Symptoms

- Usually begin within 30 minutes and may progress during the first 24–48 hours and then subside in next 1–2 weeks.
- Local irritation of oral mucosa and kerosene taste
- **In gastrointestinal track**
  - Burning sensation in the throat.
  - Nausea, vomiting, colicky pain and diarrhea.
  - Breath, vomit and urine smells of kerosene
- **In respiratory:** Coughing, choking, cyanosis, bronchopneumonia, pulmonary edema, slow and shallow respiration.
- **Central nervous system:** Giddiness, headache, drowsiness, restlessness, weakness, muscle twitching, seizures and coma.
- Others pyrexia, arrhythmias, hemolytic anemia, acute renal failure, hepatotoxicity and bone marrow suppression.
- In fatal cases, cyanosis, unconsciousness and coma precede death.

Cause of death: Death is due to respiratory failure.

Fatal dose: 10–50 mL

Fatal period: Few hours

Treatment

- In case of cutaneous exposure, decontamination is done by removing the clothing and thoroughly washing the skin with soap and water.
- **In case of inhalation:** The patient must be removed from exposure.
- Give artificial respiration.
- **In case of ingestion:** The patient needs to be observed for at least 24 hours in the hospital for any signs of kerosene toxicity.
- Gastric lavage and emesis are contraindicated, except when the patient presents within 1 hour of ingestion.
- Activated charcoal is not useful as it poorly adsorbs most hydrocarbons
- Antibiotics are IV indicated in limited situations, like malnutrition or immunocompromised state.
- Bronchodilators are used for chlorinated or fluorinated solvent intoxication.
- Oxygen therapy is given in hypoxemia.

Complications: Aspiration pneumonitis is the most common complication of kerosene digestion, followed by CNS.

Postmortem Findings

- Acute gastroenteritis and kerosene odor may be observed on opening the chest and abdominal cavity.
- **Stomach:** Petechial hemorrhages with congested in mucosa.
- **Lungs:** Petechial hemorrhages, congested, edematous and bronchopneumonia
- Degenerative changes in the liver and kidneys.
- Organs are congested, and signs of asphyxia may be seen.

Medicolegal Aspects

- Accidental poisoning in children.
- Kerosene is occasionally used for suicidal purpose.
- Homicidal attempts by pouring kerosene on clothes and igniting them are common in case of dowry deaths in India.
- Inhalation of volatile hydrocarbons is common abuse in adolescents and young adults for recreation.
- Aspiration may occur during attempt to siphon off gasoline.

AGROCHEMICAL POISONING–ORGANOPHOSPHORUS COMPOUNDS, CARBAMATES, ORGANOCHLORINE COMPOUNDS, ALUMINIUM PHOSPHIDE

Organophosphorus Compounds, Carbamates (Fig. 12.2)

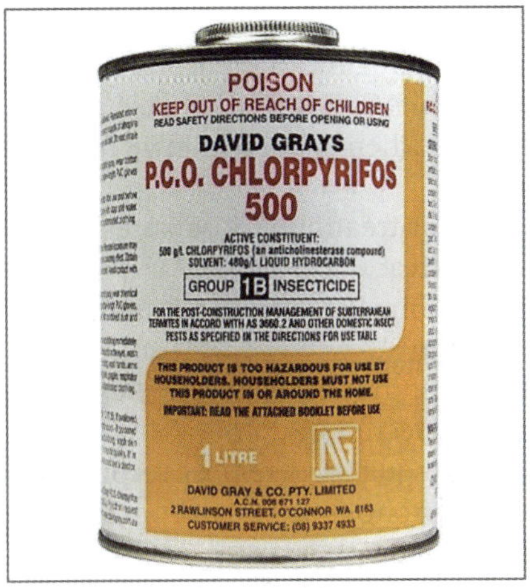

Fig. 12.2

In Bharat, carbamates and organophosphorus chemicals are among the most frequent causes of self-poisoning.

Use

- They are used as insecticides, herbicides, antihelminthics, and ophthalmic agents.
- In chemical industry, and as nerve gas in chemical warfare.

Classification

- **Based on chemical composition**
  - **Alkyl phosphates:** Trichlorfons dimefox, hexaethyl tetraphosphate (HETP), tetraethyl pyrophosphate (TEPP) and malathion.
    - **Aryl phosphates:** Parathion, paraoxon, chlorthion and diazinon (Tik–20).
- **Based on Toxicity**
  - **Highly toxic:** Agriculture insecticide-TEPP, parathion.
  - **Moderately toxic:** Animal insecticide-Trichlorfon, ronnel.
  - **Low toxicity:** Household insecticide-Malathion, Tik-20.
  - **Common OPCs:** Chlorpyriphos (Chlorofos 20), temephos, diazinon (Tik-20), malathion (Finit), dimethoate, parathion, trichlorphon (Diptrenex) and glyphosate (Weed off).
  - **Common carbamates:** Aldicarb (Temik), carbaryl (Sevin 50), propoxur (baygon), carbaryl + gamma BHC (Sevidol), physostigmine, neostigmine, pyridostigmine, edrophonium and ambenonium.

Absorption

OPCs and carbamates are absorbed by many routes including transdermal, transconjunctival, inhalational, across the GIT and through direct injection.

Action

- Acetylcholinesterase (AChE) and plasma or butyrylcholinesterase (pseudo-cholinesterase or BuChE) are inhibited by OPCs and carbamates by phosphorylating the serine hydroxyl residue on AChE or BuChE. These substances are hence known as cholinesterase inhibitors.
- It blocks the conversion of acetylcholine to its degradation products—acetic acid and choline.
- There is a covalent phosphorous-enzyme bond formation that is extremely stable, and its hydrolysis in water occur at a slow rate.
- This phosphorylated enzyme complex may undergo a process called as 'aging which further strengthens the phosphorous-enzyme bond, leading to inactivation of AChE. Once AChE has been inactivated.

Carbamates

- Organophosphorus insecticides irreversibly inhibit AChE, but carbamates are eliminated rapidly by serum and liver enzymes.
- Carbamates do not penetrate the CNS to the same extent, resulting in limited CNS toxicity.

Metabolism

- Most OPCs are hydrolyzed by the enzymes A-esterases or paroxonases, which are not inhibited by it.
- These enzymes are found in the plasma and in the hepatic endoplasmic reticulum. The metabolic products are then excreted in the urine.

Signs and Symptoms

- The acute effects of OPCs depend on the site of exposure, which can be inhalation, skin or eye contact, or ingestion.
- Time of exposure to onset of toxicity varies from half hour to 2 hours (h).

It can be divided into three categories:

1. **Muscarinic or parasympathetic effects**
   - **Gastrointestinal:** Increased salivation, nausea, vomiting, abdominal cramps, diarrhea, fecal incontinence.
   - **Cardiovascular:** Bradycardia, hypotension.

- **Respiratory:** Rhinorrhea, bronchospasm, cough, wheezing, dyspnea.
- **Eyes:** Blurred vision, miosis.
- **Sweat glands:** Increased sweating.
- **Lacrimal gland:** Increased lacrimation, chromodacryorrhea (shedding of red tears due to accumulation of porphyrin in lacrimal glands).
- OPCs are usually mixed with a solvent aromax, which is responsible for kerosene-like smell in the breath and body secretions.

Muscarinic manifestation mnemonics

DUMBELS: D = Diarrhea, U = Urination, M = Miosis, B = Bradycardia, bronchospasm, E = Emesis, L = Lacrimation, S = Salivation.

2. **Nicotinic or autonomic ganglionic effects**
   - It includes muscle fasciculations, cramps, weakness, twitching and diaphragmatic failure, and can progress to paralysis.
   - Areflexia and respiratory failure. Autonomic effects include hypertension, tachycardia, mydriasis and pallor.
3. **Central nervous system effects**
   - It includes restlessness, emotional lability, headache, tremors, drowsiness, confusion, slurred speech, ataxia, generalized weakness.
   - Cheyne: Stokes respiration, delirium, coma, absent reflexes, seizures, psychosis and death.

Fatal Dose

- **Malathion and diazinon:** 1 g
- **Parathion:** 175 mg
- **TEPP:** 100 mg
- **HETP:** 350 mg

Fatal Period

Usually within 24 hours in untreated cases and within 10 days in treated cases, if unsuccessful.

Treatment

Decontamination

- Patient is removed from source of exposure, uncovered of patient clothes.
- The skin should washed with water.
- When working with patients, doctors and nurses should use double gloves, masks with eye shields, and water-impermeable gowns.
- Gastric lavage: Once the patient is stable. It done with 1 : 5,000 $KMnO_4$. Activated charcoal should be administrated in doses of 1 g/kg body weight.
- Ocular exposures: Copious eye irrigation with normal saline or lactated Ringer's solution. If these are not available, tap water can be used.

ATROPINIZATION

- **Give Atropine:** Dose: 2–4 mg IV repeated after every 5–15 minutes till atropinization.
- The dose should be adjusted to maintain this effect for at least 24 hours (maintenance dose: 0.02–0.05 mg/kg).
- Glycopyrrolate may be substituted, if there is no evidence of central toxicity.

Oximes

- The nucleophilic oxime pralidoxime (2-PAM) aids in the regeneration of AChE linked to skeletal muscles and is most effective when taken within 48 hours of the onset of therapy.
- **Diazepam:** For treatment of seizures and neuropathy improves survival.
  - **Dose:** 0.5–2 mg IV every 15 minutes.
- **Supportive Care**
  - **Foot:** End of the bed is raised to ensure drainage of respiratory secretions.
  - Suction as required, to remove respiratory secretions.
  - Treat bronchospasm with atropine and not bronchodilators.
- **Dextrose:** 2–4 mL/kg of 50% dextrose IV.
- Antibiotics to prevent pulmonary infection.
- Give vitamin K.

Postmortem Findings

External

- Kerosene-like smell from nostrils and mouth.
- Cyanosis of lips, fingers and nose.
- Deep postmortem staining, congested face.
- Frothy discharge, often bloodstained from the nose and mouth.

Internal

- Mucosa of the stomach and intestine is congested.
- Stomach content may give kerosene-like smell.
- Respiratory passages are congested, contain frothy hemorrhagic exudates.
- Petechial hemorrhage may be present subpleuraly.
- Edema and congestion of the lungs and other visceral organs.
- Edema of brain.

Medicolegal Aspects

- The clinician must keep in mind that misdiagnosis is a potential medicolegal drawback.
- Accidental and occupational poisoning occurs in manufacturers, packers, sprayers and in children.
- OPC residue in fruits and vegetables may not induce toxic features but could affect the health.

- ❖ Suicidal poisoning is common in our country, both in rural and urban areas.
- ❖ Homicidal poisoning does not occur due to detectable smell of the diluents.
- ❖ It is used for chemical warfare, e.g., nerve gases

ORGANOCHLORINES (OR ORGANOCHLORIDES)

- ❖ Organochlorine insecticides are chlorinated hydrocarbons and are divided into four types as:
  1. DDT (dichlorodiphenyltrichloroethane) and analogs
  2. Benzene hexachloride (BHC) group, e.g., BHC and lindane.
  3. Cyclodienes and related compounds, e.g., endrin, aldrin, dieldrin, endosulfan, and sobenzan
  4. Toxaphene and related compounds, e.g., toxaphene

These Compounds are Available as

- ❖ Dusting powder, emulsion, granules, solutions

Fatal Dose

- ❖ DDT: 10–20 g
- ❖ Lindane: 15–30 g
- ❖ Aldrin, endrin, and dieldrin: 5–6 g

Fatal period: 1 to 2 hours or more.

Absorption

Organochloride compounds are absorbed through skin, inhalation, and through gastrointestinal tract (GIT).

Metabolism

- ❖ The compounds are metabolized slowly in the body and remain in tissues, especially in fatty tissues for prolonged duration.
- ❖ Excretion-These compounds are metabolized in liver and are excreted in urine, feces, and milk.

Mechanism of Action

- ❖ Organochlorines change the Na^+ and K^+ flow in membranes, which affects nerve impulse transmission and causes hyperexcitability in the central nervous system.
- ❖ Myocardial irritability caused by organochlorines makes people more susceptible to cardiac arrhythmias.
- ❖ DDT and related compounds affect the sodium channel and sodium conductance across the neuronal membrane, especially of axons.
- ❖ Cyclodine and lindane appear to inhibit the gamma-aminobutyric acid (GABA)-mediated chloride channels in the CNS.

Signs and Symptoms

Acute Poisoning

- ❖ **Gastrointestinal**-nausea, vomiting, diarrhea, hyperesthesia, or paresthesia of mouth and face.
- ❖ **Central nervous system:** Headache, vertigo, myoclonus, mydriasis, weakness, agitation, confusion, convulsions, and coma.
- ❖ **Respiratory system:** Cough, wheezing, if aspiration or inhalation occurs.
- ❖ Renal failure, hepatitis, dermatitis.

Chronic Poisoning

- ❖ Exposure of these compounds for prolonged duration may result in cumulative toxicity.
- ❖ It is characterized by anorexia, weight loss, weakness, tremors, opsoclonus, ataxia, pseudotumor cerebri, abnormal mental changes, oligospermia, and thrombocytopenic purpura. Lindane and BHC have been linked to aplastic anemia.

Treatment

- ❖ **Skin:** The affected part should be washed with copious water.
- ❖ **Ocular:** Copious eye irrigation with normal saline or tap water
- ❖ **Ingestion:** Gastric lavage and administration of activated charcoal.
- ❖ Oxygen administration and ventilator assistance.
- ❖ Maintain vital parameters, hydration, and urine output.
- ❖ Convulsions should be controlled with use of diazepam or lorazepam.
- ❖ Hyperthermia should be managed in usual way. Arrhythmias can be managed with lidocaine.

Postmortem Findings

- ❖ Insecticide-like smell.
- ❖ Froth at mouth and nostrils
- ❖ Cyanosis, congestion of organs
- ❖ Pulmonary edema, cerebral edema

Medicolegal Importance

- ❖ Accidental poisoning may occur in farmers while spraying in the fields or opening the lid of the containers.
- ❖ Suicidal poisoning is common with this insecticide.
- ❖ Homicidal is rare as it is difficult to mask the smell of insecticide.

Aluminum Phosphide (Fig. 12.3)

- ❖ In Northern India, phos (tickphos, celphos, phosfume, phostoxin, and talunex) is a common grain preservative and solid fumigant pesticide.
- ❖ When AlP comes into touch with the moisture of grains and stomach acid, it releases phosphine gas (PH_3) and a trace quantity of diphosphine.

Availability: AlP is available as tablets

- ❖ Tablets (3 g, release 1 g PH_3)

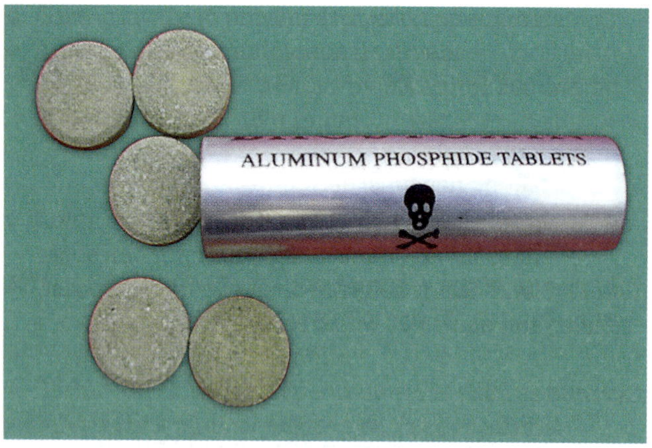

Fig. 12.3

- As pellets (0.6 g, releases 0.2 g of PH_3).
- The tablets are green, brown or gray, and each tablet contains 56% AIP and 44% ammonium carbonate (it is added to prevent self-ignition of PH_3).

Properties

- Phosphine is a colorless and odorless gas.
- On exposure to air it gives characteristic garlic/decaying fish-like odor.
- It is spontaneously inflammable and violently combines with oxygen and halogen.

Action

- AlP is a protoplasmic poison which inhibits protein and enzyme synthesis.
- Phosphine interrupts the stages of mitochondrial electron transport by inhibiting cytochrome C oxidase and oxidative phosphorylation, which eventually results in ATP depletion and cell death.
- In addition, phosphine and phosphides have corrosive actions.
- This process is fully reversible and full recovery occurs in patients who survive without any residual effect.

Absorption and Excretion

- Phosphine is rapidly absorbed from the GIT by simple diffusion and cause damage to internal organs.
- It is also absorbed rapidly from lungs after inhalation.
- After ingestion, some AlP is absorbed and metabolized in the liver.
- Phosphine is oxidized slowly to hypophosphite and excreted in the urine.

Signs and Symptoms

- **On Ingestion:** Nausea and vomiting, headache, abdominal pain.
- Recovery is usual.

Moderate to Severe Poisoning

- **Gastrointestinal:** Nausea, vomiting, diarrhea, abdominal pain.
- **Cardiovascular:** Hypotension, arrhythmias, myocarditis, pericarditis, shock.
- **Respiratory:** Cough, dyspnea, cyanosis, pulmonary edema, respiratory failure
- **Liver:** Jaundice, hepatitis, hepatomegaly.
- **Kidney:** Renal Oliguria, renal failure
- **Central nervous system:** Headache, dizziness, altered mental state, restlessness, convulsions, acute hypoxic encephalopathy, coma.

Mnemonic for Alphos poisoning: ALPHOS

A = Abdominal pain, arrhythmia, altered mental state, acidosis,

L = Lung failure, P = Pulmonary edema, H = Hypotension, O = Oliguria, S = Seizures.

Cause of Death

- Acute renal failure and metabolic acidosis or mixed metabolic acidosis and respiratory alkalosis are common.
- **After ingestion:** Within the first 24 hours it causes cardiac arrhythmia.
- **After 24 hours:** Refractory shock, acidosis and ARDS.

Fatal Dose

- **Ingestion:** 150–500 mg (1 tablet is fatal).
- **Inhalation:** Level more than 50 ppm in air is dangerous; 400–600 ppm is fatal within half an hour.

Fatal period: 1–4 days (initial 24 hours is critical).

Treatment

- Since, there is no specific antidote.
- The only way to maintain blood pressure, pH, and electrolytes is through intensive care.
- The most important factor for survival is resuscitation of shock and correction of metabolic acidosis.
- In case of inhalation, remove the patient to fresh air and give supplemental oxygen.
- **Stabilization**
  - Verify that the airways are open and, if necessary, use an endotracheal tube to protect them.
  - O_2 is given for hypoxia.
- **Decontamination**
  - Reduction of absorption from GIT.
  - Gastric lavage with $KMnO_4$ (1:10,000) in first 30–45 minutes after ingestion (oxidizes phosphine to phosphate). Repeated 2–3 times.
  - Give activated charcoal 100 g orally.

- Antacids decrease phosphine absorption. Another option is to provide liquid paraffin.
- Antiemetic and H_2 receptor antagonists relieve symptoms, lower stomach acidity, and stop more PH and gas from being released.
- Phosphine is excreted through the lungs and kidneys. So, adequate hydration and renal perfusion must be maintained by IV fluids.
- Diuretics like furosemide can be given, if systolic BP is > 90 mm Hg.
- Hydrocortisone (dose 200–400 mg 4–6 hours).
- All types of dysrhythmias should be treated with standard antidysrhythmics.
- Sorbitol solution (dose 1–2 mL/kg) may be used as cathartic.
- **Correction of Acidosis:**
  - Sodium bicarbonate IV (dose 50–100 mEq every 8 hours) till the bicarbonate level rises to 18–20 mEq/L.
  - Hemodialysis.
- Magnesium sulfate is supposed to reduce organ toxicity correct hypomagnesemia and arrhythmias.
  - **Dose:** 3 g bolus followed by 6 g as infusion over 12 hours for 5–7 days; or 3 g as infusion over 3 hours followed by 6 g every 24 hours for 3–5 days.

Postmortem Finding

- Blood marked froth from mouth and nostrils.
- Garlic-like odor in the gastric contents, mouth and nostrils.
- Mucosa of the lower part of esophagus, stomach and duodenum are congested.
- Hemorrhages and ulcerations in stomach and duodenum may be seen.
- Congested and edematous viscera

Medicolegal Importance

- Ideal suicidal.
- Homicidal cases may be seen in children.
- Accidental and occupational poisoning may occur.

HOUSEHOLD POISONS

DOMESTIC HOUSEHOLD POISON (TABLE 12.5)

Table 12.5

Preparation	Toxic components
Babies and children • Baby powder • Crayons (chalk) • Crayon (wax) • Fireworks • Toys (paints)	**Boric acid** • Colored with copper, arsenic, lead-compounds para-nitroaniline • Azo dyes, arsenic, antimony, lead, thiocyanate, phosphorus lead, chromium, copper, etc.
In cosmetics • Cuticle remover • Depilatories arsenic • Hair wave • Nail polish removers • Sun tan lotions	• Potassium hydroxide, trisodium phosphate • Barium sulphide, thallium • Thioglycolate salts, bromates • Acetone, ethyl acetate • Denatured alcohol, methyl salicylate
Kitchen • Baking powder • Baking soda • Dish washing compounds • Domestic fuel • Domestic gas • Fire extinguishing fluids • Matches	• Tartaric acid (mild irritant) • Sodium bicarbonate • Sodium polyphosphates, sodium carbonate • Kerosene • LPG • Carbon tetrachloride, methyl bromide • Antimony, phosphorus sesquisulphide, potassium chlorate
Rat poisons • Rat paste • Rodine (brown bran paste) • Warfarin	• Potassium/zinc/aluminium phosphide, barium carbonate, acetate thallium • Yellow phosphorus • 4-hydroxycoumarin

Preparation	Toxic components
Sanitary • Deodorants • Drain cleaners • Lysol	• Formaldehyde, naphthalene • Sodium hydroxide • Phenol
Miscellaneous • Anti-rust products • Cleaning solvents (inflammable) • Cleaning solvents (non-inflammable) • Dentifrices, mouth- washes • Fluorescent lamps • Furniture polish • Ink remover • Insecticide (spray) • Lavatory cleaners • Marking ink • Moth balls • Paint removers • Shoe polish • Straw hat cleaner	**Ammonium sulphide, naphtha, oxalic acid** • Petroleum hydrocarbons • Carbon tetrachloride, trichlor-ethylene • Hydrogen peroxide • Beryllium • Turpentine, denatured spirit • Sodium hypochlorite (5%), oxalic acid • Organochloro, organophosphorus and carbamate insecticides • Mineral acids • Aniline • Naphthalene • Sodium hydroxide, acetone, -methylene chloride (carbon monoxide) • Aniline, nitrobenzene • Oxalic acid

MEDICINAL HOUSEHOLD POISONS (TABLE 12.6)

Table 12.6

Antiseptics	Iodine
• Cough remedies	Codeine
• Headache remedies	Aspirin, phenacetin, analgin
• Pep tablets	Benzedrine
• Sleeping preparations	Barbiturates
• Throat tablets	Potassium chlorate
• Tonic syrup	Easton's syrup (strychnine)
• Others	Antidepressants, tranquilizers, antibiotics, etc.
• Hair dye (Vasmol)	Paraphenylene diamine' resorcinol, etc

GARDEN POISONS (TABLE 12.7)

Table 12.7

Fungicides	Lead arsenate, copper compounds, organic mercurials, lime, sulphur
Insecticides, pesticides	Nicotine, tar oils, organochloro and organophosphorus compounds, carbamates, cyanides, etc.
Weed killers (herbicides)	Sodium chlorate, arsenious oxide and arsenates, dinitrocresol, paraquat

QUESTION FROM THE UNIT

❖ Describe the action of poison, fatal dose, fatal period, signs and symptoms, management, postmortem appearance and medicolegal aspects of
  - **Inorganic acids:** Sulphuric acid, hydrochloric acid and nitric acid
  - **Organic acids:** Oxalic acids, carbolic acids and formic acid
  - **Alkalies**

❖ Describe the action of poison, fatal dose, fatal period, signs and symptoms, management, postmortem appearance and medicolegal aspects of
  - **Asphyxiants:** CO and CO_2
  - **Non metal:** Phosphorous hydrocarbon – Kerosene

❖ Describe the action of poison, fatal dose, fatal period, signs and symptoms, management, postmortem appearance and medicolegal aspects of agrochemical poisons-organophosphorous compounds, carbamates, organochlorine compounds and aluminum phosphide and enlist the household poisons.

MULTIPLE CHOICE QUESTIONS

Q1. Which of the following is known as *Oil of Vitriol*?
A. Hydrochloric acid
B. Nitric acid
C. Sulphuric acid
D. Oxalic acid
Answer: C. Sulphuric acid

Q2. Which acid is commonly used in toilet cleaners and causes coagulative necrosis?
A. Nitric acid
B. Hydrochloric acid
C. Sulphuric acid
D. Formic acid
Answer: B. Hydrochloric acid

Q3. Oxalic acid poisoning leads to which electrolyte disturbance?
A. Hyperkalemia
B. Hypercalcemia
C. Hypocalcemia
D. Hypernatremia
Answer: C. Hypocalcemia

Q4. Which acid is naturally present in ant and bee stings?
A. Carbolic acid
B. Oxalic acid
C. Formic acid
D. Nitric acid
Answer: C. Formic acid

Q5. Which of the following causes *liquefaction necrosis*?
A. Sulphuric acid
B. Hydrochloric acid
C. Sodium hydroxide
D. Oxalic acid
Answer: C. Sodium hydroxide

Q6. Which alkali is commonly found in drain cleaners?
A. Potassium hydroxide
B. Nitric acid
C. Formic acid
D. Hydrochloric acid
Answer: A. Potassium hydroxide

Q7. Which gas is known as the "Silent Killer" due to its odorless nature and high affinity for hemoglobin?
A. Carbon dioxide
B. Methane
C. Carbon monoxide
D. Ammonia
Answer: C. Carbon monoxide

Q8. Cherry-red coloration of skin is typically seen in which poisoning?
A. Cyanide
B. Carbon monoxide
C. Kerosene
D. Hydrochloric acid
Answer: B. Carbon monoxide

Q9. Which poison smells like bitter almonds?
A. Phosphorus
B. Oxalic acid
C. Cyanide
D. Carbolic acid
Answer: C. Cyanide

Q10. White phosphorus poisoning is known to cause which symptom?
A. Garlic odor in breath
B. Blue line on gums
C. Cherry red skin
D. Sweet smell of breath
Answer: A. Garlic odor in breath

Q11. The most common manifestation of kerosene poisoning in children is:
A. Liver failure
B. CNS depression
C. Aspiration pneumonia
D. Cardiac arrest
Answer: C. Aspiration pneumonia

Q12. Which of the following inhibits acetylcholinesterase enzyme?
A. Organochlorines
B. Organophosphorus compounds
C. Aluminum phosphide
D. Hydrocarbons
Answer: B. Organophosphorus compounds

Q13. The antidote for Organophosphorus compound poisoning is:
A. Naloxone
B. Atropine
C. Vitamin K
D. Activated charcoal
Answer: B. Atropine

Q14. Which of the following is known as "rice tablet" in rural poisoning cases?
A. Organochlorine
B. Carbamates
C. Aluminum phosphide
D. Cyanide
Answer: C. Aluminum phosphide

Q15. Which of the following is a common household poison?
A. Sodium bicarbonate
B. Bleaching powder
C. Turmeric powder
D. Mustard oil
Answer: B. Bleaching powder

Q16. Consumption of naphthalene balls can cause which condition?
A. Renal failure
B. Hemolytic anemia
C. Skin rashes
D. Paralysis
Answer: B. Hemolytic anemia

Substances of Abuse

13 UNIT

LEARNING OBJECTIVES

- Madya and madatyaya, alcoholism
- Addiction: Alcohol, bhang, opioids, tobacco and digital addiction
- Drugs of abuse: Lysergic acid diethylamide (LSD) and 3, 4-methylenedioxymethamphetamine (MDMA)
- Narcotic drugs and psychotropic substances (NDPS) Act (Lecture: 4 hours, Nonlecture: 3 hours)

मद्य व मदात्यय, ALCOHOLISM

मद्य के पर्याय–

❖ **(अमरकोश 2/10/39-40)**– सुरा, हरिप्रिया, हाला, परिस्त्रुत, वरूणा, आत्मजा, गन्धोतमा, प्रसन्ना, कादम्बरी, परिस्त्रुता, मदिरा इत्या मद्य के पर्याय हैं।

निरूक्ति–

योनिसंस्कारनामाद्यैर्विशेषैबहुधा च या।
भत्वा भवत्येकविधा सामान्यान्मदलक्षणात्।। (च.चि. 24/6)

❖ मदिरा योनि (उत्पत्ति स्थान), संस्कार एवं नाम आदि विशेषताओं से भिन्न होकर अनेक प्रकार के होने पर भी सभी से मद (नशा) उत्पन्न होता है। इस सामान्य गुण के कारण मदिरा एक ही प्रकार की ही होती है।

परिभाषा–

बुद्धिं लुम्पति यद्रव्यं मदकारि तदुच्यते।।
तमोगुणप्रधानं च यथा मद्यं सुरादिकम्। (शा.स.पू.ख. 4/21-22)

❖ जो द्रव्य बुद्धि का लोप कर देते हैं तथा तमो गुण प्रधान होते हैं, वह मदकारी कहलाते हैं। यथा– मद्य, सुरा आदि।

मद्य के गुण–

❖ **आचार्य वाग्भट्टानुसार–**

तीक्ष्णोष्णरूक्षसूक्ष्माम्लं व्यवाय्याशुकरं लघु।
विकाषि विशदं मद्यमोजसोऽस्माद्विपर्ययः।। (अ.ह.नि. 6/2)

❖ **आचार्य चरकानुसार–**

लघुष्णतीक्ष्णसूक्ष्माम्ल व्यवाय्याशुगमेव च।
रूक्षं विकासि विशदं मद्यं दशगुणं स्मृतम्।। (च.चि. 24/30)

❖ सभी प्रकार के मद्य में ये 10 गुण होते है।

1. लघु
2. उष्ण
3. तीक्ष्ण
4. सूक्ष्म
5. अम्ल
6. व्यवायी
7. आशुग
8. रूक्ष
9. विकासी
10. विशद

❖ **आचार्य सुश्रुत अनुसार–**

मद्यमुष्णं तथा तीक्ष्णं सूक्ष्मं विशदमेव च।
रूक्षमाशुकरञ्चैव व्यवायि च विकाशि च।। (सु.उ.47/3)

❖ **8 गुण होते है।**

1. उष्ण
2. तीक्ष्ण
3. सूक्ष्म
4. विशद
5. रूक्ष
6. आशुकारी
7. व्यवायी
8. विकाशी

❖ **विधिपूर्वक मद्य सेवन लाभ–**

❖ **आचार्य चरक–**

विधिना मात्रया काले हितैरन्नैर्यथाबलम्।
प्रहृष्टो यः पिबेन्मद्यं तस्य स्यादमृतं तथा।। (च.चि. 24/27)

❖ जो व्यक्ति प्रसन्न होकर विधिपूर्वक उचित मात्रा में, उचित काल में, अपने बल के अनुसार एवं हितकर अन्नों के साथ मदिरा का पान करता है, उसके लिए मदिरा अमृत के समान लाभ करने वाली होती है।

शोकारतिभयोद्वेगनाशिनी या महाबला।
या प्रीतिर्या रतिर्या वाग्या पुष्टिर्या च निर्वृतिः।। (च.चि.24/9)

- **शोकारतिभयोद्वेगनाशिनी–** मदिरा शोक, बैचेनी, भय, उद्वेग को नष्ट करती है।
- **या महाबला–** उत्तम बल को देने वाली होती है।
- **या प्रीतिर्या रतिर्या–** इसके पान से शरीर में प्रसन्नता होती है व कामवासना जागृत होती है।
- **वाग्या पुष्टिर्या च निर्वृतिः–** वाक्शक्ति की वृद्धि करती है। इसके सेवन से शरीर की पुष्टि होती है।

या सुरा सुरगन्धर्वयक्षराक्षसमानुषैः।
रतिः सुरेत्यभिहिता तां सुरां विधिना पिबेत्।। (च.चि.24/10)

- जिस मदिरा को सुर, असुर, गन्धर्व, यक्ष, राक्षस एवं मनुष्यों द्वारा रति कहा गया है, उस सुरा (मदिरा) का विधिपूर्वक पान करना चाहिए।
- **आचार्य वाग्भट्ट अनुसार–**

(अ.स.सू. 6/115–117) (अ.ह.सू. 5/62–65)

दीपनं रोचनं मद्यं तीक्ष्णोष्णं तुष्टिपुष्टिदम्।
सस्वादुतिक्तकटुकमम्लपाकरसं सरम्।।

- **दीपनं रोचनं मद्यं–** जठराग्नि को प्रदीप्त व रोचन कर्म करता है।
- **तीक्ष्णोष्णं तुष्टिपुष्टिदम्–** मद्य तीक्ष्ण एंव उष्ण होता हैं। व मात्रानुकूल सेवन करने से तुष्टि (सन्तोष) तथा शारीरिक पुष्टि करता हैं।
- **सस्वादुतिक्तकटुकमम्लपाकरसं सरम्–** मद्य कुछ मधुर, तिक्त, कटु रस वाला व अम्लपाकी होता है। तथा सर (मल को निकालने वाला) होता है।

सकषायं स्वरारोग्यप्रति भावर्णकृल्लघु।
नष्टनिद्रातिनिद्रेभ्यो हितं पित्तास्त्रदूषणम्।।

- **सकषायं स्वरारोग्यप्रति–** कुछ कषाय रस वाला व स्वर, आरोग्य, प्रतिभा को बढाता है।
- **भावर्णकृल्लघु।–** मुखमण्डल की कान्ति को बढाता है। व लघु होता है।
- **नष्टनिद्रातिनिद्रेभ्यो हितं–** जिन्हे निद्रा न आती हो या जो अतिनिद्रा से पीड़ित हो उनके लिए हितकर होता है।
- **पित्तास्त्रदूषणम्–** यह पित एवं रक्त को दूषित करता है।

कृशस्थूलहितं रूक्षं सूक्ष्मं स्त्रोतोविशोधनम्।
वातश्लेष्महरं युक्त्या पीतं विषवदन्यथा।।

- **कृशस्थूलहितं–** कृश को पुष्ट करता है एवं स्थूल को कृश कर देता है।
- **रूक्षं सूक्ष्मं स्त्रोतोविशोधनम्–** यह रूक्ष, सूक्ष्म, स्त्रोतोशोधक होता है।
- **वातश्लेष्महरं–** वात एवं कफदोष नाशक होता है।
- **युक्त्या पीतं विषवदन्यथा–** विधि विपरीत सेवन किया मद्य विष के समान हानिकारक है।

आचार्य सुश्रुत–

स्निग्धैस्तदन्नैर्मासैश्च भक्ष्यैश्च सह सेवितम्।
भवेदायुः प्रकर्षाय–बलायोपचयाय च।। (सु.उ.47/7)

- स्निग्ध खाद्य, मांस तथा अन्य भक्ष्य पदार्थों के साथ सेवन किया हुआ मद्य आयु, बल तथा शरीर की वृद्धि करता है।

काम्यता मनसस्तुष्टिर्धैर्य्य तेजोऽतिविक्रमः।
विधिवत् सेव्यमाने तु मद्ये सन्निहिता गुणाः।। (सु.उ.47/8)

- यह शरीर का सौन्दर्य (काम्यता), मन की प्रसन्नता, धैर्य, शरीर का तेज (प्रभा) एवं पराक्रम की वृद्धि करता है।

मद्य की गुणकारकता एवं दोषकारकता

बहुद्रव्यं बहुकर्म बहुगुणं महात्मकम्
गुणैर्दोषैश्च तन्मद्यमुभयं चोपलक्ष्यते।। (च.चि. 24/26)

- मदिरा अलग–अलग या मिश्रित कर अनेक द्रव्यों से बनाई जाती है। इसलिए मदिरा में गुण बहुत होते हैं, कर्म भी बहुत होते हैं। पर सभी प्रकार का मद्य मद (नशा) करने वाला होता है। इसलिए मदिरा सामान्य रूप से गुण करने वाली और दोषों को उत्पन्न करने वाली होती है।

मद्य दोष

यथोपेतं पुनर्मद्यं प्रसङ्गद्येन पीयते।
रूक्षव्यायामनित्येन विषवद्याति तस्य तत्।। (च.चि. 24/28)

- व्यक्ति यदि किसी प्रकार की और चाहे जब कभी भी मदिरा प्राप्त हो जाए, उसे बिना विचारे ही पान कर लेता है वह मदिरा विष के समान होती है।
- जिसका शरीर रूक्ष है, जो नित्य परिश्रम करने वाला है उसके लिए मदिरा विष के समान हानि करने वाली होती है।

अतिपीतेन मद्येन विहतेनौजसा च तत्।
हृदयं याति विकृतिं तत्रस्था ये च धातवः।। (च.चि. 24/36)

- मदिरा जब अधिक मात्रा में सेवन किया जाता है, तो ओज नष्ट हो जाता है। ओज के नष्ट हो जाने पर इसका आश्रय विकृत हो जाता है।
- हृदय के विकृत हो जाने पर जिन धातुओं का मूलमार्ग हृदय में है तथा सत्व, बुद्धि, इन्द्रियाँ, आत्मा जो हृदय में आश्रित होती है, वे सभी विकृत हो जाती है।

आचार्य सुश्रुत–

तदेवान्नमङ्गेन सेव्यमानममात्रया।
कायाग्निना ह्यग्निसमं समेत्य कुरूते मदम्।। (सु.उ.47/9)

- मद्य अन्न के बिना एवं अधिक मात्रा में अज्ञ व्यक्ति के द्वारा सेवित किया जाने पर अग्नि के समान उष्ण गुण वाला होने से देह की पाचकाग्नि (जाठराग्नि) के साथ मिल कर मद (नशा) उत्पन्न करता है।

मेदेन करणानान्तु भावान्यत्वे कृते सति।
निगूढमपि भावं स्वम्प्रकाशीकुरूतेऽवशः।। (सु.उ.47/10)

- अतिमद्यपान करने से मद के वश में हुआ पुरूष मन एवं बुद्धिन्द्रियों के प्राकृतिक भावों (कार्यों) के बदल जाने पर अपने आत्मकृत अभिप्रायों को स्वयं प्रकाशित करने लग जाता है।
- अर्थात् मद के कारण इन्द्रियाँ स्ववश में नहीं रहती, जिससे वह व्यक्ति अपनी गोपनीय बातों को भी अज्ञान से व्यक्त कर देता है।

आचार्य वाग्भट्टानुसार–(अ.स.नि.6/10–13) (अ.ह.नि.6/8–10)

धर्माधर्म सुखं दुःखमर्थानर्थं हिताहितम्।
यदासक्तो न जानाति कथं तच्छीलेयेद्बुधः।।

- जो मनुष्य धर्म–अधर्म (उचित–अनुचित कर्म) को, सुख–दुख, अर्थ–अनर्थ एवं हित–अहित को नहीं समझ पाता।
- ऐसे उस मद्य का सेवन भला कोई सभ्य पुरूष किस प्रकार कर सकता है।

मद्ये मोहो भयं शोकः क्रोधो मृत्युश्च संश्रिताः।
सोन्मादं मदमूर्च्छायाः सापस्मारापतानकाः।।

- मद्य में मोह, भय, शोक, क्रोध एवं मृत्यु कारक दुर्गुण विद्यमान रहते हैं।
- **सोन्मादं मदमूर्च्छायाः सापस्मारापतानकाः**– इसका सेवन करने से उन्माद, मद, मूर्च्छा, अपस्मार व अपतानक रोग हो जाते हैं।

यत्रैकः स्मृतिविभ्रंशस्तत्र सवर्मसाधु यत्।
अयुक्तियुक्तमन्नं हि व्याधये मरणाय वा।।

- इसके अतिरिक्त जिसका सेवन करने से स्मृतिविभ्रंश (स्मरण शक्ति का नाश) हो जाता है, उससे अधिक अहित और क्या हो सकता है।
- अनुचित विधि से सेवन किया गया अन्न (आहार या भोज्य पदार्थ) रोगो को उत्पन्न कर देता है अथवा मृत्युकारक होता है, तो फिर इस मद्य के विषय में क्या कहें जो इससे भी अधिक घातक है।

मद्यं त्रिवर्गधीधैर्यलज्जादेरपि नाशनम्।

- यह मद्य धर्म, अर्थ, काम का विनाश करने के साथ ही बुद्धि, धैर्य तथा लज्जा आदि मानवोचित सद्गुणों का भी नाश कर देता है।

मद्य का ओजस पर प्रभाव व नशा उत्पति कर्म–

गुरूत्वं लाघवात्छैत्यमौष्ण्यादम्लस्वभावतः।
माधुर्यं मार्दवं तैक्ष्ण्यात्प्रसादं चाशुभावनात्।।

- यह अपने लघु गुण द्वारा ओज के गुरू गुण को
- उष्ण गुण द्वारा शीत गुण को
- अम्ल गुण द्वारा मधुर गुण को
- तीक्ष्ण गुण द्वारा मृदु गुण को
- आशुग गुण द्वारा स्त्रोतो में शीघ्र फैलते हुए ओज के निर्मलगुण को

↓

रौक्ष्यात् स्नेहं व्यवायित्वात् स्थिरत्वं श्लक्ष्णतामपि।
विकासिभावात्पैच्छिल्यं वैशद्यात्सान्द्रतां तथा।।

- रूक्ष गुण द्वारा स्निग्ध गुण को
- व्यवायी गुण द्वारा स्थिर गुण को
- विकासी गुण द्वारा श्लक्षण गुण को
- विशद् गुण द्वारा पिच्छिल गुण को
- सूक्ष्म गुण द्वारा बहल गुण को नष्ट कर देती है।

↓

सौक्ष्म्यान्मद्यं निहन्त्येवमोजसः स्वगुणैर्गुणान्।
सत्वं तदाश्रयं चाशु संक्षोभ्य जनयेन्मदम्।। (च.चि. 24/32–34)

- इस प्रकार मद्य द्वारा ओज के गुणों के नष्ट हो जाने पर ओज पर आश्रित मन में क्षोभ हो जाता है। इसके बाद मदिरा मद (नशा) को उत्पन्न करती है।

मद्य के गुणों का प्रभाव–

औष्ण्याच्छीतोपचारं तत्तैक्ष्ण्याद्धन्ति मनोगतिम्।
विशत्यवयवान् सौक्ष्म्याद्वैशघात्कफशुक्रनुत्।। (सु.उ.47/4)

- **औष्ण्याच्छीतोपचारं** – मद्य के उष्ण स्वभावी या पित प्रकोपक होने से उसमें शीतल उपचार किया जाता है।
- **तत्तैक्ष्ण्याद्धन्ति मनोगतिम्।**– इसके तीक्ष्ण होने से मन की गति विनष्ट हो जाती है।
- **विशत्यवयवान् सौक्ष्म्या**– मद्य सूक्ष्म होने से शरीर में दृश्यादृश्य सूक्ष्म अवयवों में प्रविष्ट हो जाता है।
- **द्वैशघात्कफशुक्रनुत्**– विशद होने से कफ एवं शुक्र को नष्ट करता है

मारूतं कोपयेद्रौक्ष्यादाशुत्वाच्चाशुकर्मकृत्।
हर्षदश्चव्यवायित्वाद्विकाशित्वाद्विसर्पति।। (सु.उ.47/5)

- **मारूतं कोपयेद्रौक्ष्याद**– रूक्ष होने से वायु को कुपित करता है।
- **आशुत्वाच्चाशुकर्मकृत्**– आशुधर्मयुक्त होने से शीघ्र कार्य करता है।
- **हर्षदश्चव्यवायित्वाद्वि**– मद्य व्यवायी होने से हर्षदायक है।
- **विकाशित्वाद्विसर्पति**– विकाशी होने से समस्त शरीर में फैल जाता है।

मद लक्षण–

हृदि मद्यगुणाविष्टे हर्षस्तर्षो रतिः सुखम्।
विकाराश्च यथासत्वं चित्रा राजसतामताः।। (च.चि. 24/39)

❖ जब मद्य का गुण हृदय में आविष्ट (प्रवेश) हो जाता है, तो हर्ष, प्यास की वृद्धि, प्रीति (कामेच्छा) सुख होता है।

जायन्ते मोहनिद्रान्ता मद्यस्यातिनिषेवणात्।
स मद्यविभ्रमो नाम्ना मद इत्यभिधीयते।। (च.चि. 24/40)

❖ मोह, निद्रा आदि राजस, तामस अनेक प्रकार के विकार मनुष्य के मन के अनुसार होते हैं। यह मद विभ्रम 'मद' (नशा) इस नाम से प्रसिद्ध है।

मद की अवस्थाएं–

❖ तीन अवस्थाएं होती है।

आचार्य चरक अनुसार–

प्रथम मद अवस्था–

ओजस्यविहते पूर्वोहृदि च प्रतिबोधिते। (च.चि. 24/37)

❖ जब मद्य ओज का विघात नहीं करता एवं हृदय के आश्रित बुद्धि आदि अपने अपने कार्यो का प्रतिबोधन करता है।

लक्षण–

प्रहर्षणः प्रीतिकरः पानान्नगुणदर्शकः।
वाद्यगीतप्रहासानां कथानां च प्रवर्तकः।। (च.चि. 24/42)

❖ **प्रहर्षणः प्रीतिकरः–** मद हर्ष (आनन्द), प्रीतिवर्धक होता है।
❖ **पानान्नगुणदर्शकः–** अन्न व पान के गुणों का दर्शक होता है।
❖ **वाद्यगीतप्रहासानां–** बाजा बजाना, गीत गाना, हंसी मजाक आदि करता है।
❖ **कथानां च प्रवर्तकः–** अनेक प्रकार की कथा वार्ता में प्रवृति रखता है।

न च बुद्धिस्मृतिहरो विषयेचु न चाक्षमः।
सुखनिद्रा प्रबोधश्च प्रथमः सुखदो मदः।। (च.चि. 24/43)

❖ **न च बुद्धिस्मृतिहरो–** बुद्धि स्मृति को नष्ट करती है।
❖ **विषयेचु न चाक्षमः।–** इन्द्रियाँ अपने विषय को ग्रहण करने में असमर्थ हो जाती है।
❖ **सुखनिद्रा प्रबोधश्च प्रथमः सुखदो मदः–** सुखपूर्वक निद्रा उत्पन्न करता है एवं निद्रा त्याग करता है। तात्पर्य यह है कि समय पर पूर्ण निद्रा सुख का अनुभव करता है। इस प्रकार प्रथम मद सभी प्रकार के सुखों को देने वाला है।

आचार्य वाग्भट्ट–

तीक्ष्णादिभिर्गुणैर्मद्यं मन्दादीनोजसो गुणान्।
दशभिर्दश सङ्क्षोभ्य चेतो नयति विक्रियां।।
आद्ये मदे। (अ.स.नि. 6/5) (अ.ह.नि. 6/3)

❖ मद्य आदि सभी मादक द्रव्य अपने तीक्ष्ण आदि दस गुणों से ओजो धातु के मन्द आदि दश गुणों को संक्षुब्ध (विचिलित) करके चित्त (मन) में विकार उत्पन्न कर देते हैं। यह स्थिति प्रथम कोटि के मद की होती है।

द्वितीय अवस्था (मध्यम मद)–

मध्यमो विहतेऽल्पे च। (च.चि. 24/37)

❖ जब ओज में थोड़ी विकृति हो जाती है।

लक्षण–

मुहुः स्मृतिर्मुहुर्मोहो त्यक्तासज्जतिवाङ्मुहुः।
युक्तायुक्तप्रलापश्च प्रचलायनमेव च।। (च.चि. 24/44)

❖ **मुहुः स्मृतिर्मुहुर्मोहो–** तो बार–बार स्मरण शक्ति ठीक रहती है तथा बार–बार मोह (स्मृतिनाश) हो जाता है।
❖ **त्यक्तासज्जतिवाङ्मुहुः–** बार–बार व्यक्त होकर वाणी रूक जाती है।
❖ **युक्तायुक्तप्रलापश्च प्रचलायनमेव च।** –कभी उचित और कभी अनुचित तथा अनर्थक वचनो को कहता है।

स्थानपानान्नसाङ्कथ्ययोजना सविपर्यया।
लिङ्गान्येतानि जानीयादाविष्टे मध्यमे मदे।। (च.चि. 24/45)

❖ किसी एक स्थान पर बैठना, जल पीना, अन्न ग्रहण, कथा वार्ता करना इन क्रियाओं में कभी उचित और कभी अनुचित रूप का प्रयोग करता है।
❖ कभी वार्तालाप ठीक करता है, कभी अनुचित रूप से करता है। ये लक्षण मध्यम मद के जानने चाहिए।

आचार्य वाग्भट्ट अनुसार–

द्वितीये च प्रमादायतने स्थितः।
दुर्विकल्पहतो मूढः सुखमित्यधिमुह्यते।।
(अ.स.नि. 6/6) (अ.ह.नि. 6/4)

❖ द्वितीया अवस्था का जो मद होता है, उसमें प्रमाद (पागलपन) होता है।
❖ उसमें स्थित (तत्पर) मनुष्य विवेकशून्य हो जाता है। अतएव वह मूर्ख की भांति उस मद्यपान को सुख का कारण कहता या मानता है। इसी को मध्यम मद कहा गया है।

मद की मध्यम एवं उत्तम अवस्था के बीच की स्थिति–

आचार्य चरक अनुसार–

मध्यमं मदमुत्क्रम्य मदमप्राप्य चोत्तमम्।
न किश्चिन्नाशुभं कुर्युर्नरा राजसतामसाः।। (च.चि. 24/46)

- जब मद्य का मद मध्यम मद की अवस्था को लांघ कर उत्तम मद की अवस्था तक न पहुंचा हो तब उन दोनों मदो के संधिकाल में रजोगुण एवं तमोगुण से युक्त पुरूष संसार में ऐसा कोई अशुभ कार्य नहीं होता जिसे वह कर न सके अर्थात् वह प्रत्येक अशुभ कार्य करने में असमर्थ हो जाता है।

↓

को मदं तादृशं विद्वानुन्मादमिव दारूणम्।
गच्छेदध्वानमस्वन्तं बहुदोषमिवाध्वगः।। (च.चि. 24/47)

- बहुत दोषो वाले तथा विनाश की ओर ले जाने मार्ग को जैसे कोई यात्री नही अपनाता वैसे ही भयानक उन्माद की भांति अनेक दोषपूर्ण एवं विनाशकारी इस मद को भला कौन विद्वान् पुरूष ग्रहण करेगा।

आचार्य वाग्भट्ट अनुसार–

मध्यमोत्तमयोः सन्धिं प्राप्य राजसतामसः।
निरङ्कुश इव व्यालो न किञ्चिन्नाचरेज्जडः।।
(अ.स.नि. 6/7) (अ.हृ.नि. 6/5)

- मध्यम एवं तृतीय कोटि के मद की संधि में पहुंचकर रजोगुणी एवं तमोगुणी मनुष्य निरंकुश (स्वच्छन्द) व्याल (हिंसक पशु) के समान हो जाता है, अतः ऐसा वह पुरूष कौन–सा दुष्कर्म नहीं कर सकता अथवा वह किसी भी कार्य को करने में समर्थ नहीं रह जाता है।

मद्य की निन्दनीय दशा–

इयं भूमिरवद्यानां दौः शील्यस्येदमास्पदम्।
एकोऽयं बहुमार्गाया दुर्गतेर्देशिकः परम्।।
(अ.स.नि.6/8) (अ.हृ.नि. 6/6)

- मद की यह अवस्था (मध्यम उत्तम मद के बीच की अवस्था) निन्दनीय कार्यो का उत्पत्ति स्थान है, अर्थात् इस अवस्था में पहुँचकर मनुष्य कोई भी बुरा कार्य कर सकता है।
- दुश्चचरित्रता आदि दुर्गुणो का यह निवास स्थान है और यह अकेली मदावस्था अनेक मार्गो से घिरकर आने वाली दुर्गतियों की एकमात्र देशिक है।

तृतीया अवस्था (उत्तम मद)–

आचार्य चरक–

विहते तूत्तमो मदः।। (च.चि. 24/37)

- जब विशेष रूप से ओज का विघात होता है, तो उत्तम मद अवस्था होती है।

लक्षण–

तृतीयं तु मदं प्राप्य भग्नदार्विव निष्क्रियः।
मदमोहावृतमना जीवन्नपि मृतैः समः।। (च.चि.24/48)

- **भग्नदार्विव निष्क्रियः–** मनुष्य कटी हुई लकड़ी के समान क्रियारहित हो जाता है।
- **मदमोहावृतमना–** मद, मोह से उसका मन आच्छादित रहता है।
- **जीवन्नपि मृतैः समः–** व्यक्ति जीवित होते हुए भी मृत समान होता है।

↓

रमणीयान् स विषयान्न वेत्ति न सुहृज्जनम्।
यदर्थं पीयते मद्यं रतिं तां च न विन्दति।। (च.चि.24/49)

- अपने हितकर मित्र वर्गों को भी नही जान पाता। जिस सुख प्राप्ति के लिए वह मद्य का पान करता है, वह सुख भी उसे प्राप्त नही होता है।

↓

कायाकार्य सुखं दुखं लोके यञ्च हिताहितम्।
यदवस्थो न जानाति कोऽवस्थां तां व्रजेद् बुधः।। (च.चि.24/50)

- उस तृतीय अवस्था को प्राप्त व्यक्ति में कौन सा कार्य करना चाहिए, कौन सा नहीं करना चाहिए, क्या सुख है, क्या दुःख है तथा संसार में मेरे लिए क्या हितकर है, कौन सी वस्तु अहितकर है, इसको भी नही जान पाता।
- इस तृतीय अवस्था को कौन विद्वान व्यक्ति प्राप्त करने की चेष्टा करेगा।

↓

स दूष्यः सर्वभूतानां निन्द्यश्चम्ताह्य एव च।
व्यसनित्वादुदकै च स दुखं व्याधिमश्नुते।। (च.चि. 24/51)

- तृतीय अवस्था में प्राप्त व्यक्ति सभी प्राणियों के लिए दूष्य हो जाता है सभी व्यक्ति उसकी निन्दा करते है।
- सभी जगत के प्राणी उसको ग्रहण नहीं करते है। मद्य भविष्य में दुखदायी होता है। इसलिए दुःखप्रद व्याधि को मनुष्य प्राप्त कर लेता है। अर्थात अविधि अमान से पान किया हुआ मद्य मदात्यय रोग को उत्पन्न करता है।

आचार्य वाग्भट्ट–

निश्चिष्टः शववच्छेते तृतीये तु मदेस्थेतः।
मरणादपि पापात्मागतः पापतरां दशाम्।।
(अ.स.नि. 6/9) (अ.हृ.नि. 6/7)

- तृतीय मद की अवस्था में पहुंचा हुआ पुरुष सभी प्रकार की चेष्टाओं से रहित होकर मरे हुए व्यक्ति की भाँति सो जाता है। फलतः वह पापी (दुष्कर्मत) मरने से भी बुरी स्थिति को पहुँच जाता है।

आचार्य सुश्रुत अनुसार– (सु.उ.47/11–12)

त्र्यवस्थश्च मदो ज्ञेयः पूर्वी मध्योऽस्थ पश्चिमः।

- पूर्वावस्था, मध्यमावस्था एवं पश्चिमावस्था ऐसे मद्य की तीन अवस्थाएं मानी गई हैं।

मद्य की पूर्व या प्रथमावस्था–

पूर्वे वीर्यरतिप्रीतिहर्षभाष्यादिवर्द्ध नम्।।

- इसमें शरीर में वीर्य (बल) का या उत्साह का अनुभव होता है।
- रति (हर्ष) अनुभव होने लगता है।
- सर्वकार्यों में प्रीति या शरीर में प्रीति (तृप्ति) अनुभूत होती है।
- कियां रतिप्रीति (सम्भोग में प्रवृत्ति) होने लगती है।
- आत्मविश्वास के साथ किसी से या स्वयं ही अधिक भाषण करने लगता है।

मद्य की मध्यमावस्था–

प्रलापो मध्यमे मोहो युक्तायुक्तक्रियास्तथा।

- व्यक्ति प्रलाप करने लगता है।
- कभी मोहयुक्त (मूर्च्छित) हो जाता है।
- कभी शारीरिक क्रियाओं (श्रवण–भाषणादि) में युक्तता (उचितता) रखता है तथा कभी नेष्ट क्रियां करने लगता है।

मद्य की पश्चिम (अन्तिम) अवस्था–

विसंज्ञः पश्चिमे शेते नष्टकर्मक्रियागुणः।।

- व्यक्ति की शारीरिक एवं मानसिक क्रियाएं एवं क्रियागुण (क्रियाफल) नष्ट हो जाते हैं।

मद्यपान के योग्य पुरूष–

आचार्य वाग्भट्ट–

नातिमाद्यन्ति बलिनः कृताहारा महाशनाः।।

स्निग्धाः सत्ववयोयुक्ता मद्यनित्यास्तदन्वयाः।

मेदःकफाधिका मन्दवातपिता दृढाग्नयः।।

(अ.स.नि.6/13–14) (अ.ह.नि.6/11–12)

- **नातिमाद्यन्ति बलिनः–** ऐसे लोगों पर मद्यपान का अधिक प्रभाव नहीं पड़ता जो शारीरिक तथा मानसिक बल से युक्त हो।
- **कृताहारा महाशनाः–** जो भोजन कर चुके है, जिनकी आहारमात्रा अधिक होती है।
- **स्निग्धाः सत्ववयोयुक्ता–** जिन्होने स्नेहपान किया हो, जो सत्व से युक्त हो।
- **मद्यनित्यास्तदन्वयाः–** जो युवा है, जो सदैव मद्यपान किया करते है अथवा जो मद्यपान करने वालो के वंश में उत्पन्न हुए हो।
- **मेदःकफाधिका–** जिनके शरीर में मेदोधातु अथवा कफदोष अधिक हो
- **मन्दवातपिता दृढाग्नयः–** जिनके शरीर में वात एवं पित दोष कम हो एवं जिनकी जठराग्नि तीक्ष्ण हो।

मद्यपान करने के अयोग्य पुरुष–

विपर्ययेऽतिमाद्यन्ति विश्रब्धाः कुपिताश्च ये।

मद्येन चाम्लरूक्षेण साजीर्णे बहुनाऽतिद।।

(अ.हृ.नि.6/13) (अ.स.नि. 6/15)

- **विपर्ययेऽतिमाद्यन्ति–** मद्यपान करने योग्य पुरूषों के गुणों से विपरीत पुरूषो पर मद्यपान का अत्यधिक प्रभाव पडता है।
- **विश्रब्धाः कुपिताश्च ये–** इसके अतिरिक्त जो दूसरो पर विश्वास कर लिया करते है तथा क्रोधी स्वभाव वालों पर मद्य का प्रभाव अधिक पड़ता है।
- **मद्येन चाम्लरूक्षेण–** अम्ल तथा रूक्षता युक्त मद्य का भी अधिक प्रभाव होता है।
- **साजीर्णे बहुनाऽतिद–** अजीर्णावस्था में तथा अधिक मात्रा में मद्यपान करने से भी अधिक नशा हो जाता है।

आचार्य चरक–

क्षुत्पिपासापरीताश्च दुर्बला वातपैत्तिकाः।
रूक्षाल्पप्रमिताहारा विष्टब्धाः सत्वदुर्बलाः।। (च.चि.24/86)

- **क्षुत्पिपासापरीताश्च–** जो व्यक्ति भूख एवं प्यास से पीड़ित हो।
- **दुर्बला वातपैत्तिकाः–** बलरहित, वात–पित्त प्रकृति वाला हो।
- **रूक्षाल्पप्रमिताहारा–** रूक्ष, अल्प एवं प्रमित (मात्रा से न्यून) आहार करने वाला हो।
- **विष्टब्धाः सत्वदुर्बलाः–** मलबद्धता हो व जिनका शरीर दोषो की अधिकता से जकड़ा हो, जिनका मन दुर्बल हो।

↓

क्रोधिनोऽनुचिताः क्षीणा परिश्रान्ता मदक्षताः।

स्वल्पेनापि मदं शीघ्रं यान्ति मद्येन मानवाः।। (च.चि. 24/86–87)

- **क्रोधिनोऽनुचिताः–** जो क्रोधी हो, जिनके लिए मद्य सात्म्य (उचित) न हो।
- **क्षीणा परिश्रान्ता मदक्षताः–** जो क्षीण शरीर वाले हो, जो थके हुए हो, मद्यपान करने से जिनका शरीर क्षीण हो गया हो।
- **स्वल्पेनापि मदं शीघ्रं यान्ति मद्येन मानवाः–** ऐसे मनुष्य यदि थोड़ा भी मदिरा का पान कर ले तो शीघ्र ही मद (नशा) के वशीभूत हो जाते है।

मद्यपानजन्य रोग–

आचार्य चरक–

मद्ये मोहो भयं शोकः क्रोधो मृत्युश्च संश्रितः।
सोन्मादमदमूर्च्छायाः सापस्मारकापतानकाः।। (च.चि. 24/56)

- मोह, भय, शोक, क्रोध व मृत्यु आश्रित रहती है।
- उन्माद के साथ मद, मूर्च्छा, अपस्मार, अपतानक रोग आश्रित रहते है।

मदात्यय प्रकार–

वातापित्तात्कफात्सर्वैश्चत्वारः स्युर्मदाव्यथाः
सर्वेऽपि सर्वैर्जायन्ते व्यपदेशस्तु भूयसा।।
(अ.ह.नि.6/14) (अ.ह.नि.6/16)

- मदात्यय के 4 भेद होते है।
    1. वातज
    2. पितज
    3. कफज
    4. सन्निपातज
- यथा मदात्यय रोग में तीनों दोषो का मिश्रण होता है। केवल नामनिर्धारण करने की दृष्टि से तथा जिसमें जिस दोष की अधिकता होती है, उसे उस नाम से प्रायः कह दिया जाता है।

मदात्यय निदान/मद्यपानावस्था में विकार उत्पन्न करने वाले कारण–

आचार्य सुश्रुत–

कुद्धेन भीतेन पिपासितेन शोकाभितप्तेन बुभुक्षितेन।
व्यायामभाराध्व परिक्षतेन वेगावरोधाभिहतेन चापि।। (सु.उ.47/15)

- क्रोध, भय, तृष्णा, शोक से व्याकुल तथा भूख से पीड़ित अवस्था में मदात्यय होता है।
- व्यायाम, भार एवं मार्ग में चलने की थकावट में, वेगों को रोकने पर

↓

अत्यम्लभक्ष्यावततोदरेण साजीर्णभुक्तेन तथाबलेन।
उष्णाभिप्तेन च सेव्यमानं करोति मद्यं विविधान् विकारान्।।
(सु.उ.47/16)

- अत्यधिक अम्ल सेवन से व जल अथवा अन्न से उदर के अधिक भरे रहने पर
- अजीर्णावस्था में ही भोजन कर लेने पर एवं दुर्बल के द्वारा पान करने पर
- उष्णता अभिताप के समय पान किया हुआ मद्य अनेक प्रकार के मद्य विकारो को उत्पन्न करता है।

मदात्यय सामान्य लक्षण

आचार्य वाग्भट्ट– (अ.स.नि. 6/17–19) (अ.हृ. नि. 6/15–17)

सामान्यं लक्षणं तेषां प्रमोहो हृदये त्यथा।
विड्भेदं प्रततं तृष्णा सौम्यासेयो ज्वरोऽरूचिः।।

- **तेषां प्रमोहो–** चित्तवृति का अव्यवस्थित हो जाना।
- **हृदये त्यथा–** हृदय प्रदेश में पीड़ा।
- **विड्भेदं प्रततं तृष्णा–** अतिसार, निरन्तर प्यास का लगना।
- **सौम्यासेयो ज्वरोऽरूचिः–** शीतपूर्वक अथवा दाहपूर्वक ज्वर का हो जाना, अरुचि होती है।

शिरः पार्वास्थिरूक्कम्पो मर्मभेदस्त्रिकग्रहः।
उरोविबन्धस्तिमिरं कासः श्वासः प्रजागरः।।

- **शिरः पार्वास्थिरूक्कम्पो–** शिर प्रदेश व पार्श्व अस्थियों में पीडा होना, कम्पन होना।
- **मर्मभेदस्त्रिकग्रहः–** मर्मस्थानों में भेदनवत पीड़ा का होना, त्रिक (कमर) में जड़ता होती है।
- **उरोविबन्धस्तिमिरं–** उर्ध्व प्रदेश (हृदय) की गति में रुकावट, नेत्रो में अंधकार छा जाना।
- **कासः श्वासः प्रजागरः।।–** कास, श्वास, नींद का न आना

स्वेदोऽतिमात्रं विष्टम्भः श्वयथुश्चितविभ्रमः।
प्रलापश्छर्दिरुत्क्लेशो भ्रमो दुःस्वप्नदर्शनम्।।

- **स्वेदोऽतिमात्रं विष्टम्भः–** स्वेद का अधिक मात्रा में आना व विष्टब्धाजीर्ण होता है।
- **श्वयथुश्चितविभ्रमः–** शोथ व चित्त विभ्रम होना।
- **प्रलापश्छर्दिरुत्क्लेशो–** प्रलाप (अनाब–शनाब) बोलना, छर्दि, उत्कलेश (जी मिचलाना) होना।
- **भ्रमो दुःस्वप्नदर्शनम्–** भ्रम (चक्करों का आना) एवं दुःस्वप्नो का दिखाई देना ये लक्षण होते है।

आचार्य चरक– (च.चि. 24/101–106)

शरीरदुखं बलवत् संमोहो हृदयव्यथा।
अरुचिः प्रतता तृष्णा ज्वरः शीतोष्णलक्षणः।।

- शरीर में अधिक दुख (वेदना) का होना, संमोह (इन्द्रियो का विषये से दूर रहना), हृदय में वेदना, भोजन में अरुचि, प्यास की अधिकता, शीतज्वर या उष्ण ज्वर का होना।

शिरः पाश्वास्थिसन्धीनां विद्युतुल्या च वेदना।
जायतेऽतिबला जृम्भा स्फुरणं वेपनं श्रम।।

- शिर, पार्श्व अथवा अस्थि की सन्धियों में बिजली से आघात होने की तरह वेदना होना।
- जम्भाई का प्रबल वेग होना, अंगों में स्फुरण होना, शरीर में कम्पन होना, थकावट।

उरोविबनधः कासश्च हिक्का श्वासः प्रजागरः।
शरीकम्पः कर्णाक्षिमुखरोग स्त्रिकग्रहः।।

- उर प्रदेश मे जकड़ाहट, कास, हिक्का, श्वास, निद्रानाश होना।
- सम्पूर्ण शरीर में कम्पन्न होना, कर्ण, नेत्र एवं मुख संबंधी रोगों का होना, त्रिक प्रदेश में जकड़ाहट

छर्दर्यतीसारहृल्लासा वातपित्तकफात्मकाः।
भ्रमः प्रलापो रुपाणामसतां चौव दर्शनम्।।

- वमन, अतिसार, जी मिचलाना तथा वात–पित–कफ जन्य अन्य रोगों का होना।

❖ शिर में चक्कर आना, प्रलाप, जो रूप वास्तविक न हो ऐसे रूपो का दिखाई पड़ना

तृणभस्मलतापर्णपांशुभिश्चावपूरणम्।
प्रघर्षणं विहंगश्च भ्रान्तचेताः स मन्यते।।

❖ तृण, राख, लता, पत्ती, धूल से अपने शरीर को ढकना, पक्षियों द्वारा पराजित होना इस प्रकार मन के भ्रान्त होने के कारण अपने आप को समझता है।

व्याकुलानामशस्तानां स्वप्नानां दर्शनानि च।
मदात्ययस्य रुपाणि सर्वाण्येतानि लक्षयेत्।।

❖ स्वप्न में व्याकुल और अनुचित (बुरे) स्वप्नो का देखना
❖ ये सब रूप मदात्यय रोग में होते है। अर्थात् अनुचित मद्य सेवन से जब मदात्यय रोग होता है, तो यह लक्षण उत्पन्न होता है।

दोषज मदात्यय निदान, सम्प्राप्ति, लक्षण व चिकित्सा

वातज मदात्यय–

निदान एवं सम्प्राप्ति–

आचार्य चरक– (च.चि. 24/89–90)

स्त्रीशोकभयभाराध्वकर्मभिर्यो ऽतिकर्शितः।
रूक्षाल्पप्रमिताशी च यः पिबत्यतिमात्रया।।

❖ जो व्यक्ति स्त्री सम्भोग, शोक, भय, भार और अधिक रास्ता चलने आदि कर्मों द्वारा अत्यन्त कृश हो गया हो तथा रूक्ष, अल्प और प्रमित भोजन करता है।
❖ ऐसे व्यक्ति यदि मदिरा का सेवन करते है और जो व्यक्ति अधिक मात्रा में मद्य का सेवन करता है।

↓

रूखं परिणतं मद्यं निशि निद्रां विहत्य च।
करोति तस्य तच्छीघ्रं वातप्रायं मदात्ययम्।।

❖ तो उसका मद्य परिणत होकर रूक्ष हो जाता है तथा रात्रि काल में निद्रा का नाश कर शीघ्र ही वातप्रधान मदात्यय रोग को उत्पन्न करता है।

लक्षण–

आचार्य चरक–

हिक्काश्वासशिरः कम्पपार्श्वशूलप्रजागरैः।
विद्याद् बहुप्रलापस्य वातप्रायंमदात्ययम्।। (च.चि. 24/91)

❖ **हिक्काश्वासशिरः–** हिक्का, श्वास, शिरःकम्प होता है।
❖ **पार्श्वशूलप्रजागरैः–** पार्श्वशूल, रात्रि जागरण इन लक्षणों से पीड़ित होता है।
❖ **विद्याद् बहुप्रलापस्य वातप्रायंमदात्ययम्–** वातज मदात्यय रोग से पीड़ित व्यक्ति अधिक प्रलाप करता है।

आचार्य वाग्भट्ट–

विशेषाज्जागर श्वास कम्पमूर्धरुजोऽनिलात्।
स्वप्ने भ्रमव्युत्पतति प्रेतैश्च सह भाषते।।

(अ.हृ.नि.6/18) (अ.स.नि.6/20)

❖ निद्रानाश, श्वास, कम्पन, शिर में वेदना, स्वप्न में अपने को घूमता हुआ देखना, ऊपर की ओर उछलता हुआ देखना तथा प्रेतों के साथ बातें करना ये वातज मदात्यय के लक्षण हैं।

आचार्य सुश्रुत–

❖ **वातजन्य पानात्यय–**

स्तम्भाङ्गमर्दहृदयग्रहतोदकम्पपानाव्ययेऽनिकृते शिरसो रुजश्च।

(सु.उ.47–18)

❖ वातजन्य पानात्यय में शरीर की स्तब्धता, अंगों का टूटना, हृदय में जकड़ाहट, सम्पूर्ण शरीर या हृदय में सुई चुभने की सी पीड़ा ये लक्षण होते हैं।

चिकित्सा–

आचार्य वाग्भट्ट– (अ.स.चि. 9/9) (अ.हृ.चि. 7/12–14)

तत्र तावोल्बले मद्यं दद्यात् पिष्टकृतं युतम्।
बीजपूरकवृक्षाम्लकोलदाडिमदीप्यकैः।।
यवानीहषुषाजाजीव्योष त्रिलवणार्द्रकैः।

❖ इसमें जौ या जौ की पीठी से बनाए गए मद्य में निम्न चूर्ण मिलाकर रोगी को पिलायें– बिजौरा नीबू, वृक्षाम्ल, कोल, दाडिम, अजवायन, हाऊबेर, जीरा, सोंठ, मरिच, पिप्पली, सेंधा नमक, साँचर नमक, विडनमक एवं अदरक

↓

शूल्यैर्मासैर्हरितकैः स्नेहवद्भिश्च सक्तुभिः।।
उष्णस्निग्धाम्ललवणा मेद्यमांसरसा हिताः।
आम्राम्रातपेशीभिः संस्कृता रागषाडवाः।।

❖ इन सब द्रव्यों को कूटकर कपडछन कर लें, चूर्ण तैयार है। अथवा लोहे की छड़ पर पिरोकर पकाये हुए मांस बटको एवं चटनियों के साथ मद्य पीने को दें। अथवा स्नेहयुक्त सक्कुओ के साथ मद्य दें।
❖ मेदस्वी प्राणियों के मांसरस उष्ण, स्निग्ध, अम्ल एवं लवण युक्त मद्य हितकर होते हैं। आम तथा आमड़ा के गूदा से बनाये गये राग (चटनी, अचार) खाँडव (मुरब्बे) हितकर होते है।

आचार्य चरक– (च.चि. 23/132–135)

रागषाडवसंयोगैर्विविधैर्भक्तरोचनैः
पिशितैः शाकपिष्टानैर्यवगोधूमशालिभिः।।

❖ भोजन में रूचि उत्पन्न करने वाले विविध प्रकार के राग, षाडवों के संयोग से, मांस सेवन से, शाक, पिष्टान्त्र, यव, गेहूँ एवं शालि चावल इन आहार द्रव्यों के सेवन से वातज मदात्यय शान्त होता है।

↓

अभ्यङ्गोत्सादनै स्नानैरुष्णैः प्रावरणैर्धनैः।
घनैरगुरुपङ्केश्च धूपैश्चगुरुजैर्घनैः।।

❖ उष्ण अभ्यङ्ग उत्सादन एवं स्नान करने से, कम्बल आदि मोटे वस्त्र ओढने से, गाढे अगर का लेप करने से, गाढे अगर का धूप सेवन करने से वातज मदात्यय शान्त होता है।

↓

नारीणां यौवनोष्णानां निर्दयैरुपगूहनैः।
श्रोण्यूरुकुचभारैश्च संरोधोष्णसुखावहैः।।

❖ युवावस्था के कारण जिन स्त्रियों का शरीर गर्म है, ऐसी स्त्रियों तथा जिन स्त्रियों का नितम्ब भाग, उरु, स्तन अधिक मांसल होने से भारयुक्त है, इन अंगों के भारी होने से संरोध (गति में रुकावट) होने के कारण, अंग प्रदेश में उष्णता बढ़ जाने से सुख देने वाले गाढ आलिंगन करने से

↓

शयनाच्छादनैरुष्णैश्चान्तगृहैः सुखैः।
मारुतप्रबलः शीघ्रं प्रशाम्यति मदाव्ययः।।

❖ गरम शय्या अर्थात् गरम गरम गद्दा एवं ओढने से एवं गरम, सुखदायक अन्तगृह में रहने से वात प्रधान मदात्यय रोग शीघ्र ही शान्त होता है।

पितज मदात्यय–

निदान–

आचार्य चरक– (च.चि. 24/92–93)

तीक्ष्णोष्णं मद्यमम्लं च योऽतिमात्रं निषेवते।
अम्लोष्णतीक्ष्णभोजी च क्रोधनोऽग्नयातपप्रियः।।

❖ जो व्यक्ति यदि तीक्ष्ण अथवा अम्ल मदिरा का सेवन अधिक मात्रा में करता है।
❖ जो व्यक्ति अम्ल रस, उष्ण एवं तीक्ष्ण आहार द्रव्यों का सेवन करता है, क्रोधी है, अग्नि एवं धूप का अधिक सेवन करता है।

↓

तस्योपजायते पित्ताद् विशेषेण मदात्ययः।

❖ तो उसे विशेषकर पित्त दोषजन्य मदात्यय रोग उत्पन्न होता है।

लक्षण–

आचार्य चरक– (च.चि. 24/93–94)

स तु वातोल्बणस्याशु प्रशमं यान्ति हन्ति वा।।

❖ वह पित्तज मदात्यय यदि वात प्रधान पुरूष को हो जाये तो शीघ्र ही शान्त हो जाता है अथवा शीघ्र ही रोगी की मृत्यु करता है।

तृष्णादाहज्वर स्वेद मूर्च्छातीसार विभ्रमैः।
विद्याद्धरितवर्णस्य पित्तप्रायं मदात्ययम्।।

❖ प्यास, दाह, ज्वर, पसीना अधिक आना, मूर्च्छा, अतिसार, सिर में चक्कर आना इन लक्षणों से पीड़ित हो
❖ यदि मदात्यय रोग में रोगी का वर्ण हरे वर्ण का हो गया हो, तो पित्तज मदात्यय समझना चाहिए।

आचार्य वाग्भट्ट– (अ.स.नि.6/21) (अ.हृ.नि. 6/19)

पिताद्दाहज्वरस्वेदमोहातीसारतृड्भ्रमाः।
देहो हरितहारिद्रो रक्तनेत्रकपोलता।।

❖ दाह, ज्वर, स्वेद आना, मोह, अतिसार, तृष्णा, भ्रम, शरीर में हरापन होना अथवा हल्दी के सदृश पीलापन दिखाई देना, नेत्र व कपोल (गालों) में रक्त वर्ण (लालिमा) का होना पितज मदात्यय के लक्षण हैं।

आचार्य सुश्रुत–

❖ **पितजन्य पानात्यय**

स्वेदप्रलापमुखाशोषणदाहमूर्च्छाःपित्तत्मके वदनलोचनपीतता।।

(सु.उ.47/18)

❖ पितजन्य पानात्यय मे शरीर से स्वेद निकलना, प्रलाप (असम्बद्ध भाषण) मुख का सुखना, शरीर में दाह, मूर्च्छा एवं मुख व नेत्रो में पीत वर्ण (पीलापन) ये लक्षण होते हैं।

चिकित्सा–

आचार्य वाग्भट्ट–

पित्तोल्बणे बहुजलं शार्करं मधु वा युतम्।
रसैर्दाडिमखर्जूरभव्यद्राक्षापरुषजैः
सुशीतं ससितासक्तु योज्यं तादृक् च पानकम्।।

❖ पितज मदात्यय में अधिक जल में शर्करा एवं मधु मिलाकर लें तथा दाडिम (खट्टा अनारदाना), खजूर, कमरख, मुनक्का, फालसा के रसों से बनाया गया पानक लें।
❖ मिश्री तथा सत्तू को शीतल जल में घोलकर पानक तैयार कराकर सेवन करें।

↓

स्वादुवर्गकषायैर्वा युक्तं मद्यं समाक्षिकम्।

शलिषष्टिकमश्नीयाच्छशाजैणकपिञ्जलैः।।

सतीनमुग्दामलक पटोलीदाडिमैरपि। (अ.स.चि.9/12)

- स्वादुवर्ग में कहे गए द्रव्यों के कषायरस से युक्त मधु मिला हुआ मद्य हितकर होता है, अतः इसका सेवन करे।
- शालि एवं सांठी चावलो के विविध प्रकार से बनाए गए पदार्थों को खरगोश, बकरा, एण नामक हरिण अथवा कपिञ्जल (गौरेया) के मांसरस के साथ खायें
- सतीन, मूँग, आंवला, परवल के शाक के साथ खायें अथवा दाडिम की चटनी के साथ खाये।

कफज मदात्यय–

निदान–

आचार्य चरक– (च. चि. 24/95–96)

तरुणं मधुरप्रायं गौडं पैष्टिकमेव वा।

मधुरस्निग्धगुर्वाशी यः पिबत्यतिमात्रया।।

- यदि तरुण, मधुर प्रधान, मदिरा अथवा गुड़ व चावल के आटा से बनी हुई मदिरा का सेवन अधिक मात्रा मे करता है।
- मधुर, स्निग्ध, गुरु आहार द्रव्यों का सेवन अधिक मात्रा में करता है।

अव्यायामदिवास्वप्नशय्यासनसुखे रतः।

मदाव्ययं कफप्रायं स शीघ्रमधिगच्छति।।

- जो व्यक्ति व्यायाम नहीं करता, दिवास्वप्न करता है, गद्देद्वार शय्या पर शयन व सुखासन आसनो पर बैठता है।
- तो वह व्यक्ति शीघ्र ही कफ प्रधान मदात्यय रोग से ग्रसित हो जाता है।

लक्षण–

आचार्य चरक–

छद्यरोचकहल्लासतन्द्रास्तैमित्यगौरवैः

विधाच्छीतपरीतस्य कफप्रायं मदात्ययम्।। (च.चि. 24/97)

- शरीर में अत्यधिक शीत आभास, वमन, अरोचक, जी मिचलाना, तन्द्रा, गीले कपडे को शरीर पर लपेटे हुए की तरह अनुभव होना, भारीपन इन लक्षणों के होने से कफज मदात्यय रोग जानना चाहिए।

आचार्य सुश्रुत–

- **कफजन्य पानाव्यय–**

श्लेष्मात्मके वमथुशीतकफप्रसेकाः।। (सु.उ. 47/18)

आचार्य वाग्भट्ट–

श्लेष्मणा छर्दिहल्लासनिद्रोदर्दाङ्गगौरवम्।

(अ.स.नि. 6/22) (अ.हृ.नि. 6/20)

- वमन होना, जी मिचलाना, निद्रा अधिक आना, उदर्द तथा शरीर में भारीपन ये कफज मदात्यय के लक्षण हैं।

चिकित्सा–

आचार्य वाग्भट्ट–

उल्लेखोपवासाभ्यां विजयते कफोल्वणम्।

तषितोऽम्बु पिबेच्छीतं मुस्तया पर्पटेन वा।।

स्थिराशुण्ठीबलोदीच्यदुस्पर्शान्यतमेन वा।

सिद्धमेतच्च सर्वेषु पानदोषेषु शस्यते।। (अ.स.चि. 9/25)

- कफज मदात्यय में रोगी की वमन तथा उपवास द्वारा चिकित्सा करनी चाहिए।
- रोगी को तृष्णा लगने पर मुस्ता, पर्पट, स्थिरा, शुण्ठी, बला, उदीच्य, दुस्पर्श से साधित जल का पान कराना चाहिए।
- कफज मदात्यय में उपयोगी अन्य औषधियों से साधित जल का पान कराना चाहिए।

सन्निपातज मदात्यय–

सर्वजे सर्वलिङ्गत्वं...। (अ.हृ.नि. 6/20) (अ.स.नि. 6/22)

आचार्य सुश्रुत–

- **सर्वदोषजन्य पानात्यय–**

सर्वात्मके भवति सर्वविकारसम्पत्।। (सु. उ. 47/18)

- सर्वदोषजन्य पानात्यय मे वात, पित, कफ सभी दोषो के मिश्रित लक्षण उत्पन्न होते हैं।

चिकित्सा–

यदिदं कर्म निर्दिष्ट पृथग्दोषबलं प्रति।

सन्निपाते दशविधे तच्छेषेऽपि विकल्पयेत्।।

(अ.स.चि. 9/33) (च.चि. 24/89)

- जो वात, पित एवं कफ प्रधान मदात्ययो की चिकित्सा का वर्णन कर दिया है, तदानुसार शेष दस प्रकार के सन्निपातज मदात्ययो में उक्त चिकित्सा का युक्तिपूर्वक प्रयोग करना चाहिए।

आचार्य सुश्रुत– (सु.उ. 47/30)

कुर्य्याच्च सर्वमथ सर्वभवे विधानं छन्द्वोद्भवे द्वयवेक्ष्य यथाप्रधानम्। सामान्यमन्यऽपि यच्च समग्रमग्रह्यं वक्ष्यामि यच्च मनसो मदकृत् सुखश्च।।

- सन्निपातज मदात्यय में सर्वदोषों को नष्ट करने वाली चिकित्सा का प्रयोग करना चाहिए।
- द्वन्द्वज मदात्यय मे दोनों दोषों का विचार करके उनमें जो प्रधान हो उसके संशमन का ध्यान रखते हुए चिकित्सा करे।
- इसके अतिरिक्त अन्य जो भी सामान्य तथा विशिष्ट आहार–विहार हो, जो कि मदात्यय के रोगी के मन को सुख देने वाला हो तथा हितकारी हो, उसका प्रयोग करें तथा वक्ष्यमाण प्रयोग की प्रयुक्त करे।

मदात्यय में हर्षणी क्रिया–

आचार्य चरक– (च.चि. 24/191–193)

वनानि रमणीयानि सपद्माः सलिलाशयाः।

विशदान्यन्नपानानि सहायाश्च प्रहर्षणाः।।

- सुन्दर उपवन (वाटिका), कमल से सुशोभित तालाब, स्वच्छ एवं सुन्दर अन्न पान, आनन्द देने वाले सहायक, मित्र

↓

माल्यानि गन्धयोगाश्च वासांसि विमलानि च।
गान्धर्वशब्दाः कान्ताश्च गोष्ठयश्च हृदयप्रियाः।।

- सुगन्धित फूलों की माला, स्वच्छ वस्त्र, गान्धर्व (गाना–बजाना), शब्द, हृदय के अनुकूल मित्रमण्डली

↓

संकथाहास्यगीतानां विशदाश्चैव योजनाः।
प्रियाश्चानुगता नार्यो नाशयन्ति मदात्ययम्।।

- हास्य एवं गीत युक्त कथा आदि की भव्य योजना, प्रिय एवं आज्ञा के अनुसार चलने वाली स्त्रियों के संयोग से मदात्यय रोग नष्ट हो जाता है।

हर्षणी क्रिया का सैद्धान्तिक आधार–

नाक्षोभ्य हि मनो मद्यं शरीरमविहत्य च।

कुर्यान्मदात्ययं तस्मादेष्टाव्य हर्षणी क्रिया।। (च.चि.24/194)

- मद्य मन में बिना क्षोभ उत्पन्न किए तथा शरीर का बिना उपघात किये मदात्यय रोग को उत्पन्न नहीं करता है।
- इसलिए मन में हर्ष उत्पन्न करने वाली क्रियाओं का करना आवश्यक है, क्योंकि हर्ष की उत्पादक क्रिया से रोगी का मन एवं शरीर दोनों स्वस्थ हो जाते है।

ध्वंसक विक्षय रोग–

उत्पत्ति–

विच्छिन्नमद्यः सहसा योऽतिमद्यं निषेवते।
ध्वंसको विक्षयश्चैव रोगस्तस्योपजायते।। (च.चि. 24/199)

- जो मद्य का त्याग करने के बाद सहसा अधिक मात्रा में पुनः मद्य का सेवन करता है, तो उस व्यक्ति को ध्वंसक एवं विक्षय नामक रोग हो जाता है।

व्याध्युपक्षीणदेहस्य दुश्चिकित्स्यतमौ हि तौ। (च.चि. 24/200)

- व्याधि से जिन लोगों का शरीर क्षीण हो गया है ऐसे व्यक्तियों के लिए ये दोनो रोग चिकित्सा में अत्यन्त कठिन होते है।

....मुक्त्वा मद्यं पिबेतु यः।सहसाऽनुचितं चान्यत्तस्य ध्वंसकविक्षयौ।

भवेतां मारुतात्कष्टौ दुर्बलस्य विशेषतः।।

(अ.स.नि.6/22–23) (अ.हृ.नि. 6/20–21)

ध्वंसक लक्षण–

आचार्य चरक–

श्लेष्मप्रसेकः कण्ठास्यशोषः शब्दासहिष्णुता।
तन्द्रानिद्रतियोगश्च ज्ञेयं ध्वंसकलक्षणम्।। (च.चि. 24/201)

- **श्लेष्मप्रसेकः**– मुख से कफ का प्रसेक होना।
- **कण्ठास्यशोषः**– कण्ठ एवं गले का सूखना।
- **शब्दासहिष्णुता**– शब्द को न सहना।
- **तन्द्रानिद्रतियोगश्च**– तन्द्रा एवं निद्रा का अधिक होना। यह ध्वंसक रोग का लक्षण जानना चाहिए।

आचार्य वाग्भट्ट–

ध्वंसके श्लेषमनिष्ठीवः कण्ठशोषोऽतिनिद्रता।
शब्दासहत्वं तन्द्रा च (अ.हृ.नि.6/22) (अ.स.नि. 6/24)

विक्षय लक्षण–

हृत्कण्ठरोगः सम्मोहश्छर्दिरङ्गरुजा ज्वरः।

तृष्णा कासः शिरःशूलतेतद् विक्षयलक्षणम्।। (च.चि. 24/202)

विक्षयेऽङ्ग शिरोतिरुक्। हृत्कण्ठरोगः

संमोहः कासतृष्णा वमिज्वराः।

(अ.स.नि.6/24, 25)(अ.हृनि. 6/22/23)

- **हृत्कण्ठरोगः**– हृदय रोग, कण्ठ रोग।
- **सम्मोहश्छर्दिरङ्गरुजा ज्वरः**– मोह, वमन, शरीर मे पीडा, ज्वर।
- **तृष्णा कासः शिरःशूलतेतद्**– तृष्णा, कास एवं शिर मे पीडा।

ध्वसंक एवं विक्षय रोग चिकित्सा–

बस्तयः सर्पिषः पानं प्रयोगः क्षीरसर्पिषोः।
अभ्यङ्गोद्वर्वनस्त्रानान्यन्नपानं च वातनुत्।। (च.चि. 24/204)

- वातनाशक बस्ति, घृतपान, दुग्ध–घृत का प्रयोग, अभ्यंग, उबटन, स्नान एवं वातनाशक अन्न–पान का प्रयोग

ध्वसंको विक्षयैश्चैव कर्मणाऽनेन शाम्यति।
युक्तमद्यस्य मद्योत्थो न व्याधिरुपजायते।। (च.चि. 24/205)

❖ इन कर्मों से ध्वंसक एव विक्षय रोग शान्त हो जाता है। जो व्यक्ति विधिपूर्वक मद्य का सेवन करता है उसे मद्य सेवन से होने वाले रोग नही होते हैं।

आचार्य वाग्भट्ट–

तयोस्तु स्याद् घृतं क्षीरं बस्तयो बृंहणाः शिवाः।
अभ्यङ्गोद्वर्तनस्त्रानान्यन्नपानं च वातजित्।। (अ.हृ.चि.7/52)

असाध्यमदात्यय लक्षण–

आचार्य सुश्रुत– (सु.उ. 47/22)

हीनोत्तरौष्ठमतिशीतममन्ददाहं तैलप्रभाऽऽस्यमतिपानहतं विजह्यात।
जिह्वौष्ठदन्तमसितं त्वथवाऽपि नीलं पीते च यस्य नमने रुधिरप्रभे च।।

❖ **हीनोत्तरौष्ठमतिशीतममन्ददाहं** – जिस रोगी का ऊपर का ओष्ठ नीचे लटक गया हो, शरीर में बाहर शीत तथा अन्दर अत्यन्त दाह प्रतीत होता हो।
❖ **तैलप्रभाऽऽस्यमतिपानहतं विजह्यात** – जिसके मुख पर तैल की चमक हो ऐसे मदात्ययी को असाध्य समझना चाहिए।
❖ इन लक्षणों के अतिरिक्त जिसको जिह्वा, ओष्ठ तथा दाँत काले या नीले पड़ गये हो, जिसकी आँखे पीली या रक्त के समान अत्यधिक सुर्ख हो, उसको भी असाध्य ही समझना चाहिए।

ALCOHOL POISONING (FIG. 13.1)

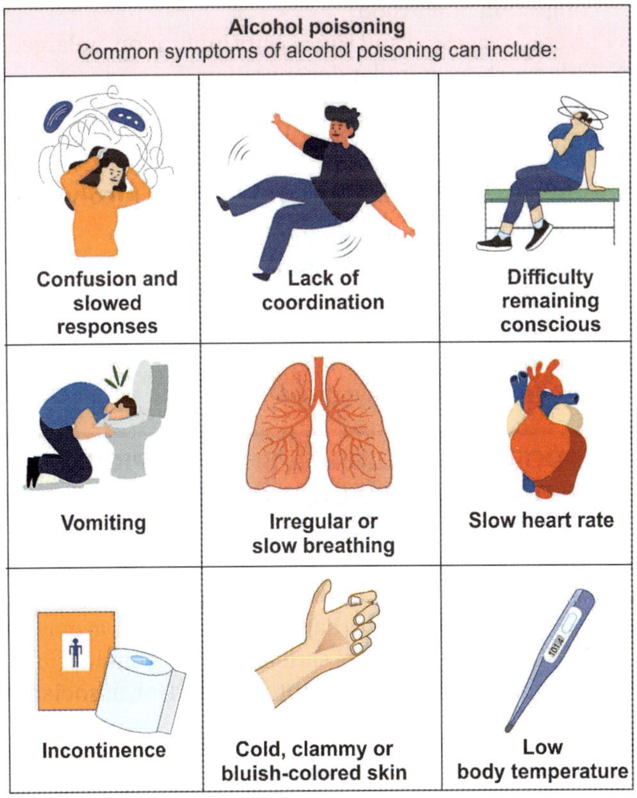

Fig. 13.1

Clinically alcohol poisoning present in two forms:
1. Acute
2. Chronic

❖ **Acute alcohol poisoning:** (Alcoholic intoxication/alcohol overdose)
  - Consumption of any preparation containing alcohol either in small dose at short intervals, or in one big dose beyond his/her capacity.
  - The blood alcohol concentration exceeding 150 mg/100 mL, constitutes acute alcohol poisoning.

Cause

❖ Heavy drinking is undoubtedly the cause of acute poisoning.
❖ Rarely it can also occur accidentally due to continuous inhalation of alcoholic vapors.

Sign and Symptoms

Alcohol intoxication is mainly because of its depressing action on CNS (both higher and vital centers).
There are three different stages:
1. Stage of excitement
2. Stage of incoordination
3. Stage of coma.

Stage of Excitement

❖ This stage develops with blood alcohol concentration (BAC) of 0.05 to 0.1%.
❖ Free in action, speech and emotions.
❖ Perform dancing, thrilling shows, etc., carelessly and fearlessly.
❖ He might disclose secretes.
❖ Might show increase in confidence-but lack of self-control.
❖ There will be reduction of mental concentration power leading to impairment of judgement, may easy sexual excitation and desire.

Stage of Incoordination

❖ This stage develops with a blood alcohol concentration (BAC) of 0.15 to 0.25%.
❖ Morose/irritable/excitable/sleepy, etc., behavior depending on the dominant impulses released.
❖ The victim present with incoordination inabilities to perform skilled movements, alteration in speech, etc.
❖ Face flushed, breath with alcoholic smell.
❖ Eye change such as increase in reaction time.
❖ The pupils are dilated and sluggishly react to light (dangerous sign)
❖ There will be excessive sweating, loss of body heat, resulting in fall of body temperature.

Stage of Coma

- Blood alcohol concentration (BAC) required to develop stage of coma is 0.25%.
- This occur both motor or sensory cell are deeply affected resulting.
- Speech: Thick, slurred.
- Victim become giddy, stagger.
- Ultimately, he may go into the stage of coma with stertorous breathing, rapid thready pulse, subnormal temperature.
- Pupils are constricted but it react to external painful stimuli.

Death

The victim does not recover from coma within 5 hours the prognosis is worse and may result in fatality due to asphyxia or shock.

Fatal dose: (in a non-addict)

- **Adult:** 150–250 mL of absolute alcohol (approx. 6 grams of ethanol/kg body weight).
- **Children:** 60 mL of absolute alcohol (approx. 3 grams of ethanol/kg body weight)

Fatal period: 12 to 24 hours death may be delayed 5 to 6 days.

Treatment

- Patient provide respiratory support.
- Gastric lavage, induction of emesis, activated charcoal, etc.
- Patient should be kept warm.
- Vitamin B6 is said to accelerate the metabolism of alcohol.
- Coramine 3–5 mL IV slowly.
- Isotonic saline with 5% glucose.
- Acidosis (common with methyl alcohol poisoning) if present will required of sodium bicarbonate by mouth in dose of 2 grams in 250 mL water every two hours or given IV with 5% dextrose.
- Hemodialysis or peritoneal dialysis may be life saving in very serious case.

Postmortem Appearance

- Odor of alcohol around mouth and nose and upon opening of the body.
- Clothes are disorderly/torn condition.
- Bruises are found various part of the body.
- Congestion of conjunctiva.
- Rigor mortis is prolonged.
- Decomposition retarded.
- Brain is edematous and congested.

Chronic Alcohol Poisoning

(Alcohol Addiction, Alcoholism Ethanolism).

- Consumption of heavy dose of ethyl alcohol beverages for a long period, regularly case chronic alcohol poisoning.

Signs and Symptoms

- Patient will suffer from a set of manifestation involving various systems and organ of the body.
- These basically comprise of gastrointestinal system and central nervous system.
- In gastrointestinal: Nausea, vomiting, anorexia, diarrhea.
- In liver: Jaundice, cirrhosis develops.
- Acute abdomen pain, generalized oedema.
- Irregularity in heartbeat, rise BP.
- Tremors of tongue and hand, Insomnia, loss of memory, delusion, delirium tremens, dementia, hallucination.
- Wernicke's encephalopathy, Korsakoff's psychosis, etc.
- Aspiration pneumonia, alcohol-induced asthma.

Treatment

* Use of antabuse therapy (disulfiram, metronidazole) hypnosis and psychotherapy.

Postmortem Appearance

- Gastric mucosa is deep reddish-brown with patches of congestion or effusion.
- Liver is congested and shows fatty infiltration, enlarged.
- Kidneys show granular degeneration.
- Heart is dilated and show fatty degeneration.
- Brain is shrinkage of cerebral cortex.

Sudden Stopping of Alcohol in Chronic Alcoholics

- Many withdrawal syndrome/reaction.
- Common abstinence syndrome.
- Alcoholic hallucinosis.
- Alcohol seizures.
- Alcohol ketoacidosis.
- Wernicke: Korsakoff syndrome.

ADDICTION–ALCOHOL, BHANG, OPIOIDS, TOBACCO AND DIGITAL ADDICTION

Alcohol

- Alcohol dependency, formerly known as alcoholism.
- It is a mental health diagnostic in which a person drinks alcohol in spite of serious dysfunctional regions, physical dependence symptoms, and/or associated difficulties.

↓

- It is frequently linked to drug addiction or dependency and is more prevalent among men.

Classification

It is classified into five types based on the pattern of use (not on the basis of severity):

1. **Alpha alcoholism:** Excessive and improper drinking to comfort mental and/or physically suffering without losing control but while withdrawal is still possible.
2. **Beta alcoholism:** Inappropriate and excessive drinking that causes medical problems (cirrhosis, gastritis) as a result of cultural drinking and inadequate diet, but without dependency.
3. **Gamma (malignant) alcoholism:** Both psychological and physical dependency, tolerance, withdrawal symptoms, and an inability to manage alcohol intake.
4. **Delta alcoholism:** Incapacity to refrain, tolerance, withdrawal symptoms, controllable alcohol intake, and minimum social disturbance.
5. **Epsilon alcoholism:** Alcohol addiction and dipsomania.

Treatment

Detoxification: Symptoms of alcohol withdrawal, or those brought on by removing the "toxin" alcohol.

Treatment of Alcohol Dependence

- Behavior therapy, psychotherapy and group therapy.
- Deterrent agents:
  - Alcohol sensitizing drugs: Disulfiram, citrated calcium carbimide, metronidazole, nitrafezole and methyltetrazolethiol can be used.
- It can used anti-craving agents like—Acamprosate, naltrexone and fluoxetine are used.

Opioids

- Opiate addiction involves reward circuits and dopaminergic pathways that regulate appetite, thirst, and drug addiction.
- Needle tracks', which are hypertrophic linear scars that trace the path of large veins, are the most prevalent dermatological manifestation. (Odd site tattoo).
- After the final opioid dosage, withdrawal symptoms start 12–24 hours later and go away 7–10 days later.

Signs and Symptoms

- Nausea, vomiting, anorexia.
- Tachycardia, pupillary dilatation, sweating, diarrhea, yawning, lacrimation, rhinorrhea, sleeplessness, muscular cramps, anxiety, piloerection (goose skin), and mildly elevated blood pressure, body temperature, and respiration rate.
- The heroin withdrawal syndrome is more severe than that of morphine.
- Tetanus, skin infections, abscesses, hepatitis, HIV/AIDS, pneumonia, endocarditis, osteomyelitis, fat necrosis, lipodystrophy, skin atrophy, and amenorrhea are some more symptoms.

Treatment

In overdose: Narcotic antagonists (e.g., naloxone and naltrexone) are used.

Detoxification

- The dosage of clonidine is 0.3–1.2 mg per day, tapered off over a period of 10–14 days.
- It is advised to use clonidine with naltrexone (100 mg orally, every other day).
- Methadone (25–50 mg twice daily) is used as a substitute medication to treat withdrawal symptoms.

Maintenance Therapy

- Methadone is commonly used.
- Opioid antagonist like naltrexone combined with clonidine is effective for detox and maintenance therapy.

Other Treatment

Options for dependent disorders include cognitive, family, group, or motivational improvement therapy, as well as social and occupational rehabilitation.

CANNABIS (BHANG)

- Cannabis causes withdrawal symptoms and a minor physical dependency.
- This condition lasts for 4–5 days and starts a few hours after quitting cannabis consumption.
- There are two types of psychological dependence
  1. Moderate (occasional "trips").
  2. Severe (compulsive usage).

Signs and Symptoms

- Chronic users and abrupt cessation may experience—malaise, irritability, agitation, sleeplessness, drug seeking, despair, tremors, nausea, sweating.
- Bodyaches are some of the symptoms that both long-term users and those who stop using drugs suddenly may encounter.
- It is said that hippocampal dysfunction impairs learning, attention, memory, retention, and retrieval. Lung effects are comparable to those of nicotine.
- Chronic usage can cause "amotivational" syndrome, which is characterized by a loss of age-appropriate behavior, such as slowness and disinterest in daily tasks at home and at school.

- There have been reports of spermatozoa morphologic abnormalities, decreased sperm count, and decreased sperm motility after marijuana usage.

Treatment

- Since the withdrawal syndrome is mild, supportive and symptomatic treatment is given.
- Psychotherapy and family therapy are also important in dependence.

TABACCO

- Nicotine, the primary addictive ingredient in tobacco products.
- It causes dependency in people with tobacco addiction, a chronic illness. Without the right help, quitting can be challenging since it impacts both mental and physical health.

Dependency on Nicotine

- Nicotine is a highly addictive stimulant that releases dopamine, the "feel-good" neurotransmitter, which alters the brain's reward system.
- This produces an enjoyable feeling that encourages recurrent usage and eventually dependency.

Behavioral and Psychological Aspects

- **Stress and anxiety:** Tobacco usage is a common coping strategy for stress, anxiety, and depression.
- **Habitual use:** After meals, during breaks at work, or at social events, smoking or chewing tobacco becomes a part of everyday life.

Signs and Symptoms

- It elevated blood pressure and heart rate.
- Chronic inflammation of the throat and cough.
- Breathlessness and headaches.
- Yellowing of the fingers.
- Diminished ability to taste and smell.
- Mood swings, anxiety, and irritability after abstaining from smoke having trouble focusing.
- Disrupted sleep habits or insomnia.
- Tobacco dependence as a coping mechanism for emotions or stress.

Treatment

- Behavioral therapies.
- By supplying regulated dosages of nicotine, nicotine patches, gums, lozenges, inhalers, and sprays might lesser the symptoms of withdrawal.

Medicine

- **Bupropion (Zyban):** Lesser withdrawal symptoms and cravings for nicotine.
- Varenicline (Chantix): Reduces the enjoyment of smoking by blocking nicotine receptors in the brain.

Digital

- The obsessive usage of digital technologies, including computers, cellphones, social media, gaming, and the internet, is referred to as digital addiction. Because it impacts social connections, mental health, and general well-being, it has grown in importance in the modern world.

Cause of Addiction

- Dopamine is increased by digital gadgets, producing a pleasurable experience similar to that of gambling or drug addiction.
- Compulsive behavior is reinforced by the consistent rewards of messages, likes, and alerts.
- A lot of people utilize digital platforms to avoid stress, boredom, or real-life issues.
- Peer influence: Social norms promote continuous screen time and connectedness.

Signs and Symptoms

- Headaches and eye strain (computer vision syndrome)
- Back discomfort and bad posture brought on by too much screen time
- Sleep disruptions brought on by late-night screen time.
- Anxiety and restlessness.
- Overuse of social media is associated with higher levels of stress and sadness.
- Impaired cognitive function: Too much screen time impairs concentration, memory, and judgment.

DRUGS OF ABUSE–LYSERGIC ACID DIETHYLAMIDE (LSD) AND 3, 4-METHYLENEDIOXY METHAMPHETAMINE (MDMA)

Lysergic Acid Diethylamide (LSD)

- The rye fungus is the source of LSD (acid, blotters), which is quickly absorbed from the GIT and starts working in 30 to 40 minutes.
- It is likely that LSD works by affecting the brain's 5-HT levels.
- Despite tolerance and psychological dependency, there is no physical dependence or withdrawal symptoms associated with LSD usage. Trip is a typical LSD use pattern.

Signs and Symptoms (Acute Intoxication) (Fig. 13.2)

Somatic or Physical

- Dizziness, dilated pupils, nausea.
- Flushing, hyperthermia, paresthesia, hyperactive reflexes and tremors.

Perceptual

Changes in vision and hearing, such as floating sensations, illusions, and synesthesia, which involves "hearing" colors and "seeing" odors.

Psychic or Changes in Sensorium

Delusional thinking, physical confusion, toxic psychosis-level suspicion, depersonalization, and a lack of temporal awareness.

Treatment

Removing the patient from aggravating situation, anxiolytics and symptomatic treatment.

Diagnosis

Ehrlich's reagent test: A rapid screening test for LSD makes use of the Ehrlich (Van Urk) reagent. When suspected sample is added to this solution, it turns bluish purple (violet) indicating positive test.

Methylenedioxymethamphetamine (MDMA)

Similar to mescaline, MDMA (ecstasy or Molly) is referred to as a "club drug" or "rave drug." It is thought to interact with central nervous system serotoninergic neurons.

Acute Symptoms

- Include elevated spiritual and emotional vitality, excitement, and enhanced sensory sensitivity.

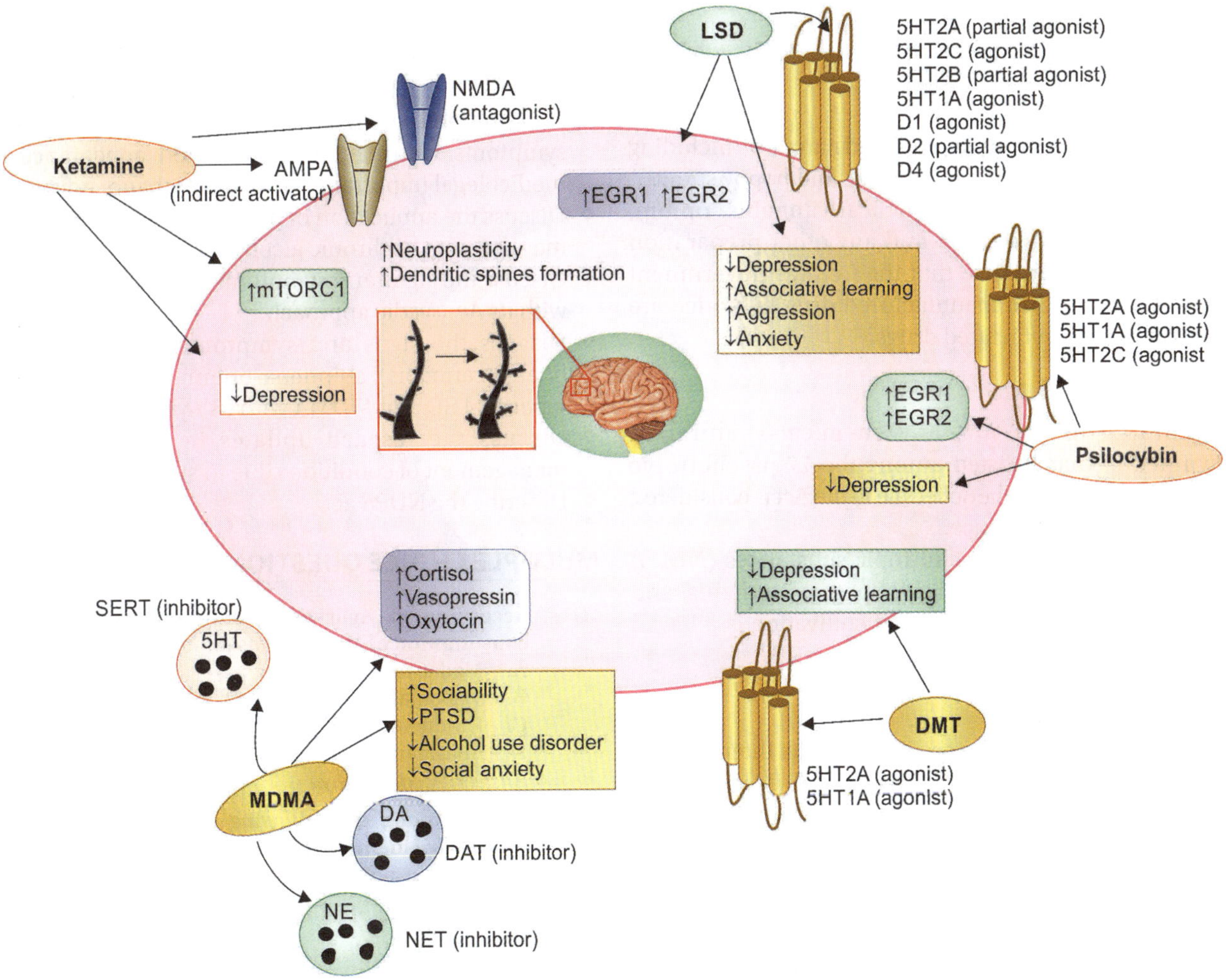

Fig. 13.2

- MDMA reduces emotional lability, depersonalization, and cognitive disruption.

Adverse Effects

- Include nausea, teeth grinding, blurred vision, anxiety, panic attacks and psychosis.
- MDMA has been associated with sudden death due to cardiac arrhythmia.

Treatment

- No specific treatment for acute overdose
- Symptomatic treatment is given.

NARCOTIC DRUGS AND PSYCHOTROPIC SUBSTANCES (NDPS) ACT., 1985

THIS ACT REPEALS AND RENDERS OBSOLETE THREE ACTS NAMELY

- The Opium Act, 1857
- The Opium Act, 1878
- The Dangerous Drugs Act, 1930

Definitions

- Narcotic drug refers to all produced narcotics, including coca leaf, cannabis (hemp), opium, and poppy straw.
- All derivatives of cocoa, medical cannabis, opium, poppy straw concentrate, and any other preparation of a narcotic substance that the Central Government may designate as a manufactured drug by notice are considered manufactured drugs.

How to Work and Act

- According to the Act, any chemical—natural or synthetic—that is listed among the 77 psychotropic substances listed in the Schedule to the Act is considered a psychotropic substance.
- Narcotic drugs and psychotropic substances (NDPS) Act prohibits the cultivation of poppy, cannabis, and coca plants; however, restricted cultivation is allowed for medicinal or scientific purpose.

Purpose of the Act

- An Act to implement the provisions of the International Conventions on Narcotic Drugs and Psychotropic Substances, to make strict provisions for the control and regulation of operations relating to narcotic drugs and psychotropic substances.
- This Act to provide for the forfeiture of property derived from or used in the illicit trafficking of narcotic drugs and psychotropic substances, and for other purposes.

Punishment

- Penalties for consuming any psychotropic substance or narcotic drug: Anyone found in possession of any of these substances faces penalties.
- When someone consumes cocaine, morphine, diacetylmorphine, or any other narcotic drug or psychotropic substance that the Central Government specifies in this regard through a notice in the Official Gazette, will be punished with rigorous imprisonment for up to a year, a fine of up to 20,000 rupees, or both.
- If the psychotropic medication or narcotic drug used is not one of those listed in or under subsection (a), it may be punished with up to six months in jail, a fine of up to 10,000 rupees, or both.

QUESTION FROM THE UNIT

- Define mada and describe its stages.
- Describe the types of madatyaya along with its management.
- Describe mode of action, fatal dose, fatal period, signs and symptoms, management, postmortem appearance and medicolegal importance of acute ethanol poisoning.
- Describe mode of action, fatal dose, fatal period, signs and symptoms, management, postmortem appearance and medicolegal importance of acute methanol poisoning.
- Discuss the application of principles of Ayurveda in the management of chronic alcoholism.
- Discuss the signs and symptoms of alcohol withdrawal with its Ayurvedic approach.
- Discuss the signs and symptoms of withdrawal of bhang (cannabis), ahiphena/opium and its derivatives, tobacco, LSD and MDMA with its Ayurvedic approach.
- Discuss the reseach updates in Ayurveda in the management of conditions due to substances of abuse.
- Describe the NDPS act.

MULTIPLE CHOICE QUESTIONS

Q1. According to Ayurveda, continuous and excessive consumption of Madya leads to:

A. Madatyaya
B. Vishamajwara
C. Pandu
D. Apasmara

Answer: A. Madatyaya

Q2. Which among the following is NOT a symptom of *Madatyaya* mentioned in Ayurveda?

A. Moha
B. Bhrama
C. Swasa
D. Prameha

Answer: D. Prameha

Q3. Which Ayurvedic term closely relates to the concept of addiction or craving?
A. Vega
B. Abhishyandi
C. Abhinivesha
D. Vyasan
Answer: D. Vyasan

Q4. The active addictive component in *Bhang* (Cannabis) is:
A. LSD
B. THC (Tetrahydrocannabinol)
C. MDMA
D. Nicotine
Answer: B. THC

Q5. Which of the following is associated with digital addiction?
A. Dopamine release disturbances
B. Hemoglobin increase
C. Vasoconstriction
D. Calcium loss
Answer: A. Dopamine release disturbances

Q6. Long-term use of tobacco commonly leads to:
A. Hypoglycemia
B. Lung cancer
C. Blindness
D. Hair loss
Answer: B. Lung cancer

Q7. LSD is a hallucinogenic drug derived from:
A. Cannabis plant
B. Ergot fungus
C. Tobacco leaves
D. Poppy plant
Answer: B. Ergot fungus

Q8. MDMA is popularly known as:
A. Crack
B. Ecstasy
C. Heroin
D. Meth
Answer: B. Ecstasy

Q9. Which of the following is a psychological effect of LSD abuse?
A. Hypoglycemia
B. Hallucinations
C. Seizures
D. Jaundice
Answer: B. Hallucinations

Q10. The NDPS Act was implemented in which year in India?
A. 1972
B. 1985
C. 1995
D. 2001
Answer: B. 1985

Q11. Under the NDPS Act, the cultivation of which of the following is prohibited without government permission?
A. Wheat
B. Rice
C. Cannabis
D. Maize
Answer: C. Cannabis

Q12. Which is NOT included under the NDPS Act?
A. Cocaine
B. Heroin
C. Nicotine
D. Opium
Answer: C. Nicotine

Q13. According to Charaka, which of the following is *Madya Varga* (group of intoxicants)?
A. "मद्यं बलवर्धनं सुखकरं मेध्यं स्मृतिप्रदं"
B. "क्षाराणि बलवर्धनानि"
C. "गुरु वातकृत् पाण्डुरोगकरी च"
D. None of the above
Answer: A. मद्यं बलवर्धनं सुखकरं मेध्यं स्मृतिप्रदं

14

UNIT

Agada Tantra Perspectives on Cancer

LEARNING OBJECTIVES

- Toxic carcinogens
- Toxicities due to chemo and radiotherapy and its Ayurvedic approach
- Agada and visha dravya prayoga in the prevention and management of cancer along with its research updates (Lecture: 2 hours, Nonlecture: 4 hours)

TOXIC CARCINOGENS

- Carcinogens substances or reasons for the occurrence of cancer are termed as carcinogens.
- When the body comes in contact with the carcinogens, they are processed or metabolized differently.

According to this, they are classified to:

- **Direct acting carcinogens**
  - Direct acting carcinogens are those chemicals which cause cancer on exposure like nitrogen mustar.
- **Indirect acting genotoxic carcinogens**
  - Indirect acting genotoxic carcinogen those substances which cause cancer when they are metabolized in the body like benzo(a)pyrene, aflatoxin B1, NNK.
- **Co-carcinogens**
  - Chemicals or lifestyles which act with other chemical to cause cancer are called co-carcinogens.
  - These substances do not cause cancer by themselves like sodium arsenite and cigarette smoking, etc.

Exposure of Toxic Carcinogen

- Cancer, as understood in contemporary medicine, involves uncontrolled cellular growth due to genetic and epigenetic alterations.
- In Ayurveda, this can be correlated with Dhatwa agni Mandya (dysfunction of tissue-level metabolism) and Dhatu vitiation caused by prolonged exposure to toxins.
- The gradual accumulation of harmful substances—whether dietary, environmental, or radiation-induced—leads to cellular mutations and tumor formation.
- This chronic toxicity aligns closely with the principles of Dooshivisha, where toxins accumulate without immediate symptoms and later create profound pathological changes.

TOXICITIES DUE TO CHEMO AND RADIOTHERAPY AND ITS AYURVEDIC APPROACH

Toxicities Due to Chemo and Radiotherapy

Although radiation and chemotherapy are good ways to treat cancer, they can have serious side effects because they affect healthy cells. Both acute (occurring during or soon after treatment) and chronic (developing months or years later) toxicities are possible.

Chemo Side Effect

- Hematologic toxicity (bone marrow suppression).
- **Gastrointestinal:** Nausea and vomiting, diarrhea or constipation, dysphagia.
- **Skin:** Alopecia, hyperpigmentation, redness, swelling, and pain in palms and soles.
- **Heart:** Arrhythmias, heart failure.
- **Nervous system:** Peripheral neuropathy, cognitive impairment.
- **Lungs:** Fibrosis (scarring), interstitial lung disease.
- Infertility, premature menopause.

Radiotherapy Side Effect

- Esophagitis, gastritis or enteritis.
- Proctitis (rectal inflammation).

- Myelosuppression (if treating bone marrow areas).
- Brain tissue death.
- Pericarditis, coronary artery disease.
- Radiation pneumonitis.

Cancer in Ayurvedic Approach

- The Agada Tantra's Dooshivisha idea has been covered in great detail in traditional sources and offers a framework for comprehending chronic toxicity, including its possible connection to the development of cancer.
- This part examines the applicability of Agada Tantra in the context of cancer by reviewing modern scientific research and traditional Ayurvedic texts.
- Cancer, known as Arbuda in Ayurveda, is a chronic and complex disease characterized by uncontrolled cellular growth and tissue damage.
- Ayurvedic texts, though ancient, provide a profound understanding of cancer-like conditions through
  - The concepts of Dosha imbalance.
  - Dhatwagni dysfunction, and Dhatu vitiation.
- This holistic system of medicine emphasizes not only the management of the symptoms but also addressing the root causes of disease at the physical, mental, and environmental levels.
- The term Arbuda is described in the classical texts, particularly in Sushruta Samhita, as a condition involving a large, immovable, painless, and slow growing swelling caused by the vitiation of the Doshas.
- Arbuda is often used to explain tumor-like growths, including both benign and malignant types.
- Cancer is also associated with other Ayurvedic conditions like Granthi (minor tumor), Vidradhi (abscess), and Dushta Vrana (non-healing ulcer), depending on the presentation and severity.

Etiopathogenesis

- **Imbalance of Doshas:** Cancer is caused by an imbalance in Vata, Pitta, and Kapha, with Kapha often playing a dominant role due to its properties of abnormal growth and cohesion.
- **Dhatwagni Mandya (impaired tissue metabolism):** Dysregulated metabolic activity at the cellular level (Agni) leads to abnormal tissue (Dhatu) formation and growth.
- **Ama (toxins):** Accumulation of undigested metabolic byproducts (Ama) acts as a catalyst for cellular dysfunction.
- **Toxin accumulation (Dooshivisha):** Chronic retention of low-potency toxins disrupts.

Factors Contributing to Cancer

- Ayurveda identifies both external and internal factors that contribute to the pathogenesis of cancer-like conditions.
- **Improper diet (Ahara):** Consumption of incompatible foods (Viruddha Ahara), processed foods, and dietary toxins can disrupt Agni and lead to the formation of Ama.
- **Lifestyle factors (Vihara):** Lack of physical activity, chronic stress, irregular sleep, and exposure to environmental toxins increase the risk of Dosha imbalance.
- **Environmental factors:** Chronic exposure to radiation, pollutants, and carcinogens correlates with the concept of Dooshivisha.
- **Genetic and hereditary factors:** Ayurveda attributes predispositions to inherited Prakriti and parental influences.

AYURVEDIC PATHOPHYSIOLOGY OF CANCER

- **Dosha vitiation:** Long-term vitiation of doshas affects cellular intelligence (Prakriti) and tissue integrity (Dhatu).
- **Dhatu Kshaya and Dushti (tissue depletion and vitiation):** Cancer involves the vitiation of rasa, rakta, and subsequent Dhatus, leading to structural and functional damage.
- **Srotodushti (channel obstruction):** Blockages in microcirculatory channels (Srotas) impair the supply of nutrients and waste removal, promoting abnormal growth.
- **Ojas depletion:** Loss of vitality (Ojas), the essence of immunity, leads to weakened resistance to disease.

Clinical Features in Ayurveda

- **Localized symptoms:** Painless swelling, nonhealing ulcers, discoloration, and abnormal tissue growth.
- **Systemic symptoms:** Fatigue, loss of appetite, weight loss, fever, and generalized weakness.
- **Advanced symptoms:** Rapid metastasis (spreading to other Dhatus), bleeding, and severe pain.

AGADA AND VISHA DRAVYA PRAYOGA IN THE PREVENTION AND MANAGEMENT OF CANCER ALONG WITH ITS RESEARCH UPDATES

MANAGEMENT OF CANCER IN AYURVEDA

Agada Use in Cancer

- Vilwadi agada:
- Ajithagada
- Malatyadi agada.
- Vilwadi agad, panchvalkal agada.
- Sirishadi agada, Vishaghan mahakshyam, etc.

Ayurvedic treatment for cancer focuses on a multipronged approach:

- **Detoxification and purification (Shodhana):** Panchakarma therapies such as Vamana (emesis), Virechana (purgation), and Basti (enema) help eliminate toxins and balance Doshas.
- **Palliative therapies (Shamana):** Herbal formulations like Kanchanara Guggulu, Haridra, and Guduchi are used to balance Doshas, detoxify, and enhance tissue health.
- **Rejuvenation (Rasayana):** Rasayana drugs such as ashwagandha (Withania somnifera) and amalaki (Emblica officinalis) improve immunity, restore vitality, and prevent recurrence.
- **Diet and lifestyle modifications:** Emphasis on Sattvik ahara (wholesome diet), regular physical activity, and stress management techniques like Pranayama and Meditation.
- **Surgical interventions (Shastra Karma):** As per Sushruta, surgical excision may be considered for large, localized tumors.

Role of Ayurveda in Cancer Management

- **As adjuvant or co-therapy along with chemotherapy, radio therapy; and post-surgery care.**
  - To minimize the side effects of these therapies.
  - In reducing the therapeutic dose of the various drugs used as in some studies on cow urine.
  - Can be helpful in targeting the specific tissues as in some studies on nanoparticles of gold.
- **To slower the progress of the cancer:** When chemo therapy, radiotherapy or surgery is contraindicated due to many reasons and patients have no other choice;
- **Anti-tumor action** with the help of herbal/Herbo-mineral compounds found to be effective in some studies.
- **Cell protective activity** of drugs prescribed in Rasayana therapy to improve comfort and the quality of life for individuals with cancer.

As Adjuvant or Co-therapy Along with Chemotherapy or Radiotherapy

The use of antioxidants during chemotherapy enhances therapy by reducing the generation of oxidative stress induced aldehydes.

RASAYANA

- In Ayurveda, Rasayana does not means chemicals.
- Rasayana therapy enriches Rasa Dhatu with nutrients to help one attain
  - Longevity
  - Memory, intelligence, health, youthfulness
  - Excellence of luster, complexion and voice.
  - Optimum development of physique and sense organs.
- Rasayana herbs and formulas are similar to adaptogens but although categories overlap, they are not identical.
- Adaptogens are nontoxic herbs that work in a nonspecific way to balance the normal physiology of the body, by acting upon the HPA axis and the neuroendocrine system.
- To protect body from the side effects (of chemo and radio therapy) like:
  - Alopecia, nausea, nail changes.
  - Constipation, anorexia and vomiting.
- Myelosuppression one of the fatal toxicity of chemotherapy led to delay in the schedule of chemotherapy.
- The patients who are receiving the Ayurvedic agada treatment along with CT have also shown more regularity in maintaining the chemotherapy cycles as the hematological levels can be maintained up to normal state.

To Slower the Progress of the Cancer

- There are many conditions when chemo therapy, radio therapy or surgery are contra indicated or not prescribed due to many reasons like the age factor, body resistance, severe side effects, location, etc.
- In that case doctor or patients have no other choice left other than to slow down the progression.

DRUGS AND HERBS OF AYURVEDA CAN BE USED IN TREATMENT OF CANCER

- Every plant contains thousands of various alkaloids, steroids, flavonoids, terpenoids and other molecules with bioactivity, and Ayurvedic preparations may consist of many different plants.
- The presence of such a wide variety of ligands suggests that the preparation may be acting on a wide variety of tissues through a number of different mechanisms.
- So it is always advisable to prescribe drug as a whole instead of specific derivative.
- **Brain cancer drugs:** Shatavari (Asparagus), Yashtimadhu (licorice), Mandukaparni (Bacopa) and Kastoori Bhairav Rasa, Brahmi Vati, Smritisagar Rasa, etc.
- **Oropharyngeal cancers drugs:** Pathyadi Kwath, Varunadi Kwath, Kaishor guggulu, Kasamarda (Cassia occidentalis), Mahalaxmivilas Rasa, etc.
- **Lung cancers drugs:** Malla sindura, Samir-pannaga Rasa, Somal Bhasma, Kantakari, Vyaghri, Vasasava, Kanakasava, Chitraka Haritaki avaleha, Bhallatakavaleha, Pippali (Piper longum), Hirak bhasm Rasayana, etc.
- **Stomach cancers drug:** Bilwadi agada, Shatavari, Amlaki, Aloe Vera, Changeri Ghrita, Mahakalyanaka Ghritam, Bhomi Amalaki, etc.

- **Intestinal cancers:** Shigru (Moringa oleifera), Panchamrit parpti, Brihada Gangadhara Churnam, Kutaja Ghanavati, Kutaja avaleha, etc.
- **Female genital cancers:** Ashoka (Saraka Ashoka), mukta panchamrita rasa, Fala Ghrita, Dhanvantara Tailam, etc.
- **Male genital cancers:** Shilajit, Vanga Bhasma, Chandrodaya, Triphala, Makardhvaja, etc.
- **Liver cancers:** Bhumvamalaki, Bhallataka, Triphala, Guduchi, Arogyavardhini, Phalatrikadi Kwatha, etc.
- **Blood cancers:** Somala Bhasma, Ashwagandha, Samirpannaga Rasa, Anantmula, Suvarna Vasant Malti Rasa, etc.
- **Bone cancers:** Aabha Guggulu, Madhu Malini Vasant Rasa, Sariva, etc.
- **Breast cancers:** Gojivha, Chinchabhallataka, Jivaniya Gana, etc.
- **Skin cancers:** Manjishtha (Rubia cordifolia), Sameera Panaga Rasa, Kaishor Guggulu, Gandhak

Research Update

(IJCRT2409474 International Journal of Creative Research Thoughts (IJCRT) www.ijcrt.org)

Therapeutic Potential of Agad in Cancer Management: A Comprehensive Review

Dr. Sangeeta P. Badarwad Assistant Professor, Department of Agadtantra, Purnayu Ayurveda Vidyapeeth, Jabalpur, MP

Abstract

Ayurveda, an ancient Indian system of medicine, offers a unique perspective on the treatment of cancer through the use of visha (poison) and agad (antidotes). This review aims to explore the historical background, theoretical framework, and current evidence regarding the utilization of visha and agad in cancer therapy within the Ayurvedic paradigm. The concept of visha in Ayurveda refers to substances with inherent toxicity, which, when administered in controlled doses under expert guidance, are believed to possess therapeutic properties against cancer. Similarly, agad formulations serve as antidotes to counteract the toxic effects of visha and restore balance to the body. While Ayurvedic treatments incorporating visha and agad have been used for centuries, their efficacy and safety in cancer management remain subjects of debate and ongoing research. Limited scientific studies have investigated the anti-cancer potential of specific Ayurvedic formulations containing visha ingredients, highlighting the need for further clinical research to validate their effectiveness. Moreover, the integration of Ayurvedic therapies with conventional cancer treatments necessitates a multidisciplinary approach, emphasizing collaboration between Ayurvedic practitioners and oncologists to optimize patient care. This review underscores the importance of evidence based practice and patient safety in the exploration of Ayurvedic interventions for cancer treatment, while also acknowledging the rich heritage and holistic principles that underpin Ayurvedic medicine. This article is a humble attempt to present the review of various researches that have been undertaken in this context.

Keywords: Ayurveda, Agad, Visha, Cancer, Dushivisha

Conclusion

- In addition to classical description of Dooshivisha and Garavisha, it can be inferred that polluted environment, changing and faulty lifestyle, changing food habits, Viruddha-ahara, mental stress, addictions, suppression of natural urges also act as Dooshivisha in one aspect and as Garavisha in others. Concept of Dooshivisha is similar to latent poison and Garavisha similar to accumulation of toxins and these lead to production of many diseases including cancer. So while treating cancer, treatment of Dooshivisha and Garavisha must be tried. Like all other Ayurvedic treatment, Pathyapathya have an important role in management of cancer, so along with treatment it should also be strictly followed.
- International Ayurvedic Medical Journal, (ISSN: 2320 5091) (June 2017) 5(6). A review article on Karka Roga (Cancer) in terms of Agadatantra.
- Afr. J. Biomed. Res. Vol. 27(4s) (December 2024); 9013 - 9019 Research Article A Critical Analysis on Role of Agada in cancer. https://doi.org/10.53555/AJBR.v27i4S.5372

QUESTION FROM THE UNIT

- Discuss the concepts of Agada Tantra in oncology.
- Enlist the cancer causing toxic chemicals/substances (toxic carcinogens) and describe the process of mutation in genes and carcinogenesis.
- Describe the chemotherapy induced common toxicities and Ayurvedic approach for its management.
- Describe the radiotherapy induced common toxicity and Ayurvedic approach for its management.
- Discuss the role of visha and vishaghna dravya in the management of cancer along with its research updates.

MULTIPLE CHOICE QUESTIONS

Q1. Which of the following is considered a common environmental carcinogen?
A. Arsenic
B. Gold
C. Zinc
D. Magnesium
Answer: A. Arsenic

Q2. Which toxin in tobacco smoke is known for its strong carcinogenic effect?
A. Benzopyrene
B. Carbon dioxide
C. Oxygen
D. Methane
Answer: A. Benzopyrene

Q3. Which of the following is a natural carcinogenic toxin produced by fungi?
A. Aflatoxin
B. Cyanide
C. Serotonin
D. Dopamine
Answer: A. Aflatoxin

Q4. Which among the following is a major side effect of chemotherapy?
A. Hypertension
B. Bone marrow suppression
C. Diabetes
D. Goiter
Answer: B. Bone marrow suppression

Q5. Which Ayurvedic formulation is known for its Rasayana (rejuvenative) effect to help in radiotherapy-induced toxicity?
A. Triphala
B. Shadanga Paniya
C. Aragwadhadi Kashaya
D. Sutshekhar Ras
Answer: A. Triphala

Q6. Which of the following is a common toxicity caused by radiation therapy?
A. Hypothermia
B. Dermatitis
C. Gastric ulcers
D. Hypoglycemia
Answer: B. Dermatitis

Q7. Which one of the following is used in Ayurveda for its anti-cancer and anti-toxic effect?
A. Haridra (Curcuma longa)
B. Jatamansi
C. Ashoka
D. Shankhpushpi
Answer: A. Haridra (Curcuma longa)

Q8. Which group from Charaka Samhita is useful as Visha Shamana (anti-toxic) and also being researched for cancer prevention?
A. Jwaraghna Mahakashaya
B. Vishaghna Mahakashaya
C. Deepaniya Mahakashaya
D. Balya Mahakashaya
Answer: B. Vishaghna Mahakashaya

Q9. Which modern research-supported herb shows potential as an anti-cancer agent and is part of Agada formulations?
A. Ashwagandha
B. Shatavari
C. Brahmi
D. Vacha
Answer: A. Ashwagandha

Q10. "यद्ग्रहे यद्विषं प्रोक्तं तदग्रे निगृह्णात्यगात्।" **- Refers to the concept of:**
A. Graha Rogas
B. Agada Chikitsa
C. Jwara Chikitsa
D. Vamana Karma
Answer: B. Agada Chikitsa

15

UNIT

Forensic Medicine (Vyavahara Ayurveda) and Medical Jurisprudence (Vidhi Vaidyaka)

LEARNING OBJECTIVES

- Forensic medicine and medical jurisprudence
- Introduction to Indian Penal Code, Indian Evidence Act and Criminal Procedure Code (Lecture: 1 hour, Nonlecture: 0 hours)

FORENSIC MEDICINE AND MEDICAL JURISPRUDENCE

INTRODUCTION TO FORENSIC MEDICINE

- **Forensic:** Court of law
- Is the subject concerned with the application of medical and paramedical scientific knowledge to certain branches of law, both civil and criminal.
- The subject deals with medicolegal aspects of crime against person, e.g., homicide, suicide, assault, sexual offences, traffic accidents, poisoning, sudden death, asphyxial deaths, burns, etc., and aids the law enforcing agencies in administration of justice.

It Deals with the Medical Aspect of Law Examples are:

- A person die suddenly therefore a suspection of foul play may arise the body is submitted to the medical officer to determine that the death is due to natural cause or by violence or by poisoning.
- A woman may complain that she has been raped and accuse a man. Medical examination will help to reveal that she has to be sexual assaulted or not.
- A person may die of coronary thrombosis while walking on the road. His dead body ruined by motor vehicles, the driver has been caught and charged. Histochemical or biochemical studies of injuries tell the actual fact. In all such case the doctor may have to appear in court of law as expert witness so forensic medicine plays an important role in guarding of each individuals in the community and also ensure the accused is not being left.
- Forensic medicine is a vast subject. All branches of medicine are represented it.
- The knowledge of it is viewed both from medical and legal angle. For example:
  - If a doctor see wound, his interest to know or clean and how to treat on the other hand- the forensic expert is mainly interested to determine the kind of violence or weapon and seen injury is simple or grievous and the time of injury.

Short Forensic Medicine is Medical Aspects of Law

- It is also known as legal medicine/state medicine.
- In USA, this subject is known as medical jurisprudence.
- In France and Germany this subject is known as legal medicine.
- In England, Scotland and India this subject is known as forensic medicine.
- In West Bengal, Assam and Manipur this subject is known as forensic and state medicine.
- In Bihar, Orissa and Maharashtra this subject is known as forensic medicine and toxicology.

Forensic Medicine in India: व्यवहार आयुर्वेद in India:

भारत में व्यवहार आयुर्वेद प्राचीन समय से ही चला आ रहा है। भारत की सभ्यता प्राचीन सभ्यताओं में से एक है। मोहिनजोदड़ो और हड़प्पा में सिंधु–घाटी में हुई खुदाई में जो अवशेष मिले हैं। उनसे पता चलता है कि उस काल में लोग काँसे व तांबे के हथियार बनाते थे। शवाधान की भी तीन विधियों के संकेत मिलते हैं।

1. पूर्ण शवाधान 2. अवशेष शवाधान 3. दाह संस्कार

❖ शासन राजा के द्वारा होता था। मनु पहले ऐसे राजा थे जिन्होंने देश को एक सुव्यवस्थित विधान दिया।

↓

❖ उसकी प्रसिद्ध मनु स्मृति में राजधर्म, प्रजारक्षा, दण्डोत्पति, अधर्म दण्ड प्रशंसा, राजा की प्रशंसा, न्यायलय प्रवेश, पुरुष के धर्म, स्त्री के धर्म, व्याभिचार, पाप, महापाप, पापकर्मो के लिए उनकी गंभीरता के अनुरूप प्रायश्चित का विधान आदि विषयों की बड़े विस्तार से व्याख्या की है।

↓

❖ आधुनिक काल में भी हिन्दू न्याय के लिए उसे आदर्श मार्गदर्शक माना जाता है।

❖ भारत के प्राचीनतम उपलब्ध वैदिक शास्त्र में (लगभग 3000 ई. पू.) तत्कालीन दंड व्यवस्था का विस्तार पूर्वक वर्णन मिलता है। ऋग्वेद के अनुसार रूद्र और वरूण दंड देते थे। वरूण पाप पुण्य की समीक्षा करते थे। झूठ बोलना सबसे बड़ा पाप माना जाता था।

❖ ऋग्वेद में राजा और उसके द्वारा न्याय व्यवस्था का भी वर्णन है।

❖ दूसरे वेदों में संगोत्रगमन, परस्त्रीगमन, परपुरूषगमन, भ्रूणहत्या हत्या जैसे अपराधों और तदनुरूप दिए जाने वाले दंण्डो का भी वर्णन है। (7/86/5).

↓

❖ चिकित्सा को व्यवसाय का दर्जा मिल चुका था। अर्थवेद में वर्ण (घाव), संर्पदंश तथा तीनों प्रकार की चिकित्सा का वर्णन मिलता है।

❖ समाज और उसकी सुरक्षा, राज–व्यवस्था, शासन व्यवस्था, न्याय व्यवस्था एवं दण्ड व्यवस्था का कौटिल्य ने (300 ई. पू.) अपने अर्थशास्त्र में सुन्दर वर्णन किया है।

↓

❖ इसे तत्कालीन विधि संहिता का दर्जा प्राप्त था। दण्ड संबन्धी विधियों का विस्तृत वर्णन है।

↓

❖ कौटिल्य ने कहा है कि दण्ड का समुचित और विवेकसम्मत होना जरूरी है। कठोर दण्ड देने वाले राजा से सभी उद्विग्न हो उठते हैं। परन्तु दण्ड में व्यवधान देने वाले राजा की भी लोग अवहेलना करते हैं।

↓

❖ कौटिल्य के समय में चिकित्सा व्यवस्था एक व्यवस्थित व्यवसाय के रूप में जन्म ले चुका था।

↓

❖ चिकित्सक को अपना व्यवसाय करने के लिए राजा की आज्ञा लेनी पड़ती थी। अपने व्यवसाय में उपेक्षा करने पर उसे दंड़ित भी किया जाता है।

आयुर्वेद की प्राचीन संहिताओं में व्यवहार–आयुर्वेद संबन्धी विषयों का विस्तार से वर्णन किया है।

❖ चरक (200 ई.) आयुर्वेद के अध्ययनार्थी के चयन, उसके परीक्षण कर्माभ्यास, सवैद्य के लक्षण, अधिकारों एवं कर्तव्यों, प्रशासन के प्रति कर्तव्यों के बारे में समुचित प्रकाश डाला है।

❖ सुश्रुत ने जिन्हें तत्वों के आधार पर शल्यतंत्र का जनक भी कहा जाता है। सुश्रुत संहिता में विषविज्ञान का विस्तार से वर्णन है। भिन्न प्रकार के शस्त्रों से होने वाले व्रणों, अस्थि भग्न आदि के एवं उनके निदान व उपचार का शल्य चिकित्सा में वर्णन किया है।

❖ शवछेदन व परीक्षण व्यापक रूप से की जाती है।

MEDICAL JURISPRUDENCE

The word Jurisprudence can be broken into two parts:

❖ **Juris:** Law, prudentia = knowledge.

❖ Therefore medical jurisprudence means law in relation to medicine.

Definition

❖ Medical Jurisprudence is defined as the subject which deals with the application of knowledge of law for purposes of practice of medicine.

❖ In short medical jurisprudence is legal aspects of medicine.

This Subject Therefore Deals with

❖ Medical ethics, medical etiquettes.

❖ Duties and rights of the doctor and patient.

❖ Professional misconduct, professional negligence, maintenance of professional secrecy.

❖ Consent during medical examination and treatment. The subject therefore encompasses the do's and dont's for a doctor in relation to state, patient and other doctor colleagues.

Ancient Practice of Medical Juris Prudence in India

ऋग्वेद के अनुसार–

❖ प्राचीन काल में जब मानव ने समाज में रहना शुरु किया तब से (Medical Juris) या विधि वैद्यक का प्रचलन शुरू हुआ समाज में रहना हमें दो चीजे सिखाता है।

1. सुविधाजनक तरीके से रहना।
2. सामाजिक सुरक्षा प्रदान करना।

❖ प्राचीन काल में नियम व कानून बहुत ही सीमित थे। तथा बहुत महत्वपूर्ण थे। जैसे–2 समय बितता गया।

↓

- राज्य बने तथा उन राज्यों को संभालने के लिए राजा राज करते थे। तदैव धर्म की उत्पत्ति हुई। तथा लोग अच्छे व बुरे कार्यो के बारे में जानने लगे।

↓

- धर्म की उत्पत्ति के कारण ही नियम व कानून बने तथा लोगों में अपने उत्तरदायित्व को समझने की भावना आयी।

↓

- धर्म के अनुसार उत्तरदायित्व का अर्थ है कि हालात के अनुसार अपने कार्यों को करना अथवा न करना अर्थात् वही काम करना जो सभी लोग करते हैं। तथा वो काम न करना जिन्हें गलत समझा जाता है। या कोई नहीं करता है। प्राचीन काल में धर्म दो तरह का बताया है।
  1. **अहिका धर्म** – समाज के नियम व कानून दर्शाता है।
  2. **परमार्थिका धर्म** – धार्मिक नियम व कानून को दर्शाता है।

मनुस्मृति के अनुसार–

- मनुस्मृति में भी सामाजिक एवं अमानवीय अपराधों के बारे में बताया गया है। राजा के दरबार में ही अपराधों की सुनवाई होती थी। राजा ही राज्यों के सभी नियमों व कानूनों को मंत्रियों की सलाह से बनाता था।
- राजा के पास इन नियमों को बदलने की शक्ति नहीं होती थी। राजा किसी भी अपराधिक मामले पर दबाव नहीं डाल सकता था। मनुस्मृति के अनुसार न्यायालय को सभा कहा जाता था सभा के अन्दर एक मुख्य न्यायधीश एवं तीन अन्य न्यायधीश तथा एक राजा होता था। **(मनुस्मृति च. 8)**.
- एक परिषद् होती थी। जिसे वरूधा कहा जाता था। जिसका काम फैसलों का निरीक्षण करना होता था। **(मनु. 8/17)**.
- न्यायालय अपना फैसला उपस्थित साक्ष्यों के आधार पर सुनाता था। साक्ष्यों एवं शपथ की महत्ता को दर्शाया गया है। **(मनु 8/109)**.
- यदि कोई गवाह झूठ बोलता है। इस मामले को उलझाने की कोशिश करता है। तो इस प्रकार के गवाह को सजा भी हो सकती है। **(मनु 8/118)**
- संशय वाले मामलों में किसी भी मामले को दूबारा से सुनवाई की इजाजत होती थी। **(मनु 8/117)**

कौटिल्य अर्थशास्त्र के अनुसार–

- **(कौ.अ. 4/88/13)**–कोटिल्य अर्थशास्त्र के अनुसार राजा के लिए भी सीमाएँ निर्धारित थी। यदि राजा किसी बेकसूर व्यक्ति पर जुर्माना लगा देता था। तो जनता को हक था कि 30 गुणा हरजाना ले सकती थी महत्वपूर्ण कार्य सभी के लिए धर्म को सुरक्षित रखना था।

INTRODUCTION MEDICAL JURISPRUDENCE (प्राचीन भारत एवं संहिताओं में)

- **Crime and punishment: (अपराध एवं दण्ड्)**–
  साहस एवं दंड़पारूषय को मनुस्मृति एवं कौटिल्य अर्थशास्त्र में कई बार बताया गया है। चाणक्य ने इसकी विस्तार में व्याख्या की है।
- **Insanity and responsibilities: पागलपन और जिम्मेदारियाँ:**
  कौटिल्य अर्थशास्त्र में कई जगहों पर बताया गया है कि पागलपन में यदि व्यक्ति अपराध करता है। तो उसे अपारं नहीं माना जाता है। (K.A 4/88/13) पागल व्यक्ति को अपना उत्तराधिकारी नहीं बनाया जा सकता।
- **Feigned insanity: (कल्पित उन्माद)**
  (K.A. 3/69/5) यदि कोई व्यक्ति अपराध करने के बाद कहे कि उससे यह पागलपन या नासमझी में हुआ है। तो वह व्यक्ति स्वयं अपराध करने का दोषी माना जाएगा। जैसे– संभोग के पश्चात कोई कहे कि वह अनजाने में हुआ है। तो वह अपराध माना जायेगा।
- **Criminal abortion: (अपराधिक गर्भपात):**
  यदि गर्भपात गर्भाशय या अमाशय पर ताड़न के कारण हुआ है। तो यह सजा के योग्य है। अगर गर्भपात दवाई लेने के कारण हुआ तो यह द्वितीय श्रेणी का अपराध है।
  (K.A. 4/86/11) यदि शारीरिक प्रताड़ना के कारण हुआ है। तो गंभीर श्रेणी का अपराध है।
- **Criminal poisoning: (अपराधिक विषाक्तता)**
  किसी व्यक्ति को जहर देकर मारना मुख्य गम्भीर अपराधों में से एक है। जिसके लिए सख्त सजा दी जाएगी **(K. A. 4/86/11)**
- **Postmortem examination: (शवछेदन परीक्षा)**
  - सबसे पहले मृतशरीर का छेदन कौटिल्य अर्थशास्त्र में बताया गया है। चाणक्य का आशुमृतक परीक्षा नाम से पूरा विषय शवछेदन के बारे में ही है **(K. A. 48/2/7)**।
  - तैल द्रोणी में मृतशरीर को डालकर शवछेदन प्रारम्भ किया जाता था।
  - हृदय के टुकड़े को यदि अग्नि पर रखे और चट–2 की आवाज के साथ इन्द्रधनुषी धूम दिखे तो मृत्यु विष के कारण
  - **(K. A. 4/82/12)** स्त्री एवं पुरूष के धर्म सम्बन्धी नियम तथा अपराधों के बारे में कन्या प्रकरण में बताया गया है।
  - वैद्य के नियमों के बारे में एवं वैद्य के विषय में कौटिल्य अर्थशास्त्र के चौथे अधिकरण में कहा गया है कि राजा को बिना सुचित किए।

↓

यदि कोई वैद्य किसी ऐसे रोगी की चिकित्सा करे व मृत्यु की संभावना है और औषधि देने के दौरान ही उसकी मृत्यु हो जाए तो उस वैद्य को प्रथम साहस दण्ड़ दिया जाए।

↓

शरीर के किसी विशेष अंग का गलत शल्य चिकित्सा होने के कारण यदि रोगी का वह अंग क्षतिग्रस्त हो जाए या दूसरी तरह की हानि हो तो वैद्य को यथोचित दण्ड दे।

↓

दण्ड़पारूषय अध्याय में कहा गया है। कि हाथ, पैर, दन्त तोड़ देने वाले को, कान तथा नाक काट देने वाले को, वर्ण (धाँव) को फोड़ देने वाले को भी प्रथम साहस दण्ड दिया जाना चाहिए।

↓

गर्दन, नेत्र पर, जिह्वा, हाथ–पैर, मुख आदि पर क्षति करने देने पर मध्यम साहस दण्ड़ दिया जाए।

INTRODUCTION TO INDIAN PENAL CODE, INDIAN EVIDENCE ACT AND CRIMINAL PROCEDURE CODE

Criminal Laws in India

- In order to remove the former British-era IPC, CrPC, and IEA, the government has enacted three criminal laws-effective July 1, 2024)
  1. The Bharatiya Nyaya Sanhita (BNS), 2023 [formerly, Indian Penal Code (IPC)]
  2. The Bharatiya Nagarik Suraksha Sanhita (BNSS), 2023.
  3. The Bharatiya Sakshya Adhiniyam (BSA), 2023.

The Bharatiya Nyaya Sanhita (BNS), 2023 [Formerly, Indian Penal Code (IPC)]

The BNS, India's official criminal code, aims to address all aspects of criminal law.

New Rule

- Children (anyone under the age of eighteen), terrorism, and crimes including separatist, violent revolt against the government, and contesting national sovereignty are all defined.
- Repeals the offense of subversion in IPC.
- Establishes the death penalty as the rigorous penalty for mob lynching.
- Proposes 10 years in jail is suggested for having sex with a woman while making a fake marriage commitment.
- Introduces community service as a way to penalize certain offenses.

The BNS Defines Specific Crimes and Provides Punishment for them. Some Examples are

- Chapter VI, Sections 100 to 146, covers crimes against the human body. It covers every type of crime that can be committed against the human body, from the least serious to the most serious, such as murder.
- Chapter XVII , Sections 301 to 335, define and penalize crimes against property. Theft, extortion, robbery, cheating, forgery, and other offenses are among the ones committed.
- Chapter VII Sections 147 to 158-identify and penalize offenses against the State, which include some of the worst penalties, such as waging war against the state.
- **General exceptions:** Sections 14-44 (Chapter III) provide for extraordinary situations in which an offender might avoid criminal guilt. These situations include insanity, consent, and actions by minors under a specific age.

Bhartiya Nagarik Suraksha Sanhita (BNSS), 2023 (Formerly, Criminal Procedure Code (CrPC)]

- **BNSS:** The BNSS handles the investigative processes and the system for punishing violations of the substantive criminal law.
- It is a systematic document that outlines a process for cognizance, arrest, bail, evidence gathering, trial, and determining guilt or innocence in order to give the accused due process.

New Rule

- Encourages the use of technology for deposition recording, trials, and appeals, enabling video conferencing during hearings.
- Makes video-recording of statement of survivors of sexual violence compulsory, which can help in preserving evidence and preventing coercion or manipulation.
- Mandates police to provide an update on the progress of a complaint within ninety days (90), which can improve openness and accountability.
- Ensures that justice is not compromised or denied by requiring police to contact the victim before dropping a case that carries a penalty of at least seven (7) year.
- Gives magistrates the authority to consider offenses based on electronic records, including emails, SMSs, WhatsApp communications, and so on. This can help with the gathering and validation of evidence.

OFFENSE IS 'ANY ACT OR OMISSION MADE PUNISHABLE BY LAW FOR THE TIME BEING IN FORCE' [SEC 2(24) BNS]. THE OFFENSES CAN BE

- **Bailable offenses:** Crimes for which the court cannot deny bail and the police cannot hold an individual in jail are known as bailable offenses. For example:
  - Causing death by rash or negligent act [Sec. 106 BNS (304-A IPC)]
  - Causing miscarriage [Sec. 88 BNS (312 IPC)], or voluntarily causing hurt [Sec. 115 BNS (323 IPC)] and grievous injury [Sec. 117 (325 IPC)].

- **Nonbailable offenses:** Are those where bail is not permitted. Only a Judicial Magistrate has the authority to decide whether to grant bail for these serious crimes. For example:
  - Cases of murder [Sec. 103 BNS (302 IPC)]
  - Attempt to murder [Sec. 109 BNS (307 IPC)]
  - Dowry death [Sec. 80 BNS (304-B IPC)].
  - Voluntarily causing grievous injury by dangerous weapons [Sec. 118 BNS (326 IPC)].
- **BNSS Sec. 2(1)1:** It is defined: A police officer or any other anyone designated by a magistrate to gather evidence is conducting an inquiry.
- The cases under BNSS have been separated for the purposes of inquiry into two type:
  1. Cognizable,
  2. Non-cognizable cases.
- **First information reports (FIRs):** Written reports that police officers write about "cognizable offenses." They may be submitted "irrespective of the area where offense is committed," which is how the terms "zero FIR" and "e-FIR" were first used. [BNSS, Sec. 173].

For the Purposes of Trials, the Cases Under BNSS can be Classified into Four Categories

1. Sessions case
2. Summons case
3. Warrant case
4. Summary case

Bhartiya Sakshya Adhiniyam, (BSA) 2023 (Formerly, Indian Evidence Act (IEA)]

- The evidence that the court uses to determine the case's facts is related to BSA. It is common to the both the civil and criminal processes.
- The BSA outlines the definition of admissible evidence in court.

New Rules

- Defines electronic evidence and establishes specific requirements for its acceptance.
- Forensic collection of evidence compulsory in all crimes punishable by 7 years.
- Establishes specific guidelines for DNA evidence admissibility, including permission and chain of custody, which can improve the precision and dependability of biological evidence.

Purpose

- Define the sources of evidence for Indian courts.
- Even if the evidence is crucial to establishing the truth, it cannot be admitted in court if it does not come within the BSA.

Evidence law is supported by three main pillars:

1. Only the issues at hand should be included in the evidence.
2. There is no evidential value to hearsay evidence.
3. Every case should be presented with the best available evidence.

- Sec. 2 of BSA is an important clause that provides the definition of important terms that appear throughout the Act.
- It explains the many forms of evidence, papers, what a court is, what is significant, how a fact is proven, how a fact is denied and not proven, and other things.
- The court is made up of all judges, magistrates, and anybody else who is permitted by law to take testimony, except arbitrators and tribunals.

BHARATIYA NYAYA SANHITA (BNS), 2023 – COMPARISON WITH IPC (TABLE 15.1)

Table 15.1

BNS section	Issue/defines/offence/punishment	Previous IPC section	Remarks/amendments
2(24)	Defines offense	40	
2(14)	Defines injury	44	No change
2(6)	Defines death	46	No change
2(23)	Defines oath	51	No change
2(11)	Defines good faith	52	No change
	Criminal responsibility		
20	Act of a child under 7 years of age	82	No change
21	Act of a child above 7 and under 12 years of age of immature understanding	83	No change
22	Act of a person of unsound mind	84	No change

BNS section	Issue/defines/offence/punishment	Previous IPC section	Remarks/amendments
23	Act of a person incapable of judgment by reason of intoxication	85	No change
24	Offense requiring a particular intent or knowledge committed by one who is intoxicated	86	No change
	Consent		
25	Act not intended and not known to be likely to cause death or grievous hurt done with consent	87	No change
26	Act done in good faith for the benefit of the person, with consent, not intended to cause death	88	No change
27	Act done in good faith for benefit of minor/person of unsound mind with consent of guardian	89	No change
28	Consent known to be given under fear or misconception	90	No change
30	Act done in good faith for the benefit of a person without consent	92	No change
200	Punishment for non-treatment of victim (up to 1 year with/without fine)	93	No change
	Summons		
208	Non-attendance in obedience to an order from a public servant (up to 6 months imprisonment with/without fine)	174	Imprisonment remains same, fine enhanced from ₹1,000 to ₹10,000
209	Omission to give notice to a public servant by person legally bound to give it (up to 6 months or fine up to ₹1,000; if related to an offense, then up to 2 years)	176	Imprisonment remains same, fine enhanced from ₹1,000 to ₹10,000
212	Furnishing false information (up to 6 months with/without fine up to ₹1,000; if related to an offense, up to 2 years)	177	Fine enhanced from ₹1,000 to ₹10,000
	Evidence		
226	Punishment for attempt to commit suicide to compel or restrain any public servant from discharging official duty (up to 1 year with/without fine)	No change	Punishable only in this context; othewise, not an offense
227	Giving false evidence (perjury)	191	No change
228	Fabricating false evidence	192	No change
229	Punishment for false evidence (perjury—up to 7 years and fine; aggravated cases up to 3 years and fine)	193	No change
234	Using or signing a false certificate (up to 7 years and fine)	197	No change
238	Causing disappearance of evidence or giving false information to screen offender (jail up to 7 years)	201	No change
239	Punishment for intentional omission to give information of offence by person bound to inform – up to 3 years with/without fine.	202	No change
241	Destruction of document or electronic record to prevent its production as evidence (up to 3 years with/without fine)	204	Punishment enhanced (earlier up to 2 years)

BNS section	Issue/defines/offence/punishment	Previous IPC section	Remarks/amendments
72	Disclosure of identity of victim of certain offenses (rape, etc.)	228A	Bifurcates into two separate sections
73	Publishing and printing any kind of matter relating court proceeding without permission- jail up to 2 years, or fine.		
286	Punishment for negligent conduct with respect to poisonous substances (fine up to ₹5,000)	284	Fine increased from ₹1,000 to ₹5,000
	Homicide		
100	Defines culpable homicide not amounting to murder	299	No change
101	Defines murder	300	No change
103	Punishment for murder (death or life imprisonment)	302	No change
104	Punishment for murder by a person already undergoing life imprisonment /death.	303	No change
105	Punishment for culpable homicide not amounting to murder (up to 10 years or life imprisonment and fine)	304	No change
106	Punishment for causing death by rash and negligent act subsection-1 -jail up to 5 years and up to 2 years if doctor involved (subsection 2: up to 10 years for hit and run cases)	304A	Earlier punishment was up to 2 years; new provision for hit and run cases with up to 10 years and fine
80	Punishment for dowry death (7 years to life imprisonment)	304B	No change
107	Abetment of suicide of a person or child of unsound mind (life imprisonment/death)	305	-Insane - replaced with "person of unsound mind" - punishment enhanced from 10 years to life jail/death
108	Attempt to commit suicide (up to 10 years and fine)	306	No change
109	Attempt to commit murder (up to 10 years or fine)	307	No amendment
	Criminal abortion		
88	Punishment for causing miscarriage (3 years, may extend to 7 years if woman is quick with child)	312	No change
89	Punishment causing miscarriage without woman's consent (10 years and fine)	313	No change
90	Punishment for death caused by an act done with intent to cause miscarriage (jail or 10 years with fine)	314	No change
91	Punishment for act done with intent to prevent a child from being born alive or to cause it to die after birth – jail up to 10 years with or without fine.	315	No change
92	Punishment for causing death of a quick unborn child by act amounting to responsible for homicide- up to 10 years and fine.	316	No change
93	Punishment for exposure and abandoning a child below 12 years of age up to 7 years with or without fine.	316	No change
94	Punishment for concealment of birth by secret disposal of dead body – up to 2 years with/without fine	318	No amendment

INJURY (TABLE 15.2)

Table 15.2

BNS section	Issue/defines/offence/punishment	Previous section	Update/remarks
114	Defines hurt	319	No change
116	Defines grievous hurt	320	Subsection (h): Any hurt which causes the sufferer to be during the space of **15 days** (*previously 20 days in clause 8 of Sec. 320 IPC*) in severe bodily pain or unable to follow his ordinary pursuits is considered grievous hurt.
115	Punishment for voluntarily causing hurt (1 year with/without fine up to ₹10,000)	323	Fine increased from ₹1,000 to ₹10,000
118	Punishment for voluntarily causing hurt by dangerous weapons or means (up to 3 years with/without fine)	324	No change
117	• Punishment for voluntarily causing grievous hurt (up to 7 years and fine) • Group of 5 or more persons cause grievous hurt on grounds of religion, caste, etc., (up to 7 years and fine)	325	**Subcategorization of the section** with inclusion of **permanent vegetative state (PVS)** and differential punishment according to severity (earlier up to 7 years and fine uniformly).
118	Punishment for voluntarily causing grievous hurt by dangerous weapons or means (up to 10 years and fine)	326	No change
124(1)	Punishment for voluntarily causing grievous hurt by acids or causes a person to be in **PVS** (10 years to life imprisonment and fine paid to victim)	326A	Inclusion of **PVS**. Permanent or partial damage or deformity or PVS is not required to be irreversible in nature.
124(2)	Punishment for voluntarily throwing or attempting to throw acid (5–7 years and fine)	326B	No change
123	Punishment for causing hurt by means of poison with intent to commit an offence (10 years and fine)	328	No change
125(a)	Causing hurt by rash and negligent act endangering life or personal safety of others (up to 6 months with/without fine of ₹5,000)	337	**Fine increased from ₹500 to ₹5,000**
125(b)	Causing grievous hurt by rash and negligent act endangering life or personal safety of others (up to 3 years with/without fine up to ₹10,000)	338	Earlier up to 2 years imprisonment and ₹1,000 fine
130	Defines assault	351	No change
131	Punishment for assault (3 months with/without fine)	352	No change

KIDNAPPING (TABLE 15.3)

Table 15.3

BNS section	Issue/offence/punishment/defines	Previous section	Update/amendments
137(1)	Defines kidnapping (less than 16 in males, less than 18 for females) from lawful guardianship	361	No change
138	Defines abduction	362	No change
137(2)	Punishment for kidnapping (up to 7 years and fine)	363	No change
140(1)	Kidnapping or abducting in order to murder (10 years to life imprisonment and fine)	364	No change

BNS section	Issue/offence/punishment/defines	Previous section	Update/amendments
140(2)	Kidnapping for ransom (money) etc. (life imprisonment/death and fine)	364A	No change
87	Kidnapping or abducting a woman to compel her for marriage, etc. (up to 10 years and fine)	366	No change
96	Procuration of minor girl (less than 18 years) for illicit intercourse (up to 10 years and fine)	366A	No change
141	Importation of a boy (less than 16 years) and girl (less than 18 years) from foreign country for illicit intercourse (up to 10 years and fine)	366B	No change

SEXUAL OFFENCES (TABLE 15.4)

Table 15.4

BNS section	Issue	Previous section	Update/amendments
63	Defines rape	375	Age of consent for sexual intercourse with wife enhanced from 15 to 18 years for considering rape.
64	Punishment for rape (10 years to life imprisonment and fine)	376(1)	No change
64	Punishment for custodial rape (10 years to life imprisonment and fine)	376(2)	No change
65(1)	Punishment for raping a girl less than 16 years (20 years to life imprisonment and fine)	376(3)	No change
66	Punishment for causing death or persistent vegetative state of victim (20 years to life imprisonment/death)	376A	No change
65(2)	Punishment for raping a girl less than 12 years (20 years to life imprisonment and fine/death)	376AB	No change
67	Punishment for sexual intercourse by husband upon his wife during separation (2–7 years and fine)	376B	No change
68	Punishment for sexual intercourse by authority not amounting to rape (5–10 years and fine)	376C	No change
69	Engaging in sexual activity on a false promise of marriage or other deceitful means (employment, promotion, etc.	–	Newly added section in BNS. Punishment is imprisonment up to 10 years and fine
70(1)	Punishment for gang rape (20 years to life imprisonment)	376D	No change
70(2)	Punishment for gang raping a girl less than18 years (life time imprisonment and fine or death)	376DA: Gang rape less than 16 years. 376DB: Gang rape less than 12 years	There is no separate age criteria (12–16 years)
71	Punishment for repeat offenders of rape (life imprisonment/death).	376E	No change
84	Punishment for enticing/taking away/detaining a married woman with criminal intent (up to 2 years with/without fine).	498	No change
85	Punishment for husband or relative of husband of a woman subjecting her to cruelty (up to 3 years and fine)	498A	No change

BNS section	Issue	Previous section	Update/amendments
79	Punishment for word, gesture or act intended to insult the modesty of a woman (up to 3 years and fine)	509	No change
355	Punishment for misconduct in public by a drunken person (up to 24 hours with/without fine)	510	No change
292	Punishment for public nuisance, e.g., frotteurism (fine ₹ 1000)	290	Earlier fine was ₹200
296	Punishment for obscene acts and songs, e.g., exhibitionism (up to 3 months with/without fine)	294	No change
301	Trespassing on burial places, e.g., necrophilia and necrophagia (up to 1 year with/without fine)	297	No change

BHARATIYA NAGARIK SURAKSHA SANHITA (BNSS), 2023 (TABLE 15.5)

Table 15.5

BNSS section	Issue/defines	Previous CrPC section	Updates/amendment
2(11)	Cognizable offence	2(c)	No change
3	Public to give information of certain offences under the IPC	39	No change
51(1)	Examination of accused by doctor at the request of a police officer	53(1)	No change
51(2)	Examination of female accused only by or under the supervision of female doctor	53(2)	No change
52	Examination of rape accused by a medical practitioner	53A	No change
53	Examination of arrested person by doctor at the request of the arrested person	54	No change
63 to 71	Deals with summons	—	No change
184	Medical examination of victim of rape	61 to 69	No change
194	Inquiry by police officer into cause of death	164A	No change
194	Compulsory autopsy of death of a woman within 7 years of marriage	174(1)	No change
196	Inquiry by Magistrate into cause of death	174(3)	Now, it can be done by any magistrate (judicial/executive)
326	Deposition of medical witness	291	No change
366	Examination of a survivor of sexual assault must be conducted in camera	327	No change
389	Summary procedure for punishment for non-attendance by a witness in obedience to summons	350	No change
397	Treatment of rape victims free of cost and information to the police	357C	No change
456	Commutation of sentence of death on pregnant woman	416	Earlier postponement of capital sentence was done but now compulsory commutation to life imprisonment

BHARATIYA SAKSHYA ADHINIYAM (BSA), 2023 (TABLE 15.6)

Table 15.6

BSA section	Issue/defines	Previous IEA section	Updates/amendment
2(1)	Evidence	3	No change
26	Dying declaration	32(1)	No change
39(1)	Opinion of experts	45	No change
110	Presumption of being alive (burden of proving death of person known to have been alive within 30 years)	107	No change
111	Presumption of death (burden of proving that a person is alive who has not been heard of for 7 years)	108	No change
120	Presumption as to absence of consent in certain cases of rape	114A	No change
142	Procedures in examining witness in a court of law (examination-in-chief)	137	No change
143	Order of examinations	138	No change
146 (1)	Leading questions	141	No change
146 (2) and (3)	When leading questions must not be asked	142	No change
146 (4)	When leading questions may be asked	143	No change
149	Questions lawful in cross-examination	146	No change
151	Court to decide when a witness is compelled to answer	148	No change
154	Indecent and scandalous questions	151	No change
157	Question by party to his own witness (hostile witness)	154	No change
162	Refreshing memory	159	No change
165	Production of documents	162	No change

QUESTION FROM THE UNIT

- Define forensic medicine and medical jurisprudence.
- Give an introduction to Indian Penal Code (IPC), Criminal Procedure Code (CrPC) and Indian Evidence Act (IEA).

MULTIPLE CHOICE QUESTIONS

Q1. The term *Forensic Medicine* refers to:
A. Study of medicines used in surgery
B. Application of medical knowledge to aid in legal investigations
C. Study of ancient texts
D. Study of Yoga and Ayurveda
Answer: B. Application of medical knowledge to aid in legal investigations

Q2. The branch of medicine that deals with the rights and responsibilities of medical practitioners is called:
A. Toxicology
B. Pathology
C. Medical Jurisprudence
D. Pharmacology
Answer: C. Medical Jurisprudence

Q3. In case of unnatural death, which postmortem is conducted by legal authorities?
A. Clinical autopsy
B. Medico-legal autopsy
C. Virtual autopsy
D. Psychological autopsy
Answer: B. Medico-legal autopsy

Q4. Which one of the following is the primary responsibility of a doctor in forensic medicine?
A. To sell medicines
B. To conduct surgeries
C. To assist in criminal investigations
D. To manufacture drugs
Answer: C. To assist in criminal investigations

Q5. The full form of IPC is:
A. Indian Penal Code
B. Indian Punishment Code
C. Indian Procedural Code
D. Indian Police Code
Answer: A. Indian Penal Code

Q6. In which year was the Indian Penal Code (IPC) implemented?
A. 1947
B. 1860
C. 1972
D. 1905
Answer: B. 1860

Q7. The purpose of the Indian Evidence Act is:

A. To govern rules of evidence admissibility in courts
B. To define punishments for crimes
C. To regulate the police department
D. To manage medical colleges

Answer: A. To govern rules of evidence admissibility in courts

Q8. The Criminal Procedure Code (CrPC) mainly deals with:

A. Scientific methods of crime detection
B. Procedure of criminal investigation, trial, and punishment
C. Definition of criminal offences
D. Writing medical prescriptions

Answer: B. Procedure of criminal investigation, trial, and punishment

Q9. Under which section of IPC is "Death caused by negligence of a doctor" punishable?

A. Section 304A
B. Section 302
C. Section 420
D. Section 376

Answer: A. Section 304A

Q10. Which of the following is NOT related to medical jurisprudence?

A. Consent in medical practice
B. Medical negligence cases
C. Writing of poetry
D. Legal responsibilities of a physician

Answer: C. Writing of poetry

16

UNIT

Vaidya Sadvritta: Duties and Responsibilities of Medical Practitioner

LEARNING OBJECTIVES

- Vaidya sadvritta, medical ethics and code of conduct, Charaka oath and Hippocratic oath
- NCISM—constitution, objectives and functions
- Duties, rights and privileges of a registered medical practitioner
- Consent, professional secrecy and privileged communication
- Professional negligence, professional misconduct and unethical practices
- Defenses in medical negligence suits
- Medical records
- Consumer Protection Act.

(Lecture: 6 hours, Nonlecture: 4 hours)

VAIDYA SADVRITTA, MEDICAL ETHICS AND CODE OF CONDUCT, CHARAKA OATH AND HIPPOCRATIC OATH

Type of Physicians

1. छद्मचर वैद्य
2. सिद्धसाधित वैद्य
3. वैद्यगुणयुक्त वैद्य
4. प्राणाभिसर वैद्य
5. रोगाभिसर वैद्य

1. छद्मचर वैद्य

वैद्यभाण्डौषधैः पुस्तैः पल्लवैरवलोकनैः।
लभन्ते ये भिषक्शब्दमज्ञास्ते प्रतिरूपकाः।। (च.सू. 11/51)

- वैद्यों के रखने योग्य भाण्ड (पात्र–अलमारी, शीशी, बोतल, भेषज पेटी आदि) औषध, पुस्त (चार्ट, मण्डल आदि), कुछ ग्रन्थों के विषयों के अवलोकन (वैद्यों की रोगी–परीक्षा करने की विधियों का अनुकरण करता है) हुआ वैद्य शब्द को प्राप्त करता है।

2. सिद्धसाधित वैद्य

श्रीयशोज्ञानसिद्धानां व्यपदेशादतद्विधाः।
वैद्यशब्दं लभन्ते ये ज्ञेयास्ते सिद्धसाधिताः।। (च.सू.11/52)

- जो मनुष्य किसी श्रीमान, यशस्वी, ज्ञानी और सिद्ध पुरुषों के बहाने से स्वयं श्रीमान, यशस्वी, ज्ञानी, सिद्ध न होते हुए भी अपने को वैद्य घोषित करता है।

3. वैद्य–गुणयुक्त वैद्य के लक्षण

प्रयोगज्ञानविज्ञानसिद्धिसिद्धाः सुखप्रदाः।
जीविताभिसरास्ते स्युर्वैद्यत्वं तेष्ववस्थितमिति।। (च.सू.11/53)

- जो वैद्य ज्ञान, विज्ञान, देश, काल, मात्रा, दोष, दूष्य के आधार पर औषधियों का प्रयोग करना जानता हो और सिद्धि के आधार पर सिद्ध चिकित्सक हो, सुख देने वाला हो उसे जीविताभिसर कहते हैं।

4. प्राणाभिसर वैद्य

तस्माच्छास्त्रेऽर्थविज्ञाने प्रवृत्तौ कर्मदर्शने।
भिषक् चतुष्टये युक्तः प्राणाभिसर उच्यते।। (च.सू. 9/19)

- शास्त्र के अध्ययन में तत्पर रहना।
- शास्त्र के अर्थ को समझने में उचित परिश्रम करने वाला व स्वयं और अन्यत्र हुए या होने वाले कर्मों को बार–2 देखने वाला।
- इन कर्मों में सदा तत्पर रहने वाला वैद्य प्राणाभिसर कहलाता है।

11 गुण होते हैं–

य इमे कुलीनाः पर्यवदातश्रुताः परिदृष्टकर्माणो दक्षाः
शुचयो जितहस्ता जितात्मानः सर्वोपकरणवन्तः
सर्वेन्द्रियोपपन्नाः प्रकृतिज्ञाः प्रतिपत्तिज्ञाश्च
ते ज्ञेयाः प्राणानामभिसरा हन्तारो रोगाणां; (च.सू. 29/7)

- जो वैद्य अच्छे कुल व वैद्य–वंश में उत्पन्न है।
- शास्त्र ज्ञान में संदेहरहित हो।

- जिसने चिकित्सा का प्रत्यक्ष कर्माभ्यास किया हो।
- निपुण हो
- पवित्र रहता हो
- जितहस्त हो (यशस्वी कायचिकित्सक शल्य)
- जितात्मा हो
- चिकित्सा कर्म में आने वाले सभी साधनों में सम्पन्न हो।
- सभी इन्द्रियों से युक्त हो।
- रोगी और रोग के कारणों का जानकार हो।
- प्रतिपति को जानने वाला हो (जिस रोग में जिस प्रकार की औषध उपयुक्त हो रोगी को व किन आहार–विहार पर रखना चाहिए)।

Quality of Physician (वैद्य के गुण)

आचार्य चरक

श्रुते पर्यवदातत्वं बहुशो दृष्टकर्मता।
दाक्ष्यं शौचमिति ज्ञेयं वैद्ये गुणचतुष्टयम्।। (च.सू. 9/6)

- **श्रुते पर्यवर्दातत्वं–** शास्त्र का अच्छी प्रकार से ज्ञान रखने वाला
- **बहुशो दृष्टकर्मता–** अनेक बार रोगी, औषध–निर्माण तथा औषध–प्रयोग का प्रत्यक्ष–द्रष्टा होना
- **दाक्ष्यं–** दक्ष होना अर्थात् समय के अनुसार युक्ति की कल्पना करने में परमचतुर होना
- **शौचमिति–** पवित्रता रखना।

Method of Identification

आचार्य चरक– (च.सू.30/72–74)

सन्ति पाल्लविकोत्पाताः सङ्क्षोभं जनयन्ति ये।
वर्तकानामिवोत्पाताः सहसैवाविभाविताः।।
तस्मात्तान् पूर्वसञ्जल्पे सर्वत्राष्टकमादिशेते।
परावरपरीक्षार्थं तत्र शास्त्रविदां बलम्।।
शब्दमात्रेण तन्त्रस्य केवलस्यैकदेशिकाः।
भ्रमन्त्यल्पबलास्तन्त्रे ज्याशब्देनेव वर्तकाः।।

- पल्लविक वैद्यों अर्थात् शास्त्र का ज्ञान आंशिक होने पर, उत्तम वैद्य के सामने आने पर ये उसी प्रकार भयभीत हो जाते हैं, जिस प्रकार संक्षोभ होने पर वृक्ष पर बैठे पक्षी सहसा उड़ जाते हैं।
- ऐसे वैद्यों को पहचानने के लिए शास्त्रविद्य ८ प्रश्न (तत्रं तत्रांर्थ, स्थान– स्थानार्थ, अध्याय– अध्यायर्थ, प्रश्न–प्रश्ननार्थ) का प्रयोग करें। जिस चिकित्सक के पास शास्त्र बल होता है। वह इन प्रश्नों से भयभीत नही होता।
- अल्पज्ञ वैद्यों के बीच बैठ कर वाग् आडंबर से अपने को आप्त सिद्ध करता है। पर यदि सत्य आप्त वैद्य सामने आ जाए तो उसका भेद खुल जाता है और वह स्थान त्याग देता है।
- ज्ञानवान वैद्य के समक्ष मुर्ख वैद्य की मूर्खता का प्रकाशन हो जाता है।
- शास्त्र ज्ञान में पूर्ण ना होते हुए भी जो वैद्य सचरित्र है। उनसे विवाद नहीं करना चाहिए। अल्प ज्ञानी परन्तु अभिमानी वैद्य को 8 प्रश्नों से पराजित करना चाहिए।
- यदि विवाद करने वाला अल्पज्ञ हो अभिमानी, वाचाल और चचंल हो तो उनकी बात धारण नहीं करना चाहिए।
- मूर्ख वैद्य असत् पक्ष का आश्रय करते हैं अक्षणित्व प्रदर्शित करते हैं अर्ति का नाटक करते हैं दम्भ एवं वाक् पारुष्य करके अपने मनोरथ सिद्धि करते हैं।

5. रोगाभिसर वैद्य

आचार्य चरक–(च.सू. 29/8)

अतो विपरीता रोगाणामभिसरा हन्तारः प्राणानां, भिषक्छद्मप्रतिच्छन्नाः कण्टकभूता लोकस्य प्रतिरूपकसधर्माणो राज्ञां प्रमादाच्चरन्ति राष्ट्राणि

- प्राणाभिसर से विपरीत, रोगों को बढ़ाने वाले, प्राणनाश करने वाले, वैद्य के स्वरूप में अपने को छुपाएँ व्यक्ति रोगाभिसर वैद्य होते हैं।
- राजा के प्रमाद के कारण ये प्रतिरूपक देश को खा जाते हैं।

लक्षण

- उत्तम वैद्य वेश धारण कर ऐसे रोगाभिसार वैद्य, स्वयं की प्रशंसा करते हुए लोक में चिकित्सा कर्म करते हैं।
- किसी रोगी की सूचना पाकर स्वयं की प्रशंसा करते हुए ये स्वयं बिन बुलाए वहाँ पहुँच जाते हैं।
- ऐसे रोगी के चिकित्सक में ये दोष निकालते रहते हैं।
- ये अपने को निर्लोभी सिद्ध करते रहते हैं।
- अपनी अज्ञानता अथवा चिकित्सा में निष्फलता को छिपाने के लिए रोगी को ही दोष देते हैं यथा उसे सामग्रीहीन, सेवकहीन, अजितेन्द्रिय होने का दोष देते हैं।
- मरणासन्न रोगी को देखकर ऐसे वैद्य बहाना बनाते हैं।
- सामान्य नागरिकों के समक्ष अपनी कुशला बताते हुए कभी–कभी परस्पर विरोधी वचन कहते हैं।
- सज्जन पुरुष में दोष निकालते हैं, एवं विद्वानजन समूह को देखकर दूर भाग जाते हैं।
- शास्त्र–सूत्र के अंगों का अप्रसंग व्याख्यान करते हैं।
- वे चाहते हैं कि कोई उनसे प्रश्न न करें और न ही वो किसी से प्रश्न करते हैं।
- ऐसे रोगाभिसर वैद्यों का कोई आचार्य, सहपाठी अथवा शिष्य अथवा शास्त्रार्थ का पात्र किसी को ज्ञात नहीं होता है।

Quality of Physician (चिकित्सक के गुण)

आचार्य वाग्भट्ट–(अ.सं.सू. 2/8–9)

अभेद्योऽनुद्धतः स्तब्धः सूनृतः प्रियदर्शनः।
बहुश्रुतः कालवेदी ज्ञातग्रन्थोऽर्थशास्त्रवित्।
अनाथान् रोगिणो यश्च पुत्रवत्समुपाचरेत्।
गुरुणा समनुज्ञातः स भिषक्छब्दमश्नुते।।

- **अभेद्य–** भेद न देने वाला
- **अनुद्धत–** गम्भीर, शान्त, अभिमान रहित
- **स्तब्ध–** भली प्रकार विचार कर कार्य में प्रवृत्त होने वाला
- **सुनृत–** सत्यवादी, मृदुभाषी
- **प्रियदर्शन–** आकर्षक, सुन्दर, सुवेष वाला
- **बहुश्रुत–** बहुत विषयों को सुनने वाला/ज्ञाता
- **कालवेदी–** कालानुसार चिकित्सा में प्रवृत्त होने वाला
- **ज्ञातग्रन्थ–** विषयानुसार अनेक शास्त्रों के जो पढ़ चुका हो।
- **अर्थशास्त्रवित्–** शास्त्रज्ञान का कर्म में महत्व
- **अनाथान रोगिणो यश्च पुत्रवत् समुपाचरेत–** अनाथ साधन विहीन रोगियों की पुत्र के समान उपचार करें।
- **गुरुणा समनुज्ञातः–** शास्त्र व कर्माभ्यास में पारंगत होकर चिकित्सा क्षेत्र में प्रवेश हेतु गुरू की अनुमति प्राप्त की हो।

अवगुण (केवल शास्त्र ज्ञान की हानि)

यस्तु केवलशास्त्रज्ञः कर्मस्वपरिनिष्ठितः।
स मुह्यत्यातुरं प्राप्य प्राप्य भीरुरिवाहवम् (अ.सं.सू. 2/7)

- **केवल शास्त्रज्ञः–** केवल शास्त्र ज्ञान होना।
- **कर्मसु अपरिनिष्ठितः–** चिकित्सा कर्माभ्यास में निपुणता। कौशल न होना।
- **मुह्यति आतुरं प्राप्यं–** रोगी अथवा उसकी अवस्था देखकर मोह या भय को प्राप्त होना।

वैद्य सद्वत्त/आचरण

आहूत एव यो याति सुवेषः सुनिमित्ततः।
गत्वाऽतुरार्थादन्यत्र न निधत्ते मनः क्वचित्।
व्याधीन् परीक्षते सम्यङ्निदानादिविशेषतः।
ह्रेपणीयां च तद्वार्त्तां न प्रकाशयते बहिः।
सहसा न च तस्यापि क्रियाकालमहापयन्।
जानाति चोपचरितुं स वैद्यः सिद्धिमश्नुते। (अ.सं.सू. 2/12)

- वैद्य को बुलाए जाने पर ही रोगी को देखने जाना चाहिए।
- वैद्य को मर्यादित एवं सुवेष धारण करके रोगी को देखने जाना चाहिए।
- वैद्य को सउद्देश्य एवं सुप्रयोजन के साथ ही रोगी के घर जाना चाहिए।
- रोगी के समीप रोग और चिकित्सा के अतिरिक्त किसी अन्य विषय में मन नहीं लगाना चाहिए।
- निदान पंचक, त्रिविध रोग परीक्षा आदि उपायों से यथाविधि रोगी की परीक्षा करनी चाहिए।
- रोगी की गोपनीय विषय– वार्ता आदि को किसी और के समक्ष प्रकट नहीं करना चाहिए।
- रोग की महानता। भयंकरता को सहसा रोगी को प्रकट नहीं करता है।
- क्रियाकाल का समय व्यर्थ न करते हुए यथोचित, शीघ्र चिकित्सा करनी चाहिए।

स्त्री रोगी से व्यवहार

अपूज्य वैद्य–

नावदीताऽमिषं स्त्रीभ्यस्तदध्यक्षे पराङ्मुखे।
ताभिश्च रहसि स्थानं परिहासं च वर्जयेत्। (अ.सं.सू.2/13)

- परस्त्री के पति/अभिभावक की अनुपस्थिति में कोई भी भाग्ये वस्तु ग्रहण नहीं करनी चाहिए। और ऐसी परिस्थिति में अथवा एकान्त में स्त्री से हास–परिहास भी नहीं करना चाहिए।

वरमाशीविषविषं दीप्तमग्निमयोऽपि वा।
उपयुञ्जीत न त्वर्त्तादामिषं कृपणाज्जनात्। (च.सं.सू.1/132)
(अ.सं.सू. 2/37)

- सर्पविष सेवन करके, अग्नितप्त ताम्रपात्र का जल ग्रहण करके अथवा रक्त प्रतप्त धातु के गोले का सेवन करके प्राणत्याग कर देना अच्छा है, परन्तु शरण में आए रोगी से अन्न, पान और धन लेना अच्छा नहीं है।
- जो वैद्य दुःखी, शय्या पर पड़े श्रद्धालु रोगी को बिना विचार किए औषध देता है, ऐसे धर्महीन, पापी मृत्यु–तुल्य, दर्मति वैद्य से बात करना भी नरक का भागी बनाता है।
- जो चिकित्सक जीविका के लिए चिकित्सा को व्यवसाय बनाकर उसका विक्रय (बेचते) करते हैं। क्योंकि सुवर्ण राशि न मिलकर धूलिराशि मिलती है। क्योंकि चिकित्सा का मुख्य उद्देश्य भूतदया (प्राणिमात्र पर दया भाव) एवं प्राणदान है।

चतुर्विध वैद्यवृत्ति (च.सू. 9/26)

मैत्री कारुण्यमार्तेषु शक्ये प्रीतिरुपेक्षणम्।
प्रकृतिस्थेषु भूतेषु वैद्यवृत्तिश्चतुर्विधेति।। (च.सू. 9/26)

1. **मैत्री–** प्राणिमात्र (रोगियों) के साथ मित्रता/सोहार्द्रता का व्यवहार
2. **आर्तेषु कारुव्यम–** रोगी के लिए करुणा (दया) भाव
3. **शक्ये प्रीति–** साध्य रोगों की प्रेमपूर्वक/निष्ठापूर्वक चिकित्सा करना।
4. **प्रकृतिस्थेषु भूतेषु उपेक्षणम् असाध्य। –** प्रत्याख्येय रोग में उपेक्षा का भाव रखना

MEDICAL ETHICS AND CODE OF CONDUCT

Medical Ethics

- It focuses on ethical standards for medical professionals in their interactions with the government, patients, and one another.
- It is a voluntary rule of behavior that medical practitioners impose on themselves.

Medical Etiquette

- These are the accepted rules and codes of etiquette that people in the same profession adhere to. A doctor should treat his colleagues the way he wants to be treated.
- For example, he shouldn't bill a family member or another doctor for professional services.

Historical Emergence of Medical Ethics

- The discussion of medical ethics became more self-aware during the 18th and 19th centuries.
- The term "medical ethics" was allegedly first used by the English physician Thomas Percival, who wrote Medical Ethics in 1803.
- Thomas Percival's code of conduct served as the model for the American Medical Association's first code of ethics, which was ratified in 1847.
- **The Nuremberg Code:** was the first globally code that established moral guidelines for clinical research. This was the result of cruel experiments conducted in the concentration camps by Nazi physicians.
- The World Medical Association (WMA) established the Helsinki Declaration for clinical research in 1964.
  - Its 32 guiding principles include—vulnerable populations, informed consent, data confidentiality, and the need for a protocol that includes the study's scientific justifications and is subject to ethics committee assessment.
- After learning about the Tuskegee syphilis study, which involved denying African American men with syphilis of their medication so that researchers could track the disease's progression, the United States established its ethical standards in 1979 with the Belmont report.
- The three fundamental ethical standards for research involving human subjects—respect for individuals, beneficence, and justice—were initially established by the National Commission for the Protection of Human Subjects of Biomedical and Behavioral Research in the United States.
- The "International Ethical Guidelines for Biomedical Research Involving Human Subjects" were created in 1982 by the Council for International Organizations of Medical Sciences (CIOMS).
  - They placed particular emphasis on ethical concerns in developing nations, including the responsibilities of researchers with regard to consent, suitable inducements, vulnerable or special groups, therapeutic misunderstandings, and post-trial access.
- In 1980, Indian Council of Medical Research (ICMR) established a Policy Statement linked to ethical concerns of human research. In line with the advances in medical research, ICMR updated the ethical guidelines in 2000 and then in 2006. Despite not being a law, Schedule Y has made these guidelines effective.
- The National Ethical Guidelines for Biomedical and Health Research Involving Human Participants were published by the ICMR in 2017.
  - The goal of these recommendations is to defend the dignity, rights, safety and well-being of the human participants engaging in biomedical and health research.
- In 2002, the Medical Council of India (MCI) brought out the code of ethics for all medical professionals 'Indian Medical Council (Professional Conduct, Etiquette and Ethics) Regulation.

Charaka's Oath

- The Charaka Samhita, a medical literature penned by the Indian physician Charaka between 100 and 200 BC, contains the Charaka's oath of initiation, an Indian pledge for medical students.
- The oath contains several unique elements, including the requirements to lead the life of a celibate, eat no meat and carry no arms.
- In order to comply with these regulations:
  - A doctor must obtain consent before entering a patient's quarters, be accompanied by a male family member
  - If he is attending to a woman or a minor, inform and obtain consent from the patient or the patient's guardians if the patient is a minor, refrain from using extortion as a form of payment, refrain from engaging in any other activities with the patient or patient's family (such as arranging marriage, negotiating loans, or purchasing or selling property).
  - Speak softly and avoid using harsh language, only do "what is calculated to do good to the patient," and respect the patient's privacy.
- In it, physicians can refuse to treat people who were not favored by the king. This shows that oaths were a product of the sociocultural factors of the times they were created.

Hippocratic Oath

- In 400 BC, Hippocrates, the Father of Medicine, established the Hippocratic Oath, laying the foundation for ethical ideals.
- The oath sets the standards of conduct at a time when healers were considered near divine and no laws or litigations existed. The oath became universal only towards the early 19th century.
- In its original form, it requires a new physician to swear, by the Gods of healing of Greek pantheon, to uphold specific ethical standards. This was to help them understand the gravity of their situation and what is expected from their conduct as healers.

- The oath exhorts to treat the ill to the best of one's ability, to preserve a patient's privacy, to teach the secrets of medicine to the next generation, and so on. It embodies the principles of beneficence, confidentiality and non-maleficence.
- It is said that the exact phrase 'first do no harm' (primum non nocere) is a part of the original Hippocratic oath.
- The changing cultural and social environment of modern society, accompanied by the advancement in scientific knowledge and therapeutic tools, has surfaced the need to reframe ethical perspective in modern medicine.
- In 1960s, the oath was changed to require 'utmost respect for human life from its beginning, making it a more secular obligation, not to be taken in the presence of God or any Gods, but before only other people.
- In 2019, the oath was changed again to include 'protection of the environment which sustains us. This further widened the focus of care from the individual, to the community and to the ecosystem.

NCISM—CONSTITUTION, OBJECTIVES AND FUNCTIONS

National Commission for Indian System of Medicine

- In 2020, the Indian government established the National Commission for Indian System of Medicine (NCISM) as a statutory board by the passage of the NCISM bill.
- In August 2021, the Lok Sabha approved the measure, which replaced the Indian Medicine Central Council Act of 1970.
- In accordance with the National Commission for Indian System of Medicine Act, 2021 the Board of Ayurveda and Unani, as well as the Board of Unani, Siddha, and Sowa-Rigpa, are governed by the National Commission for Indian System of Medicine.

Constitution of the Organization

The Central Government appoints the 29 members of the National Commission for Indian System of Medicine.

The Organization has Two Boards

1. One for assessing and granting educational institution permission for Indian Systems of Medicine.
2. The other for ethics and registration of practitioners of Indian systems of medicine.

Members of NCISM Includes

- A chairperson.
- The president of board of Ayurveda.
- The president of board of Unani, Siddha, and Sowa-Rigpa.
- The president of medical assessment and rating board for Indian System of Medicine.
- Advisor or Joint Secretary in charge of Ayurveda, Ministry of AYUSH.
- Three members (part time) to be elected by the registered medical practitioners of Ayurveda.
  - From the designated regional constituencies under the law, one member is appointed by each of the Siddha, Unani, and Sowa-Rigpa registered medical practitioners.
- Additionally, state governments will create State Medical Councils for the Indian System of Medicine at the state level within 3 years of the Bill's enactment.
- The National Commission for Indian System of Medicine is the statutory body constituted under NCISM Act, 2020 vide gazette notification extraordinary part (ii) section 3 (ii) dated 21.09.2020.
  - A law to establish a medical education system that increases access to cost-effective, high-quality medical education.
  - Ensures availability of acceptable and high quality medical professionals of Indian System of Medicine in all parts of the country.
  - This supports a community health perspective, makes the services of such medical experts accessible and inexpensive for all residents, and advances equitable and universal healthcare.
  - This supports national health objectives and motivates medical professionals to incorporate the most recent medical research into their practice and to participate in research.
  - It supports the upkeep of an Indian System of Medicine medical registry for India, has an impartial, regular, and open evaluation of medical facilities, and upholds the highest ethical standards in all facets of medical care.
  - That offers an efficient grievance redressal procedure that is adaptable to changing demands, both for related and incidental concerns.

Functions

NCISM Include

- Establishing guidelines for the Indian Medical System's regulation of healthcare facilities and practitioners.
- Evaluating the infrastructural and human resource needs associated to healthcare.
- Ensuring adherence to the rules established under the Bill by the State Medical Councils of the Indian System of Medicine.
- Ensuring cooperation between the independent boards established by the bill.

Objectives

- The National Commission for Indian System of Medicine's goals are to—increase access to high-quality, reasonably priced medical education in Ayurveda, Unani, Siddha, and Sowa-Rigpa (AUS&SR);
- Assure that there are sufficient and superior AUS&SR medical experts available across the nation;
- Encourage universal and equitable healthcare that makes AUS&SR medical professionals' services available to all residents and fosters a community health viewpoint;
- Motivate medical practitioners to participate in and incorporate the most recent medical research into their job.
- Regularly and transparently evaluate and rank medical facilities objectively.
- Keep India's national AUS&SR medical registry up to date;
- Uphold the highest moral standards in all facets of AUS&SR healthcare;
- Possess an efficient grievance redressal system;
- To achieve national health objectives;
- To motivate such medical professionals to participate in and incorporate the most recent medical research into their work;
- To conduct regular, open evaluations of healthcare facilities.
- State Medical Councils that provide courses in the Indian System of Medicine follow the bill's regulations;
- Cooperation between entities established under the bill.

DUTIES, RIGHTS AND PRIVILEGES OF A REGISTERED MEDICAL PRACTITIONER

Duties of a Registered Medical Practitioner

- A medical professional should adhere to the pride and dignity of his work and serve the public; compensation or financial gain is a secondary factor.
- Maintaining good medical practice.
- The physician should try to improve medical knowledge and skills.
- A doctor shall keep his indoor patients' medical records (which should be completely digitized) for 3 years after the last time they were seen for treatment.
- A record of the medical certifications he has issued should be kept on file.
  - He should note the patient's address, signature, thumbprint, and at least one identifying mark. He should also save a copy of the certificate.
- The doctor should show the special registration number that the EMRB/SMC has assigned him.
- Completing emergency military duty when called upon.

Duties of a Doctor Towards Patients

- Use a respectable level of expertise and understanding.
- It neither guarantees cure nor an assured improvement.
- The doctor may provide first aid and advise if the police summon him to a roadside accident, but no doctor-patient connection is established.
- He should write the recommended medications in capital letters since it may be highly harmful to make mistakes while writing the names of the medications in an unreadable manner.
- Doctor should give full instructions to his patients or their attendants regarding use of medicines.
- **Prognosis:** In order to protect the patient's and his family's best interests, the patient or his family members should be aware of the patient's condition.
- Doctor should warn patients of the side-effects involved in the use of prescribed drug, otherwise it might amount to negligence.
- **Third parties:** The physician must inform not only the patient but also others close to the patient if the patient has an infectious condition.
- **Consent:** After providing every relevant detail in a manner that is understandable to him and in nonmedical terms, a mentally sound adult (≥18 years old) must provide his consent.
- Doctor should explain the nature and extent of operation, and take consent of patient.
- He should not delegate his duty to operate a patient to another doctor.
- Professional secrecy/confidentiality: Any information a doctor learns about a patient while performing his professional duties should be kept confidential.
- In medico-legal injury cases, a doctor is obliged to give medical aid and to save life of the patient.

Rights and Privileges of Registered Medical Practitioners

- Right to choose his patient he may refuse any patient without reason, but he should not refuse emergency treatment required by the patient.
- Right to use title and description of the qualification to his name.
- Right to practice medicine.
- Right to dispense medicine to his patient.
- Right to possess and supply dangerous drugs to his patients.
- Right to give evidence at any inquest or in the court of law, as an expert witness.
- Right to issue medical/fitness certificates and medico-legal reports.
- Right to recovery of fees if the patient does not pay the justified fees, help of court can be taken.

- Right to hold office as a physician or surgeon meant to be held by a physician or surgeon.

CONSENT, PROFESSIONAL SECRECY AND PRIVILEGED COMMUNICATION

Consent

- Consent (Latin, 'to feel or sense with') means voluntary agreement, compliance or permission.
- **As per the Sec. 13 of the Indian Contract Act, 1872**—two or more persons are said to consent when they agree upon the same thing in the same sense (meeting of the minds).

Types

Broadly, consent is of two types:

1. Implied
2. Expressed

1. Implied [implied consent, Sec. 30 BNS (92 IPC)].

- The patient's appearance in the doctor's office or as an outpatient is interpreted as an indication that he feels comfortable being examined.
- Procedures more complicated than auscultation, percussion, palpation, and examination are not implied by this. It is necessary to acquire express consent for additional procedures, such as vaginal and rectal examinations, or blood draws for diagnostic purposes.

2. Expressed

The patient specifically said it in clear, concise words. It might be:

- **Oral/verbal consent:**
  - It is obtained for relatively minor examinations or therapeutic procedures, preferably in presence of disinterested party, such as patient's attendant or nurse.
- **Written consent is to be obtained for:**
  - All minor and major diagnostic procedures.
  - General anesthesia
  - Operations

Doctrine of Informed Consent

The patient's consent to any operation or treatment after being fully informed about the nature of his illness.

This Doctrine Implies an Understanding by the Patient of

- The state or type of his or her disease.
- The reason for or requirement for more testing.
- The condition's natural progression and any potential side effects.
- The suggested process or treatment's nature.
- The advantages and disadvantages of a technique or treatment.
- The advantages and disadvantages of alternative procedures or treatments.
- The prognosis if no action is taken.
- The length of the therapy and its estimated cost.
- Expected outcome and follow-up.

Emergency Cases

- The law assumes that consent has been provided if a patient is unconscious, there is an immediate risk to the patient's life, and there is either no chosen surrogate or one who is not available [implied consent, Sec. 30 BNS (92 IPC)].
- The injured must need immediate medical attention to preserve their life or limb, and the care must be so limited, for implied consent to be applicable. The theory of implied consent does not apply after the emergency treatment is no longer necessary.

Therapeutic Privilege

- In patients prone to anxiety, full disclosure (e.g., presence of malignancy or unavoidable total results) may inflict harm/suffering to the patient.
- The doctor should use therapeutic privilege in the interest of the patient and may withhold information. However, he should disclose full information to the competent relative of the patient.

Therapeutic Waiver

A competent individual may waive his right to informed consent if he is aware of it.

Prisoners

Prisoners and persons released on bail can be treated without their consent in the interest of the society.

Consenting Ages for Treatment

- Medical examination and treatment - more or less 12 years.
- Medico-legal examination - more or less 12 years (parent/guardian if <12 years).
- Inmates of hostel - more or less 12 years (Warden if <12 years)
- Invasive/diagnostic procedures, general anesthesia and surgical operations - more or less 18 years.

Professional Secrecy

Professional secret is any fact which the doctor has come to know about his patient during attending him.

- A doctor must not reveal any facts regarding his patient unless there is legal obligation or the patient has given his disclosure. Apart from this, the doctor is liable for being sued for damages for failure of trust and confidence.
- A physician should not divulge patient information (218Y) to his guardians even though they may be paying the consultation fee without the patient's approval. In case of minors the information can be provided to the parents.
- In case of master sending his employee for medical examination, no patient information should be disclosed without consent. Same applies in case of nullity of marriage or divorce.
- In case of master sending his employee for medical examination, no patient information should be disclosed without consent even though the fee is being paid by the master.
- Even if no fee is tendered by the doctor for consultation, still he has to abide with rules of professional secrecy.
- In case of dead information can be given only after the consent of the relative. In Inse, sensitive information is found during the autopsy which if revealed can affect the image of the deceased or the family secrecy should maintained.
- Since getting a medical examination done is voluntary in case of availing life insurance policy, disclosure of patient information may be taken as implied.

Punishment for Breaching Professional Secrecy

The patient can bring forth a:

- Criminal action in the form of defamation under Sec. 356(1) BNS [imprisonment for up to 2 years or with community service and/or fine under Sec. 356(2) BNS).
- Civil action for damages.

Privileged Communication

Although patient information is guarded under the ethic of professional secrecy, there are a few instances where the doctor can reveal patient information. This communication is regarded as a privilege and is called as privileged communication. However, the patient should be persuaded to give consent.

There are few instances where a doctor is justified in revealing professional secrets. They are as follows:

- **In the court of law:**
  - A doctor cannot plea of professional secrecy in the court. He must reveal all information he has obtained in the course of his professional doctor-patient relationship. He must answer all questions asked in this regard otherwise.
  - He will be dealt with the offence of contempt of court. If he wishes he can write his testimony and hand it over to the judge.
- **Moral or social duty:**
  - A doctor can reveal patient information in following instances:
    - A restaurant cook who is carrier of communicable diseases such as typhoid or a teacher who has tuberculosis. In such case the patient should be persuaded to leave the job till he is cured. If he does not, the doctor can inform the employer.
    - If a person has some sexually transmitted disease and is about to marry, the doctor should ask his to desist till he gets cured. If the patient refuses the doctor can inform the woman or her patient.
    - A person who is color blind or epileptic should not be allowed to be a driver. If he does not leave the job the doctor can inform the employer to save the public.
    - If the patient has tendency to commit suicide, homicide or any other violent activity, the doctor should inform the guardians to take care and observe the patient better for his safety.
    - A doctor should inform the guardian in all cases of child abuse to avoid further harassment and physical, mental and emotional damage to the child.
- **Responsibility in criminal matters:**
  - A doctor must inform the authorities if he believes that his patient is a victim or accused of a serious crime [Sec 33 BNSS (39 CrPC)].
  - A government doctor is liable to inform the authorities of any case of attempted suicide, if he is sure of it.
  - In case of rape or child abuse, the doctor must inform the police or the magistrate.
  - If the patient dies, he has to inform the authorities.
- **In doctor's personal interest:**
  - A doctor cannot hold information in the name of professional secrecy, where he has a statutory duty to inform the public health authorities or the state.
  - In case the doctor is used in the civil or criminal suits by the patient, evidence about the patients condition may be revealed.
  - He must notify about births, deaths and communicable disease which are a threat to public health.

Other Cases

- In case of negligence suits if the doctor is called upon to examine a patient by the other party, he can reveal any information regarding the patient because no patient-doctor relationship is established.

❖ If a master sends his employee for medical examination and he has an interest in knowing the reports, only that information which bears, an immediate only that information bearing on the issue of fitness, extent of disability, etc., should be revealed. This information should be conveyed only to the employer.

PROFESSIONAL NEGLIGENCE, PROFESSIONAL MISCONDUCT AND UNETHICAL PRACTICES

Professional Negligence

❖ The failure to use the reasonable care and skill that a typical, sensible medical professional would have used in the same scenario; a responsibility to act with proper care that led to the patient's death or bodily damage.
❖ It is necessary to prove carelessness or subpar behavior that resulted in injury in order to qualify as malpractice. In order to successfully sue a doctor for malpractice, the plaintiff must demonstrate that the doctor's actions caused harm.

Negligence can be defined as

❖ **Act of commission**—either doing something that a reasonable, wise man would not do in the same situation.
❖ **Act of omission**—failing to do something that a reasonable, prudent man would do in the same situation.

Order to prove medical negligence, the plaintiff must prove the following 4 Ds:

1. The presence of the doctor-patient connection establishes the existence of the doctor's duty of care
2. The applicable level of care and its violation which is equal to dereliction of duty.
3. Damage (an injury that is compensable).
4. A direct causal relationship between the patient injury and the defendant's negligent act or omission.

Professional Negligence is of Two Types

1. Civil.
2. Criminal

1. Civil Negligence

Question of Civil Negligence Arises

❖ When a patient is injured due to carelessness, or in the event that he passes away, a family member files a lawsuit in civil court to recover damages from his physician.
❖ When a doctor files a civil lawsuit to collect his fees from a patient or his family, the patient or family members refuse to pay, claiming professional negligence.

Civil Negligence Involves

❖ Such act on the part of the treating physician which causes some suffering, harm, damage or death to the patient.
❖ Damage is such, which can be compensated by paying money.
❖ Does not come under the jurisdiction of BNSS and BNS.
❖ Does not demand legal punishment.

Criminal Negligence

❖ Criminal negligence is more serious than civil negligence.
❖ Practically limited to cases in which the patient has died.
❖ Mostly linked to intoxication or decreased productivity as a result of physicians' drug usage.
❖ In choosing and implementing cures, the doctor exhibits obvious incompetence and inattention, interferes excessively, or demonstrates criminal disregard for the patient's safety.
❖ Sec. 106(1) BNS (304-A IPC) deals with criminal negligence; 'whoever causes the death of any person by doing any rash or negligent act not amounting to culpable homicide is punished with imprisonment up to 2 years and fine.
❖ If death is not caused to the patient, then the doctor can be charged under Sec. 125 BNS (336, 337, and 338 IPC) (causing hurt by rash or negligent act to endanger life for which punishment is imprisonment up to 6 months and/or fine ₹ 5,000 or causing grievous hurt by rash or negligent act to endanger life for which punishment is imprisonment up to 3-years and/or fine ₹10,000).
❖ The concept of negligence differs in civil and criminal law. What may be negligence in civil law may not necessarily be negligence in criminal law.
❖ According to a ruling by the Supreme Court, in order to prosecute a doctor for criminal negligence.
❖ In Sec. 106(1) BNS, the phrase "rash or negligent act" must be interpreted as "grossly

PROFESSIONAL MISCONDUCT (INFAMOUS CONDUCT) AND UNETHICAL PRACTICES

❖ Any actions by the doctor that might be rightfully seen by competent and well-respected professionals as shameful, dishonorable, or unethical behavior.
❖ Abuse of a professional position and disregard for relevant rules and regulations are involved.

The following acts (unethical) of commission or omission on the part of a physician constitutes professional misconduct:

- **Advertising:** He should refrain from- directly or indirectly soliciting patients via social media, by a doctor or group of doctors, or by organizations.
- Use his name in any kind of advertisement to draw attention to his professional position, such as by putting up an oddly huge signboard.
- Provide a recommendation, endorsement, or statement regarding any medication, surgery, therapeutic device, software, or platforms using his name, signature, or photo (without having any affiliation with manufacturing companies).
- He is also not allowed to boast about cases, operations, or cures, nor to allow a report about them to be published in any way.
- Print your own photo or any other publicity-related material on the consultation room's letterhead or sign board.
- Violate social/electronic media policies, or write for lay press publications and conduct interviews on illnesses and therapies that might be seen as self-promotion.
- Without requesting patients for the institution or himself, he is permitted to use the media to spread public education.
- Post signs on chemists' stores or in locations where they don't live or work.
- **Secret remedies:** If he is unsure about the composition of a secret remedy, he should not prescribe or administer it.
- **Human rights and torture:** He shall not support or condone torture or participate in the imposition of bodily or psychological harm.
- **Euthanasia:** He need to avoid from carrying out euthanasia. However, the Transplantation of Human Organs Act of 1994 permits the removal of life-supporting measures following brain death.
- **Pharmaceutical and allied health sector industry:** Medical professionals should not accept gifts, cash grants, travel expenses, or hospitality such as hotel rooms from the pharmaceutical sector for vacations or as delegates at conferences, seminars, workshops or CME.
- **Prescribing drugs in brand names:** Prescriptions for medications under brand names should not be written in an unreadable manner; instead, generic names should be used, and prescriptions and drug usage should not be unreasonable.

Unethical Practice

- Commit adultery or misbehave with a patient. He should respect the boundaries of the doctor-patient relationship.
- Be intoxicated and unruly so that you can't perform medicine properly. Be found guilty in court of crimes or offenses involving wickedness.
- Perform sex determination tests with the intention of ending a female fetus's life.
- Grant certifications that are inaccurate, deceptive, or inappropriate for later use in court or for administrative reasons .
- **The Drugs and Cosmetics Act's rules.** He ought not to: Except for his patients, sell Schedule 'H' and 'L' medications and poisons to the general population.
- Giving a patient addiction-forming medications for purposes other than medical ones.
- Provide cover, that is, help someone who is not medically qualified to attend, treat, or operate in situations that call for professional judgment or expertise.
- Conduct an unlawful procedure or abortion for which there is no psychological, surgical, or medical justification.
- Grant untrained or nonmedical individuals certificates of proficiency in contemporary medicine.
- Publish his patients' images or case reports in any medical or other publication or on social media in a way that might disclose their identities without their permission.
- Make a claim to be an expert in a field for which he lacks any particular training.
- Perform artificial insemination or in vitro fertilization without the donor's and the female patient's spouses' informed permission.

DEFENSES IN MEDICAL NEGLIGENCE SUITS

Defenses Against Negligence

In case of alleged negligence, following may be helpful for defense:

- No doctor-patient relationship was formed, hence there was no obligation to the patient.
- Duty discharged according to prevailing standards.

Informed Consent for the Act

- The patient was duly informed of the consequences (patient had actual, subjective knowledge of the risk involved in the treatment/procedure).
- Contributory negligence was committed by the patient; if the patient had not also been careless, harm would have probably been prevented.
- Therapeutic misadventure.
- Medical maloccurrence.

Error of Judgment

- According to the court, a mistake in judgment does not constitute carelessness.
- He commits a mistake in judgment if, for example, one of the dangers associated with a procedure occurs or

a problem arises that reduces the anticipated benefit. Furthermore, if a patient does not react to treatment, the doctor is not held accountable.

- When someone does not plan to commit an illegal conduct, they make a mistake of fact because they came to the incorrect conclusion or understood the facts incorrectly.
  - During the deed, the guilty mentality was never present. It may contribute to a decrease in civil responsibility, but not criminal liability.
- **Res judicata means 'the things have been decided.**
  - This concept states that a case cannot be heard again between the same parties once it has been resolved between them. If a patient files a malpractice lawsuit against a hospital and the District Commission rules against him, he has the right to appeal to a higher court.
  - Example: State Commission, National Commission and Supreme Court. But after getting decision from the higher court, he cannot lodge a fresh complaint for the same negligence in the lower court.

Limitation

- The case against the doctor should be filed within 2 years from the date of alleged negligence.
- No fee was charged for the treatment cannot be a defense in cases of negligence.

MEDICAL RECORDS

- The patient's medical history, complaints, physical examination results, diagnostic test results, prescription drug results, treatment procedures, and daily progress notes are all documented in chronological order in these papers.
- In medical negligence cases, third-party insurance claims, life insurance plans, accidental death claims, etc., this can be presented as evidence in court.
- Medical records belong to the hospital, and the personal information contained inside is kept private.
- Police don't need to be given the actual hospital records from the medico-legal case, including the MRI, CT, and X-ray reports.
- A photocopy of the records, however, can be provided upon request from the investigating officer, and a receipt for the same must be acquired.
- A photocopy of the records should be provided within 72 hours if the patient or their family requests it.
- Without the patient's permission, the patient's record cannot be utilized for publications, diagnostic or educational conferences, or clinics.
- Without the patient's permission, hospital records may be utilized for statistical analysis.
- Hospitals should retain medical records for a minimum of 10 years.

CONSUMER PROTECTION ACT

The Consumer Protection Act, 2019

Purpose

- The purpose of the Consumer Protection Act (CPA) was to safeguard consumer interests and to resolve consumer disputes quickly and affordably.
- This allows a patient to file a complaint with a redressal forum against a subpar (careless) treatment, provided that the service has been paid for.
- The more than 30 year-old Consumer Protection Act of 1986 has replaced with the Consumer Protection Act of 2019.
- This Act applies to all goods and services, unless the Central Government specifically excludes a particular good or service from its authority.
- Medical services were not covered within the Act of 1986's scope of services. However, the Supreme Court included healthcare as a "service" to CPA Sec. 2(1)(o) in 1995 (IMA vs. VP Shanta & Ors).
- 'Healthcare' is not mentioned among the services listed within the definition of the new Act [Section 2(42) of the 2019 Act]. The Bombay High Court has also provided clarification on this matter.
- Healthcare may be covered under the CPA 2019 definition of services, which states "but not limited to" before enumerating the different service categories.

Redressal Agencies

It is established at three different levels:

- **District commission**
  - Located in each state district, it is composed of the president and at least two members chosen by the state government after consulting with the central government.
- **State commission**
  - Located in each state's capital, it is composed of the president and at least two members chosen by the state government after consulting with the central government.
- **National commission**
  - It is the highest consumer organization, located in New Delhi and governed by the central government. It is composed of the president and at least 4 members chosen by the central government.

Limitation Period

A complaint must be submitted within 2 years of the date the cause of action occurred in order for the District, State, and National Commissions to accept it.

Appeals

- Under this Act, any appeal against a District Commission or State Commission order must be submitted within 45 days of the order's issue.
- Any individual who feels wronged by a National Commission ruling has 30 days from the date of the order to file an appeal with the Supreme Court, which is the appellate authority.

Offenses and Penalties

- Penalties for disobeying the Central Authority's instructions—punished by a fine of up to 20 lakh and/or 6 months in jail.
- False or misleading advertising—carries a maximum sentence of 2 years in jail and a fine of up to 10 lakh. For each further violation, the maximum sentence is 5 years in prison and a fine of up to 50 lakh.

CPA and Medical Services

Medical services were covered by CPA in the Supreme Court's historic ruling. The verdict led to the following conclusions:

- The term "service" does not apply to services provided at a government hospital, health center, dispensary, non-governmental hospital, or nursing home where no fees are collected from clients and all patients get free care.
- The medical services delivered on payment basis fall within 'service' as defined in Sec. 2(1)(o) of the Act of 1986.
- This Act also applies to hospitals and nursing homes that offer free services to those patients who are unable to pay and charge those who can afford it.
- A doctor's services would not be provided for free when a patient has health insurance and the insurance company covers all expenditures.

This ruling also acknowledges that the CPA's summary procedure would only be appropriate in circumstances of obvious negligence and that the complainant may be sent to the civil courts for complex matters which requires expert testimony.

QUESTION FROM THE UNIT

- Describe Vaidya Sadvritta, medical ethics, code of conduct, Charaka oath and Hippocratic oath.
- Describe the constitution, objectives and functions of NCISM.
- Describe the duties and rights and privileges of a registered medical practitioner.
- Describe consent, professional secrecy and privileged communication.
- Describe professional negligence, professional misconduct and unethical practices.
- Explain the defenses in medical negligence suits with appropriate case laws.
- Describe the maintenance of medical records and explain its significance.
- Describe the Consumer Protection Act.

MULTIPLE CHOICE QUESTIONS

Q1. Which ancient text elaborates *Vaidya Sadvritta* (code of conduct for physicians)?

A. Ashtanga Hridaya
B. Charaka Samhita
C. Sushruta Samhita
D. Kashyapa Samhita

Answer: B. Charaka Samhita

Q2. The Hippocratic Oath belongs to which ancient civilization?

A. Roman
B. Egyptian
C. Greek
D. Indian

Answer: C. Greek

Q3. Which one of the following is *NOT* a principle of medical ethics?

A. Autonomy
B. Beneficence
C. Maleficence
D. Partiality

Answer: D. Partiality

Q4. The full form of NCISM is:

A. National Council of Indian Systems of Medicine
B. National Commission for Indian System of Medicine
C. National College of Indian System of Medicine
D. National Corporation of Indian System of Medicine

Answer: B. National Commission for Indian System of Medicine

Q5. One of the major objectives of NCISM is to:

A. Conduct sports competitions
B. Promote unscientific practices
C. Regulate education and practice of AYUSH systems
D. Manufacture medicines

Answer: C. Regulate education and practice of AYUSH systems

Q6. Which of the following is a *duty* of a Registered Medical Practitioner?

A. Fabricate medical records
B. Maintain confidentiality
C. Ignore the patient's consent
D. Advertise unproven treatments

Answer: B. Maintain confidentiality

Q7. Which document proves the legal right to practice medicine in India?

A. Driving License
B. Aadhar Card
C. Registration Certificate (RC)
D. Pan Card

Answer: C. Registration Certificate (RC)

Q8. Consent taken from a patient is valid only if it is:

A. Forced
B. Informed and Voluntary
C. Oral only
D. Written by the doctor only

Answer: B. Informed and Voluntary

Q9. Sharing a patient's confidential information in court is called:

A. Privileged communication
B. Breach of contract
C. Professional negligence
D. False communication

Answer: A. Privileged communication

Q10. The act of not providing standard care to a patient is called:

A. Criminal offense
B. Professional negligence
C. Privileged communication
D. Sadvritta

Answer: B. Professional negligence

Q11. Which one of the following is considered professional misconduct?

A. Proper record keeping
B. Attending conferences
C. Issuing false certificates
D. Taking patient consent

Answer: C. Issuing false certificates

Q12. Which of the following is *NOT* a defense in a medical negligence case?

A. Error of judgment
B. Res ipsa loquitur
C. Contributory negligence by the patient
D. Malafide intention

Answer: D. Malafide intention

Q13. How long should indoor patient records ideally be preserved?

A. 1 year
B. 3 years
C. 7 years
D. 10 years

Answer: C. 7 years

Q14. In which year was the Consumer Protection Act enacted in India?

A. 1986
B. 1975
C. 1991
D. 2002

Answer: A. 1986

Q15. Medical services are considered under which type of service in the Consumer Protection Act?

A. Voluntary Service
B. Government Service
C. Essential Service
D. Consumer Service

Answer: D. Consumer Service

17

UNIT

Legal Procedures

LEARNING OBJECTIVES

- Courts and their powers
- Inquest, evidence and witnesses
- Court procedures: summons, oath, recording of evidence and conduct money
- Conduct of a medical professional in the court of law (Lecture: 4 hours, Nonlecture: 4 hours)

COURTS AND THEIR POWERS

A court of law is a location where judges or magistrates determine cases in order to settle conflicts between parties and administer justice in civil, criminal, and administrative cases in compliance with the rule of law.

In India, the Courts of Law are of Two Types

1. Civil Court.
2. Criminal Court.

1. **Civil Court**
   - These courts deal with civil matters, e.g., inheritance disputes, compensation, land disputes, family disputes, disputed paternity, divorce, education, service, marriage and sports, etc.
   - The district's highest civil court is the court of the district judges. The Munsiff's court is where the majority of civil cases are filed.
   - The District Judge's court has the authority to hear both original and appeal cases.
   - A High Court appeal is filed against the District Judge's ruling.

2. **Criminal Court**
   - A court with the jurisdiction and power to try and punish those who are suspected of committing crimes under the criminal code.
   - These courts deal with crimes committed as per BNSS, e.g., murder, assault, suicide, infanticide, injuries, poisoning, vehicular accidents, criminal abortion, alcoholism, rape, unnatural sexual offences, kidnapping, theft, robbery, dacoity, etc.
   - A judge has the authority to sentence someone to death or to imprisonment with or without a fine.

Type of Criminal Court and its Power

Four Types of Criminal Courts

1. Supreme Court. (National level)
2. High Court. (State level)
3. District Session Court.
4. Magistrate Court.

1. **Supreme Court**
   - It is the highest judicial tribunal in the country.
   - It situated in New Delhi.
   - The highest court of appeal.
   - It has the power of supervision over all others courts in Bharat.
   - The law formed by it is binding on all other courts in Bharat.

2. **High Court**
   - It is the highest judicial tribunals in state.
   - It is situated in the capital of every state.
   - With few exceptions
     - The capital of MP is Bhopal but High Court in Jabalpur with a bench at indoor, Gwalior and Bhopal.
     - In UP High Court is situated in Prayagraj.
     - All 7 North-East state High Court in Guwahati.
   - The President of India appoints judges to High Courts after consulting with the State Governor and the Chief Justice of India.
   - It deals with appeals from lower courts and writ petitions.
   - It can try any offense appeal and pass any judgement authorized by law [Sec. 22 BNSS (28 CrPC)].

3. **District Sessions Court**
   - It is usually located at the district headquarters and is also known as Session Court, and under the direction of a "District and Sessions Judge."
   - In civil cases, he is referred to as a District Judge; in criminal cases, he is referred to as a Sessions Judge.
   - The state government appoints district judges either by promoting judges from lower courts to district courts or by consulting with the High Court.
   - It has the authority to try matters that a magistrate has referred to it.
   - It can impose any legal penalty, including the death penalty, provided the High Court confirms it (Sec. 22 BNSS).
4. **Magistrates Courts.**

There are of Three Types

1. Chief Judicial Magistrate (CJM)
   - The highest-level Judicial Magistrate First Class is CJM.
2. Judicial Magistrate First Class.
3. Judicial Magistrate Second Class.
   - The Chief Judicial Magistrate and First Class Judicial Magistrate are named as Chief Metropolitan Magistrate and Metropolitan Magistrate, respectively, in metropolitan cities with a population of one million or more.
   - The Judicial Magistrate of First Class is appointed to the CJM by the High Court (Sec. 10 BNSS).
   - Powers of Magistrate court is given in Sec. 23 BNSS (29 CrPC). Higher court can enhance the sentence awarded by it.

Executive Magistrates

- The Executive branch employs Executive Magistrates, such as DMs, SDMs, and Tehsildars.
- These Executive Magistrates are appointed by the state government.
- While the Executive Magistrate can handle issues pertaining to maintaining law and order, public peace, etc.
- The Judicial Magistrate can handle any case, including criminal offenses.
- These officers cannot try any accused nor pass verdicts.
- Typically, they are Revenue Department personnel with particular authority under the IPC and CrPC.

Powers of Magistrate (Table 17.1)

Labor Courts

- A government court known as a labor court handles disputes that occur between an employer and employee while they are working together, such as wrongful termination, unpaid salary, sexual harassment, and denial of maternity benefits.

Table 17.1

S. No.	Magistrate	Punishment	Amount of fine
1.	Chief Judicial/ Chief Metropolitan	Imprisonment for up to 7 years	Any amount
2.	First Class Judicial/ Metropolitan	Imprisonment for up to 3 years	Up to ₹50,000
3.	Second Class Judicial	Imprisonment for up to 1 year	Up to ₹10,000

- The case must be submitted within a year after the dispute date.
- Proceedings are governed by the Industrial Dispute Act.

Family Courts

- Family courts were created to handle disputes involving domestic and familial connections, including child custody, alimony, divorce, domestic abuse, and marriage.
- In India, the Family Courts Act, 1984 was implemented for the welfare of women.

Juvenile Justice Court (Board)

- Each district's Juvenile Justice Board is established by the State Government in accordance with the Juvenile Justice (Care and Protection of Children) Act, 2015.
- For make up the Board; a Metropolitan Magistrate/ Judicial Magistrate First Class (Principal Magistrate) and two social workers—at least one of them should be a woman.

Functions

- Continue to communicate with the Committee on Child Welfare.
- Assure the protection of the children's rights throughout the investigation, arrest, and rehabilitation processes.

Punishment

- The death penalty, sometimes known as the capital punishment, is the legal procedure of executing a person as punishment for a crime.
- [354(5) CrPC] Sec. 393(5) BNSS "Any person who is sentenced to death shall be hanged by the neck until he dies.

INQUEST, EVIDENCE AND WITNESSES

Inquest

An inquiry or examination into the cause of death when it seems that natural causes were not the cause of death is known as an inquest.

It is done in case:
- Unexpected death.
- Infanticide, homicide, and suicide.
- Accidental death, drowning, poisoning, drug accidents, or accidents involving machinery.
- Unknown causes of death, such as burns or falls from a height.
- Death from surgical shock, anesthesia, or the operating table. Death within 24 hours (h) of hospital admission or as a result of suspected medical malpractice.
- Death of a convict in jail, police custody, mental hospital or correctional school.
- Dowry deaths (in India).

Types of Inquests

Two Types of Inquests in India

1. Police inquest
2. Magistrate inquest

Other Types of Inquests (Not Held in India)

1. Coroner's inquest
2. Medical examiner system.
3. Procurator fiscal

Police Inquest

- Section 194 BNSS (174 CrPC) explains the procedure for holding an inquest.
- Police inquest, carried out by a police officer (known as the Investigation Officer-IO)
- In all cases of unnatural deaths, with the exclusions listed under magistrate inquest, a police official not lower than the level of senior head constable is involved.
- An inquest is a fact-finding investigation that aims to provide reliable responses to four important inquiries.
    1. First relates to the identity of the dead.
    2. The second to the place of his death.
    3. The third to the time of death.
    4. The fourth asks about his apparent cause of death (whether it was an accident, suicide, homicide, or an animal).
- The inquest report does not have to include the accused's identity, the weapon they were carrying, or the identities of the witnesses to the assault.
- The list of injuries listed in the postmortem report will take priority.

Procedure

- When a police officer receives death news, they notify the nearest Executive Magistrate who has the authority to perform inquests.
- He then goes to the scene of the incident and conducts an investigation while two or more dignified local residents (witnesses) are present. We refer to the witnesses as panchas.
- The inquest report so prepared is known as panchnama.
- The body of the victim is given to the family to dispose of if there is no suspicion of criminal activity.
- When there is suspicion, the body is delivered to the nearest authorized physician for a postmortem investigation along with a copy of the inquest and a request.
- After that, the report is sent to the Sub-Divisional Magistrate (SDM) or District Magistrate.
- [Sec. 195 BNSS (175 CrPC)] A police officer can summon someone who seems to know the case's facts, and that individual is required to come and answer inquiries.
- Denial to answer questions is punishable under Sec. 214 BNS (179 IPC) with imprisonment up to 6 months and/or fine of ₹5,000.

Magistrate Inquest

- District, Judicial, SDM, or any other Executive Magistrate authorized by the State Government, such as the Sub-Collector or Tehsildar, conducts the inquest.
- The Magistrate's investigation into the cause of death is covered under Sec. 196 BNSS (176 CrPC).
- It is practiced all over Bharat.
- It is only held when specifically recommended and not on a regular basis.

Indications for Magistrate Inquest

- Death in police encounter.
- A person who is in police custody or is being interrogated by police disappears or dies.
- The death of a juvenile offender in a remand home or a prisoner in custody.
- Exhumation (excavation of the body from a grave).
- Any lady in the custody of the police is accused of having been raped.

Difference between Police Inquest and Magistrate (Table 17.2)

Table 17.2

Feature	Police inquest	Magistrate inquest
Conducted by	Police officer (Sub-Inspector or above)	Magistrate (Judicial or Executive)
Jurisdiction	Cases of unnatural deaths (suicides, accidents, etc.)	Cases of suspicious deaths, custodial deaths, dowry deaths, etc.
Purpose	To ascertain the cause of death and whether foul play is involved	To conduct a detailed inquiry when required by law
Authority	Empowered Section 194 BNSS (174 CrPC)	Empowered under Sec. 196 BNSS (176 CrPC).

Feature	Police inquest	Magistrate inquest
Oath	No oath administered	Oath is administered to witnesses
Presence of accused	Not mandatory	Accused and lawyers may be present
Recording of statements	Taken informally, not as evidence in court	Recorded formally and can be used as evidence
Medical Officer's role	May seek postmortem report if necessary	Postmortem is mandatory in specific cases
Final report	Submitted to Magistrate	Magistrate's findings hold more legal weight
Cases handled	Accidents, suicides, unknown deaths	Dowry deaths, custodial deaths, encounter deaths, suspicious deaths

Coroner's Inquest

- A coroner is often a first-class magistrate with 5 years of experience, a lawyer, an advocate, or a metropolitan magistrate.
- Appointed by the state government to investigate suspicious or unnatural deaths.
- Coroner's inquest is currently held in some states of the US, Australia, Canada, UK, New Zealand, Hong Kong and some other countries, but not in India.
- Coroners can investigate deaths that are caused by
  - Accidents, homicides, suicides, or unidentified causes.
  - They have quasi-judicial powers that are similar to those of a court of law or judge.
- An open verdict is a declaration of a crime committed without identifying the offender (when the culprit is not identified).

TYPES OF WITNESSES

Definition

In a court of law, a witness is a person who provides swearing statements (evidence) on facts and/or conclusions that may be made from these.

Types

1. Common, percipient, ordinary or lay witness.
2. Expert or skilled witness.
   - Hostile witness.

Expert Witness

- A person with training or expertise in a technical or scientific field defines what it is.
- He can offer to make a statement if he believes that justice will be obstructed because the court missed an important aspect.
- Doctors are not always considered expert witnesses. When a medical expert provides factual medical evidence, they are regarded as "professional witnesses," similar to fact witnesses.
- An expert witness differs from a "professional witness" in that the latter is able to answer to inquiries concerning hypothetical circumstances and provide comments that go beyond the facts of what they have personally observed.
- Medical evidence is often expert evidence.
- Doctors are considered ordinary witnesses when they describe the extent of an injury, such as a stab wound, but they are considered expert witnesses when they determine that the cause of death was bleeding from antemortem damage to the femoral artery.

Hostile Witness

- A hostile witness is someone who purposefully hides information, lies, or provides completely false evidence in court, motivated by bribery or blackmail.
- It is contradictory to the statement the witness made in the previous deposition (e.g., statement recorded by the police).
- Any expert or ordinary witness may be considered a hostile witness.

EVIDENCE

It is described as using legal methods to support or deny the medicolegal problem at hand.

Types of Evidence

Two types:

1. Documentary evidence
2. Oral evidence.

Documentary Evidence

- It includes every document—including electronic records—that must be provided to the court for review during the trial.

It can be:

1. **Primary:** The actual document that was presented for the court's review.
2. **Secondary:** Authorized individuals' certified copies of the original documents.

It Include

- Medical certificates.
- Medicolegal reports.
- Dying declaration.
- Dying deposition.

Medical Certificates

- Issued by a qualified registered medical practitioner (RMP) in relation to ill health, death, insanity, age or sex.
- No fee is to be charged for issuing death certificates.
- The body of the person should be examined before a death certificate is given, and the police should be notified if the doctor is doubtful about the cause of death.
- According to Sections 336(1) and 335 BNS (463 and 464 IPC), issuing a fake certificate is considered forgery or creating a fraudulent document.
- Which carries a maximum sentence of 2 years in jail and/or a fine [Section 336(2) BNS (465 IPC)].

Medicolegal Reports

- Reports written by a physician at the IO's request for advice, typically in criminal cases.
  - Such as those involving e.g-injuries, postmortems, sexual assault, pregnancy, abortion, or delivery.
- When the individual or the police/magistrate requests it, an injury report is prepared.
- Only when a police officer or magistrate requests it are postmortem reports prepared.
- Reports cannot be used as evidence unless the doctor appears in court and provides an oath certifying to the facts.

Dying Declaration

- A person who is aware that his death is near can make a written or spoken declaration about what he thinks to be the reason or circumstances of his death.
- "Leterm mortem," or "words said before death," is the term used to describe a dying declaration.
- There is no established form, structure, or protocol for recording a dying statement, nor does the law specify who is permitted to do it.
- Section 26 BSA (32 IEA) now includes the dying declaration. Before it may be approved, it needs supporting evidence [Sec. 160 BSA (157 IEA)].

Procedure of Dying Declaration

- If the patient is in compos mentis, the doctor must verify that he is conscious and that his mental abilities are normal.
- Oath is not administered.
- No leading questions are permitted.
- Ideally, dying declaration should be recorded by Executive and Magistrate.
- When death is near, the doctor or the police officer can record the statement in front of two witnesses without wasting time waiting for the magistrate.
- Without any modifications or terms, the declarant's statement should be documented as a straightforward narrative in the same language that they speak and understand.
- If he is unable to talk the person can respond to the declaration with signs and gestures.
- If the declarant loses consciousness while the statement is being recorded, the person recording it must record as much information as possible and sign it himself.
- Declaration is sent to the Magistrate in a sealed cover.
- If the declarant survives, the person is called to give oral evidence.

Dying Deposition

Since the IEA makes no mention of dying deposition, it is not practiced in India.

Procedure

1. Dying deposition has to be recorded by magistrate in presence of accused and lawyers of both the parties.
2. Doctor has to be present throughout the procedure and has to certify the patient compos mentis, at beginning and at end of recording.
3. Any person may be present during recording.
4. Oath is administered to patient.
5. Cross examination includes leading questions.
6. No witnesses required.
7. Recording is done as per the procedure of the court, and therefore it almost means that the court is present at the bedside of the patient.

Difference between Dying Declaration and Deposition (Table 17.3)

Table 17.3

Feature	Dying declaration	Dying deposition
Definition	A written or verbal statement by a dying person regarding the cause of death	A statement given by a dying person under oath before a magistrate
Nature	Can be written or verbal	Always oral and given on oath
Recorded by	Magistrate, Police Officer (PO), or Medical Officer (MO)	Only by a Magistrate
Witnesses present	Recorded in the presence of 2 disinterested witnesses	Conducted in the presence of the accused and lawyers of both parties
Oath administered	No oath is taken	Oath is administered
Relatives presence	Not allowed	May be present

Feature	Dying declaration	Dying deposition
Leading questions	Not permitted	May be asked during cross-examination
Legal weight	Considered less reliable than dying deposition	Holds more legal weight as it follows court evidence procedures
Recording format	Question-answer form, recorded in the vernacular language of the person	Recorded formally following court procedures
Number allowed	More than one dying declaration can exist	Only one dying deposition is recorded
Validity if the person survives	Loses legal significance if the person survives	Retains full legal value

Oral Evidence

- [Sec. 2 BSA (3 IEA)] It includes all remarks that the court allows or mandates a witness make before it regarding the facts being investigated.
- It needs to be straightforward and provide personal evidence [Section 55 BSA (60 IEA)].
- Oral evidence is more important than documentary evidence, as it permits cross-examination.
- The court will only consider documentary evidence following the person's oral testimony.
- The court has permitted video conferencing, which is an electronic version of oral testimony.

Exceptions to Oral Evidence

- **Dying declaration:** Per Section 26 BSA, this document is recognized as legal proof in court in the event that the victim passes away.
- **Expert views presented in a treatise:** According to Section 55 BSA (60 IEA), expert opinions published in books are recognized as proof without the author's oral statement.
- When a medical witness's deposition is recorded and attested by a magistrate in front of the accused, who has the chance to cross-examine the witness, it is accepted as evidence in a higher court [Sec. 326 BNSS (291 CrPC)].
- **Reports from specific government scientific experts:** These reports, e.g., such as those from the Chemical Examiner or the Director of the Fingerprint Bureau/Haffkine Institute/CFSL [Sec. 329 BNSS (293 CrPC)], are admitted as evidence without their oral examination.
- **Public records:** Birth and death certificates, and certificates of marriage.
- **Hospital records:** Admission, discharge, pulse, temperature, etc., are admissible without oral evidence.
- **Circumstantial evidence or indirect evidence:** Refers to evidence collected from the circumstances or surroundings of a case. It has only limited legal value.
- Blood on the accused's clothing or a footprint that matches one of the accused's shoes are examples of related facts that support the direct evidence and from which an inference may be made.

Hearsay Evidence

- Any evidence presented by a witness whose evidence is dependent on the statements of others but of which he has no actual knowledge.
- For instance, Anil told Sumit about an accident that Sumit had seen but that he had not, and Anil used Sumit account as proof of the incident in court.

COURT PROCEDURES: SUMMONS, OATH, RECORDING OF EVIDENCE AND CONDUCT MONEY

Summons/Subpoena

- Subpoena is a document that requires a witness to appear in court under penalty on a specific day, time, and location in order to give evidence.
- Section 63–71 BNSS (61–69 CrPC) deals with summons.
- The court issues it in writing, in duplicate, with the court's seal on it and signed by the presiding officer (Sec. 63 BNSS).
- The witness receives it from a police officer, court official, or other public worker.
- In acknowledgment of receipt, the witness keeps one copy and sends back the other, duly signed by him (this can also be done via electronic communication) (Sec. 64 BNSS).
- The witness must obey the summons, and if they do not appear in court, then
  - He must pay damages in civil cases.
  - The court may serve notice under Sec. 389 BNSS (350 CrPC) in criminal matters.
  - According to Sections 206–208 BNS and 90 BNSS (172–174 IPC and 87 CrPC), if it is determined that the witness failed to appear in court without cause, it may sentence him to jail time and/or a fine, or it may issue a warrant that is either bailable or non-bailable to ensure the witness's appearance.
- If the witness has a valid and urgent reason, he may be excused from appearing in court.
- Witnesses should appear in criminal court if they are called by both criminal and civil courts on the same day (criminal courts have priority over civil courts).
- The higher court is superior to the lower. If someone receives a summons to both civil and criminal courts on the same day, he must go to the higher court first.

OATH/AFFIRMATION

- An oath is a verbal pledge to speak the truth in God's name.
- Oath is taken holding the Gita, Bible or new/old testament.
- Before providing evidence, the witness must take an oath in the witness box.
- God Almighty asks that he pledge to tell the truth, the entire truth, and nothing but the truth.
- A child less than 12 years of age no need to take oath.
- **Solemn and formal declaration:** Affirmation is a verbal, which is made in place of an oath, if the witness is a nonbeliever. An affirmation has the same effect as an oath.
- According to Section 213 BNS (178 IPC), refusing to take an oath or affirmation imposes a jail sentence of up to 6 months and a fine of ₹5,000.

Perjury (False Evidence)

- After taking an oath or making a solemn affirmation, a witness who intentionally makes a false statement that he knows or believes to be false (Sections 227 BNS and 383 BNSS).
- Faces prosecution for perjury under [Section 229 BNS (193 IPC)], which carries a maximum sentence of seven years in prison and a maximum fine of ₹10,000.

Recording of Evidence

- A deposition is a witness's testimony.
- According to Section 124 BSA, everyone is competent to give evidence in court, unless they are unable to understand the questions or provide thoughtful answers because they are:
  - Too young to testify.
  - Too elderly, or
  - Suffering from a medical or mental illness.
- The aim of discovery finding all the relevant facts for the case.
- A deposition is a method of discovery in which lawyers get information from factual and expert witnesses and evaluate the relative value of their statements.

Appearance of Evidence

- After getting summoned, the witness has to show up in court at the designated time with the necessary paperwork.
- Any areas of doubt, discrepancies, or other elements that can give the impression that the evidence is false are examined.

The following is the sequence in which the evidence is presented [Sec. 143 BSA (138 IEA)]

1. Oath [Sec. 2(23) BNS]
2. Examination-in-chief (Sec. 142 BSA)
3. Cross-examination [Sec. 146(1)-149 BSA]
4. Re-examination (Sec. 142-143 BSA)
5. Court questions (Secs. 168 BSA, 348 BNSS).

Examination-in-Chief (Direct Examination)

- It is when the person who called the witness examines him.
- The public prosecutor starts this investigation in criminal cases.
- The goal is to provide the court with all relevant facts and, if the witness is an expert, his interpretation of them.
- Unless the witness is believed "hostile" or the judge authorizes it, no leading questions are permitted.

Cross-Examination

- It involves the opposing party (defense lawyer) questioning a witness.
- The lawyer tries to weaken the evidence of the witness by showing that his details are inaccurate, differing, contradictory and unreliable.
- Section 146(4) BSA permits the use of leading questions to assess a witness's reliability, dependability, and trustworthiness.

Objectives

- To collect facts that support his argument.
- To evaluate the accuracy of the witness's statements.
- To modify or clarify the previous statement.
- To improve existing or new facts.
- To cast the witness into doubt.
  - Cross-examination has no time limit, may last for hours or even days.
  - Questions that are scandalous or indecent (Section 154 BSA), meant to offend or irritate, or objectionable in form (Section 155 BSA) may be excluded by the court.
  - If a witness has any questions during cross-examination, they should ask the lawyer to clarify them. Additionally, he shouldn't reveal any irrelevant information.

Re-Examination

It is the process by which a witness is examined after being cross-examined by the person who summoned him.

Purposes

- During cross-examination, any questions that may have come up were answered.

- To put a topic in the right context in order to prevent underemphasis or potential misunderstanding.

Conduct Money

- It is the sum of money paid to a witness (such as a doctor) in civil cases at the time the summons is served in order to cover the cost of going to court.
- Before appearing in court, the witness may inform the judge if the fee is not paid or if he believes the sum is less. The amount to be paid will be decided by the judge.
- In criminal cases, no fee is paid to the witness at the time of serving the summons. He must attend the court and give evidence otherwise he will be charged with contempt of court.
- However, conveyance charges and daily allowance are paid according to the Government rules.

CONDUCT OF A MEDICAL PROFESSIONAL IN THE COURT OF LAW

He must to be in the court on time when the summons is served. His statement of fact is often taken at the scheduled time.

The do's and don'ts in the court are as follows:

- Include all documents and relevant reports that require to be linked in the box.
- Keep modest and wear nice clothes.
- Only the lawyer who invited you to give evidence should discuss the matter with you in court.
- Don't be afraid or anxious; instead, stand up straight and be cool and relaxed. Speaking while looking someone in the eye conveys an air of sincerity.
- Never try memorization. The law permits you to use report copies to refresh your memory.
- To allow the typist to record your evidence, speak clearly, carefully, and loudly.
- Use the appropriate title, such as "Sir" or "Your Honor," to address the judge.
- Show the lawyer that you are respectful, kind, and nice. Don't undervalue the lawyers' medical expertise.
- Never sidestep a question. If it's true, say "I don't know," as nobody can be expected to know everything.
- Don't lose your temper. An irritated witness is frequently a bad witness.
- Maintain your mental independence. An unhelpful expert is one who is biased.
- Before responding to a question that you feel is unfair, consult a lawyer. Should he not raise an objection, the judge if you need to respond.
- Listen carefully If you have any questions that you do not understand, do not be afraid to ask to have them repeated. Avoid lengthy conversations.
- Don't say anything offensive when asked to comment on a colleague's skill. Say "no opinion" or "no comments" if you don't want to express any opinions.
- Use language like "I think..." or "I imagine..." instead of "In my opinion..." Be ready to defend your position if questioned.
- Don't focus too much on responses to cross-examination lawyers' queries.
- Avoid deviating from your area of expertise. Don't talk about anything you don't know much about in real life.
- A medical witness has no professional privilege, therefore don't decline to answer any questions.
- Don't reveal any more information than what the query specifically requests.

QUESTION FROM THE UNIT

- Describe the types of courts along with their powers.
- Describe inquest, evidence, witness, summons, conduct money and procedure of recording of evidence in a court of law.
- Describe the conduct of a medical professional in the court of law.

MULTIPLE CHOICE QUESTIONS

Q1. Which of the following is the highest court in India?

A. High Court
B. Supreme Court
C. District Court
D. Sessions Court

Answer: B. Supreme Court

Q2. Which court has the power to try serious criminal offenses like murder?

A. Family Court
B. Civil Court
C. Sessions Court
D. Lok Adalat

Answer: C. Sessions Court

Q3. Who conducts a police inquest in India?

A. Magistrate
B. Police Officer
C. Public Prosecutor
D. Medical Officer

Answer: B. Police Officer

Q4. Which of the following is *NOT* a type of evidence?

A. Oral evidence
B. Documentary evidence
C. Physical evidence
D. Imaginary evidence

Answer: D. Imaginary evidence

Q5. A doctor giving an expert opinion in court is called:

A. Complainant
B. Expert witness

C. Defendant
D. Accused
Answer: B. Expert Witness

Q6. What is a *summons*?
A. Police charge sheet
B. A call to appear in court
C. Arrest warrant
D. Investigation report
Answer: B. A call to appear in court

Q7. Before giving testimony, the witness has to take:
A. Written test
B. Oath or affirmation
C. Police permission
D. Leave letter
Answer: B. Oath or affirmation

Q8. What is *conduct money* in legal terms?
A. Fine imposed by the court
B. Bribe given to a witness
C. Travel allowance paid to a witness
D. Court fee
Answer: C. Travel allowance paid to a witness

Q9. What should be the primary conduct of a doctor while deposing in court?
A. Emotional behavior
B. Use of medical jargon
C. Calm, truthful and scientific answers
D. Aggressive argument
Answer: C. Calm, truthful and scientific answers

Q10. If a medical officer fails to attend court after summons, what action can be taken?
A. Warning letter
B. No action
C. Arrest warrant
D. Only fine
Answer: C. Arrest warrant

Personal Identity

18
UNIT

LEARNING OBJECTIVES

- Identification data
- Age
- Race, religion, sex
- Moles, tattoos, scars, occupational marks and hairs
- Hand writing, dactylography, DNA typing and superimposition
(Lecture: 2 hours, Nonlecture: 2 hours)

IDENTIFICATION DATA

Determination of the individuality of a person based on certain physical characteristics.

Type of Identification: It can be two type:

1. **Complete (absolute):** Absolute fixation of the individuality of the person.
2. **Incomplete (partial):** Ascertainment of only some facts, e.g., race, sex, age or stature. About the identity while the others remain unknown.

Identification is Necessary in

Living person pertaining to:

- **In civil cases:** Marriage, passport/license, inheritance, insurance claim, missing persons, disputed sex.
- **In criminal cases:**
- Person accused of assault, murder or rape.
- Interchange of newborn babies in hospitals.
- Impersonation.
- Absconding soldiers and criminal.
- In dead people
- In case of fire, explosion and accidents.
- In case of decomposed body.
- When an unknown dead body is found on road, field, railway compartment or water.
- In case of mutilated body.
- Skeleton.
- **Corpus delicti:** (body of offence) the principle that must be proven that a crime has actually occurred before a person can be convicted of committing the crime. In charge of homicide.

It Includes

- Positive identification of the dead body (victim).
- Proof of its death by criminal act of accused.
- Main part of corpus delicti is the establishment of identity of the body and infliction of violence in a particular way at particular time and place by the person.

Data of Identification

In living and dead both:

- Race and religion.
- Sex
- Age
- Teeth
- General development and stature.
- Anthropometric measurement.
- Fingerprint, lip print and foot prints.
- External peculiarities like scar or tattoo.
- Hair
- Personal effect like clothes and pocket contents
- Speech and voice
- Handwriting
- Gait, manner and habbit
- Memory and education
- **Age:**
- Age of an individual up to 25-year. Can be determine within a range of 1–2 years.
    - Teeth.
    - Ossification of bone.
    - Secondary sexual character.
    - General development in case of children.

❖ **Teeth:** Each individual has two set of teeth.

1. **Temporary/deciduous/milk teeth**
   - 20 number: 4 incisor, 2 canines, 4 molar in each jaw.
2. **Permanent teeth**
   - 32 in numbers: 4 incisor, 4 premolar, 2 canines and 6 molar in each jaw.

Difference in Temporary and Permanent Teeth (Table 18.1)

Table 18.1

Temporary teeth		Permanent teeth
1	Smaller, lighter, narrower in size.	Heavier, stronger, broader, except permanent premolar.
2	Crown color – China white	Ivory white in color
3	Neck more constricted	Neck less constricted
4	Direction of anterior teeth is vertical	Direction of anterior teeth is inclined forward
5	Roots of molars are smaller, more divergent	Roots of molar are larger, less divergent
6	Incisors smooth incisal edge	Ridge, especially on incisal surface
7	Presence of tooth germ beneath tooth will suggest that tooth is temporary	No such thing visible in case of permanent teeth

Eruption of Temporary Teeth (Table 18.2)

Table 18.2

Tooth	Eruption month	No. of teeth
Central incisor • Lower. • Upper.	 6–8 7–9	 2 4
Lateral incisor • Lower. • Upper.	7–9 10–12	6 8
First molar	12–14	12
Canine	17–18	16
Second molar	20–30	20

Eruption Time of Permanent Teeth (Table 18.3)

Table 18.3

Permanent teeth	Eruption month	C. root calcification
First molar	6–7 years	9–10 years
Central incisor	6–8 years	10-years
Lateral incisor	7–9 years	11-years
First premolar	9–11 years	12–13 years
Second premolar	10–12 years	13–14 years
Canine	11–12 years	13–15 years
Second molar	12–14 years	14–16 years
Third molar (wisdom)	17–25 years	18–25 years

Comparison between Temporary and Permanent Teeth (Fig. 18.1)

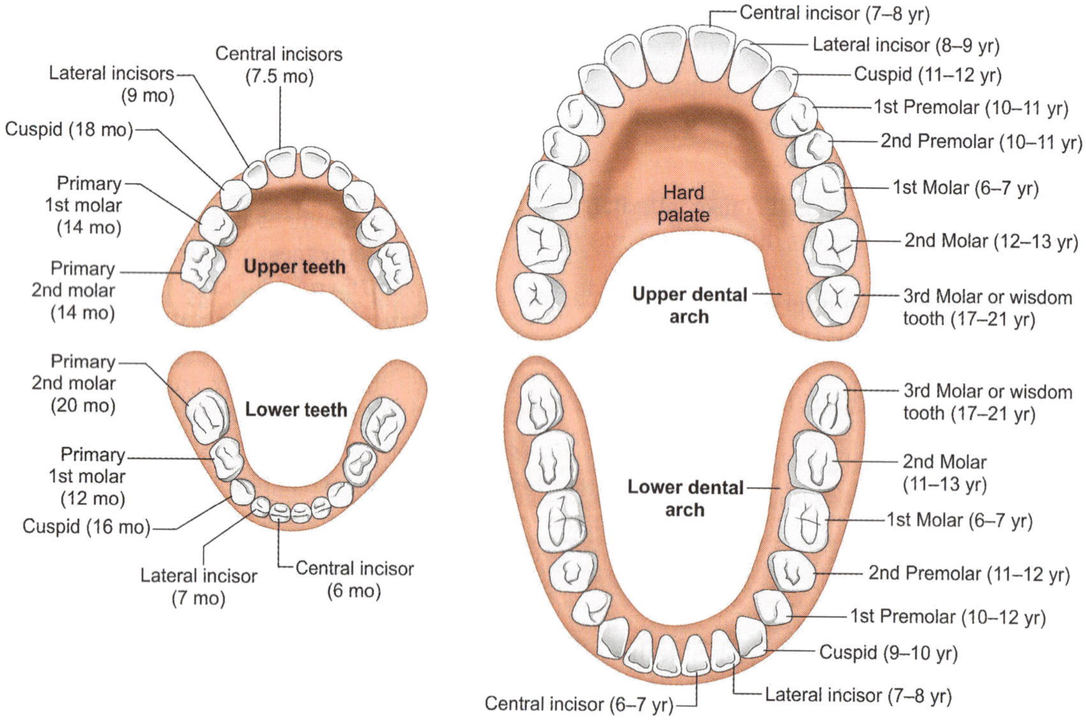

Fig. 18.1
(mo = months; yr = years)

Estimation of Age from Teeth Beyond 25 Years

- Gustafson's method
- Boyde's method
- Chemical method
- Concentration of ions: cu, se, pb, and fe increase with age.

Ossification of Bones (Fig. 18.2)

- The clavicle is the first bone to ossify in the body from two membranous primary ossification centers during 5th to 6th postovulatory week.
- By about $1\frac{1}{2}$ years, the anterior fontanelle should be closed the metopic suture also close.
- At birth there are about 450 ossification centers the adult human skeleton has 206 bones this show that 600 centers of bones growth have disappeared
- Ossification begins centrally in an epiphysis and spread peripherally as it gets bigger.
- Capitate and hamate ossify during infancy (1 year), the former preceding the later. Between 2-6 years, the number of carpel bone present on x-ray represent the approximate age in year, e.g., 3 carpels in 3 years **(Fig. 18.3)**.
- By about 6-years the condylar portion of the occipital bone fuse with the basi-occiput
- If all the epiphyses of all the long bones are united the person is most probably over 25-years of the age.
- The closure of the skull sutures is considered to be a reasonably reliable index of the age estimation between 25–40 years of age.
- X-ray of elbow, wrist, clavicle and shoulder joint and hip, knee, and ankle joint are usually recommended to determine the age before 25-year of age.

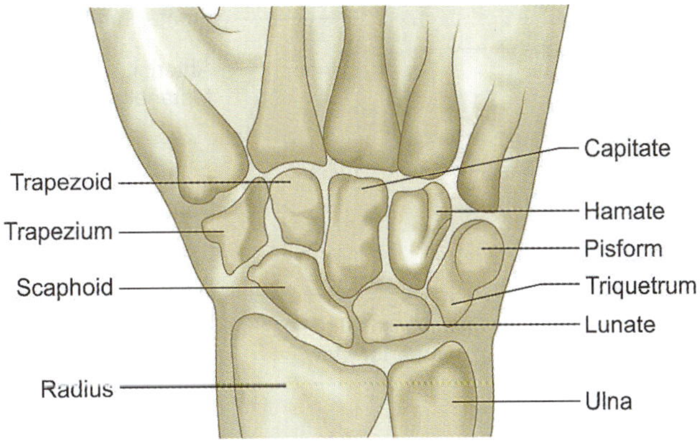

Fig. 18.3: Carpel bone position.

New Born Skull (Fig. 18.4)

The process of appearance and union has a sequence and time.

Secondary Sexual Character

In Male

- The first sign of puberty in boys is increase in size of the testicles (gonadarche), seen at about 13–14 years and few month later by the growth of pubic hair (pubarche) and enlargement of penis.
- At about 15 years hair is moderately grown on pubis and hair begins to grow in axilla.
- At about 16 years, hair in pubis is well grown and external genitalia have adult appearance.
- Hair begins to appear between 16–18 years on face and voice become hoarse.

In Females

- The first sign of puberty in girls is the development of breasts (thelarche) seen at about 10–12 years.

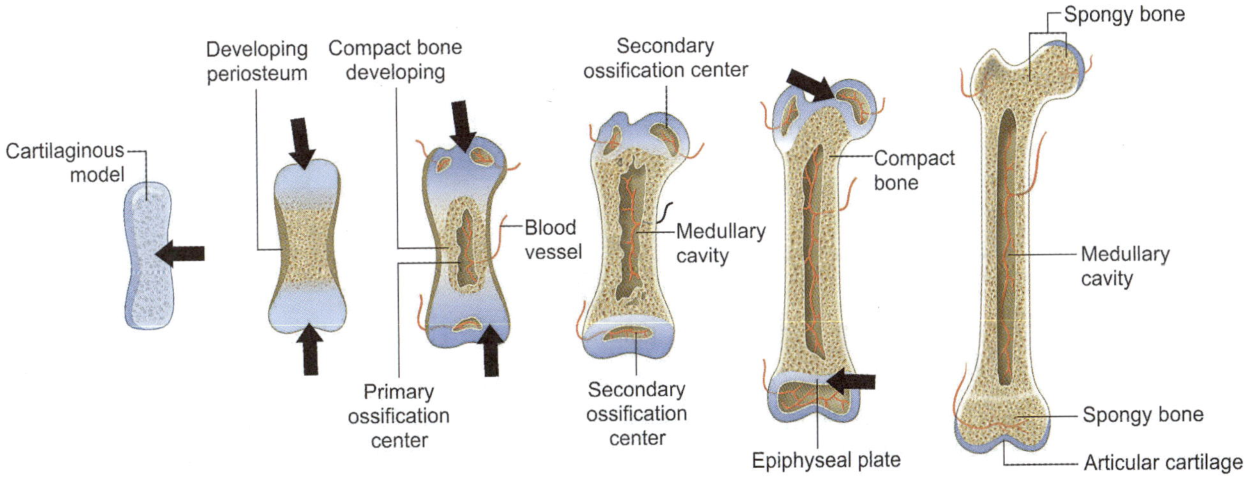

Fig. 18.2. Ossification of bone.

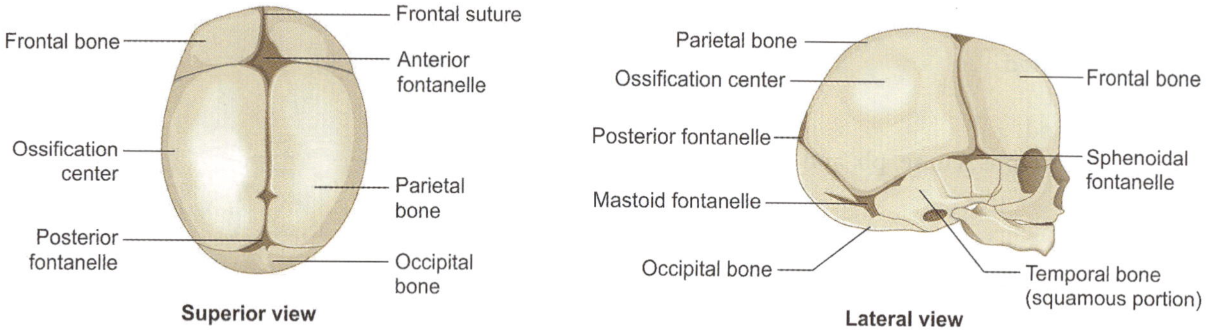

Fig. 18.4

- Development of pubic hair and the external genitalia is usually the second change seen within 2 months of thelarche.
- The first menstrual bleeding occurs at an average age of 13 years.
- At about 14–15 years, pubic hair is grown well and hair appear in axilla.

In older year: In that year graying of hair, arcus senilis and skeletal change is seen.

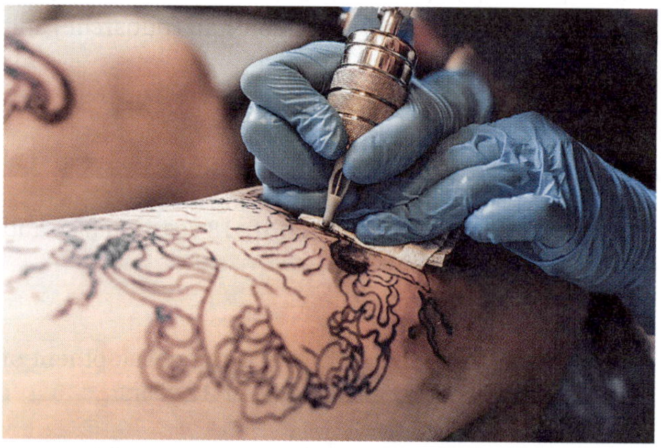

Fig. 18.5: Tattoo making to hide stretch mark.

Medicolegal Importance of Age

- Evidence
- Criminal abortion
- Identification
- Impotence and sterility

MOLES, TATTOOS, SCARS, OCCUPATIONAL MARKS AND HAIRS (FIG. 18.5)

Tattoo Marks

- Tattoo are design made in the skin by multiple small puncture wound with needles dipped in coloring matter which is attached to an oscillating unit.
- The unit rapidly and repeatedly drives the needles in and out of the skin, usually 50–3000 times a minute.

Dye used: Indigo, cobalt, carbon, vermilion, cadmium, selenium, Prussian blue and Indian ink.

- Color, design, size and situation should be noted.
- The permanency of tattoo mark depend on the type of dye used and depth of its penetration and part of the body tattooed.
- A latent tattoo mark become visible by rubbing that part and examine with magnifying lens
- The used of high contrast photography, computer image enhancement, UV lamp or infrared photography is also helpful for identification faded tattoo.
- Tattoo are recognized even in decomposed bodies.

Complication: Septic inflammation, abscess, gangrene, syphilis, hepatitis-B, AIDS, leprosy, tuberculosis.

Tattoo Making to Hide Stretch Mark

Erasure of Tattoo (Fig. 18.6)

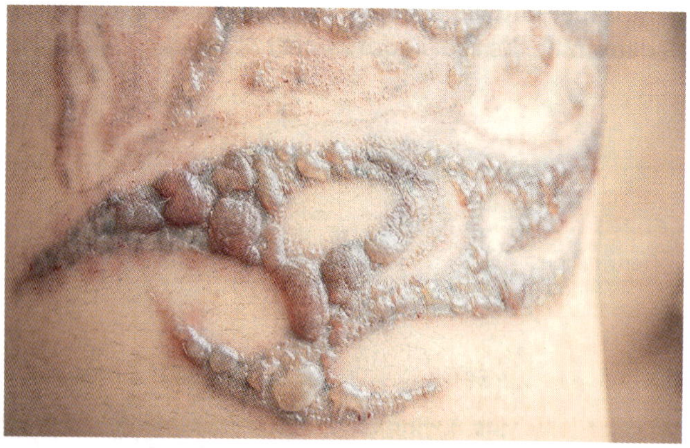

Fig. 18.6: Tattoo removing scar.

- Surgical method-like skin grafting, scarification, tannic acid, silver nitrate (variot's method) or Trichloro acetic acid(chemical peels), carbon dioxide snow.
- Electrolysis

- Caustic or corrosive substance remove pigment by producing inflammatory reaction and superficial scar, e.g. mixture of papain in glycerin.
- Laser beam vaporizes the dye.

Medicolegal Aspect

- Identity of person in dead or decomposed bodies.
- Religion and nationality.
- Social status, race, profession/occupation.
- Behavioral characteristic, e.g., erotic tattoo, carrying weapon.
- Sometime it used to hide the skin problems.

Occupational Marks (Fig. 18.7)

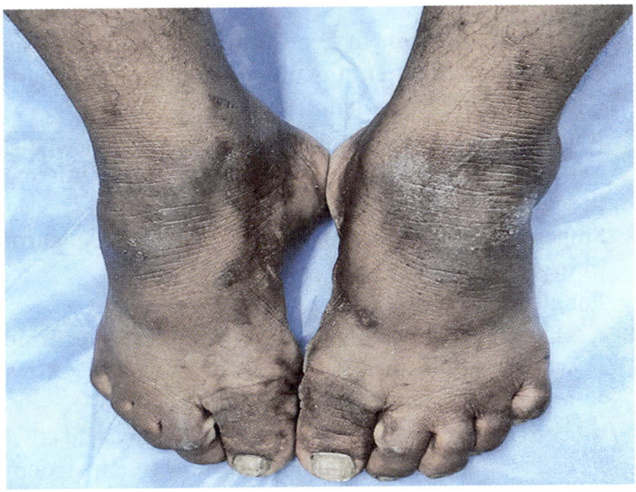

Fig. 18.7

- These are useful for identifying unknown dead bodies because certain occupations leave behind marks that can be used to identify the people who performed them.
- For example, clerks may have callosity on the proximal portion of their right middle finger, where the pen typically rests, or photographers and dyers may have dyes or chemicals stained on their fingers.

HAIR

- Crime detectives can obtain important clues by examining hair (trichology).
- Apart from burning, hair is essentially indestructible.
- It can be recognized even on bodies that have decomposed completely or on the weapon of crime after it has been carried out.

The following inquiries must be addressed before submitting a hair sample for analysis.

Medicolegal Questions

- Is it hair or another type of fiber
  - Hair is made up of a root or bulb, a shaft, and a tip.
  - The part of hair at the base of the skin is called the root. It is anchored within the hair follicle and has a base called a bulb.
  - The part of hair that is above the skin and tapers to the free end, or tip, is called the shaft.

On Sectioning, Hair can be Divided into Three Zones

1. **Cuticle:** Outermost layer, consists of thin non-pigmented microscopic scales.
2. **Cortex:** Middle layer, It has keratin that is responsible for the charring and acrid odor when the hair is burned.
3. **Medulla:** Innermost layer, composed of keratinized remains of cells.
   - Although the tip is often nonmedullated, the root or bulb shows these three zones.

Fibers

Fibers can be classified into two groups:

1. **Natural:** Natural fibers are subdivided into three classes:
   - Animal (e.g., silk, wool and hair)
   - Vegetable (e.g., cotton, jute and coir)
   - Mineral (e.g., asbestos).
2. Artificial fibers are subdivided into:
   - Synthetic-polymer.
   - Natural-polymer.
   - Other fibers.
   - All animal fibers, except silk can be considered as hair fibers.
   - Under a comparison microscope, the majority of natural fibers may be identified by their unique looks.
   - Synthetic fiber that cannot easily be identified with the microscope can be subjected to infrared spectrophotometry.

Is it animal or human hair, if any **(Fig. 18.8)**:

- The diameter of the medulla divided by the diameter of the whole hair shaft is known as the medullary index (MI).
- MI = Diameter of medulla Diameter of hair

What would the person's racial profile be? Where on the body did the hair start?

- **Scalp hair:** They are long, soft, taper from root to tip, split ends, and circular on cross section.
- **Beard and moustache:** They have a triangular cross section, are thicker, straight, and blunted at the tip.
- **Axillary and pubic hair:** Short, robust, uneven, and curly with split or ragged ends.

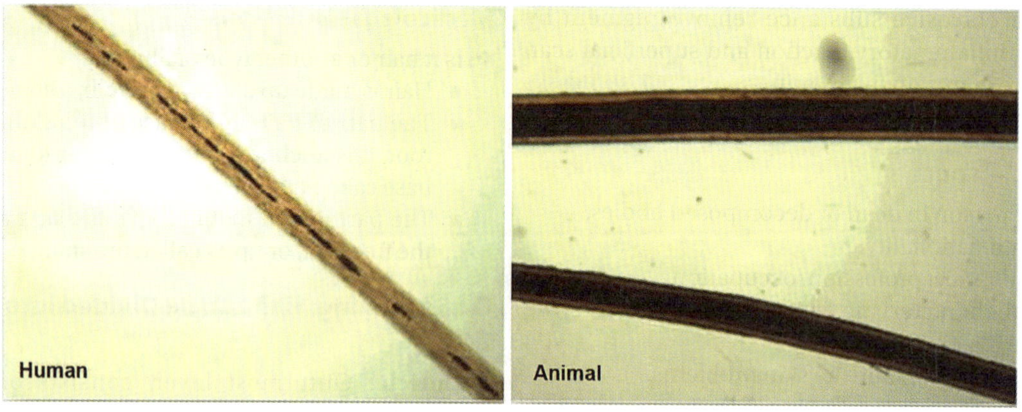

Fig. 18.8: Difference between human hair and animal hair.

- **Eyebrow, eyelashes and nostril hair:** Short, rigid, thick, with a sharp taper, and triangular in cross section.
- **Body hair:** Soft, delicate, and flexible; medulla irregularity; softer coloring; narrow tip

In Male or Female Hair

- Beard and moustache are specific for males. Male hair is usually thicker, coarser and darker as compared to females.
- Barr bodies can be detected in the hair follicles in about 20–80% of females and only about 0–4% of the males.
- When a transmitted light microscope may see an opaque band located around 0.5 mm above the root bulb.

Medicolegal Importance

- **For Identification:** Long after a crime has been committed, hair may still be identified and serves as important evidence.
  - The presence of hair in the deceased's hand during cadaveric spasm may aid in identifying the attacker in homicide situations.
  - Make a connection between the victim, the offender, and the offense.
  - To determine if suitable hair and known hair samples might have originated from the same source, they can be examined under a microscope mtDNA sequencing enhances this.
  - It is an important clue when similar hair may be detected on the alleged weapon and on the body of the assailant.
  - In rape and sodomy cases, pubic hair of the suspect may be detected on the victim and vice versa.
  - In bestiality, animal hair may be found around the genitalia, body and clothing of the suspect.
- The victim's hair may be found stuck to the offending vehicle in traffic accidents.
- **Nature of weapon:** In head injury, the hair may be crushed or cut depending on whether blunt or sharp cutting weapon was used.
- It assists in differentiating between burns and scalds. Large circular vacuoles at the burning spot are missing in scalds, but hair is brittle, singed, or charred.
- Singeing of hair indicates burns or close range firearm injury.
- For alcohol testing:
  - Hair alcohol testing is performed to determine whether or not an individual has a history of excessive and regular alcohol consumption.
  - The amount of ethyl glucuronide and fatty acid ethyl esters in a hair sample indicates how much alcohol was consumed during the sample period.
  - Age and sex can be determined.
- **Cause of death:** Poisons, such as arsenic, thallium or lead can be determined from hair.

HAND WRITING, DACTYLOGRAPHY, DNA TYPING AND SUPERIMPOSITION

Hand Writing

- Doctors are rarely requested to testify, and the expert in the subject generally gives their opinion on handwriting (graphology).
- In rare cases, however, when a request of paralysis or mental incompetence is made, the doctor may need to examine the patient to determine if he is able to write.

Anththropometry: (Bertillon System)

- The first scientific method of criminal identification. This system based on principle that the measurements of various part of the human body do not alter after adult age (21 years).

- **Descriptive data:** Color of hair, eyes, complexion, shape of nose, ear, and chin.
- **Body marks:** Such as mole, scar and tattoo marks.
- **Body measurement:** Height, AP diameter of head and trunk, span of outstretched arms, length of middle finger, left forearm and left foot, length and breadth of right ear, and color of left iris (11 such measurements)
- Photographs of front view and right profile of the head are also taken.

Dactylography: (Galton System, Finger Print, Dactyloscopy)

- It is widely accepted most reliable evidence of identification. It is first used in 1858 and galton systematized this method in 1892.
- A finger prints means an impression made by the ball of a finger.
- It is based on the principle that the skin of the ball of the fingers and thumb is covered with ridges and grooves.

Important Features

- It is present from birth and appears first time from 12th–16th week of IUL. The formation is completed by 24th week
- It remains constant throughout embryonic life, birth and the life of an individual.
- The arrangement and distribution of the patterns are unique to an individual, and no two hands resemble each other.
- Finger prints do not change throughout life unless damage has occurred to dermal skin layer like burns, acid and plastic surgery.

Finger Print Patterns (Fig. 18.9)

Four type of ridge patterns **(Table 18.4).**

Table 18.4

S. No.	Type	%
1.	Loop	60–70
2.	Whorl	30–35
3.	Arch	5-10
4.	Composite	2-3

Recording of Finger Print

Hands are wash, clean, dried to ensure clear prints. Print is taken using printer ink on unglazed paper.

Plain or dab impression: It is obtained by gently pressing the inked surface of the tip of the finger on paper.

Rolled impression: It is taken by rolling the inked finger from side to side.

- In case of criminals impression of the all ten digits of both hands are taken.
- It is customary and conventional to take the left thumb impression of the male and right thumb in females.
- In dead body fingerprint are dried up or shriveled. The print can be taken after soaking the finger in alkaline (KOH).
- The surface of the finger can be rounded out and smoothened by injecting glycerin, melted paraffin, hot water and air into the tissue.
- In case advanced putrefaction and drowning it can be preserved in formalin for the development of the fingerprints.
- Other method remove each finger and preserved in 10% formalin or a solution of glycerin and alcohol and send to bureau.
- Print can be obtained from dermis if epidermis is lost. Histological section upto a depth 0.6 mm.

Types of evidentiary fingerprints: Three types, of finger print.

1. **Patent (visible) print:** Need no processing to be clear recognizable as a fingerprint. It is often made from dark oil, grease, dirt or blood and suitable for comparison without additional charge.

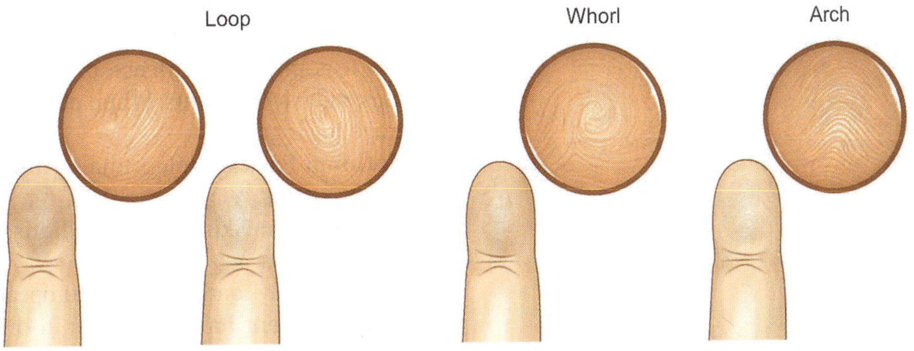

Fig. 18.9: Pattern of finger print.

2. **Plastic (indentation/impression) print: (Fig. 18.10)** It is recognizable fingerprint indentation in a soft surface, such as butter, soap, cheese, paint, putty or tar. This print is immediately recognizable and no further processing.
3. **Latent print:** It requires additional charge processing to be rendered visible and suitable for comparison. Various method are using such as
   - Non-porous surface like glass, gloss painted surface, metal and plastic.
   - Visual examination: Oblique illumination may reveal latent print, if the surface is clean and smooth.
   - Fluorescence examination: High intensity light source or laser, UV light.

Medicolegal Aspect

- Identification of criminals, fugitive
- Identification in mass disaster.
- Identification in case of accidental exchange of newborn infants.
- Identification unknown or unconscious person and person suffering from amnesia.
- Problem of mistaken identity and detection of bank forgeries.

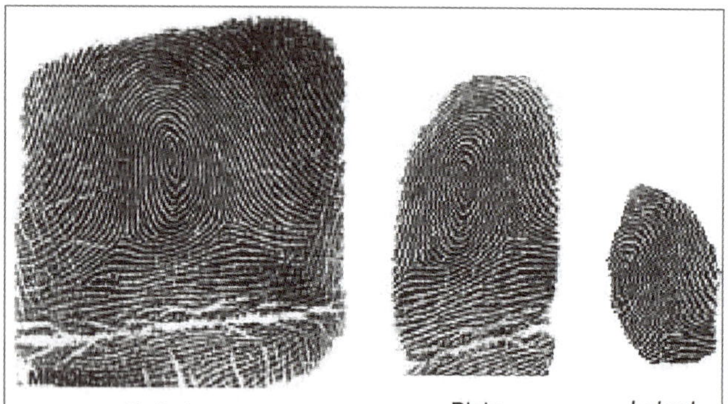

Fig. 18.10: Different type of print.

SCAR (Fig. 18.11)

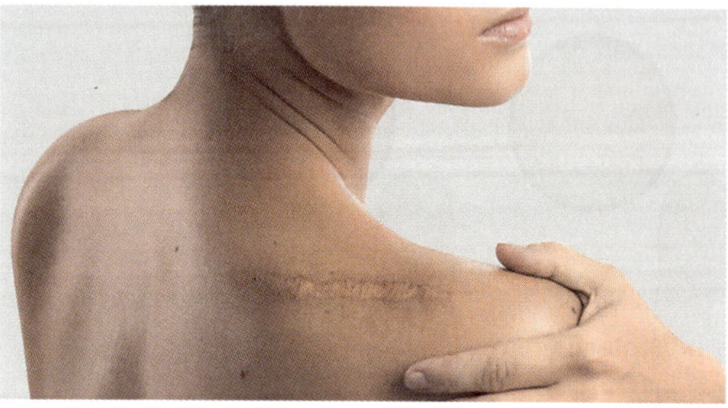

Fig. 18.11: Scar.

- It is fibrous tissue covered by epithelium without hair follicles, sweat gland or pigmented, produced from the healing of a wound.
- Scar is formed if the injury is at the level of dermis and below. The most superficial wound which involve the epidermis, e.g., burns, abrasions.

Characteristic of Scar

Scar from lacerated wound and infective wound are firm, irregular, prominent, and attached to the deeper tissue.

- Incised wound produce linear scars.
- Stab wound due knife produced oval, elliptical, triangular and irregular which are depressed.
- Bullet wound causes a circular depressed scar.
- Scar from scald have spotted appearance.

Age of Scars (Table 18.5)

Table 18.5

Features	Duration
Fire union, reddish/bluish scar	5–6 days
Pale, soft and sensitive (tender)	2 weeks to 2 months
Tough, brownish, glistening, wrinkled and little tender	2–6 months
Tough, white, glistening, wrinkled and non-tender	More than 6 months

Erasure of scar-scar can be erased by excision and skin grafting.

Medicolegal Importance

- Identification of an individual.
- Shape of the scar indicates the nature of weapon or agent caused that injury.
- Age of scar indicates the time of infliction of the injury.
- Scar on wrist or throat may indicate previous attempts at suicide.
- Linear needle scar indicates an IV drug abuser and depressed scar a skin popper

RACE, RELIGION, SEX

RACE: It is important incase of mass disaster, e.g., air crashes, railway accidents. When persons of different races are traveling together.

- **Clothing:** For example indian dress is different from Western dress.
- **Complexion:** Skin brown-Indians, fair-Europeans, black-negroes.
- **Eye:** Indian have dark or brown, Europeans-blue or gray iris.
- **Hair:** Different hair variation in different race, e.g., Indians have black ,long and fine hair which is rounder and thicker than Europeans and negroes

- **Skull:** Cephalic index (C.I), index of breadth **(Fig. 18.12)**.
- C.I = max. transverse breadth of skull/max anterior – posterior length multiply by 100.

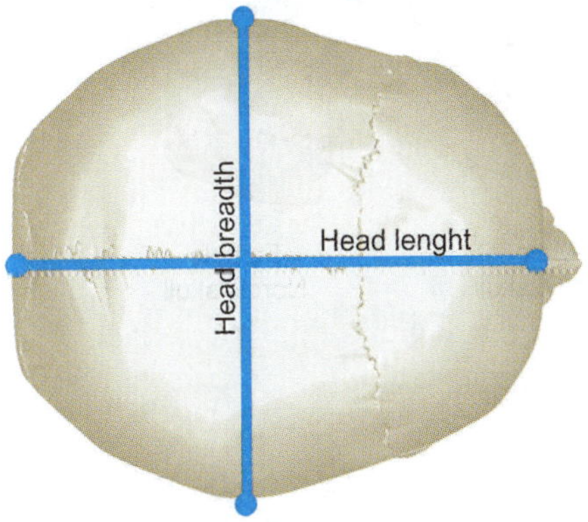

Fig. 18.12

Different Type of Skull Based on Cephalic Index (Table 18.6)

Table 18.6

Type of skull	Cephalic index	Race
Dolichocephalic (long headed)	70–74.9	Aryans, Aborigines, Negroes
Mėsaticephalic (medium headed)	75–79.9	Europeans, Chinese
Brachycephalic (short headed)	80–84.9	Mongolian

Skulls According to Race (Fig. 18.13)

Religion

- Hindu males are not circumcised, necklace of wooden beads, piercing of ear lobes or muslim male are circumcised, have mark of corn.
- Hindu females put on sarees, vermilion on head, tattoo marks, silver toe ornaments and muslim females put on trousers, no vermilion mark.

Sex

It is required for following reasons:

- For the purpose of identification in living/dead.
- Deciding certain civil rights extended to one sex only.
- It is sexual identity of an individual from birth to puberty and adulthood.
- For deciding question relating to legitimacy, divorce, marriage, impotence, paternity and rape.

In Normal Case in Living

- **Most certain evidence of sex:** Possession of ovaries in female, testes in male.
- **Highly probable evidence of sex:** Possession of sexual structure, e.g., development of breasts and vagina in female, and male distribution of hair and penis in males.
- **Presumptive evidence of sex:** Outward appearance of individual features, e.g., face, clothes, voice, figure.

Sex Verification Tests

- **Physical morphology:** External examination is done to determine the sex.
- **Nuclear sexing or sex chromatin or microscopic test:** Microscopically study of buccal epithelial cell or hair follicle cell to detect the presence of bar body.
- **Nuclear sexing:** It is method of sexing cell which may help in determining sex in doubtful cases, decomposed and mutilated bodies and fragmented remains.

HISTOLOGICAL EXAMINATION

Barr body sex chromatin (Fig. 18.14): It is a condensed, inactive, single x-chromosome found in the nuclei of somatic cells of most females.

Chromatin Positive in Male and Females (Table 18.7)

Table 18.7

Sex chromatin	Male	Female
Barr body	0–4 %	20–80%
Davidson body	0%	6%
Fluorescent Feulgen	0–2%	50–70%
Quinacrine dihydrochloride	45–80%	0–4%

- **Davidson body:** In females neutrophil leucocytes contain a small nuclear attachment of drumstick form.
  - Chromosomes (XX or XY) can be determined in the cell that's are dividing, e.g., Blood stains, cartilage, bone marrow, teeth pulp and hair root.
- **Quinacrine dihydrochloride** is used for staining Y-chromosome that is seen in bright fluorescent body.
- **Intersex:** These are the condition in which male and female character, e.g., Gonad, physical form, and sexual behavior co-exist in varying proportion in the same individuals.

Davidson Divided Intersex into Four Groups

1. **Gonadal agenesis:** Sex organ (testes and ovaries) never develop. Nuclear sexing is negative that abnormality determined in early in fetal life.

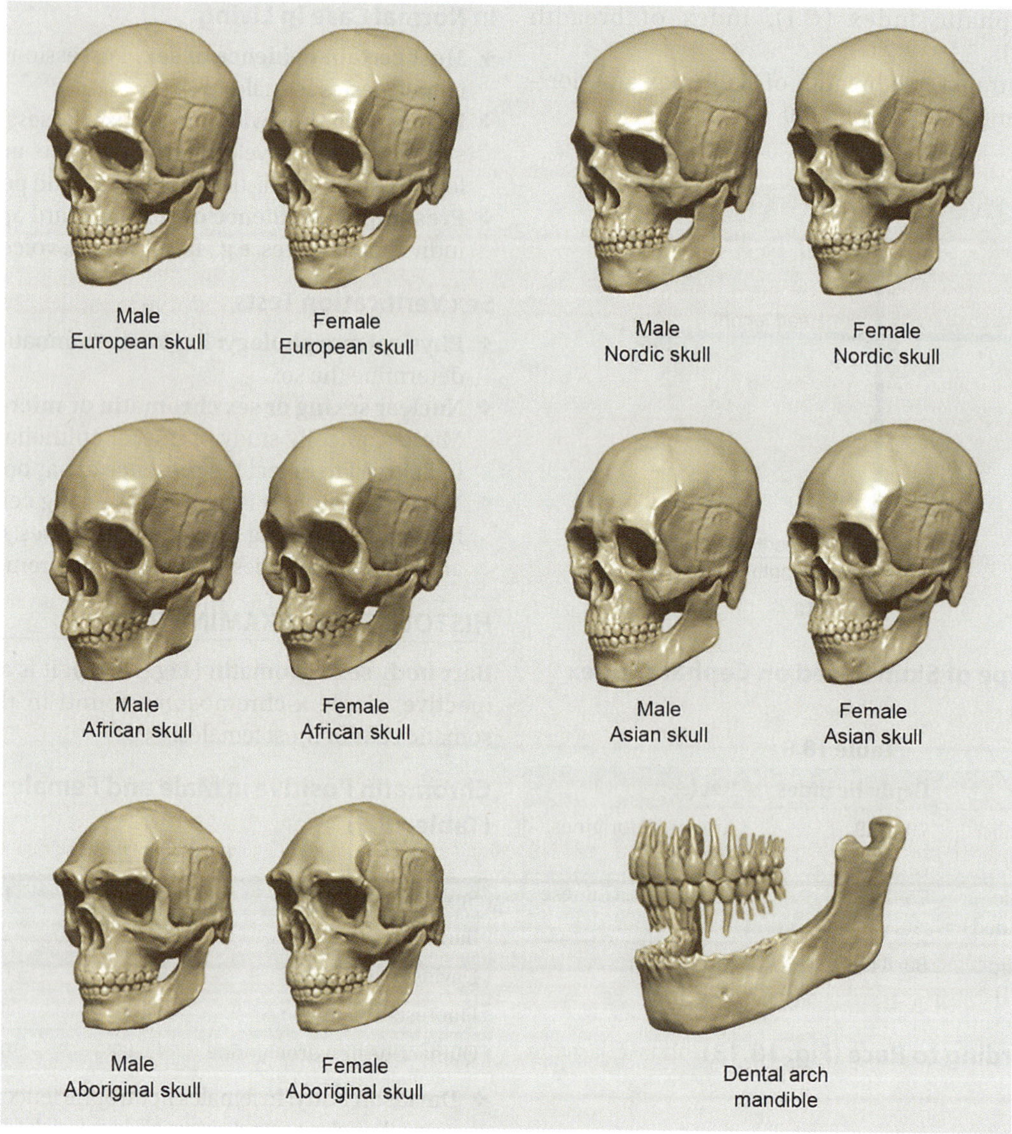

Fig. 18.13

2. **Gonadal dysgenesis:** External sexual character present but testes and ovaries fail to develop at puberty, e.g.
   - **Klinefelter syndrome (Fig. 18.15):** Anatomically male but nuclear sex is female and that sex chromosome pattern is (47 XXY).
   - **Clinical features:**
     - Delay in onset of puberty, gynecomastia at puberty.
     - Axillary and pubic hair are absent, hair on chest and chin are reduced.
     - Signs of eunchoidism, tall stature and abnormal body proportions.
     - Mental deficiency and other abnormalities.
     - Problems with coordination and social skills.
     - Azoospermia is present.

❖ **Turner syndrome (Fig. 18.15):** Anatomical structure is female pass in external genitalia examination but have false negative barr body. Chromosome pattern is (45xo).

❖ **Clinical features:**
- Short stature, webbed neck.
- High incidence of osteoporosis, type 2 diabetes.
- Cubitus valgus, short fourth metacarpals, hyper convex nails and recurrent otitis media.

Sex Chromation or Baar Bodies In the female interphase nucleus one of two X-chromosomes become condensed and inactivated to a dark stained chromatin mass attached on one side or nuclear membrane.

This is known as **sex chromatin of Barr body**.

Barr body is observed only in females and is **absent in males.**

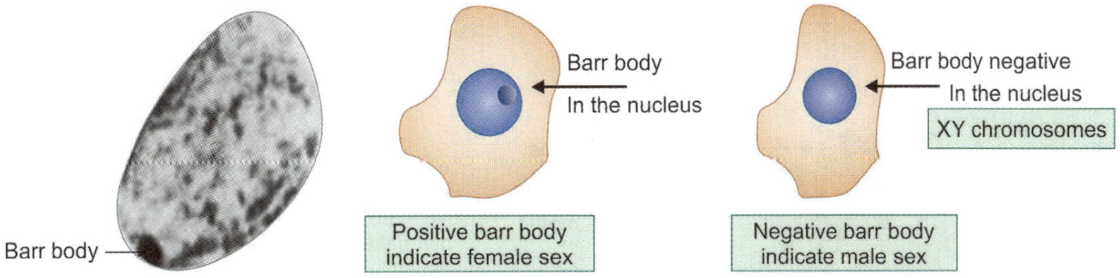

Fig. 18.14

- Learning disability, often involving visual-spatial skill without typical mental retardation. Coarctation of aorta
- Renal abnormalities, red green color blindness.
- Sexual infantilism due to gonadal dysgenesis with primary amenorrhea
- **True hermaphroditism:** It is rare condition also known as double - sex or bisexual. Both testicular and ovarian tissue are present.
- The external genitalia may be both sex exits in one individual.
- Male or female pattern (46XX or 46XY).

Pseudo hermaphroditism: In this, gonadal tissue (internal genitalia) of only one sex is seen internally but external appearance is that of opposite sex.

- **In male nuclear sex:** XY, sex organ and sexual character deviate to female form.
- **In female nuclear sex:** XX, variable male effect of external genitalia (it is due androgen excess during fetal life.)

Concealed sex: criminal sometimes attempt to conceal their sex by a change of dress or other method to avoid detection. This can be detected by physical examination.

DNA Finger Printing/Profiling (Fig. 18.16)

- The DNA molecules are present in chromosomes (about 99%), and mitochondria (1%). They are very long.
- DNA in a human cell is about 1 metre chain, and is composed of about 500 crore subunits - called as nucleotides.
- Which is made up of deoxyribose sugar and phosphate molecules that are twisted into a double helix and joined by links of adenine, thymine, guanine, and cytosine, which are heterocyclic bases.
- The DNA chains are thus in pairs of two strands of polynuleotides (double helix).
- The DNA strands split during the development of spermatozoa and ova, and as a result of fertilization, each parent contributes an element to the baby. When the nucleotide sequences of two cells match, it indicates that the two are from the same individual.
- The technique is known as DNA finger printing since each person's DNA print is as unique as their finger prints.
- Alec Jeffreys made the discovery (1984). Uniovular twins, however, share the same sequence.
- The polymerase chain reaction (PCR) technique can be used to enhance the amount of DNA chain that is accessible from a cell when it is in modest amounts.

Source: Nucleated cells from blood, semen, vaginal epithelium, tooth pulp, bone marrow, hair roots, muscles, skin and mucous membrane, etc. Material should be dry, and if liquid - it should be frozen.

Technique of RFLP DNA Typing (Restriction Fragment Length Polymorphism) (Fig. 18.17)

- DNA is extracted from sample.
- DNA gets cut when it is exposed to restriction enzymes. After identifying the sequences, the enzymes split them apart into one, two, or more fragments (pieces).
- These fragments on gel electrophoresis get separated and form bands of DNA.
- To create a single strand, alkali is applied to these double-stranded pieces.
- These strands are then transferred (blotted) to nylon membrane, known as southern blot.
- These single strands are made into double stands by hybridization. This is achieved by addition of probe to nylon membrane.
- A radioactive P32-tagged probe in single-stranded DNA (or synthesized DNA). The associated fragment will be

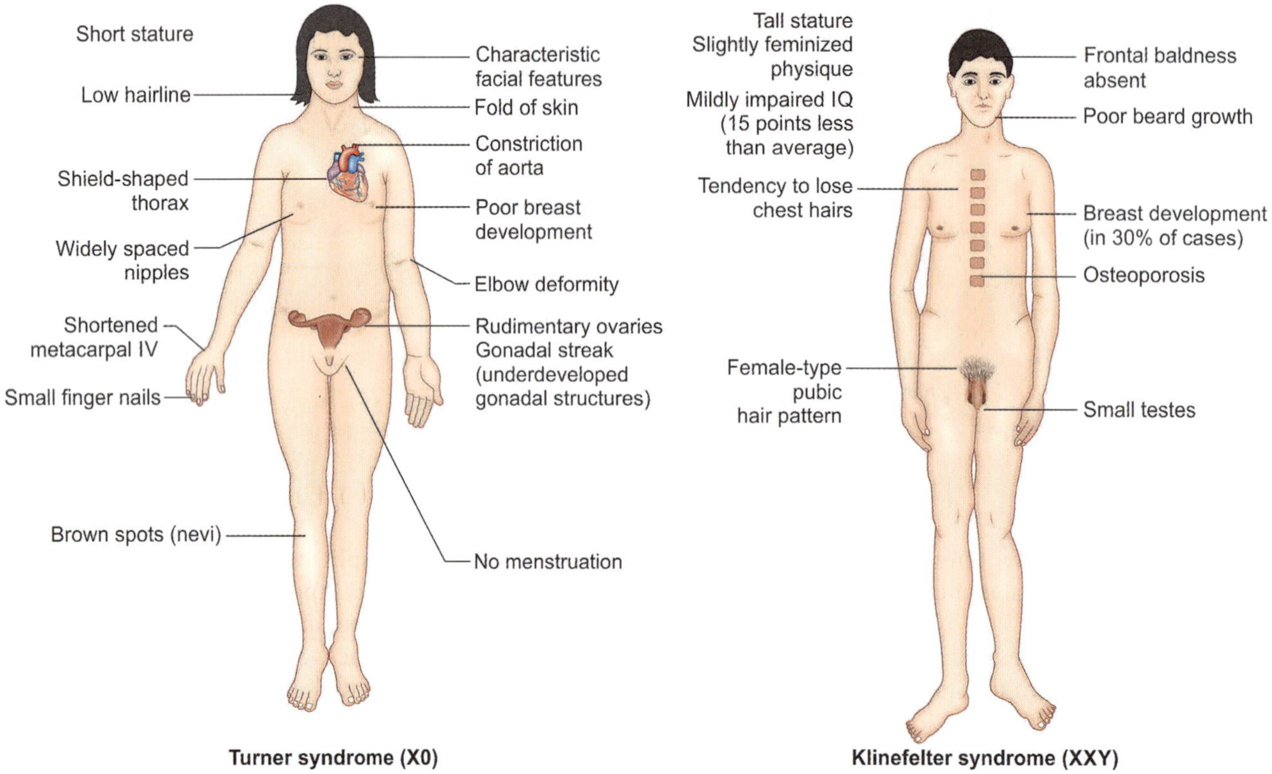

Fig. 18.15

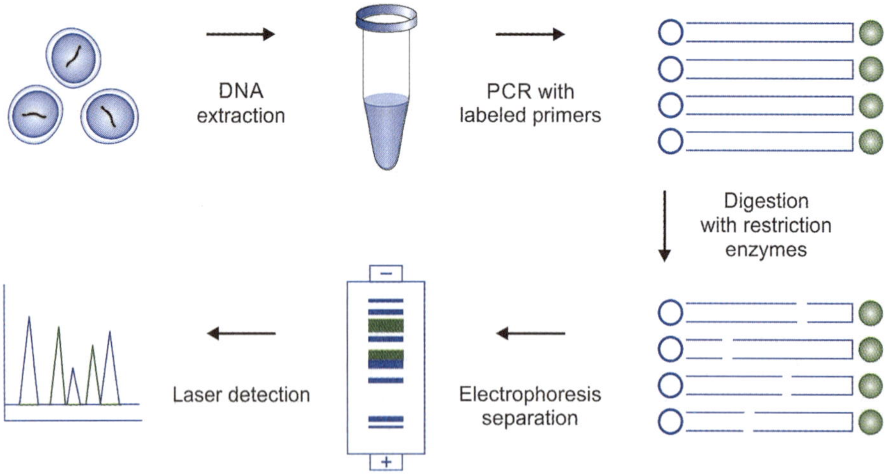

Fig. 18.16

radioactive because the probe will adhere to specific segments (complimentary sequence).

- ❖ The excess probe material is washed.
- ❖ The X-ray film is exposed after coming into contact with the nylon membrane. Following development, the film displays bands of hybridized radioactive probe with complementary sequences that range from grey to black.

Medicolegal Aspects of DNA Finger Printing

- ❖ Identification of accused from DNA finger printing of blood and hair, found at scene.

- Identification of accused of rape from DNA finger printing of semen/spermatozoa.
- Identification of mutilated bodies.
- DNA is much more stable and therefore even old stains can be typed.
- Identification of old dead body remains by comparing with DNA of his parents or of wife and child or DNA specimen from tooth brush, biopsy slides or licked envelopes/stamps.
- Cases of disputed paternity by studying the DNA pattern in child, mother and disputed father.
- Case of babies mixed in hospital.
- Missing persons can be identified by matching their DNA with their parents.
- This study is yet to be accepted by courts, as evidence.

Superimposition (Fig. 18.18)

- The method used to identify if the found skull belongs to the individual in the picture.
- **Skull:** Photo superimposition has undergone three stages of technological development:
  1. **Computer-assisted** superimposition.
  2. Video.
  3. Photography.
- The comparative image is enlarged to the size of the unidentified skull during photographic superimposition, and the skull is then oriented in the same direction as the facial image.
- **Recently, computer-assisted superimposition**- has gained popularity. This technique uses a video computer with the right software to scan a snapshot of the skull and face, then uses image processing to compare the two images morphologically.
- The complete skull is required to obtain positive identification. Without the mandible, it cannot be positively be identified as the presumed person, even if a good match is seen in skull-superimposition image.
- If incisors and canines are visible, a positive identification may result from the dentition matching the skull and the face photograph.
- The outline of each part, the thickness of facial tissue at different anthropometric points, and the positional relationships between:
  - The skull and face—the eyebrow to the supraorbital margin.
  - The eye to the orbit
  - The nose to the nasal aperture.
  - The lips to the teeth.
  - The ear to the external auditory meatus—should all be carefully considered when measuring the anatomical consistency of the parts.

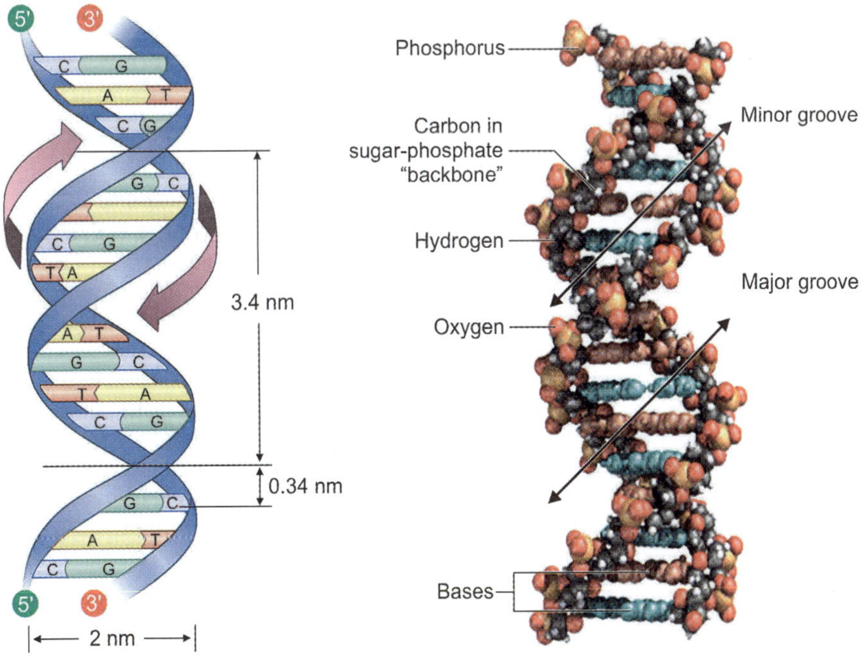

Fig. 18.17

- If they match each other well, it can only be said that the skull could belong to the individual who was photographed.
- Since it is clear that the skull and the photo are not of the same individual, the test has a higher negative rating.

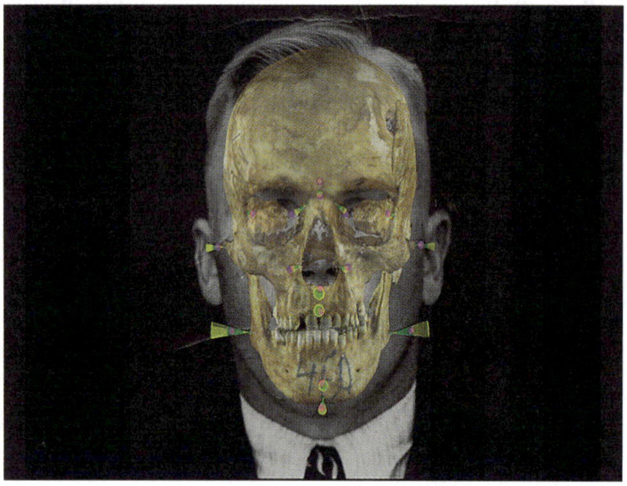

Fig. 18.18: Superimposition.

MULTIPLE CHOICE QUESTIONS

Q1. Which of the following is NOT a method of personal identification?
A. Fingerprints
B. Blood pressure
C. DNA profiling
D. Dental records
Answer: B. Blood pressure

Q2. The first systematic use of fingerprints for identification was introduced by:
A. William Herschel
B. Galen
C. Hippocrates
D. Charaka
Answer: A. William Herschel

Q3. The most reliable method for age estimation in a living person is:
A. Dental examination
B. Hair colour
C. Skin texture
D. Pulse rate
Answer: A. Dental examination

Q4. The ossification center used for age estimation in adolescence is:
A. Skull
B. Clavicle
C. Pelvis
D. Sternum
Answer: B. Clavicle

Q5. Sex determination from the skeleton is most accurately done using which bone?
A. Skull
B. Femur
C. Pelvis
D. Humerus
Answer: C. Pelvis

Q6. Cephalic index is used to determine:
A. Sex
B. Age
C. Race
D. Religion
Answer: C. Race

Q7. Permanent identifying marks on the body include:
A. Moles and tattoos
B. Hair length
C. Clothing colour
D. Voice
Answer: A. Moles and tattoos

Q8. Coal miner's lungs getting black due to occupation is an example of:
A. Tattooing
B. Occupational Mark
C. Scarring
D. Pigmentation
Answer: B. Occupational Mark

Q9. The study of fingerprints is called:
A. Graphology
B. Odontology
C. Dactylography
D. Dermatology
Answer: C. Dactylography

Q10. DNA fingerprinting was first developed by:
A. Dr. P.C. Haldar
B. Sir Alec Jeffreys
C. Sir William Osler
D. Dr. Valiathan
Answer: B. Sir Alec Jeffreys

Q11. Superimposition technique is useful for:
A. Age estimation
B. Sex determination
C. Skull and photo comparison
D. Race identification
Answer: C. Skull and photo comparison

19
UNIT

Thanatology

LEARNING OBJECTIVES

- Death
- Signs of death
- Medicolegal autopsy and exhumation
- The transplantation of human organs and tissues act (THOTA)
(Lecture: 6 hours, Nonlecture: 2 hours)

DEATH

Death and its Medicolegal Aspects (Medical Thanatology)

Thanatology is the scientific study of death in all its aspects including its cause phenomena. (Thanatos-death, logos-science).

Death Occur in Two Stage

1. Somatic, systemic or clinical.
2. Molecular or cellular

Somatic Death

It is complete and irreversible cessation of function of brain and stoppage of the circulation and respiration.

Molecular Death

- After that death, tissue or cell survive for a varying period depending upon their oxygen requirement when these individual tissues and cell die is called molecular death.
- Molecular death occurs piecemeal by metabolic dysfunction and structural disintegration.
  - Nervous tissue die rapidly - after about 15 minutes.
  - Vital centers of the brain - after about 5 minutes.
  - Muscles survive up to - after about 1–2 hours.
  - Liver - after about 15 minutes.
  - Kidney - after about 45 minutes.
  - Heart - after about 1 hour.
  - Cornea - after about 6 hours.
  - Blood - after about 6 hours.

Brain

Brainstem Death

- By the rise of ventilators circulation and respiration could be maintained artificially even after loss of brain function.
- Due to this brain death became an important feature. It is a complete and irreversible cessation of brain function including CNS structures except spinal cord.

Cause of Brain Death

- It may be caused by
  - Trauma
  - Cerebrovascular injury
  - Generalized hypoxia
- The above reason produced brain edema which increases intracranial pressure causing a decrease in cerebral circulation this causes pan necrosis.

Diagnosis of Brain Death

- It has two essential requirements, that is:
  - Establishment of cessation of all brain function.
  - Using primarily the clinical criteria.
  - Partly confirmatory paraclinical/laboratory tests. includes:
    1. Electroencephalogram (flat isoelectric EEG).
    2. Somatosensory evoked potential (SSEP) and test to measure the cerebral blood flow.

Demonstration that Cessation of these Function is Irreversible

Pre-requisites

- Absence of brain function due to known cause, and it should be irreversible.
- No drug intoxication or poisoning.
- Core temperature, more than 32°C.

General Features of Brain Death

- **Coma**- No motor response to pain.
- **Absences of brain stem reflexes**
  - Pupillary response to light is absent.
  - Ocular movement- No doll's eye phenomena or no caloric response.
- **Facial sensation and motor response**
  - No corneal reflex
  - No jaw reflex
  - No Grimacing deep pressure on nail bed supra or bital ridge or temporomandibular
- **Pharyngeal and tracheal reflexes:**
  - No gag reflexes.
  - No cough response.
- **Apnea test**- Loss of centrally controlled breathing
- **Exclusion of reversible conditions:**
  - Hypothermia.
  - Severe electrolyte, acid, base, endocrine abnormality.
  - Drugs causing sedation, neuromuscular blocked, CNS depression.
  - Hypoxia, hypotension, shock.
  - Hepatic failure, ketoacidosis, uremia, encephalo-pathy.

Brain Death Certification

- Neurological examination must not be done within 30 minutes of CPR.
- Two doctors who are experts in the field should examine the patient individually.
- The test should be performed twice.

Modes of Death: (Xavier Bichat)

Three Modes of Death

1. Coma.
2. Syncope.
3. Asphyxia.

1. Coma

- Failure of function of brain and irreversible damage to its vital center.

Causes: It is due to

- Raised intracranial pressure due to diseases of brain and meninges or trauma.
- Poison, e.g., alcohol, opioids etc.
- Metabolic disorder, e.g., uremia, ketoacidosis, etc.

2. Syncope

Failure of function of heart causing hypoperfusion and hypoxia of the brain.

Cause

- Heart diseases.
- Hemorrhage, Vagal inhibition.
- Blood disorders, e.g., anemia, etc.
- Exhausting diseases.
- Cardiac poisoning, e.g., digitalis, aconite, oleander, potassium.

Note: Reflex cardiac arrest may also result from vasovagal shock-accidental hanging, throttling blow to the epigastrium, abortion, emotional tension. Sudden immersion body in cold water, and insertion of instrument into bladder, rectum uterus.

Postmortem Finding

- No specific finding
- Cavities of heart contain comparatively little blood.
- Organs are pale and capillaries are congested.

3. Asphyxia

Failure of the function of the lungs.

Cause

- It occurs in pathological conditions of respiratory system.
- Pneumonia, paralysis of the respiratory center.
- Occlusion of air passages.
- Breathing of irrespirable gases, traumatic asphyxia in all condition respiratory function ceases before that of the heart.

Postmortem Examination

- Cyanosis (bluish discoloration of skin, mucous membrane or internal organ).
- Petechial hemorrhages on the face, conjunctiva (Tardieu spot).
- Visceral congestion is due to raised venous pressure.
- Pronounced lividity, sometime cardiac dilatation.

Special changes due to type of death.

Anoxia: (Gordon Classification)

Complete lack of oxygen which ultimately leads to cardiac failure and death.

Type of Anoxia

Four type:

1. **Anoxic anoxia:**
   - Due to low levels of oxygen in atmospheric air, e.g., high altitude, sewer gases.
   - Mechanical interference to the passage of air, e.g., hanging, throttling, drowning.
   - Prevention of chest movement, e.g., falling of debris on the chest during earthquake.
2. **Anemic anoxia:**
   - Due to reduce, oxygen caring capacity of blood, e.g., hemorrhages, carbon monoxide poisoning.
3. **Histotoxic anoxia:**
   - Inhibition of cellular respiration, e.g., CN-poisoning.
4. **Stagnant/ischemic anoxia:**
   - Due to impaired circulation resulting in low O_2 delivery to the tissues, e.g., CCF (congestive cardiac failure), Shock, etc.

Sudden Death

- Death occurs in instantaneously or within one hour or one day of the onset of morbid symptoms.
- To find cause of death and exclude foul play autopsy is important.
- **Major causes are**—cardiovascular origin- e.g., coronary artery diseases, hypotension, infections, aortic aneurysm.
- **Respiratory cause:**
  - Due to Foreign body in airway.
  - Due to embolism, massive hemoptysis
  - Pneumothorax.
- **Central nervous system causes:**
  - Due to intracranial hemorrhage.
  - Due to Tumor or abscess.
  - Thrombosis, embolism.
- **Gastrointestinal cause:**
  - Strangulated hernia.
  - Esophageal varices.
  - Malignancy, appendicitis
- **Urinary system cause:**
  - Due to nephritis.
  - Renal tuberculosis.
  - Nephrolithiasis
- **Reproductive system cause:**
  - Rupture ectopic pregnancy.
  - Toxemia of pregnancy.
  - Due to fibroids.
- **Endocranial cause:**
  - Diabetic coma, e.g., parathyroid crisis.
  - Adrenal insufficiency

Miscellaneous

- Drug abuse, anesthesia.
- Mismatched blood transfusion.
- Anaphylactic shock, neurogenic shock.

SIGNS OF DEATH

Immediate Sign

- Irreversible cessation of function of brain.
- Irreversible cessation of circulation.
- Irreversible cessation of respiration.

Early Sign

- Loss of elasticity of skin and facial pallor.
- Primary relaxation of muscles.
- Contact pallor and flattening.
- Changes in the eye.
- Algor mortis.
- Livor mortis.
- Rigor mortis

Late Changes

- Putrefaction.
- Adipocere formation.
- Mummification.

Immediate sign: It indicates somatic death.

- It is earliest sign of death. It includes:

Irreversible cessation of brain function.

- Loss of sensory and motor function.
- No reflexes.
- This can also be found fainting, vagal inhibition, epilepsy, electrocution.
- Conclusive only when it is associated with a flat EEG for full 5 minutes.
- **Irreversible cessation of circulation:**
  - On care full occultation if the heart sound is not heard continuously for 5 minutes, patient is considered dead.
  - Radial, brachial, femoral and carotid pulse will be absent.
  - Flat ECG continuously for 5 minutes is conclusive of death.

Other Test

Magnus Test (Ligature Test)

Finger does not show bluish discoloration and edema when a ligature is tied to its base.

Diaphanous Test (Transillumination Test)

No red illumination is seen in web space of fingers when torch applied from behind.

I Card's Test

When fluoresceine is injected, there is no yellow green discoloration.

Pressure Test

When pressure applied to nail bed there is no paleness and there is no redness after removing the pressure.

- **Irreversible Cessation of Respiration:**
  - Complete absence of breath sound continuously 5 minutes.
  - It may also be seen in voluntary holding of breath, drowning.
  - Cheyne stokes respiration, and in newborn

Other Test

Winslow's Test

A bowl of water kept on the chest shows no movement in the reflection on the surface of water when light is through on it.

Feather Test

No movement in the feather is seen. when it is kept before the nostrils.

Mirror Test

No haziness is seen due to deposition of moisture when it is kept before the nostrils.

Suspended Animation: (Apparent Death)

- Condition in which vital sign of life that is heartbeat and respiration are undetected by routine method as they suspended for sometime or are reduced to the minimum.
- It may persist for few second to few minutes.
- Timely resuscitation can bring back life in these persons.
- Voluntary suspension of vital sign is seen in yogis.
- Involuntary suspension of vital seen in freezing poisoning with opioids, electrocution, anesthesia, heat stroke, cerebral injury, etc.

Early Sign

Denotes molecular death seen within 12 to 24 hours after death.

Changes in the Skin and Facial Pallor

- When circulation and blood flow from capillaries and small vessels are stopped, the skin turns pale and ash-white.
- The disappearance of wrinkles makes the face appear younger as the skin becomes less elastic.
- Due to dryness, the lips seem stiff, dry, and brownish in color.

Primary Relaxation or Flaccidity of the Muscles

- Muscles become flaccid and lose their tonicity, but the tissues underneath them remain alive and react chemically in an alkaline manner to electrical stimulation.
- Muscles can be stimulated mechanically or electrically to measure the postmortem interval up to 13 hours.

Contact Flattening and Pallor

The parts that stay in touch with the earth flatten down, and the blood

Changes in Eye

- The clear, glistening cornea becomes dry, cloudy and opaque due to failure of production of tears.
- Corneal and light reflex is lost.
- Intraocular tension (pressure) decreases so eye ball become flaccid.
- Blood column in retinal blood vessels breaks up which appear segmented **(cattle tracking or shouting) (Fig. 19.2)**.
- Optic disc become pale and pupils are dilated usually.
- If eyes remain open after death, the exposed area become brownish black by accumulated dust and debris within 3 hours of death **(taches noires) (Fig. 19.1)**.

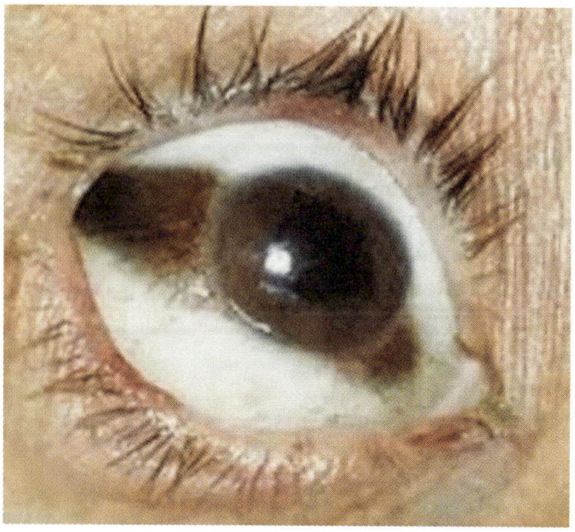

Fig. 19.1: Taches noires sign.

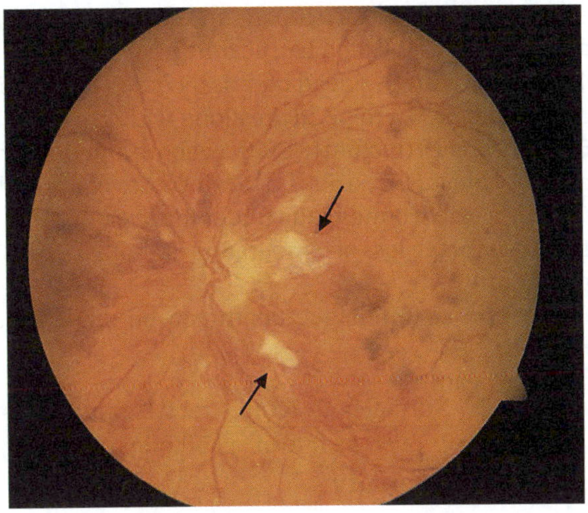

Fig. 19.2: Cattle tracking sign.

Postmortem lividity, livor mortis (PM staining, hypostasis, suggileation, vibices) (Fig. 19.3)

- Discoloration of skin and organs after death due to accumulation and staining of blood in capillaries and venules (tiny veins) due to gravitational shift of blood in the depended part of body.
- The color of PM staining is same as the blood in the capillaries.

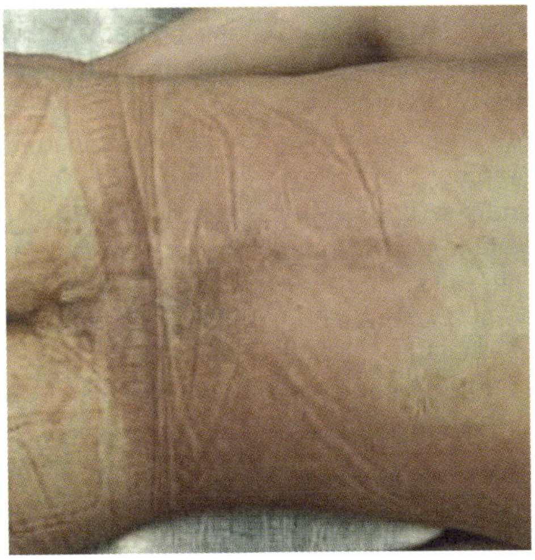

Fig. 19.3: Postmortem lividity.

Development of PM Staining

- It starts in an hour after death.
- In early stages it looks like odd patches present on the body which gradually increases in size and merges with each other to form uniformly stained areas in 3 to 6 hours.
- If the pressure of the thumb over such area blanches the lividity is not fixed and the time since death is less than 8 hours.
- If the position of the body not change 8 to 12 hours after death, the staining become fixed in the affected areas and does not change when the position is changed.
- The discoloration is due to filling of blood vessels. It not developed in the areas which are actual contact with the underline surface.
- The compressed toneless capillaries by the weight of the body and these areas are blanched (faded)—**contact flattening.**

Site of Distribution

- It depends on the position of the body.
- It appears in the dependent parts (lowest part).
- If the body is lying supine lividity occurs in the posterior aspect of the body, e.g., back of the head, neck, torso, hip, thighs, calves, heel.
- In hanging lividity is seen circumferentially over the dependent lower limb external genital and lower aspect of forearm and hands.
- If the body is lying prone lividity is seen on front aspect of the body.
- In case of drowning head and torso being the heaviest lie at lower level in comparison to the rest of the body so lividity is found on face, upper part of chest, hands, forearm, feet and calves.

Color and Intensity

- It depends on the color of the blood normally it is bluish pink.
- In severe anemia or death from hemorrhage the stain is pale.
- In death from asphyxia the blood is highly deoxygenated and the lividity is intensely purplish blue.
- In carbon monoxide poisoning it is- bright cherry red,
  - Pink in cyanide.
  - Chocolate brown in chlorates.
  - Dark brown in phosphorus
  - Red brown in nitrite.
  - Blue green in hydrogen sulphate.
  - Almost black in opiate poisoning.
- In death due to septicemia due to clostridium perfringens lividity is brown/bronze.
- Lividity should observe always in normal light.
- In dark skin people it should be seen in nail bed and palm.

Different b/w Lividity and Bruises (Table 19.1)

Table 19.1

PM lividity	Bruises
Due to capillary-venous distension with blood	Due to seepage of blood from ruptured blood vessels
Found in dependent parts	Situated anywhere according to injury
Margins clearly defined and sharp, usually horizontal	Margins irregular, not horizontal
It is uniform in color	Variation in color, occur with time
Postmortem in nature	Antemortem in nature
No associated swelling	Swelling may be present
Incision in the area of lividity shows few bleeding points from the cut capillary which can be washed away easily	Incision shows escaped blood staining the sur round tissue which cannot be washed easily
Microscopically blood aliment is found in the blood vessels	Microscopically are outside the blood vessels
Inflammation is absent	Inflammation is present

Fate of Lividity

- Areas of lividity disappear with the onset of putrefaction.
- The pressure due to putrefactive gases shifts the blood in different areas.
- So, lividity is altered and after putrefaction it is not considered as medicolegally important.
- With advancing putrefaction there is hemolysis of blood and the color altered.
- In mummification staining become brownish black with drying of body.

Medicolegal Importance

- Reliable sign of death.
- It tells about the position of the body.
- The color may suggest the cause of death.
- It helps in estimating time since death.

- **Cooling of the body (algor mortis)**
- It is also called algor mortis (algor-coldness, mortis of death) usually first sign of death.
- There is a balance between heat production and heat loss.
- After death heat production stops and the body loses heat by conduction, convection and radiation.
- Heat loss occurs from the body surface; the fall of internal body temperature does not start till there is difference between the surface temperature and core temperature
- There is no fall in rectal temperature for about 45 minutes after death this is called **Isothermic phase**.
- The temperature of a dead body is recorded by chemical thermometer (10 to 12 inches long with range of 0 to 50°C) inserted in rectum (8 to 10 cm above anus), external auditory meatus, nostrils (up to cribriform plate) and by making a stab wound made under the liver.
- In India average loss of temperature is about 0.5 to 0.7°C per/hour.
- Estimation of time since death can be made by the formula:

Time since death

$$= \frac{\text{Normal body temp. - rectal temp. (37.2°-C)}}{\text{Average rate of fall of temp./h. (0.6°C)}}$$

Postmortem Caloricity

Certain condition in which body heat is retained or increase in first 2 hours after death.

Cause of Death

- Sun stroke.
- Pontine hemorrhage.
- Tetanus, strychnine poisoning.
- Acute bacterial viral infection.

Factor Affecting Algor Mortis

- **Environmental factor:** A fall of body temperature directly proportional to difference in temperature of dead body and ambience.
- **Air movement:** A well-ventilated room cool the body more rapidly.
- **Age and sex:** Body cool more rapidly in the extreme of age. Female stay warmer for longer than male due more body fat.
- **Clothing and covering:** A well covered body stays warmer for longer period.
- **Mode of death:** In sudden death body cool slowly but in death due to chronic wasting diseases the body cool more rapidly.

Medicolegal Aspect

- Sign of death.
- Helps in estimating time since death.

Rigor Mortis: (Rigor-Rigidity, Mortis-of Death) (Fig. 19.4)

- A condition when the muscles on the dead body become rigid (Stiff) with some degree of shortening.
- It is due to chemical changes involving muscle proteins which indicate molecular death.

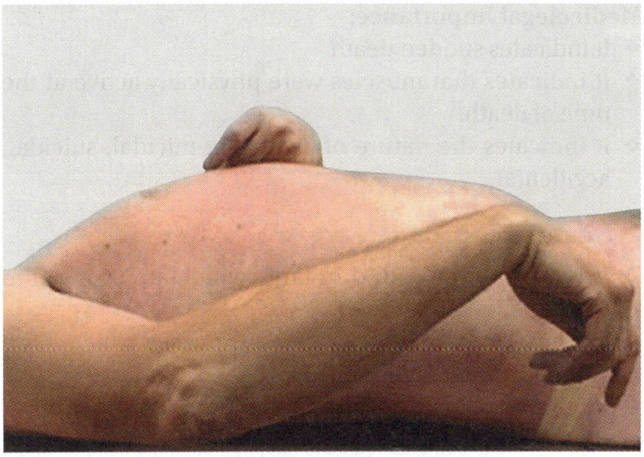

Fig. 19.4: Rigor mortis

Mechanism (Flowchart 19.1)

Flowchart 19.1: Mechanism.

Continuous hydrolysis of ATP
↓
Due to available glycogen store
↓
Resynthesis of ATP
↓
Glycogen exhausted
↓
Resynthesis of ATP stops
↓
Formation of viscid actomyosin complex
↓
Muscles losses softness elasticity and extensibility
↓
Rigor mortis

Onset and Duration

- All muscle of the body whether voluntary or involuntary are affected by Rigor mortis. It appears first involuntary than voluntary muscles.
- In involuntary muscles heart affected first.

The order of affection of voluntary muscle is as follows:

In 3 to 4 hours muscles of eyelids.
↓
4 to 5 hours muscles of the face.
↓
5 to 7 hours muscles of neck and trunk.
↓
7 to 9 hours muscles of upper extremity.
↓
9 to 11 hours muscles of lower extremity.
↓
11 to 12 hours small muscles of finger and toes.
↓

As a rule, it starts is 1 to 3 hours after death, takes about 12 hours to develop from head to toes stage for another 12 hours and passes of in further 12 hours. (in total 36 hours timing of Rigor).

Examination of Rigor Mortis

If is tested by lifting the eyelids, depressing the jaw to open the mouth, gently bending the neck and other joints of the body.

Breaking of Rigor Mortis

A limb in Rigor becomes flaccid and will stay that way if it is bent or flexed forcefully at the joint.

Effects of Rigor Mortis

Cutis anserina (Fig. 19.5): When the erector pilae muscles attached to the hair follicles or affected by rigor mortis, the skin assumed granular puckered appearance known as goose skin.

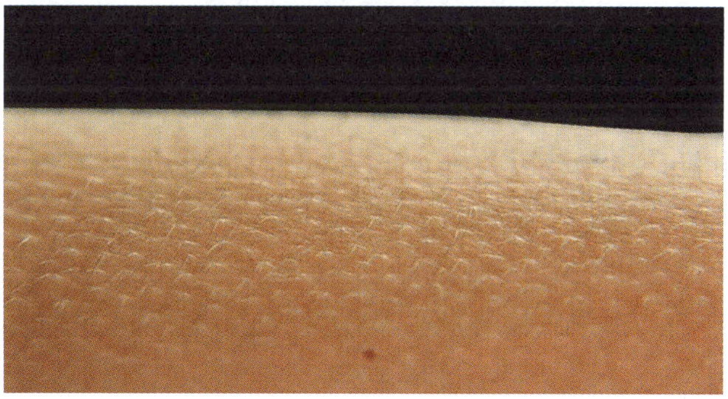

Fig. 19.5: Cuties anserina.

Factor-affecting the Rigor Mortis

- Age and condition
  - In the extremes of life Rigor mortis developed earlier than adults.
  - In strong muscular people, rigor comes slowly and stays longer.
  - In poorly developed muscles the time of onset of rigor is rapid but it stays shorter duration.

Environmental Temperature

Rigor is delayed by cold and accelerated by heat.

Mode of Death

- In chronic wasting diseases and convulsion disorder Rigor appear early and pass quickly due to less glycogen store.
- In case of sudden death in healthy people Rigor comes late and stays for longer.

Medicolegal Importance

- It's a reliable sign of death.
- It helps estimate time since death.
- It helps to know the position of the body and time of death.

Condition simulating rigor mortis:
- Cadaveric spasm
- Heat stiffing
- Cold stiffing
- Putrefaction.
  - There are some other conditions in which the body become stiff after death, they are:

1. Cadaveric Spasm: (Instantaneous Rigor, Cataleptic Rigidity) (Fig. 19.6)

- Condition when the muscles that were tightened at the time of death instantly become rigid and stiff without first going through the first relaxation phase.
- Generally it is confined to a single group of muscles.

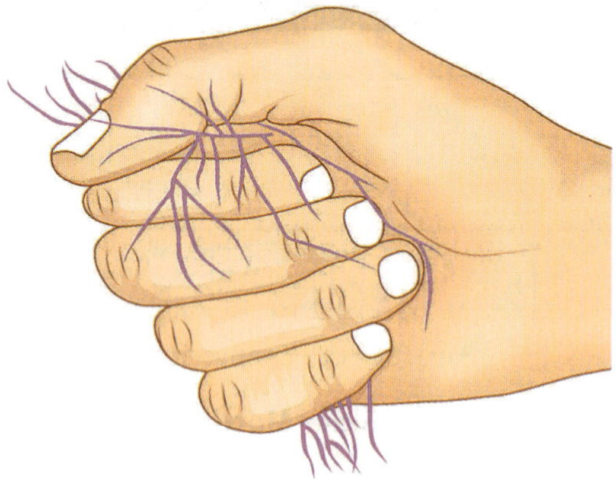

Fig. 19.6: Cadaveric spasm.

Condition responsible for cadaveric spasm are:
- Somatic death must occur suddenly.
- The person must be in great emotional tension.
- Muscle must be physically active at that time.
- Due to this sudden rigidity objects such as—knife, firearm, button, etc., are tightly held in hand after death.

Medicolegal Importance:
- It indicates sudden death.
- It indicates that muscles were physically active at the time of death.
- It indicates the nature of death—homicidal, suicidal, accidental.

2. Heat Stiffing

- It is a condition found in body which are exposed to temperature higher than 65°C.
- The heat coagulates the proteins of muscles which cause contraction and stiffening.
- **Pugilistic attitude (Fig. 19.7)** due to contraction of muscles by heat the lower limbs, arms, and fingers assumed a semi-flexed posture. This resembles the posture of a pugilist (Boxer).
- This stiffening lasts till putrefaction starts.

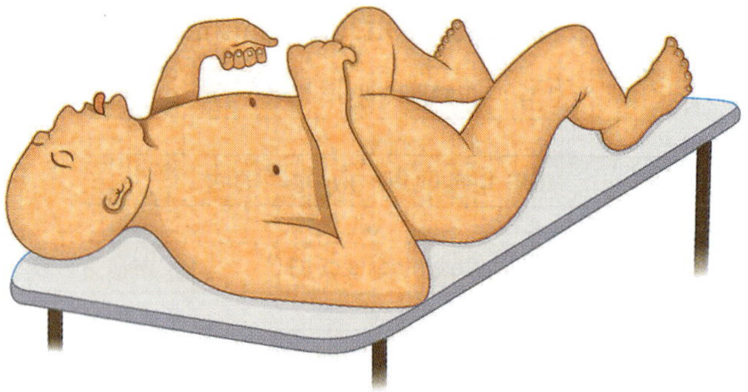

Fig. 19.7: Pugilistic attitudes.

3. Cold Stiffening

- The freezing and stiffening of muscles when exposed to temperature as low as 4°C.
- The body fluids and subcutaneous fat become frozen.
- When such a body is stored at normal temperature, it defrosts and becomes flaccid, which leads to the development of rigor mortis.
- In this case rigor come, rapidly, stays for less time and passes off quickly.

4. Putrefaction

Stiffening in the body is due to accumulation of putrefactive gases in the tissues which cause a false rigidity.

Secondary Relaxation

- As Rigor mortis passes off and putrefaction sets in the body a gain becomes relaxed, and the muscle becomes soft and flaccid.
- They do not react to mechanical or electrical stimuli.
- The reaction of the muscle becomes alkaline.

Mechanism (Flowchart 19.2)

Flowchart 19.2

Rigor end PH of muscles becomes 5.5
↓
Release of autolytic enzymes and proteolytic enzymes
↓
Act on myofibrillor proteins
↓
Hydrolyze of proteins
↓
Muscles soft again
↓
Secondary relaxation starts

Late Sign

- Change in the body that occurs 24 hours after death.
- It represents decomposition.
  - Putrefaction.
  - Adipocere.
  - Mumification.

Late Sign Includes

- Putrefaction: **(Fig. 19.8)**
  - The process by which complex organic tissues in the body dissolve or break down into simpler organic components as a result of autolysis or microbial activity.

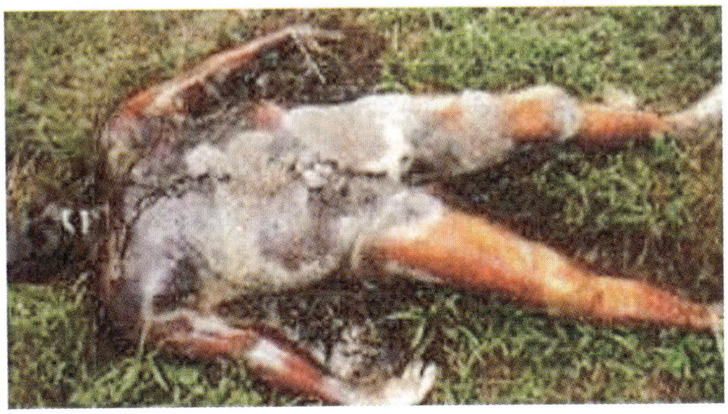

Fig. 19.8: Putrefied body.

Causative Factor's

Bacterial Action

- During life large amount of bacteria is found in the large intestine after death the multiply and spread into the body via blood vessels.
- Main culprits are *Clostridium welchii/perfringens, Staphylococcus, Streptococcus, Escherichia coli, B. proteus.*
- Main is *C. welchii* which produces lecithinase which hydrolysis lecithin present in all cell membranes.
- Richly vascular organs and areas near the source of bacteria putrefy earliest.
- Putrefaction produces gases such as H_2S (hydrogen sulphide), ammonia, carbon dioxide, carbon monoxide, methane, mercaptans, phosphorated hydrogen, etc.

Autolysis

- With tissue death the cell membrane becomes permeable due to release of enzyme containing cytoplasm.
- These proteolytic enzymes soften and liquify the tissue of the body.
- It starts in 3 to 4 hours after death and continuous up to 2 to 3 days.

This process of putrefaction makes the following changes:

- Color change.
- Development of foul-smelling gases.
- Pressure effect of putrefactive gases.
- Appearance of maggots.
- Other changes.

Color Change

- The first external sign of putrefaction is usually a greenish-discoloration of the skin over the cecum and flanks.
- Internally, this is seen on the underside of liver.
- This color is due to formation of sulfhemoglobin (green pigmentation) as a result of hemolysis of blood by bacterial action the liberated hemoglobin is converted to sulfhemoglobin by hydrogen sulphide formed by bacteria in large intestine.
- The greenish-discoloration over the cecum is seen in 12 to 24 hours after death.
- This discoloration spreads over the front of abdomen and external genitalia and to the rest of the body in, next 24 hours.

Marbling of skin (Fig. 19.9) As the blood is acted upon by the bacteria bluish or greenish pigments are released which stain the wall of the blood vessels.

- So, the network of blood vessels is visible as bluish mosaic or arborescent pattern. It is seen in 36 to 48 hours.

Development of Foul-Smelling Gases

- As the color change appear on the abdomen, the bacterial action causes production of fouls smelling, nauseating gases.
- In 12 to 18 hours in summer these gases collecting the intestine and the distend the abdomen.
- In 18 to 36 hours profuse gases collect in the tissue and hollow viscera.

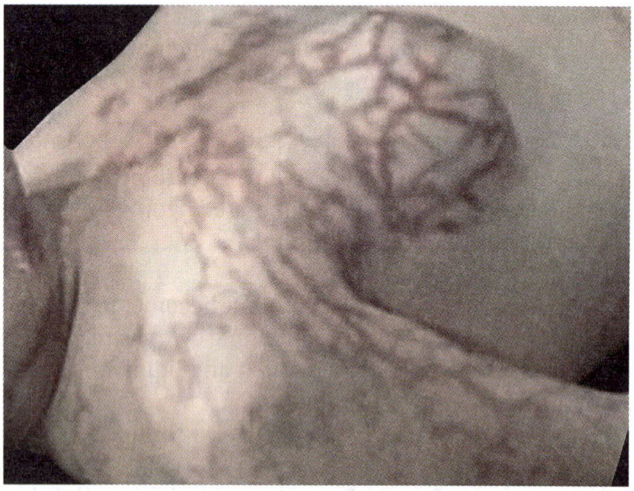

Fig. 19.9: Marbling of skin.

- This collection of gases produces false rigidity.
- When sufficient gases collect in the body the cadaver become light and it floats in case of drowning.

Pressure Effect of Putrefactive Gases

The pressure from the accumulation of the gases causes the following effects:

Bloating Features

- In 36 to 48 hours, the face become swollen and altered in color. So that visually identification is impossible.
- Eye's bulge out, tongue protrudes out from the month.
- In 48 to 72 hours rectum bulges out and sometime the abdomen burst and the gases escape with the loud hissing noise.
- Putrefaction cause the blood liquify and so the pressure of the gases displaces it.

Causing Shifting of PM Lividity

Changes in Skin, Hair and Wounds

- In 36 to 48 hours the gases collect under the skin given rise to putrefactive blisters (bulla, bleb).
- Putrefactive blisters contain mainly gas and little reddish fluids.
- There is no vital reaction evidence.
- In 48 to 72 hours the skin may peel off **(glove or stocking effect)**.
- Wounds on the body begin to Ooze blood **(Postmortem bleeding)**

Exudation of Fluid from Nose and Mouth

- The diaphragm is forced upward due to the accumulation of gases in the abdomen, which causes blood-stained fluid to come out from the mouth and nose.
- Sometime food particles may be pushed from the stomach into the larynx.

Changes in Genital

- In 36 hours, the penis and scrotum become swollen.
- The female genitals become swollen, and it leaks blood-stained fluid.
- In 48 to 72 hours Cervix of the uterus bulges out.
- Postmortem delivery: If a woman is pregnant the fetus may expel out of the uterus due to the pressure of gases.

Formation of Maggots

- Putrefying body attracts flies they lay their eggs in wounds and moist sheltered natural orifices like, nose, mouth, anus and vagina in 18 to 36 hours.
- In the next 24 hours these eggs hatch into maggots. These maggots eat and destroy the soft tissue.
- In next 4–5 days these maggots develop into pupae another 4–5 days the pupa develop into flies.

Other Changes

- If putrefaction goes on for 3–7 days teeth become loose in their sockets may fall out.
- Suture of skull in young people become loose and open up a liquified brain matter comes out.
- In 5 to 12-day tissue become soft and loss and convert into semi-fluid black mass **(colliquative putrefaction)**.
- Further this liquid, disintegrated soft tissue falls off from the wound and thus the body is skeletonized in 1–3 months.
- In India, bones decomposed in a year in uncoffined bodies and 3 to 10 years in coffined body.
- Internally stomach develop dark red irregular patches and sometime perforates due to autolysis.
- Liver and brain become soft and spongy and due to putrefactive gases in the tissue, it assumed Swiss cheese or honeycomb appearance.

Table 19.2

Early putrefaction	Late putrefaction
Larynx, trachea	Heart, lungs, kidneys, skin
Stomach and intestine	Diaphragm, esophagus, pancreas
Brain	Ovaries and non-gravid (pregnant) uterus
Spleen and liver	Bladder, prostate, testicle
Omentum, mesentery, gravid uterus	Ovaries and non-gravid (pregnant) uterus

Casper's dictum: It states that the rate of decomposition in air is twice as rapid as a water 8 times as rapid in deeply buried bodies.

Factor-affecting Putrefaction

External Factor

Environmental temperature

- Optimum temperature of decomposition is 20 to 40°C at freezing point.
- The rate of decomposition in the summer is double that in the winter, which inhibits bacterial development.

Moisture

It promotes rapid multiplication of bacteria.

Air

Free circulation of air promotes decomposition.

Clothing

A body covered with clothes decomposes slowly.

Manner Burial

A coffin body decomposed slowly. Bodies buried deeply putrify slower than the bodies in shallow grave.

Internal Factors

Age

- Newborn or stillborn baby are sterile there for decomposition is slow.
- Body of children putrefy rapidly than old people.
- Gravid and Postpartum uterus will putrefy early.

Sex

Females putrefy early than males.

Condition of the Body

Lean and muscular people putrefy slower than well-nourished fatty bodies.

Cause of Death

- When death is due to septicemia putrefaction occur rapidly.
- Putrefaction is delayed in death due to wasting diseases, anemia or by poisoning of arsenic, strychnine and carbolic acid.

External Injury

Body which has bruises, wounds, fractures or is mutilated decomposed rapidly.

Medicolegal Aspects of Putrefaction

- It is sign of death.
- Time since death estimated.
- Lividity in this stage should not be given importance.
- In advance putrefaction identification is impossible.

Adipocere (Saponification): (Fig. 19.10)

- It is a modifying process of putrefaction.
- It drives its name adipo-meaning fat and cere-meaning wax.
- It is caused by bacterial fat splitting enzymes, particularly those found in intestinal and environmental clostridium, which transform unsaturated liquid fat into saturated solid fat.

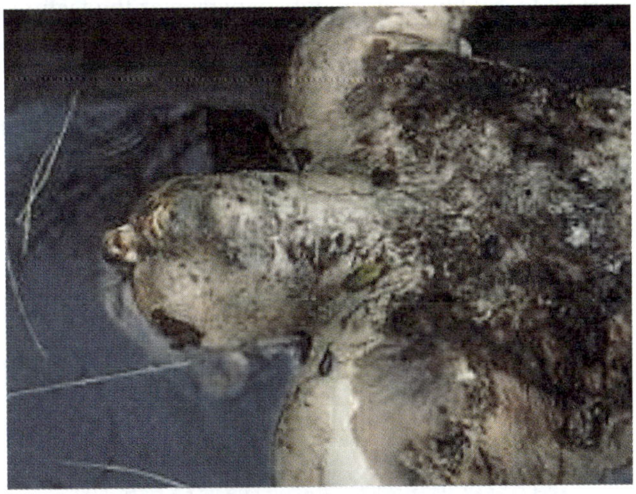

Fig. 19.10: Adipocere.

Causative Factor

Environmental Temperature

Adipocere production in the body is slowed down by cold and accelerated by heat.

Moisture

Chemical reactions cannot take place without moisture. It happens more quickly in water-submerged bodies than in moist soil.

Bacterial Infection

Clostridium perfringens and other anaerobes' early activity aids in the response. Lecithinase, which the bacteria make, aids in hydrogenation and hydrolysis.

Built

It forms rapidly in mature newborns and obese individuals.

Time Required

Formation adipocere takes about 7 to 35 days according to (Modi).

Distribution

- Because body fat is hydrogenated and hydrolyzed throughout the process, it may originate from surrounding tissue, which eventually becomes dry and brittle.

- Adipocere is usually seen in fatty depots cheeks, breasts, buttocks and abdomen.
- Adipocere is yellowish white greasy waxlike substance with sweet rancid smell.
- It cuts easily, floats on water and burns with a faint yellow flame given a faint offensive odor.

Medicolegal Importance

- Help to establish the Identity of person as the features are well preserved.
- It gives indication about the cause of death as injury are unidentifiable.
- It gives idea about time since death.
- It indicates the place where the body has recovered.

Mummification (Fig. 19.11)

- It is the modify process of putrefaction.
- It is characterized by dehydration of body tissue and the viscera after death.
- The entire body less of weight becomes thin, stiff, brittle and odor less.
- Normally decomposition does not happen in this case.

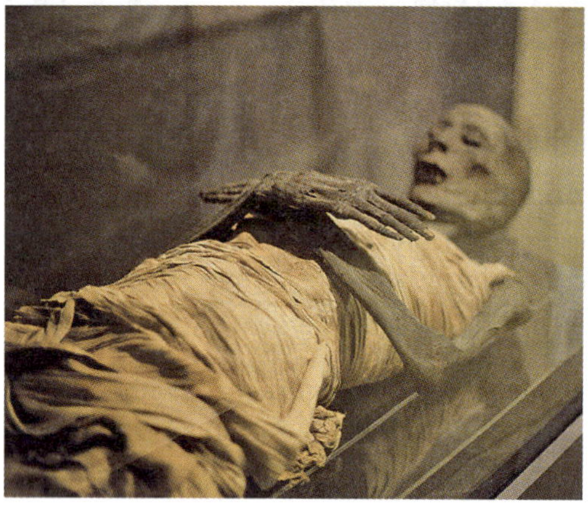

Fig. 19.11: Mummified body.

Features

- It begins in the exposed part of the body like lips, tip of nose, hands, feet, and slowly to the entire body including viscera.
- The internal organ become shrunken hard, almost black and become single mass which is not easily identify.
- The skin become contracted, dry, brittle, leathery and brown color.

Causative Factor

- **High atmospheric temperature**—help in mummification as in the desert.
- **Free circulation of air**—it helps in rapid vaporization of body fluids.
- **Low moisture contents**—help in mummification.
- **Poisoning**—like arsenic and antimony or other poisoning help in mummification.

Time Required

For the entire body to mummify it takes 3 to 12 months.

Medicolegal Aspects

Same as adipocere.

Embalming

A purposeful artificial mummification of a dead body by injecting chemicals like formaldehyde, lead sulphide solutions, potassium carbonate solution by pump into femoral artery, aorta, or carotids.

Medicolegal Autopsy and Exhumation

Introduction

- Autopsy (autos = self; opis = view)
- Necropsy (medicolegal autopsy) necros = dead; opis = view
- Postmortem (post = after; mortem = death)
  - It is a systemic (scientific) examination of dead body for medical, legal, and/or scientific purpose under the law of state.

Type of autopsy: Three types

1. **Academic autopsy:** It is carried out by medical students (dissection)
2. **Clinical, pathological autopsy:** It is done by the pathologists to know the cause of death or confirm a diagnosis.
   - A doctor cannot order this autopsy without the consent of the relative.
3. **Medicolegal autopsy (forensic):** It is a scientific examination of the dead body carried out under the law of state.
   - It is mainly for the protection of its citizens and assist the identification and prosecution of the guilty in case of unnatural death, criminal death, suspicious death.

- **Objective**
  - To determine the cause of the death, its natural or unnatural.
  - In case of the unnatural death autopsy is done to collect the document trace evidence.
  - To determine the identity of the person.
  - To identify the weapon, poison or person responsible for death.
  - In case of newborn, to determine the question of live birth or viability of the child.

- To determine the volitional activity possible after fatal injury.
- In the event that skeletal remains are fragmented identify whether they are human or part of a single body, as well as the cause and time of the death.

Essential Requirement for Autopsy

Authorization

- It is to be conducted only when there is an official order by the police and magistrate.
- The body should be a companied by a dead body challan (a document containing name, sex, age, religion, suspected cause of death, place from where the dead body is being brought, identification marks, name of the people for protection and identification of the body) and inquest report or panchnama.
- In cases where the body received medical treatment before death, the case sheet is also forwarded along other documents.
- Only registered medical practitioner in government service.
- No unauthorized person should be present during autopsy.

Identification

- In unidentified body the mark of identification, race, religion, sex, age, dental formula, photos and fingerprint should be taken.
- Identification of the body should be done by the police constable first and then by the relative in the presence of the medical officer, who should note the name of the person.

Visit to the Crime Scene

- If needed a medical officer should visit the crime scene to collect important forensic evidence.
- He should document the crime scene photos, sketch diagram and collect physical evidence.

Examination

- It should be done as soon as possible after receiving the order without undue delay.
- The autopsy should be done in daylight to avoid mistake in seeing injury, jaundice.
- The body should be preserved at 4°C if examination is not possible.
- Medicolegal autopsy does not require any consent from the relative.
- Both positive and negative findings should be recorded.
- Nothing should be erased or altered, and all correction should be signed by the doctor.
- Special care should be taken if the body has hepatitis-B, HIV infected or there is suspicion of poisoning from cyanide or organophosphorus compound.
- List of all articles removed from the body should be made labeled, sealed and mentioned in the report should be handed over to the constable after receiving it.
- The type of clothes, number, stain, tear, loss of buttons, cut, holes, etc., with their size should be recorded and packed sealed and labeled in paper bags.
- The whole surface of the body should be examined before and after washing the body from head to toe and the detailed noted.
- Body length, weight, general state build should be noted.
- Skin, face, eyes, neck, thorax, abdomen, back, hands, fingernail, external genitalia and natural orifices should be examined carefully for abnormality, injury or evidence.

Internal Examination

- To study the internal organ the body is opened by three type of incision **(Fig. 19.12)**

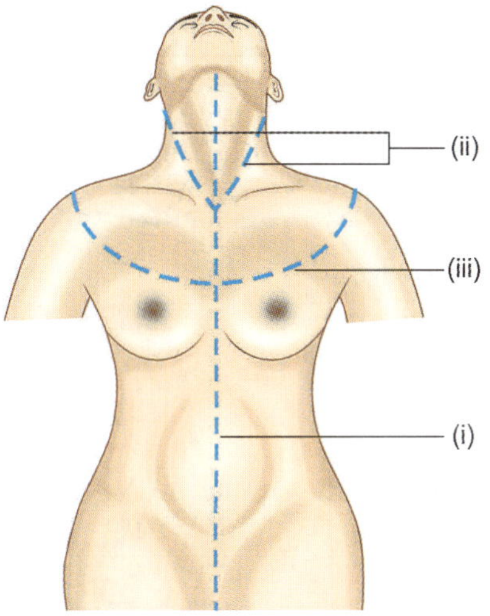

Fig. 19.12: Shape of autopsy incision.

- **I-shaped incision:**
  - It starts from under the chin running straight till the symphysis pubis, avoiding the umbilicus.
  - It is the most common method due to the easiness.
- **Y-shaped incision:**
  - The incision is made starting from the angle of jaw to meet at manubrium sterni and then continues as a single line till pubic symphysis.
  - This method is useful where the neck structures need to be study.
- **Modified Y-shaped incision:**
  - Two incisions are made starting on the either side of chest from anterior axillary fold, curving under the

breast to meet at xiphisternum and then continue as single vertical line till pubic symphysis.
- It is helpful where the body is kept on view for some time after death.

❖ **Evisceration:**
- **En-Mass technique (Letulle):** This method removes most of the internal organ in one full sweep. It is rapid technique as all attachments are intact.
- **Virchow method (Fig. 19.13):** It is simple removal of internal organ one by one followed by dissection of that isolated organ.
- It is useful to study individual organ pathology.

❖ **En-bloc removal (Ghon):** It is the combination of the above two methods.
- It is widely used in U.K.

❖ **In situ dissection (Rokitansky)**
- It is rarely performed. It involves dissection the organ in-situ without removing the organ from the body. It is convenient to start the examination with the cavity mainly affected.
- All three major cavity of the body cranial, thorax abdomen should be examined as a routine.
- Sometimes the adjacent cavity is open first to drain out the blood of the affected area.

Preservation of the Viscera

❖ Specimens for toxicological analysis and histological examination should be taken wherever necessary.

❖ Blood should be collected from subclavian vein or femoral artery. It should never be collected from pleural or abdominal cavity.

❖ CSF is collected by cisternal puncture, aspiration with Pasteur pipette from base of the brain or by puncturing lateral ventricles

❖ Vitreous humor can be collected by inserting a syringe through outer canthus into the posterior chamber of the eye

❖ Urine can be collected in a non-sterile container by suprapubic bladder puncture

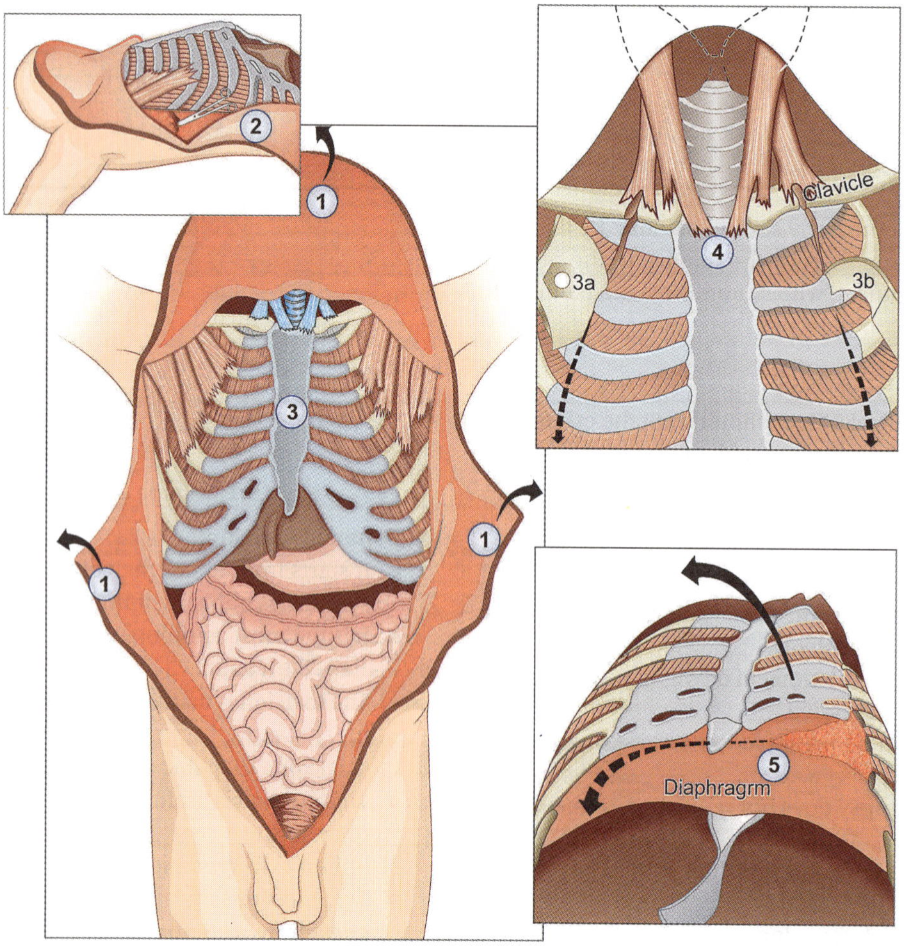

Fig. 19.13: Virchow method.

- Hair should be removed by plucking not by cutting
- Sample of the skin (at least 2.5 cm square piece) should be taken along with corresponding area on the other side of the body
- Nails should be removed entirely

If the patient should be alive the **following materials should be preserved (Table 19.3)**

Table 19.3

Materials	Preserved quantity
1. Vomit	300 mL
2. Stomach wash	500 mL
3. Blood	10 mL
4. Urine	100–200 mL

- If the dead following materials should be collected **(Table 19.4)**

Table 19.4

Materials	Preserved quantity
• Stomach	Whole
• Stomach contents	300 mL
• Small intestine	• 100 cm in adult (1 m) • 200 cm in children (2 m) • Whole in infants
• Small intestine content	100 mL
• Liver	• 550 grams or 5 cm thick slice liver. • Preferably the portion with gall bladder. • Whole in children
• Spleen	• Half in adult • Whole in children
• Kidney	• Half from each kidney • Whole on children
• Bone	• About 200 grams (10–15 cm of femur shaft)
• Hair	• 10 grams hair.
• Vitreous	• 5 mL
• Blood	• 10–100 mL

- In case of poisoning the organ affected or target organ or the organ to know to show it accumulation should also collected.
  - Teeth, bone—in case of lead
  - Hair, nail—in case of arsenic poisoning should be collected

Preservation and Dispatch of Viscera

- The stomach, stomach contents, small intestine and its contents should be preserved in one wide mouthed glass bottle.
- Part of liver, spleen and kidney should be in another bottle.
- Urine should be preserved in another bottle.
- Additional materials should be required, it should be sent in separate bottle-like brain in one bottle, stomach washout in another bottle.
- Blood should be in a vial. The bottle, and vials required for preservation are normally supplied by FSL/government medical stores, director office.

Some Preservation Should be Used (Transportation of Viscera)

- **Saturated solution of common salt:** In case of all poison, inclusive of carbolic acid but exclusive of other acids.
- **Rectified spirit:** In case where poisoning by acid is suspected except carbolic acid
- **Blood grouping:** equal quantity of 5% weight/volume solution of sodium citrate+ .25% v/v formalin.
- **Alcohol testing in blood:** 10 mL blood + 30 mg potassium oxalate + 10 mL sodium fluoride.
- **Carbon monoxide poisoning:** A layer of 1–2 cm liquid paraffin should be added immediately over the collected sample of blood to avoid exposure to atmospheric oxygen.
- **Urine:** Preserved by some grains of thymol or equal quantity of saturated solution of the common salt or rectified spirit. 1g sodium benzoate or 5 mL HCL for 200 to 500 mL urine.
- 10 mg/mL sodium fluoride for preserving vitreous.
- 10% formalin for tissues meant for histopathological examination.

Acc. to Ayurveda:

आचार्य कौटिल्य अनुसारः

- आचार्य कौटिल्य ने मृतक की परीक्षा मृत्यु का कारण जानने के लिए बताई है। जैसे–आशु मृतक को तैल में डूबा कर उसकी परीक्षा की जाए।
- जिसका मल, मूत्र, विसर्जित हो गया हो तथा कोष्ठ एवं त्वचा वात पूर्ण हो, सक्थि शोथ पूर्ण हो, नेत्र खुले हो एवं कंठ पर निशान हो तो समझना चाहिए की मृत्यु श्वास अवरोध के कारण हुई है।
- जिसके हाथ, पैर, नख, श्याव हो गए हो, रोम व त्वचा शिथिल हो गए हो एवं मुख से फेन आता हो तो समझना चाहिए मृत्यु विष से हुई है।
- विष से मृत व्यक्ति के आमाशय से अन्न लेकर अथवा शेष रहे भोजन का अंश लेकर उसकी परीक्षा करनी चाहिए। यदि आमाशय में अन्न न हो तो उसके हृदय का अंश लेकर अग्नि में डाले यदि उस से चिटचिटायन हो, इंद्रधनुष के समान विभिन्न वर्ण का धूम निकले अथवा अग्नि से सयोग होने पर भी हृदय दग्ध ना हो तो मृत्यु का कारण विष समझना चाहिए।
- मृतक के वस्त्र वेश आभूषण अथवा व्यवहार की वस्तुओं को देख कर मृतक की पहचान जाने।

Exhumation

- It is defined as the legal removal of an individual's corpse from the grave in order to conduct a postmortem examination.
- It often involves a body (of any age) that was not autopsied at first but that for some reason, has to be exhumed in order to be autopsied.
- In India, it is rarely done since, with a few exceptions, most societies dispose of their remains by burning them to ashes.

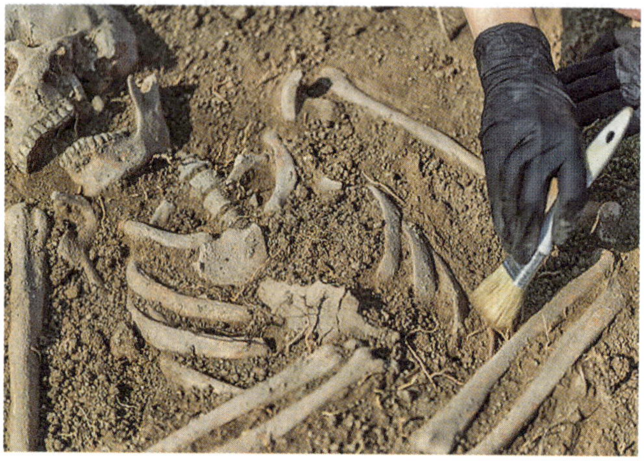

Fig. 19.14: Dead body exhumation.

REASONS OF EXHUMATION

In Criminal Cases

- When a suspected homicide is passed off as suicide, verifying the cause and manner of death.
- Death caused on by both criminal negligence and illegal abortion.
- Collecting an important thing that might provide insight into the case, example:
  - A bullet from a dead body if the victim was shot.
  - When fresh facts or suspicions indicate that the death was caused by a crime, such as poisoning or injury.

In Civil Cases

Identifying the deceased for insurance, workmen's compensation, survivorship and inheritance claims, responsibility for professional negligence, contested identification, separation abroad, and unintentional or fraudulent burial of the incorrect body.

Academic

To identify a person or group of people in ancient or historical contexts, as well as to research the reason or causes of death, illness trends, and nutritional conditions.

Authorization

According to Section 196(4) BNSS (176 CrPC), the police cannot order the exhumation of a body; only a written order from a First-Class Magistrate, District Magistrate, Sub-Divisional Magistrate, or Executive Magistrate may do so.

Procedure of Exhumation of Dead Body

- It should begin early in the morning and be finished in broad daylight.
- The body is unearthed in front of a police officer while being watched over by a medical officer and a magistrate.
- To ensure that the incorrect body is not buried, the grave should be positively recognized from the headstone, grave marker, and burial plot position before being opened.
- The soil from the coffin or body's top, bottom, and two sides should be kept in different glass jars with labels to identify them.
- It is not advisable to apply disinfectants or insecticides to the body since this could delay the identification of poison in the body later on.
- The doctor should note the position and appearance of the body inside the grave or the coffin.
- It is necessary to take pictures of the grave or the casket containing the deceased.
- If decomposition is not progressed, a plastic sheet or board should be lowered to the earth's level where the body is lying.
- Following this, the corpse is removed and submitted for a postmortem examination, together with a preliminary investigation report that includes a synopsis of the case.
- The body is examined postmortem at the morgue, just as in any other situation.
- When identifying an extremely putrefied body, an effort should be taken. Preservation of viscera is necessary for chemical analysis.

Time Limit

In India, there is no time limit for ordering of the exhumation, but many Western countries have well-defined time limit up to which exhumation can be done.

THE TRANSPLANTATION OF HUMAN ORGANS AND TISSUES ACT (THOTA)

Human Organ Transplant Act 1994

Authority for Removal of Human Organ

- Before passing away, any donor who is at least 18 years old may consent to the removal of any organ from their body for medical reasons.

- In the event that a donor permitted the removal of any organ for therapeutic purposes after his death in writing (with two or more witnesses present).
- If such authority is lacking, anybody who is legally in possession of a deceased person's corpse may consent to the removal of any organ from the deceased.
- The doctor must be satisfied if a human organ is to be removed. The condition seems to be brain stem death.
- This death has been verified by:
- The hospital's chief physician, where the brain stem death took place.
- A neurologist or a neurosurgeon, nominated by the incharge, from the panel.
- An independent physician who is a specialist chosen from the list of names authorized by the relevant authority and nominated by the above charge.

Removal of Human Organs cannot be Permitted in Such a Situation

- A person who has been given the body just to be used for cremation.
- Regarding such a dead body, an inquiry could be necessary.

Authorization to Remove Human Organs when a Hospital or Individual's Body is Unclaimed

- If no close relatives claim the body within 48 hours of the death, the hospital or prison's administration or a management-approved employee has the final decision.
- If there is cause for concern that a close relative of the one who died is likely to claim the body after 48 hours. Authority cannot be issued.

Restriction on Removal and Transplantation of Human Organs

- Human organs cannot be taken from a donor's body before his death and transplanted into a recipient unless the donor is a close relative, such as a brother, sister, father, mother, or son.
- Organs may be transplanted into the bodies of any recipient if the donor gave permission for their removal after his death.

Regulation of Hospital Conducting the Removal, Storage or Transplantation

- A hospital that is not registered under this law is not permitted to perform transplants.
- A medical professional is prohibited by this Act from performing transplants at any unregistered location.
- For therapeutic purposes, a doctor may take the eyes and ears from any donor's dead body at any location.
- The doctor is also prohibited any removal or transplantation or organ any other purpose.

Punishment for Doctor on Removal of Human Organ without Authority

- Penalties include a fine of up to Rs. 10,000 and 5 years in jail.
- Taking his name from the State Medical Council's registry for 2 years for the first offense and permanently for the second.
- Commercial dealing carries a fine of Rs. 10,000–20,000 and a jail sentence of 2–7 years.

Duties of Medical Practitioner Regarding Organ Transplantation

- Before removing the donor organ during a live donation, the doctor should confirm the donor's consent, his health, and the results of the donor-recipient compatibility test.
- When it comes to cadaveric donation, the doctor must acquire the donor's or the legal guardian's consent. When brain stem death occurs, a certificate from medical professionals attests to it, and either parent must provide their approval. (if the patient is younger than 18 years).

QUESTION FROM THE UNIT

- Define death and describe the stages and modes of death. Explain the immediate changes following death.
- Enlist and explain the early changes following death. Describe Algor mortis, rigor mortis and livor mortis with regards to their definition, mechanism, modifying factors and medicolegal importance.
- Enlist the late changes following death and describe the definition, modifying factors and medicolegal importance of putrefaction, mummification and adipocere formation.
- Define autopsy and describe its types, its objectives, rules and procedure along with exhumation.
- Describe the transplantation of human organs and tissues Act.

MULTIPLE CHOICE QUESTIONS

Q1. Death is defined as:

A. Cessation of heartbeat
B. Cessation of brain function
C. Irreversible cessation of all vital functions
D. Loss of consciousness

Answer: C. Irreversible cessation of all vital functions

Q2. The term "somatic death" means:

A. Death of body cells
B. Death of tissues
C. Death of vital centers of the brain
D. Complete stoppage of body function as a whole

Answer: D. Complete stoppage of body function as a whole

Q3. Which of the following is an early sign of death?
A. Rigor mortis
B. Putrefaction
C. Algor mortis
D. Skeletonization
Answer: C. Algor mortis (Cooling of the body)

Q4. Rigor mortis appears:
A. Immediately after death
B. After 1-2 hours of death
C. After 48 hours of death
D. Only during autopsy
Answer: B. After 1-2 hours of death

Q5. The primary purpose of medicolegal autopsy is:
A. Organ donation
B. To confirm cause of death
C. For academic purposes
D. Cosmetic reasons
Answer: B. To confirm cause of death

Q6. Exhumation means:
A. Cremation of a body
B. Burial of a dead body
C. Digging out a buried body for investigation
D. Chemical analysis of viscera
Answer: C. Digging out a buried body for investigation

Q7. Who is authorized to order an exhumation in India?
A. Police Inspector
B. Magistrate
C. Medical Officer
D. Advocate
Answer: B. Magistrate

Q8. The Transplantation of Human Organs and Tissues Act (THOTA) was enacted in the year:
A. 1992 B. 1994
C. 1998 D. 2000
Answer: B. 1994

Q9. As per THOTA, removal of human organs is allowed:
A. Only during autopsy
B. Only after natural death
C. With prior consent of the donor or family
D. Without any consent
Answer: C. With prior consent of the donor or family

Q10. According to THOTA, who can certify brain death?
A. Only one doctor
B. Two registered medical practitioners including a neurologist
C. Family members
D. Police officials
Answer: B. Two registered medical practitioners including a neurologist

20

UNIT

Asphyxial Deaths

LEARNING OBJECTIVES

- Hanging
- Strangulation and suffocation
- Drowning
(Lecture: 4 hours, Nonlecture: 2 hours)

ASPHYXIA

- ❖ It means defective aeration of blood.
- ❖ In the forensic field, asphyxia is restricted to mechanical interference with the process of respiration, mostly associated with violence.

Definition

A condition induced due to respiratory interference or low oxygen levels in inspired air. This leads to tissue deprivation, which might end in death or unconsciousness.

Signs of Asphyxia

Cyanosis

- ❖ Bluish discoloration of the body due to low oxygen tension in the blood causing and increasing reduced hemoglobin.
- ❖ When the blood hemoglobin level drops by around 5 g/dL, it becomes noticeable.
- ❖ Color change is seen in lips, nail beds, tongue, palms and internally in lungs, liver, spleen, kidneys.

Capillary Permeability

Petechial Hemorrhage or Tardieu Spots

- ❖ This is due to anoxia, stasis, increased capillary permeability causing rise in intracapillary pressure.
- ❖ The spots are round, dark red, well defined and their size may be like a pinhead or larger.
- ❖ It is seen where capillary are poorly supported, e.g., face, conjunctiva, meninges, etc.

Flowchart 20.1

Low oxygen concentration in blood leads to
↓
Asphyxia
↓
Capillary dilatation
↓
Stasis and cooling of blood
↓
Reduced venous returns to the heart
↓
Reduced pulmonary blood flow
↓
Low oxygenation further asphyxia

Types of Mechanical Asphyxia Deaths

- ❖ Compression/constriction of neckdue to (i) Hanging, (ii) Strangulation, (iii) Throttling
- ❖ Blocking of external orificesdue to
  1. Smothering
  2. Suffocation
  3. Overlying
  4. Gagging
- ❖ Impaction of foreign bodies in respiratory tract due choking
- ❖ Compression and mechanical fixation of chest/chest and abdomen due to traumatic asphyxia
- ❖ Inhalation of fluid into respiratory tract due to drowning.

Flowchart 20.2: Clinical effects of asphyxia death.

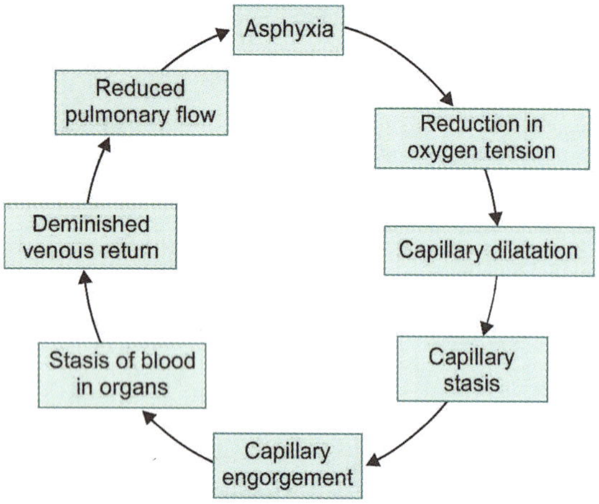

Violent Asphyxial Death

- Hanging
- Ligature strangulation
- Throttling (manual strangulation)
- Suffocation (smothering, choking, traumatic asphyxia)
- Drowning.

HANGING

- **Hanging:**
  - Violent asphyxia caused by the body hanging by a ligature around the neck, with the body's weight acting as a constricting force.

Classification:

On the basis of position on the knot: Two types

Typical Hanging

When the point of suspension is placed centrally over the occiput, which means the knot is at the nape of the neck.

Atypical Hanging

The knot of the ligature can be situated anywhere except the nape of the neck.

On the basis of degree of suspension: Two types:

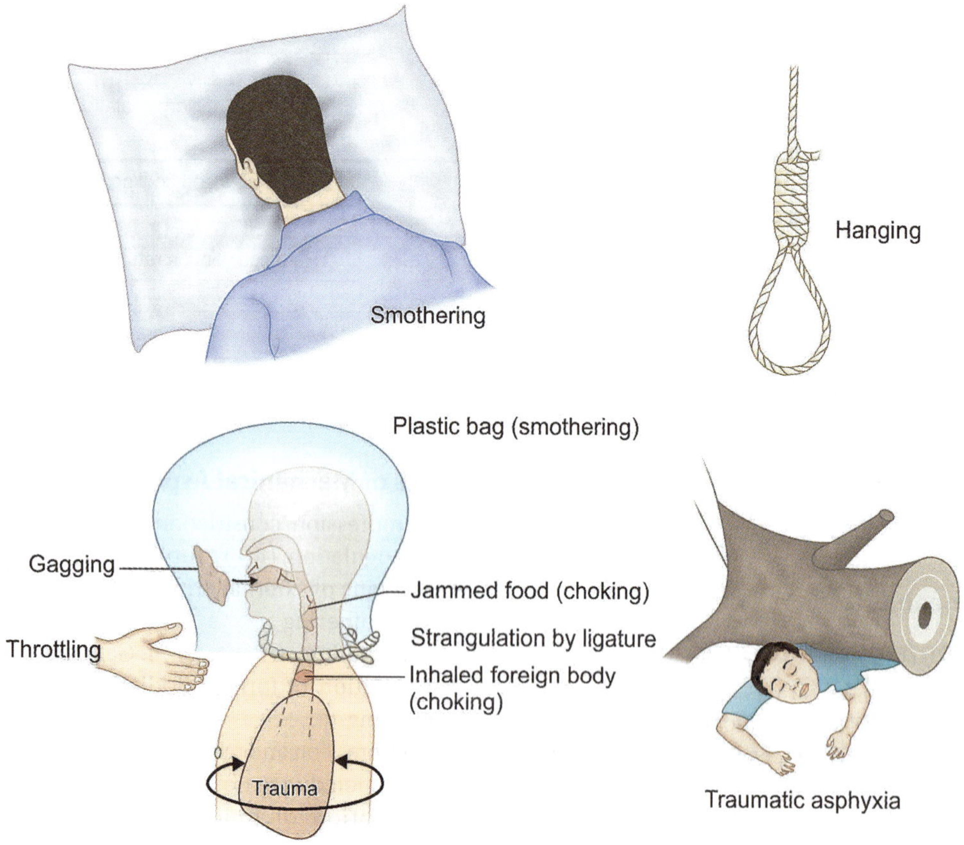

Fig. 20.1: Mechanism of asphyxia death.

Complete Hanging

- In this the body is hanging completely above the ground that is free suspension.
- Constricting force is the weight of the body.

Incomplete or Partial Hanging

- When the weight of only head not the entire body work as a constricting force.
- Lower part of the body touch the ground.

Cause of Death from Hanging can be Any One or a Combination

- Cerebral ischemia and anoxia.
- Cerebral congestion (due to pressure on jugular veins).
- Blockage of air passage.
- Vagal inhibition.
- Injury to the spinal column.

Mechanism

- Asphyxia can occur when pressure on the neck compresses the neck's respiratory structure.
- **Force amount of compression:**
  - A force of 2 kg on jugular veins.
  - 3.5 g on carotids.
  - 15 kg on trachea.
  - 16.6 kg on vertebral artery can produce compression.
- All these can cause gorse decrease cerebral blood flow causing anoxia and death.

Fatal period: 5 to 8 minutes.
- It may be instantaneous in judicial hanging (due to fracture of cervical vertebra).
- If there is no spinal injury.

Postmortem (Autopsy) Finding

It is study under (1) external appearance (2) ligature mark (3) Internal appearance.

External appearance
- **Face:**
  - Swollen, cyanosed blue face, prominent eyeballs, dilated pupils, sub-conjunctival hemorrhage, tongue swollen and protruded, bleeding from nose or ears, dribbling of saliva.
- Hands and nailbeds are cyanosed.
- Postmortem lividity seen circumferentially on depended parts.
- Head is tillted opposite to the side of knot.

Ligature mark:
- It is usually above the hyoid bone.
- It appears as groove.
- In early period it is pale and later becomes yellowish brown, dry, hard, and parchment like.
- Abrasion and bruised may be seen.
- The ligature seen as running obliquely backwards upwards along the line of mandible and reaches mastoid process.
- In case of fixed knot the two limbs of the ligature will be pulled upwards making shape of an inverted 'v'.
- In case running noose, the body weight will tighten the ligature in a horizontal position.
- Character of ligature mark depends on the nature of ligature, body weight, duration of the time the body was suspended and number of turns of ligature around neck.

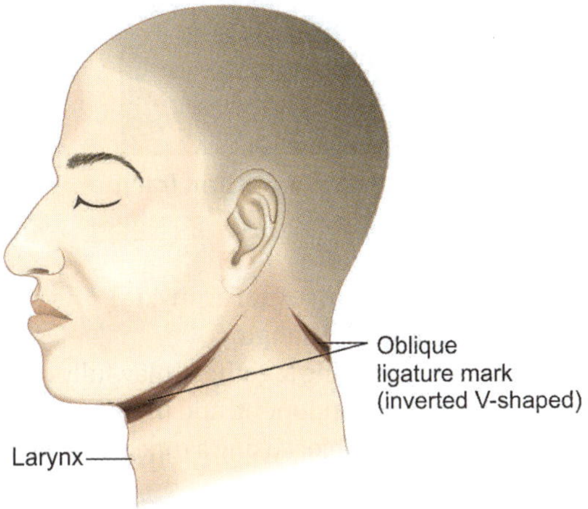

Fig. 20.2: Ligature mark.

Internal appearance
- A careful layer by layer dissection is necessary.
- In case of hanging without a significant drop local injury is not common.
- Sub-cutaneous tissue under the ligature mark is dry white firm and glistening.
- Platysma sternomastoid muscle may show hemorrhage and may be ruptured.
- Posterior horn of thyroid cartilage may be fractured.
- In people over 40 years hyoid bone may be fracture.
- There may be tear of intima of carotid artery.
- Larynx and trachea are congested.
- Lungs and brain are congested and Tardieu spot are presents.
- Blood is fluid and purplish in color.

Medicolegal Aspects

- Suicidal, homicidal or accidental.
- Ante-mortem or postmortem hanging.

Judicial Hanging

- Official method of execution in India. Ligature long enough to allow a drop of 5 to 7 feet according to weight and build of a person.

- Sudden stoppage of a moving body cause fracture-dislocation of the cervical column at C_2 - C_3 or C_3 - C_4 (hangman's fracture) death is instantaneous.

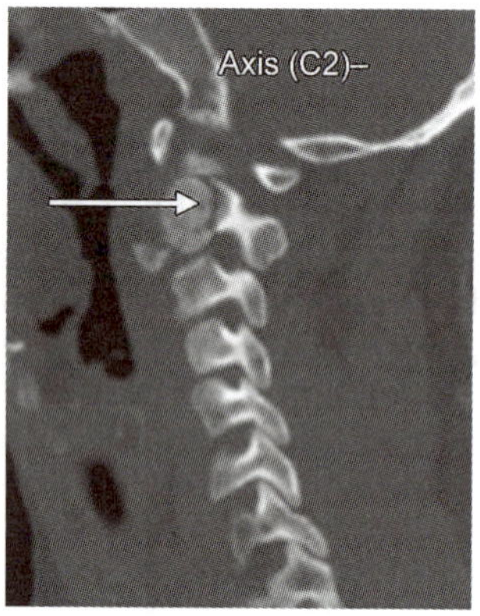

Fig. 20.3: Cervical column fracture.

Lynching

- It is autoerotic hanging (sexual asphyxia).
- It is a form of homicidal hanging.
- A group of people working together unlawfully overcome a suspect, accused, or opponent, and then hang him from a tree or other similar object using a rope, called lynching.

STRANGULATION AND SUFFOCATION

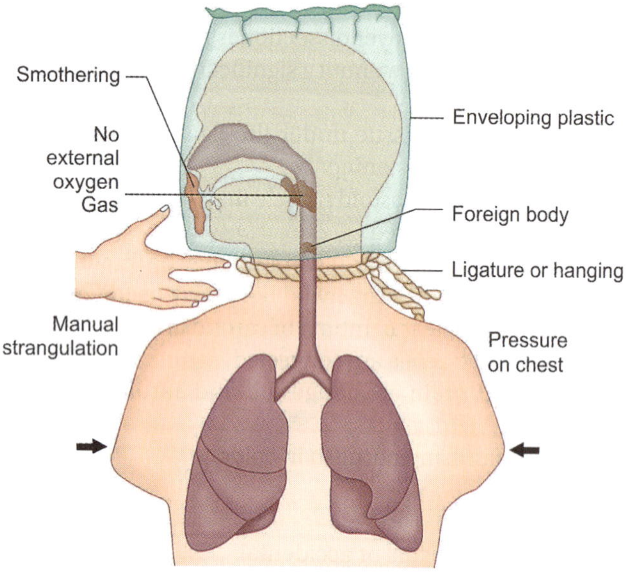

Fig. 20.4: Types of strangulation and suffocation.

Strangulation

Classification:

Ligature strangulation: The neck is compressed by ligature materials.

Manual strangulation (throttling): When fingers palm or hands is used to compress the neck.

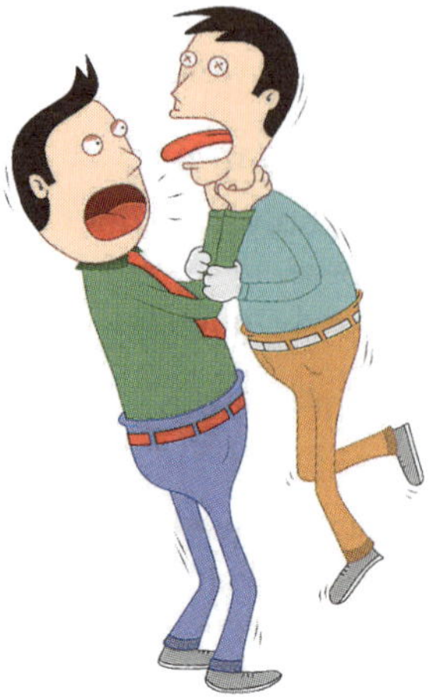

Fig. 20.5

Mugging (Choke Hold)

Strangulation caused by compressing the neck of the victim in the bend of the elbow or knee of the assailant.

Garroting

Compression of the neck caused by a ligature which is thrown around the neck and is quickly tightened by twisting it with a rod or wooden stick as a lever.

Bansdola

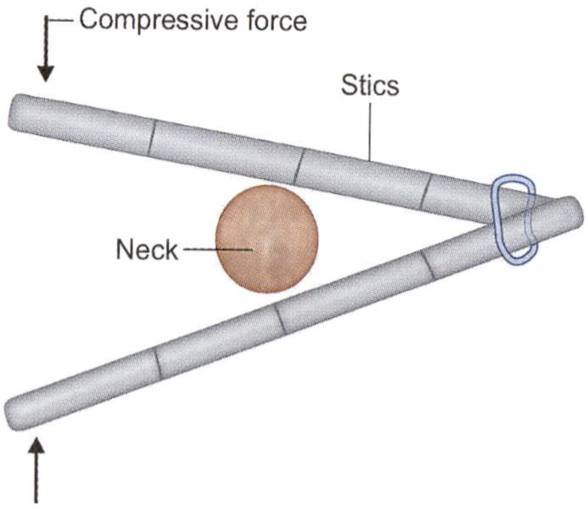

Fig. 20.6: Bansdola mechanism.

A bamboo stick is placed a cross the throat in front and from behind, which strongly tied at one end and the other end is pressed or tied to strangulate.

Postmortem Appearance of Strangulation

External Appearance

- External sign of asphyxia.
- Tongue may be bruised, bitten by teeth and protruding.
- Face and eye have multiple petechial hemorrhage.

Injury of Neck

- Extent of the damage depends on position of the attacker and the victim, manner of grasping the neck and amount of the pressure on the throat.
- When on hand is used bruised is on one side due to pressure of thumb and obliquely directed multiple bruises on the other side of neck due to pressure of finger.
- When both hands are used center of the neck has bruise due to thumb and marks due to finger are on either side of the neck.

Internal appearance: Same as hanging.

- Fracture of hyoid bone is common.
- Bruising at the base of the tongue.

Medicolegal Aspects

Suicidal, homicidal or accidental.

Suffocation

Mechanical obstruction to the air passage by means other than constriction of neck or drowning.

Classification:

(i) Smothering (ii) Choking
(iii) Traumatic asphyxia (iv) Burking
(v) Gagging

- **Smothering:**

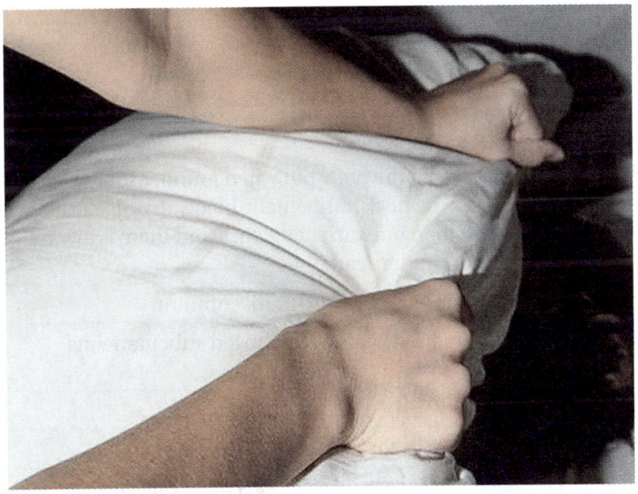

Fig. 20.7: Pillow smothering.

- Form of asphyxia caused by mechanical obstruction of external air passage (nose and mouth) by hand, cloth, plastic bag, or other materials.

Postmortem Findings

- Abrasion, bruises are found around nose and mouth.
- It is absent when pillow or soft cloth is used.
- Injury on the inside of the lips from pressure against teeth.
- Bruising of gums.

Medicolegal Aspects

- **Accidental:** Common in alcoholics or epileptics.
- **Homicidal:** Common method of infanticides.
- **Choking:**
  - Form of asphyxia caused by obstruction of the air passage by foreign objects like coins, seeds, toffee, etc.
- Death is due to asphyxia, laryngeal spasm or vagal inhibition.
- Generally the body excites coughing but if this does not happen, choking results.

Postmortem Findings

- Sign of asphyxia.
- Presence of foreign body in respiratory tracts

Medicolegal aspect: Accidental

Cafe Coronary

- The accidental choking condition, in which a food bolus completely blocks the larynx.
- It is called so because it mimics a heart attack and is usually seen in intoxicated people in cafe or a public house.
- Death is due to asphyxia or reflex cardiac arrest due to stimulated laryngeal nerve ending.

Treatment

- If there is difficulty in breathing and cyanosis give first aid by giving a blow on the back or applying pressure on the abdomen (Heimlich maneuver).
- Usage of forceps.
- If the object cannot be removed tracheostomy needs to be done.

Postmortem Finding

Blows of unchewed food and larynx or trachea.

Medicolegal Aspect

Accidental

- **Traumatic Asphyxia:**
  - Asphyxia caused by trauma to the chest or pressure on chest, abdomen, back which prevent normal respiratory movement.

Cause

- Pressure on chest by being trapped in stampede in crowd.
- Due to house collapse, e.g., in earthquake.
- Run over by vehicle

Postmortem Findings

- Signs of asphyxia.
- Deep cyanosis of face.
- Numerous petechial hemorrhages.

- Presence of foreign material on clothing, e.g., mud.
- Right heart and all veins above the aorta are distended.

Medicolegal Aspects

- Mainly accidental.
- Homicidal.

Burking

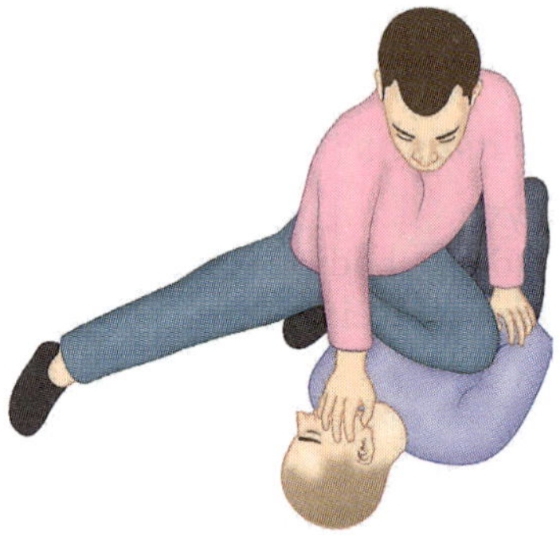

Fig. 20.8: Method of burking.

- A special combination of traumatic asphyxia and smothering used by murder duo Burke and Hare. Burke used to sit on the chest of inebriated victim covering his mouth and nostril with one hand and pushing up the jaw with other hand; while Hare used to pull him around the room by his feet.
- **Gagging:**
  - A method of asphyxia caused by choking of pharynx by a large round ball of cloth/handkerchief, etc.

Cause

- The gag usually stuffs the mouth tightly and obstructs breathing.
- The gag may get wet from saliva, mucus, etc., and may become an airtight occlusion.

Postmortem Finding

- Same as choking.
- Gag may be found in the pharynx.
- Accumulated secretions in the bronchi.

Medicolegal Aspects

- Homicidal.
- To prevent the victim from shouting, death is unintentional.

Differences between Hanging and Strangulation

Table 20.1

Hanging	Strangulation
• Suicidal usually	Homicidal usually
• No signs of struggle	Signs of struggle
• Ligature found in position above thyroid cartilage, mark incomplete. • Directed obliquely upward with a gap indicating position of the knot with no damage to the skin in the gap	• Ligature may not be with the body but when found, usually completely encircles the neck horizontally below thyroid cartilage. • There may be more than one turn of ligature and there is always some damage to skin underneath
• Abrasions and bruises around ligature mark rare	Abrasions and bruises around ligature mark common
• Dissection of ligature mark reveals a dry and glistening white band of subcutaneous tissue	Dissection of ligature mark reveals ecchymosed subcutaneous tissue
• Neck usually stretched	Neck not stretched
• Fracture of hyoid rare	Fracture of hyoid not rare in throttling cases (in the aged)
• Fracture of laryngeal cartilages and tracheal rings rare	Fracture of laryngeal cartilages and tracheal rings common
• Injury to carotid arteries in cases with a long drop	Injury to carotid arteries common
• Injury to muscles of neck rare	Injury to muscles of neck common
• Fracture dislocation of cervical vertebrae common in judicial hanging	Fracture dislocation of cervical vertebrae rare
• Saliva running out of the angle of the mouth vertically down along the neck and front of chest and abdomen	Saliva may not have escaped from mouth but if so, usually blood tinged and may not be vertically down
• External signs of asphyxia may not be well marked when death is due to any cause other than asphyxia	External signs of asphyxia usually well marked because of considerable violence that is commonly working
• Face usually pale	Face congested and with pronounced petechiae
• Bleeding from nose and mouth very rare	Bleeding from nose and mouth common

DROWNING

Drowning

A form of asphyxial death due to aspiration of fluid into airpassages caused by submersion of mouth and nostrils in water or other fluid medium.

Classification

- Typical/wet drowning
- Atypical/dry drowning.
- **Typical/wet drowning**
  - Water is inhaled and victim gets severe chest pain.
  - Freshwater and saltwater induces different changes.

Freshwater Drowning

Flowchart 20.3

Freshwater crosses alveolar membrane
↓
Hypervolemia
↓
RBC Swell/burst
↓
Hemolysis
↓
Potassium release
↓
Diluted circulation
↓
Anoxia
↓
Hypervolemia, potassium excess, sodium deficit
↓
Ventricular fibrillation
↓
Death. (4 to 5 min.)

A Typical erowning

Dry Drowning

- Water does not enter the lungs.
- Death occurs from laryngeal spasm induced by a small quantity of water entering the larynx.
- Lungs are dry.
- This is the best type of case for resuscitation.

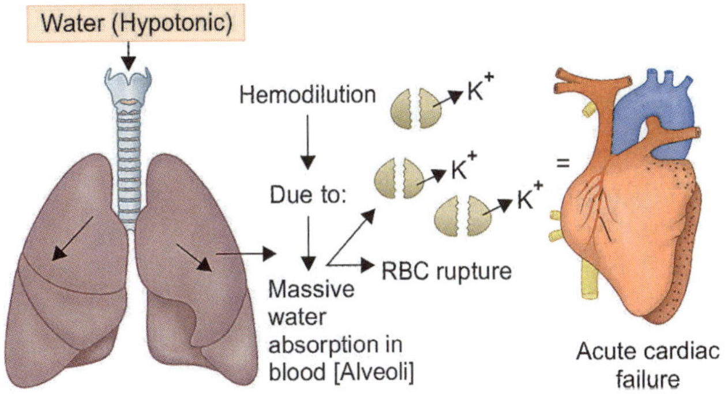

Fig. 20.9: Freshwater drowning mechanism.

Saltwater Drowning

Flowchart 20.4: Saltwater drowning mechanism.

Aspiration of salt water
↓
Hypertonic water
↓
Loss of fluid from circulation into the lungs
↓
Fulminating pulmonary edema
↓
Progressive hypovolemia
↓
Circulatory shock
↓
Crenation of RBC
↓
Cardiac stand still/Asystole
↓
Death. (8 to 12 min.)

Immersion Syndrome-(Vagal Inhibition/ Hydrocution)

- Death from cardiac arrest due to vagal inhibition by:
  - Sudden impact with very cold water.
  - Duck diving by unexperienced person.
  - Water striking the epigastrium.
- Classical changes of drowning absent.

Submersion of the Unconscious

- Alcoholic, epileptics, infants, unconscious and drugged may die due to drowning in shallow water or their on vomit.
- There was no typical drowning character.

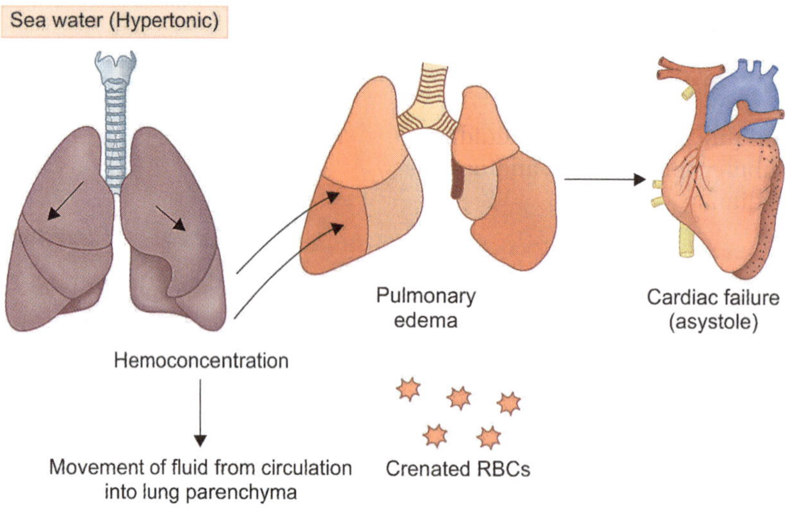

Fig. 20.10: Saltwater drowning mechnism.

Near Drowning or Secondary Drowning

- Death occurs within half-hour to several days after the victim survives drowning episode.
- The cause of death may be due to:
  - Hypoxic encephalopathy.
  - Fibrosing alveolitis.
  - Electrolyte imbalance.
  - Infective or chemical pneumonitis.
  - Metabolic acidosis.

Cause of Death

- Asphyxia.
- Ventricular fibrillation, cardiac arrest.
- Laryngeal spasm.
- Concussion (head injury).
- Hypothermia

Symptoms

- Recalling of memory of past events.
- Mental confusion.
- Auditory and visual hallucination.
- Vertigo, chest pain.

Fatal Period

- **5 minutes:** Complete submersions.
- **4 to 5 minutes:** Freshwater.
- **8 to 12 minutes:** Saltwater.

Postmortem Appearance

External Finding

- Pale face.
- If body is recently removed from water clothes are wet and soiled by mud and skin is wet, cold, calming.
- Eyes are half-open or closed.
- Tongue may be swollen.
- **Froth:** Presence of fine, copious, white, shaving lather like foam at mouth or nostrils. When wiped off, it oozes again, especially if pressure is applied to the chest.
- Fingers, palms and soles of the feet may be wrinkled, blackened and sodden (washerwomen hand).
- Maceration of skin and cutis anserina may be present.
- Scrotum and penis may get retracted.
- Grass, gravel, mud, sand or weeds may be seen firmly clenched in the hand (cadaveric spasm).
- Rigor mortis appears early.

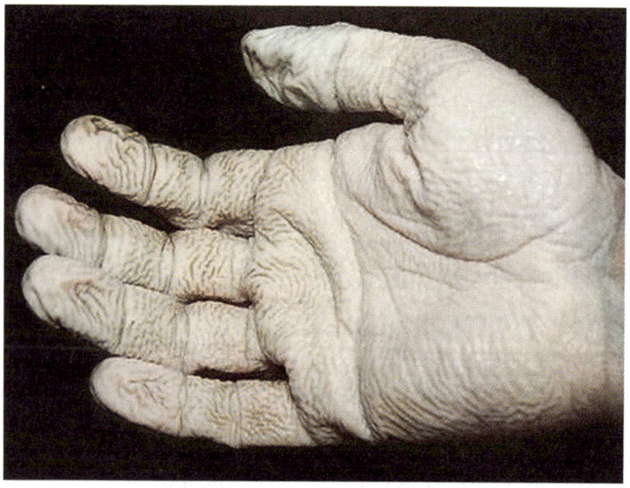

Fig. 20.11: Washerman hand.

Internal Postmortem Findings

- Ballooning of lungs (emphysema aquosum).
- Lungs are water: logged, voluminous and bulge out of the chest on removal of sternum.
- Lungs show indentations of the ribs on them.
- Lungs pit on pressure.
- Lung surface appears mottled-red and gray distended alveoli.
- Cut section of lungs exude copious amount of frothy, blood-stained liquid.
- Presence of sand, mud, algae may be seen in trachea and lower bronchial tree (positive sign of antemortem drowning).
- Left side of heart is empty.

Gettler's Test

- If the difference in chloride content of left side and right side of the heart is more than 25%, which normally is equal (about 600 mg/100 mL), it suggests antemortem drowning.
- Water enters the intestine by peristalsis (positive proof of antemortem drowning).

Diatoms Test

- Microscopic (10–80%), unicellular algae, suspended in water, transfer diatoms from lungs to body can transfer diatoms from lungs to brain or bone marrow. Diatoms resist digestion by gastric acid.
- Middle ear shows presence of water and hemorrhage.

Medicolegal Aspects

- Positive findings of death due to drowning:
  - Persistent, profuse, fine froth at nose and mouth.
  - Material from water clasped in hand.
  - Fine froth in air passages.
  - Finding of diatoms in the tissues especially in the brain and bone marrow.
  - Oedema and increased volume of lungs.
  - Suicidal (most common)
  - Homicidal and accidental

QUESTION FROM THE UNIT

- **Define hanging:** Describe its classification, causes of death, postmortem appearances and medicolegal aspects.
- Define strangulation and suffocation: Enlist their classification, postmortem appearances and medicolegal aspects.
- Define drowning, explain its classification, postmortem appearances and medicolegal aspects.

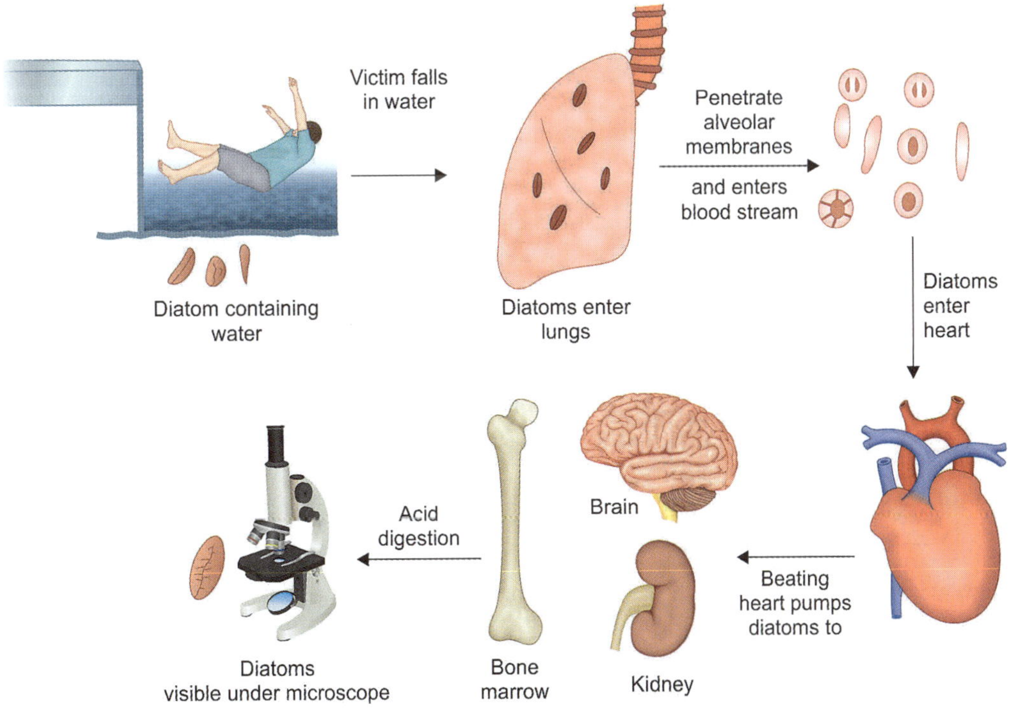

Fig. 20.12: Principle of diatom test.

MULTIPLE CHOICE QUESTIONS

Q1. Hanging is an example of:
- A. Homicidal death
- B. Accidental death
- C. Suicidal death
- D. Natural death

Answer: C. Suicidal death

Q2. The typical mark seen in hanging is:
- A. Ligature mark, oblique, non-continuous
- B. Horizontal ligature mark
- C. Incised wound
- D. Contusion

Answer: A. Ligature mark, oblique, non-continuous

Q3. Which of the following is commonly fractured in judicial hanging?
- A. Mandible
- B. Hyoid bone
- C. Clavicle
- D. Ribs

Answer: B. Hyoid bone

Q4. Which type of strangulation is most commonly homicidal?
- A. Hanging
- B. Manual strangulation (Throttling)
- C. Accidental strangulation
- D. Self-strangulation

Answer: B. Manual strangulation (Throttling)

Q5. The most characteristic sign of throttling is:
- A. Ligature mark
- B. Fracture of ribs
- C. Fracture of hyoid bone and bruises on the neck
- D. Fluid in lungs

Answer: C. Fracture of hyoid bone and bruises on the neck

Q6. Café coronary is associated with:
- A. Hanging
- B. Suffocation by food bolus
- C. Poisoning
- D. Hypothermia

Answer: B. Suffocation by food bolus

Q7. The characteristic feature of drowning is:
- A. Cutis anserina (goose skin)
- B. Fracture of bones
- C. Cyanosis of fingers only
- D. Blood-stained froth at mouth and nostrils

Answer: D. Blood-stained froth at mouth and nostrils

Q8. Gettler test is done in drowning cases to estimate:
- A. Blood alcohol level
- B. Diatom presence
- C. Chloride levels in heart chambers
- D. Oxygen saturation

Answer: C. Chloride levels in heart chambers

Q9. Which of the following is NOT a type of drowning?
- A. Wet drowning
- B. Dry drowning
- C. Active drowning
- D. Natural drowning

Answer: D. Natural drowning

21

UNIT

Injury

LEARNING OBJECTIVES

- Basics of injury
- Mechanical injury
- Firearm injury
- Thermal injury
- Dowry death

(Lecture: 5 hours, Nonlecture: 3 hours)

BASICS OF INJURY

Injury Sec. 2 (14) BNS (44 IPC)

- Injury is any harm, whatever illegally caused to any person in body, mind, reputation or property.
- Medically a **wound** or injury is a disruption of the anatomical continuity of any tissue in the living body.

Classification of Injury

- **Medically or depending upon the causative factor:**
- **Due to blunt force:**
  - Abrasion
  - Contusion
  - Laceration
  - Fracture and dislocation
- **Due to sharp object force:**
  - Incision
  - Stab wound
  - Chop wound
- **Firearms:**
  - Firearm wound
  - Blast injuries

Legal (depending upon severity): Simple, grievous, dangerous.

Medicolegal (Depending upon Nature of Injury)

- Suicidal, homicidal, accidental.
- Defense wounds, fabricated wound.
- **Thermal injuries:**
  - **Due to cold**
    - Frostbite
    - Trench foot
    - Immersion foot
  - **Due to heat**
    - Burns
    - Scalds
  - **Chemical injuries:**
    - Corrosive acids
    - Corrosive alkalis
  - **Physical injuries:**
    - Electricity
    - Lightning
    - Radiation
    - Radioactive substances.
- The wound is caused by the mechanical force of either the **movement** of body itself (counterforce is **rigidity** of stationary object)
- A **moving weapon** (counter force is **inertia** of body)
- A combination of these two events is seen in most cases.
- **Tissues** vary in their solidity, fluidity, density and elasticity.
- **Energy** is spent in
  - Moving of body.
  - Compression or traction.
  - Displacement and deformation.
  - Elongation of tissues
  - Bending, torsion or shearing.

आचार्य सुश्रुत अनुसार (सु.चि. 2/4–27)

व्रण की परिभाषा

नानाद्यारमुखैः शस्त्रैर्नानास्थाननिपातितैः।
नाना रूपा व्रणा ये स्युस्तेषां वक्ष्यामि लक्षणम्।। (सु.चि. 2/4)

❖ विविध रूप के धार तथा मुख वाले शस्त्रों का प्रहार शरीर के विभिन्न स्थानों पर होने से नाना प्रकार के व्रणों की उत्पति होती है। (उनका लक्षण कहता हूँ)

व्रण के प्रकार– (सु.चि.1/3)

❖ व्रण दो प्रकार के होते हैं। शारीर और आगन्तुज।
 - **शारीरिक व्रण** – वात, पित्त, कफ, रक्त, सन्निपात से उत्पन्न होता है।
 - **आगन्तुज व्रण** – पुरुष, हिसंक पशु–पक्षी, अघात होने से, अग्नि, क्षार, विष, तीक्ष्ण औषध प्रयोग से, काष्ट, कपाल, श्रृंग, शक्ति आदि से आगन्तुज या अभिघातज व्रण उत्पन्न होते हैं।

आगन्तुज व्रण के प्रकार–

छिन्नं भिन्नं तथा विद्धं क्षतं पिच्चितमेव च।
घृष्टमाहुस्तथा षष्ठं तेषां वक्ष्यामि लक्षणम्।। (सु.चि. 2/9)

❖ आकार के अनुसार आगन्तुज व्रणों को वैद्यो ने 6 प्रकार का माना है। छिन्नं, भिन्न, विद्ध, क्षत, पिच्छित, घृष्ट।

छिन्न व्रण (सु.चि. 2/10)

❖ तिर्यक् अथवा सीधी आकृति वाला चौड़े मुख का वर्ण तथा जिसमें अंग कटकर पृथक् हो जाता है। अथवा लटकता रहता है। उसे छिन्न व्रण कहते हैं।

भिन्न व्रण (सु.चि. 2/11)

❖ भाला, शक्ति, ऋष्टि और खड्ग या तलवार आदि शस्त्रों के अग्र भाग तथा श्रृंग आदि के प्रहार से फटे हुए आशयों से किञ्चित स्त्रवित होने वाले व्रण को भिन्न व्रण कहते हैं।

विद्ध (सु.चि. 2/19)

❖ छोटे मुख वाले शस्त्रों के प्रहार से आशयों के अतिरिक्त अन्य अंग का शल्य के साथ ऊपर उठ जाना अथवा शल्य रहित स्थिति में होना विद्ध व्रण कहलाता है।

क्षत व्रण (सु.चि. 2/20)

❖ न अधिक कटा हुआ और न अधिक विदीर्ण, दोनों प्रकार के व्रणों के लक्षणों से युक्त विषम व्रण को क्षत कहते हैं।

पिच्चित व्रण (सु.चि. 2/21)

❖ प्रहार अथवा पीड़न से जो अंग अस्थि समेत कुचल कर या चपटा होकर फैल जाता है और मज्जा व अस्थि से लिपत हो जाता है। उसे पिच्चित व्रण कहते हैं।

घृष्ट व्रण (सु.चि. 2/22)

❖ घर्षण के कारण अंग त्वचा रहित हो जाता है तथा दाह, स्राव से युक्त होता है।

MECHANICAL INJURY

Abrasion

❖ Loss of superficial epithelial layer of skin caused by friction between the skin and a rough surface.

❖ It bleeds slightly and they heal without scar formation.

Types of Abrasion

1. Scratches
2. Grazes
3. Pressure abrasion
4. Impact abrasion (patterned abrasion)

Scratch/Linear Abrasion (Fig. 21.1)

❖ Caused by a sharp and pointed object running across the skin.

❖ The object collects the scratched epithelium in front of it, leaving a clean area at the start and skin tags at ends.

Graze/Brush of Friction Burn (Figs. 21.2 and 21.3)

❖ This is caused by horizontal friction between the skin and a broad rough surface.

❖ It is seen as serrated border in the start with uneven longitudinal parallel lines with heaped up epithelium at the end.

Pressure/Friction/Crushing Abrasion (Fig. 21.4)

Caused by direct impact or linear pressure of rough object over the skin, for example abrasion of skin under the ligature during hanging.

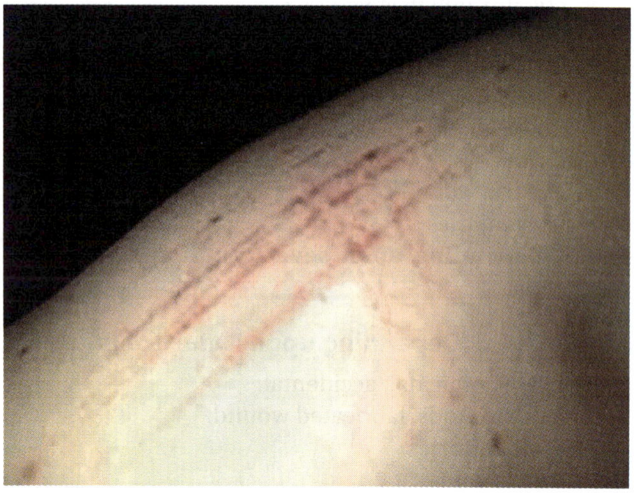

Fig. 21.1: Scratch/linear abrasion.

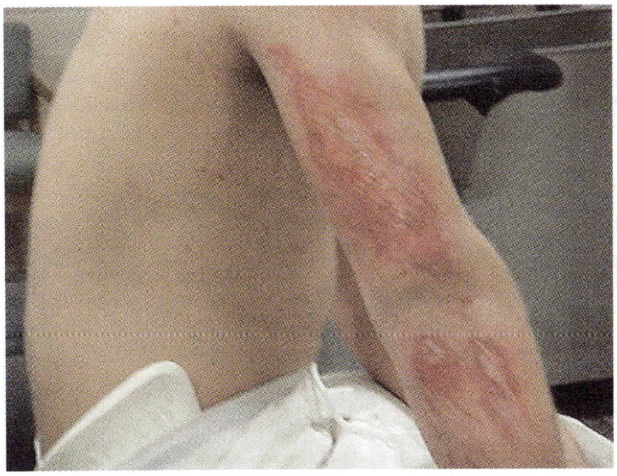

Fig. 21.2: Graze/brush of friction burn.

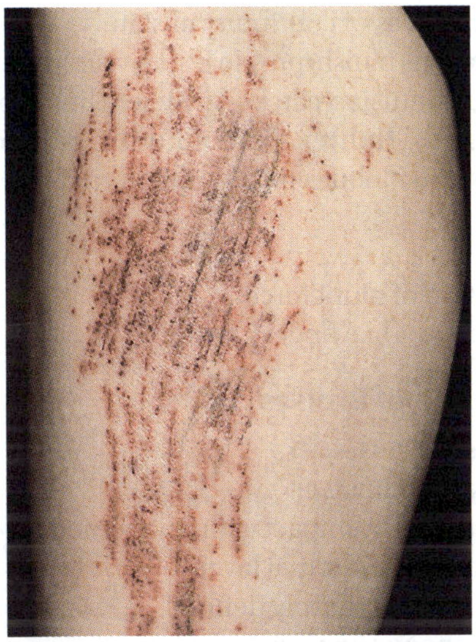

Fig. 21.3: Graze/brush of friction burn.

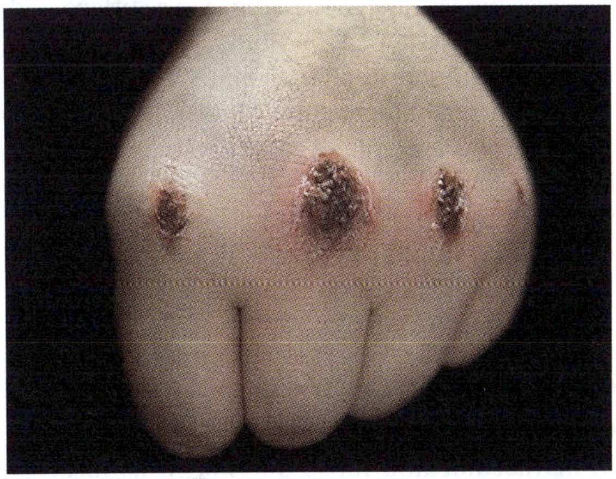

Fig. 21.4: Pressure/friction/crushing abrasion.

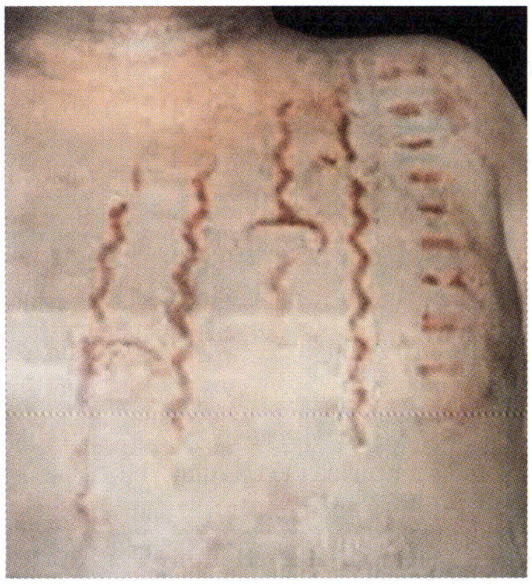

Fig. 21.5: Imprint abrasion/patterned abrasion.

Imprint Abrasion/Patterned Abrasion (Fig. 21.5)

- Caused when the force is applied perpendicular to the skin with an impact, so that the cuticle gets crushed and bears the imprint of the object.
- **Impact** abrasion and **pressure** abrasion reproduce the pattern of the object causing it and are called patterned abrasions.
  - Patterned is an injury that suggests an inflicting instrument or unique means of its connection.
- It is associated with intradermal bruise due to capillaries damage, for example
  - When motor tyre passes over the skin.
  - Imprint of bicycle chain.
  - Spiral electric wires, rope

Age of Abrasion (Table 21.1)

Table 21.1

Duration	Change in abrasion
Fresh	Bright red abrasion with discharge of serum
12 to 24 hours	Red scab
2 to 3 days	Reddish brown scab, less pain
4 to 7 days	Brownish black scab, heals from the margins, new epithelium grows and covers the defect
7 to 10 days	Scab falls off, leaving lightly pigmented area
More than 10–12 days	New collagen fibers appear and normal skin

Difference between Antemortem and Postmortem Abrasion (Table 21.2)

Table 21.2

Features	Antemortem abrasion	Postmortem abrasion
Site	Anywhere on the body	Over bony prominences
Color	Bright red	Pale, dry, and parchment-like
Covering	Covered with scab composed of coagulated blood and lymph	No such scab
Inflammation	Signs of inflammation present	No
Microscopy	Congestion and vital reaction present, healing process seen	No

Medicolegal Importance

- ❖ Medicolegal aspects of abrasion
- ❖ Nature of injury.
- ❖ Type of weapon/object of assault.
- ❖ Age of injury and therefore time of crime.
- ❖ Direction of injury whether injury is antemortem or postmortem.
- ❖ Whether injury is suicidal, homicidal or accidental (considering the site, number, size and shape of injury).
- ❖ At times abrasion is caused (fabricated/forged) to support a false charge.
- ❖ Purpose of injury, e.g.
  - ■ Ligature mark on neck strangulation/hanging.
  - ■ Nail marks on neck—throttling.
  - ■ Nail marks on and around nose and mouth—smothering.
  - ■ Nail marks on and around vulva—rape.
  - ■ Nail marks on and around anus sodomy.
  - ■ Teeth bite marks—cruelty.
- ❖ Indicate likely chances of injury to internal viscera.
- ❖ An abrasion on cornea can lead to blindness, a grievous injury **Sec. 116 BNS (320 IPC)**

Differential Diagnosis

- ❖ Erosions of the skin produced by ants.
- ❖ Excoriations of the skin by excreta.
- ❖ Pressure sores.
- ❖ Drying of the skin.

Bruise (Contusion) (Fig. 21.6)

- ❖ It is caused by extravasation of blood into the tissues due to rupture of small blood vessels by the application of blunt force.

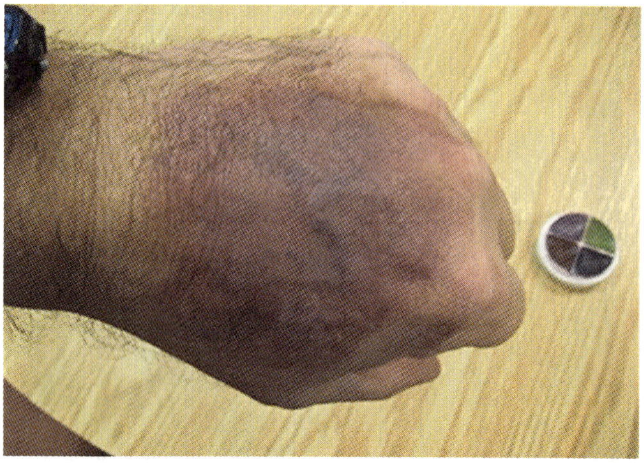

Fig. 21.6: Bruise.

- ❖ There is no loss of continuity of skin.
- ❖ Bruise means bluish-purple lesion visible through intact skin and contusion can be anywhere in the body.
- ❖ A bruise is **lighter** in colour **in centre** because extravasated blood is pushed outward by the impact.

Cause

- ❖ Application of blunt force.
- ❖ Compression-like fingers, whip.

Classification of Bruises

Three types of bruises:

1. **Intra-dermal bruise:**
   - ■ It is created by impact with a patterned object and lies in the sub-epidermal layer.
   - ■ The bruise is sharply defined.
2. **Sub-cutaneous bruise:**
   - ■ It is situated in the skin's subcutaneous layer; its edges are elevated above the skin's surface and are blurred.
   - ■ It shows up shortly after an injury.
   - ■ The size might range from a little pinhead bleed to a sizable localized blood collection (hemostasis).
3. **Deep bruise:**
   - ■ Lies deeper to sub-cutaneous tissue.
   - ■ It may take hours or 1 to 2 day to appear at the surface one more examination should be carried out after the interval of 48 hours.

Factor-influencing the Bruise

- ❖ **Condition and type of tissue**
  - ■ In vascular and loose parts such as face, vulva, scrotum, large bruise are produced by small impact.
  - ■ In boxers and athletes, bruising is much less because of good muscle tone.

❖ **Age**
- Children bruise more easily because of softer tissues and delicate skin.
- In old person bruise appear easily because of loss of flesh and cardiovascular changes.

❖ **Sex:** Women bruise more easily than man because of more subcutaneous fat and more delicate tissues.

❖ **Color of skin:** More clearly seen in fair-skinned persons than those with dark skin.

❖ **Natural diseases:** Prominent bruising occurs easily even with small trauma in persons with diseases like haemophilia, scurvy, Vitamin K deficiency, arteriosclerosis, etc.

❖ **Gravity shifting of the blood**
- A deep bruise, especially that due to the crushing of the tissue against the bone may take a long time to become visible and may not appear below the actual point of impact. It is known as '**ectopic bruising percolated'** or '**migratory bruising'**
- **Black eye** may be caused by:
  - Direct trauma
  - Blunt impact to forehead
  - Fracture of floor of anterior cranial fossa
- A bruise behind ear indicates the basal fracture **(Battle's sing)**
- Bruise in neck due to fracture in jaw.
- Bruise in thigh due to fracture in pelvis.
- Bruise on **ankle** due to blow on calf of leg **(Fig. 21.7)**.

Age of the Bruise (Fig. 21.8 and Table 21.3)

A bruise undergoes healing from the periphery toward the center passing through a series of color changes due to autolysis of blood.

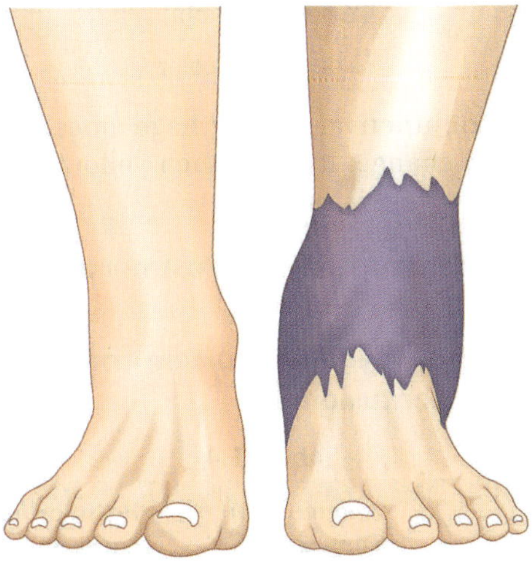

Fig. 21.7: Ankle due to blow on calf of leg.

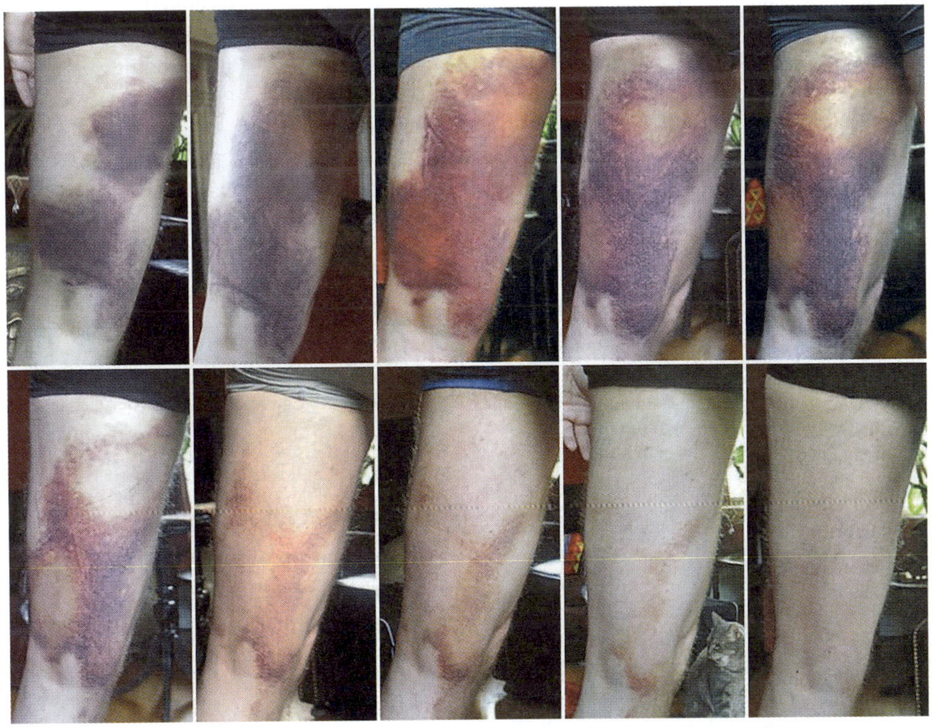

Fig. 21.8: Age of bruise.

Table 21.3

Duration	Change in bruise
Fresh	Red (oxygenated blood)
Few hours to 3 days	Blue (deoxygenated blood)
4 to 5 days	Bluish-black to brown (hemosiderin)
5 to 6 days	Green (biliverdin) (haematoidin)
7 to 12 days	Yellow (bilirubin)
2 weeks	Normal skin color.

Note: Subconjunctival hemorrhage does not show similar color change. It is red then yellow and finally disappear.

Difference Antemortem and Postmortem Bruise (Table 21.4)

Differences between Antemortem and Postmortem Contusion

Table 21.4

Feature	Antemortem contusion	Postmortem contusion
Swelling	Usually present	Nil
Size	More	Less with the same amount of force
Color	Changes as per stage of healing	Nil
Color uniformity	Not uniform-pale at the center	Uniform
Margins	May be abraded or lacerated	Usually not
Margin diffusion	Diffuse into surroundings	Clear cut
Inflammation and vital reaction	Present	Absent
Blood removal	Blood cannot be easily washed away	Can be easily washed
Microscopic examination	Infiltration of surrounding tissues with blood cells seen	Nil
Enzyme levels	Raised	Nil

Differences between Contusion and Postmortem Lividity (Table 21.5)

Table 21.5

Feature	Contusion	Postmortem lividity
Occurrence	May be antemortem or postmortem	Always postmortem
Cause	Rupture of capillaries leading to extravasation of blood	Stagnation of blood in toneless dilated capillaries
Location	Sub-epidermal	Epidermal
Body part affected	May be present anywhere on the body	Only on dependent body parts
Effect of thumb pressure	No effect	Blanching seen if lividity is not fixed
Incision findings	Bloody serum due to extravasated blood	Few oozing points due to capillary cutting
Swelling	Usually present	Nil
Size	More	Less with the same amount of force
Color	Changes as per stage of healing	Nil
Color uniformity	Not uniform—pale at the center	Uniform
Margins	May be abraded or lacerated	Usually not
Margin diffusion	Diffuse into surroundings	Clear cut
Inflammation and vital reaction	Present	Absent
Blood removal	Cannot be easily washed away	Can be easily washed
Microscopic examination	Infiltration of surrounding tissues with blood cells seen	Nil
Enzyme levels	Raised	Nil
Medicolegal importance	Used to determine nature, type of weapon, and age of injury	Used to determine time since death, body position, and shifting of the body

Medicolegal Aspects

- Identification of the object.
- Degree of violence.
- Cause of injury and time of injury.
- Possibility of infection.

❖ Internal contusion may prove fatal.
❖ Homicidal, accidental.

Artificial Bruise (Fig. 21.9)

Causes by application of irritant substances on skin like Calotropis milk, marking nut juice, plumbago root juice, especially on part within reach. It shows vesicle, and inflammation.

LACERATION

Tearing or splitting of tissue caused by blunt shearing or crushing force when applied to a broad area.

Types of Laceration

Five types

Split Laceration (Fig. 21.10).

❖ Found in parts overlying bones without much tissue in between.
❖ Commonly seen on scalp, forehead, cheeks, bone, shin, eyebrows.
❖ Skin is crushed between two hard objects (blunt weapon and bone) resulting in a linear split which looks like an incision.

Stretch Laceration (Fig. 21.11)

❖ Due to overstretching of the skin till it splits producing a flap.
❖ It is due to blunt, tangential force, e.g., run over motor vehicle injury.

Avulsion or Grinding Compression (Fig. 21.12)

Due to compressing grinding force so as to separate skin from deeper structures (degloving) and crushed the muscles underneath.

Tear (Fig. 21.13)

Tearing of skin due to impact against hard irregular sharp objects, e.g., broken bottle, car door handle.

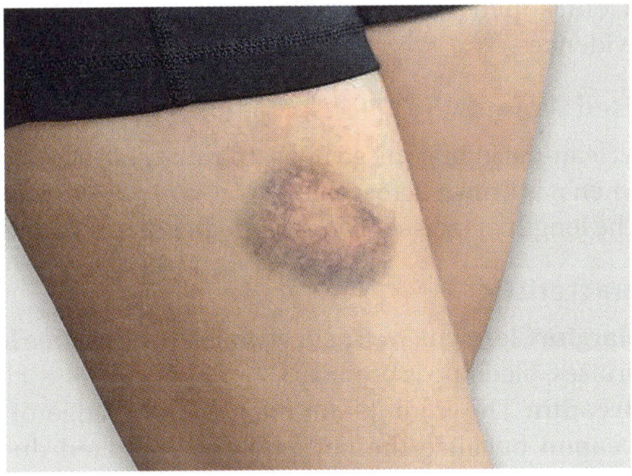

Fig. 21.9: Artificial bruise.

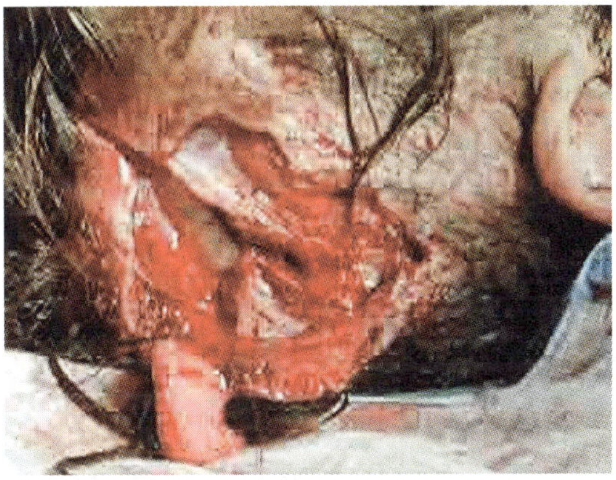

Fig. 21.11: Stretch laceration.

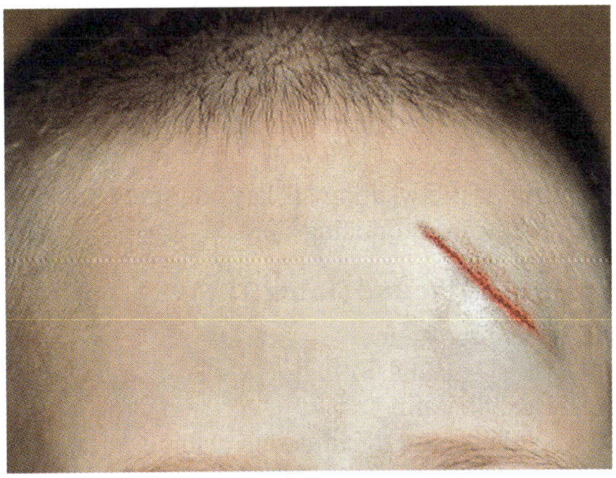

Fig. 21.10: Split laceration.

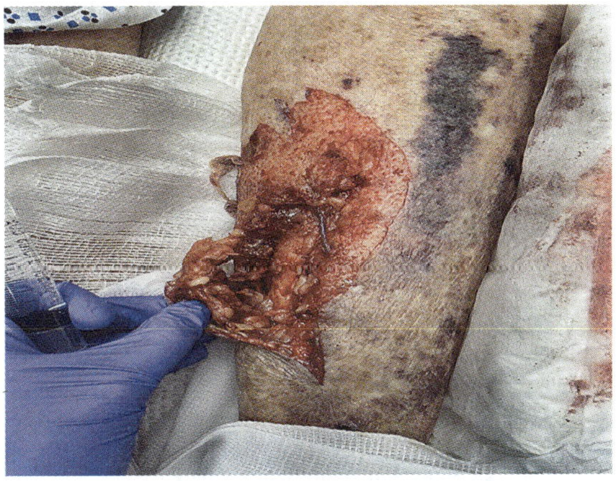

Fig. 21.12: Avulsion or grinding compression.

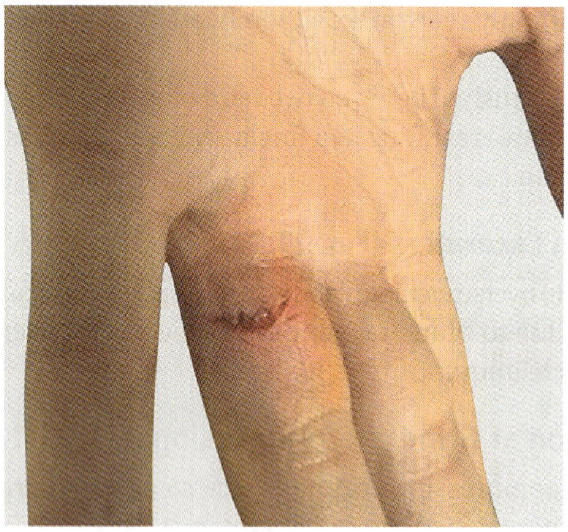

Fig. 21.13: Tear.

Internal Laceration (Cut Laceration) (Fig. 21.14)

When the blunt force exceeds the elasticity of an internal organ, laceration may result in such organ without abrasion or bruise at the impact site.

Characteristics

- **Margin:** Ragged, irregular, bruised, abraded.
- **Site:** Mostly over bony prominences.
- **Foreign body:** Mud, sand, glass, hair, fibers, etc., may be found on depth of wound.
- **Depth:** The deeper tissues are unevenly divided and are seen criss-crossing, hair bulbs are crushed.
- **Bleeding:** It is less.

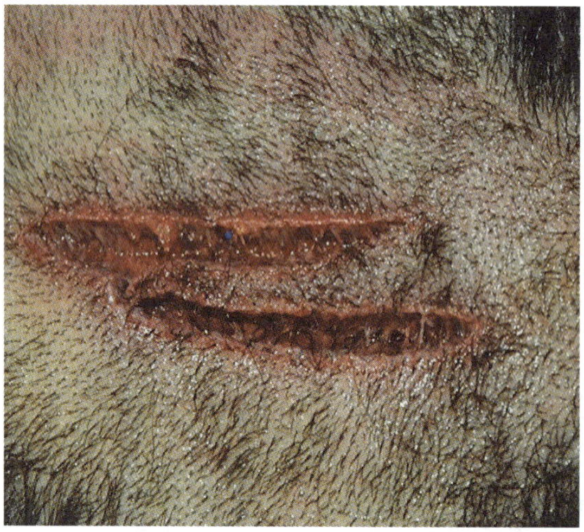

Fig. 21.14: Internal laceration.

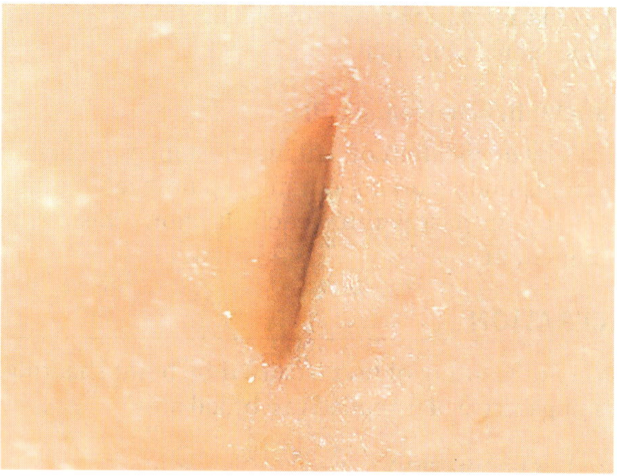

Fig. 21.15: Incised wound.

Medicolegal Importance

- Type of laceration may indicate cause of injury.
- Chances of infection there.
- Accidental, homicidal and rarely suicidal.
- It entrapped foreign bodies may reveal important evidences.

Incised Wound (Fig. 21.15)

- A clean-cut injury caused by sharp cutting edged weapon when it is drown across the skin.
- The length of incised wound is greater than its depth.

Characteristic

- **Margin:** Clean cut, well defined, mostly verted, free from bruises, bleeding is profuse.
- **Breadth:** The injury is broader than the edge of the weapon because the cut ends are retracted due to elasticity of skin.
- **Shape:** It is usually spindle shaped, the wound gapes more if the skin is cut across the cleavage line of Langers line.
- **Direction:** At the beginning the cut is deeper which progressively become shallow known as tailing of wound.
- Tailing suggest that the force is applied from the opposite direction.
- **Beveling:** If the weapon strikes obliquely one margin will fold inward producing a flip.

Age of Incised Wound (Table 21.6)

Medicolegal importance:

- Homicidal, suicidal.
- Rarely accidental.
- Give an idea about the direction of force.
- Age of injury can be determined.

Table 21.6

Duration	Change in incised wound
Fresh	Red with clotted blood
12 hours	Margins red swelling, adherent with blood and lymph
24 hours	Scab formation of dried clot
2 to 6 days	Scab remains, healing starts and sign of inflammation reduce scab falls off, leaving the scar.
7 to 10 days	Scab fall off leave a scar.

Hesitation Cut/Mark or Tentative Cuts (Fig. 21.16)

Multiple, small, superficial skin deep cuts, often seen at the beginning of final incised wound when the person gains sufficient courage to make the final cut. It indicates suicide.

Chop Wound (Fig. 21.17)

- It is caused by impact with a moderately sharp cutting edge of a heavy weapon like-axe, meat cleaver.
- It may damage bone also.
- Dimension of the wound correspond to dimension of the blade.
- Margin are sharp, irregularly cut, with bruising and abrasion and with severe split of the tissue.

Medicolegal Importance

- Usually homicidal and can be accidental also.
- In homicidal incised wound defense incision on dorsum of hands ulnar aspect of forearm or on the palm.

STAB WOUND

- Injury caused by long, narrow, pointed instruments when it is pushed into the skin, e.g., knife, screwdriver, ice pick.
- Stab wounds are deeper than its length and width.

Classification

Two type

- **Penetrating wound**
  - When weapon entry a body cavity such as thorax and abdomen it produces only one wound (entry wound).
- **Perforating wound (Fig. 21.18)**
  - When the weapon, after penetrating the body comes out from the other side.
  - It has two wound entry and exit wound.

Characteristics

Margin

- Clean cut, often free of bruising and abrasion, regular, sharp, and well-defined
- Entry wound margins are typically larger and inverted.
- The edges of the exit wounds are narrower and everted.

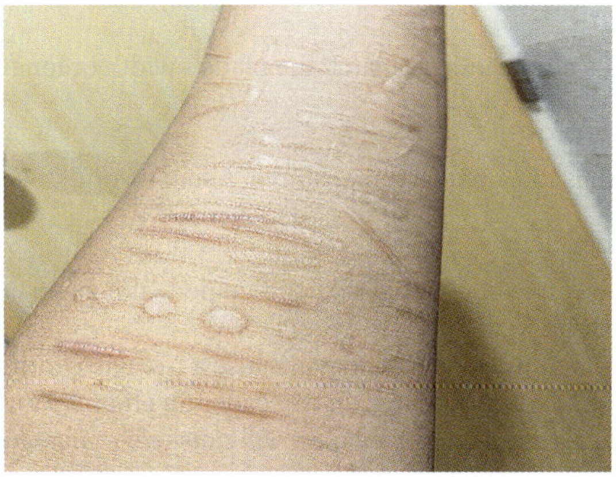

Fig. 21.16: Hesitation cut/mark or tentative cuts.

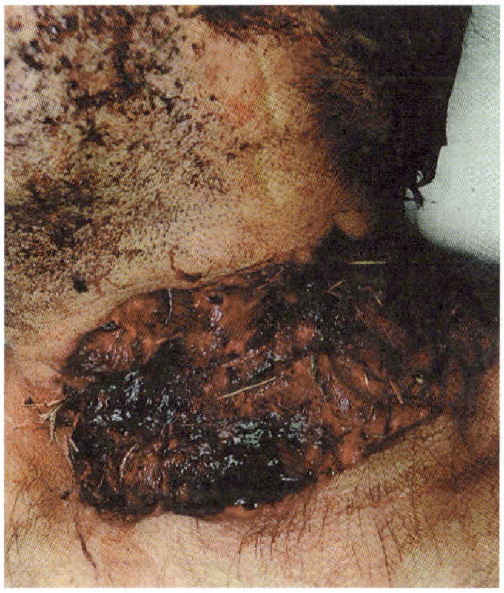

Fig. 21.17: Chop wound.

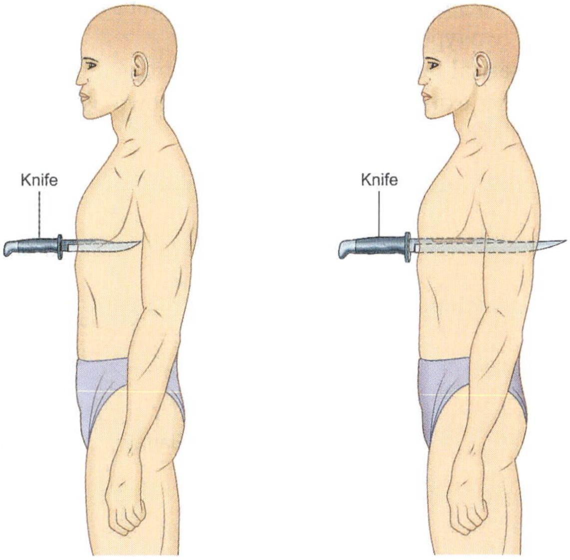

Fig. 21.18: Perforating wound.

Length

It does not necessary match the blade's width or length.

Dimension

Depth is the greatest dimension of a stab wound.

Shape

- ❖ It has two acute angles, is slit-shaped, and gapes in the middle.
- ❖ A single-edged weapon will cause a triangle wound.
- ❖ A double-edged weapon will cause an elliptical wound; and a round-pointy weapon will cause a circular wound.

Medicolegal Importance

- ❖ Suicidal, homicidal and accidental.
- ❖ Indication in the type of weapon.

Concealed Stab Wound

- ❖ Sometimes hidden small puncture are made by pin or needles in parts like fontanelle, vagina, rectum, etc., It is usually done in the case of infanticide.
- ❖ Therapeutic or diagnostic wounds.

Fabricated Wounds/Fictitious or Forged Wounds

- ❖ These wounds are produced by a person himself on his body or by another person with his consent.
- ❖ The objective is to make a false allegation against another person or to avert suspicious from oneself.
- ❖ Mostly superficial incision artificial bruise are made.

FIREARM INJURY

Ballistics

- ❖ Science of projectile motion and conditions affecting it. It is of two types:
  1. **External ballistics**: The study of projectile motion after it exits the firearm barrel is known as external ballistics.
  2. **Internal ballistics**: The study of physicochemical processes that occur inside the firearm between the primer's explosion and the projectile's exit from the barrel.

Firearm (Figs. 21.19 to 21.21)

Any instrument or equipment that uses the expansion force of gasses produced by burning an explosive material can launch a missile.

The assembly of the firing mechanism of gun (action) consist of:

- ❖ Breech block.
- ❖ Hammer.
- ❖ Trigger.
  - ■ The interior diameter of the firearm barrel is known as the bore, gauge, or caliber. It is expressed in inches, millimeters, or the quantity of lead balls that fit the barrel nearly exactly and are created from one pound of lead.

Cartridge

- ❖ An ammunition unit. Primers, propellant charge, and wads are contained in the cartridge case with percussion cap.
- ❖ Bullet mean projectile of firearm.

Mechanism of Discharge of Projectile/Bullet (Fig. 21.22)

- ❖ In general, the firearm has a
  - ■ Barrel
  - ■ Action (breech block firing pin, trigger)
  - ■ Grip butt stock.

Barrel

- ❖ It is steel tube, long in rifles and shotgun and short in revolver and pistol.
- ❖ The proximal end is called breech end and the distal end is called muzzle end.

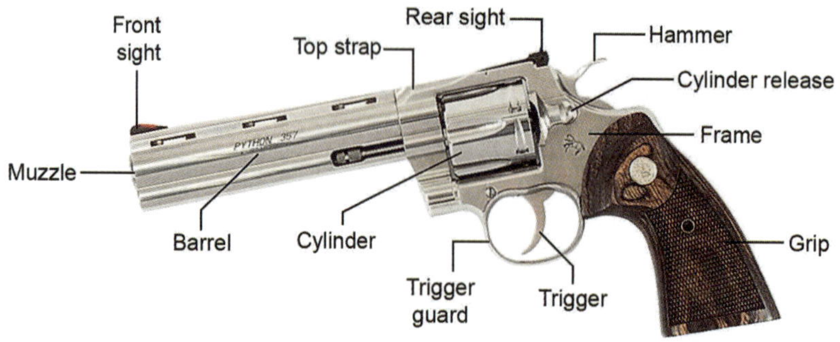

Fig. 21.19: Revolver.

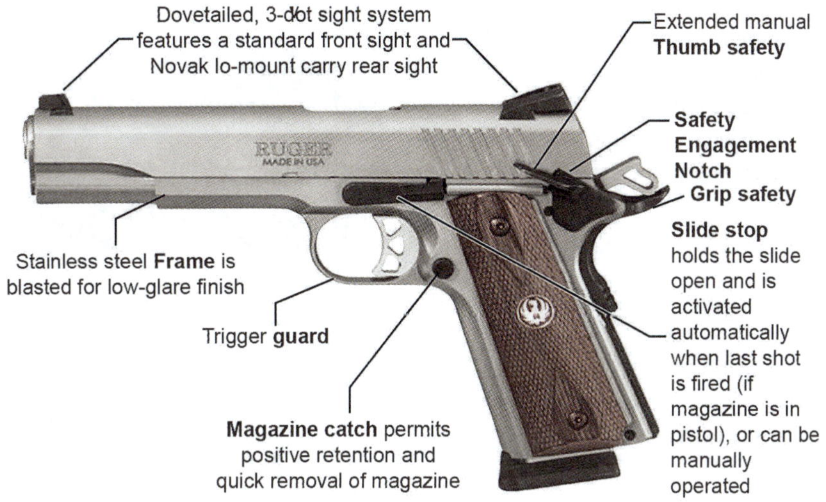

Fig. 21.20: Pistol.

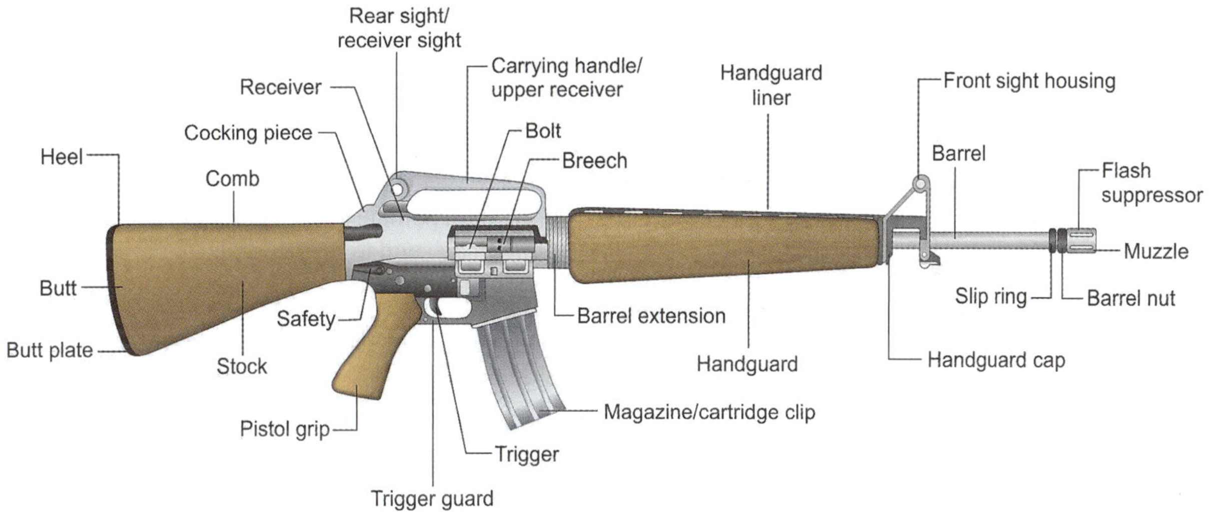

Fig. 21.21: Rifle.

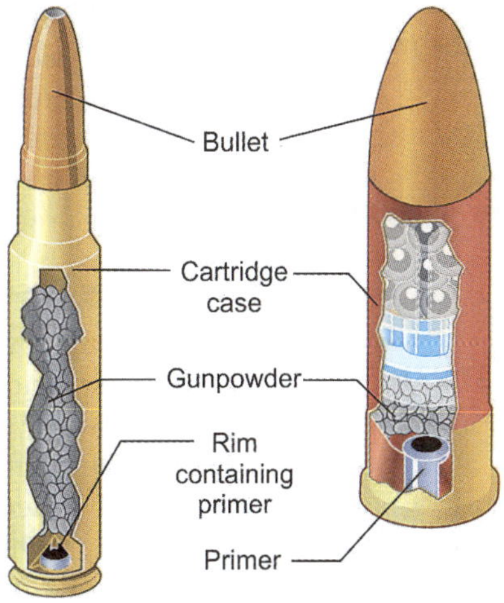

Fig. 21.22: Discharge mechanism of bullet in shotgun and rifle cartridge.

Action

- Breech block is a metal block which seals the breech end when the firearm is closed.
- It can be opened to put a new cartridge.
- It is pierced in the center to accommodate the firing pin, which strikes the center of cartridge when the trigger is pulled.

Grip or Butt Stoke

- The part which is gripped in the hand or supported against the shoulder.
- It is made up of metal or wood.
- **Magazine:** Sometimes it may accommodate a spring-loaded container having cartridges.

Operating Principle

- A firearm is loaded with bullet, cartridge or magazine and then it is cocked (the breech end is closed and the firing pin is pulled back) and fired with the trigger is pulled.

↓

- This releases the firing pin which strikes the percussion cap.

↓

- Detonating the sensitive composition of the primer. Primer detonation ignites.

↓

- The primary propellant charge releases hot gases at high pressure that expand quickly.

↓

- This pressure pushes the empty cartridge case backwards into the breech blocks while also forcing the missile out of the barrel quickly.

↓

- The muzzle velocity firearms can be low, medium and high velocity.

Classification of Fire Arms

Depending upon the type of barrel (Fig. 21.23)

1. Rifled weapons.
2. Smoothbore weapon.

- **Rifled firearms:**
  - These weapons fire missile spinning on their longer axis, e.g., service and sporting rifles, revolver, pistol.

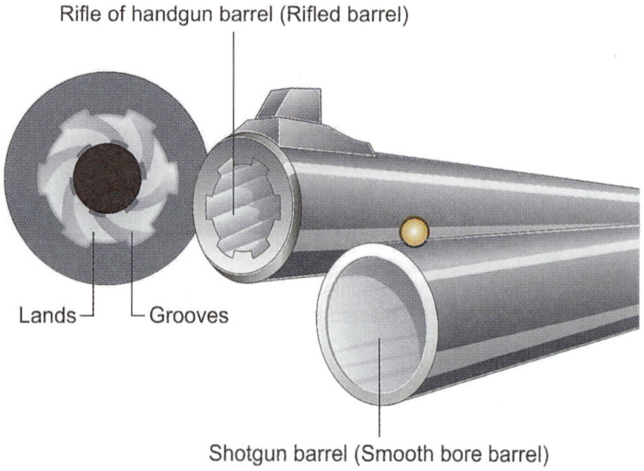

Fig. 21.23: Rifle and shootgun barrel.

  - These are high velocity weapon. Rifle more than pistol and pistol more than Revolver.

Rifling:

- The inside of the bore of these weapons is cut longitudinally with the number of spiral grooves (4 to 6).

↓

- Which run parallel to each other but are twisted spirally from breach end to muzzle end.

↓

- This causes the missile to rotate during its forword motion.

↓

- The raised part of the rifling is called land and the lower part is called groove.

↓

- **Smoothbore weapons:**
  - The inside of the barrel is perfectly smooth, e.g., shot guns, muzzle lodder, and musket.
  - The barrel of shotgun is usually 24 to 30 inches most common bore is 12.
  - They fire lead, steel, or pellet shots.

Cartridge Case (Fig. 21.24)

- It is outer covering of cartridge. It is generally made up of brass, and sometimes of cardboard/plastic with a rimmed brass base.
- Its base (percussion cap) contains a small amount of sensitive detonating substance (primer). It may be potassium chlorate, antimony sulfide, lead azide, barium nitrate, etc.

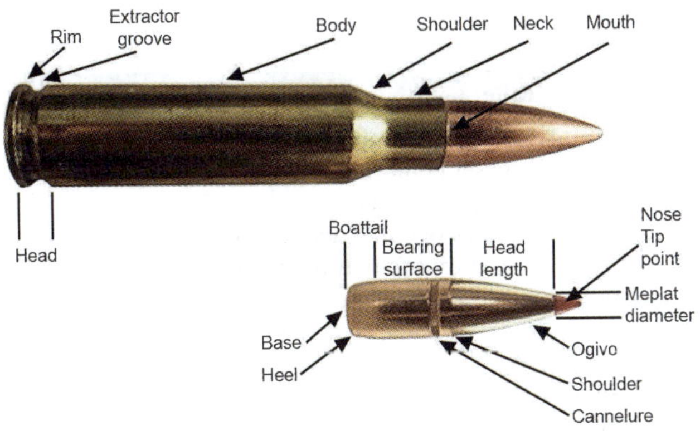

Fig. 21.24: Cartridge case.

- The detonation of primer ignites propellant charge which propels the missile/bullet.
  - It is composed of gun powder (15% charcoal, 10% sulfur, 75% potassium nitrate).

Projectile/Bullet (Figs. 21.25 and 21.26)

- It means the object propelled out by the force of rapidly expanding gases due to burning of propellant charge.
- It may be bullet, lead shots, and pellets.
- Most the bullet made up of lead because of higher cross-sectional density (mass/diameter).

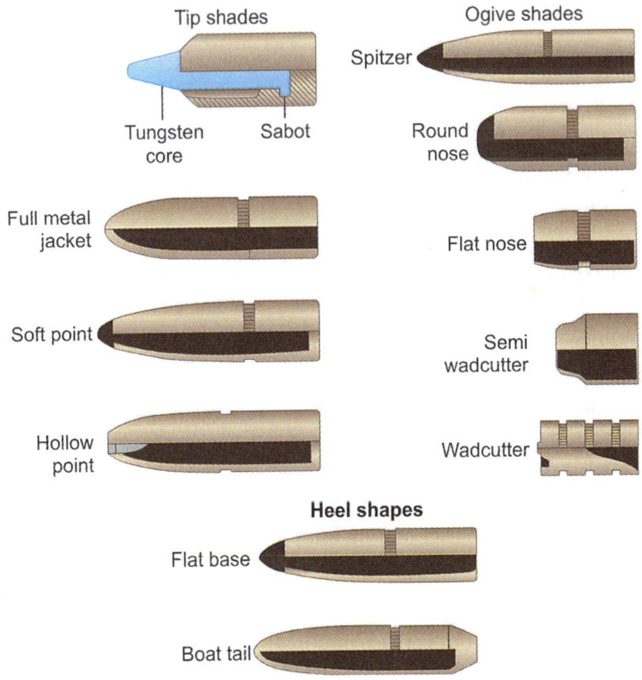

Fig. 21.25: Types of bullets and shape.

Wad (Figs. 21.27 and 21.28)

- It is a circular disc made up of felt, cardboard, thick paper, plastic, etc.
- It is used to separate, seal and pack various content of shot gun cartridge.

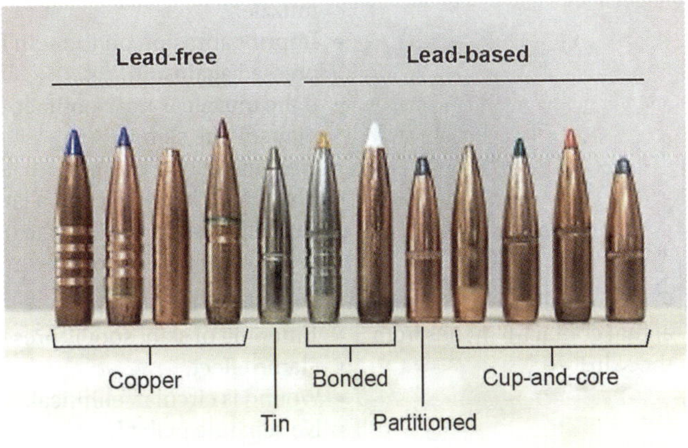

Fig. 21.26: Bullet.

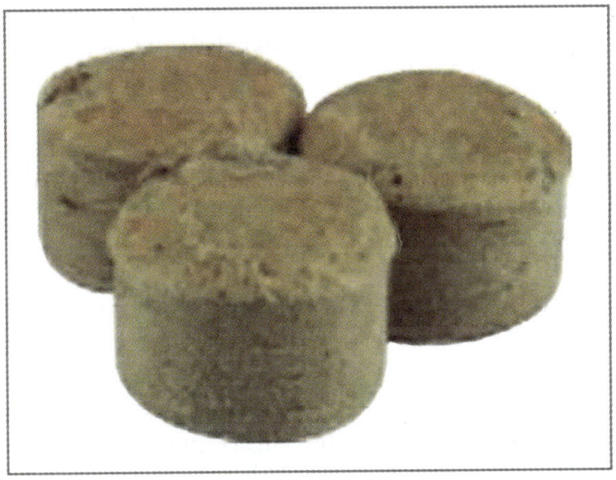

Fig. 21.27: Board wad.

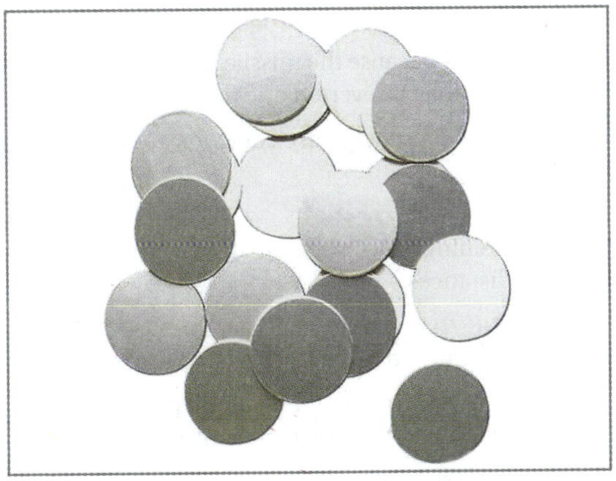

Fig. 21.28: Plastic wad.

Characteristic of Firearm Injury at Varying Ranges (Table 21.7)

Table 21.7

Range	Shotgun	Rifle
Contact/near contact	• Shot enters as a mass. • Wound is single, circular, about the size of the muzzle. • Imprint abrasion on the skin if the muzzle is pressed against it. • If the muzzle is near-contact, flame, gas, soot may soil the skin. • Singeing of hair present. • Blast effect is seen due to a large amount of gas entering the wound; the track is stained pink due to absorption of carbon monoxide.	• Flame, powder grains, metallic particles, hot gases enter the wound along with bullet. • Imprint abrasion. • Track of bullet may be pink due to CO. • The wound may be small and regular. • Burst fracture is found in the skull. • No burning, soot, tattooing.
Closed discharge (between actual contact-6 inches from the skin)	• Singeing of hair, clothes. • Tattooing of skin, soot is present. • Flame effect. • Wound is circular, elliptical. • No separate pellet hole. • Wads may be found in the wound.	• Entrance wound is circular. • Grease collar (deposition of dirt, lubricant present of the bullet surface on to the skin). • Singeing, tattooing, soot is present.
Mid/near range (6 inches to 6 feet)	• Tattooing and soot disappear after 16 inches. • Edge of the wound will be abraded and crenated (rat hole). • Pellet holes increase around the main wound.	• Soot and tattooing spread over to a larger area. • No charring or singeing of hair and skin. • Size of the entry wound resembles the size of the bullet.
Long/distant range (beyond 6 feet)	• No burning, soot, wads seen. • Only pellet holes seen, there is multiple entry wound.	• No burning, soot, or tattooing. • Wound is circular with inverted margins. • Abrasion and grease may be seen at the entry site.

Difference between Entry Wound and Exit Wound Characteristics (Table 21.8 and Fig. 21.30)

Table 21.8

Entry wound	Exit wound
The wound is smaller in size (except at contact range, where the skin may be torn by blast or rarely when the bullet ricochets or loses its gyroscopic stability).	The missile tears out the tissues and has sharply defined outwardly split edges.
In flat bone, especially the skull, the entry wound is clean-cut on the outer surface and chipped inward.	In flat bone, especially the skull, the exit wound is beveled and everted.
Edges are inverted because the missile penetrates from outside. In fat persons, they may be everted due to the protrusion of fat.	Edges are everted because the missile forces its way out.
Abrasion collar is present; grease collar may or may not be present.	Abrasion collar **(Fig. 21.29)** is absent except in shored exit wounds when irregular abrasion will be seen. Grease collar is never seen.
Burning, blackening, singeing, and tattooing may be seen at appropriate distances.	Burning, blackening, singeing, and tattooing **(Fig. 21.31)** cannot be there except from another overlapping wound with its own pattern.
Clothing may be turned in and carried into the wound.	Clothing may or may not be turned out.
Track near the entry wound may be bright pink due to carboxyhemoglobin in the case of near discharge.	Not usually so, but very exceptionally, gas can be blown along a wound track.
Lead ring may be seen on radiological or micro-chemical examination.	Lead ring absent.

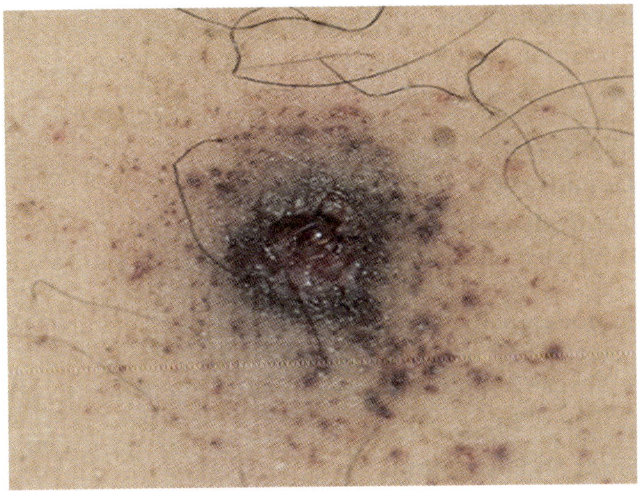

Fig. 21. 29: Abrasion collar.

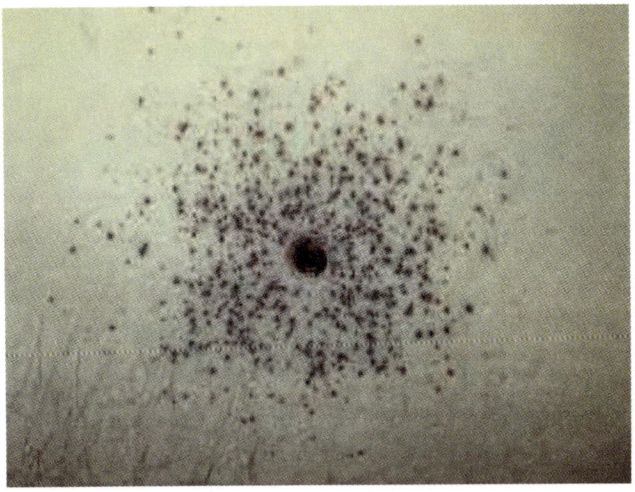

Fig. 21.30: Tattooing of skin.

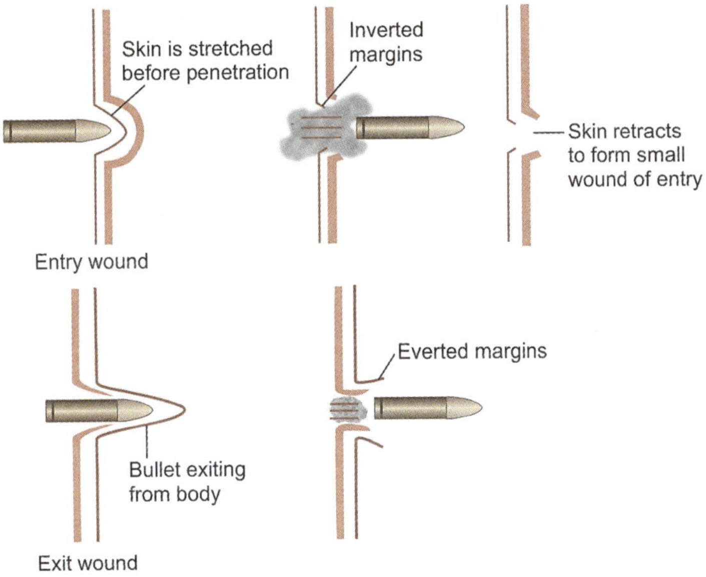

Fig. 21.31: Difference between exit wound and entry wound.

THERMAL INJURY

Death Due to Cold

- Effect of cold on human body may be local and general.
- Moist cold atmosphere is more damaging than dry cold one.
- Fatigue, alcohol, hunger, lack of sleep, improper cloths and mental depression increase the risk of cold injury.
- Severity of effect of cold depends on intensity of cold, duration of exposure, age, general health and clothing.

Sign and Symptoms

- Metabolism is low.
- Respiratory and heart rate is slow.
- Fall in peripheral circulation (to maintain core body temperature).
- Body surface become pale.
- Oxygen does not readily dissociate, so anoxic changes occur.
- Transudation of fluid takes place due to capillary endothelial damage.
- Muscles become stiff and contract with difficulty.
- Vasomotor control is paralyzed.
- Vital processes stops at 21°C.
- Dilatation of capillary causes stasis of blood and thrombosis.

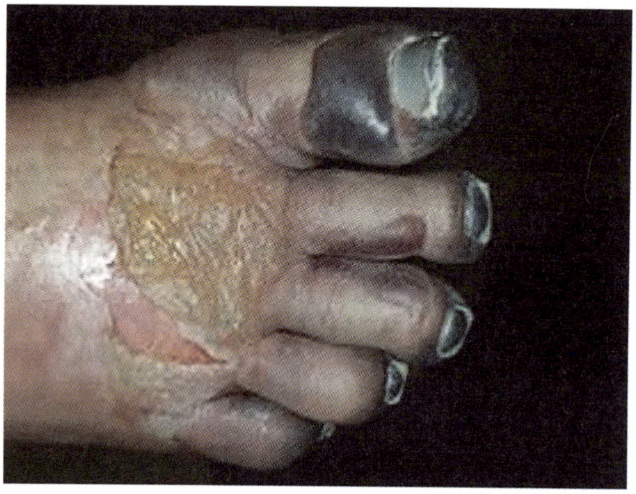

Fig. 21.32: Severe frost bite.

- Feelings of exhaustion and sleepiness come before dying.

Types of Cold Injury

(A) Local cold injury

Frost Bite (Fig. 21.32)

- Injury due to freezing which causes vascular spasm leading to tissue necrosis.
- It occurs in exposed parts of the body, e.g., tip of nose, finger, toes, ears.
- Affected part is patchy red with general pallor elsewhere.
- Thawing causes tenderness and burning pain.
- Frostbite is produced only once in life.

Degree of Frostbite (Table 21.9)

Table 21.9

Degree	Features
1.	Numbness, central pallor, surrounding erythema/ edema, desquamation, dysesthesia
2.	Skin blistering with surrounding erythema and/or edema
3.	Tissue loss involving entire thickness of skin, hemorrhagic blisters
4.	Full-thickness tissue necrosis

Trench Foot

- It is called so because soldiers fighting trench during winters use to experience that.
- It occurs in foot after prolonged exposure to moist, cold condition (less than 10°C).

Immersion Foot

It occurs in foot after long exposure to cold water.

(B) General cold injury

Hypothermia

Classification

It is divided into three category:

1. **Mild hypothermia:** Exposure to cold (body temperature 32–35°C).
2. **Moderate hypothermia:** Core body temperature less than 32–28°C.
3. **Severe hypothermia:** Core body temperature less than 28°C.

Signs and Symptoms

- ICE like cold skin.
- Generalized muscular stiffness.
- Dull consciousness.
- Fall in respiration, heart rate and BP.
- Depressed reflexes.
- Red patches and pallor of the skin.
- Suspended animation.
- Eventually death occur.

Treatment

Main aims of the therapy are:

- Gradual restoration of warmth to the patient.
- Maintain electrolyte imbalance.
- Treatment of inflammatory diseases.

Postmortem Finding

- Expose part have red patches.
- Localized inflammation like frost bite, immersion foot, etc., may be seen.
- Postmortem lividity is pink in color.
- Edema of feet and blistering of skin.
- In prolonged hypothermia, erosion and necrosis in viscera may occur.
- Rarely skin white and thus hypothermic death are also called **white death.**
- Gastric mucosa show small hemorrhage and ulceration **(Wischnewski ulcers).**

Medicolegal Aspects

Homicidal, accidental.

Paradoxical Undressing

- The body is found partially or fully undressed because of sudden feeling of warmth because of vascular dilatation before to death.
- This results in assumption that death is associated with sexual assault. It is called so because the body is found naked and semi-naked in spite of cold atmosphere.

Medicolegal Aspects

Homicidal, accidental.

INJURY DUE TO HEAT

- Excessive heat exposure can cause peripheral vasodilation, perspiration, and an increase in cardiac output.
- **Predisposing factors:** Include alcohol, exhaustion, hunger, sleep deprivation, inadequate hydration, and mental depression.
- Hot and humid atmosphere makes the condition worse.

Hyperthermia

- The normal temperature in human is said to be 37 °C (98.6°C).
- The body temperature rises over the hypothalamic set point.

The effects may be seen as:

- Heat cramps.
- Heat exhaustion.
- Heat strokes
- Heat prostration
- **Heat cramps: (Miner's/Fireman's cramps)**
  - Due to fluid and electrolyte depletion.
  - Occur in workers, working in high temperature condition where sweating is profuse.
  - Painful spasm of voluntary muscles which results when sweat losses are replaced with water alone.
- **Heat exhaustion (heat collapse):**
  - Condition of collapse from prolonged strenuous activity in hot and humid condition.
  - The body temperature is not high.
  - Hypotension and sudden weakness.
  - Poor venous return.
  - A collapse with a red face, aching temple.
- **Heat stroke (hyperpyrexia, sunstroke, hyperthermia) (Fig. 21.33)**
  - Impaired functioning of heat regulating mechanisms caused by failure of cutaneous circulation and sweating.
  - Due to prolonged exposure to sun-rays or hot atmosphere.
  - Before collapse of the person, headache, nausea dizziness, high fever, weakness in legs, excessive desire to urinated occur.
  - Skin is hot and dry, pulse is full and rapid.
  - Mortality rate is high.
- **Heat prostration:** Same as heat exhaustion
  - Treatment
  - Immediate steps should be taken to lower the core temperature.

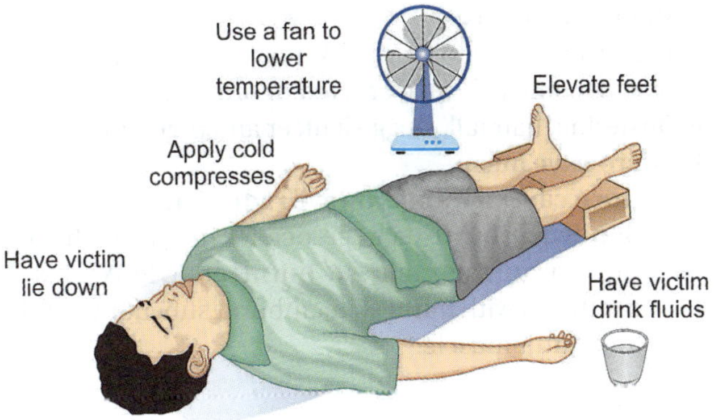

Fig. 21.33: Heat stroke treatment.

- Patient is unclothed to minimum and spraying with water or wet sponging should be done.
- Treatment should be continued till rectal temperature is 39°C.
- Fluid and electrolyte imbalanced should be treated.
- Alkalinization of urine is recommended.

Postmortem Appearance

- No specific autopsy finding.
- Postmortem caloricity.
- Rigor mortis comes and goes early.
- Visceral congestion.

Medicolegal Aspect

- Accidental.
- Infanticide.

BURNS

An injury caused by application of dry heat, radiant heat or hot solid substances over the body surface.

Types of Burns

1. **Contact burn:**
   - Due to physical contact between the body and the hot objects like metal.
   - It produces a blister and erythema.
2. **Flame burn:**
   - Contact between body and flame.
   - Blister, singeing of hair and charring of skin in seen.
3. **Scalds:**
   - Causes by contact between the body and hot liquids.
   - Sometime the vesicles (blister) are seen.
4. **Chemical burn:**
   - Due to contact between skin and corrosive acid or alkali.
   - Ulcerated patches, staining of skins seen.
   - Singeing of hair and vesication absent.
   - Healing results in keloid and disfiguration.

5. **Radiation burns:**
❖ Due to exposure to x-rays, UV-rays or radioactive rays.
❖ Skin become inflamed and red or bronzed.
❖ Blistering, hair fall, sluggish ulcer and pigmented skin.
6. **Microwave burn:**
   - **Burn caused by microwave radiation.**
   - **Sandwich burn**-damage occurs in tissues having more water content so burnt area looks like a sandwich with burnt skin, unburnt subcutaneous fat and burnt muscle.

Degree of Burn

आयुर्वेद के अनुसार (सु.सू. 12/16)

❖ **प्लुष्ट दग्ध:**
- आचार्य वाग्भट ने तुत्थ दग्ध कहा।
- त्वक् अतिविवर्णता– त्वचा में विवर्णता आती है।

❖ **दुर्दग्ध–**
- भीषण स्फोट
- चोष, दाह, राग
- पाक, वेदना
- चिरात् उपशामयति– देर से शांति होना।

❖ **अतिदग्ध:**
- मासांवंलबन– जले मांस के टुकड़े का लटकना
- गात्रविश्लेष– अंग विघटन
- सिरा, स्नायु, संधि, अस्थि की अत्यन्त हानि।
- उपद्रव में ज्वर, दाह, पिपासा, मूर्च्छा
- व्रण विलम्ब से रोपित होता है। एवम् रोपित होने पर भी विरूप होता है।

Acc. to Modern: Burn can be Classified by two Ways

1. **Wilson's classification: (Fig. 21.34)**
   Epidermal burns or 1st degree burns:
   - It is self-healing.
   - It is very painful.
   - It heals without scar.
   - The affected part is red and has blister covered by pale avascular epidermis surrounded by thin bright red area of inflammation.
   - Singeing of hair is present.
2. **Dermo-epidermal or 2nd degree burn:**
   - Whole thickness of the skin is destroyed.
   - Coagulation necrosis of epidermis and dermis.
   - Lesion has dry white leathery appearance.
   - The necrosed tissue separates within about a week leaving an ulcer with scar.
   - Deformity and impairment of function present.
   - Considerable pain and shock is seen.

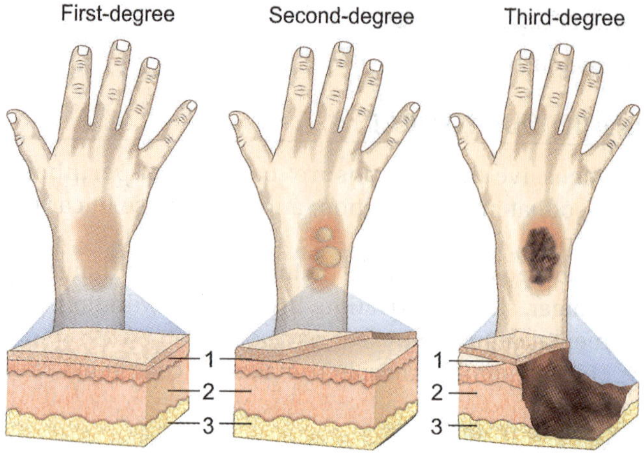

Fig. 21.34: Wilson's classification.

3. **Deep or 3rd-degree burn:**
   - Affected is completely charred.
   - Grose destruction of skin, subcutaneous tissue, muscles, bone and nerve tissue.
   - These burns are painless.
   - Scar formation occur.

Dupuytren's Classification

❖ **1st degree:**
- Appearance erythema over the area of contact.
- Reddening of skin.

❖ **2nd degree:**
- It is limited to epidermis.
- Vesication present.
- Singeing of hair.

❖ **3rd degree:**
- Loss of superficial skin.
- Singeing of hair.
- Blister formation.
- Painful lesion and healing by scar formation.

❖ **4th degree:**
- Destruction of whole skin.
- It involves dermis.
- Heal with deep scar.

❖ **5th degree:**
- Loss of fascia, muscles and extent hypodermic tissues
- It is less painful due to destruction of nerves.
- It causes contracture.

❖ **6th degree:**
- Complete charring, loss of blood vessels, nerve and bones.
- Involve in deep scarring.

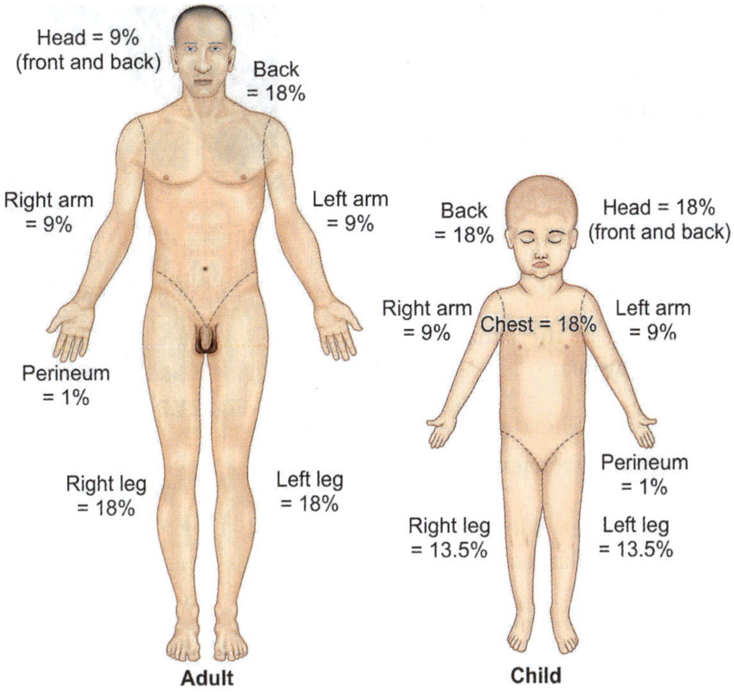

Fig. 21.35: Wallace rule of nine.

Estimation of Burnt Area (Table 21.10)

In adults it is estimated by Wallace rule of nine (Fig. 21.35)

Table 21.10

Body part	% of burns
Head, neck, and face	9
• Face and neck: 4.5%	
• Scalp: 4.5%	
Anterior trunk	18
• Chest: 9%	
• Abdomen: 9%	
Posterior trunk	18
• Upper back: 9%	
• Lower back*: 9%	
Right upper limb	9
• Anterior arm, forearm, and hand: 4.5%	
• Posterior arm, forearm, and hand: 4.5%	
Left upper limb	9
• Anterior arm, forearm, and hand: 4.5%	
• Posterior arm, forearm, and hand: 4.5%	
Right lower limb	18
• Anterior thigh, leg, and foot: 9%	
• Posterior thigh, leg, and foot: 9%	
Left lower limb	18
• Anterior thigh, leg, and foot: 9%	
• Posterior thigh, leg, and foot: 9%	
Genitals **Note:** Includes buttock, deltoids, inferior gluteal fold	1

- ❖ When burnt area 1/3 of the body surface the results are fatal.
- ❖ Deep burn involving extremities of back is less dangerous than superficial burn abdomen or genitalia.
- ❖ In children, use the Lund and Browder chart.

Causes of Death

- ❖ Primary neurogenic shock from fear or pain.
- ❖ **Secondary shock:** Due to hypovolemia by exudation of serum.
- ❖ **Remote causes:** Necrosis, septicemia, infection, gangrene, tetanus, asphyxia or Curling ulcer.

Postmortem examination:

External Finding

- ❖ Clothes should be removed and examined for presence of chemical or inflammable substance.
- ❖ So extent of burn should be seen.
- ❖ Tongue protrudes out light pink froth appear it nose and mouth.

- Due to heat the blood in the veins gets cooked, giving a marbled appearance.
- Punctured blister released serous fluid of jelly like consistence which is rich in albumin and chlorides.
- Postmortem staining is cherry-red in color due to carbon monoxide gas.

Pugilistic Attitudes/Boxing or Fencing Posture

- Due to heat stiffening the legs are flexed at hips and curled like claw (over 70°C temp.)
- **Heat ruptured**: Splits occurring in the skin due to contraction of tissue coagulated by heat.

Internal Finding

- Heat hematoma occurs in the head when it is expose to severe heat.
- Brain and meninges, larynx, trachea, Pleura, lungs, spleen, kidneys are congested and inflamed.
- Airway has soot particles and froth.
- Stomach may contain soot and duodenum may show curling ulcer in victim who survive 10 days.

MEDICOLEGAL ASPECT

- **Identification of the body is done by:**
- Prostate and nulliparous uterus which do not burn even at high temperature help determine sex.
- Age is established by teeth and ossification center in bones.
- Personal possession like metallic objects (ring, bangles) and tattoos, etc., helps in identification.
- Suicide, homicide, accidental

Age of Burn Injury (Table 21.11)

Table 21.11

Period	Features
Immediately to 1 hour	• Redness occurs
	• Vesication appears
	• Signs of inflammation
	• Blood vessels are dilated with oozing of fluid
6–12 hours	• Inflammatory reaction intensifies
	• Polymorphonuclear cell infiltration
	• Epidermis coagulated
12–24 hours	• Exudates begin to dry
24–72 hours	• Exudates form dry, brown crust
	• Inflammatory zone begins to disappear
	• Slough and pus formation begins
4-6 days	• Superficial slough falls off
Fortnight	• Deep slough separates out
	• Granulation tissue covers the surface.
	• Healing occurs from periphery (marginal)
Weeks to months	• Small areas heal with scar formation.
	• Larger areas—formation of cicatrix and deformity

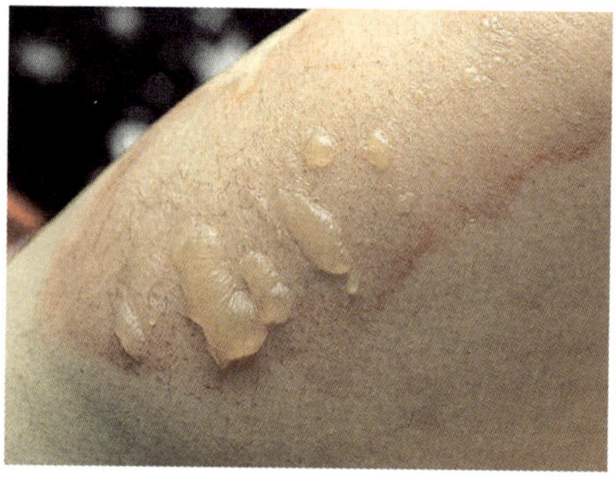

Fig. 21.36: Scald burn due to hot liquid.

SCALDS (FIG. 21.36)

- A thermal (heat) injury caused by application of liquid at or near boiling point, or from steam.
- This only superficial layer of skin is affected.
- Severity of injury depends on temperature of the liquid and duration of contact.

Burn result in:

- 20 seconds at 131° (55°C).
- 3 seconds at 140°F (60°C).
- 2 seconds at 150°F (65°C).
- 1 second at 158°F (70°C)

Signs and Symptoms

- **Erythema (reddening of skin).**
- **Vesication (blistering).**
- **Necrosis of dermis.**

Medicolegal Aspects

- **Accidental.**
- **Child abuse.**

Electricity

Electric current may be AC or DC. AC is more dangerous than DC as it can cause fibrillation of the myocardium.

Damage due to electrical current depends of following factor.

- **Kind of current:** AC is 5 times dangerous than DC.

Difference between Dry Heat, Moist Heat, Chemical (Table 21.12)

Table 21.12

S. No.	Feature	Dry heat	Moist heat	Chemicals
1.	Cause	Flame, heated solid substance, or radiant heat	Steam or any liquid at or near boiling point	Corrosive acids and alkalis
2.	Clothing	Burnt and may stick to the body	Usually wet but not burnt	Characteristic stains
3.	Site	At and above the site of flame	At and below the site of contact	At and below the site of contact
4.	Red line	Present	Present	Absent
5.	Skin	Dry, shriveled, and charred	Sodden and bleached	Stained and corroded
6.	Singeing	Present	Absent	Absent
7.	Vesicles	At the circumference of the burnt area	Most marked over the burnt area	Rarely found
8.	Charring	Present	Absent	In case of mineral acid
9.	Discoloration	Skin roasted and charred	Skin bleached	From action of chemical on skin
10.	Trickle marks	Absent	Present	Present
11.	Ulceration	Absent	Absent	Present
12.	Scar	Thick and causes disfigurement	Thin and causes less disfigurement	Keloid scar with much disfigurement

❖ **Amount of current:**
- Degree of tissue damage and to quantity of current following through them. Per unit time. Flow of current is great if voltage is high or resistance is low.
- Ampere is also Important domestic supply in India is 220 to 240 volts, varying from 5A to 15A.
- At 50 MA muscular control is lost, 75 to 100 MA their is ventricular fibrillation, at 2A there is ventricular arrest.
- **Path of the current:** Death is more likely to occur if brain stem or heart is directly in the path of current.

❖ **Duration of current flow:**
- A low ampere current if passed through the body for a long time may cause fatality.

❖ **Resistance:**
- Dry skin has high resistance (1000–15000 ohms) while wet skin has low resistance (200–300 ohms).

Awareness of Shock

If a person is mentally prepared for a possible shock while dealing with electrical circuit, chance of fatality is less.

Effect of Passage of Electricity

❖ **Low voltage injury:**
- The burnt area is dry, charred and insensitive.
- The site of entry does not have inflammation and is greyish white ulcer with everted corrugated margins or nacros tissue.
- This injury is due to Joule burn (due to conveys his injury is due to Joule burn (due to conversion of electricity in heat within the tissue).
- If an artery spasm intensely and continuously, thrombosis and gangrene develop.
- The tissues where the current is present break into pierced or lacerated wounds.
- Cardiac arrest might occur.

❖ **Current peral:**
- Small deposits of metals at the entry wound due to melting of electrode by the heat produced when there is contact between skin and electricity.

High Voltage Current Injury

❖ Current pearls.
❖ Coagulation of blood.
❖ Complete charring.
❖ Damage to myocardium.

Kind of Electric Burns

❖ **Contact burn:**
- Due to close contact with an electrical live object with domestic voltage.
- **Entry wound:** Seen as raised blisters with gas or little fluid.
- **Exit wound**: Small split in the skin.

❖ **Spark burn:**
- Due to intermittent contact.
- There is arcing of current from the conductor to the skin.
- **Entry wound:** Yellowish parchment like scab witha pale halo around it.

❖ **Flash burn:**
- Due to very high voltage more than 1000 V.

- Charring and carbonization of tissues.
- Arcing of current.
- **Crocodile skin effect:** Multiple sparks burn over large area of skin.
- High voltage causes great muscular contraction which may throw away the person.

Causes of Death

- Instant shock due vagal inhibition.
- Ventricular fibrillation (domestic voltage)
- Paralysis of respiratory (centre high voltage)

Postmortem Finding

- Face is pale, eye congested, pupil dilated.
- Rigor mortis appear early.
- Entry and exit wound of current.
- Internal organ is congested.

Medicolegal Aspect

- Accidental.
- Iatrogenic.

LIGHTNING

- Natural electric discharge in the atmosphere is called lightning.
- It may injure or kill a person by direct strike, a side flash or conduction.
- Death is caused by high voltage (more than 1000 million volts) direct current leading to cardiopulmonary arrest or electrothermal injury.

Causes of Injury and Signs and Symptoms

- Burning due to heat.
- **Injury due to passage of current:** Superficial, thin, irregular arborescent red marks on the skin (Lichtenberg flower).
- Fusing and magnetization of metallic articles on the body due excessive heat produce by the current.
- Physical damage due to thunder clap (blast effect).
- Cardiac failure.

Postmortem Appearance

- Burn and charring of clothes and body.
- Rigor mortis comes and goes quickly.
- Pulmonary edema and hemorrhage.
- Parenchymal necrosis.
- Changes in central nervous system.
- Fractured bones.

Medicolegal Aspects

Accidental.

DOWRY DEATH

- The term "dowry death" describes the murder or suicide of a married woman as a result of abuse and harassment brought on by her husband or in-laws' demands for dowry.
- In nations like Bangladesh, Nepal, India, and Pakistan, where the dowry system is still in use in spite of legislative bans, it is a significant societal problem.
- Within a few years of marriage, dowry deaths typically take the form of hanging, burning, or other unnatural deaths of the bride.
- Section 304B of the Indian Penal Code (IPC), which particularly addresses fatalities connected to dowries, provides a legal definition for the word.

Reasons for Dowry Death

- **Social pressure and greed**
  - Even after marriage, many families continue to want greater cash since they see the dowry as a financial advantage.
  - Families feel pressured by social norms to offer costly presents and money.
- **Domestic abuse and exploitation**
  - When women don't pay their dowry demands, their husbands or in-laws frequently abuse them physically and psychologically.
  - Continuous abuse may cause a woman to take drastic acts like suicide or lead to murder disguised as an accident.
- **A traditional ideology**
  - Women are frequently viewed as financial liabilities in countries where males predominate.
  - The idea that dowry is a "price" to be paid for marriage is a result of gender inequality.
- **Ineffective law enforcement**
  - Despite stringent legislation, societal shame and corruption cause many dowry death cases to go unreported or be badly handled.
  - Sometimes, because of fear or social pressure, the relatives of victims choose not to report the incident.
- **Insufficient empowerment of women**
- Due to their lack of legal knowledge and financial reliance on their husbands, women find it challenging to oppose dowry harassment.

MEDICOLEGAL ASPECT

External

Burn Injury

- Common in cases of wedding burning, frequently attributed to "kitchen accidents."

- Presence of an explosion caused by kerosene, gasoline, or cooking gas.
- **Sign of struggle:** Such as bite marks, bruising, and broken nails.

Strangulation or Hanging

- The knot's location and the neck's ligament markings.
- In eye petechial hemorrhages (which may indicate asphyxia).

Injuries from Blunt Force

- Bruise, fracture, cuts.
- Evidence of past abuse.

Poisoning Cases

- Frothing from the mouth.
- Bluish discoloration of lips and nails.
- Stomach contents examined for common poisons (e.g., organophosphates, cyanide, insecticides).

Internal Examination

Lungs

- Presence of soot in airways (if burned alive) pulmonary congestion (asphyxiation).
- **Stomach and liver:** Chemical analysis for poison detection.

Brain and Skull

Signs of internal bleeding or head trauma.

Laws Against Dowry Death

- **Section BNS SEC. 80 (304B (IPC) – dowry death**
  - If a woman dies under unnatural circumstances within 7 years of marriage and has been subjected to cruelty or harassment for dowry, the husband and in-laws will be presumed guilty.
- **Punishment**
  - Minimum 7 years of imprisonment, which may extend to life imprisonment.
- **Section BNS SEC. 85 (498A of IPC) – cruelty against women**
  - Protects married women from cruelty by husbands or in-laws.
  - Covers both physical and mental harassment related to dowry demands.
  - **Punishment:** Up to 3 years imprisonment and a fine.
- **Dowry Prohibition Act, 1961**
  - Completely bans the giving and receiving of dowry in any form.
  - **Punishment**
    - **For demanding dowry:** Minimum 6 months imprisonment, extendable to 2 years, along with a fine.
    - **For giving or taking dowry:** Punishable by 5 years imprisonment and a fine of ₹15,000 or the value of the dowry (whichever is higher).

QUESTION FROM THE UNIT

- Define and classify injuries. Describe the medicolegal aspects of injuries.
- Describe the characteristics, age and medicolegal aspects of mechanical injuries.
- Describe firearm injuries, its characteristics and Medicolegal aspects. Differentiate between entry and exit wound.
- Define and classify thermal injury. Describe characteristics and degrees of burns, rule of nine, postmortem appearances, and medicolegal aspects.
- Explain medicolegal aspects of dowry death.

MULTIPLE CHOICE QUESTIONS

Q1. Under the Bharatiya Nyaya Sanhita (BNS), which section defines "hurt"?

A. Section 319
B. Section 320
C. Section 321
D. Section 322

Answer: A. Section 319

Q2. Which section of the BNS defines "grievous hurt"?

A. Section 319 B. Section 320
C. Section 321 D. Section 322

Answer: B. Section 320

Q3. A lacerated wound is typically caused by:

A. Sharp-edged weapons
B. Blunt force trauma
C. Firearms
D. Thermal injury

Answer: B. Blunt force trauma

Q4. Which of the following is NOT considered a mechanical injury?

A. Abrasion B. Contusion
C. Laceration D. Burn

Answer: D. Burn

Q5. The presence of tattooing around a gunshot wound suggests:

A. Contact range firing
B. Close range firing
C. Distant range firing
D. Self-inflicted injury

Answer: B. Close range firing

Q6. In firearm injuries, the entry wound is characteristically:
A. Larger with everted edges
B. Smaller with inverted edges
C. Irregular with abraded margins
D. Similar in size to the exit wound
Answer: B. Smaller with inverted edges

Q7. The "pugilistic attitude" observed in burn victims is due to:
A. Postmortem muscle relaxation
B. Heat-induced muscle contraction
C. Decomposition changes
D. Electrical burns
Answer: B. Heat-induced muscle contraction

Q8. The "Rule of Nines" is utilized to:
A. Estimate the degree of burn
B. Determine the cause of burn
C. Assess the total body surface area (TBSA) affected by burns
D. Classify burn depth
Answer: C. Assess the total body surface area (TBSA) affected by burns

Q9. Under the BNS, dowry death is addressed in which section?
A. Section 80
B. Section 81
C. Section 82
D. Section 83
Answer: A. Section 80

Q10. As per Section 80 of the BNS, a woman's death is termed as "dowry death" if it occurs under suspicious circumstances within how many years of marriage?
A. 3 years
B. 5 years
C. 7 years
D. 10 years
Answer: C. 7 years

Q11. The minimum punishment prescribed for a person convicted of dowry death under Section 80 of the BNS is:
A. 3 years imprisonment
B. 5 years imprisonment
C. 7 years imprisonment
D. 10 years imprisonment
Answer: C. 7 years imprisonment

Q12. According to IPC, for dowry death, the woman must die:
A. Immediately after marriage
B. Within 1 year of marriage
C. Within 7 years of marriage
D. Before marriage
Answer: C. Within 7 years of marriage

Q13. The medicolegal term "injury" is defined under which section of IPC?
A. Section 44
B. Section 302
C. Section 304B
D. Section 375
Answer: A. Section 44

Q14. The legal term "hurt" is defined under:
A. Section 320 IPC
B. Section 319 IPC
C. Section 324 IPC
D. Section 375 IPC
Answer: B. Section 319 IPC

Q15. Dowry death is defined under which section of IPC?
A. Section 304B
B. Section 375
C. Section 302
D. Section 420
Answer: A. Section 304B

22

UNIT

Pregnancy, Delivery and Abortion

LEARNING OBJECTIVES

- Medico-legal aspects of pregnancy, delivery, infanticide and battered baby syndrome
- Abortion, medical termination of pregnancy (MTP) act and pre-conception and pre-natal diagnostic techniques (PCPNDT) act
- Medicolegal aspects of artificial insemination and surrogacy (Lecture: 2 hours, Nonlecture: 3 hours)

MEDICOLEGAL ASPECTS OF PREGNANCY, DELIVERY, INFANTICIDE AND BATTERED BABY SYNDROME

MEDICOLEGAL ASPECTS OF PREGNANCY

Definition

- ❖ The state of having a growing embryo or fetus inside the uterus is known as pregnancy.
- ❖ Pregnancy is possible even for paraplegics.
- ❖ Ovum is fertilized in isthmus of fallopian tube 12–24 hours after ovulation, comes in uterus on the 4th day after fertilization, and gets embedded in the endometrium of the uterus 7 days after fertilization.

Medicolegal Aspects

- ❖ The woman cites her pregnancy as a defense against trial in court; she is only excused if her birth is near.
- ❖ If the woman argues that her pregnancy precludes her from receiving the death penalty, the Supreme Court can extend the death sentence to 6 months after the delivery or reduce it to life in prison (S.416 Cr. P.C.).
- ❖ Pregnancy at the time of marriage—is a ground for nullity of marriage.
- ❖ Pregnancy when she had no access to her husband:
  - ■ The husband can ask for divorce.
  - ■ The other man can be sued for adultery.
  - ■ The child if born will be illegitimate.
- ❖ Due to her pregnancy, she is liable for a greater maintenance amount in the case of a divorce.
- ❖ **On death of husband:**
  - ■ Holds herself liable for greater compensation.
  - ■ Holds herself liable to inherit more property.
- ❖ When a pregnant charge somebody with breach of promise of marriage.
- ❖ When a pregnant blackmail somebody alleging that her pregnancy is through him.
- ❖ When a girl is being blackmailed for being pregnant.
- ❖ When a girl below 18, or married below 15 years, becomes pregnant—it is a case of rape.
- ❖ When a girl becomes pregnant after being kidnapped.
- ❖ When a girl requests for M.T.P. stating that her pregnancy is due to rape.
- ❖ When a pregnant lady is being charged with criminal abortion, infanticide or secret disposal of a newborn.
- ❖ When pregnancy becomes a reason for suicide/homicide.

SIGNS OF PREGNANCY

- ❖ In living
- ❖ In dead
- ❖ Diagnosis of fetal death in utero

SIGNS IN A LIVING FEMALE

Presumptive Signs (Fig. 22.1)

- ❖ **Suppression of menstruation:**
  - ■ Non-menstruating may become pregnant.
  - ■ Pregnancy may occur during lactational amenorrhea.
  - ■ Menstruation may continue in early months of pregnancy.

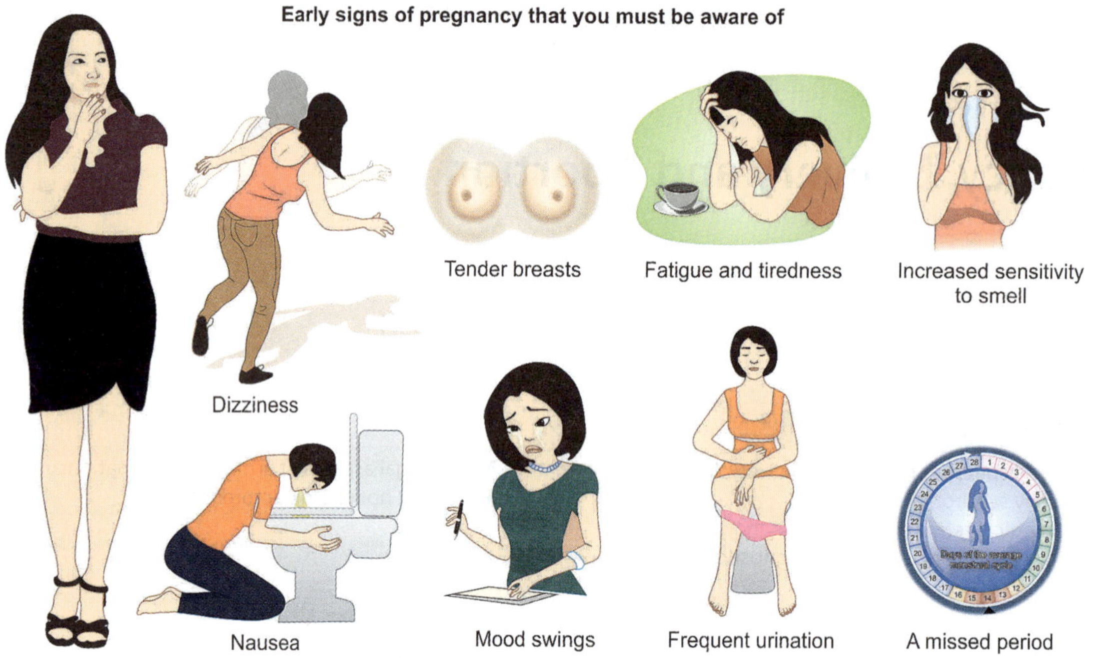

Fig. 22.1

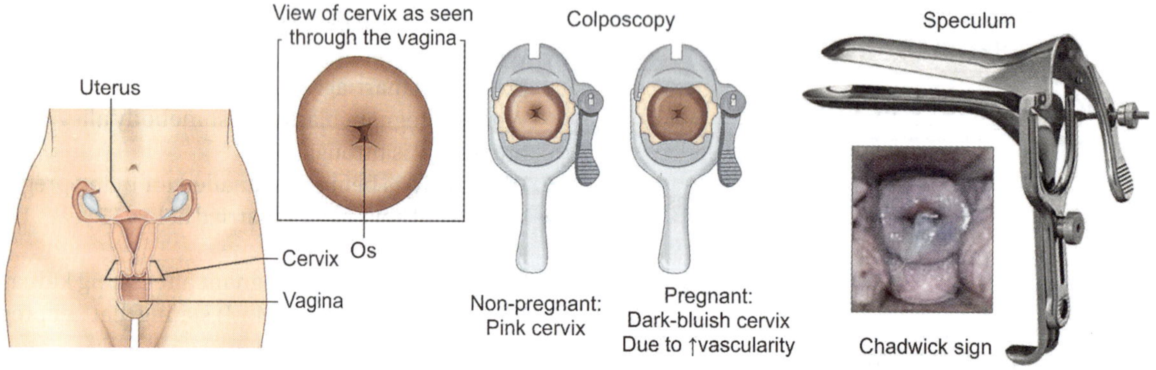

Fig. 22.2

- **Morning sickness:**
  - In some pregnant, especially primi, during 2nd to 4th month, there is nausea and vomiting, mainly in morning hours. If excessive, it is known as hyperemesis gravidarum.
  - In some, there is excessive salivation, perverted appetite (pica of pregnancy), loss of temper and easy fatiguability.
- **Changes in breasts:**
  - Early in the second month, the breasts begin to grow, the nipple and areola darken, and Montgomery tubercles—enlarged sebaceous glands—appear along the areola's edges.
  - From 3rd month, a yellowish thin secretion known as colostrum (having large phagocytic cells and small fat globules), can be squeezed out.
- **Changes in vagina:** (Chadwick's sign, Jackquemier's sign) **(Fig. 22.2)**.
  - After 4–6 weeks, due to increased circulation and blood stagnation, as a result of compression by gravid uterus, the color of vagina changes from pink to violet to blue.
  - Vagina becomes soft and secretions increase.
  - Palpation of arterial pulsations in lateral fornix at 8 weeks is Osiander sign.

- Pigmentation of the skin:
  - Vulva becomes dark.
  - A dark line appears from umbilicus to vulva, known as Linea nigra **(Fig. 22.3)**.
  - Areola becomes dark.

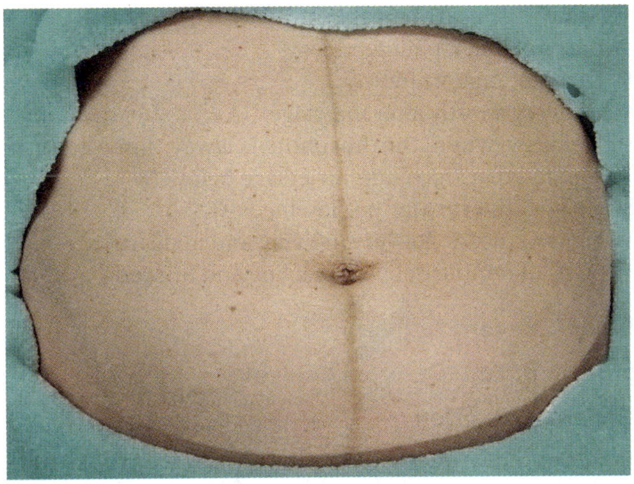

Fig. 22.3: Linea nigra.

- **Quickening:**
  - (After 4–5 months) It is the subjective feeling of the mother of the movements of child.
  - At this stage, lady is said to be quick with the child. This sign has medicolegal importance.
- **Urinary disturbances:**
  - Due to pressure of gravid uterus on bladder during early pregnancy, and also in third trimester.

Probable signs: With these signs, the probability of a diagnosis of pregnancy is relatively high, but not absolute.

- **Changes in abdomen:**
  - With progress of pregnancy, abdomen distends at 12 weeks fundus can be palpated behind pubic symphysis.
  - At 24 weeks at umbilicus, at 36 weeks - at xiphisternum.
  - At 40 weeks - 2 inches below xiphisternum.
  - Linea albicantes (striae gravidarum) appear on lateral aspects and lower abdomen.
  - At 7 months, umbilicus is in line with abdomen, later everted.
- Softening of lower uterine segment.

Hegar's Sign (Fig. 22.4)

- After 6–8 weeks, on examination with one hand on lower abdomen and two fingers of other hand in posterior fornix, the two appear touching each other (without pregnancy, this is unlikely).
- **Softening of OS:**
  - Goodell's sign: Nonpregnant cervix feels hard like nail, after 6–8 weeks of pregnancy, it is soft like lip (maximum softness at 4 months).

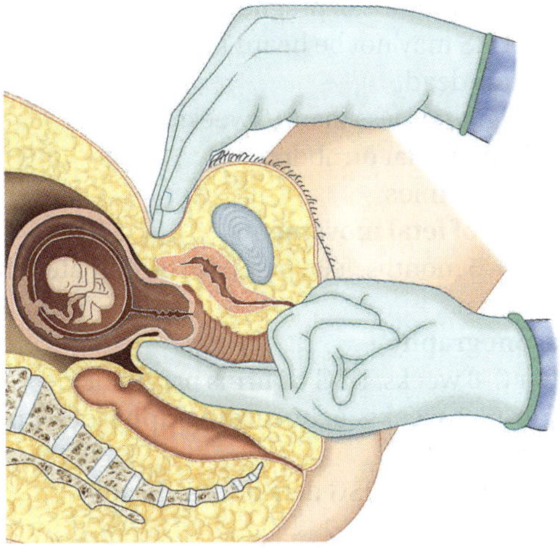

Fig. 22.4: Examination of Hegar's sign.

- **Cervical mucous plug:**
  - After 2 months, cervical opening is blocked by mucous.
- **Intermittent contractions and relaxations: (Braxton Hick's sign):**
  - After 2 months, contractions of uterus start and they can be palpated through abdomen. Initially contractions last 1–2 minutes and relaxations are for 20-30 minutes.
- **Ballottement (during 4–5 months):**
  - Is palpation of the fetus floating in liquor amnii.
- **Uterine souffle (after 4–5 months)**
  - It is a soft murmur auscultated on the sides of uterus. Is due to blood flow through dilated uterine vessels and is therefore synchronous with maternal pulse.
  - May also be present in vascular fibromyoma of uterus.

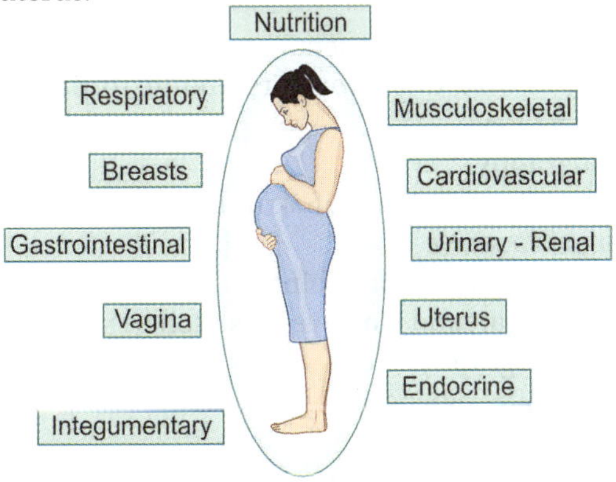

Fig. 22.5: Physiological changes in pregnancy.

Positive/Confirmatory Signs

- **Fetal heart sounds**
  - Fetal heart sounds FHS can be auscultated after 4 months when the rate is 160–180 minutes.

  - After 6–8 months of pregnancy the rate is about 120/min. FHS may not be heard if:
    - Fetus dead.
    - Pregnancy less than 16 weeks.
    - Excessive fat on abdomen.
    - Hydramnios
- **Palpation of fetal movements**
  - After 4–5 months, fetal parts can be palpated through abdomen.
- **Ultrasonography**
  - After 6–8 weeks, USG co firms pregnancy.
  - After 6–8 weeks, echocardiography detects heart movements.
  - After 12 weeks, USG detect heart beats.

Signs of Pregnancy in Dead Female

- As in living.
- **Uterus:**
  - Uterus enlarged, may be up to 30 × 25 cm.
  - Weight may be up to 1 kg.
  - Fetus present.
  - Site of placental attachment seen.
- **Ovary-corpus leuteum seen**
  - **Pseudocyesis (False/Spurious/Phantom pregnancy):** In those who have excessive desire for pregnancy.
  - **All signs:** even labor pains may be present. Rarely a woman may be ignorant of pregnancy and may know, only on delivery.

Diagnosis of Foetal Death in Uterus

- In early pregnancy the uterus does not grow in size.
- In 2nd half of pregnancy.
- **Clinical examination**
  - FHS absent.
  - Fetal movements absent.
  - Uterus size does not correspond to duration of pregnancy.
- **Radiography**
  - There is overriding of skull bones, i.e., spaulding sign is positive
  - Prolapse of vertebral column.
  - Air in heart and blood vessels (Robert sign).
- **Ultrasonography**
  - Spaulding sign positive.
  - No heart beat seen.
  - No fetal movements seen.
  - Amniotic fluid is brown and turbid.
  - Immunological tests are negative.

Delivery

Delivery refers to the birth or parturition of a child.

Medicolegal Importance

A need for examining a woman for signs of delivery arises in the following situations:

- Abortion.
- Infanticide.
- Secret disposal of newborn.
- Cases of blackmailing.
- Disputed maternity.
- Delivery shortly after marriage
- Delivery when the husband is away since long in separated/widow/unmarried age below 18

Signs of delivery: May be classified as:

- Signs of recent delivery in living and in dead
- Signs of remote delivery in living and in dead

Signs if Recent Delivery

Signs if Recent Delivery in Living

General Condition

- For about a week after delivery, the lady looks dull, tired, weak and exhausted (languished looks).
- Temperature, pulse, respiration and B.P. are mildly increased.
- **Chloasma:** There is dirty brown pigmentation on upper half of cheeks
- Usually there is complaint of vague abdominal pain (after pains).

In Breasts

- Breast is enlarged, full, firm, knotty, with dark areola and nipples, nipples enlarged and dull, veins prominent and Montgomery tubercles present.
- Linea albicantes present.
- Colostrum/milk can be showed from breasts.

In Abdomen

Is loose, lax, flabby, tender with Linea albicantes and Linea nigra (linea albicantes are initially pink, later white).

In Uterus

- **Immediately after delivery:**
  - Uterus palpable as a flabby mass around umbilicus.
- **After 2–3 days of delivery:**
  - Uterus palpable as a hard mass, like and of the size of cricket ball, in the lower abdomen.
- **Till about 1 week after delivery:**
  - Mild contractions of uterus may be palpable.
- **After 1 week of delivery:**
  - Uterus goes behind symphysis pubis.
- **After 2–3 months of delivery:**
  - Uterus normal.

In Vulva

- Labia majora are separate, swollen, tender and may be contused.
- Labia minora congested and contused.

In Vagina

- Vagina is distended, roomy, relaxed but is tender, walls are smooth.
- Lochia present.
- May be vaginal tears present.

In Perineum

- The posterior commissure and posterior fourchette may be torn.
- May be perineal tear.
- May be episiotomy incision present.

In Cervix

- The cervical opening is lacerated, usually transversely.
- Internal os (junction of uterus with cervix) closes after 24 hours.
- External os (cervical opening in vagina) admits 2 fingers upto 1 week and later 1 finger up to 2 weeks, closes after 2 weeks.

In Lochia

- It is a sour, disagreeable smelling fluid secreted from vagina:
  - **Up to 4–5 days:** Its bloody, contains clots - known as Lochia rubra.
  - **5–9 days:** Its pale and serous - Lochia serosa.
  - **9–14 days is usually whitish, rarely green**: Lochia alba/green water discharge.

Laboratory Findings

1–2 weeks, urine shows HCG.

Signs if Recent Delivery in Dead

Signs as in living.

In Uterus

- Site of placental attachment is seen as a dark spot in uterus.
- Ovaries contain corpus luteum.
- Ovaries and fallopian tubes congested.

Signs of Remote Delivery

Signs of Remote Delivery on Living

In Breasts

- Breasts are loose, flabby, dark areola, enlarged nipple and linea albicantes.

In Abdomen

Loose, flabby, showing linea albicantes and linea nigra.

In Vulva

- **Labia majora:** Separated.
- **Labia minora:** Dark and protruding out.
- May be scars due to healing of vaginal or perineal injury.
- Episiotomy mark may be present.

In Vagina

Roomy, distended, relaxed and smooth.

In Cervix

The cervical opening is enlarged and transverse (before delivery is small and circular).

In Hymen

Represented by caruncule myritiformes

Signs of Remote Delivery in Dead

Signs as in living.

In Uterus

- It is larger and heavier.
- Body of uterus is twice the length of cervix (in nulliparous almost equal).
- Fundal convexity is increased so that fundus is above broad ligament.
- Uterine cavity is larger due to concavity of musculature.
- External os is enlarged, irregular and patulous, may admit tip of finger.

Infanticide and Battered Baby Syndrome

Definitions

- Infanticide is defined as the killing of a baby at any point between birth and 12 months of age.
- The death of a fetus at any point before birth is known as **feticide.**

Stillborn

According to the WHO, a fetus that was born above 28 weeks of pregnancy and did not breathe or show any other signs of life at any point after complete born.

Neonaticide

When a baby is killed within the first 24 hours of life.

Female Feticide

It is the act of aborting a fetus because it is female.

Legal Aspects

- Infanticide is punished by death or life in prison and a fine under Section 103(1) BNS (302 IPC)]
- According to Section 91 BNS (315 IPC), anybody who intentionally harms a child or plans to kill it after birth (unless they are acting in good faith to save the mother's life) faces up to 10 years in jail and/or a fine.
- Even if the infant may not have breathed or been fully delivered, if any portion of the alive child has been brought forth, it may be considered criminal murder [Sec. 100 BNS (299 IPC)].
- According to Section 92 BNS (316 IPC), anybody who does an act that results in the death of an unborn child too soon commits culpable murder.
  - Punishment—a fine, and up to 10 years in jail.
- The death of a fetus during labor, whether it is eliminated via decapitation or craniotomy, is not considered infanticide.

Medicolegal Issues

To resolve some of the issues listed below, the fetus or newborn may be brought in for examination:

- Inquiries about the mother and fetus/neonatal identification.
- Inquiries about induced or artificial abortion (willful pregnancy termination before to viability)
- Whether abortion is acceptable or lawful.
- Is this an instance of illegal abortion?

Viability Questions (Does the Fetus Reach the Age of Viability?)

- Was the infant stillborn or born alive?
- Is it an instance of infanticide?
- What caused it to pass away?

Questions on Negligence

- If the doctor's actions cause a miscarriage or stillbirth of the fetus, charges may be made against them and a case for misconduct or negligence can be submitted.
- If the harm was caused by the doctor's unlawful behavior, he becomes responsible for damages.

Concerns about Trauma Leading to Abortion

- A woman may have been assaulted, leading to early labor and the delivery of an exceedingly preterm baby who lives for a few hours before passing away from prematurity.
- Criminal charges might be brought in such a scenario as it would be considered infanticide.
- Unlawfully eliminating a baby from birth to age one. According to Section 302 of the IPC, it is considered murder and carries a life sentence in prison.

Postmortem Examination

- **External examination: (Rokitansky evisceration)**
  - Clothing and wrapping for identification.
  - Measurement of crown-heel (48 to 52 cm), crown-rump (28 to 32 cm), crown-rump and head circumference (30 to 35 cm), weight (2.5 to 3 kg) help to estimate.
  - Gestational age.
  - **Vernix caseosa:** It persists for 1 to 2 days after birth unless cleaned.
  - **Placenta:** Diameter, central thickness 1.5 cm 500 g weight) maturity and abnormality (22 cm diameter, central thickness 1.5 cm, 500 g weight.)
  - **Umbilical cord:** Observed for its features, examine if still attached to placenta/torn/ligated and cut. (50–55 cm long. 1 cm thick) **(Table 22.1)**.

Table 22.1

Features	Time
Lumen of blood vessels shrink	At birth
Cut margin of cord dries with blood clot	Within 2 hours
Umbilical arteries contract	Around 10 hours
Cord begins to dry	24 hours (1 day)
Red inflammatory ring at cord stump base	48 hours (2 days)
Cord becomes shriveled and mummified	2–3 days
Umbilical vein obliteration	4–5 days
Cord dries completely and falls off	5–6 days
Full healing of umbilicus	7–10 days

- Displacement of Wharton's jelly indicates that it might have been used to strangulate the infant.
- **Malformation/birth injury:** Examine for bulging fontanelle, spina bifida, abnormal number of digits, cleft palate, potency of rectum, caput succedaneum.
- **Decomposition changes:** Newborn infants are sterile. When they breathe or swallow, microbes gain entry. So in stillborn putrefaction occur from outside inwards, whereas liveborn it occurs from within outwards.
- External injury should be noted.

Internal Examination

- **Head:** Injury fontanelle, meningeal tear, tentorium tears, hemorrhage, etc.
- **Mouth:** Smothering or gagging injury.
- **Neck:** Internal injury, foreign body, mucous, etc., in trachea, pithing injury.
- **Thorax:** Shape of chest, position of diaphragm, fracture of ribs, condition of lungs and heart.
- **Abdomen:** Examine the stomach content (milk, poison, amniotic fluid) and test for floatation.
- **Limb and sternum:** Ossification center in bones.

Difference between Live Birth and Stillbirth (Table 22.2)

Table 22.2

Features	Respired (live birth)	Non-respired (stillbirth/dead)
Chest diameter	Increases in anteroposterior direction	No change
Chest Circumference	1–2 cm larger than the abdomen at the umbilicus level	1–2 cm smaller than the abdomen at the umbilicus level
Intercostal Space	Expanded	Narrow
Chest shape	Arched, rounded, or drum-like	Flat and collapsed

Difference between Still Birth Lung and Live Birth Lung (Table 22.3)

Table 22.3

Features	Stillbirth (non-respired lung)	Live birth (respired lung)
• **Gross and microscopy**		
Color and appearance	Uniformly reddish-brown	Light red or pink, mottled
Volume	Small, lies in the chest cavity posteriorly	Increased, fills the chest cavity completely
Pleura	Loose and wrinkled	Taut and stretched
Surface and consistency	Smooth surface, firm like liver, non-crepitant	Uneven surface, spongy, and crepitant
Margins	Sharp	Smooth and rounded
Cut section	Does not ooze frothy blood	Oozes frothy blood
Microscopy	Alveolar lining epithelium is cuboidal to columnar with less vascularization	Alveoli appear expanded with flattened epithelium and increased vascularization
• **Tests**		
Fodere's test	Average lung weight (both) is 30–40 g	Increases to 60–70 g
Ploucquet's test	Weight of lungs is ~1/70th of total fetal weight	Weight of lungs is ~1/35th of total fetal weight
Specific Gravity	1040–1050	0.940–0.950
Hydrostatic test	Lung pieces sink	Lung pieces float

Cause of Infanticide

- **Natural causes:** E.g., immaturity, birth injury, diseases of mother and child, ABO and Rh incompatibility premature separation of placenta.
- **Accidental causes:** Prolonged labor, cord prolapse, precipitate labor, pseudo-pre-capitate delivery, strangulation by cord.
- **Criminal causes:** Classified as:
  - **Act of commission:** Use of means to cause infanticide.
  - Can be done by suffocation, strangulation, drowning, fracture of skull, fractures and dislocation of cervical vertebrae, poisoning.
  - **Act of omission**: Failure to provide reasonable care/ take precaution to save the baby.

Omission to make necessary arrangement for childbirth, protect the child from heat, cold, mother's discharge, provide food or tying cord and separating it.

Battered Baby Syndrome (Caffey's Syndrome) (Table 22.4)

Table 22.4

Category	Details
Other names	Caffey's syndrome, Child abuse syndrome, Maltreatment syndrome, nonaccidental injury of childhood
Definition	A battered child suffers repetitive physical injuries inflicted by a parent or guardian, which are nonaccidental.
History	**Caffey (1946):** Reported recurrent subdural hematoma with long bone fractures, initially thought to be metabolic. **Silverman (1953):** Identified trauma as the cause of these injuries. **Kempe et al. (1962):** Coined the term "Battered Child Syndrome."
Features	• Usually affects children under 2 years old. • Slightly more common in males. • General condition of neglect. • Injuries inconsistent with the parents' history. • Injuries occur at different time intervals. • History of multiple hospital admissions. • Often seen in broken families, low socioeconomic status, unwanted pregnancies, or illegitimate relationships. • Battering results from parental temper loss or psychiatric issues.
Medical examination findings	• Child may appear scared and fearful. • Multiple surface injuries at different stages of healing. • Contusions on cheeks, mouth, neck, wrists, forearms, chest, abdomen, or thighs. • Burn injuries or whip marks on buttocks and back. • Skeletal injuries: Periosteal hematoma, limb fractures (metaphysis/epiphysis), multiple rib fractures. • X-ray findings: Old, healing, and fresh fractures of different ages. • Eye injuries: Eyelid trauma, posterior subcapsular cataract, choroidoretinal atrophy, preretinal and retinal hemorrhages, optic atrophy, retinal detachment, papilledema.

Category	Details
Diagnosis	• Injuries inconsistent with parents' explanation. • Recurrent injuries in various stages of healing. • Parents delay seeking medical help.
Medicolegal importance	• Low incidence in India. • If the child dies, legal action is taken against the offending parent.

ABORTION, MEDICAL TERMINATION OF PREGNANCY (MTP) ACT AND PRECONCEPTION AND PRENATAL DIAGNOSTIC TECHNIQUES (PCPNDT) ACT

Abortion

- Means premature expulsion of conceptus at an time before the completion of full term of pregnancy.
- Medically, expulsion or extraction of the conceptus (500 g or less) from the mother, when it is not capable of surviving independently is called abortion.
- Often abortion is used for expulsion of conceptus within 3 months of pregnancy, miscarriage is expulsion of fetus from 4 to 7 months and premature delivery is the delivery of the fetus after 7 months but before full term.

Classification of Abortion

- **Natural/spontaneous**
  - Complete.
  - Incomplete
  - Missed
  - Septic
  - Threatened
  - Inevitable.
- **Induced/artificial**
  - Legal justifiable.
  - Illegal (criminal)
- **Natural/spontaneous abortion**
  - 10 to 20% of all abortion.
  - Most common in the 1st trimester.
  - It happens without any induction
- **Cause**
  - **Genetic:** E.g.
    - Autosomal trisomy 21 is a common cause 50% of all abortion.
    - Monosomy and chromosomal constitute 20% of all abortions.
    - Trisomy 16 is 30% of all abortion.
  - **Anatomic:** E.g.
    - Usually happen in 2nd trimester due to cervical incompetence, fibroids, septate uterus.
  - **Endocrine/metabolic:**
    - Diabetes mellitus, hypo hyper thyrodizm, deficiency of progesterone hormone.
  - **Infection:** E.g.
    - Rubella, cytomegalovirus, HIV, Chlamydia, Toxoplasma, malaria.
  - **Immunological:** Autoimmune defects
  - **Others:**
    - **Maternal illness, Rh:** Incompatibility, addiction and environmental factor.
- **Induce or artificial abortion:**
  - Deliberate induction to terminate pregnancy before viability.

Types

Two types

1. **Legal or justifiable:** To save a women's life. It is done within legal provision.
2. **Criminal or unjustifiable:** MTP done for reasons other than specified in MTP Act.

Criminal Abortion

- **Sec. 88 BNS (Sec. 312 IPC)**
  - A doctor who willfully causes criminal abortion with the patient consents is penalized 3 years jail or fine or both.
  - If the pregnancy has reached "quickening" jail is up to 7 years.
- **Sec. BNS 89 (Sec. 313 IPC):** If such procedure is carried out without the consent of the mother jail is up to 10 years and fine.
- **Sec. 90 BNS (Sec. 314 IPC):** If the women dies due to the procedure fine and 10 years jail.
- **Sec. BNS 91 or 92 (Sec. 315, 316 IPC):** Any act done to terminate the 'quick' child penalizes the doctor with year jail and fine.
- **Method inducing**: It may be unskilled (attempted by the patient herself), semi-skilled or skilled.

Abortifacient drugs: E.g., ergot, borax, castor oil, carton oil, turpentine, unripe papaya, salt of mercury, lead, etc.

General violence: Horse riding, skipping, kicking the abdomen, cupping, abortion stick.

Local Violence

When all other options have failed, it is often used in the third or fourth month. Unskilled, semi-skilled, and skilled interference are all possible.

Locally Method Use for Abortion (Table 22.5)

Table 22.5

Method	Description
Syringing	An ordinary enema syringe (or higginson's syringe) with a hand bulb is used to inject fluid into the uterus via the cervix. The injection fluid is typically soap water mixed with irritating substances such as Lysol, cresol, alum, $KMnO_4$, or formalin.
Syringe aspiration	A large syringe with a plastic cannula is inserted into the cervix. Suction is developed that ruptures the early gestational sac, leading to the aspiration and expulsion of its contents.
Vacuum aspiration	The cervix is first dilated, then a tube attached to a suction pump is inserted to extract the fetus.
Rupturing of membranes	An instrument (e.g., probe, stick, uterine sound, umbrella ribs, catheter, pencil, pen holder, knitting needle, or hairpin) is introduced into the uterus to rupture the membranes.
Abortion stick	A wooden or bamboo stick (12–18 cm long) is wrapped at one end with cotton, wool, or cloth and soaked with the juice of marking nut, calotropis, or a paste made of arsenious oxide or lead. It is introduced by a traditional birth attendant (dais) into the vagina or os and left until contractions start. Alternatively, a twig from an irritant plant (e.g., Plumbago rosea, Calotropis, or Nerium odorum) may be used.
Dilation of cervix	Foreign bodies are inserted to dilate the cervical canal. Examples include pessaries, laminaria (dried seaweed), sea tangle tents, or a compressed sponge that swells on moisture. In addition, slippery elm bark (Ulmus fulva) may be inserted; it absorbs moisture and forms a jelly-like layer that aids in cervical dilation, irritates the uterine mucosa, and induces strong contractions leading to expulsion of the fetus.
Air insufflations	Air is introduced into the vagina and uterus by means such as pumps or syringes, which leads to abortion.
Electric current	A 110 V electric current is applied—with the negative pole to the posterior vaginal cul-de-sac and the positive pole to the lumbosacral region—resulting in uterine contractions and expulsion of contents.
Pastes	Semi-solid pastes (such as Utus paste—a mixture of soap, potassium iodide, thymol, and mercury—or Fetex paste) are introduced into the extra-ovular space to provoke abortion.

Different Kinds of Abortion Methods (Fig. 22.6)

Medicolegal Aspects

- Most criminal abortions are done in the 2nd or 3rd month of pregnancy.
- Widows and unmarried girls seek this procedure.
- Fabricated abortion.

Postmortem Examination

- Examine should include the patient identity and her personal belonging special clothes and undergarments.
- If there is perforation of uterus the abdominal cavity may be full of blood.
- The cranial cavity and structures should be carefully opened and studding for air embolism.

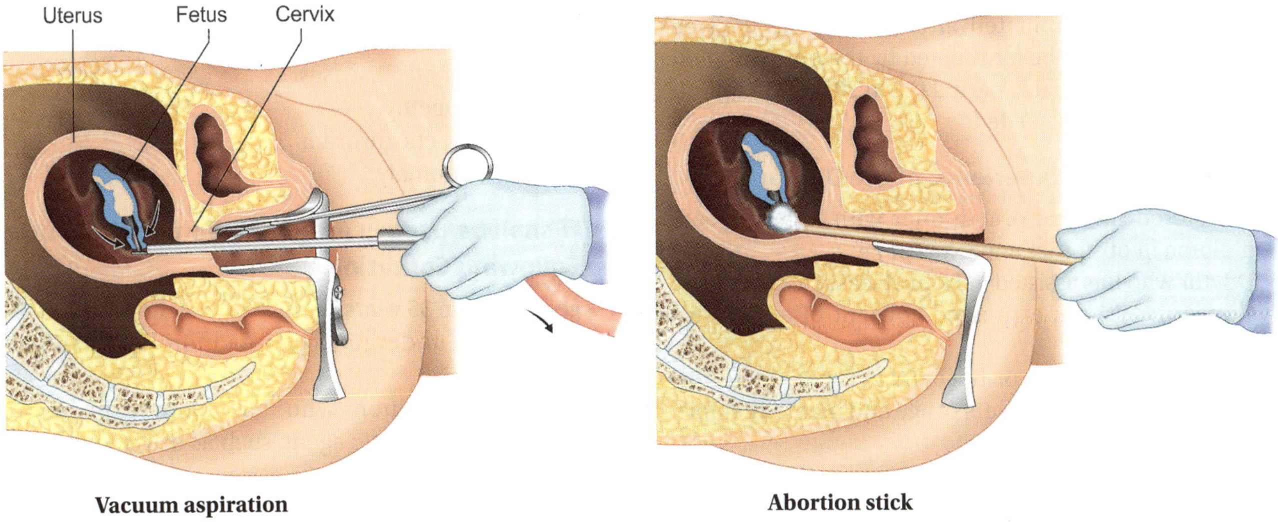

Fig. 22.6

- **Sample to be collected:** E.g., vaginal contents, pubic hair, blood, urine, stomach contents, swabs from uterine wall and tissue sample from all organ for histology.

The Medical Termination of Pregnancy (MTP) Act, 1971

Amended in 2003, 2004 and 2021.

Indication of Termination of Pregnancy

- **Therapeutic:** Prevent injury to the physical or mental health of pregnant woman, e.g., cardiac diseases, hypertension, diabetes, insanity. Epilepsy, breast carcinoma.
- **Social:** To prevent grave injury of the pregnant, lady.
  - Unplanned pregnancy with low socio-economic status.
  - Pregnancy in a women as result of contraceptive failure.
- **Humanitarian:** Pregnancy caused by rape.
- **Eugenic:** There is a chance of the baby being born with mental and physical abnormalities, e.g.,
  - Expose to teratogenic drug or radiation.
  - Rubella, Chicken pox, hepatitis or other viral infection with in Ist trimester.
  - Chromosomal or genetic abnormalities of the fetus.
- **Environmental:**
  - The women cannot take care of herself and baby due to work load.
  - If the previous child is subnormal child need constant care.
- **MTP Act Rule**
  - **Emergency case:** In this case any registered medical practitioner can perform MTP if absolutely need, at any place.
  - **Duration of pregnancy**: Under MTP Act, a pregnancy cannot be terminated after 20 weeks a 12 week pregnancy can be terminated by the opinion of one doctor but after this period (12 to 20 weeks) opinion of two doctor is needed.

Qualification and Experience of the Doctor

- Registered medical practitioner with MD degree or diploma in obstetrics and gynecology.
- Doctor who has assisted MTP in at least 25 cases.
- **Consent:** Written expressed consent of a patient is necessary.
- Consent of guardian or husband is not needed if the women more than 18 years of age and mentally stable.

Maintenance of Register

Professional secrecy, the doctor should maintained record of every case of MTP done for a period of 5 years.

Penalty in This Act

- A doctor not observing MTP Act, doctor punished with imprisonment of 2 to 7 years with fine up to Rs. 1000.
- If he has government servant, he will be liable to disciplinary action or dismissal from service.

Place where MTP can be Performed

MTPs can only be conducted at:

- A hospital run or owned by the government.
- A location that has been authorized by the government or a district-level committee, headed by the chief medical officer or district health officer.

Experience and Qualifications of RMP in Medical and Surgical Procedures

- For RMP, MTP might take up to 12 weeks.
- In a government-approved facility, the physician should have experience helping an RMP conduct 25 MTP cases, at least five of which should have been completed independently.
- When RMP conducts MTP for more than 12 weeks.

Pre-conception and Prenatal Diagnostic Test (PCPNDT) Act 1994

(Amendment 2002)

- Any medical practitioner or any other person shall not aid or conduct any prenatal diagnostic test at a place not registered under this act.

Regulation

- No place including registered genetic counselling center, laboratory or clinic shall not be used to conduct PNDT, except in the following case:
- Chromosomal abnormality.
- Genetic metabolic diseases.
- Hemoglobinopathy.
- Sex-linked genetic disorder.
- Congenital anomaly.

PNDT shall be Used in Pregnant Women if any of the Following Condition

1. Age more than 35 years.
2. Women has undergone two or more spontaneous abortions.
3. A pregnant women who has been exposed to potentially teratogenic agent, such as drugs, radiations or chemical.
4. Women has family history of mental retardation or physical deformity or genetic diseases.

Prenatal Diagnostic Procedure shall not be Conducted Unless

- The doctor has explained all known side effects to the patient.
- He has obtain, her written consent in language she understand.
- A copy of this written consent is given to the pregnant women.
- The person conducting the procedure shall not communicate to the pregnant women or her relative, the sex of the fetus by works, sign or any other manner.

Offence or Penalties

- Any person or establishment shall not advertise regarding facilities, or prenatal sex determination.
- Any medical person who will work against the provision of this act shall be punished with a fine of up to ₹ 10,000 and imprisonment up to 3 years.
- Repeated conviction has punishment of fine up to ₹ 50,000 and 5-years imprisonment or more.
- The name of such person will be removed from the council register for 5-years at first offence and permanently for repeated offence.
- Any person who wants to know the sex of the fetus shall be punished with fine up to ₹ 50,000 or up to 3 years jail.
- Every offence under this act cognizable, non-bailable and non-compoundable.

Medicolegal Implications

- The same penalty applies for any incomplete or incorrect documentation and sex determination.
- Under the Act, all offenses carry the same penalty. Therefore, sex determination and incomplete or incorrect papers are handled equally.
- Under this Act, irregularities in record keeping are crimes.
- It is required by law to provide PCPNDT Form F as a "physical printed hard copy" officially signed by a sonologist or radiologist, together with the ultrasound report, ultrasound pictures, gynecologist's OPD consultation sheet, and each patient's identity documents.
- Only the doctor, not a clerk, may fill out Form F.
- A copy of the declaration must be handed to the patient, together with multiple documents in the form of the patient register and Form F.
- Equipment detected in unregistered places is simply taken and sealed under the Act, and the offense is reported. The machine becomes government property and can only be opened with a court order.

MEDICOLEGAL ASPECTS OF ARTIFICIAL INSEMINATION AND SURROGACY

ARTIFICIAL INSEMINATION (FIG. 22.7)

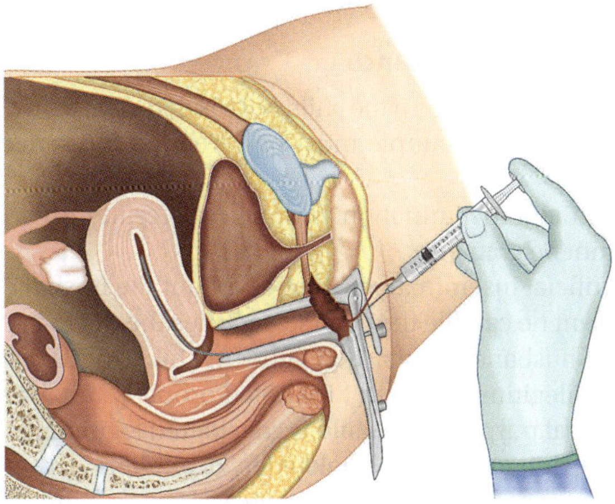

Fig. 22.7

ARTIFICIAL INSEMINATION (INTRACERVICAL)

Introduction of semen into the uterus, cervix or fallopian tube by instruments, to cause pregnancy which cannot be achieved by sexual intercourse.

Types

The seminal fluid used for the procedure may either from women's husband or unknown Donar depending upon this it is three types:

1. AIH (Artificial Insemination Homologous)
2. AID (Artificial Insemination Donor)
3. AIHD (Artificial Insemination Homologous-Donor)

Need for Artificial Insemination

- Husband is impotent but fertile.
- When the husband is sterile.
- Rh incapability between husband and wife.
- Husband suffering from hereditary diseases.

Precaution to Taken by Doctor

It important Specially in AID

- Informed consent of the couple is necessary.
- Identity of donor or recipient must not be reveal to each other moral.
- Donor must be below age of 40 years, not related to the couple, should have children his own, and must resemble as closely to the husband in race and characteristics.
- Donor must be physically and mentally fit. Tests for T.B., diabetes, endocrine function, STD, and Rh should be done.

- Semen should be obtained from masturbation.
- AIDS screening should be done initially at the time of semen donation and again after 3 months till than semen sample should be frozen.
- A female nurse should be present at the time.
- Reasonable skill and care must be observed by the doctor.

Medicolegal Importance

- Doctor may be sued if the child born is defective to avoid this the donor sample must be screened for genetic defect.
- If artificial insemination is done for sterility divorce cannot be granted.
- If artificial insemination is done without the husband's consent he can file the divorce and sues the doctor.
- Since husband is not actual father of child (in AID) the child illegitimates cannot inherited property but for all practical purposes the child is considered legitimate.
- The recipient cannot be held guilty of adultery
- Risk of incest can happen between donor's child and child born by his donated sperm.
- Unmarried woman or widows may have a child Artificial insemination child would illegitimate.

Medicolegal Aspects of Surrogate Motherhood

- It is a scientific mixture of re-implantation (test tube baby) and adoption.
- It involves a woman who carries the child in her womb for a couple or a single person with the intention of giving up of child once it is born.
- The resultant infant is passed on to it biological father and his wife at birth.

Traditional Surrogacy

The ovum of the surrogate mother and the sperm of the couple is used for pregnancy. Here the surrogate mother is the baby's biological mother.

Gestational Surrogacy

- Surrogate mother is implanted with fertilized product got by the couple's sperm and egg.
- The most common reason for opting surrogacy is infertility.

QUESTION FROM THE UNIT

- Define pregnancy, delivery, infanticide and battered baby syndrome along with their medicolegal aspects.
- Define and classify abortion, the MTP Act and the PCPNDT Act.
- Describe the Surrogacy (Regulation) Act 2021 and the Assisted Reproductive Technology (Regulation) Act 2021.

MULTIPLE CHOICE QUESTIONS

Q1. Infanticide refers to the killing of a child under the age of:

A. 12 years
B. 5 years
C. 1 year
D. 7 years

Answer: C. 1 year

Q2. Battered Baby Syndrome is also known as:

A. Sudden Infant Death Syndrome (SIDS)
B. Shaken Baby Syndrome
C. Munchausen Syndrome
D. Neonatal Sepsis

Answer: B. Shaken Baby Syndrome

Q3. According to the MTP Act, abortion is legal up to how many weeks of pregnancy with the opinion of one doctor (as per the latest amendment, 2021)?

A. 12 weeks
B. 20 weeks
C. 24 weeks
D. 28 weeks

Answer: C. 24 weeks

Q4. The primary objective of the PCPNDT Act is to prevent:

A. Medical negligence
B. Female foeticide
C. Overpopulation
D. Infanticide

Answer: B. Female foeticide

Q5. In which year was the Medical Termination of Pregnancy (MTP) Act enacted in India?

A. 1971
B. 1987
C. 1994
D. 2003

Answer: A. 1971

Q6. Surrogacy (Regulation) Act, 2021, allows only which type of surrogacy in India?

A. Commercial surrogacy
B. Traditional surrogacy
C. Gestational surrogacy
D. Altruistic surrogacy

Answer: D. Altruistic surrogacy

Q7. Artificial insemination involving donor sperm is legally recognized under the term:

A. IVF
B. AID (Artificial Insemination Donor)
C. AIH (Artificial Insemination Husband)
D. ICSI

Answer: B. AID (Artificial Insemination Donor)

Q8. Under the Surrogacy (Regulation) Act, the surrogate mother should be:

A. Married and have a child of her own
B. Unmarried
C. Below 18 years of age
D. Above 50 years of age

Answer: A. Married and have a child of her own

Sexual Offences

23
UNIT

LEARNING OBJECTIVES

- Rape
- Medicolegal aspects of sexual offences
- Protection of children from sexual offences (POCSO) act
(Lecture: 2 hours, Nonlecture: 1 hour)

SEXUAL OFFENCES

- Sexual offences are illegal sexual intercourse with another person or animal to get sexual satisfaction. It may also include illegal acts other than sexual intercourse for sexual satisfaction.
- The law allows heterosexual intercourse between a man and his wife with law of nature that is with the organ intended for reproduction.

Classification of Sexual Offences

- **Natural sexual offence:** Rape, incest, adultery
- **Unnatural sexual offence:** Sodomy, lesbianism, buccal coitus.
- **Sexual perversion:** Sadism, masochism, exhibitionism, masturbation, uranism, urolagnia, frotteurism.

NATURAL SEXUAL OFFENCE

RAPE

Rape: Sec. 63 BNS (IPC Sec. 375), बलात्संग, बलात्कार

- Define as unlawful sexual intercourse by a man with any women under following circumstances:
  - Against her will.
  - Without her consent.
  - With her consent when it is obtained by fraud dragging, impersonation, threatening of death or hurt of her beloved ones.
  - When her age less than 18 years (Sec. 63 BNS). or less than 15 years if she is the man wife.
  - Penetration is sufficient to constitute sexual contact necessary for legal definition of rape.
- **Custodial rape:** Rape of a women by person who abuses their position. When they are charge to take care of her, e.g., Hospital staff, jail warden, etc.
- **Gang rape:** When more than one person rapes a woman each of accomplice is set to have committed gang rape.

Punishment of Rape

- Sec. 64(1) BNSS (Sec. 376 IPC) states the punishment of rape as 7 years to life imprisonment and also fine.
- Person accused of custodial or gang rape are liable for 10 years of rigorous imprisonment and fine.
- Sec. 72, 73 BNS (Sec. 228 A IPC) says whoever reveals the identity of rape victim shall be punished 2 years imprisonment and fine.
- Sec. 366 BNNS (Sec. 327 CRPC) states that inquiry and trials of offence under Sec. 376 IPC will be conducted in-camera.
- Sec. 120 BSA (Sec. 114 IEA) states that in a case of rape if the women says that she did not consent for the act, the court will presume that she did not consent.
- If rape cannot be proved or there is reasonable doubt the accuse may be convicted for indecent assault with an intent to outrage his modesty.
- To examine a women patient against her will or consent by doctor may charge him with attempt to rape.

Sexual Offences (Table 23.1)

Table 23.1

BNS section	Issue	Previous section	Update/amendments
63	Defines rape	375	Age of consent for sexual intercourse with wife enhanced from 15 to 18 years for considering rape
64	Punishment for rape (10 years to life imprisonment and fine)	376(1)	No change
64	Punishment for custodial rape (10 years to life imprisonment and fine)	376(2)	No change
65(1)	Punishment for raping a girl less than 16 years (20 years to life imprisonment and fine)	376(3)	No change
66	Punishment for causing death or persistent vegetative state of victim (20 years to life imprisonment/death)	376A	No change
65(2)	Punishment for raping a girl less than 12 years (20 years to life imprisonment and fine/death)	376AB	No change
67	Punishment for sexual intercourse by husband upon his wife during separation (2–7 years and fine)	376B	No change
68	Punishment for sexual intercourse by authority not amounting to rape (5–10 years and fine)	376C	No change
69	Engaging in sexual activity on a false promise of marriage or other deceitful means (employment, promotion, etc.)	---	Newly added section in BNS. Punishment is imprisonment up to 10 years and fine
70(1)	Punishment for gang rape (20 years to life imprisonment)	376D	No change
70(2)	Punishment for gang raping a girl less than 18 years (life time imprisonment and fine or death)	376DA: Gang rape less than 16 years. 376DB: Gang rape less than 12 years	There is no separate age criteria (12–16 years)
71	Punishment for repeat offenders of rape (life imprisonment/death).	376E	No change
84	Punishment for enticing/taking away/ detaining a married woman with criminal intent (up to 2 years with/without fine).	498	No change
85	Punishment for husband or relative of husband of a woman subjecting her to cruelty (up to 3 years and fine)	498A	No change
79	Punishment for word, gesture or act intended to insult the modesty of a woman (up to 3 years and fine)	509	No change

BNS section	Issue	Previous section	Update/amendments
355	Punishment for misconduct in public by a drunken person (up to 24 hours with/without fine)	510	No change
292	Punishment for public nuisance, e.g., frotteurism (fine ₹1000)	290	Earlier fine was ₹200
296	Punishment for obscene acts and songs, e.g., exhibitionism (up to 3 months with/without fine)	294	No change
301	Trespassing on burial places, e.g., necrophilia and necrophagia (up to 1 year with/without fine).	297	No change

ACCORDING TO कौटिल्य अर्थशास्त्र अनुसार

- सवर्ण, अरजस्का कन्या के साथ दुष्कर्म करने पर व्यक्ति के हाथ कटवा दिए जाये अथवा 400 पण का दंड दिया जाये।
- राजस्का कन्या के साथ दुष्कर्म करने पर व्यक्ति की तरंजनी व मध्यमा अंगुली काट दी जाये अथवा 200 पण का दंड दिया जाये
- स्त्री के इच्छा न होने पर कोई भी पुरुष उससे सम्भोग नहीं करेगा।
- जो स्त्री अपनी योनि क्षत दिखाने के लिए दूसरे का रक्त अपने कपड़ो पर लगाए उसे 200 पण का दंड दिया जाये।
- वेश्या की बेटी के साथ बलात्कार करने पर 54 पण दंड दिया जाये और इसका 16 गुणा हर्जाना लड़की की माँ को दिया जाये।
- किसी दास या दासी की लड़की के साथ दुष्कर्म करने पर 24 पण दण्ड एवं शुल्क, आभूषण, वस्त्रादि लेकर दास या दासी को दे।
- कन्या के साथ दुष्कर्म करने में जो भी व्यक्ति सहायता करे अथवा अवसर या स्थान प्राप्त करवाए उसे भी अपराधि के समान दण्डित करे।

MEDICOLEGAL ASPECTS OF SEXUAL OFFENCES

Medicolegal Aspect of Rape

Unlawful Sex

- The only legal form of sex is penile vaginal intercourse between a married man and wife.
- However marriage is a legal consent which includes sexual contact but the husband has no right to enjoy his wife body without regard to her safety. He cannot assist to other man to commit rape his wife.

Age

- In India the law does not presume any limit under which a male is incapable committing rape.
- In case of females: Sexual contact below the age of 18 years or 15 years (in case of wife) is considered as a rape.

Consent or Well

- Sexual contact against the well is without her consent but an act done without the consent is not necessary against her well
- Under the Indian law it is essential that the women resist the sexual assault to her almost capacity to show that she did not consent by every means like shouting, biting, etc.

Examination of Rape Victim

- Informed consent of the victim should be obtained in written in the presence of witness.
- If she is underage (less than 12 years) or mentally subnormal written consent from the guardian should be obtained.
- The police should advise the victim not to change clothes have a bath or wash the perineum to prevent loss of evidence.
- The examination should be made by or under the supervision of a female registered practitioner (Sec. 51(2) BNNS) (Sec. 53(2) CRPC).
- The objective of the medical examination is to search physical evidence, collect and preserve trace evidence for FSL and treat mental and physical injury.

Preliminary Data

- Name, age, height, full address, occupation and marital status should be obtained, date, time, and place of examination should be noted.
- Two identification marks, history of menarche, menstruation, sexual diseases, pregnancy, operation, secondary sexual character and physical development should be noted.

Statement

- Statement of victim must be recorded in his own word.
- The amount of violence used, number and position of assailant, mode of attack and details of struggle and resistance should be noted.

- Injury should be made if she changed her clothes and bath, last consensual sex, reference to pain penetration and ejaculation.
- It should also be asked if she lost consciousness during any time of the act.

Examination

- Clothes: It should be made sure the victim is wearing the same clothes at the time of act.
- The victim should be made to stand on clean sheet of paper and should be ask she should be remove her clothes herself anything which fall on the paper should be carefully preserved.
- The clothes should be air dried and stored in clean paper bag.
- Semen and blood stains on the clothes should be taken for grouping and DNA.

Body

- The body must be thoroughly examined for signs of violence.
- The injuries may be found especially around cheeks lips and neck to prevent her from calling for help, arm and wrist to restrain, inner thighs and knees while separating her legs and marks on back from impact on hard surface.
- True bite marks or love bites may be seen on the body.

Genitals

- It should be done in good light, with parts fully exposed and patient should be lithotomy position.
- The presence or absence of the body fluid on legs or vagina should be noted.
- Blood stain or semen should be carefully preserved by taking swab or scraping them.
- Pubic hair should be observed for matting or foreign hair. Matted hair should be cut and rest of the hair should be combed to collect foreign hair and there sample and plug hair from victim should be kept as evidence.
- Examination of the genitalia is done by speculum and Glaister-keen rode (it is glass rod, 0.6 mm diameter with one end of the rod being expanded into globe from 1-2.5 cm in diameter.

Vulva

- Any redness, injury, abrasion should be noted.
- Swelling and tenderness of labia minora may indicated sexual activity (for 1 to 2 hours).

Hymen (Fig. 23.1)

- Labia are open by gentle traction to study the hymen.
- Laceration of hymen in the virgin indicates principal evidence of the crime. Tearing of hymen usually occurs at 4 'o' clock, 8 'o' clock in the middle position.

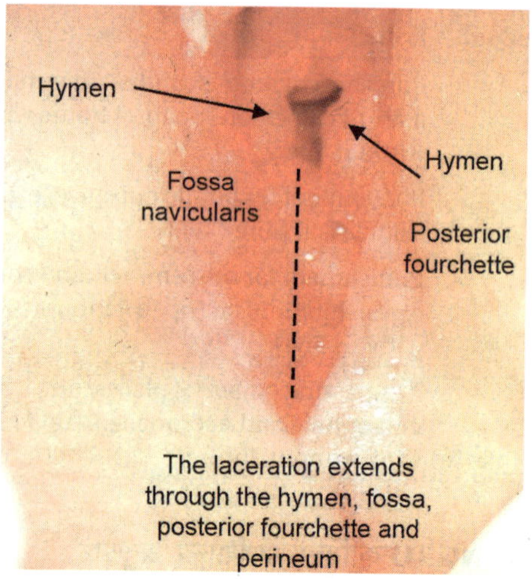

Fig. 23.1

In Sexually Active Women

- Who have had sexual intercourse, even without child birth, the hymen is completely destroyed.
- Vaginal orifices is dilated, mucous membrane is wrinkled with complete loss of rugosity of vagina.
- In the virgin damage to the hymen depends on extent of penetration, amount of force used, nature of the hymen and disproportion between male and female parts.
- In sexually active women complete penetration can occur without obvious injuries. The only proof is the presence of semen in the vagina.
- Since much greater force is used for rape than sexual intercourse some form of local injury may be seen.
- Soon after the act the torn hymen is red and bleed on touch.

Posterior Commissure, Fourchette, Fossa Navicularis (Figs. 23.1 and 23.2)

It may be ruptured or torn if there is much disproportion between male and female.

Vagina

- In the virgin inserting the tip of the index finger is painful when the hymen intact.
- Vaginal examination is done to access elasticity of the hymen and degree of penetration possible without its rupture.
- If the hymnal orifice permits entry of 2 fingers easily means sexual intercourse may have taken place without rupture of hymen.
- Contusion in the vagina may be seen as dark red purplish areas.

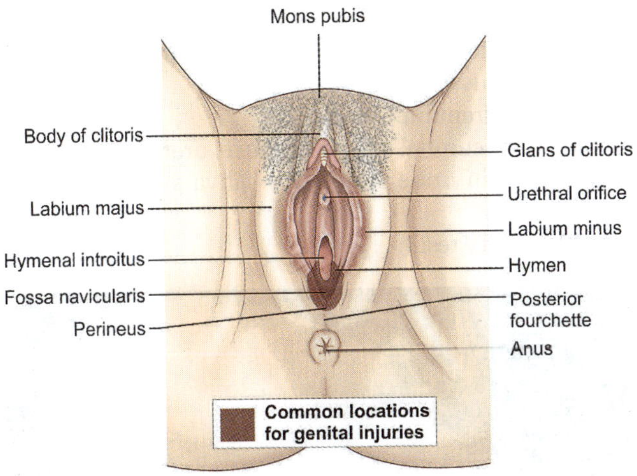

Fig. 23.2: Common site of injury in genital of victim.

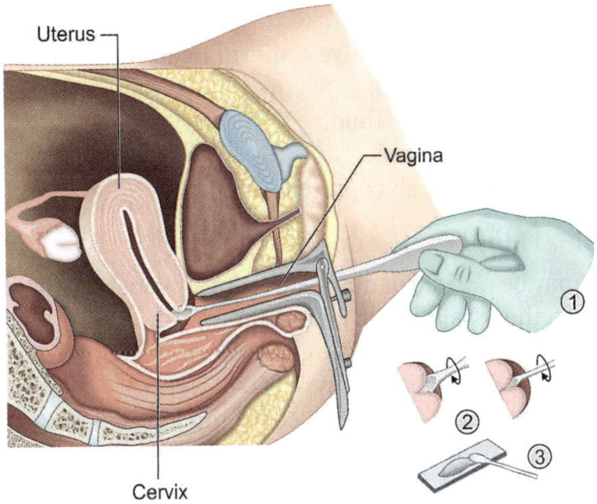

Fig. 23.4: Medical examination in sexual assaulted victim.

Cervix

- ❖ Abrasion of the cervix are mostly seen in digital penetration.
- ❖ The abrasion is found away from the external os and the margins are not clearly defined.

Important Evidence of Rape (Figs. 23.3 and 23.4)

Locard's principle of exchange: When two object contact with each other there is always some transfer of materials.

Seminal Fluids

- ❖ Sperm remain motile in the vagina for about 6 to 8 hours non-motile sperm are detectable 72 hours.
- ❖ Absence of sperm in the vagina does not means that sexual intercourse has not taken place and also presence doesn't mean rape has happen.
- ❖ Swab from mouth, vagina and anus for sperm detection should always done in the rape case.
- ❖ Sperm may be absent in vagina due to washing, non-ejaculation of semen, use of condom, aspermia, vasectomy or poor examination by doctor.
- ❖ Assailant may transfer smegma basilli, venereal disease to the victim.

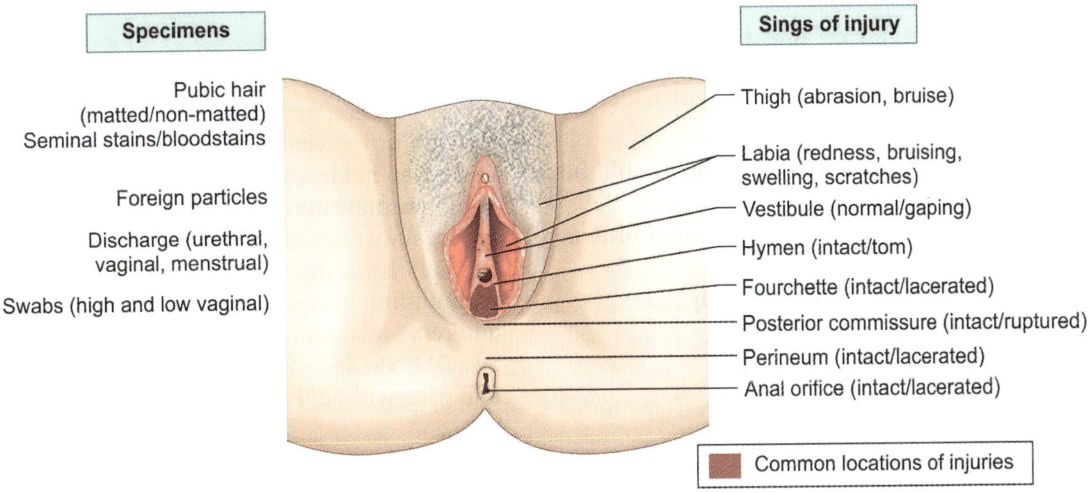

Fig. 23.3: Local examination and specimens to be preserved in survivor of rape.

Test

- Picroindigocarmine dye - sperm head red and sperm tail is red and green.
- Ziethal-Nelson method.
- Acid phosphate test.
- Semen-specific glycoprotein (p30).

Vaginal Fluid

- It may be normal or due to infection or venereal diseases from the assailant for, for example.
  - Mucopurulent discharge - gonorrhea - 2 to 4 days.
  - Ulcer or discharge - syphilis - 3 weeks.
  - Considerable drop of T-cell count at 3 weeks suggest HIV which needs further investigation.

Test

- 1st swab - make smear or dry slide.
- 2nd swab- smear on dry slide + little normal saline find motility of sperm.
- 3rd swab - air dried, place in clean test tube, use for acid phosphate test.

Inference of rape: Opinion is based on

- Crime scene examination.
- Signs of struggle.
- Presence of blood/semen on body or clothes.
- Transference of venereal diseases.
- Lab reports.

Examination of Assailant/Accused

- **Preliminary data:** Name, age, height, full address, occupation, identification mark, date, time, place of examination should be noted.
- Brief history.
- Consent should be asked for but if refused he can examine with minimal force. (Sec. 51(1) BNNS), (Sec. 53(1) CRPC).
- Presence of attendant not necessary.
- His mental state, behavior and his version should be recorded.
- The accused should never be allow to go to the bathroom, till examination finished.
- His clothes should be examined completely.
- Injury and their age should be recorded.

Genitals

- Pubic hair: Same as victim examination.
- Development of genital organs with reference to potency.
- Local injury on glance.
- Smegma: (Fig. 23.5) Presence means no sexual intercourse. It rubs off during sex and takes 24 hours to redeposit.
- The penis is washed with saline. It is stained with Papanicolaou stain. It stains vaginal and cervical cell and bar body.
- Tearing of frenulum.
- Swab from coronal sulcus, prepuce, urethra.
- Debris from under the nails, saliva swab should be taken.
- VDRL or HIV test.

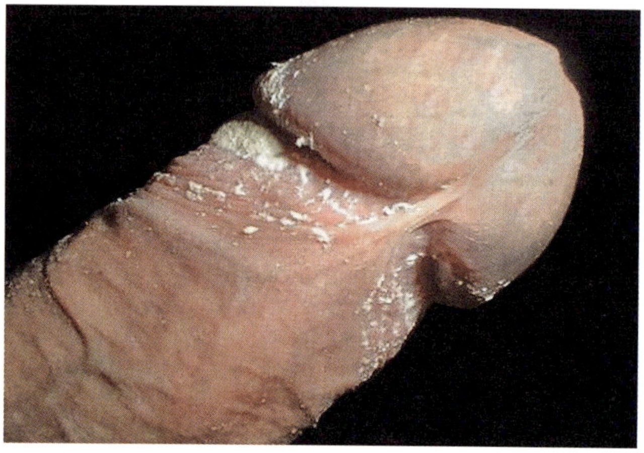

Fig. 23.5: Smegma presence on penis as evidence.

Incest

- Act of sexual intercourse by a man with a woman who is related to him, blood relation for example, father - daughter, mother-son, brother-sister.
- In India it is a non-cognizable offence unless it can come under Sec. 64 BNS (Sec. 376 of IPC).
- It may be due to lack of morality by diseases or social reasons.

Adultery

- Coitus between married men and someone other than his wife or between a married women and someone other than her husband.
- Having sexual intercourse with someone who is not his/her legally wedded spouse.
- Sec. 497 IPC: Imprisonment up to 5 years and with/without fine in recent Supreme Court decriminalized adultery and removed from the BNS.
- Sec. 84 BNS (Sec. 498 IPC). Imprisonment up to 2 years and with/without fine.

Legal Aspect

- It is a valid ground for divorce and nullity of marriage.
- Only an aggrieved husband can charge another man with adultery and the adulterous wife is not considered.
- As an abettor of the offence ex. Like rape, women cannot be charge with the offence of adultery.

Unnatural Sexual Offence

- Sec. 377 IPC. Dissolve by Supreme Court.
- Defines it's as sexual intercourse against the order of nature with any man, women or animal.
- 10-year imprisonment and fine. In recent there is no provision of fine and imprisonment after decriminalized Sec. 377 IPC.

SODOMY (गुदा मैथुन), ANAL SEX, BUGGERY

- It means anal intercourse between two males-homosexual sodomy.
- Anal intercourse between a male and a female-heterosexual sodomy and both are called buggery.
- **Pederasty:** When the passive agent is a young boy (the boy is known as catamite and the men is pederast).
- Habitual passive agents in India are called hijras (castrated male) and zenanas (male transvestites) and also called fairies, gays or queens in the West.
- It is frequently seen among sailors, prisoners and in military barracks and prevails at all levels of society.

Examination of Passive Agents

Preliminary Particulars

- Authorization from magistrate in written or police in-charge is must before examination.
- General data- age, name, sex, address, occupation, time, date and place of examination, two identification marks are noted.
- The examination should be carried out in knee-elbow position.

History

- The use of lubricant and degree of penetration as narrated should be noted.
- Defecation, change of clothes, bathing washing the anal area after the alleged act, pain and burning sensation linked with defecation or walking is asked for.
- Gait of victim should be noted.
- Informed consent should be obtained in written in the case of non-consenting victim.

Local Examination

In knee-elbow position

- Non-habitual passive victim:
- Take a perianal and rectal swab (Fig. 23.6).
- Anal orifices is dilated, tender to touch and irritable.
- Abrasion and bruising.
- Gradually stretching of anus will cause radial fissure.
- Violent stretching of anus causes triangular tear at posterior part of anus (Fig. 23.7).
- Pain during walking and defecation.
- Traces of lubricant.
- Loose pubic hair.
- Sphincter-ani tear in children. (tyre sign)
- Fresh or dried semen/blood/fecal matter.
- There may be anal prolapse.

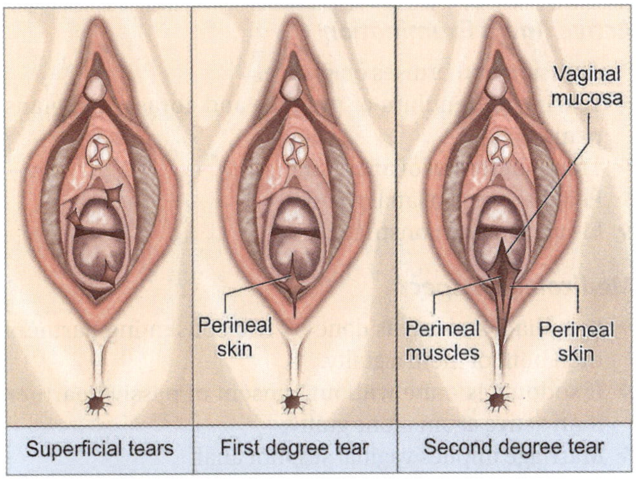

Fig. 23.6: Perineal swab and degree of tear.

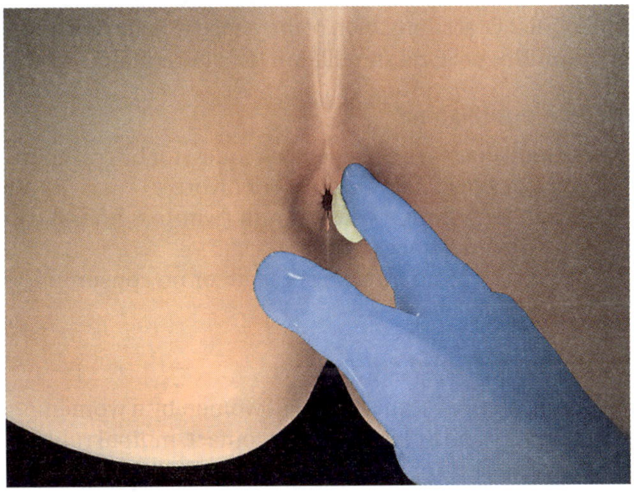

Fig. 23.7: Anal swab for collection of evidence.

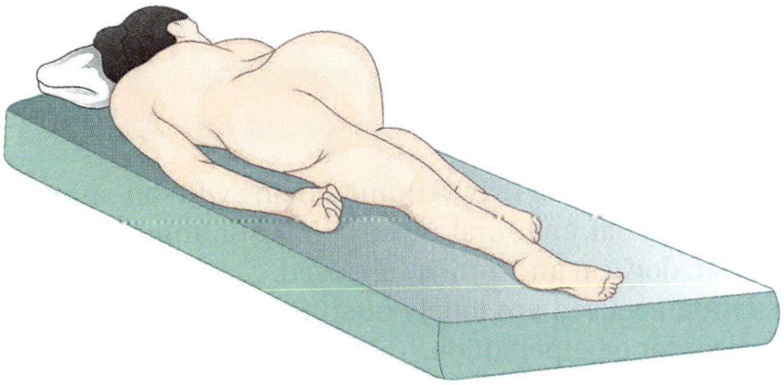

Fig. 23.8: Sim position.

- Habitual passive agent:
  - Anal skin is smooth and thick.
  - There is a loss of anal rugosity.

- Anal opening situated deeper than usual (funneling).
- Anal sphincter is loose.
- No pain and tenderness on examination.
- Shaving of anal hair.
- Presence of venereal diseases.

Active Agent Examination

- Abrasion and bruises on glance.
- Tearing of frenulum or prepuce and abrasion of glans penis.
- Traces of semen of anal gland.
- Peculiar smell of anal gland.
- Elongated and constricted.

Medicolegal Aspect

- In India if sodomy is done by two consenting partners then both of them a guilty.
- If sodomy is done without consent of passive partner than active agent alone guilty.
- Marriage implies vaginal sex, not anal.

Buccal Coitus/Oral Sex : (Sin of Gomorrah)

- **Fellatio:** Oral stimulation of the penis by male or female.
- **Cunnilingus:** Oral stimulation female genitalia.

Medicolegal Aspect

- In Hindu marriage act repeated request for buccal coitus (non-consensual) is a ground for divorce.
- Buccal swab from victims mouth (within 8 hours) can reveal seminal traces.
- Give advice to no brushing of teeth or no consumption of hot liquid.

Lesbianism/Tribadism

- Gratification of sexual desire of women by a women.
- It may be done by kissing, body contact, mutual rubbing of private parts or use of artificial phallus.

Medicolegal Importance

- Jealousy crime
- Nymphomania

Bestiality

- Sexual intercourse by a human being with an animal it may vaginal, anal, oral. Mostly domestic animals- sheep, goat, dog, cat and donkey are used.
- Often accused are lonely or suffer from psychological disorder or superstition.

Medicolegal Aspect

- Psychological perverters.
- Doctors should find human sperm in genitalia of animal.
- Fecal matter, secretion, hair of the animal of the penis of the men.

Sadism

- Sexual gratification is obtained when the person cause pain or does physical cruelty to the partner like beating, biting, whipping, etc.
- Common in males.
- Commonly breasts and external genitalia is abused.
- Lust murder:
  - A homicide in which offender stab/cuts the genitalia of victim's body. Torturing the partner cause sexual arousal in such people and death of the partner causes orgasm.
  - After this, he may have sexual intercourse with the dead partner or suck or eat flesh for sexual gratification.

Masochism

- Common in male.
- Obtaining sexual gratification only when they receive painful stimulus from the female partner.
- Term derived from the name of Austrian novelist, Leopold Sacher Masoch (19th century) whose novels had such characters.

Medicolegal Aspect

- Autoerotic hanging.
- Bondage sex (combination of sadism and masochism) is a ground for divorce.

Fetishism (प्रतीक कामुकता)

- Perversion in which sexual gratification is not achieved until contact of inanimate objects (undergarments, etc.), or seeing certain parts of female body is not done.
- Mostly seen in males.

Medicolegal Aspect

Kleptomania (irresistible desire to steal objects).

Transvestic (Eonism/विपरीतलिंगी वस्त्रधारण)

- Personality disorder dominated by the desire to be identified with the opposite sex.
- Person has sexual gratification in cross-dressing (wearing clothes of opposite sex).
- Found in males, often homosexual.

Uranism

- Perversion of obtaining sexual gratification by fingering, fondling or licking.
- Common in homosexual males.

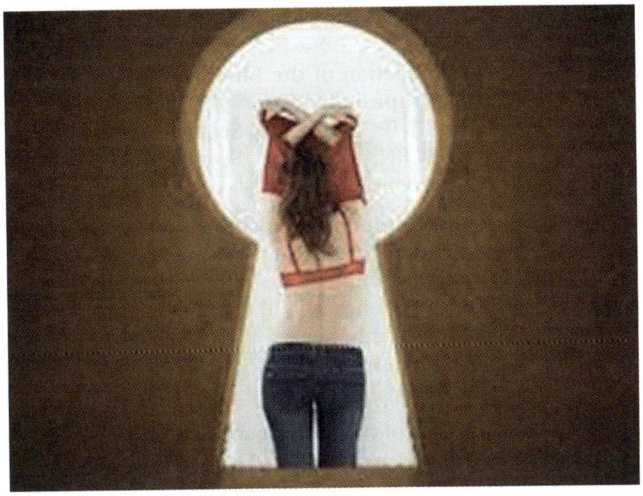

Fig. 23.9: Voyeurism.

Urolagnia (Urophilia, Undinism)

Perversion of getting sexual gratification by sight/odor of urine or by urinating on the partner.

Coprophilia

Sexual gratification obtained by smell, feel or taste of feces.

Exhibitionism (प्रदर्शन कामुकता)

- ❖ Common in males.
- ❖ Desire and intentional act of showing genitals by a man (with or without doing masturbation) in the presence of females.

Medicolegal Aspect

- ❖ Psychopathy (necrosis).
- ❖ Punishable under Sec. 269 BNS (294 IPC).

VOYEURISM-(SCOTOPHILIA/PEEPING TOMS) (ईर्ष्याक नपुंसक, दर्शन कामुकता) (FIG. 23.9)

Desire to observe genitalia of others, or watch intercourse or see them undress/bath, for sexual gratification.

Frotteurism (Fig. 23.10)

- ❖ Common in males.
- ❖ Desire to rub male genitalia against a female body, publicly to obtain sexual gratification.
- ❖ Punishable by Sec. 292 BNS (290 IPC) fine of 1000 Rs. and Sec. 293 BNS (291 IPC) 6-month jail with or without fine up to 5000 Rs.
- ❖ Also punishable under Sec. 75 BNS.

Masturbation (हस्तमैथुन) Organism

- ❖ Common in men and women.

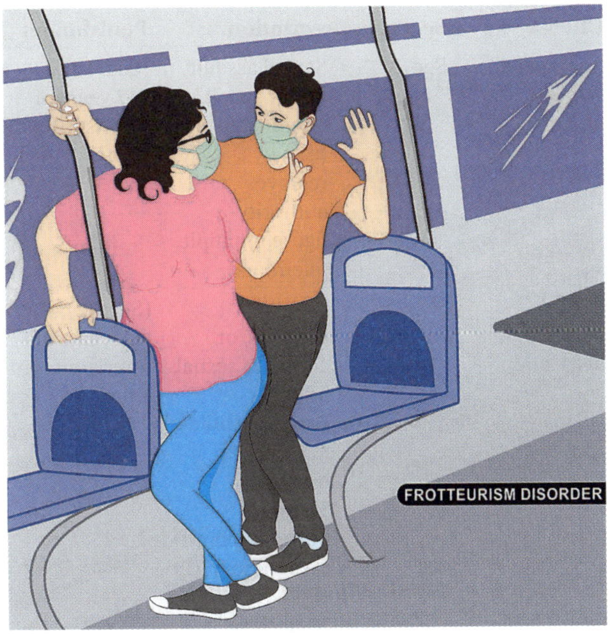

Fig. 23.10

- ❖ Manual stimulation or using objects to imitate penis/vagina can be used for sexual stimulation.
- ❖ Offence when done in public.

PROTECTION OF CHILDREN FROM SEXUAL OFFENCES (POCSO) ACT.

Any individual below 18 years of age. The Act is gender-neutral and protects both males and females. Nature of Offenses Crimes under this Act are non-bailable.

Offense and Punishment Under the Act. (Table 23.2)

Table 23.2

Offense	Section	Description	Punishment
Penetrative sexual assault	Sec. 3	• Penetration of penis, object, or body part into the child's vagina, mouth, urethra, or anus. • Manipulation causing penetration. • Oral contact with child's genital areas.	(Sec. 4): Minimum 10 years to life imprisonment + fine.
Sexual assault	Sec. 7	• Any physical contact with sexual intent without penetration, e.g., touching private parts.	(Sec. 8): 3-5 years of imprisonment + fine

Offense	Section	Description	Punishment
Aggravated sexual assault	Sec. 9	• Sexual assault under special circumstances (e.g., by a relative, authority figure, multiple offenders).	(Sec. 10): 5–7 years of imprisonment + fine.
Sexual harassment of a Child	Sec. 11	• Words, gestures, or acts with sexual intent. • Forcing a child to expose their body. • Showing pornographic content to a child. • Stalking or threatening with fabricated sexual content.	(Sec. 12): Up to 3 years of imprisonment + fine.
Use of child for pornographic purposes	Sec. 13	• Using a child in media for sexual gratification, including obscene representation.	(Sec. 14): 5 years of imprisonment + fine; 7 years for repeat offenses.

Punishment Sec. under 4 – refer to Table 23.3.

Table 23.3

Offense	Punishment
Penetrative sexual assault on a child below 16 years of age	Imprisonment for 20 years, extendable to life imprisonment + fine.
Penetrative sexual assault on a child aged between 16 and 18 years	Imprisonment for 10 years, extendable to life imprisonment + fine.
Aggravated penetrative sexual assault (Sec. 5)	Rigorous imprisonment for 20 years, extendable to a life sentence + fine or death penalty (Sec. 6).

QUESTION FROM THE UNIT

- Describe the classification of sexual offences.
- Define rape. Describe the examination of rape victim and accused and its medico legal aspects.
- Define the un-natural sexual offences and sexual perversion with their medicolegal aspects and give introduction to POCSO Act.

MULTIPLE CHOICE QUESTIONS

Q1. Under which section of the Bharatiya Nyaya Sanhita (BNS) 2023 is rape defined?
A. Section 375 IPC B. Section 63 BNS
C. Section 64 BNS D. Section 376 IPC
Answer: B. Section 63 BNS

Q2. What is the minimum punishment for rape under Section 64 of BNS?
A. 5 years imprisonment
B. 7 years imprisonment
C. 10 years imprisonment
D. Life imprisonment only
Answer: B. 7 years imprisonment

Q3. What is the age of consent according to BNS for sexual intercourse?
A. 15 years B. 16 years
C. 18 years D. 21 years
Answer: C. 18 years

Q4. In which Sanhita are the investigation procedures of sexual offences described?
A. IPC B. BNS
C. BNSS D. POCSO
Answer: C. BNSS (Bharatiya Nagarik Suraksha Sanhita)

Q5. Under which section of BNS is gang rape defined?
A. Section 375 IPC
B. Section 66 BNS
C. Section 67 BNS
D. Section 376D IPC
Answer: C. Section 67 BNS

Q6. Which test is now banned in the medical examination of rape victims?
A. Vaginal Swab Test
B. Two-finger Test
C. Blood Test
D. MRI Scan
Answer: B. Two-finger Test

Q7. What is the age limit for a child under the POCSO Act, 2012?
A. 14 years B. 16 years
C. 18 years D. 21 years
Answer: C. 18 years

Q8. Which of the following is NOT a feature of the POCSO Act, 2012?
A. Gender neutrality
B. Consent of the child is valid if above 16
C. Covers penetrative and non-penetrative assaults
D. Special courts for trial
Answer: B. Consent of the child is valid if above 16

Q9. What is the punishment for aggravated penetrative sexual assault under POCSO?
A. 5 years
B. 7 years
C. 10 years to life imprisonment
D. Death only
Answer: C. 10 years to life imprisonment

Forensic Psychiatry

24

UNIT

LEARNING OBJECTIVES

- Common symptoms associated with psychiatric disorders
- Lucid interval
- Civil and criminal responsibilities of a mentally ill person
- Mental health act (MHA)
(Lecture: 2 hours, Nonlecture: 2 hours)

MEDICOLEGAL IMPORTANCE OF MENTAL ILLNESS (FORENSIC PSYCHIATRY)

Psychiatry

It is the branch of medical science which deals with the study, diagnosis, treatment, and prevention of mental illness.

Forensic Psychiatry

Deals with the correlation and application of such knowledge to purposes of law.

Mentally Ill Person

As used in Mental Health Act, 1987 means any person who is in need of treatment by reason of any mental disorder other than mental retardation.

Insanity or Unsoundness of Mind

Diseases of the mind which affect the mental status, personality, emotional processes and interaction with social thinks.

COMMON SYMPTOMS ASSOCIATED WITH PSYCHIATRIC DISORDERS

Important symptom or term associated with psychiatric disorder:

1. Affect
2. Confabulation
3. Delusion and delirium
4. Hallucination
5. Illusion
6. Impulse
7. Obsession
8. Intelligence quotient
9. Fugue
10. Lucid interval
11. Neurosis
12. Psychopath
13. Psychosis, etc.

Affect

Outward manifestation of person feelings, tone, mood. It is interchangeable in mood disorder.

Confabulation

There is a pathological loss of memory, e.g., Korsakoff's psychosis, and early stages of dementia; the patient fill the gap with imaginary events, these fabrications are called confabulation.

Delirium

- ❖ Acute confusional state. It may be during high fever, alcohol intoxication or withdrawal, head injury, metabolic upsets or mental stress.
- ❖ It is characterized by clouding of consciousness, disorientation, incoordination and abnormal experiences such as hallucination, delusions and illusions.
- ❖ Patient is impulsive and may commit suicide or some violence, etc.
- ❖ This condition lasts from a few hours to days and weeks. Its varying on degree of recovery.

Delusion

- ❖ It is a false belief in something which is not a fact.
- ❖ It indicates a serious disorder such as schizophrenia or GPI (General Paresis of the Insane).
- ❖ It affects the conduct and action of suffer and may lead him to commit suicide, murder or some other crime.

Type of Delusion-8 (Fig. 24.1)

1. Hypochondriacal:
   - It is common in depression of later life, e.g., the patient believes that he has cancer or some other diseases but it is unrealistic.
2. Delusion of grandeur:
   - It may occur in GPI or mania and schizophrenia.
   - The patient imagines himself to be very rich but in reality, he is very poor. He believes he has divine power, etc.
3. Delusion of poverty
   - Common in depression.
   - The patient states that he has no money and is financially weak.
   - Concern over relatives may lead to beliefs that they are sick or even dead.
4. Nihilistic delusion:
   - In this the patient does not believe that the world is exists, he does not exist, that his body is dead.
5. Delusion of infidelity:
   - Occur in chronic alcoholism and schizophrenia.
   - In this, person thinks that his/her spouse is not loyal to him/her, the patient commit crime in those states.

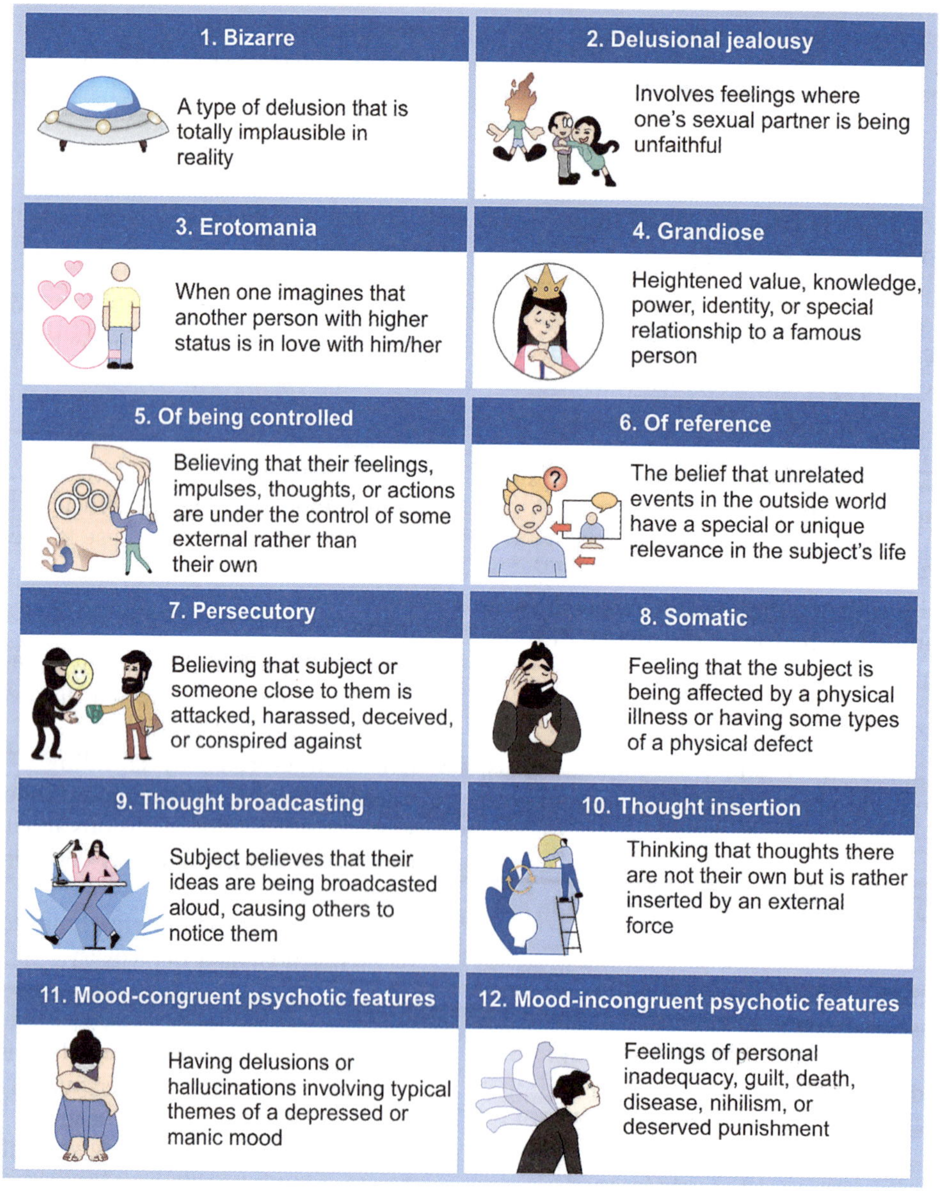

Fig. 24.1

6. Delusion of persecution (paranoid delusion):
   - It occurs in schizophrenia, paranoid states, disorder of mood, e.g., mania or depression, organic syndrome, alcoholic, etc.
   - Patient think that he is going to be poison by his relative and someone is going to rob his properties.
7. Delusion of influence:
   - The patient complains that his thought, feeling and action are controlled by some external power like radio hypnotism, telepathy and he may commit an unlawful act.
   - Paranoid is the term used to describe all delusions of being affected in some harmful.
8. Delusion of reference
   - The patient think that everybody is thinking about him only.
   - This may put him in conflict with the world.

HALLUCINATION

- This means a false perception without a sensory stimulus any sensation may be involved.
- Simple term hallucination means seeing, hearing, smelling, tasting or touching something that is not actually present.

Types

Five types of hallucination **(Fig. 24.2)**.

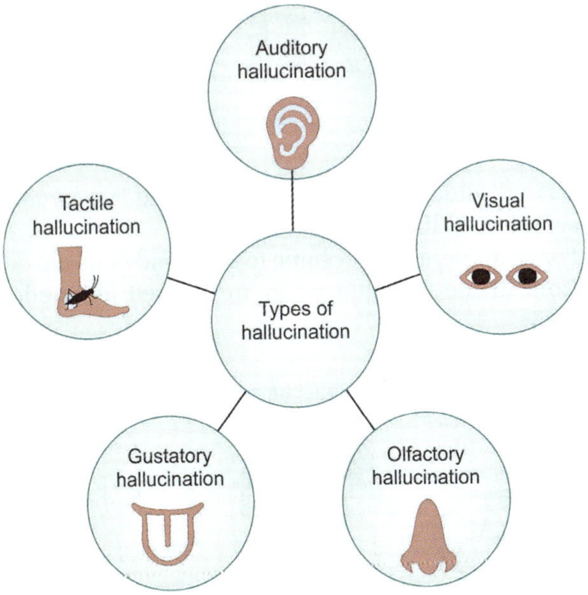

Fig. 24.2

1. Visual hallucination:
   - The patient may see light, images or scenes that are non-existent sights.
   - Common in schizophrenia, epilepsy, and drug withdrawal syndrome.
2. Auditory hallucination:
   - It occurs in schizophrenia and severe depressive disorders.
   - False perception of sound the patient hears voices or sound without any source.
3. Olfactory hallucination/gustatory (taste) hallucination:
   - May occur in schizophrenia and temporal lobe epilepsy.
   - Hallucinations involving smell and taste are quite common.
   - The patient experiences different tastes and smells without any food or drink.
4. Tactile/haptic hallucination:
   - Hallucination of touch the patient experience crawling of insects or rat over his body without any such thing happening in reality.
5. Psychomotor hallucination:
   - It is a feeling of movement of a part of the body in reality there is no movement.

ILLUSION (FIG. 24.3)

- This means a false interpretation of external object or stimulus which has a real existence.
- For example, a rope may be seen as snake at night, a dog for a lion, the stem of a tree on the road side for a ghost.

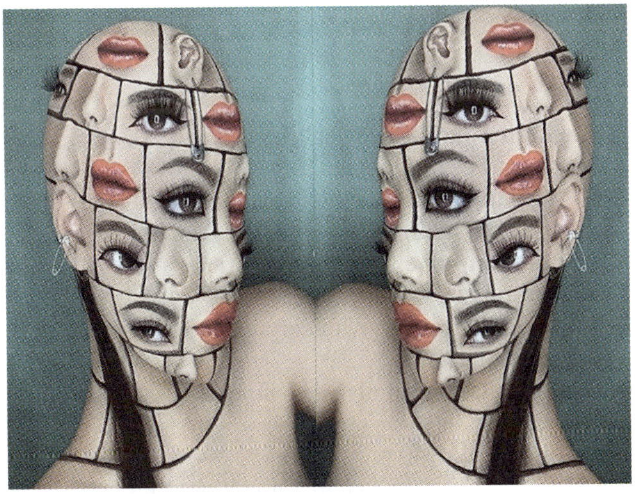

Fig. 24.3: Optical illusion.

Impulse (Fig. 24.4)

- It is a sudden and irresistible force compelling a person to the conscious performance of some act without motive or forethought.

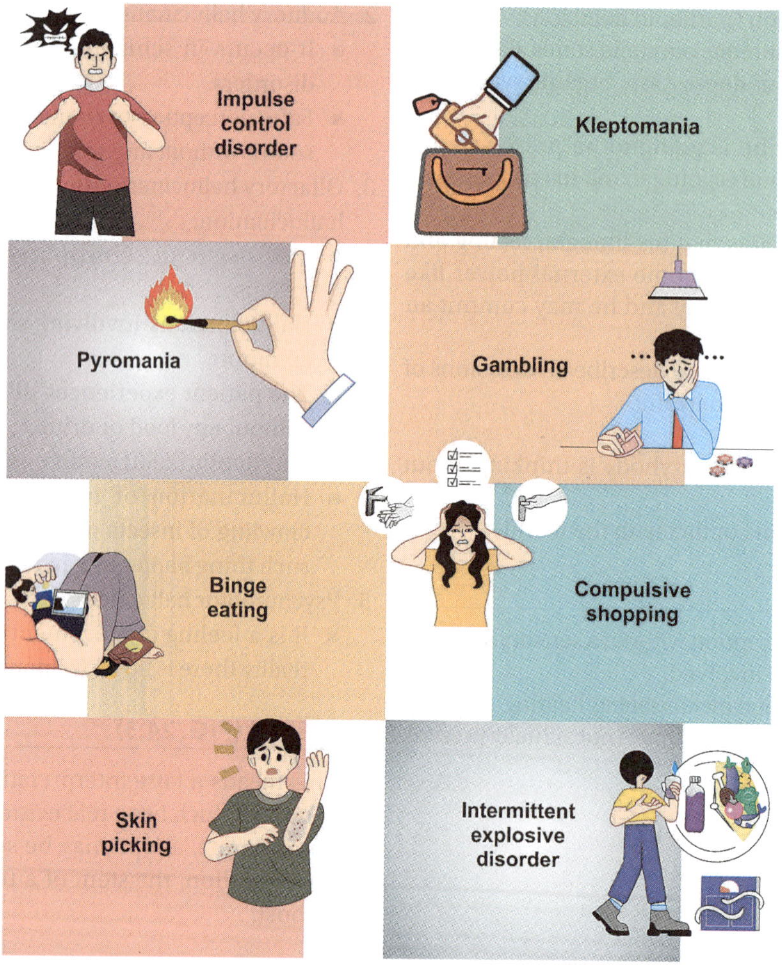

Fig. 24.4: Type of impulse disorder.

Types

1. **Kleptomania**: Pathological compulsion to steal articles which may be little value.
2. **Dipsomania**: Compulsion to alcoholic beverages
3. **Pyromania**: Irresistible desire to set thing on fire.
4. **Suicidal impulse**: Often intoxication, (e.g., LSD) may lead to suicidal impulse.
5. **Homicidal impulse**: With certain chronic intoxication, e.g., cannabis.
6. **Oniomania**: Compulsive desire to shop (shopping addiction)
7. **Multilomania**:
   - Irresistible desire to injury and hurt animals.
   - Usually seen in dementia, acute mania and epilepsy.

Obsession (Fig. 24.5)

- Recurrent idea, thought and emotion that cannot be eliminated from consciousness.
- It is a disorder of content of thought and is regarded as senseless by the patient.
- For example, a person going to sleep and bolts the door from inside but after going to the bed he needs to verify.

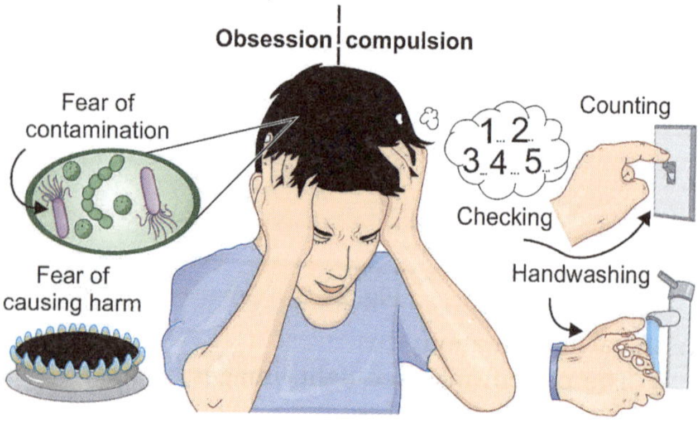

Fig. 24.5

INTELLIGENCE QUOTIENT (I.Q.) (TABLE 24.1)

This means the intellectual capacity of an individual in relation to his chronological age expressed as a%. It is found out by specialized test.

Table 24.1

I.Q.	Status
0 to 20	Idiot
20 to 50	Imbecile
50 to 70	Moron
70 to 90	Dull
90 to 110	Normal
110 to 120	Superior
120 to 140	Very Superior
140 and above	Genius

Fugue

Disturbed consciousness in which person perform acts but he has no recall of it when he recovers, e.g., hysteria, epilepsy.

LUCID INTERVAL

- Lucid-interval:
  - A period in mental disorder during which there is complete disappearance of the symptoms of insanity.
  - During this person behave like a normal person.
  - If a person commits crime during lucid-interval, such person is legally responsible for his act, e.g., mania, head injury.

Neurosis: The patient suffers from intellectual or emotional disorder but does not lose touch with reality.

Psychosis

- The disorder is characterized by withdrawal from reality and lives in the world of fantasy.
- It is characterized by lack of empathy and attachment with others, poor impulse control, failure to learn from experience of punishment and lack of normal conscience.

Differentiation between True and Feigned Insanity (Table 24.2)

Table 24.2

S. No.	Feature	True insanity	Feigned insanity
1.	Onset	Develops gradually	Appears suddenly
2.	Motive	Absent	Usually present, e.g., linked to a crime
3.	Predisposing factors	Often present (e.g., family history of insanity)	Absent
4.	Signs and symptoms	Consistent and specific to a known type of insanity	Vague, exaggerated, and not aligned with any specific disorder
5.	Activity	Indifferent to observation, behaves naturally	Behavior changes when observed, exaggerated responses
6.	Mood	Can be excited, depressed, or fluctuating	Overacts to display abnormal mood
7.	Facial expression	Vacant, agitated, or worried look	Expressions seem voluntary, exaggerated, and inconsistent
8.	Insomnia	Persistent	Cannot maintain, sleeps well after a couple of days
9.	Exertion tolerance	Can endure fatigue, hunger, and sleep deprivation for days	Unable to sustain exertion, breaks down after a short time
10.	Habits	Unhygienic, dirty, and unkempt	Maintains cleanliness
11.	Dressing style	Carelessly dressed	Dresses appropriately
12.	Skin and lips	Dry, rough, and unclean	Normal
13.	Tongue	Coated	Clean
14.	Response to re-examination	Indifferent	Becomes resentful, fears being caught

Schizophrenia (Fig. 24.6)

- A mental disorder with significant impairments in reality testing and behavior.
- Best prognosis with **acute onset**; commonly affects **late adolescence to early adulthood**.

Clinical Features

Thought and Speech Disorders (Hallmark Features)

- **Autistic thinking**: Narcissistic, egocentric, detached from reality.

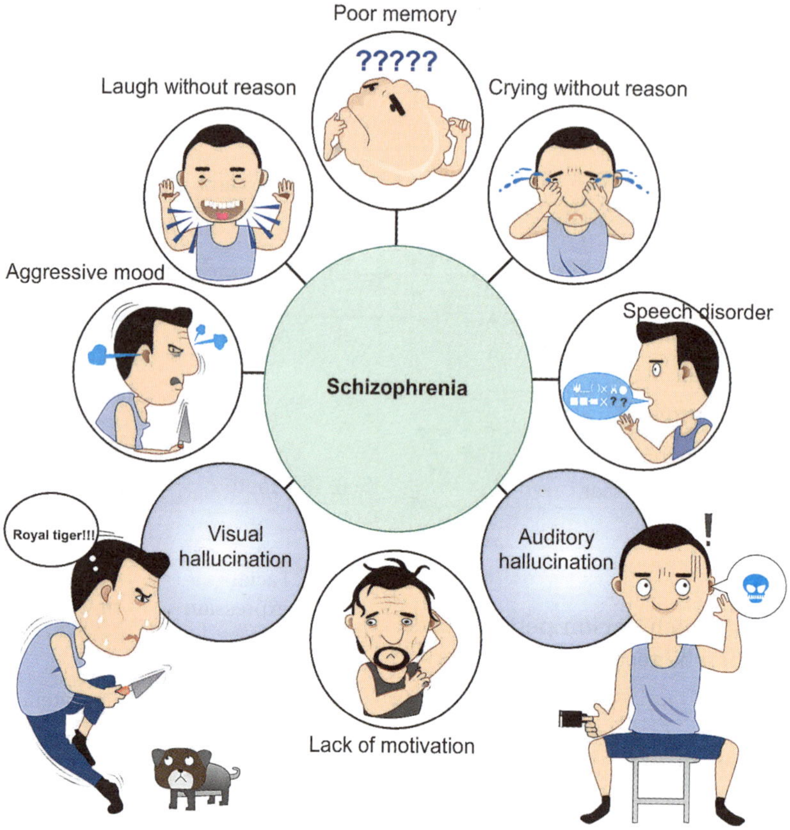

Fig. 24.6

- **Thought blocking**: Sudden interruption in speech before completion.
- **Loosening of associations and incoherence**: Disorganized speech.
- **Neologisms**: Creation of new, meaningless words (e.g., "head shoe" for hat).
- **Delusions**: Common types include **persecution, reference, grandeur, influence, and hypochondriacal.**
- **Other speech abnormalities**:
  - **Mutism**: Absence of speech.
  - **Poverty of speech**: Limited speech production.
  - **Echolalia**: Repetition of examiner's words.
  - **Perseveration**: Repeated use of specific words/concepts.
  - **Verbigeration**: Meaningless repetition of words/phrases.

Perception Disorders

Hallucinations (most common: auditory), often accompanied by visual hallucinations.

Affective Disorders

- **Apathy** (lack of interest/emotion).
- **Emotional blunting** (reduced emotional response).
- **Anhedonia** (loss of pleasure/withdrawal from social activities).

Classification (ICD-11 and DSM-5)

- **Subtypes (e.g., paranoid, catatonic) are no longer used.**
- Based on illness course:
  - **First-episode schizophrenia**: Meets diagnostic criteria but no previous episodes.
  - Multiple-episode schizophrenia: Recurrent episodes meeting diagnostic criteria.
  - Continuous schizophrenia: Symptoms persist for ≥1 year

Causes of Mental Illness

Genetic Factors

- Specific gene abnormalities.
- Chromosomal anomalies.
- Biochemical or endocrine imbalances.

Constitutional Factors

- Physique and body structure.
- Autonomic nervous system reactivity.
- Personality traits and temperament.

Physical Factors

- Infections.
- Intoxicants and poisons.
- Physical injuries.
- Malnutrition.
- Anoxia (lack of oxygen supply).

Psychological Factors

- Environmental influences.
- Early childhood upbringing.
- Mental conflicts.
- Financial stress.
- Psychological stress.

Diagnosis of Mental Illness

- Early-stage diagnosis is challenging as behavior may appear normal.
- **Key factors to consider:**
  - Family history of mental illness.
  - Personal history (lifestyle, past experiences).
  - Physical examination for underlying conditions.
  - Mental condition assessment (behavior, cognition, emotions).
  - Other possible examinations from external sources.
  - Laboratory investigations (if needed).

CIVIL AND CRIMINAL RESPONSIBILITIES OF A MENTALLY ILL PERSON (TABLE 24.3)

Table 24.3

Aspect	Details
Definition of legal responsibility	A person is liable for their actions or omissions. If these violate the law, they may face punishment. Every adult is presumed mentally sound unless proven otherwise.
Civil responsibility	Applicable in the following cases:
• Property management	Courts may appoint a guardian for the mentally ill. A manager can handle financial matters, and assets may be sold to settle debts. Only legally competent individuals can transfer property.
• Contracts	A contract is invalid if a person was mentally incapable at the time of agreement. However, contracts made during lucid intervals remain valid.
• Marriage and divorce	• Hindu marriage act: Marriage is void if a person was incapable of consent due to mental illness. • Muslim marriage act: A woman can seek divorce within 2 years if the husband is insane. A man can divorce by saying *Talaq* three times.
• Adoption	The Hindu Adoption and Maintenance Act prohibits mentally ill parents from adopting or giving a child for adoption.
• Competency as a witness	As per Sec. 124 BSA (118 IEA), a mentally ill person cannot testify if unable to understand questions or provide rational answers.
• Validity of consent	Consent given by an insane or intoxicated person is invalid if they cannot understand the consequences (Sec. 28 BNS/90 IPC).
• Testamentary capacity (making a will)	A person must have a sound mind to create a will. A doctor's certification is required.
Criminal responsibility	Sec. 22 BNS (84 IPC) states: An act is not an offense if the person, due to mental illness, is unable to: • Understand the nature of the act • Recognize that it is wrong or illegal
McNaughten Rule (1843)	Case of Daniel McNaughten: • Suffered from delusions of persecution and mistakenly killed an official. • Court ruled him not guilty due to insanity. • Led to the McNaughten Rules, establishing legal guidelines for criminal responsibility of the mentally ill.

MENTAL HEALTH ACT (MHA)

Mental Healthcare Act, 2017

The Mental Healthcare Act, 2017, enacted in April 2017, superseded the Mental Health Act, 1987. It aims to provide mental healthcare services and protect the rights of individuals with mental illness.

Mental health-related definitions:

- Mental illness: A disorder affecting thinking, mood, perception, orientation, or memory, impairing judgment, behavior, or daily functioning. It includes conditions associated with substance abuse but excludes mental retardation.
- **Mental healthcare**: Diagnosis, treatment, care, and rehabilitation of mental illness.
- **Mental health establishment:** Any institution (governmental, private, or trust-based) providing mental healthcare services.
- **Independent patient admission:** Admission of a mentally ill person who can make decisions or requires minimal support.

Decriminalization of Suicide Attempt

The act decriminalizes suicide attempts (Sec. 115), recognizing them as actions under severe stress. It mandates government intervention for treatment and rehabilitation.

Previously, under IPC Sec. 309, such attempts were punishable by up to 1 year of imprisonment or fine.

Advance Directive

- Any legally competent person can draft an advance directive specifying preferred treatment options and appointing a representative to make decisions if they lose decision-making capacity.
- Medical professionals must adhere to this directive unless overridden by the Mental Healthcare Board. Advance directives do not apply in emergencies.

Decision-Making Capacity

- Individuals with mental illness are presumed capable of making healthcare decisions if they can:
- Understand relevant information.
- Assess consequences of their decisions.
- Communicate their decision effectively.

Rights of Persons with Mental Illness

- The act safeguards the rights of mentally ill individuals, ensuring non-discriminatory healthcare access.
- Insurers must provide coverage for mental illness on par with physical illnesses.
- Confidentiality of personal health information is protected, and children under three should not be separated from mothers receiving treatment.

Informed Consent

Treatment Requires

- The patient's informed consent.
- Adherence to an advance directive, if available.
- Support from a nominated representative (subject to review every 7 days).

Voluntary and Supported Admission

- Voluntary admission: Adults who perceive a need for treatment may seek admission.
- Supported admission (up to 30 days): Admission upon a representative's application, following independent evaluations by two mental health professionals.
- Extended admission (beyond 30 days): Requires certification from two psychiatrists that continued admission is the least restrictive option.

Magistrate-Ordered Admission

A magistrate may order assessment or admission of a mentally ill individual for up to 10 days. A medical report must be submitted upon completion.

Police Responsibilities

Police must protect and transfer mentally ill individuals found wandering or posing a danger to a healthcare facility within 24 hours. They must not be detained in a police lock-up.

Emergency Treatment

- Immediate medical intervention is permitted to prevent death, serious harm, or property damage.
- Electroconvulsive therapy (ECT) is prohibited as an emergency measure.
- Emergency treatment is limited to 72 hours, extendable to 7 days in disaster situations.

Prohibited Procedures

- ECT without anesthesia or muscle relaxants.
- ECT for minors (permitted only with guardian consent and board approval).
- Sterilization as a mental illness treatment.
- Physical chaining in any form.

Restraint and Isolation

- Solitary confinement is prohibited.
- Physical restraint is permissible only to prevent immediate harm and must be authorized by a psychiatrist.
- Restraint usage must be documented, and the guardian informed within 24 hours.

Registration of Mental Health Establishments

Operating a mental health facility requires registration under this Act.

Offenses and Penalties

- Unregistered establishment: Fine ranging from ₹5,000 to ₹5,00,000 based on the number of violations.
- Unauthorized practice: Fine of ₹25,000 for professionals working in unregistered establishments.
- General violations: Imprisonment up to 6 months and/or a fine up to ₹10,000 for first offenses; up to 2 years and a fine of ₹50,000–₹5,00,000 for repeat offenses.

QUESTION FROM THE UNIT

- Describe the symptoms commonly associated with psychiatric disorders and the significance of lucid interval
- Describe the civil and criminal responsibilities of a mentally ill person.
- Describe the Mental Health Act.

MULTIPLE CHOICE QUESTIONS

Q1. Which of the following is NOT a common symptom of psychiatric disorders?
A. Hallucinations
B. Delusions
C. Fever
D. Disorganized speech
Answer: C. Fever

Q2. Which type of hallucination is most common in psychiatric disorders?
A. Visual
B. Auditory
C. Tactile
D. Olfactory
Answer: B. Auditory

Q3 What is a lucid interval?
A. Period of unconsciousness between two mental episodes
B. Period of temporary sanity between two episodes of insanity
C. Sleep in mentally ill patients
D. Time of psychosis
Answer: B. Period of temporary sanity between two episodes of insanity

Q4. Lucid interval is classically seen in:
A. Depression
B. Mania
C. Epidural hematoma (in head injury)
D. Schizophrenia
Answer: C. Epidural hematoma (in head injury)

Q5. Under which section of Bharatiya Nyaya Sanhita (BNS) is criminal responsibility of mentally ill person discussed?
A. Section 83 IPC
B. Section 92 IPC
C. Section 367 BNS
D. Section 84 IPC
Answer: C. Section 367 BNS

Q6. According to the legal provision, a mentally ill person:
A. Can be held fully responsible for all acts
B. Is never responsible for any act
C. Is not responsible if incapable of understanding the nature of the act
D. Must be given capital punishment
Answer: C. Is not responsible if incapable of understanding the nature of the act

Q7. Mental Health Care Act (MHCA) 2017 replaced which of the following acts?
A. Indian Lunacy Act 1912
B. Mental Health Act 1987
C. Juvenile Justice Act
D. POCSO Act
Answer: B. Mental Health Act 1987

Q8. Under MHCA 2017, a mentally ill person has the right to:
A. Refuse treatment
B. Be chained during treatment
C. Be isolated without review
D. None of the above
Answer: A. Refuse treatment

Q9. Advance directive in MHCA 2017 means:
A. Medical insurance for mentally ill
B. Written instructions by a person on how they wish to be treated during mental illness
C. Court order for hospital admission
D. None of the above
Answer: B. Written instructions by a person on how they wish to be treated during mental illness

Q10. Which of the following is the authority under MHCA 2017 for reviewing admissions and treatment?
A. CBI
B. Mental Health Review Board (MHRB)
C. NHRC
D. Supreme Court
Answer: B. Mental Health Review Board (MHRB)

25 UNIT

Forensic Science Laboratory

LEARNING OBJECTIVES

- Hierarchy and major divisions of forensic lab services
- Newer techniques and recent advances—polygraphy, narcoanalysis, DNA profiling
  (Lecture :1 hour, Nonlecture: 0 hours)

HIERARCHY AND MAJOR DIVISIONS OF FORENSIC LAB SERVICES

- Forensic science laboratory is specialized, multidimensional, scientific department to provide scientific support and services to the investigation of crime.
- The Central Forensic Science Laboratory (CFSL) is a wing of the Ministry of Home Affairs, which fulfills the forensic requirement of law.
- India has seven CFSLs located in Hyderabad, Kolkata, Chandigarh, New Delhi, Guwahati, Bhopal and Pune.
- CFSL Kolkata is the oldest FSL in India and is center of excellence (COE) in biological sciences.
- CFSL Hyderabad is COE in chemical science and CFSL Chandigarh is COE in physical science.
- Forensic pathology is a specialized branch dealing with medicolegal investigation of death. It involves examination and evaluation of physical evidence, trace evidence. ballistics, and voice analysis, as and when needed.

Structure of FSL

The FSL is a tiered organization working together as a unit to serve a common purpose.

Director

- **Support Services**
  - Admin DD
  - Accounts Officer
  - Office Superintendent
- **Quality Management**
  - Quality Manager
  - Deputy Quality Manager
  - Proficiency Testing Officer
  - Calibration Officer
  - Health and Safety Manager
  - Training Manager
  - Security Officer
- **Technical Operation**
  - TM Chemistry (DD)
  - TM Biology (DD)
  - TM DNA (DD)
  - TM Documents (DD)
  - TM CFU (AD)
  - TM Photo (AD)
  - TM Physics (AD)
  - TM Ballistics (DD)
  - TM Lie Detection (SSO)

Term full form

DD—Deputy Director

TM—Technical Manager

AD—Assistant Director

SSO—Senior Scientific officer.

Department Divisions of FSL

The specialized work of FSL is carried under 5 basic divisions:

1. Chemical science
2. Physical science
3. Biological science
4. Documents divisions
5. Forensic psychology division

1. *Chemical Division*

- Carries out chemical analysis of viscera, narcotics and psychotropic substance remnants.

- Inflammable substance traces in case of erosive and corrosive chemical in case vitriolage.

Toxicology unit comes in the direction. Identification of Various narcotic substance

- Volatile and nonvolatile poisons.
- Toxins of poisonous plant and animals.
- Therapeutic drugs, insecticides, organophosphorus compounds is done in this division.

2. Physical Division

This includes:

- **Ballistic division:** Has facilities for the examination of a variety of firearms and cartridges to ascertain their make, model, working condition, caliber, reconstruction crime scene regarding usage of firearms.
- **Physics division:**
  - Analysis of materials such as cement, sand, mortar, bricks, etc.
  - A examination of paints in hit and run cases.
  - Wire in fire, explosions, etc., fibers, clothes, ropes, metals
  - They also undertake examination of cases related to audiovideo tapes authentication and speaker identification.
  - They also analyses photographs.

3. Biological Divisions

- They examine biological fluids, skeletal remnants diatoms, hair, seeds, maggots, vegetables, fibers, wood, etc.
- They also examine blood, semen, saliva, DNA, typing in criminal and disputed paternity and maternity cases.

4. Document Divisions

- This division work in case of handwriting identification, verifying signatures, stamps, seals, age of documents and their validity.
- It also detects erasure, over-lapping, additions, etc., in bank documents, wells, legal agreements.
- They also study skin tattoos.
- They also analysis computers related crime, retrieving data from hard disks, mobile phones, camera etc.

5. Forensic Psychology Division

- This divisions combines two disciplines psychology and forensic for the benefit of law.
- This involves studying psychological behavioral patterns to assess mental aptitude for bringing justice.
- This includes lie-detection, be behavioral pattern studies, etc.

Mode of Work of FSL

- **Reconstruction:**
  - Reconstruction or putting the pieces of evidence together to establish crime or relate a person to the crime.
- **Corpus delicti:**
  - It is proving the body or essence of the crime, e.g., finding a particular substance on the body of a handler/carrier alleged to carry a contraband drug.
- **Connective- disconnection mode:**
  - Finding a substance in possession of the alleged offender which is same as the evidence found at the crime scene connects the two and established role in crime.
- **Locard's Principle of exchange:**
  - According to this principle when two bodies/objects. come in contact, there is always transfer of some part of one to another, e.g., body fluids, hair in case of sexual assault.

NEWER TECHNIQUES AND RECENT ADVANCES-POLYGRAPHY, NARCOANALYSIS, DNA PROFILING

Polygraph (Lie Detector)

Definition

- A polygraph, commonly called a lie detector, continuously records multiple physiological responses such as blood pressure, heart rate, respiration, and electrodermal activity while a person answers a series of questions.
- These measurements are believed to indicate anxiety due to sympathetic nervous system activation, which is associated with deception.
- However, anxiety from other factors can lead to unreliable results.
- The polygraph test is also referred to as Psychophysiological Detection of Deception (PDD) examination.

Invention

The polygraph was invented in 1921 by John Augustus Larson.

Procedure

- Two primary techniques are used in polygraph testing:
  1. Relevant/Irrelevant Technique (RIT)
  2. Control Question Technique (CQT)
- The test begins with a pre-test interview to collect background information, which helps in formulating control questions (CQ).

Questions are Categorized into Three Types

1. Irrelevant (IR) – neutral questions
2. Probable-lie control questions (CQ) – expected to elicit false answers
3. Relevant questions (RQ) – the main focus of the test

These question types are alternated throughout the test.

Accuracy

- Examiners claim a 90% accuracy rate.
- Errors are more likely to be false negatives (a deceptive person is classified as truthful) rather than false positives.

Uses of Polygraph

- **Criminal investigations:** Commonly used by police, especially in sexual assault cases, to eliminate suspects and clear innocent individuals.
- **National security:** Helps in security screening to identify potential threats.
- **Government employee screening:** Used to vet employees in government agencies.
- **Pre-employment screening:** Applied in hiring processes for law enforcement and national security agencies.

Narco-Analysis

Definition

Narco-analysis is a scientific procedure used to extract information from an individual while they are in a sleep-like state.

Principle

- The process is based on the effect of biochemical substances on the body's natural functions.
  - People can lie using their imagination.
  - During the test, the subject's imagination is suppressed by inducing a semi-conscious state.
  - In this state, the person finds it difficult to lie and can only respond with facts they already know.
  - The subject cannot speak voluntarily but can answer simple, specific questions.
  - Investigators attempt to extract probative truth about a crime while the subject is in this trance-like state.

Procedure

- The subject is placed in a hypnotic or trance-like state by administering:
  - Sodium amytal or thiopentone sodium (also called "truth drug" or "truth serum") 2.5–5% solution via slow IV injection.

Alternative Methods

- **Scopolamine hydrobromide:**
  - 0.5 mg injected subcutaneously, followed by 0.25 mg every 20 minutes (3–6 doses) until the subject reaches a state where questioning is effective.
- **Other drug combinations:**
  - 100 mg secobarbital sodium, 15 mg morphine, and 0.5 mg scopolamine hydrobromide intravenously.
- **Dosage considerations:**
  - The dose depends on the person's age, sex, health, and physical condition.
  - Incorrect dosing may lead to coma or even death.

Team Required for the Test

- A specialized team conducts the narco-analysis test, including:
  - Anesthetist
  - Psychiatrist
  - Clinical/forensic psychologist
  - Audio-videographer
  - Nursing Staff
- The forensic psychologist prepares a detailed report based on the recorded revelations (audio and video).

Uses of Narco-Analysis

- Criminal investigations:
  - Helps investigators verify findings and determine whether a suspect is telling the truth.
- Speech recovery:
  - Used to restore speech in mute individuals.
- Memory revival:
  - Assists in regaining lost memories in amnesia patients.
- Psychological therapy:
  - Helps express repressed thoughts or unresolved conflicts.

Legal Aspects

- Supreme Court ruling:
  - Deception detection tests (including narco-analysis, polygraph tests, and brain mapping) cannot be conducted without an individual's consent.
  - If a person agrees to the test, the information obtained can be used for further investigation, but cannot be used as evidence in court.
- Legal restrictions:
  - Narco-analysis is considered unconstitutional and illegal.
  - As per Article 20(3) of the Indian Constitution, no accused person can be forced to testify against themselves.
  - A suspect cannot be compelled to recall and disclose information that may incriminate them in a crime.

DNA Profiling- also refer UNIT -18 for this.

- The DNA molecules are present in chromosomes (about 99%), and mitochondria (1%). They are very long.
- DNA in a human cell is about 1 metre chain, and is composed of about 500 crore subunits—called as nucleotides.

- Which is made up of deoxyribose sugar and phosphate molecules that are twisted into a double helix and joined by links of adenine, thymine, guanine, and cytosine, which are heterocyclic bases.
- The DNA chains are thus in pairs of two strands of polynucleotides (double helix).
- The DNA strands split during the development of spermatozoa and ova, and as a result of fertilization, each parent contributes an element to the baby. When the nucleotide sequences of two cells match, it indicates that the two are from the same individual.
- The technique is known as DNA fingerprinting since each person's DNA print is as unique as their fingerprints.
- Alec Jeffreys made the discovery (1984). Uniovular twins, however, share the same sequence.
- The polymerase chain reaction (PCR) technique can be used to enhance the amount of DNA chain that is accessible from a cell when it is in modest amounts.

Source: Nucleated cells from blood, semen, vaginal epithelium, tooth pulp, bone marrow, hair roots, muscles, skin and mucous membrane, etc. Material should be dry, and if liquid—it should be frozen.

QUESTION FROM THE UNIT

- Hierarchy and major divisions of forensic lab services.
- Newer techniques and recent advances - polygraphy, narcoanalysis, DNA profiling

MULTIPLE CHOICE QUESTIONS

Q1. Which of the following is the highest forensic laboratory at the national level in India?

A. Regional Forensic Science Laboratory (RFSL)
B. State Forensic Science Laboratory (SFSL)
C. Central Forensic Science Laboratory (CFSL)
D. District Forensic Science Laboratory

Answer: C. Central Forensic Science Laboratory (CFSL)
Explanation: CFSLs operate under the Directorate of Forensic Science Services, Ministry of Home Affairs.

Q2. The Regional Forensic Science Laboratory works at which level?

A. National Level B. State Level
C. District Level D. Zonal Level

Answer: D. Zonal Level

Q3. Which of the following is NOT a division of Forensic Science Laboratories (FSL)?

A. Biology Division
B. Physics Division
C. Firearms Division
D. Orthopedics Division

Answer: D. Orthopedics Division
Explanation: Orthopedics is not a forensic lab division.

Q4. Toxicology section of FSL deals with the analysis of:

A. Explosives
B. Biological samples for poisons
C. Cyber crimes
D. Digital evidence

Answer: B. Biological samples for poisons

Q5. Polygraph test is commonly known as:

A. Brain Mapping
B. Lie Detector Test
C. DNA Fingerprinting
D. Voice Analysis

Answer: B. Lie Detector Test

Q6. Narcoanalysis is also known as:

A. Truth Serum Test
B. Fingerprint Test
C. Brain Fingerprinting
D. None of the above

Answer: A. Truth Serum Test
Explanation: Involves the use of drugs like sodium pentothal.

Q7. DNA profiling is based on the principle of:

A. Blood group matching
B. Fingerprint analysis
C. Individual-specific genetic sequences
D. Polygraph analysis

Answer: C. Individual-specific genetic sequences

Q8. Which of the following Acts regulates the use of DNA technology in India?

A. IPC Section 302
B. DNA Technology (Use and Application) Regulation Bill, 2019
C. Medical Termination of Pregnancy Act
D. Indian Evidence Act, 1872

Answer: B. DNA Technology (Use and Application) Regulation Bill, 2019

Q9. DNA fingerprinting was first introduced in India in which case?

A. Nirbhaya Case
B. Priyadarshini Mattoo Case
C. Rajiv Gandhi Assassination
D. Bhanwari Devi Case

Answer: C. Rajiv Gandhi Assassination

Q10. What is the admissibility of polygraph and narcoanalysis as per law?

A. Fully admissible
B. Conditionally admissible with consent (Selvi v. State of Karnataka, SC Verdict)
C. Never admissible
D. Only admissible in NDPS cases

Answer: B. Conditionally admissible with consent (Selvi v. State of Karnataka, SC Verdict)

26

UNIT

Laws, Acts, Rules and Regulations

LEARNING OBJECTIVES

- Clinical establishments act
- State AYUSH registration board rules and regulations
- Medicare service persons and medicare service institutions (prevention of violence and damage or loss to property) act, 2008
- Drugs and cosmetics act and rules – schedules related to poison
- The occupational safety, health and working conditions code, 2020
- Employees state insurance act, 1948
- Rights of person with disability act, 2016

(Lecture: 3 hours, Nonlecture: 2 hours)

CLINICAL ESTABLISHMENTS ACT

The Clinical Establishments (Registration and Regulation) Act, 2010 is an Indian legislation enacted to provide for the registration and regulation of clinical establishments in the country, aiming to ensure minimum standards of facilities and services.

Objectives

- **Standardization:** Establish uniform standards for all clinical establishments to ensure quality healthcare services.
- **Registration:** Mandate the registration of all clinical establishments, including hospitals, maternity homes, nursing homes, dispensaries, clinics, sanatoriums, and laboratories, across both public and private sectors.
- **Transparency:** Ensure that information on the services provided by clinical establishments is available to the public.

Applicability

- Initially, the Act, was applicable to the states of Arunachal Pradesh, Himachal Pradesh, Mizoram, and Sikkim, along with all Union Territories except the National Capital Territory of Delhi.
- Other states can adopt the Act, by passing a resolution in their respective legislative assemblies. As of March 2018, states like Uttar Pradesh, Uttarakhand, Rajasthan, Bihar, Jharkhand, Assam, and Haryana have adopted the act.

Features

- **Mandatory registration:** All clinical establishments are required to register to operate legally. This includes entities from both therapeutic and diagnostic sectors, belonging to all recognized systems of medicine, including AYUSH (ayurveda, yoga and naturopathy, unani, siddha, and homeopathy).
- **Minimum standards:** The act, prescribes minimum standards for facilities and services, ensuring that establishments maintain a certain level of quality in healthcare delivery.
- **Penalties for von-compliance:** Operating without registration or failing to meet the prescribed standards can result in penalties, including fines and potential closure of the establishment.
- **National and state councils:** The act, provides for the establishment of national and state councils to oversee the implementation and adherence to the standards and regulations.

Implementation in States

- While the act, sets a national framework, healthcare being a state subject means that individual states have the discretion to adopt and implement the act.
- For instance, Haryana adopted the act, in 2018 to regulate clinical establishments within the state.

Relevance to AYUSH Practitioners

- Practitioners of AYUSH systems are also required to register their establishments under this act.

- This ensures that traditional and alternative medicine practices adhere to standardized norms, promoting safety and efficacy in treatments.

Penalties Under the Act (Table 26.1)

No imprisonment under this Act Monetary penalties: ₹10,000 to 5 lakh; depends on size, category, type and local conditions.

Table 26.1

Offence	Penalty in rupees up to
	First offence
Running clinical establishment without registration	50,000
Contravention of any other provision of the, act	10,000
Whoever knowingly serves in an unregistered clinical establishment	25,000
Minor deficiencies which do not pose imminent danger	10,000

STATE AYUSH REGISTRATION BOARD RULES AND REGULATIONS

- The rules and regulations governing AYUSH (Ayurveda, Yoga and Naturopathy, Unani, Siddha, and Homeopathy) registration boards in India are primarily outlined in the "Board of Ethics and Registration, Regulation, 2022" by the National Commission for Indian System of Medicine (NCISM).
- These regulations establish standards for professional conduct, registration procedures, and the maintenance of medical records for practitioners.

Provisions Include

- **Display of registration certificate and number:** Practitioners must prominently display their registration certificates in their clinics and include their registration numbers on all prescriptions, certificates, and receipts.
- **Use of generic names of drugs:** Practitioners are encouraged to prescribe drugs using their generic names to promote rational drug use.
- **Maintenance of medical records:** Practitioners are required to maintain patient medical records for a minimum of 3 years from the start of treatment. Upon request, these records should be provided to the patient or authorized entities within 72 hours.
- **Renewal of registration:** Registrations must be renewed every 5 years. Practitioners aged 70 and above are required to submit an annual life certificate for renewal.
- **Continuing Medical Education (CME):** Practitioners are mandated to accumulate at least 50 credit points through CME activities every 5 years to qualify for registration renewal.
- **Reporting of disciplinary actions:** State councils are obligated to report any disciplinary actions taken against practitioners to the NCISM in real-time.

MEDICARE SERVICE PERSONS AND MEDICARE SERVICE INSTITUTIONS (PREVENTION OF VIOLENCE AND DAMAGE OR LOSS TO PROPERTY) ACT, 2008

In order to protect medical personnel and facilities from harm and property loss, the medicare Service Persons and Medicare Service Institutions (Prevention of Violence and Damage or Loss to Property) Act, 2008 was implemented in India.

Protection for Healthcare Facilities and Medical Professionals

- The Act protects physicians, nurses, paramedics, and other healthcare professionals while they are on the job.
- Hospitals, assisted living facilities, clinics, and other medical facilities are likewise protected from destruction and vandalism. An explanation of violence.

Violence

- It is defined by this statute as any act that prevents healthcare workers from performing their jobs, including verbal abuse, threats, physical assault, and intimidation.
- It also includes coverage for infrastructure, equipment, and medical facility destruction or damage.

Penalties and Legal Effects

Imprisonment

Those convicted of violent crimes against medical personnel might spend up to 3 years behind bars.

Monetary Fine

Offenders may be subject to a fine of up to ₹50,000.

Compensation for Damages

The defendant is also responsible for covering any costs associated with the hospital's property damage.

Non-bailable and Recognizable Offense

These offenses are classified by the law as cognizable and nonbailable, which gives law enforcement the authority to detain criminals without a warrant.

States' Implementation

This Act has been implemented in a number of states, including Kerala, Karnataka, Maharashtra, and others, with the required adjustments made to meet their local needs.

Importance of the Act

Growing Violence Incidents

The Act acts as a safeguard as patient complaints have led to an increase in assaults on medical personnel.

Providing a Secure Workplace

This regulation contributes to the creation of a safe and comfortable environment for healthcare professionals by prohibiting violence.

Legal Disincentives

Tough legal repercussions serve as a deterrent to hostile conduct toward healthcare providers and facilities.

Restrictions and Opportunities for Development

- **Poor implementation:** Inadequate enforcement measures allow attacks against medical professionals and hospital employees to persist despite the law's existence.
- **Lack of public awareness:** Many people, especially those in the medical field, are not aware of their legal rights.
- **Legislation needs strengthening:** Medical groups have demanded increased law enforcement, better hospital security, and harsher fines.

DRUGS AND COSMETICS ACT AND RULES – SCHEDULES RELATED TO POISON

The Drugs and Cosmetics Act, 1940, along with its associated Rules, regulates the import, manufacture, distribution, and sale of drugs and cosmetics in India. Certain schedules under this Act deal specifically with poisons to ensure their proper handling, sale, and control.

Poison-Related Schedules

Schedule E1

- Lists chemicals that are dangerous and have plant and animal origins. Includes heavy metals, dangerous alkaloids, and certain plant-based extracts that need to be strictly regulated.
- These drugs need to be marked "Poison" and used under a doctor's supervision.

Schedule G

- Includes a list of medications that should only be taken under a doctor's supervision.
- The warning label for certain medications must include, "Caution: This."

Schedule H

- Identifies medications that require a prescription from a doctor in order to be marketed.
- Many of these medications need to be dispensed carefully since they contain strong or harmful ingredients.
- The following is the caution on these medications: "To be sold by retail on the prescription of a Registered Medical Practitioner only."

Schedule H1

Implemented in order to enforce more stringent regulations on specific pharmaceuticals, such as antibiotics or drugs that might lead to addiction.

Schedule X

- Includes medicines like opioids and psychotropics that are extremely addictive and can lead to habit formation.
- Special permits are needed to manufacture and sell certain medications.
- Records must be kept for 2 years under a double prescription system.

Importance of These Timetables

- Make ensuring that toxic or dangerous medications are used and sold safely.
- Prevent illicit distribution, self-medication, and abuse.
- Control the production, distribution, and storage of hazardous materials to safeguard the public's health.

The Occupational Safety, Health and Working Conditions Code, 2020

- In order to simplify and combine many labor regulations pertaining to worker welfare, health, and safety in India, the Occupational Safety, Health, and Working Conditions Code, 2020 was passed.
- Thirteen current labor laws are superseded by this code, including the Factories Act of 1948, the Mines Act of 1952, and the Contract Labor (Regulation and Abolition) Act, of 1970.

The Code's Purpose

The OSHWC Code's main objective is to:

Make sure that every employee has a safe and healthy workplace. Establish uniform rules for various businesses.

Relevance

- ❖ Applies to all factories with 20 or more employees as well as businesses with 10 or more employees.
- ❖ Covers all workers, including gig/platform workers, contract workers, migrant workers from other states, and workers in buildings and construction.

Important Sections of the Code

- ❖ Health and safety measures
- ❖ Employers are in charge of making sure that there is a safe workplace, good air, clean drinking water, and sanitary services.
- ❖ Hazardous businesses are subject to special regulations that require risk assessments and recurring medical examinations.

Hours of Employment and Welfare Programs

- ❖ There is a maximum of 8 hours of labor every day.
- ❖ Wages for overtime must be paid at twice the regular rate.
- ❖ Employees are entitled to rest breaks, yearly leave, and other benefits.

Control of Contract and Migrant Employees

- ❖ Contract workers must be registered and receive social security benefits from their employers.
- ❖ Workers who are migrants are eligible to housing benefits, medical care, and travel allowances.

Employment of Women and Night Shifts

- ❖ Women are allowed to work in all establishments, including hazardous industries, provided safety measures are in place.
- ❖ Women can work night shifts (between 7 PM to 6 AM) with their consent and adequate security.

Inter-State Migrant Workers' Employment

- ❖ Protects migratory workers who are traveling across states in search of jobs.
- ❖ Offers free medical examinations, lodging, and travel expenses.

Penalties for Failure to Comply

Employers may be fined up to ₹2 lakh for common infractions. A maximum sentence of 3 years in jail for major safety violations that cause injury to employees.

Importance of the Code

- ❖ Unifies several legislations into a single framework, simplifying labor rules.
- ❖ Simplifies labor rules by combining several legislation into a single structure.
- ❖ Encourages industry-wide uniformity in worker safety standards. Enhances safeguards for migrant and contract workers, protecting their welfare and rights.
- ❖ Makes doing business easier by making compliance processes for employers simpler.

EMPLOYEES STATE INSURANCE ACT, 1948

Employees' State Insurance (ESI) Act, 1948

- ❖ The Employees' State Insurance (ESI) Act, 1948 led to the establishment of the Employees' State Insurance Corporation (ESIC)—an autonomous organization created by the Government of India.
- ❖ The ESI scheme is a self-financed social security and health insurance program designed to provide financial protection to Indian workers.

Features of the ESI Act

- ❖ The act offers medical, cash, maternity, disability, and dependent benefits to insured employees, funded through contributions from both employers and employees.
- ❖ It applies to establishments with 10 or more employees.
- ❖ As of January 2017, employees earning up to ₹21,000 per month are eligible for coverage under this scheme.

Objectives of the Act

- ❖ The primary goal of the ESI Act is to provide economic security to workers employed in specific factories and establishments.
- ❖ It offers financial assistance during times of illness, maternity, occupational injuries, or other health-related risks arising due to employment conditions.

Benefits for Employees

- ❖ **Healthcare benefits:** Insured employees and their dependents are entitled to medical treatment and hospitalization facilities.
- ❖ **Unemployment benefits:** Eligible employees can receive financial assistance during periods of job loss.
- ❖ **Maternity benefits:** Female employees are entitled to paid maternity leave under the scheme.
- ❖ **Disablement and family pension**: In case of an employment-related disability, workers receive a disablement benefit. If an employee passes away due to an occupational hazard, their family is provided with a family pension.

ESIC and Medical Education

- ❖ The Employees' State Insurance Corporation (ESIC) also operates medical and nursing colleges within certain ESI hospitals across India.

- Admissions to these institutions are based on NEET-UG scores, a centrally conducted competitive examination.

Assumption

- The ESI Act, 1948 plays a crucial role in ensuring financial security and healthcare benefits for workers across various industries.
- By offering comprehensive medical and social security coverage, it helps safeguard employees and their families against economic hardships caused by health-related contingencies.

RIGHTS OF PERSON WITH DISABILITY ACT, 2016

- The purpose of the Rights of Persons with Disabilities (RPwD) Act, 2016 was to improve the rights and safeguards that Indian citizens with disabilities could potentially enjoy.
- The Persons with Disabilities (Equal Opportunities, Protection of Rights, and Full Participation) Act, 1995, has been replaced by this Act, which brings Indian legislation into compliance with the UNCRPD.

Goals of the Act

- To guarantee people with disabilities inclusion, equality, and dignity in society.
- For the defense of their social security, work, healthcare, and education rights.
- To eliminate obstacles that stand in the way of their complete involvement in social and economic life.

Important Act Provisions

- Enhanced definition of disability
- The Act expands the list of recognized impairments from seven to twenty-one, which now includes hearing impairment, poor vision, and blindness. Autism, cerebral palsy, and intellectual impairment Parkinson's disease, multiple sclerosis, and mental illness, thalassemia, sickle cell disease, and hemophilia, dwarfism, muscular dystrophy, acid attack victims, and more.
- Future additions of disability might be made by the government.

Rights and Benefits

Education

In inclusive schools, students with disabilities (6–18 years old) get free education.

Employment

- Four percent of government employment are reserved (increased from three percent under the previous act).
- Safeguards against discrimination in the workplace, whether public and private.

Social Security and Healthcare

- Free insurance, healthcare, and assistance with costs associated with disabilities.
- Public services that are easily accessible include government buildings, transportation, and ICT (Information and Communication Technology).

Legal Protections and Availability

- Barrier-free access must be offered by both public and commercial organizations across digital platforms, transportation, and physical venues.
- Grievance redressal procedures with a deadline for handling complaints about rights breaches.
- Cases pertaining to disability rights will be heard in special courts.

Penalty

A punishment of up to ₹5 lakh or up to two years in jail may result from discrimination against or denial of rights to people with disabilities.

QUESTION FROM THE UNIT

- NCISM Rules and Regulations in force.
- Clinical Establishments Act.
- Medicare Service Persons and Medicare Service Institutions (Prevention of Violence and Damage or Loss to Property) Act, 2008.
- The Drug and Cosmetic Act: Schedules related to poison.

MULTIPLE CHOICE QUESTIONS

Q1. The Clinical Establishments (Registration and Regulation) Act was enacted in which year?

A. 2008
B. 2010
C. 2012
D. 2015

Answer: B. 2010

Q2. The Clinical Establishments Act mandates the registration of which of the following?

A. Only Allopathic hospitals
B. Only government hospitals
C. All clinical establishments, including AYUSH centers
D. Only private hospitals

Answer: C. All clinical establishments, including AYUSH centers

Q3. AYUSH stands for:

A. Ayurveda, Yoga, Unani, Siddha, Homeopathy
B. Ayurveda, Yoga, Unani, Science, Homeopathy
C. Anatomy, Yoga, Unani, Siddha, Homeopathy
D. None of the above

Answer: A. Ayurveda, Yoga, Unani, Siddha, Homeopathy

Q4. AYUSH practitioners are registered under which governing body at the state level?

A. State Medical Council
B. State AYUSH Board
C. Central AYUSH Ministry
D. NMC

Answer: B. State AYUSH Board

Q5. The Medicare Service Persons and Institutions act, 2008 was enacted to prevent violence against whom?

A. Patients
B. Healthcare personnel and medical property
C. Police officers
D. Teachers

Answer: B. Healthcare personnel and medical property

Q6. As per the Act, damage to hospital property is considered:

A. A bailable offense
B. A non-bailable offense
C. A compoundable offense
D. A civil offense only

Answer: B. A non-bailable offense

Q7. The Drugs and Cosmetics Act was passed in which year?

A. 1947 B. 1940
C. 1955 D. 1961

Answer: B. 1940

Q8. Which schedule of the Drugs and Cosmetics Act deals with "Poisonous substances"?

A. Schedule G B. Schedule H
C. Schedule X D. Schedule E1

Answer: D. Schedule E1

Q9. The Occupational Safety, Health, and Working Conditions Code, 2020 replaces how many old labor laws?

A. 3 B. 5
C. 13 D. 29

Answer: C. 13

Q10. Which of the following is a major focus of the Occupational Safety, Health, and Working Conditions Code, 2020?

A. Public health policy
B. Patient safety
C. Safety of workers at workplaces
D. Drug abuse prevention

Answer: C. Safety of workers at workplaces

Q11. The ESI Act provides social security to:

A. Farmers
B. Self-employed individuals
C. Industrial workers and employees
D. Students

Answer: C. Industrial workers and employees

Q12. The funding of ESI is done by:

A. Only government
B. Only employers
C. Both employers and employees
D. Only employees

Answer: C. Both employers and employees

Q13. The Rights of Persons with Disabilities Act, 2016 replaces which earlier Act?

A. Disability Rights Act, 1995
B. Persons with Disabilities Act, 1995
C. Handicap Act, 1995
D. None of the above

Answer: B. Persons with Disabilities Act, 1995

Q14. How many types of disabilities are recognized under the RPWD Act, 2016?

A. 7
B. 12
C. 21
D. 25

Answer: C. 21

Bibliography

- API- part 1-5, Govt. of India, Ministry of Health and Family Welfare, Department of Ayurveda, Yoga and Naturopathy, Siddha, New Delhi; 2008.
- Atrideva GK, Vagbhata. Astang Haridyam; Vidyotini Hindi Commentary; Chaukhamba Prakashan; Reprint 2007.
- Avadhbihari A. Susruta. Susruta Samhita; Ayurvedtatvsandeepika; Part 1, Varanasi: Chaukhamba Prakashan: Reprint 1992.
- Biswas G. Forensic medicine and toxicology; Jaypee Publication. Reprint-6.
- Chandra CK, Pandey GS (Eds). BhavaprakashNighantu. Varanasi: Chaukhambha Bharti Academy; Reprint 2013.
- Hari P, Shashtri S. Vagbhata. Astang Haridyam; Vidyotini Commentary; Krishanadas Academy: Varanasi; Reprint 2007.
- Nath SK, Nath CG. Agnivesh. Charak Samhita; Vidyotini Hindi Commentary; Part 1-2, Chaukhamba Bharti Academy: Varanasi; Reprint 2005.
- Ojha J, Mishr U (Eds). DhanvantariNighantu. Chaukhambha Surbharti Prakashan; Varanasi; Reprint 2004; 112.
- Pandey G, Dwivedi, RR (Eds). SodhalNighantu, 1st edition. Varanasi: Chaukhambha Krishandas Academy; 2009. p. 231
- Pandit N, Tripathi I (Eds). Raj Nighantu, 5th edition. Varanasi: Chaukhambha Krishandas Academy; 2010.
- Parikh's. Textbook of medical jurisprudence, forensic medicine and toxicology, 7th edition. CBS Publication.
- Raja R. Shabdakalpadrum. Part 1, Chaukhamba Sanskrit Series: Varanasi; Reprint 2011.
- Sastri KD. Sushruta samhita. Chaukhamba Sanskrit Sansthan: Varanasi; 2012.
- Sharma PV, Sharma GP (Eds). KaiyadevaNighantu. Varanasi: ChaukhambhaOrientalia; Reprint 2009.
- Vaidya G.B. (Ed.). Adarsa Nighantu; Part 1-2. Chaukhambha Bharati Academy, Varanasi; Reprint 2007.
- Yadav T. Agnivesha. Charaka Samhita. Varanasi: Chaukhamba Publication; Reprint 2005.
- Yadav T. Susruta. Susruta Samhita. Varanasi: Chaukhamba Surbharati Prakashan; Reprint 2008.